# Das große Buch der alternativen Heilverfahren

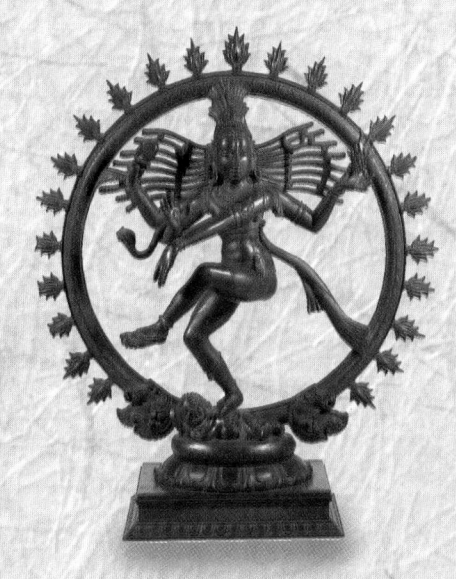

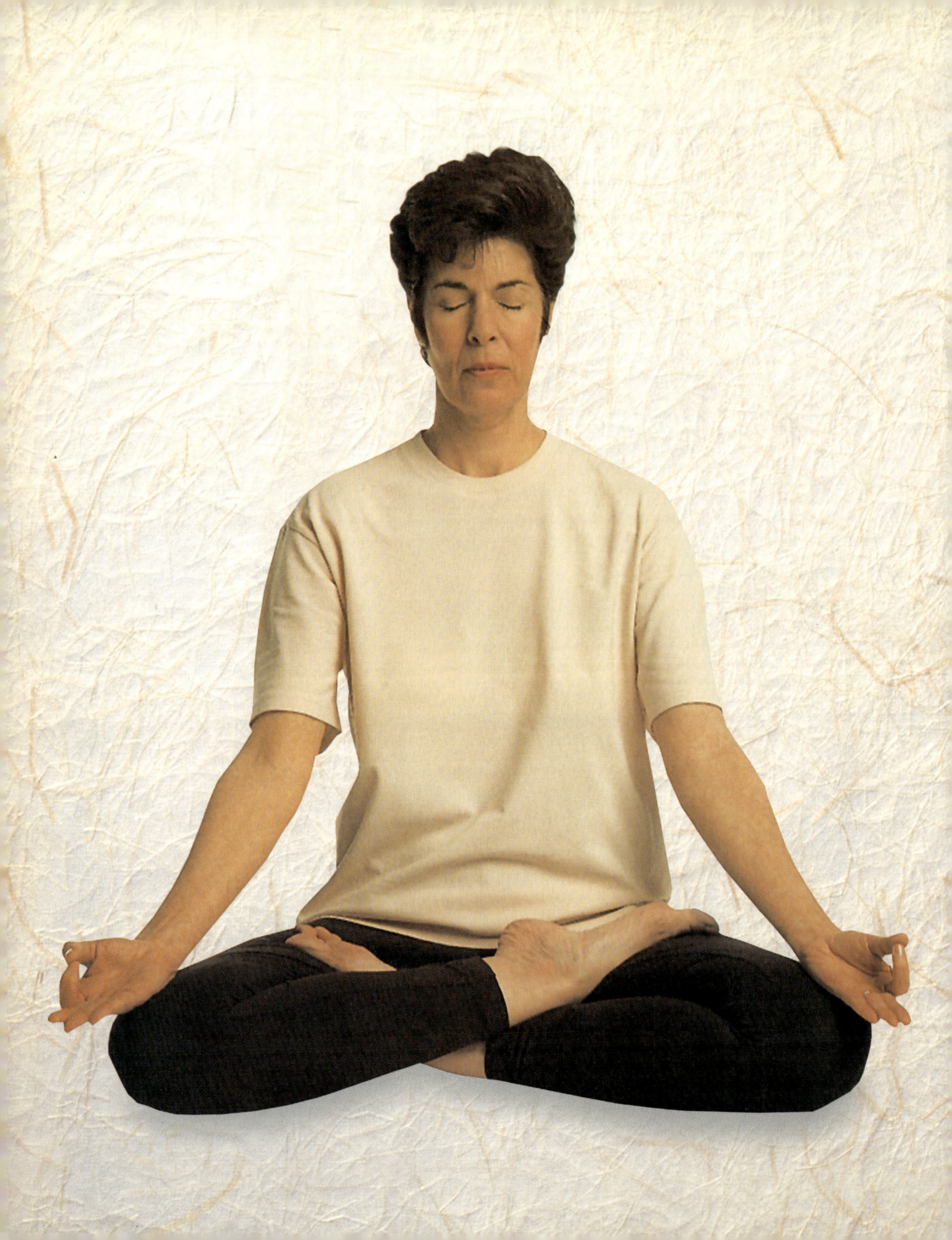

# Das große Buch der alternativen Heilverfahren

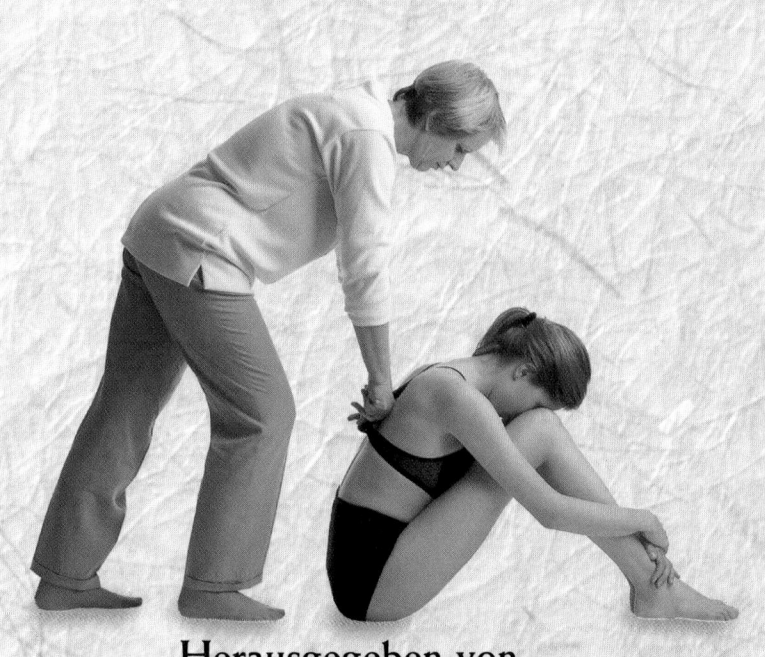

Herausgegeben von
C. Norman Shealy

**KÖNEMANN**

Originalausgabe © 1999: Element Books Limited
Shaftesbury, Dorset SP7 8BP
Text © 1999: Element Books Limited


Originaltitel: The Complete Illustrated Encyclopedia
of Alternative Healing Therapies


Gestaltet und erstellt in Zusammenarbeit mit
THE BRIDGEWATER BOOK COMPANY LIMITED


© 2000 für die deutsche Ausgabe:
KÖNEMANN VERLAGSGESELLSCHAFT MBH,
Bonner Straße 126, D-50968 Köln

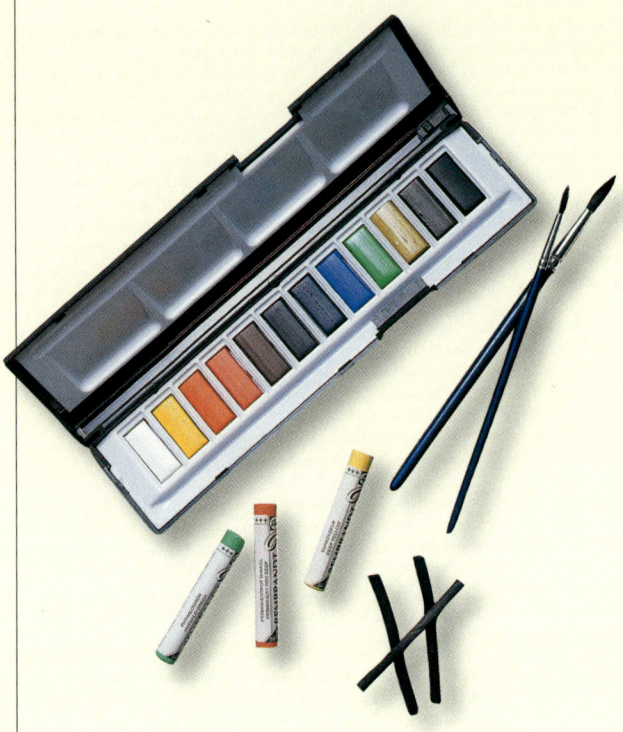

Übersetzung aus dem Englischen:
Waltraud Grützner, Sabine Meyer, Rita Höner
Lektorat: Mudra U. Wurm für Easy Pic Library GmbH, München
Satz: Easy Pic Library GmbH, München


Projektkoordination: Dr. Birgit Wüller
Herstellung: Ursula Schümer


Druck: G. Canale & C. S.p.A, Italy
Bindung: *Partenaires-Livres*®, France


ISBN 3-8290-2097-X
10 9 8 7 6 5 4 3 2 1

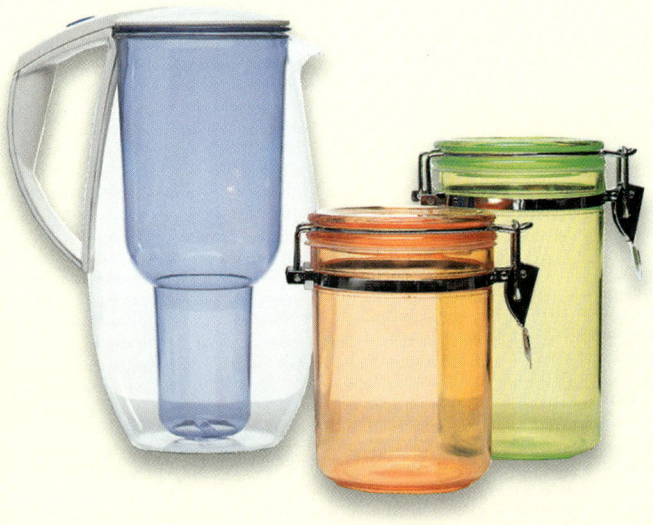

### Danksagung

*Der Herausgeber dankt folgenden Personen und Intitutionen für zur Verfügung gestelltes Bildmaterial:*

(o.): oben; (M.): Mitte; (u.): unten; (r.):rechts; (l.): links

AKG: 61 (o.r.), 74 (u.l.), 186 (o.l.), 200 (o.l.), 246 (M.l.)
Association for Applied Psychophysiology and Biofeedback:
213 (M.u. und o.r.)
Bridgeman: 78 (o.l.), 194 (M.l.), 204 (u.r.), 230 (M.l.), 231 (o.r.), 334 (o.r.)
British Chiropractic Association: 118 (u.l.)
Camera Press: 63 (M.), 86 (o.r.)
Center for Reiki Training 74 (M.o.)
Colour Library Images: 243 (u.r.)
CRCS Publications: 64
Fortean: 188 (M.l.), 194 (M.o.), 205 (M.l.), 247 (o.r.)
General Osteopathic Council: 106 (u.r.)
Sally and Richard Greenhill Photo Library: 116 (o.r.)
Hulton Getty Picture Library: 106 (M.l.), 190 (o.l.), 154 (u.l.), 172 (o.r.),
192 (o.r.), 196 (M.l.), 214 (o.l.), 218 (M.l.), 218 (u.l.), 224 (M.l.)
The Hutchison Library: 42 (M.l.)
Images Colour Library: 76 (o.r.), 95 (M.r.), 175 (u.r.), 257 (o.r.), 260 (u.l.),
331 (M.o.), 337 (u.r.), 338 (M.r., 3. Bild von oben)
Imperial War Museum: 236 (M.l.)
Ingham Publishing, Inc.: 66
London Floatation (M.): 94/95
Leila Malcolm, Feldenkrais-Pädagogin: 142 (u.r.)
Marion Chace Foundation: 226 (u.l.)
Science Photo Library: 72 (o.r.), 108 (o.l.), 121 (u.r.), 132 (M.l.),
172 (u.l.), 212 (M.), 234 (o.r.), 272 (M.o.), 321 (o.l.), 328 (M.o.),
338 (M.r.u.), 340 (M.r.), 346 (M.), 347 (o.r.), 349 (M.r.), 353 (o.r.)
Still National Osteopathic Museum, Kirksville, MO:106 (u.l.)
Stock Market: 208 (u.l.), 261 (u.r.), 325 (u.l.),
332 (M.), 357 (u.l.)
The Theosophical Society in America: 88 (M.l.)
Tony Stone Images: 44, 46, 47 (u.), 85 (u.r.), 88 (r.), 93 (o.r.), 95 (o.r.),
143 (u.r.), 158 (M.o.), 160 (M.l.), 164 (o.r.), 166 (u.l.), 171 (o.l.),
173 (u.r.), 176 (u.l.), 179 (u.l.), 187 (o.l.), 200 (u.r.), 210 (u.l.), 214 (u.l.),
215 (u.l.), 216 (u.l.), 224 (u.l.), 237 (o.l.), 240 (M.), 241 (M.l.), 244 (u.r.),
258 (u.r.), 281 (o.r.), 286 (o.r.), 295 (u.l.), 307 (u.l.), 322 (u.r.), 323 (M.r.),
339 (o.r.)
Tony Stone Worldwide: 52 (o.r.)
Trager Institute: 154 (M.o.)
Trip: 48 (o.), 78 (o.r.), 226 (u.r.), 257 (o.l.), 264 (o.r.)

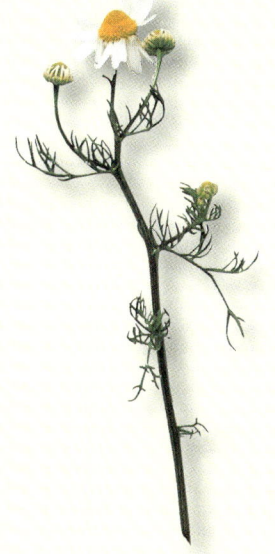

*Besonderer Dank gilt:*
Paul Bailey – Bowen-Methode
Roberta Blyton – Cranio-Sacraltherapie
Ron Cavedaschi – Kinesiologie
Amanda Clarke – Osteopathie
Paul Cohen – Zero Balancing
Deborah und Simon Fielding
Wendy Griffith – Metamorphische Methode
Helle Henriksen – Chiropraktik
Elaine Liechti – Shiatsu
Stewart Mitchell – Massage
Annie Morrison – Klangtherapie
Pru Rankin-Smith – Rolfing
Tracy Silver – Reiki
William Wheen – McTimoney-Chiropraktik
Tom Williams – T'ai Chi Chuan
*für fachlichen Rat und Abbildungen zu ihren Therapieformen*

*Besonderer Dank gilt auch:*
Maria Anderson, Mary Armstrong, Gavin Bates, Clare Bayes, Sarah
Bragginton, Adam Carne, Yana Casquero, Rob Chappell, Guy Corber,
Ben Davis, Gemma Davis, Maggie de Freitas, Linda Fleischmann,
Anette Gerlin, Louise Gorst, Sally Hardy, Sam Hollingdale, Justin
Huckle, Pat Infanti, John Lane, Linda Langton, Mette Lauritzen, Lisa
McRory, Carol Passmore, Sharon Rashand, Emma Richardson, Isaac
Richardson, Caron Riley, Michelle Sawyer, Jacob Scott, Francesca
Selkirk, Flo Snook, Wendy Stevens, Phillippa Vaughan
*für ihre Hilfe bei den visuellen Beiträgen*

*Herzlichen Dank an:*
Wilbury Clinic
*für die Räumlichkeiten*

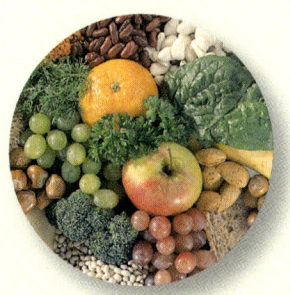

# INHALT

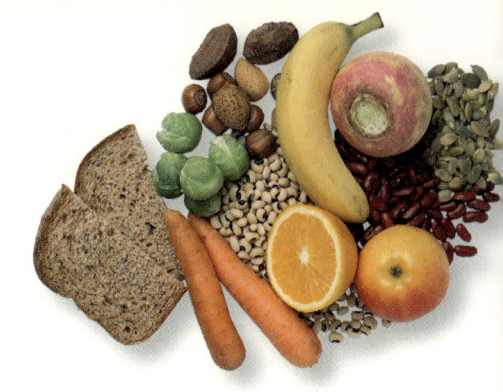

VORWORT   8

EINLEITUNG   9

HINWEISE ZUR BENUTZUNG DIESES BUCHES   12

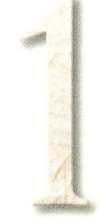

## ERSTER TEIL

### ENERGIETHERAPIEN

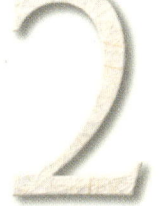

## ZWEITER TEIL

### KÖRPERTHERAPIEN

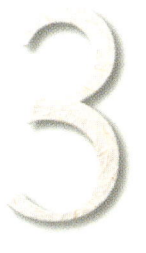

**DRITTER TEIL**

## PSYCHOTHERAPIEN

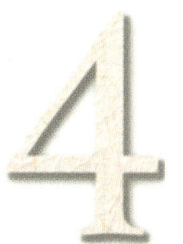

**VIERTER TEIL**

## VERBREITETE BESCHWERDEN

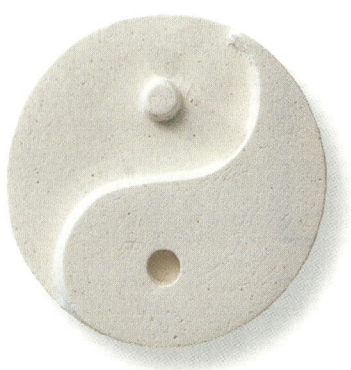

# VORWORT

Eine derartige Enzyklopädie zu alternativen Heilmethoden ist nur zu begrüßen. Für jemanden, der auf diesem Gebiet so viele Jahre tätig ist, ist es nicht überraschend, daß die allgemeine Begeisterung für Naturheilverfahren ständig zugenommen hat. Die uns umgebenden Lebenskräfte, die sich nicht einfach erklären lassen, sind reichlich vorhanden, mysteriös und nicht leicht zu greifen. Viele Menschen sind intuitiv für diese Kräfte empfänglich und neigen zur Ablehnung der zunehmend technisierten Apparatemedizin. Wir alle wissen, daß unser Körper die Fähigkeit besitzt, viele Krankheiten selbst zu heilen, und daß zunehmend invasive und symptombezogene medizinische Verfahren den Ursachen oftmals nicht auf den Grund gehen. Betrachtet man Körpertherapien, wie z.B. Chiropraktik und Osteopathie, die beide seit Jahrzehnten beachtliche und anhaltende Erfolge zu verzeichnen haben, dann wird deutlich, daß uns die westliche Standardmedizin nicht immer echte Alternativen zu bieten hat. Störungen, die in der Schulmedizin einen operativen Eingriff mit den dazugehörigen Risiken der Anästhesie und Infektion erfordern, können häufig leicht, sauber und wirksam von einem Chiropraktiker behandelt werden und ermöglichen innerhalb weniger Tage eine Rückkehr zum normalen Leben. Wir alle wissen auch, daß die Psyche eine nicht zu unterschätzende Rolle bei der Heilung spielt. Die kognitive Therapie, eine der großen Erfolgstherapien des 20. Jahrhunderts, kann z.B. viel zur Linderung von Störungen beitragen und streßbedingte Zustände beseitigen.

OBEN *Zahlreiche Heilverfahren gehen auf die römische und griechische Antike zurück.*

In den letzten 20 Jahren nahm das Interesse an alternativen Heilverfahren ungeheuer zu. Dies ist ein Trend, der auch ganz klar bis ins 21. Jahrhundert hinein anhält. Damit einher geht eine Empfänglichkeit für eine positive Nutzung der Lebenskräfte zur Heilung unserer Seele, unseres Körpers und unseres Geistes.

Das vorliegende Nachschlagewerk untersucht eingehend junge oder im Westen noch nicht sehr lange bekannte Heilverfahren, von der Akupunktur bis zum Do-In und von der Chiropraktik bis zum Tragering. Unter Einbeziehung von seelischen, körperlichen und geistigen Aspekten moderner Psychotherapien werden ausführlich u.a. Verhaltens- und kognitive Therapien, Autogenes Training und Traumarbeit (einschließlich einer Anleitung zur Deutung der eigenen Träume) behandelt; darüber hinaus werden Behandlungsformen vorgestellt, die sowohl Körper als auch Geist erfrischen, z.B. Tanz- und Musiktherapie.

Wenn Sie sich eingehend mit ganzheitlichen alternativen Heilverfahren befassen möchten, ist dieses Buch genau das richtige für Sie. Sie werden dabei einen geschichtlichen Überblick zu jeder Therapie und zu deren Grundsätzen erhalten, verschiedene Formen der jeweiligen Therapie kennenlernen und erfahren, wie man einen qualifizierten Therapeuten ausfindig macht. Außerdem werden Sie darüber informiert, wie eine Behandlung im einzelnen abläuft. Ferner erhalten Sie ausführliche Anleitungen für Übungen, die Sie selbst zu Hause durchführen können, und Ernährungstips.

C. NORMAN SHEALY
Mai 1999

LINKS *Asiatische Techniken wie Reiki gewinnen immer mehr Anhänger.*

# EINLEITUNG

Das Interesse an alternativen Heilmethoden ist in den letzten Jahren sprunghaft gestiegen. Diese Tendenz hält auch weiterhin an. Hierfür gibt es viele Gründe. Am naheliegendsten ist die Erkenntnis, daß die Schulmedizin ihre Grenzen hat und nicht unfehlbar ist. Hinzu kommt das wachsende Bedürfnis Einzelner, die Verbesserung und Erhaltung ihrer eigenen Gesundheit und ihres Wohlbefindens selbst aktiver in die Hand zu nehmen. In den letzten Jahren des 20. Jahrhunderts sind viele Menschen zu der Auffassung gelangt, daß Vorstellungen und Prinzipien des Heilens, die einst als unwissenschaftlich oder exzentrisch galten, wertvolle Einblicke in Krankheitsursachen vermittelten.

Nicht allein diese Motive, sondern auch Heilverfahren, die aus der Volksheilkunde stammen oder vielfach aus ihnen entstanden sind, eröffnen einen völlig andersartigen Zugang zu Krankheit, Gesundheitsvorsorge und Behandlung. Immer weniger Menschen sind bereit, bei jeder Art von Beschwerden gleich zur Tablette zu greifen, weil sie mehr Verantwortung für Ihre Gesundheit übernehmen möchten, statt einfach nur die Methoden der Schulmedizin passiv über sich ergehen zu lassen. Außerdem eröffnen alternative Heilverfahren nicht nur die Möglichkeit, Krankheitssymptome zu lindern, sondern auch eingehender ihren Ursprung zu ergründen. Neben Hilfe bei Unwohlsein können diese Therapien Wege eröffnen, gesundheitliche Probleme erst gar nicht entstehen zu lassen oder einem Rückfall vorzubeugen.

Ein Vergleich mit Figurproblemen drängt sich auf. Die meisten Menschen erkennen jetzt, daß kurze Schlankheitsdiäten zum Scheitern verurteilt sind, wenn man wieder die alten Eßgewohnheiten annimmt, sobald man erst einmal einige Pfunde verloren hat. Die einzige Möglichkeit, sein Normalgewicht zu halten, besteht darin, auf eine gesunde Ernährung umzustellen und sie beizubehalten. Ähnlich verhält es sich mit alternativen Heilweisen: Sie bieten kein Patentrezept, sondern beleuchten die Grundpfeiler einer guten Gesundheit aus verschiedenen Blickwinkeln, was oft mit der Annahme neuer Grundsätze verbunden ist, die man fest in sein Leben integriert. Therapeuten, die alternative Behandlungen anbieten, versuchen, Ihnen beim Erreichen und Erhalten eines optimalen Gesundheitszustandes zu helfen. Dies bedeutet nicht nur Symptomfreiheit, sondern auch einen positiven Zustand körperlicher, seelischer und geistiger Gesundheit.

Wenn Sie einen Therapeuten zum ersten Mal aufsuchen, dürften Sie sich über den Verlauf der Sitzung zunächst wundern. Ähnlich wie bei einem Schulmediziner werden Sie nach etwaigen Symptomen gefragt. Dar-über hinaus benötigt ein Therapeut Informationen zu Ihrer Lebensweise, Ihrer Persönlichkeit und Ihrer Lebensgeschichte. Bei der körperlichen Untersuchung kommen wahrscheinlich Methoden zur Anwendung, die man bei einer ärztlichen Untersuchung nicht erwartet. Auch die Definitionsweise des Ursprungs Ihrer Befindensstörung dürfte ungewohnt sein. So werden z. B. Therapeuten, die Methoden aus der östlichen Medizin anwenden, von der Lebenskraft und der notwendigen Wiederherstellung der natürlichen Ausgeglichenheit und Harmonie sprechen.

Faktoren Ihrer Lebensweise, wie Ernährung, psychische und emotionale Reaktionen, Träume, körperliche und geistige Spannung und Streß werden eingehend durchleuchtet, bevor irgendeine Entscheidung über die geeignete Behandlung fällt. So kann es sein, daß man Ihnen einen ganz anderen Therapieverlauf empfiehlt als jemandem, dessen Symptome offensichtlich ähnlich sind. Dieser Therapieansatz wird oft als »ganzheitlich« bezeichnet; anders ausgedrückt: Krankheit, Gesundheitsvorsorge und Behandlung werden auch auf die Psyche abgestimmt. Es erfolgt keine bloße Betrachtung einer bestimmten Krankheit oder einer Abfolge von Symptomen.

Dies heißt jedoch nicht, daß alle alternativen Therapien ähnlich sind. Sie unterscheiden sich nicht nur nach zugrundeliegender Weltanschauung und Philosophie, sondern auch in ihrer Vorgehensweise, ihrem Ansatz und ihrer Zielsetzung. Diese Unterschiede sind zum Teil geschichtlich bedingt. Einige Therapien haben ihren Ursprung in jahrtausendealten chinesischen oder indischen Heilweisen. Andere haben bewährte Ansätze an die heutige Zeit angepaßt und abgewandelt, indem sie moderne Elemente hinzufügten. Einige davon sind noch recht jung und legen Ideen und Erfahrungen zugrunde, die Heilern vergangener Jahrhunderte nicht zur Verfügung standen. Auch die Art und Weise der Einteilung

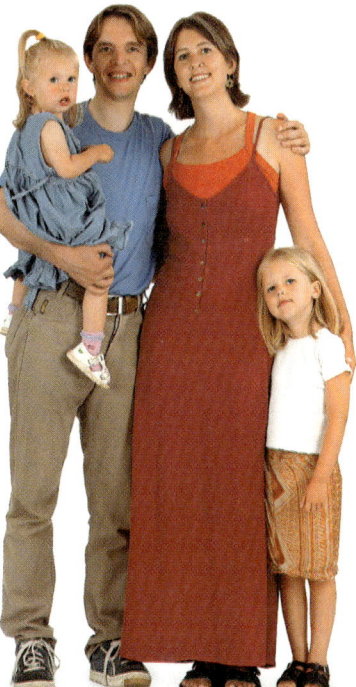

OBEN  *Bei der Familientherapie z. B. wird die ganze Familie behandelt.*

OBEN  *Natürliche Öle und homöopathische Arzneien werden begleitend zu einigen ganzheitlichen Therapien eingesetzt.*

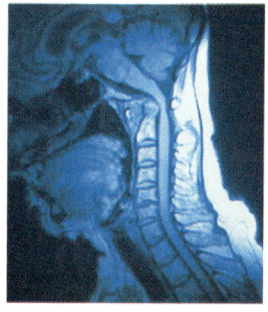

OBEN  *Chiropraktiker wenden mitunter eher schulmedizinische Methoden wie z. B. Röntgen an.*

UNTEN  *Kräuter werden bei vielen Therapien, von Ayurveda bis zur Aromatherapie-Massage, verwendet.*

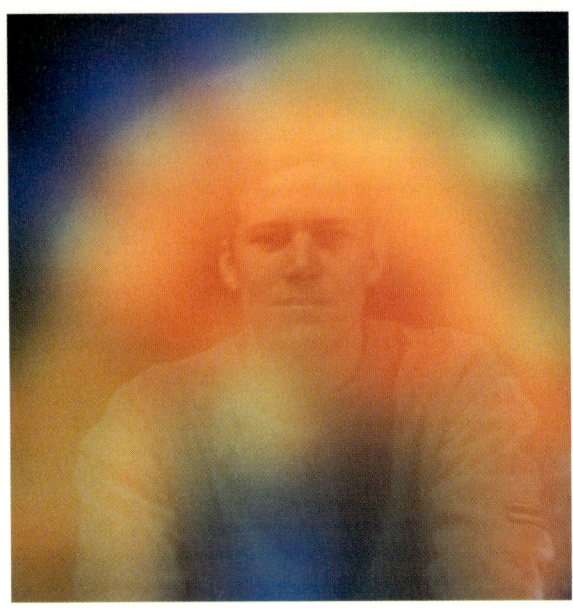

OBEN *Ein Aura-Heiler versucht durch Wiederherstellung der Aura zu heilen, die alles Lebende umgibt.*

der verschiedenen Therapien (in den folgenden drei Kapiteln) spiegelt andere wichtige Unterschiede wider. Eine gewisse Überschneidung zwischen den in diesem Buch als Energietherapien, Körpertherapien und Psychotherapien definierten Verfahren ist jedoch nicht zu vermeiden. Außerdem zielen einige Heilverfahren in jeder Kategorie hauptsächlich auf die Behandlung von Krankheiten und deren Symptome ab, während andere eine mehr erzieherische Intention verfolgen, wobei sie eher der Vorbeugung dienen und nicht die Heilung als vorrangiges Ziel haben. Die westliche Schulmedizin hat vor kurzem mit der Erforschung der Verbindungen zwischen Körper und Geist begonnen – Zusammenhänge, die alternativen Heilern schon seit langem als selbstverständlich gelten. Nicht nur Therapien für Seele und Geist gehen davon aus, daß seelische und emotionale Faktoren für die Befreiung von einem schlechten Gesundheitszustand ausschlaggebend sind und die verschiedenen Elemente nicht voneinander getrennt werden können. Die Behandlung krankhafter Symptome durch alternative Heilmethoden wird häufig mit Verfahren verbunden sein, die dem Abbau von Streß und Spannung, Angst, Depression und seelischen Problemen dienen. Sehr oft besteht das eigentliche Therapieziel in der Wiederherstellung des inneren Gleichgewichts, obwohl verschie-

dene medizinische Schulen dies unterschiedlich definieren und mit unterschiedlichen Methoden erreichen.

Sie werden ermutigt, die Regeln und Praktiken der von Ihnen gewählten Therapie auf verschiedene Art und Weise während und nach der Behandlung einzuhalten. Einige Therapien stellen mehr Anforderungen an Sie als andere. Sie können z. B. Massage und Aromatherapie genießen, ohne besondere Anstrengungen zu unternehmen. Aber viele andere Therapien erfordern Ihre aktive Teilnahme und Übungen zu Hause. Das eine Extrem ist die Psychoanalyse, die oft mindestens zwei Sitzungen in der Woche über Jahre hinweg erfordert. Aber auch kürzere Therapieverläufe, wie die Alexandertechnik, verlangen regelmäßige Teilnahme und Übung. Bei einigen Therapien, wie Meditation, Hellerwork oder bei Visualisieren erhalten Sie Aufgaben zur häuslichen Übung, während ein System wie Ayurveda weniger wirkungsvoll sein wird, wenn Sie nicht bereit sind, seine Grundsätze in Ihre Lebensweise einfließen zu lassen.

Yoga- oder Tai-Chi-Kurse lassen sich nach Belieben fortsetzen. Je länger man sich damit beschäftigt, desto größere Vorteile werden daraus erwachsen. Viele Arten der Psychotherapie setzen die Bereitschaft voraus, beträchtliche Anstrengungen auf sich zu nehmen. Welche Therapie Sie auch immer in Betracht ziehen mögen – Sie sollten die Anforderungen, die dabei an Sie gestellt werden, den Vorteilen, die sie zu bieten hat, gegenüberstellen. Es könnte hilfreich sein, dies im einzelnen mit dem Therapeuten bei einer ersten Sitzung zu besprechen, bevor man sich zur Fortsetzung der Therapie entschließt.

Für die meisten Menschen ist die Kostenfrage eine weitere wichtige Überlegung vor dem Beginn einer Therapie. Es ist nicht immer möglich, eine klare Angabe zur Anzahl der benötigten Sitzungen zu machen, aber man sollte eine ausreichende Vorstellung davon erhalten, die einem bei der Entscheidung hilft, ob man willens und in der Lage ist, die Kosten dafür aufzubringen. Es mag natürlich Situationen geben, in denen sich diese Frage gar nicht erst stellt, wenn man z. B. aufgrund einer ärztlichen Verordnung eine Psychotherapie oder bestimmte Arten der Physiotherapie nicht selbst zu bezahlen braucht.

Schließlich sollte man sich bei der Auswahl einer Therapie mit deren Ansatz und Prinzipien sowie mit der Persönlichkeit des Therapeuten wohlfühlen. Wenn Sie von Ihrem Naturell her ein praktisch denkender, bodenständiger Mensch sind, dürften Sie sich bei körperbezogenen Heilverfahren wie Osteopathie, Chiropraktik

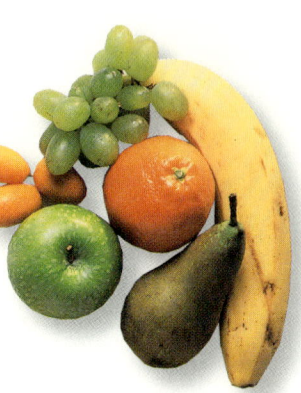

OBEN *Frisches Obst ist für Gesunde und Kranke gleich wichtig.*

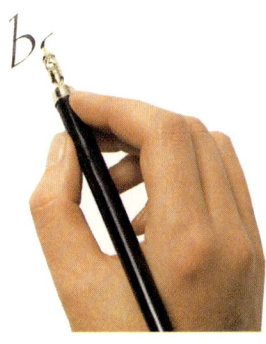

OBEN *Körpertherapien wie die Alexandertechnik können sogar das Halten eines Füllers verbessern.*

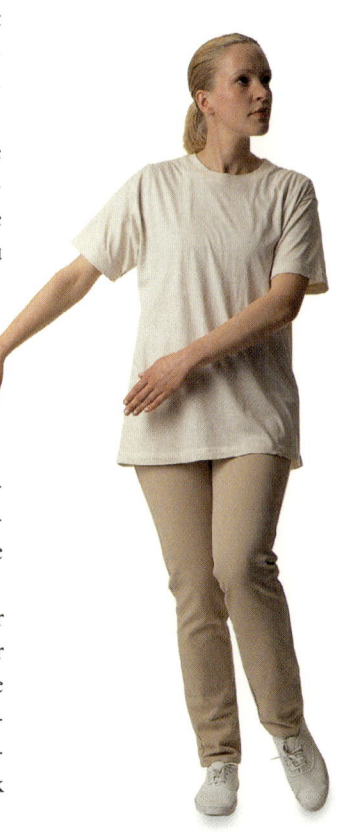

oder Hydrotherapie, aber auch mit Biofeedback und autogenem Training wohler fühlen als bei Therapien, die auf östlicher Philosophie und Weltanschauung beruhen. Andererseits kann es sein, daß Sie auf der Suche nach einer Therapie sind, die eher ein spirituelles Element besitzt, wie z. B. Meditation, Ayurveda oder Yoga. Sie müssen nicht alle zugrundeliegenden Glaubenssätze einer bestimmten Therapie annehmen, um einen Nutzen daraus zu ziehen, aber Sie werden eher davon profitieren, wenn Sie mit ihren Grundzielen und ihrer Philosophie sympathisieren. Am Ende Ihrer ersten Sitzung werden Sie wahrscheinlich wissen, ob Sie gut mit dem Therapeuten auskommen. Es braucht einem keineswegs unangenehm zu sein, wenn man feststellt, daß der Therapeut einem einfach nicht liegt. Dies ist bei einer Psychotherapie oder bei einer psychologischen Beratung besonders wichtig. Es ist besser, sich nach jemandem umzusehen, bei dem man sich wohlfühlt, als gegen eigene Widerstände weiterzumachen.

Wenn Sie herausgefunden haben, welche Therapien Ihnen am besten behagen und Ihnen am meisten zu bie-

OBEN *Therapien für Geist und Seele können bei Eheproblemen helfen.*

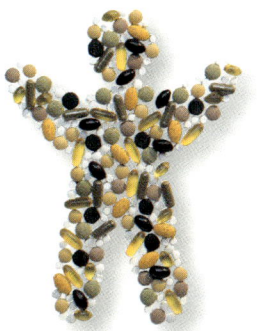

OBEN *Die Deckung des täglichen Vitaminbedarfs ist sehr wichtig.*

LINKS UND UNTEN *Tai-Chi-Übungen regulieren die Atmung und bauen Streß und Anspannung ab.*

OBEN *Sigmund Freud ist der Begründer der modernen Psychoanalyse, einer sehr einflußreichen Therapie.*

ten haben, besteht der nächste Schritt darin, einen geeigneten Therapeuten in Ihrer Nähe ausfindig zu machen. Sie werden aber vielleicht einen Kompromiß eingehen müssen, wenn die Person, die Sie bevorzugen, nicht unmittelbar in der Nähe arbeitet. Sollte Ihnen ein Therapeut nicht vom Arzt oder einem Bekannten empfohlen worden sein, lohnt es sich, die Ausbildung des jeweiligen Heilkundigen und seine Referenzen selbst zu prüfen. Viele Therapeuten gehören anerkannten Organisationen an, an die man sich zur Einholung näherer Auskünfte wenden kann, und manche Heilverfahren (z. B. Osteopathie) können nur von Therapeuten mit entsprechender Ausbildung ausgeübt werden. In anderen Bereichen hingegen gibt es keine Einschränkungen, z. B. kann sich jeder als »Berater« niederlassen. So liegt es an Ihnen, sich zu vergewissern, ob Ihr möglicher Therapeut auch wirklich qualifiziert ist und genügend Erfahrung besitzt, bevor Sie sich ihm anvertrauen.

Einer der Hauptanziehungspunkte alternativer Medizin besteht darin, daß man lernt, seine Gesundheit selbst im Griff zu haben. Dabei ist es jedoch wichtig, nicht in Extreme zu verfallen und jegliche schulmedizinische Behandlung abzulehnen oder abzubrechen. Sie werden feststellen, daß ganzheitliche Therapien völlig neue Perspektiven eröffnen. Welches gesundheitliche Problem Sie auch immer haben mögen, mit Sicherheit wird es eine ganze Reihe alternativer Heilverfahren geben, die Abhilfe leisten können. In den Kapiteln, in denen bestimmte Therapien näher besprochen werden, finden sich Vorschläge, welche Art von gesundheitlichem Problem am besten mit welcher Therapie behoben werden kann. In einigen Fällen kann die Behandlung nur durch einen Fachmann erfolgen, aber in dem Teil dieses Buches, in dem allgemeine Beschwerdebilder behandelt werden, finden sich auch Vorschläge, wie man einige Therapiebestandteile für die Selbsthilfe zu Hause annehmen kann. Wenn Sie dann feststellen, daß sie wirksam sind, werden Sie vielleicht eine ganze Behandlungsserie daran anschließen wollen. In diesem Kapitel werden Sie auch viele einfache Hinweise finden, die Ihre Symptome ohne große Anstrengung oder komplizierte Ausrüstung lindern können.

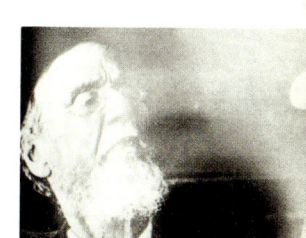

OBEN *A. T. Still schuf mit der Osteopathie eine revolutionäre Therapie zur Behandlung des Bewegungsapparates.*

# HINWEISE ZUR BENUTZUNG DIESES BUCHES

D ieses Buch beschreibt eine breite Palette alternativer Behandlungsformen – von den bekanntesten bis hin zu den der Öffentlichkeit weniger zugänglichen und verständlichen Therapien. Es wendet sich an interessierte Laien, die mehr über Alternativmedizin erfahren möchten und behandelt ausführlich Energietherapien, Körpertherapien und Geistiges Heilen. Außerdem enthält es einen informativen Teil zu den am meisten verbreiteten gesundheitlichen Beschwerden und veranschaulicht, wie die alternativen Verfahren bei der Gesundung helfen können.

**1. Teil** – Energietherapien: Ausführlich beschreiben 17 Kapitel alle bekannten Energietherapien. Es werden sowohl die geläufigsten als auch eher unbekannte Heilweisen aufgeführt. Bei jeder Therapie erfolgt eine Beschreibung ihres geschichtlichen Hintergrundes, aber auch Warnhinweise, auf die es zu achten gilt; Übungen, die zu Hause durchgeführt werden können, sind ebenfalls enthalten.

**2. Teil** – Körpertherapien: 19 Kapitel beschreiben die Körpertherapien und geben Aufschluß über deren Ursprünge. Es wird ausführlich erklärt, was von einem Besuch beim Therapeuten zu erwarten ist. Mögliche Übungen zur Selbsthilfe werden vorgestellt.

**3. Teil** – Psychotherapien: In 18 Kapiteln wird jede Therapie, ihre Geschichte, ihr Ursprung und ihr Ansatz dargelegt. Es folgen auch schrittweise Beschreibungen meditativer und visualisierender Verfahren.

Der Besuch bei einem Therapeuten wird ebenfalls erläutert, egal, ob es sich um eine Einzel- oder eine Gruppensitzung handelt.

**4. Teil** – Verbreitete Beschwerden: Die geläufigsten Beschwerdebilder werden hier alle im einzelnen aufgeführt. Auch Krankheitsbilder, die in jeder Altersgruppe auftreten können (Kinder, Erwachsene, Senioren), sind vertreten. Die Symptome jedes Beschwerdebildes werden beschrieben, aber auch die Entwicklung dieser Symptome und die Hilfe, die alternative Therapien anbieten können. Es sind außerdem Kästchen mit Warnhinweisen aufgeführt (sie weisen darauf hin, wann eine Therapie z. B. nicht indiziert ist) und Kästchen, die auf eine eher konventionelle Behandlung eingehen.

**Referenzteil** – Hier findet sich neben einem vollständigen Glossar eine Liste mit nützlichen Adressen und weiterführenden Büchern.

Unter dem Titel »Ursprünge« wird die Geschichte einer Theorie dargestellt.

Unter der Überschrift »Schulmedizinische Sicht« erfahren Sie, wie die moderne Medizin eine Therapie beurteilt.

Teil 1 beschreibt die Energietherapien.

Viele Therapien empfehlen eine Änderung der Lebensweise.

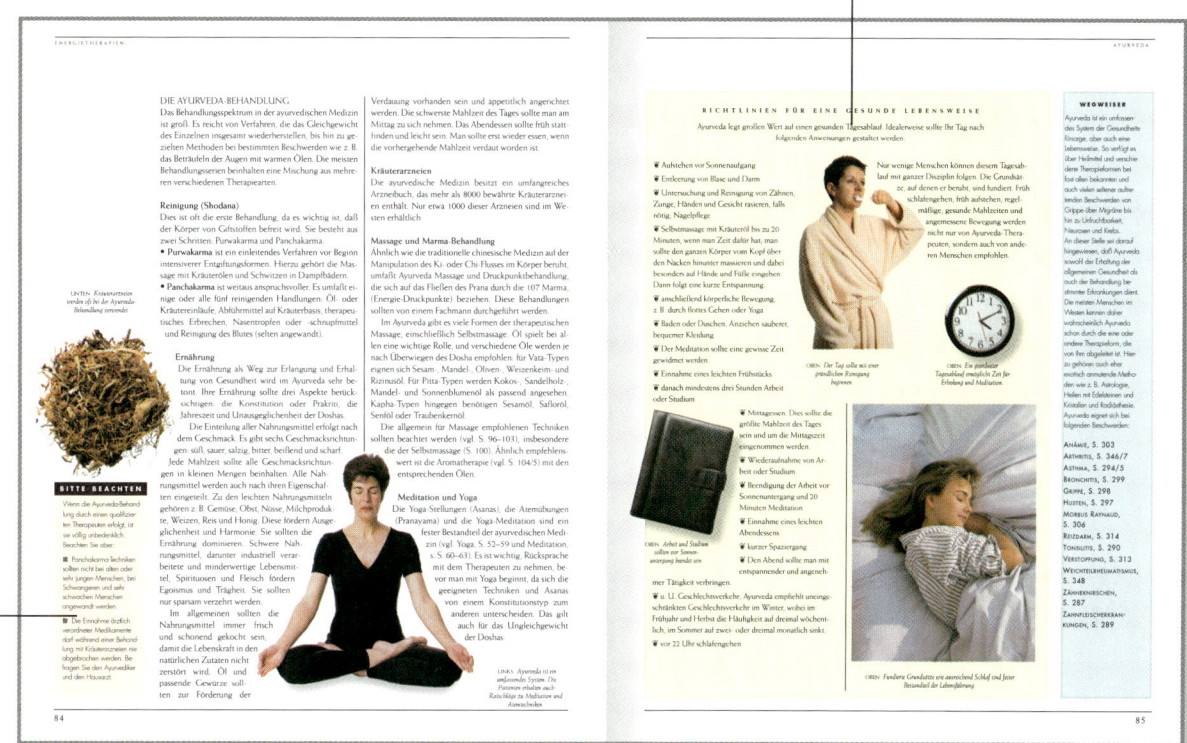

Unter der Überschrift »Bitte beachten« finden sich Vorsichtsmaßnahmen.

Der Begründer jeder Therapie und seine Theorie werden vorgestellt.

*Teil 2 führt alle Körpertherapien auf.*

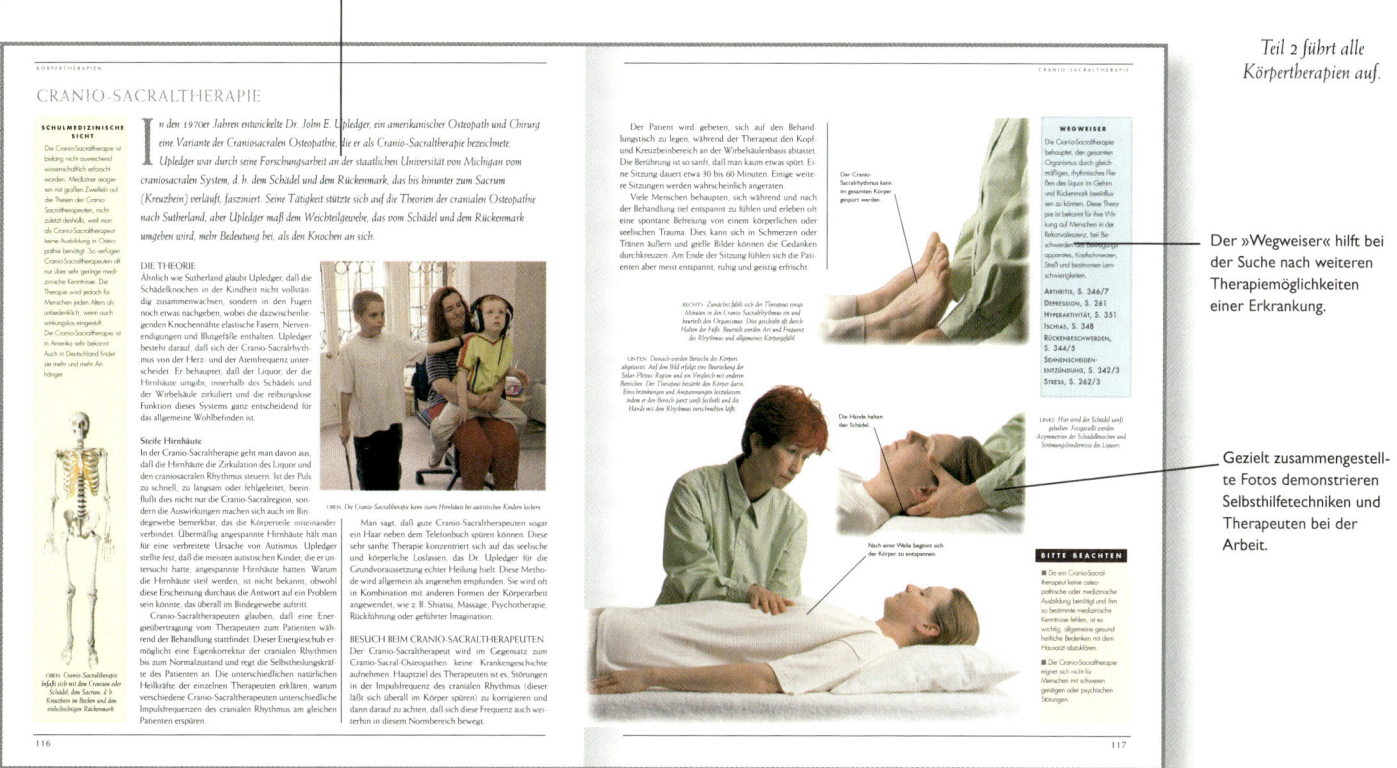

Der »Wegweiser« hilft bei der Suche nach weiteren Therapiemöglichkeiten einer Erkrankung.

Gezielt zusammengestellte Fotos demonstrieren Selbsthilfetechniken und Therapeuten bei der Arbeit.

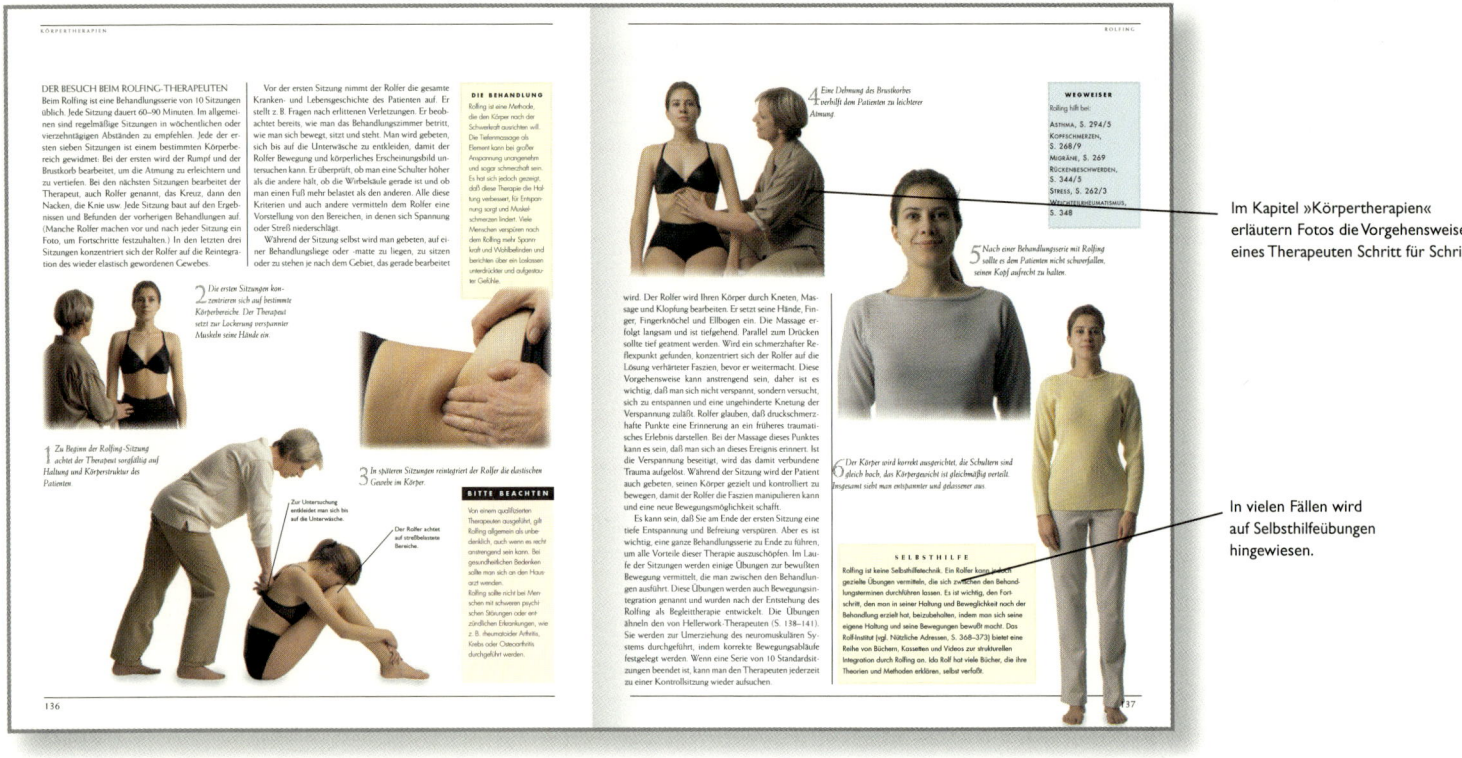

Im Kapitel »Körpertherapien« erläutern Fotos die Vorgehensweise eines Therapeuten Schritt für Schritt.

In vielen Fällen wird auf Selbsthilfeübungen hingewiesen.

Der geschichtliche Hintergrund zu jeder Therapie wird dargestellt.

*Teil 3 stellt Psychotherapien dar.*

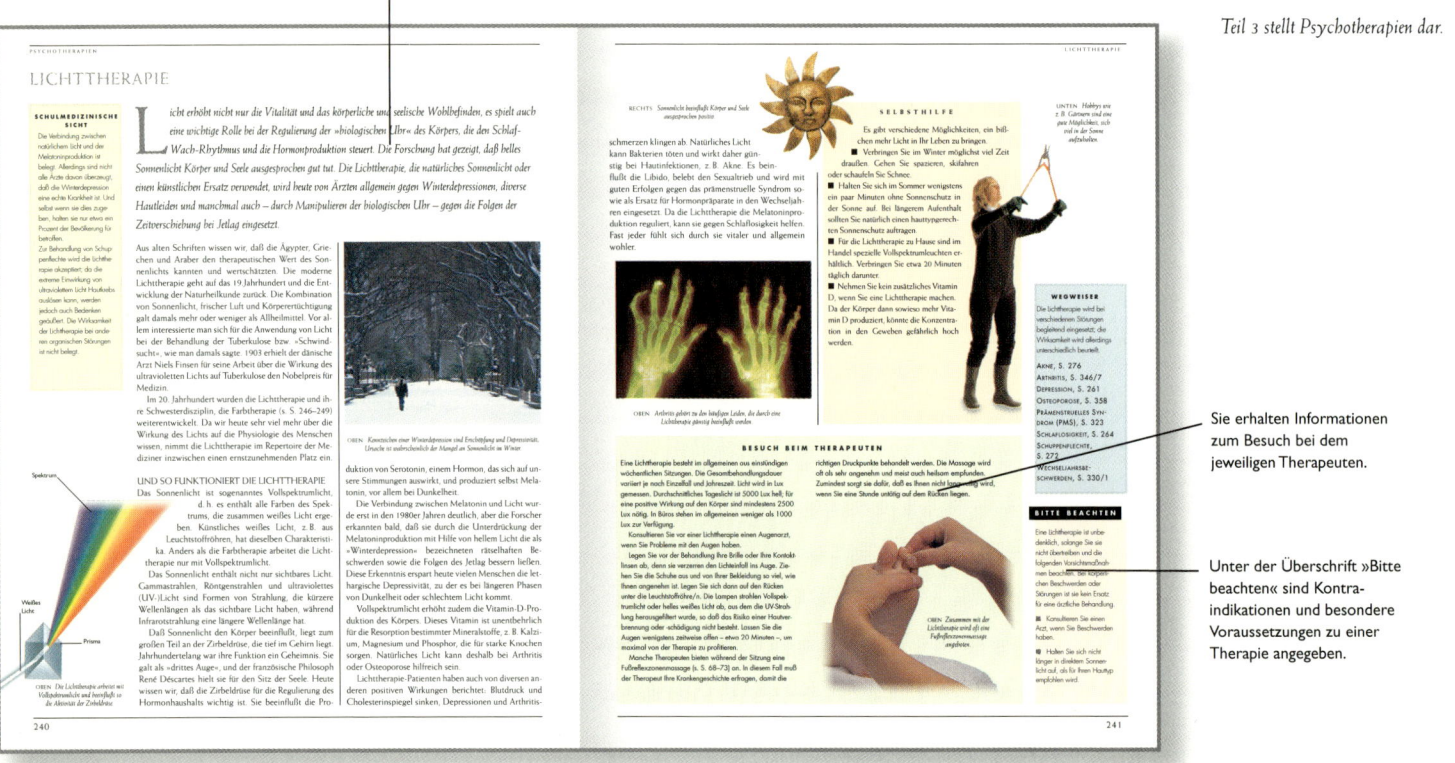

Sie erhalten Informationen zum Besuch bei dem jeweiligen Therapeuten.

Unter der Überschrift »Bitte beachten« sind Kontraindikationen und besondere Voraussetzungen zu einer Therapie angegeben.

*Teil 4 beschreibt eingehend häufige Erkrankungen und Therapiemöglichkeiten.*

Die Überschrift »Vorsicht« weist auf den ernsteren Hintergrund eines Symptoms hin.

Die Symptome jeder Erkrankung werden eingehend beschrieben.

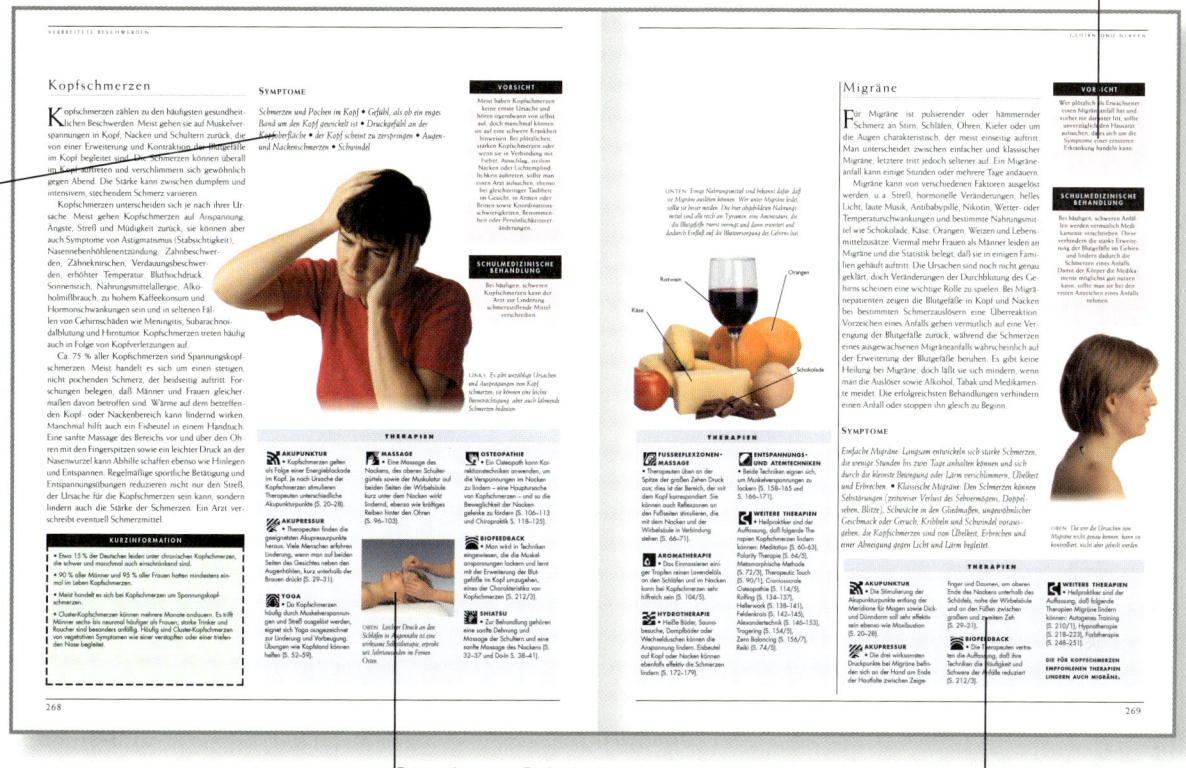

Fotos geben einen Eindruck, wie die Therapie in der Praxis aussieht.

Oft sind mehrere empfehlenswerte Therapien angegeben.

Unter »Schulmedizinische Behandlung« sind konventionelle Therapievorschläge angegeben.

Statistische Angaben zu jeder Erkrankung finden sich unter »Kurzinformation«.

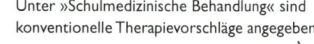

Jede Erkrankung wird mit Inkubationszeit und Symptomen im Haupttext beschrieben.

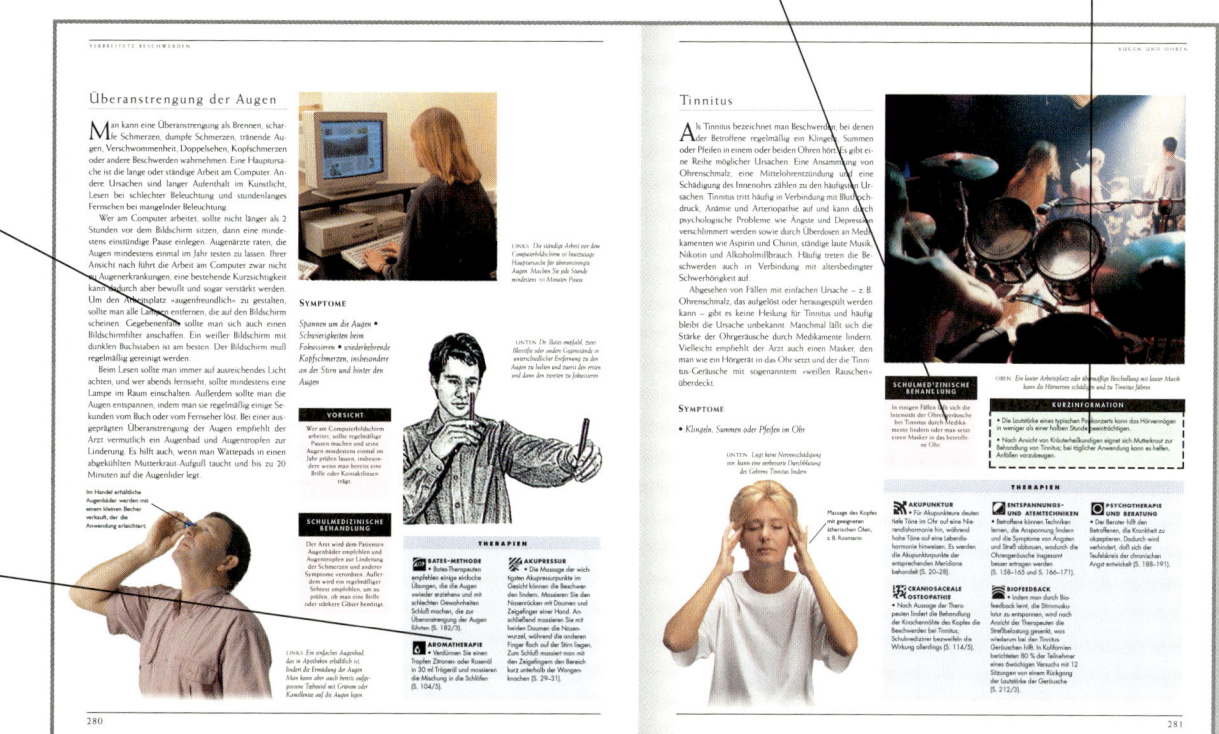

Jedem Krankheitsbild werden die passenden Therapien zugeordnet.

# 1

ERSTER TEIL

ENERGIETHERAPIEN

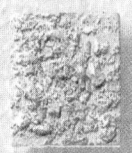
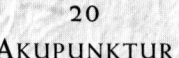
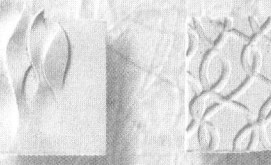

# EINFÜHRUNG

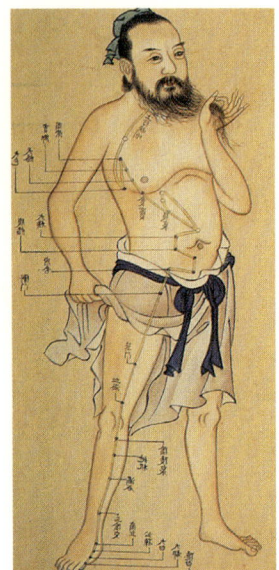

OBEN *Das Meridiansystem ist charakteristisch für die meisten Energietherapien.*

UNTEN *Yogaübungen dienen der Erhaltung der Gesundheit und einer ausgeglichenen Lebensweise.*

**D**en meisten Europäern bereitet der Energiebegriff, den ganzheitliche Therapeuten verwenden, Verständnisschwierigkeiten. Er ist bis jetzt noch nicht wissenschaftlich meßbar. Es existieren nicht nur von Therapie zu Therapie feine Unterschiede in seiner Definition und Anwendung, sondern man trifft auch auf unterschiedliche Auslegungen ein und derselben Heilweise. Trotz dieser Unterschiede arbeiten alle Therapien, die auf die asiatische Medizin zurückgehen, mit einem Element, das sich am besten als »Lebenskraft« bezeichnen läßt, obwohl mehrere verschiedene Bezeichnungen hierfür verwendet werden.

Nur, wenn diese Lebenskraft frei fließen kann und sich im Gleichgewicht befindet, besteht körperliche, seelische und geistige Gesundheit. Das Ziel der meisten Energietherapien besteht darin, diese Harmonie und dieses Gleichgewicht wiederherzustellen und zu erhalten, damit eine Verbesserung des gesamten körperlichen Wohlbefindens erzielt wird und in einigen Fällen Symptome behandelt werden, die auf eine ernsthafte Störung der Lebenskraft aus vielerlei Gründen zurückzuführen sind.

Trotz aller Verschiedenartigkeit in der Erscheinungsform arbeiten diese Therapien, deren Ursprung in der alten fernöstlichen Medizin liegt, alle mit dem Prinzip der »Lebensenergie«, obwohl mehrere verschiedene Bezeichnungen hierfür verwendet werden.

Therapien, deren Ursprung in der chinesischen Medizin liegen, wie z. B. die Akupunktur, nennen die Lebensenergie »Qi« und beschreiben ein System von Meridianen (Energiebahnen), durch welche die Lebensenergie alle Körperbereiche erfaßt. Shiatsutherapeuten und andere, die mit Methoden japanischen Ursprungs arbeiten, verwenden die Bezeichnung »Ki«, während Yogalehrer mit »Prana« (Yoga stammt aus Indien) etwas ähnliches meinen. Andere Therapien, die auf einigen Grundsätzen der traditionellen fernöstlichen Medizin und Philosophie beruhen, haben die Vorstellung von dieser fundamentalen Energie als Teil ihres Therapieansatzes abgewandelt und angewandt.

Neben dem Konzept der Lebensenergie beziehen einige Therapien weitere Energieaspekte mit ein, wie z. B. Yin und Yang. Diese wurden von chinesischen Ärzten als Elemente der zweigeteilten Natur der Energie festgelegt, wobei jedes bestimmte Eigenschaften besitzt, die sich im Körper in ständigem Fluß befinden. Das Gleichgewicht zwischen ihnen kann auf vielerlei Weise reguliert werden, u. a. durch Yoga- und Qigong-Atmung und -Positionen, Do-In-Übungen oder Tai-Chi-Chuan-Bewegungsabläufe.

Die Philosophien, die traditionellen Therapien oder medizinischen Systemen wie Ayurveda zugrunde liegen, sind vielschichtig und subtil und erfordern ein langjähriges Studium, bevor sie vollkommen verstanden und ausgeübt werden können. Daher ist es in westlichen Ländern oft nicht leicht, einen Therapeuten zu finden. In einigen Fällen wurden Formen fernöstlicher Therapien, die gegenwärtig sehr verbreitet sind, unter Beibehaltung der ursprünglichen Grundgedanken weiterentwickelt und abgewandelt. Tatsächlich finden solche Abwandlungen schon seit vielen Jahrhunderten statt (von den alten Griechen über Ärzte im Mittelalter bis hin zu Therapeuten der Neuzeit) und der Prozeß hält noch immer an. Die Folge davon sind verschiedene »Schulen« für Therapeuten, aber auch neue Heilverfahren, die sich teilweise an ältere Vorstellungen anlehnen. So gibt es die Akupunktur sowohl in traditioneller als auch in moderner Form, während eine Therapie wie Reiki recht neu ist, auch wenn sie ihre Wurzeln in der Vergangenheit hat.

### Die Wirkungsweise von Energietherapien

Allgemein versuchen Energietherapien, Gleichgewicht und Harmonie wiederherzustellen, wobei eine Vielzahl von Ansätzen und Techniken verwendet werden. Obwohl es Überschneidungen gibt, konzentrieren sich einige Therapiearten eher auf die Gesundheitsvorsorge, wobei es mehr darum geht, Krankheit zu vermeiden, anstatt bestehende Symptome oder Beschwerden zu behandeln. Zu Beispielen dieser Therapieart gehören Yoga, Tai Chi Chuan, Do-In und die Pränatale Therapie.

Das Ziel von Yoga ist es beispielsweise, einen Zustand des Friedens und des Glücks zu erreichen, damit gesundheitliche Störungen vermieden werden können. Yoga kann jedoch auch erfolgreich bei der Behandlung vieler spezifischer Störungen eingesetzt werden. So kann es Menschen mit Rückenschmerzen, Arthritis oder Rheumatismus helfen. Allgemein gesagt kann Yoga die Entspannung fördern, Bluthochdruck normalisieren, Angst abwehren und zur Streßbewältigung dienen. All dies sind Faktoren, die unserer Gesundheit an sich und dem Allge-

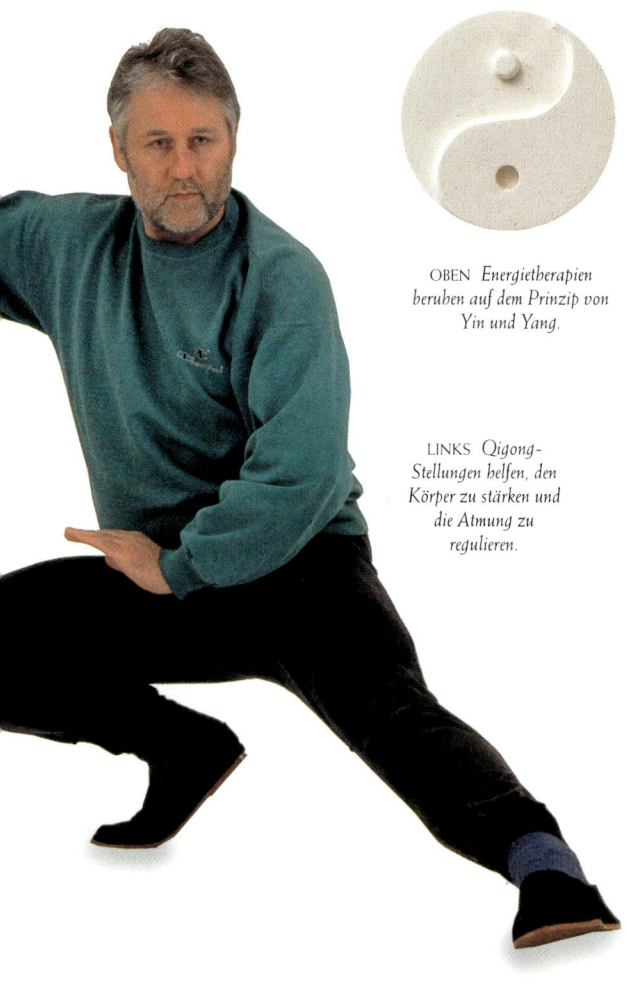

OBEN *Energietherapien beruhen auf dem Prinzip von Yin und Yang.*

LINKS *Qigong-Stellungen helfen, den Körper zu stärken und die Atmung zu regulieren.*

meinbefinden abträglich sein können. Andererseits können Akupunktur und Akupressur, Reflexzonentherapie und Therapeutic Touch zur Behandlung spezifischer Beschwerden oder Symptome eingesetzt werden.

Konzepte wie die Fünf Elemente bei Ayurveda, Shiatsu und der Polarity-Therapie oder die Erfordernis, den Qi-Fluß in bestimmten Organen anzuregen, sind einem Menschen, der an die Behandlung durch westliche Ärzte gewöhnt ist, fremd. Viele Menschen beginnen ihre Behandlung mit einiger Skepsis. Vor Behandlungsbeginn werden Ihnen wahrscheinlich eine Reihe von Fragen zu Lebensführung, Eßgewohnheiten – sogar zu Ihrer Persönlichkeit – gestellt, und die maßgeschneiderte Therapie wird durch Ihre Antworten beeinflußt. Obwohl die Grundgedanken ganzheitlicher Behandlung, wonach der Patient als einmaliges Individuum und nicht als eine Anzahl von Symptomen zu sehen ist, allmählich die Schulmedizin durchdringen, heißt das keineswegs, daß sie bis jetzt vollkommene Anerkennung gefunden haben. Die individuelle Abstimmung einer Therapie ist einer der Hauptgründe, warum es ratsam ist, einen erfahrenen Therapeuten aufzusuchen. Trotzdem können einige Heilverfahren für die Selbstanwendung angepaßt werden, wenn auch oft nur in einer abgewandelten oder begrenzten Form. Beispiele hierfür sind die Akupressur, Shiatsu und Meditation. Sie werden auch ermutigt, Techniken wie Yoga, Tai Chi und Meditation selbst zu üben, sobald Sie gelernt haben, wie man richtig atmet und die Übungen korrekt durchführt.

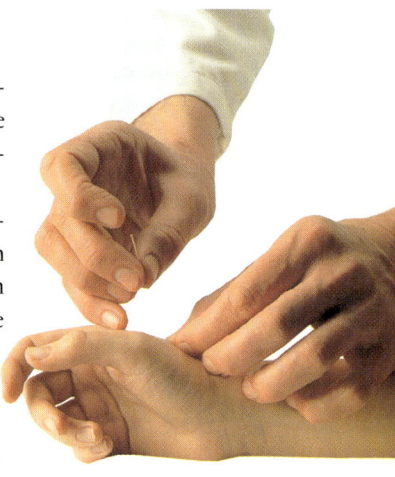

OBEN *Akupunktur erfreut sich steigender Beliebtheit und besitzt ein breites therapeutisches Anwendungsspektrum.*

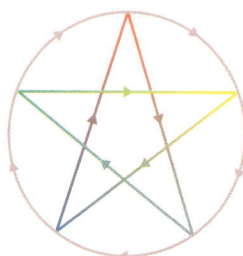

OBEN *Der sich endlos wiederholende Zyklus der Fünf Elemente ist wichtig für diese Therapien.*

### Wie Ihnen Energietherapien helfen können

Im folgenden Kapitel werden Sie außer der Geschichte und den Grundlagen jeder Therapieform auch erfahren, was das jeweilige Heilverfahren zu leisten vermag oder nicht. Einige Therapien erfordern mehr Zeit und Einsatz als andere. Manche stellen hohe Anforderungen an Sie selbst, während bei anderen Behandlungsformen der Therapeut die Hauptlast trägt. In praktisch allen Fällen erhalten Sie wichtige Ratschläge zu Ihrer Lebensführung, besonders zur Ernährungsweise. Es ist daher unvernünftig, optimale Ergebnisse zu erwarten, wenn Sie die Ratschläge nicht befolgen.

Bis zu einem gewissen Maß dürften Ihre Auswahlmöglichkeiten begrenzt sein durch das örtliche Therapieangebot, und Sie werden wahrscheinlich einige Auskünfte einholen müssen, um einen qualifizierten und Ihnen sympathischen Therapeuten auf dem von Ihnen gewählten Gebiet zu finden. Selbst wenn Sie nicht ganz genau das finden können, was Sie möchten, gibt es wahrscheinlich andere Möglichkeiten, die Ihnen genauso zusagen.

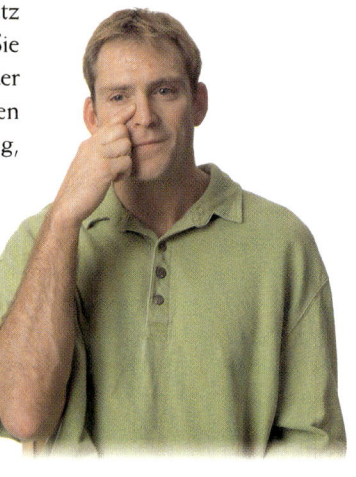

OBEN *Die Akupressur eignet sich gut zur Selbstbehandlung.*

---

**ZUSAMMENFASSUNG**

Bei der Auswahl einer Energietherapie empfehlen sich sanfte Verfahren, die gefährliche und invasive Methoden vermeiden, den Patienten in seiner Ganzheit behandeln und die natürlichen Heilungsprozesse des Körpers unterstützen. Den Kernpunkt jeder Energietherapie, ja eigentlich jeder alternativen Therapie, bildet die Betonung der freien und aktiven Teilnahme des Patienten. Gute Therapeuten werden Ihnen genau die Behandlung zukommen lassen, die Ihrem Befinden zum Zeitpunkt der Konsultation entspricht. Wenn Sie z. B. zur Zeit des Behandlungstermins von einer Erkältung oder Grippe betroffen sind, wird Ihr Therapeut auch dies behandeln wollen und nicht nur den Rückenschmerz, wegen dem Sie den Termin ursprünglich vereinbart haben. Für die Infektion gibt es einen bestimmten Grund, und der sollte zuerst beseitigt werden, da ein Zusammenhang mit der Basiserkrankung bestehen könnte. Der Therapeut wird Ihre Behandlung auf diesen Besuch abstimmen, um Ihren Körper zur bestmöglichen Selbstheilung anzuregen. Viele Therapeuten werden Sie dazu anhalten, das Problem »in die Hand zu nehmen«; eine aktive Teilnahme an Ihrer eigenen Heilung hat sich als wichtiger Faktor für den Erfolg der meisten alternativen Therapien erwiesen. Um das Beste aus der von Ihnen gewählten Energietherapie zu machen, ist es wichtig, daß Sie eigene Entscheidungen darüber treffen, wie die Behandlung Ihnen am besten helfen kann.

# AKUPUNKTUR

Die Akupunktur wird in China seit Jahrtausenden angewandt und erfreut sich in den westlichen Ländern steigender Beliebtheit. Als Bestandteil der Traditionellen Chinesischen Medizin dient die Akupunktur der Regulierung der »Lebenskraft«, die durch das Setzen von Nadeln an sorgfältig ausgewählten Punkten im Körper zum Fließen gebracht werden soll. Akupunktur wird zur Behandlung einer Vielzahl spezifischer Erkrankungen und zur Stärkung von Gesundheit und Wohlbefinden eingesetzt. Viele westliche Ärzte wenden heute eine bestimmte Form der Akupunktur an.

UNTEN *Heilung durch Akupunktur ist tief in der chinesischen Tradition verwurzelt.*

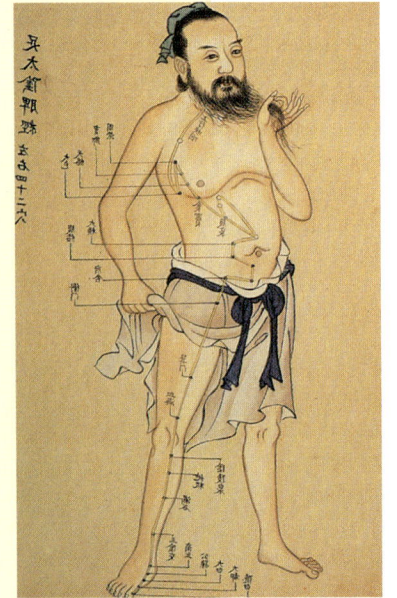

Die Richtlinien der Akupunktur wurden in einer Reihe chinesischer Texte niedergelegt, die etwa zwischen 300 und 100 v. Chr. verfaßt wurden. Diese historischen Texte wären ohne Erklärung für spätere Ärztegenerationen gänzlich unverständlich gewesen, deshalb fügte jede Therapeutengeneration den bereits vorhandenen Aufzeichnungen ihre eigenen hinzu.

Als sich die Handelswege zwischen China und der übrigen Welt zu öffnen begannen, verbreitete sich die Akupunktur und erreichte den Westen erstmals im ausgehenden 17. Jahrhundert. Dennoch war die Akupunkturtechnik wenig bekannt und wurde fast 300 Jahre lang nur selten praktiziert.

Dies sollte sich ändern, als US-Präsident Richard Nixon 1972 China besuchte. Seine Gastgeber führten Akupunkturdemonstrationen vor, die die Medienvertreter in Begleitung des Präsidenten beeindruckten. Ihre Berichte lösten eine Welle des Interesses für alles Chinesische im Allgemeinen und für Akupunktur im Besonderen aus.

### Zwei Formen der Akupunktur

Das Interesse an Akupunktur ist in den letzten Jahrzehnten sprunghaft angestiegen und führte dazu, daß viele westliche Ärzte sie in ihr Therapieangebot aufgenommen haben. Sie haben jedoch versucht, ein anderes Erklärungsmodell für die Funktionsweise der Akupunktur zu entwickeln. So gibt es heute Akupunktur in traditioneller und moderner Form.

### Traditionelle Akupunktur

Die traditionelle Akupunktur ist Bestandteil des umfassenderen Systems der Tra-

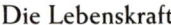

OBEN *Akupunktur zielt auf eine Harmonisierung bei Ungleichgewicht von Yin- und Yang-Energie im Körper.*

ditionellen Chinesischen Medizin (TCM), das dem Einsatz von Kräutern gegenüber der Verwendung von Nadeln den Vorzug gibt. Das Grundprinzip der traditionellen Akupunktur besteht in den beiden sich wechselseitig beeinflussenden Kräfte von Yin und Yang, die sowohl im Kosmos als auch in jedem Einzelnen miteinander verwoben sind. Ein guter Gesundheitszustand hängt vom Gleichgewicht der beiden ab. Krankheit entsteht als Folge der Störung dieser Harmonie. In China ist bis zur Gegenwart ein komplettes System der Ernährungs-, Bewegungs- und anderen Therapien auf die Erhaltung des Gleichgewichts zwischen Yin und Yang abgestimmt.

### Die Lebenskraft

Eine dieser Therapien ist die traditionelle Akupunktur. Ihre Wirkung, so glauben Therapeuten, beruht darauf, daß sie das »Qi« (auch »Chi« oder »Ki« genannt) beeinflußt. Das Qi ist eine Lebensenergie, die im Körper durch die Blutgefäße und durch die Energiebahnen, die sogenannten Meridiane, strömt. Die Meridiane verbinden die verschiedenen Organe des Körpers. Nach traditioneller Auffassung unterscheiden die Chinesen 12 innere Organe, die die gleichen Bezeichnungen wie ihre westlichen Entsprechungen tragen (Herz, Leber, Milz usw.). Die Funktionen jedoch, die ihnen zugeschrieben werden, unterscheiden sich von denen, die wir kennen.

Zahlreiche Meridiane werden in den traditonellen Texten beschrieben, aber nur 14 von ihnen sind von Bedeutung für die Praxis. 12 Hauptmeridiane sind paarig angelegt. Außerdem verlaufen zwei Meridiane auf der Mittellinie des Körpers. Entlang der Meridiane kennt man ungefähr 500 anerkannte Akupunkturpunkte, von denen etwa 100 zum Einsatz kommen. Im allgemeinen handelt es sich um Körperstellen, an denen ein Meridian

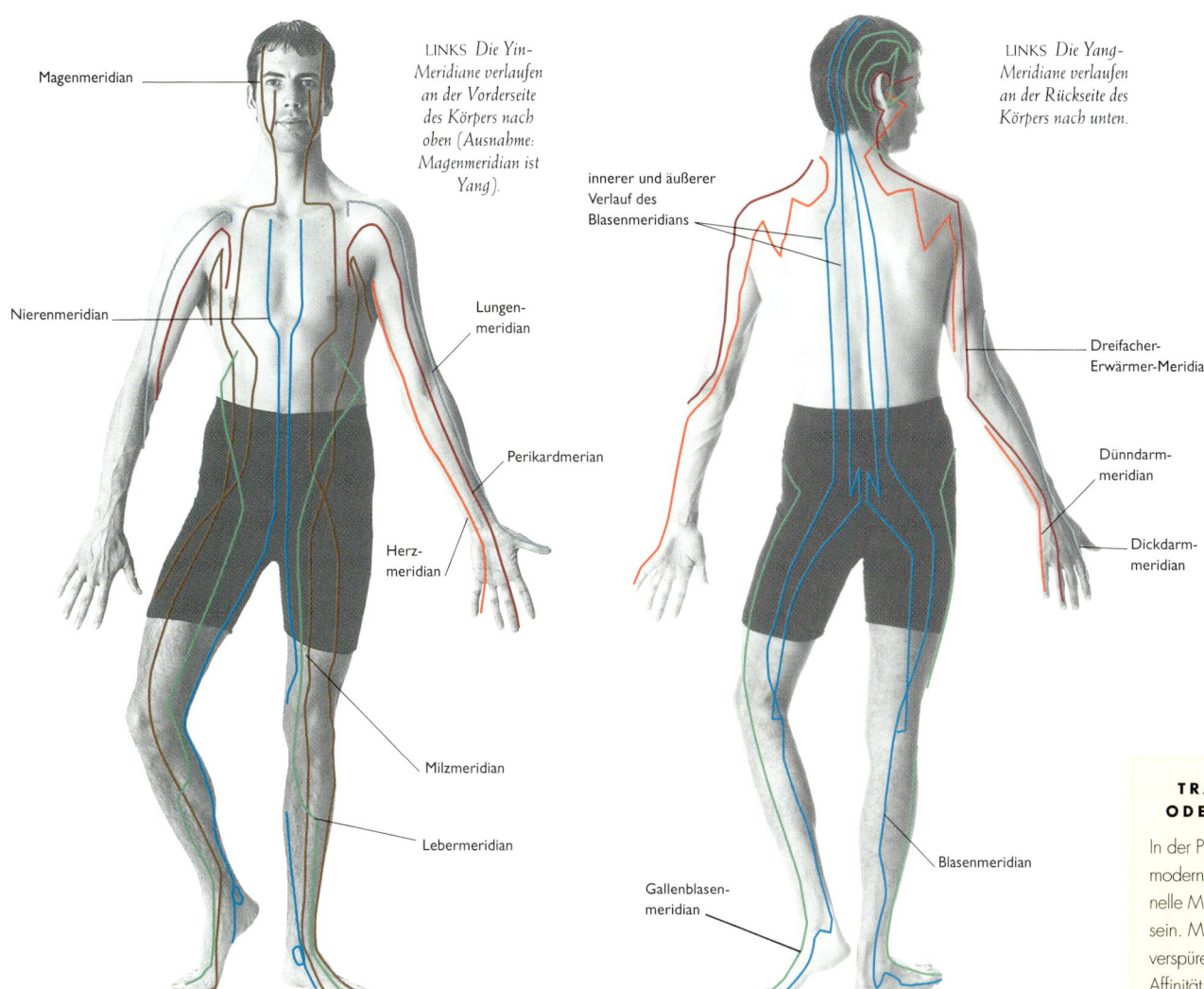

Magenmeridian

LINKS *Die Yin-Meridiane verlaufen an der Vorderseite des Körpers nach oben (Ausnahme: Magenmeridian ist Yang).*

Nierenmeridian

Lungen-meridian

Perikardmerian

Herz-meridian

Milzmeridian

Lebermeridian

innerer und äußerer Verlauf des Blasenmeridians

LINKS *Die Yang-Meridiane verlaufen an der Rückseite des Körpers nach unten.*

Dreifacher-Erwärmer-Meridian

Dünndarm-meridian

Dickdarm-meridian

Blasenmeridian

Gallenblasen-meridian

nahe der Körperoberfläche verläuft. Dies bedeutet, daß hier Nadeln gesetzt werden können, damit der Qi-Fluß bei Störungen wieder ins Gleichgewicht gebracht werden kann.

## Steuerung des Qi

Um darüber entscheiden zu können, welche Änderungen am Fluß des Qi vorzunehmen sind, muß ein traditioneller Therapeut zunächst einen Befund erheben und den Krankheitsursachen, die in diesem System als wichtig erachtet werden, besondere Aufmerksamkeit widmen. Hierzu gehören Krankengeschichte, Ernährung, Empfindungen, Lebensweise, das Wetter usw.

Als nächstes folgen die beiden Hauptuntersuchungsmethoden: die Betrachtung der Zunge und die Prüfung der Art des Pulses am Handgelenk. Ausgehend von der Krankengeschichte und den Ergebnissen dieser Untersuchung wird darüber entschieden, ob einige dieser Punkte stimuliert oder sediert werden müssen. Dies bestimmt den Verlauf der Behandlung, die entweder durch Kräu-

termedizin oder Akupunktur erfolgt. Falls Akupunktur in Frage kommt, wird eine Reihe von Nadeln in die geeigneten Akupunkturpunkte gesetzt und etwa 20 Minuten (manchmal auch länger) dort belassen. Oft werden die Nadeln von Hand stimuliert. Die Anzahl der Punkte und die Zeitdauer, während der die Nadeln in den Punkten verbleiben müssen, richtet sich nach der gewünschten Wirkung.

Eine häufig falsche Annahme hinsichtlich der Theorie der traditionellen Akupunktur geht davon aus, daß sie irgendwie mysteriös oder sogar mystisch ist. Im Grunde genommen ist die Vorstellung eher technischer Art: Der Akupunkteur wird als eine Art Ingenieur gesehen, der den Qi-Fluß im Körper durch Tonisierung und Sedierung der Akupunkturpunkte entlang der Meridiane reguliert. Trotzdem ist das traditionelle System holistisch, da es eine ganze Reihe von Faktoren wie z. B. Lebensweise, Persönlichkeit und Umwelteinflüsse berücksichtigt, die von der modernen Medizin als nicht so wichtig erachtet werden.

### TRADITIONELL ODER MODERN?

In der Praxis können sowohl moderne als auch traditionelle Methode erfolgreich sein. Manche Menschen verspüren eine psychische Affinität zum traditionellen System. Es mag sein, daß sie ihm aus diesem Grund den Vorzug geben. Anderen wiederum liegt die moderne Version eher.

Auf jeden Fall ist die Akupunktur nach wie vor eine sich entwickelnde Kunst. Einige moderne Akupunkteure haben neue Techniken eingeführt, darunter die Stimulation der Akupunkturpunkte mittels Elektro- oder Laserakupunktur. Auch für den Hausgebrauch wurden elektrische Geräte zur Behandlung leichterer Beschwerden entwickelt, aber man sollte unbedingt immer einen qualifizierten Therapeuten aufsuchen, bevor man die Behandlung zu Hause ausprobiert.

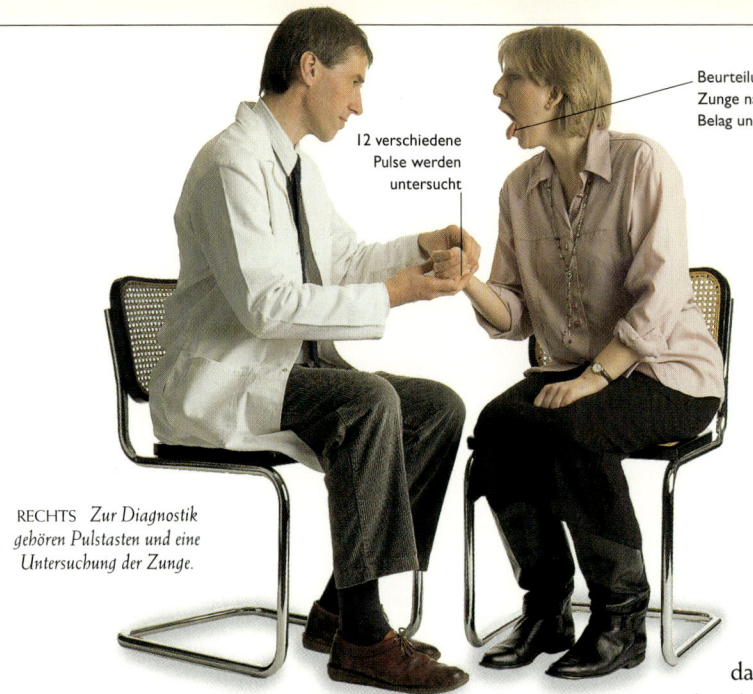

12 verschiedene Pulse werden untersucht

Beurteilung der Zunge nach Farbe, Belag und Struktur

RECHTS  *Zur Diagnostik gehören Pulstasten und eine Untersuchung der Zunge.*

## Moderne Akupunktur

Auch wenn viele westliche Ärzte und Physiotherapeuten nicht viel von den Grundlagen des traditionellen Akupunktursystems übernommen haben, räumen sie doch ein, daß die alten Chinesen scharfe Beobachter waren, die erfolgreiche Behandlungsmethoden und vor allem die Wirksamkeit der Nadeln entdeckt haben. Westliche Ärzte vertreten die Auffassung, daß die Akupunktur ihre Wirkung über das Nervensystem und wahrscheinlich über das Immun- und Hormonsystem erzielt (letzteres vielleicht aufgrund des durch die Akupunktur bewirkten

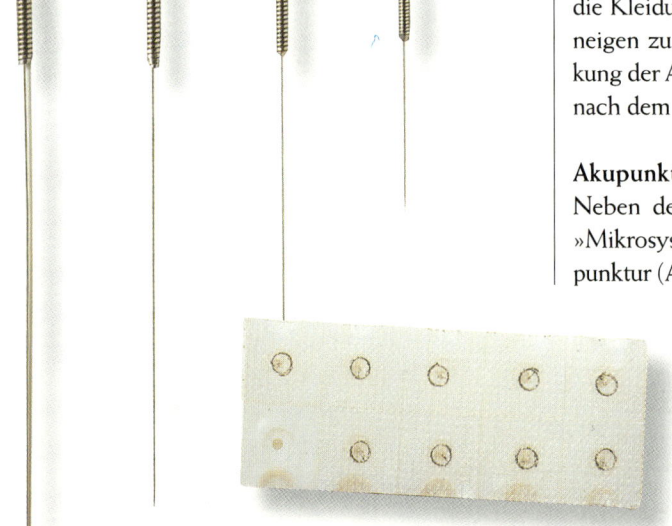

OBEN  *Die Akupunkturnadeln sind meist aus Edelstahl und unterscheiden sich in Größe und Stärke.*

Nebeneffekts der Freisetzung von Endorphinen, die natürliche Schmerzstiller sind). Puls- und Zungendiagnose werden in der modernen Akupunktur nicht verwendet. Das traditonelle Meridian- und Punktesystem wird ignoriert oder neu interpretiert genauso wie die Theorien der Yin-Yang-Polarität und des Qi.

Ein Arzt, der moderne Akupunktur einsetzt, wird eine normale Konsultation durchführen. Bei dieser Form der Akupunktur entsprechen die Krankheitskategorien denen der modernen westlichen Medizin. Es kann aber sein, daß die körperliche Untersuchung eingehender als gewöhnlich ausfällt, wobei der Arzt möglichen Triggerpunkten in den Muskeln besondere Aufmerksamkeit widmet (s. Kasten S. 23).

## Akupunkturtechniken

Es gibt viele verschiedene Akupunkturtechniken, aber es läßt sich nicht belegen, ob eine davon eindeutig besser als eine andere ist. Bei der Hauptrichtung der Akupunktur werden die Nadeln an Körperstellen gesetzt, die der Therapeut seinem Ansatz entsprechend ausgewählt hat. Sind die Nadeln einmal gesetzt, können sie von Hand durch Drehen, Heben und Senken, Anstubsen oder elektrische Energie stimuliert werden. Wie lange die Nadeln in den Punkten verbleiben, ist von Therapeut zu Therapeut verschieden. Viele »moderne« Akupunkteure belassen sie nur sehr kurze Zeit in der Haut, da das Nervensystem sich schnell an einen neuen Reiz anpaßt und ihn nach kurzer Zeit nicht mehr registriert (so spürt man z. B. die Kleidung am Körper nicht). Moderne Akupunkteure neigen zu der Auffassung, daß der größte Teil der Wirkung der Akupunktur innerhalb der ersten paar Sekunden nach dem Setzen der Nadel entsteht.

## Akupunkturvarianten

Neben der Ganzkörperakupunktur gibt es sogenannte »Mikrosysteme«. Das bekannteste davon ist die Ohrakupunktur (Auriculotherapie, S. 28). Sie beruht auf der Vorstellung, daß das Ohr den gesamten Körper abbildet. Andere Systeme gehen davon aus, daß ähnliche Abbildungen des Körpers auch an anderen Stellen, z. B. auf dem Kopf, zu finden sind.

Es gibt auch Formen der Elektroakupunktur, die elektrische Geräte verschiedenster Art verwenden. Hierzu gehört die Elektroakupunktur nach Voll und das japanische Ryodoraku-System. Beide arbeiten mit einer Elektrostimulation der

Akupunkturpunkte. Die Laserakupunktur ist eine weitere Variante, die sich steigender Beliebtheit erfeut. Bei dieser Therapie wird ein feiner Laserstrahl direkt auf den Akupunkturpunkt geleitet.

## Schmerzlinderung

Der Einsatz der Akupunktur zur Linderung bei Schmerzsyndromen hat sich inzwischen durchgesetzt. So kommt sie zur Schmerzlinderung bei der Geburt zur Anwendung, obwohl die Transkutane Elektrische Nervenstimulation (TENS) hierzu öfter eingesetzt wird. Als amerikanische Ärzte in den 1970er Jahren China besuchten, waren sie erstaunt, daß größere Operationen unter Akupunkturanalgesie durchgeführt wurden. Es zeigte sich jedoch, daß sie nur für einen geringen Prozentsatz von Menschen in Frage kommt. Daher wird Akupunkturanalgesie bei Operationen in westlichen Ländern nicht angewandt.

## Verwandte Therapieformen

Zwei Behandlungsformen, die in engem Bezug zur traditionellen Akupunktur stehen, sind die Moxibustion und das Schröpfen. Beide beruhen auf der Meridiantheorie. Es werden spezielle

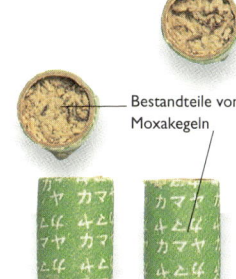

*UNTEN Moxa wird aus den Blättern der Artemisia vulgaris latiflora (Beifuß) hergestellt*

Bestandteile von
Moxakegeln

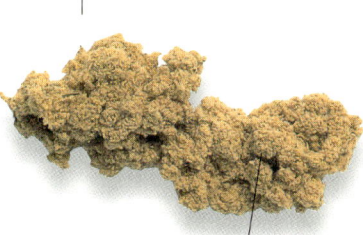

Moxawolle

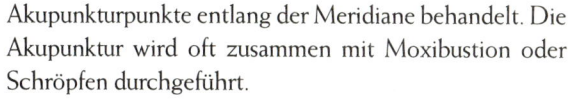

### TRIGGERPUNKTE

Eine mögliche Erklärung für die Wirksamkeit der Akupunktur – so glauben Anhänger der modernen Akupunktur – liefert das Phänomen der »Triggerpunkte«. Dies sind drucksensible Areale in Muskeln, die oft mit kleinen Verhärtungen einhergehen. Sie können auch an anderen Körperstellen auftreten, Schmerzen verursachen und eine Fernwirkung auf andere Körperzonen ausüben. Ähnlich wie bei der medizinisch anerkannten Vorstellung vom übertragenen Schmerz (wobei z. B. Schmerzen, die von der Galle herrühren, in die Schulter ausstrahlen), kann ein Triggerpunkt von einem muskulären Problem an einer anderen Körperstelle verursacht werden.

### TRIGGERPUNKTE UND AKUPUNKTUR

Eine exakte Definition der Triggerpunkte ist nicht möglich, obwohl es viele Theorien über sie gibt. Es scheint jedoch sicher, daß sie aus einem Grund ein echtes Phänomen sind: Es läßt sich nachweisen, daß sie elektrisch ungewöhnlich aktiv sind. Aber Triggerpunkte scheinen viel mit Akupunkturpunkten gemeinsam zu haben: Fast alle Triggerpunkte, die in der westlichen medizinischen Literatur aufgeführt sind, liegen in der Nähe eines traditionellen Akupunkturpunktes. Wenn man Akupunkturnadeln in Triggerpunkte setzt, können diese inaktiviert werden. Nicht wenige Mediziner vertreten die Ansicht, daß die gesamte Akupunktur anhand von Triggerpunkten erklärbar sei.

Akupunkturpunkte entlang der Meridiane behandelt. Die Akupunktur wird oft zusammen mit Moxibustion oder Schröpfen durchgeführt.

## Moxibustion

Bei der Moxibustion handelt es sich um eine Wärmetherapie, bei der Wärme auf spezifische Akupunkturpunkte angewandt wird, um den Qi-Fluß des Körpers zu regulieren und bestimmte Beschwerden, wie z. B. steifer Nacken, Rückenprobleme und Müdigkeit zu behandeln. Die Wärme entsteht durch die Verbrennung von Moxakraut (getrocknete Beifußblätter), das entweder direkt oder indirekt auf die Haut appliziert wird. Die Haut selbst wird dabei nie verbrannt. Bei der direkten Methode wird das Moxakraut zu einem Kegel geformt, der auf die Haut aufgesetzt und angezündet wird. Diesen läßt man verglimmen und entfernt ihn, wenn die Haut warm wird. Als weitere Möglichkeit können Moxastücke an

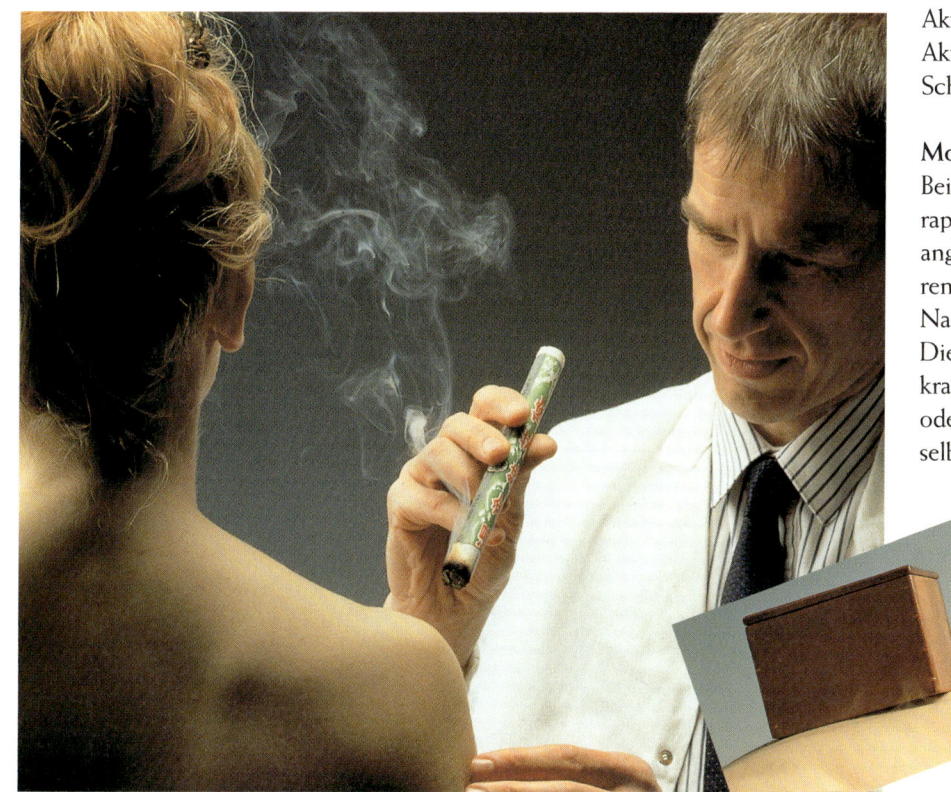

*GANZ LINKS Die Wärme einer Moxazigarre kann das stagnierende Qi und das Blut in einer verletzten Schulter in Bewegung setzen und den Schmerz lindern.*

*LINKS Moxa kann auch in einer Moxa-Box, die auf die Haut aufgesetzt wird, verbrannt werden.*

den Nadelspitzen angebracht werden, so daß die Wärme über die Nadel auch an den Meridian weitergeleitet wird.

Bei der indirekten Methode, die häufiger eingesetzt wird, werden glimmende Moxastücke nahe an die Haut gehalten. Moxakegel können auch indirekt verwendet werden, indem man diese auf einem Stück Ingwer oder Knoblauch abbrennt. Beim Verbrennen gibt das Moxakraut einen ziemlich durchdringenden Geruch ab und raucht sehr stark, was von manchen Patienten als unangenehm empfunden werden kann.

## Schröpfen

Beim Schröpfen handelt es sich um ein altes Heilverfahren, bei dem kleine, abgerundete Schröpfgläser aus Glas über Akupunkturpunkten aufgesetzt werden, um ihnen Blut und Qi zuzuführen. Ein brennender Anzünder wird in ein Schröpfglas gehalten und schnell wieder zurückgezogen. Danach setzt man dieses Schröpfglas auf die Haut (im allgemeinen am Rücken) auf, wo es durch einen Un-

UNTEN *Das Schröpfen kann eine wirkungsvolle Behandlung bei akuten oder chronischen Rückenschmerzen sein.*

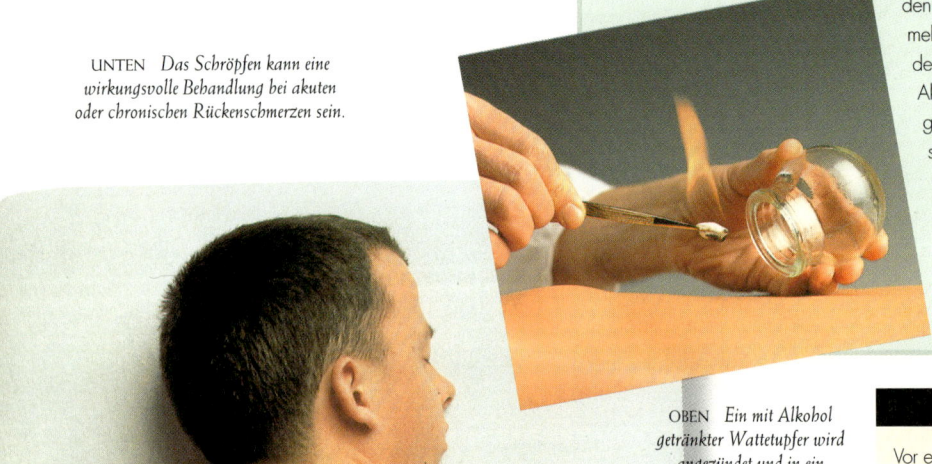

OBEN *Ein mit Alkohol getränkter Wattetupfer wird angezündet und in ein Schröpfglas gehalten, wo er einen Sog erzeugt, der benützt werden kann, um blockierte Energie in Bewegung zu versetzten.*

## FUNKTIONIERT ES WIRKLICH?

Akupunktur kann also Krankheiten heilen? Man darf von der Akupunktur nicht erwarten, daß sie strukturelle Schäden, die bereits entstanden sind, wieder rückgängig macht. Sie kann ein arthritisches Gelenk nicht wieder in den Normalzustand versetzen, indem sie den durch die Arthritis verursachten Schaden umkehrt, auch wenn sie lange Zeit über den Schmerz lindert. Handelt es sich andererseits um eine Erkrankung mit Regenerationsfähigkeit für den Körper, dann läßt sich mit Hilfe der Akupunktur durchaus Abhilfe schaffen. So kann eine schmerzhafte Narbe nach einigen Akupunktursitzungen dauerhaft schmerzfrei werden. Es können auch sichtbare Veränderungen eintreten, da solche Narben manchmal zunächst gerötet und entzündet sind, nach der Akupunktur aber verblassen. Ein Schmerz wiederum, der von einem aktiven Triggerpunkt herrührt und vielleicht auf Überlastung oder einen Unfall zurückzuführen ist, kann durch die Akupunktur dauerhaft beseitigt werden.

Akupunktur ist besonders erfolgreich, wenn Symptome von Störungen auftreten, die in regelmäßigen Abständen wiederkehren, z. B. bei Migräne. Es ist möglich, die Symptome lange Zeit in Schach zu halten, aber in den meisten Fällen wird eine »Auffrischungsbehandlung« in bestimmten Abständen notwendig sein, die oft mehrere Monate auseinanderliegen können. Die Akupunktur kann eine ganze Reihe von Beschwerden positiv beeinflussen: z. B. seelische Störungen, Unfruchtbarkeit, Schlafstörungen oder Geschwüre.

## HINWEISE

Vor einer Behandlungsserie sollte man sich nach der Anzahl der benötigten Sitzungen erkundigen. Der Therapeut kann zwar keine definitive Aussage machen, ungefähre Angaben sollten jedoch möglich sein. Ein gewisser Fortschritt nach durchschnittlich fünf Sitzungen erkennbar sein. Wenn sich bis zu diesem Zeitpunkt keine Wirkung gezeigt hat, lohnt es sich selten, weiterzumachen. Es könnte sein, daß Sie zu den Menschen gehören, für die die Akupunktur keine wirkungsvolle Behandlungsmethode darstellt.

terdruck haftet. Es können mehrere Schröpfgläser Verwendung finden. Sie werden über bestimmten Akupunkturpunkten aufgesetzt und dort 10–15 Minuten lang belassen. Beim Abkühlen saugt das Schröpfglas die Haut und das darunterliegende Gewebe an. Dabei werden Durchblutung und Kreislauf und somit das Fließen des Qi im Körper angeregt. Zur Abnahme des Schröpfglases wird die Haut am Rand des Schröpfglases eingedrückt, um den Unterdruck zu durchbrechen.

## Der Besuch beim Therapeuten

Wenn Sie sich für einen Akupunkteur entscheiden, der nach der traditionellen Methode vorgeht, sollten Sie sich vergewissern, daß er oder sie eine entsprechende Ausbildung vorweisen kann. Verschaffen Sie sich Gewißheit darüber, daß der Akupunkteur an einem anerkannten Institut ausgebildet wurde. Bei der Suche nach einem Therapeuten ist es am besten, wenn Sie sich in dieser Frage an Ihren Arzt oder den zuständigen Berufsverband wenden.

Art und Dauer der Sprechstunde hängen sowohl vom Akupunkteur als auch von der Erkrankung ab, die Sie behandeln lassen möchten. In der Traditionellen Chinesischen Medizin wird eine Diagnose durch vier Untersuchungsmethoden erstellt: Beobachten, Hören, Riechen, Fragen und Tasten. Ein traditioneller Akupunkteur wird Ihnen wahrscheinlich viele Fragen zu Ihrer Krankheitsgeschichte, Verdauung, Schlafgewohnheiten, Ernährung,

Ihren Gefühlen und Ihrer Lebensweise stellen. Danach wird er sich Ihre Zunge ansehen und den Puls an beiden Handgelenken fühlen. Die Behandlung dauert wahrscheinlich etwa 20 Minuten, und es wird eine beachtliche Anzahl an Nadeln gesetzt. Auch Moxibustion (s. S. 23) und Elektrostimulation können zum Einsatz kommen. Die gesamte Sitzung nimmt ungefähr eine Stunde in Anspruch. Ein Arzt, der moderne Akupunktur anwendet, nimmt wahrscheinlich eine eingehendere körperliche Untersuchung als sonst vor. Dabei widmet er möglichen Triggerpunkten in den Muskeln oder an anderen Körperstellen besondere Aufmerksamkeit. Dann werden wahrscheinlich nur wenige Nadeln verwendet, die oft nur kurze Zeit in den Punkten belassen werden.

## Was spürt man?

Die Schmerzintensität beim Stechen wird von Patient zu Patient unterschiedlich wahrgenommen: Die meisten verspüren einen kleinen Schmerz – vergleichbar oder geringer als bei einer Blutentnahme. Es gibt auch Menschen, die gar keinen Schmerz empfinden. Aber Akupunktur erzeugt oft seltsame örtlich begrenzte Empfindungen, die typisch für diese Technik sind und häufig als Gefühl des Kribbelns oder dumpfer Schmerz beschrieben werden. Oft entsteht ein Schweregefühl in den Gliedern, und der Patient fühlt sich entspannt.

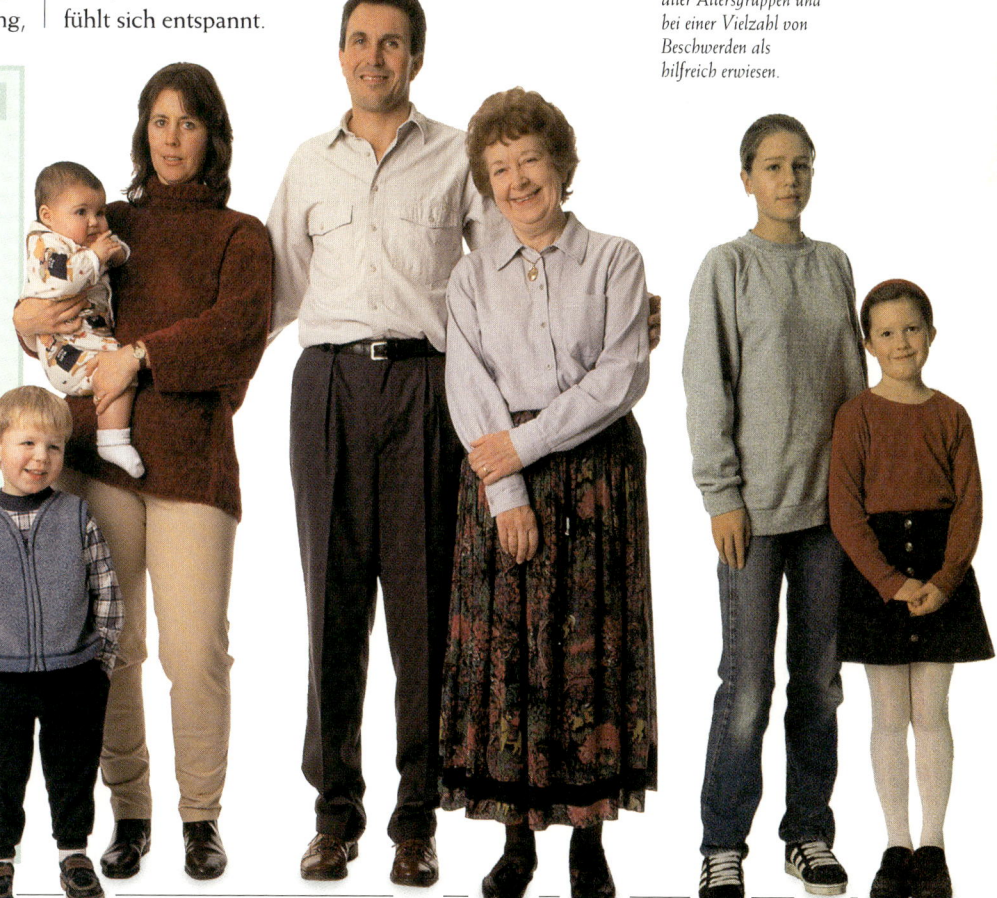

UNTEN *Akupunktur hat sich bei Menschen aller Altersgruppen und bei einer Vielzahl von Beschwerden als hilfreich erwiesen.*

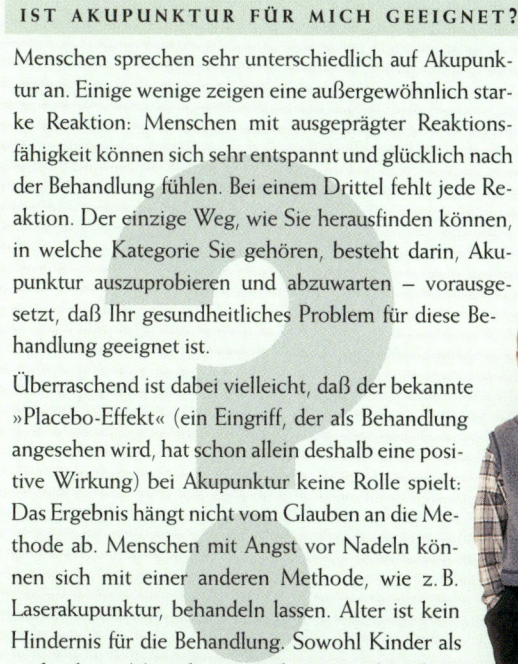

### IST AKUPUNKTUR FÜR MICH GEEIGNET?

Menschen sprechen sehr unterschiedlich auf Akupunktur an. Einige wenige zeigen eine außergewöhnlich starke Reaktion: Menschen mit ausgeprägter Reaktionsfähigkeit können sich sehr entspannt und glücklich nach der Behandlung fühlen. Bei einem Drittel fehlt jede Reaktion. Der einzige Weg, wie Sie herausfinden können, in welche Kategorie Sie gehören, besteht darin, Akupunktur auszuprobieren und abzuwarten – vorausgesetzt, daß Ihr gesundheitliches Problem für diese Behandlung geeignet ist.

Überraschend ist dabei vielleicht, daß der bekannte »Placebo-Effekt« (ein Eingriff, der als Behandlung angesehen wird, hat schon allein deshalb eine positive Wirkung) bei Akupunktur keine Rolle spielt: Das Ergebnis hängt nicht vom Glauben an die Methode ab. Menschen mit Angst vor Nadeln können sich mit einer anderen Methode, wie z. B. Laserakupunktur, behandeln lassen. Alter ist kein Hindernis für die Behandlung. Sowohl Kinder als auch ältere Menschen sprechen gut darauf an. Auch eine bestehende Krankheit ist bei einer Akupunkturbehandlung nicht hinderlich.

Mitunter kommt es zu einem sofortigen Rückgang von Symptomen, aber oft dauert es mehrere Stunden bis mehrere Tage, bevor die Wirkungen der Behandlung spürbar werden. Manchmal tritt eine zeitweilige Verschlimmerung der Beschwerden ein, bevor es zu einer Besserung kommt. Ziemlich oft hält die Besserung durch die erste Behandlung nur für kurze Zeit an, ist jedoch nach der zweiten Behandlung von längerer, nach der dritten Behandlung von noch längerer Dauer, bis sich die

Besserung auf einem bestimmten Niveau eingependelt hat. Im Idealfall ist dies die völlige Symptomfreiheit. Die Erfolgsrate bei der Akupunktur hängt von der Art des gesundheitlichen Problems ab, das behandelt wird. Etwa 70 % der Patienten mit Beschwerden, die gut auf Akupunktur ansprechen, zeigen positive Ergebnisse. Bei anderen Beschwerden dürfte die Erfolgsrate niedriger sein, aber eine Behandlung könnte sich trotzdem lohnen, wenn die Schulmedizin wenig Wirkung gezeigt hat.

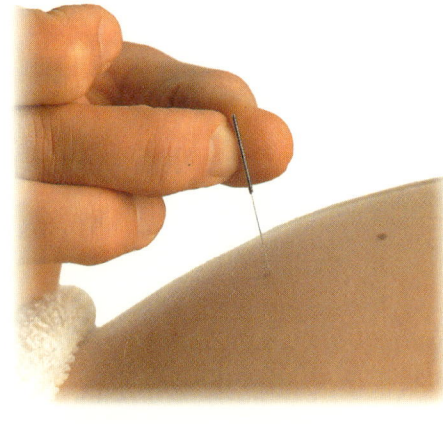

1 *Akupunkturnadeln werden aus Silber, Gold und rostfreiem Edelstahl hergestellt. Es handelt sich entweder um Einmalnadeln oder Nadeln, die nach der Verwendung gründlich sterilisiert werden. Feinere, kürzere Nadeln werden für Körperbereiche verwendet, in denen die Haut dünner ist und näher am Knochen liegt. Längere, etwas dickere Nadeln werden für Körperstellen mit Fettgewebe, wie z. B. das Gesäß, verwendet.*

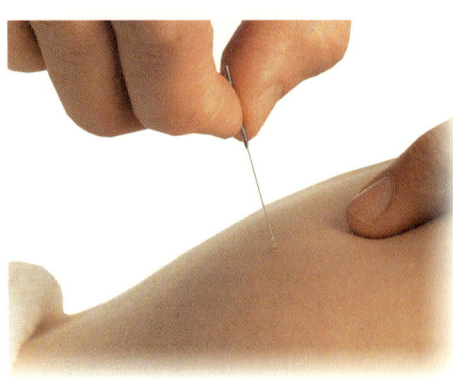

2 *Das Setzen der Nadel erfolgt schnell und in der Regel schmerzlos ohne Bluten. Je nach Lage des Akupunkturpunktes führt der Akupunkteur die Nadel 4–25 mm tief ein.*

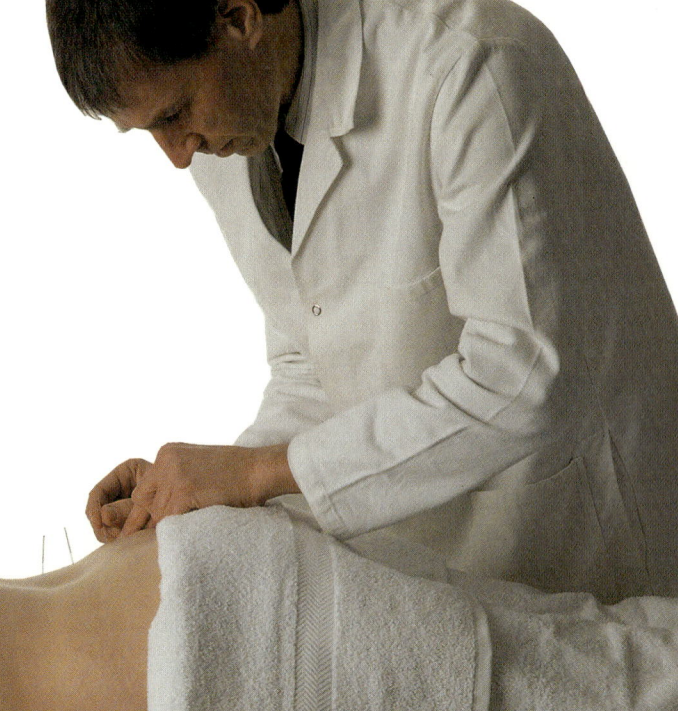

UNTEN *Man verspürt ein ziehendes Gefühl oder einen dumpfen Schmerz, sobald die Nadel ihr Ziel erreicht hat.*

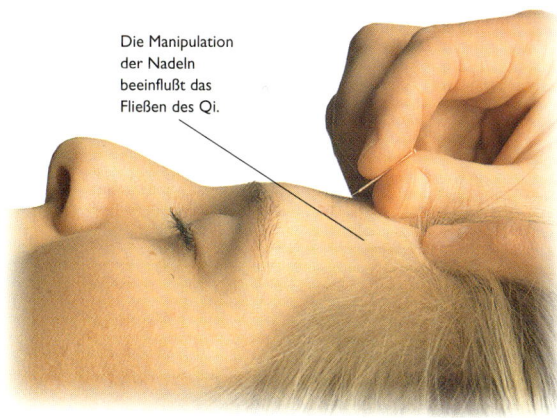

Die Manipulation der Nadeln beeinflußt das Fließen des Qi.

5 Akupunkturpunkte an Händen, Füßen, Gesicht, Unterleib, Schultern und Rücken werden oft eingesetzt. Am Ende einer Sitzung werden die Nadeln in der Regel ohne Schmerzen entfernt. Da ihre abgerundeten Enden die Einstichstelle eher teilen als durchbohren, verursachen Akupunkturnadeln selten eine Blutung, es kann jedoch ein blauer Fleck entstehen.

*LINKS Bei den meisten Akupunkturnadeln handelt es sich um steril verpackte Einmalnadeln.*

3 *Sind die Nadeln gesetzt, werden sie evtl. vom Therapeuten manipuliert, indem er sie zwischen Daumen und Zeigefinger dreht oder sie leicht hebt und senkt, um das Fließen des Qi anzuregen. Diese Vorgehensweise kann eventuell ein leichtes Taubheitsgefühl oder Ziehen verursachen, sollte aber nicht anhalten. Meist werden die Nadeln ohne Manipulation in ihrer Position belassen.*

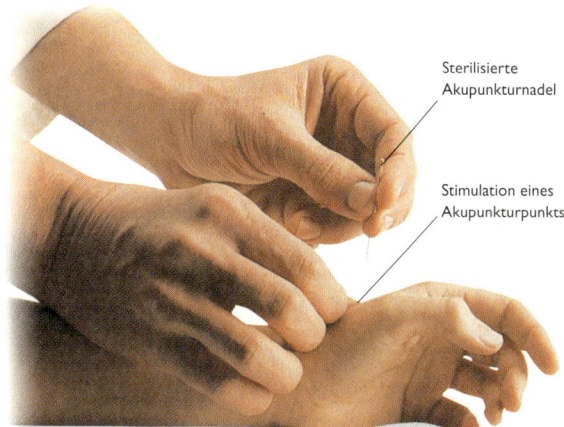

Sterilisierte Akupunkturnadel

Stimulation eines Akupunkturpunkts

*LINKS Zum schmerzlosen Setzen der Nadel zieht der Akupunkteur die Haut zusammen.*

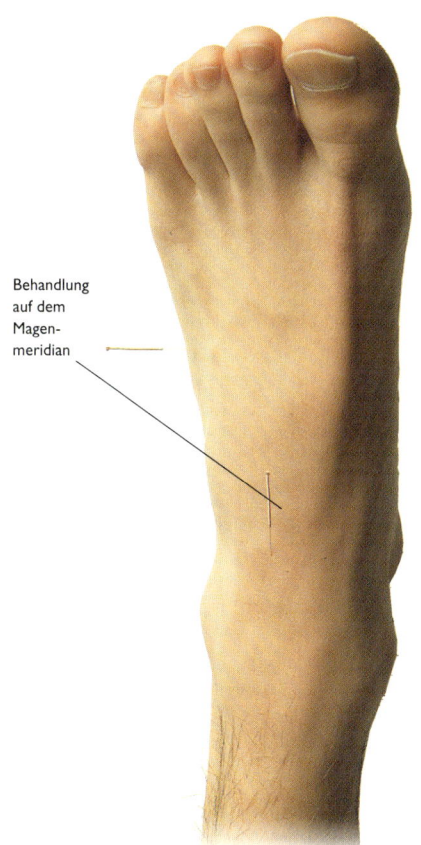

Behandlung auf dem Magen-meridian

6 *Es kann sein, daß man sich nach der Behandlung müde fühlt oder daß eine Verschlechterung der Symptome eintritt, aber dies geht schnell vorüber. Auf der anderen Seite kann es sein, daß man sich gekräftigt fühlt. Oft dauert es mehrere Stunden oder sogar Tage, bevor die Wirkung einer Behandlung spürbar wird. Nach etwa fünf Akupunktur-sitzungen sollte eine gewisse Besserung der Beschwerden eintreten.*

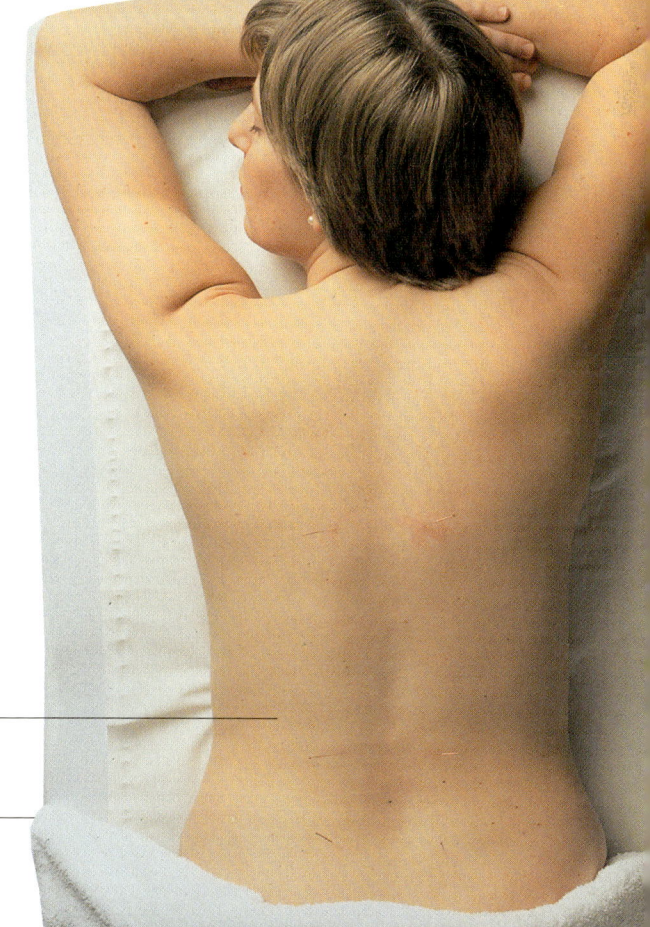

4 *Die Lage des Akupunkturpunktes und das Beschwerdebild bestimmen die Verweildauer der Nadeln im Körper. Dabei können die Nadeln von wenigen Sekunden bis zu einer ganzen Stunde im Körper belassen werden. Die Anzahl der Nadeln, die während einer Behandlung verwendet wird, richtet sich nach dem Beschwerdebild.*

Behandlung des Blasenmeridians

## AURICULOTHERAPIE

Schon seit langer Zeit wird dem Ohr in der Traditionellen Chinesischen Medizin große Bedeutung beigemessen, weil alle wichtigen Meridiane durch das Ohr laufen. Therapeuten gehen davon aus, daß es mehr als 120 Akupunkturpunkte am Ohr gibt, die sich auf verschiedene Körperregionen beziehen. Die Farbe des Ohrs und der Zustand seiner Haut finden ebenfalls Berücksichtigung.

Die moderne Ohrakupunktur, auch Auriculotherapie genannt, wurde in den 1950er Jahren von Paul Nogier, einem französischen Arzt, entwickelt. Er stellte 30 Punkte am Ohr fest, die eine Reflexantwort in einer dazugehörigen Körperregion zu haben schienen.

Bei der Ohrakupunktur soll die Behandlung eine Stimulation der Akupunkturpunkte am Ohr bewirken, um dadurch den entsprechenden Teil des Körpers zu beeinflussen. Die Punkte können durch Laser, leichten elektrischen Strom, Akupunkturnadeln oder sogar von Hand stimuliert werden. Die Dauernadeln können mit Hilfe von Pflastern mehrere Tage an Ort und Stelle belassen werden, aber es besteht Infektionsgefahr, wenn die Nadeln länger als eine Woche dort verbleiben.

Die Ohrakupunktur kann mit der Körperakupunktur kombiniert werden, wird jedoch meist alleine angewandt. Während der Behandlung kann ein prickelndes Gefühl oder ein leicht dumpfer Schmerz auftreten, der auch den dazugehörigen Teil des Körpers betreffen kann. Die Ohrakupunktur beruht auf der Vorstellung, daß jeder Teil des Ohrs ein Spiegel des gesamten Körpers ist. Es gibt beispielsweise Nierenmeridianpunkte am Ohr. Daher läßt sich nahezu jedes Beschwerdebild durch die Ohrakupunktur behandeln. In manchen Fällen nutzen Therapeuten zur Diagnosefindung und zur Behandlung ausschließlich die Ohrakupunktur.

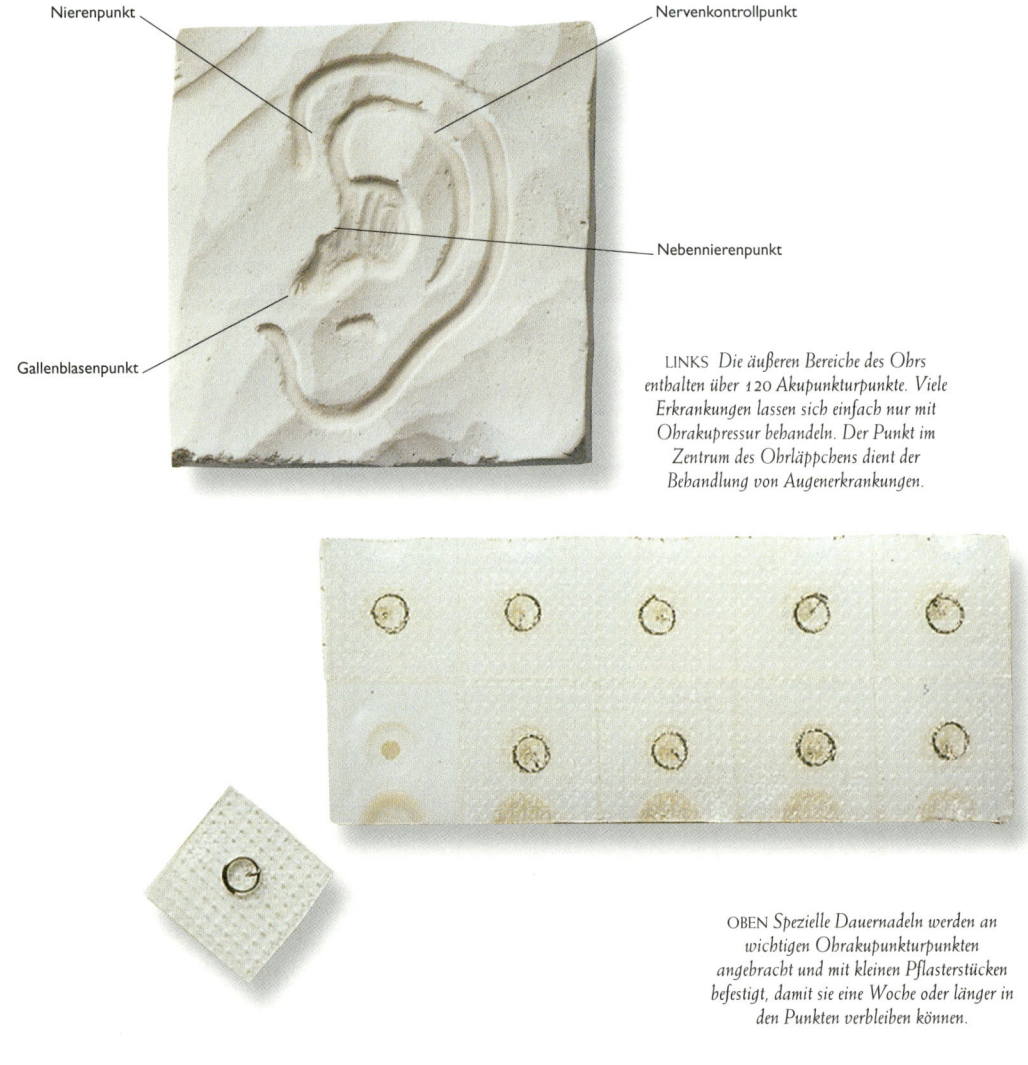

Nierenpunkt

Nervenkontrollpunkt

Nebennierenpunkt

Gallenblasenpunkt

LINKS *Die äußeren Bereiche des Ohrs enthalten über 120 Akupunkturpunkte. Viele Erkrankungen lassen sich einfach nur mit Ohrakupressur behandeln. Der Punkt im Zentrum des Ohrläppchens dient der Behandlung von Augenerkrankungen.*

OBEN *Spezielle Dauernadeln werden an wichtigen Ohrakupunkturpunkten angebracht und mit kleinen Pflasterstücken befestigt, damit sie eine Woche oder länger in den Punkten verbleiben können.*

# AKUPRESSUR

Die Grundlagen der Akupressur decken sich mit denen der Akupunktur. Eigentlich ist Akupunktur aus der älteren Akupressur entstanden, die auch oft als »Mutter der Akupunktur« bezeichnet wird. Die Akupressur ist in China heute sehr verbreitet. Dort wird die Verantwortung des Einzelnen für seine Gesundheit durch Selbsthilfe mehr betont als in den westlichen Ländern. Sie wird auch von vielen traditionellen Akupunkteuren als wichtige Ergänzung zur Akupunktur empfohlen und gelehrt. Viele Therapeuten setzen diese Technik oft begleitend zur Akupunktur als Bestandteil ihrer Untersuchung und Beratung ein. Schulmediziner erkennen ebenfalls den Stellenwert der Akupressur als Selbsthilfemethode an, obwohl sie deren Wirksamkeit eher anhand der Triggerpunkte-Theorie erklären (s. S. 23). Sie vertreten jedoch die Ansicht, daß die Akupressur weit weniger wirksam ist als die Akupunktur, da die Wirkung selten lange anhält. Die Akupressur kann Symptome recht gut lindern, wenn auch nur für kurze Zeit.

### Auffinden eines Akupressurpunktes

Die Diagramme zeigen Ihnen den ungefähren Sitz des Akupressurpunktes, den Sie benötigen (Punkteentfernungen werden in Fingerbreite gemessen). Untersuchen Sie das Gebiet und tasten Sie solange, bis Sie einen leichten stechenden Schmerz verspüren. Wenige Minuten später kann eine Art Taubheitsgefühl folgen. In einigen Fällen verspürt man ein Kribbeln in dem Gebiet rund um den Punkt, aber bald werden Sie weniger spüren.

### Akupressurtechniken

Die Stärke des Drucks auf die Akupressurpunkte richtet sich nach dem System, das man bevorzugt (s. Kombinationssysteme S. 31). Allgemein jedoch ist ein mäßiger, prüfender Druck am wirksamsten für die Selbstbehandlung. Arbeiten Sie mit der Spitze Ihres Fingers oder Daumens, einem Fingerknöchel oder einem stumpfen, glatten Gegenstand, wie z. B. den Radiergummi am Ende eines Bleistifts. Üben Sie den Druck 1–2 Minuten lang aus. Vielleicht hilft es Ihnen, wenn Sie kleine kreisende Bewegungen über dem Akupunkturpunkt ausführen. Wiederholen Sie dies mehrmals täglich und bearbeiten Sie den Akupressurpunkt auf beiden Körperseiten.

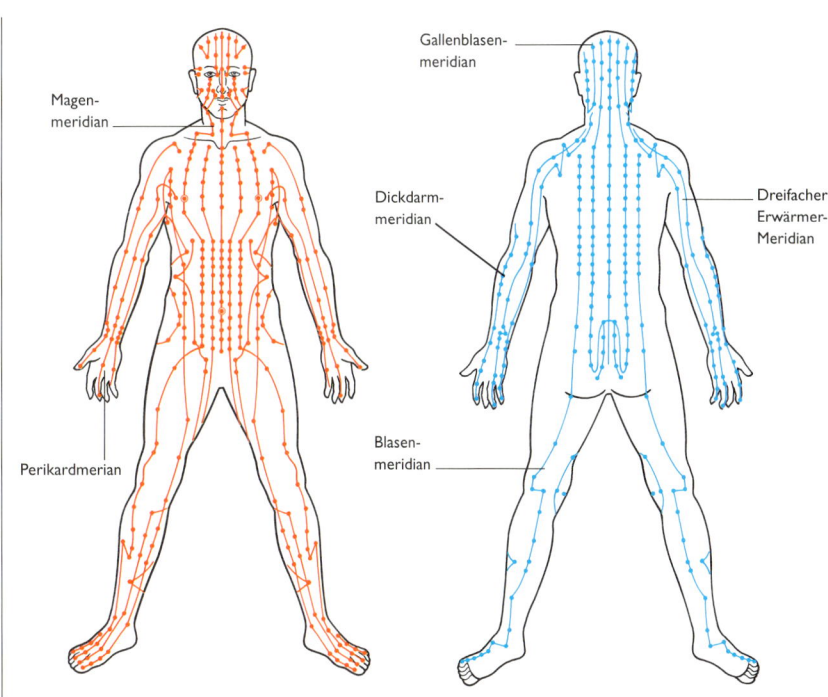

Magen-meridian

Perikardmerian

Gallenblasen-meridian

Dickdarm-meridian

Blasen-meridian

Dreifacher Erwärmer-Meridian

OBEN *Bei der Akupressur werden Punkte entlang der 12 Meridiane stimuliert.*

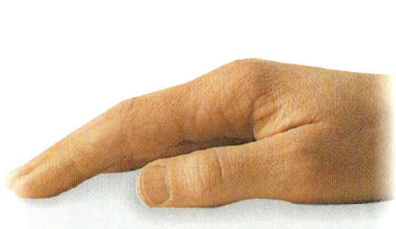

OBEN *Bei der Akupressur kann die Hand (oder ein stumpfer Gegenstand) zum Einsatz kommen.*

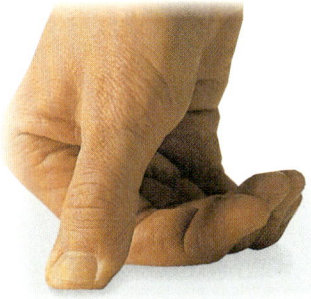

OBEN *Arbeiten Sie mit der Spitze Ihres Fingers oder Daumens.*

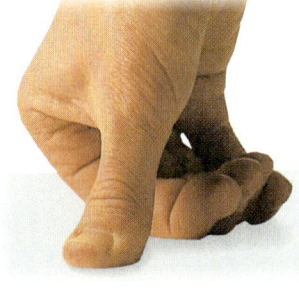

OBEN *Beschreiben Sie kleine kreisende Bewegungen über dem Akupressurpunkt.*

## Akupressurpunkte zum Testen

✽ Akupressurpunkte an Kopf und Hals: Viele Menschen weisen druckempfindliche Areale an der Spitze ihrer Schultern, an den Nackenmuskeln und an der Schädelbasis auf, die oft von schlechter Haltung verursacht werden und Steifheit und Kopfschmerzen zur Folge haben.

✽ Akupressurpunkte im Kreuz: Die Stimulation dieser Punkte hilft bei der Linderung von Kreuzschmerzen.

✽ Akupressurpunkte am Gesäß: Suchen Sie im Liegen bei nach vorne geneigter Hüfte druckempfindliche Punkte tief in den Muskeln auf.

✽ Ein Akupressurpunkt im vorderen Handgelenksbereich heißt »Perikard 6«: Eine Stimulierung kann sich bei Übelkeit, Erbrechen in der Frühschwangerschaft und bei Reisekrankheit als wirksam erweisen.

✽ Ein Akupressurpunkt, der »Dickdarm 4« genannt wird, liegt am höchsten Punkt eines Muskelwulstes zwischen Daumen und Zeigefinger. Dieser Punkt darf in der Schwangerschaft nicht massiert werden. Bei Zahnschmerzen kann sich die Stimulation als wirksam erweisen. (Das Reiben mit einem Stück Eis kann auch helfen.)

✽ Akupressurpunkte auf der Innenseite der Unterschenkel etwa eine Handbreit über dem Knöchel: Die Stimulation dieser Punkte kann Linderung bei Menstruationsschmerzen bewirken. Allerdings sollte man sie nicht in der Schwangerschaft massieren.

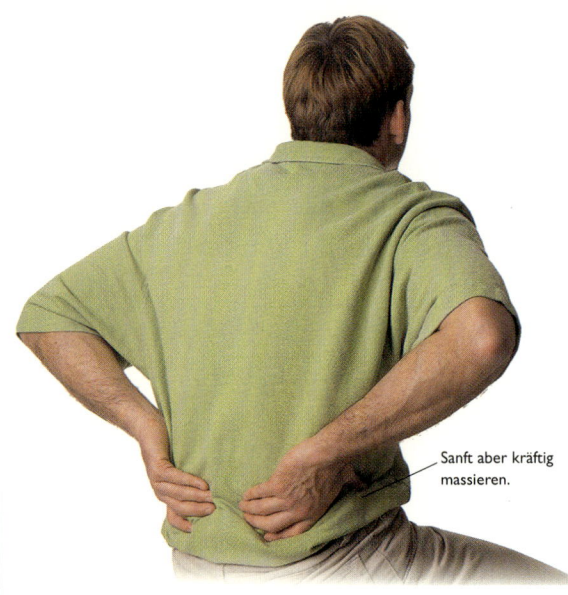

Sanft aber kräftig massieren.

2 *Die Stimulation der Akupressurpunkte im Kreuz, besonders des Punktes Blase 25, der nahe beim Unterrand des Dornfortsatzes des 4. Lumbalwirbels (in der Hüftgegend) liegt, wird bei Verstopfung, Durchfall und akuten Kreuzschmerzen empfohlen.*

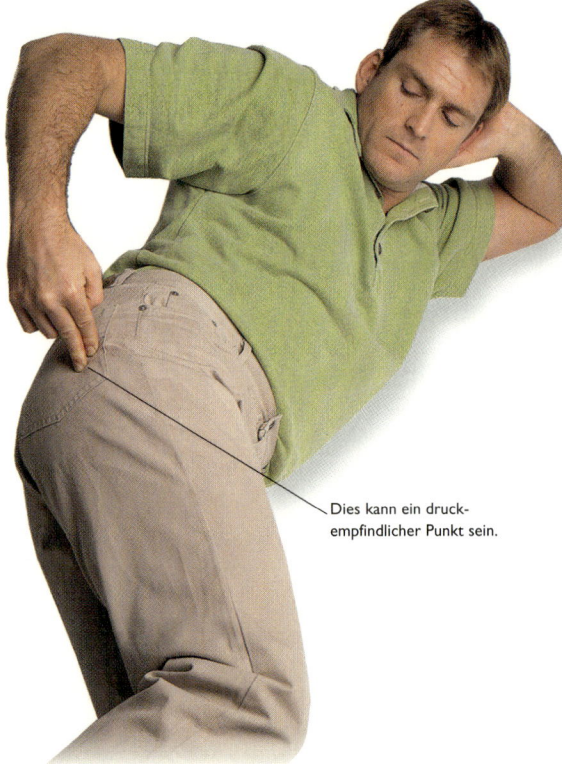

Dies kann ein druckempfindlicher Punkt sein.

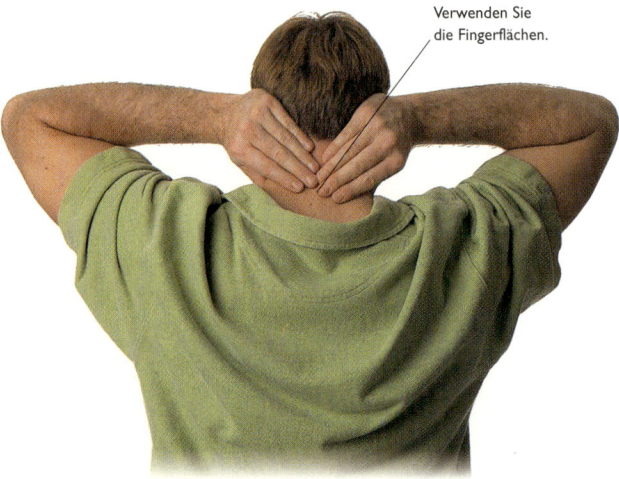

Verwenden Sie die Fingerflächen.

1 *Die Massage der Akupressurpunkte an der Hinterseite des Kopfes und im Nacken hilft bei Kopfschmerzen, Nackensteifigkeit und Benommenheit. In der Schwangerschaft sollte von der Massage des Punktes Gallenblase 21 abgesehen werden.*

3 *Zur Linderung von Ischias legt man sich auf die Seite und drückt den Punkt Gallenblase 30, der auf der Linie vom großen Rollhügel zum unteren Kreuzbeinrand liegt. Beachten Sie jedoch, daß dieser Punkt ziemlich empfindlich sein kann.*

## BITTE BEACHTEN

■ Bevor man mit Akupressur beginnt, sollte man Rücksprache mit einem Arzt nehmen, um auszuschließen, daß Schmerzen, unter denen man leidet, von einer ernsten Erkrankung verursacht werden. Wenn sich Schmerzen nach der Behandlung verstärken, sollte man ebenfalls mit einem Arzt sprechen.

■ In der Schwangerschaft sollte Akupressur nicht eingesetzt werden, außer zur Kontrolle von Erbrechen in den ersten Monaten (an der Innenseite des Unterschenkels, eine Handbreit über dem Knöchel). Schwangere sollten bestimmte Akupressurpunkte vermeiden.

## KOMBINATIONSSYSTEME

Im Laufe der Jahrhunderte entwickelten sich viele verschiedene Formen der Akupressur. Viele Therapien verwenden die eine oder andere Form zusammen mit mannigfaltigen Techniken und spirituellen Ansätzen.

Beim Shen Tao dem wahrscheinlich ältesten chinesischen System, wird leichter Fingerspitzendruck auf Akupressurpunkte mit der Anwendung taoistischer Ernährungsregeln und Energiebalance kombiniert. Jin Shen und Do Jin Shen verwenden eine verlängerte Massage der Akupressurpunkte zusammen mit anderen Techniken, wie z. B. Meditation.

Die Akupressur ist auch ein wichtiger Bestandteil des Do-In (S. 38–41) und einigen Formen des Qigong (S. 44/5). In Japan spielt die Akupressur beim Shiatsu eine sehr wichtige Rolle (S. 32–37), aber in China ist Tuina die gebräuchlichste Form der Akupressur, die mit Punktemassage (S. 96–103) und Mobilisationstechniken kombiniert wird.

## WARM UND KALT

Manueller Druck ist nicht immer die wirksamste Art der Stimulation von Akupressurpunkten. Manchmal kann sich die Anwendung von Wärme oder Kälte als effektiver erweisen. Versuchen Sie, die Akupressurpunkte im Nacken und auf den Schultern mit einem kräftigen Warmwasserstrahl zu stimulieren, während Sie ein warmes Bad nehmen. Oder reiben Sie einen Akupressurpunkt mit einem Eiswürfel ein. Legen Sie ein dünnes, feuchtes Tuch zwischen Haut und Eispackung, da sonst Verbrennungen der Haut drohen.

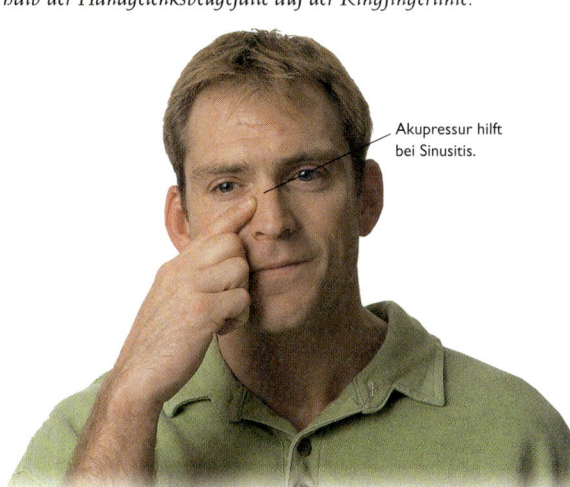

Dies ist ein nützlicher Punkt zur Beruhigung des Magens.

4 Zur Linderung von Übelkeit, morgendlicher Übelkeit und Reisekrankheit drückt man den Punkt Perikard 6 unterhalb der Handgelenksbeugefalte auf der Ringfingerlinie.

Akupressur hilft bei Sinusitis.

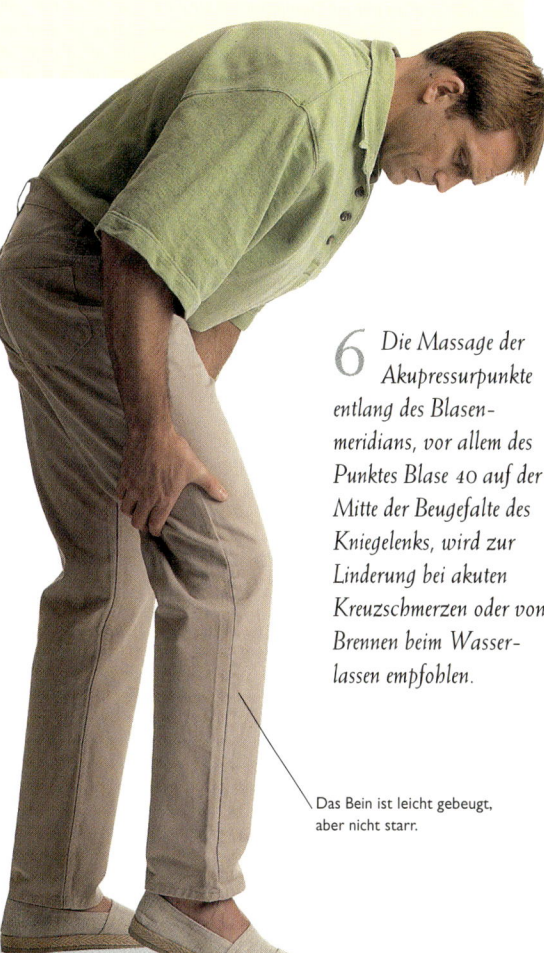

6 Die Massage der Akupressurpunkte entlang des Blasenmeridians, vor allem des Punktes Blase 40 auf der Mitte der Beugefalte des Kniegelenks, wird zur Linderung bei akuten Kreuzschmerzen oder von Brennen beim Wasserlassen empfohlen.

Das Bein ist leicht gebeugt, aber nicht starr.

5 Die Manipulation des Akupressurpunktes Dickdarm 20 zwischen Nasenflügel und Nasolabialfalte soll bei Blutandrang in der Nase, Nasenbluten, Heuschnupfen und Verlust des Geruchssinns helfen.

# SHIATSU

**S**hiatsu ist eine japanische Therapie, die Berührung und Druck kombiniert, um den Energiefluß in den Meridianen anzuregen und Selbstheilung, Lebenskraft und Wohlbefinden zu stärken. »Shiatsu« heißt wörtlich »Fingerdruck«; die Ursprünge liegen in der Traditionellen Chinesischen Medizin, aber Shiatsu wurde in Japan 1955 offiziell als eigenständige Therapie anerkannt. Shiatsu erfreut sich steigender Beliebtheit in den westlichen Ländern, wo es nicht nur von qualifizierten Behandlern praktiziert wird, sondern auch als Selbsthilfetherapie bei geringfügigeren Beschwerden eingesetzt wird. Die vielen unverwechselbaren Formen von Shiatsu entwickelten sich im Laufe des 20. Jahrhunderts.

## URSPRÜNGE

Shiatsu ist im Grunde genommen eine tiefergehende Form der Massage, die sich aus Elementen der Traditionellen Chinesischen Medizin entwickelt hat und vor etwa 1500 Jahren in Japan eingeführt wurde. Die therapeutische Wirkung von Shiatsu wurde im frühen 20. Jahrhundert von Tamai Tempaku wiederentdeckt, der traditionelle östliche Techniken mit Kenntnissen über Anatomie und Physiologie aus der westlichen Medizin verband. Seine Arbeit beeinflußte wichtige Therapeuten, die Formen wie Zen Shiatsu, Namikoshi Shiatsu und Tsubo-Therapie entwickelten.

Shiatsu wurde von der japanischen Regierung 1964 als eigenständige Therapie anerkannt. Im Westen erfreut es sich zunehmender Beliebtheit als Methode zur Diagnostik und bei der Therapie vieler Beschwerden.

Das Wissen von den Grundregeln und Praktiken der Traditionellen Chinesischen Medizin einschließlich des therapeutischen Massagesystems »Tuina« (in Japan »Anma« genannt) gelangte im 6. Jahrhundert n.Chr. zusammen mit dem Buddhismus und der chinesischen Philosophie nach Japan. Schon vor langer Zeit hatten sich diese beiden Richtungen etabliert und sich unabhängig von ihren Ursprüngen entwickelt, vor allem während der Edo-Epoche zwischen dem frühen 16. und dem späten 19. Jahrhundert, die als Japans Kultur- und Kunstrenaissance gilt.

Aufgrund eines Erlasses konnte Anma von blinden Menschen praktiziert werden. Dieser Entscheid erwies sich insofern als vernünftig, als Blinde über einen stark ausgeprägten Tastsinn verfügen. Allerdings war dies dem Ruf von Anma gleichzeitig abträglich. Damals blieb Blinden eine umfassende wissenschaftliche Ausbildung zwangsläufig versagt. Die Folge davon war, daß Anma seine medizinischen Grundlagen verlor und Ansehen einbüßte mit Ausnahme einer Behandlungsform, die sich »Ampunku« nennt und bei Problemen während der Schwangerschaft und der Geburt eingesetzt wird.

### Wiedergeburt von Anma

An der Wende zum 20. Jahrhundert befand sich die Anma-Therapie ernsthaft im Niedergang. Als ihr Retter aber sollte sich Tamai Tempaku erweisen, der 1919 das Buch »Shiatsu Ho« verfaßte. Darin verband er Anma, Ampuku und Do-In (s. S. 38–41) mit Elementen der Anatomie, Physiologie und traditionellen Spiritualität. Die Veröffentlichung von Tempakus Buch gab den Anstoß für ein wiedererwachtes Interesse an Anma und seinen Anwendungen. Drei seiner Studenten, Tokujiro Namikoshi, Katsusuke Serizawa und Shizuto Masunga, entwickelten individuelle Shiatsu-Systeme: Zen Shiatsu, Namikoshi Shiatsu und die Tsubo-Therapie. Jedes System weist ausgeprägte Merkmale auf. In der Praxis jedoch verschwimmen die Unterschiede, da die Shiatsu-Therapeuten in vielen Ländern von ihren Berufsverbänden dazu angehalten werden, sich mit mehr als nur einem System zu befassen.

### Zen Shiatsu

Obwohl sich Shizuto Masunagas System, Zen Shiatsu genannt, nach dem Namikoshi Shiatsu entwickelte (siehe unten), ist es nun wahrscheinlich die beliebteste Form der Therapie. Im Zen Shiatsu wird Anma mit den traditionellen chinesischen Vorstellungen von Yin und Yang, von Qi (im Japanischen »Ki«) und den Meridianen (s. S. 20/1) vermischt.

Masunaga jedoch entwickelte diese Vorstellungen noch etwas weiter: Er beschrieb »Ergänzungsmeridiane« und erweiterte damit das traditionelle Netz der Akupunkturmeridiane. Darüber hinaus bediente er sich der Theorie der Fünf Elemente (s. S. 35) und verwendete das Prinzip Kyo-Jitsu (s. S. 35) zur Diagnostik eines Ungleichgewichts mittels Tastuntersuchung. Anhand des Ergebnisses der Diagnose wird behandelt. Er entwarf ein eigenes Diagnosesystem, bei dem eine Tastuntersuchung des Bauches erfolgt (Diagnose durch Berühren, S. 36). Beim Zen Shiatsu wird das Konzept von Yin und Yang auf sämtliche Lebensbereiche, einschließlich Ernährung, Bewegung und allgemeine seelische Gesundheit übertragen.

### Namikoshi Shiatsu

Shiatsu im Namikoshi-Stil wird auch als Shiatsu-Massage bezeichnet. Es werden Druck- und Reibetechniken der Anma-Therapie verwendet. Die Bedeutung von Yin und Yang, von Ki und den Meridianen kommt jedoch kaum zum Tragen und wird oftmals auch ignoriert. Statt dessen konzentriert sich diese Therapie auf Heilung durch Massage bestimmter Körperareale, von denen viele Triggerpunkte sind (s. S. 23) und fügt das westliche Wissen aus der Anatomie, der Physiologie und der Neurologie hin-

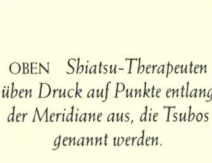

OBEN *Shiatsu-Therapeuten üben Druck auf Punkte entlang der Meridiane aus, die Tsubos genannt werden.*

## DIE BEGRÜNDER DES MODERNEN SHIATSU

Shizuto Masunaga entwickelte das Zen Shiatsu. Dabei handelt es sich um ein System abgewandelter TCM-Theorien des Ki und der Meridiane. Es stellt die wahrscheinlich beliebteste Form dieser Therapie im Westen dar. Im Gegensatz zu anderen Formen des Shiatsu setzt ein Zen-Shiatsutherapeut immer beide Hände auf dem Körper ein und arbeitet auf der gesamten Länge des sich im Ungleichgewicht befindlichen Meridians in Gegenrichtung zu bestimmten Punkten.

Beim Namikoshi-Shiatsu, so benannt nach seinem Begründer, liegt der Schwerpunkt auf der Heilung durch Massage bestimmter Körperareale. Die Aspekte des Ki und der Meridiane spielen dabei eher eine Nebenrolle. Tokujiro Namikoshis Hauptverdienst liegt im Erhalt der offiziellen Anerkennung für Shiatsu in Japan. Er richtete auch eine Ausbildungsstätte ein und machte Shiatsu in Amerika bekannt.

Katsusuke Serizawa entwickelte die Tsubo-Therapie, eine Form des Shiatsu, die auf TCM-Theorien basiert, aber das Meridiansystem wissenschaftlich zu erklären versucht. Bei der Tsubo-Therapie geht es insbesondere um die Stimulation individueller Punkte (Tsubos) und die Techniken, die sich je nach Krankheitsbild dafür anwenden lassen.

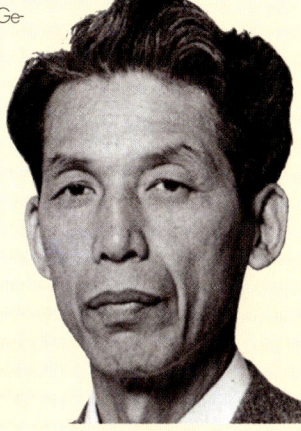

Masunaga

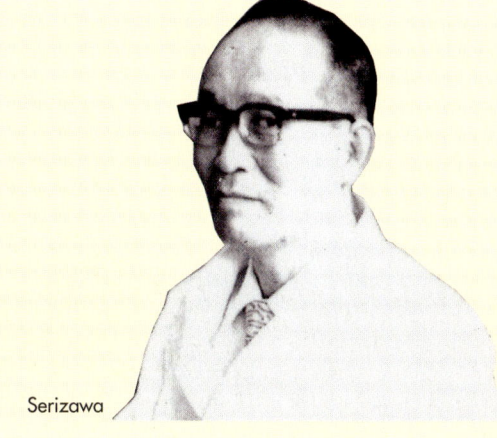

Serizawa

zu. Außerdem werden Ratschläge zu Ernährung, Bewegung und Lebensführung erteilt.

Tokujiro Namikoshi war der erste unter Tempakus Studenten, der ein Shiatsu-System entwarf. Sein Sohn Toru machte das Namikoshi-System in Amerika bekannt und warb dafür mit seinem umfassenden Handbuch »The Complete Book of Shiatsu Therapy« (»Das große Buch der Shiatsu-Therapie«). Aufgrund der Betonung der körperlichen Techniken ist Namikoshi-Shiatsu allerdings weniger für Personen geeignet, die sich eher für die spirituelle Seite der Therapie interessieren.

### Die Tsubo-Therapie

Der von Katsusuke Serizawa, dem dritten Studenten Tempakus, vertretene Ansatz lag zwischen der Methode Namikoshis und der Masunagas. Er griff wieder auf die traditionelle Theorie der Meridiane zurück, konzentrierte sich aber auf die Erforschung der Eigenschaften der Akupressurpunkte, die in Japan als Tsubo bezeichnet werden. Ein sehr wichtiger Teil dieser Forschung war die Verwendung hochempfindlicher Meßgeräte zum Nachweis dafür, daß sich der Hautwiderstand über einem Tsubo ändert. Serizawa entwickelte die Tsubo-Therapie, die sich auf die Stimulation des Tsubo durch Massage, Nadeln, elektrische Geräte und auch Moxa (s. S. 23) konzentriert.

### SHIATSU MERIDIANE

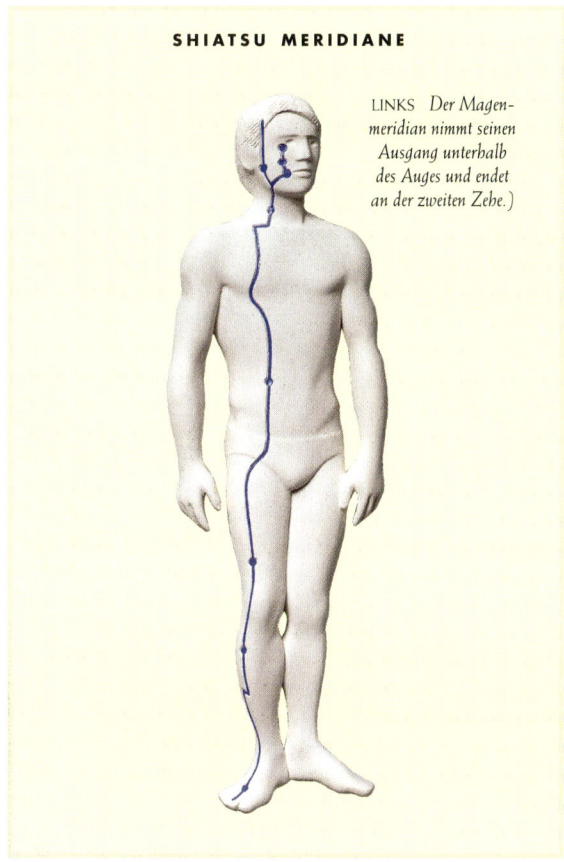

LINKS *Der Magenmeridian nimmt seinen Ausgang unterhalb des Auges und endet an der zweiten Zehe.*

## SHIATSU-FORMEN

Auf dem Gebiet des Shiatsu gibt es neben den ausführlicher beschriebenen eine große Anzahl verschiedener Techniken und zahlreiche Entwicklungen:

🐾 Das makrobiotische Shiatsu, das am Kushi-Institut in Massachusetts, USA, gelehrt wird, verbindet traditonelle Theorien mit Unterricht zu Ernährung und Lebensweise.

🐾 Das von Viola M. Timbers, New York, entwickelte Barfuß-Shiatsu lehrt eine Meridian-Massage mit Händen, Ellbogen, Knien und Füßen.

🐾 Das Nippon-Shiatsu, das im allgemeinen auf die USA beschränkt ist, verbindet Namikoshi-Shiatsu mit der traditionellen Meridian-Theorie.

🐾 Beim Ohashiatsu®, das von Watura Ohashi am Ohashi-Institut in New York, USA entwickelt wurde, wird Shiatsu mit Bewegungsübungen und Meditation kombiniert.

🐾 Beim Bodywork Tantra, das auf den Lehrer Harold Dull zurückgeht, werden Meditation, Chakra-Therapie und Zen Shiatsu miteinander verbunden. Es beinhaltet:

🐾 Tantsu, Kurzform für Tantra-Shiatsu, wobei die Meridiane durch Ziehen und Pressen gestreckt werden;

🐾 Watsu: Dabei wird Shiatsu in warmem Wasser bis in Brusthöhe ausgeübt, um Meridianblockaden aufzulösen;

🐾 New Age Shiatsu®, entwickelt vom Zen-Priester Reuho Yamada.

## Die Wirkungsweise von Shiatsu

Das Namikoshi-Shiatsu wirkt größtenteils ähnlich wie eine therapeutische Massage (s. S. 96–103), da es die Freisetzung von Endorphinen, den natürlichen körpereigenen Schmerzmitteln, unterstützt. So wird die Senkung des Blutdrucks, die Lockerung von Verspannungen, eine verstärkte Durchblutung und eine Anregung des Lymphabflusses bewirkt. Vertreter des Zen-Shiatsu jedoch glauben, daß ihre Form des Shiatsu eine Vielzahl zusätzlicher Vorteile aufweist. Sie vertreten die Ansicht, daß ein Therapeut nicht nur mit Tsubo arbeiten sollte wie dies Tsubo-Therapeuten und Akupunkteure tun (s. S. 20–28), sondern den Ki-Fluß entlang eines Meridians anregen kann, indem er diesen in seiner ganzen Länge massiert. Dies ist einer der wichtigen Unterschiede zwischen Zen-Shiatsu und Akupunktur.

## Weltlicher und spiritueller Ansatz

Bei der Akupunktur und Akupressur wird ein gesundheitliches Problem festgestellt. Der Therapeut stimuliert spezifische Akupressurpunkte zur Behandlung der Störung und zur Schmerzlinderung. Das Zen-Shiatsu jedoch verfolgt einen eher ganzheitlichen Ansatz. Hier bemüht man sich im Laufe einer Sitzung um Behandlung des ganzen Menschen sowohl in körperlicher als auch spiritueller Hinsicht. Während ein traditioneller Therapeut eine vor allem mechanische Art und Weise der Manipulation ausübt (s. S. 21), ist die Vorstellung der Wiederherstellung des Ki-Gleichgewichts beim Zen-Shiatsu mit einem großen Maß an Spiritualität und Einsicht verbunden.

Beim Shiatsu sind Diagnose und Behandlung fast untrennbar miteinander verbunden und prägen die Shiatsu-Behandlung. Der Therapeut wird ständig überdenken, was er fühlt und die Behandlung entsprechend darauf abstimmen. Nur selten wird er jedoch etwas grundlegend ändern, wenn Vorgehensweise und Punktewahl festgelegt worden sind und die Behandlung begonnen hat.

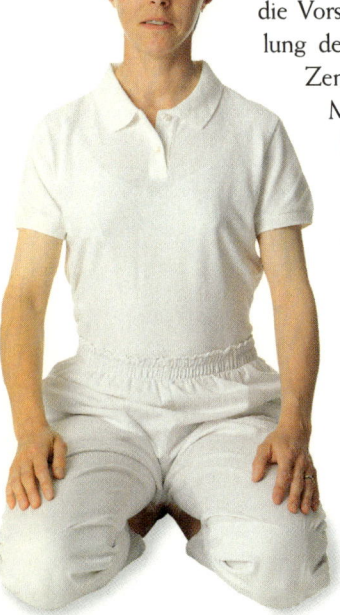

OBEN *Hara-Atmen ist ein ganz wesentlicher Bestandteil des Shiatsu.*

### YIN, YANG UND DER KÖRPER

Die Eigenschaften von Yin und Yang werden bestimmten Körperarealen und sowohl körperlichen als auch psychischen Merkmalen zugeordnet. Ein Shiatsu-Therapeut kann den Allgemeinzustand des Ki im Körper eines Patienten nachweisen. Die allgemeine Zuordnung der Yin- und Yang-Kategorien zu Körper und Seele gestaltet sich folgendermaßen:

**YIN** – feste Organe (in der Fachliteratur als »Speicherorgane« bezeichnet). Hierzu gehören: Herz, Lunge, Niere, Leber, Milz; das Körperinnere allgemein, die Vorderseite, untere Hälfte und rechte Seite des Körpers; lange andauernde, chronische Schmerzen; Introvertiertheit; geistige Fähigkeiten.

**YANG** – Hohlorgane im Körper (Gallenblase, Magen, Dick- und Dünndarm, Blase); die Körperoberfläche; der Rücken; die obere Hälfte und die linke Seite des Körpers; stechende, akute Schmerzen; Extrovertiertheit; Körperlichkeit.

RECHTS *Die Nieren und das Herz entsprechen Yin und Yang oder Wasser und Feuer als Energieformen.*

## Ki, Yin und Yang

Eine eingehende Beschreibung des spirituellen Hintergrundes des Zen-Shiatsu würde den Rahmen dieses Buches sprengen. Definitionsgemäß ist Ki die Energie, die alle Dinge im Universum erhält und sie auch zu ändern vermag. Mit Beginn der Zeitrechnung – so die Theorie – nahm alles im Universum vorhandene Ki eine von zwei Formen an: Yin als die »Schattenseite des Hügels« bedeutet: Erde, zum Mond gehörig, dunkel, kalt, feucht, Wasser, passiv, sanft, weibliche Eigenschaften; Yang, eigentlich »die Sonnenseite des Hügels« vereint Kategorien wie: Himmel, Licht, Hitze, Feuer, Trockenheit, Aktivität, Härte und Männlichkeit. Zu beachten ist dabei, daß diese Qualitäten nicht absolut, sondern dynamisch und flexibel sind. Von Yin nach Yang und umgekehrt besteht ein ständiger Ki-Fluß.

Da Ki allumfassend ist, lassen sich auch die verschiedenen Areale des Körpers und Persönlichkeitseigenschaften anhand von Yin und Yang beschreiben. Ihrer Natur nach sind diese Qualitäten jedoch nicht absolut. Dies erschwert eine Beurteilung des Zustandes von Ki bei der Entscheidung über eine Behandlung. Hier kommen verschiedene Auslegungssysteme zum Tragen. Die am häufigsten verwendeten Systeme sind die Theorie der Fünf Elemente aus der Traditionellen Chinesischen Medizin (manchmal auch als die Fünf Wandlungsphasen bezeichnet) und Masunagas Kyo-Jitsu-Theorie. Letzterer wird beim Zen-Shiatsu der Vorzug gegeben, auch wenn viele Shiatsu-Therapeuten beide verwenden. Eine gute Gesundheit hängt von einem freien und harmonischen Ki-Fluß im Körper ab. Es ist Aufgabe des Therapeuten, das aus dem Gleichgewicht geratene Ki wiederherzustellen.

### SCHULMEDIZINISCHE SICHT

Während viele westliche Ärzte die Wirkungsweise der Akupunktur anerkennen und mögliche Erklärungen für ihren Erfolg außerhalb der Grundregeln der Traditionellen Chinesischen Medizin suchen, vertreten die meisten Mediziner die Ansicht, daß Shiatsu als Therapie jeglicher wissenschaftlicher Grundlage entbehrt.

Ihre Skepsis wird durch die Tatsache verstärkt, daß es soviele Formen von Shiatsu gibt, die sowohl in Theorie als auch Praxis eine unterschiedliche Auffassung vertreten.

Unter Beachtung der hier erteilten Vorsichtsmaßnahmen jedoch lautet die schulmedizinische Auffassung, daß Shiatsu unbedenklich ist. Namikoshi Shiatsu dürfte bei der Behandlung einiger Beschwerden wertvolle Unterstützung leisten.

## Fünf Elemente und Kyo-Jitsu

Die Theorie der Fünf Elemente ist im Grunde mit einer spezifischeren Unterteilung der Yin- und Yang-Eigenschaften gleichzusetzen, die das Ki in seiner Veränderung beschreiben. Die Elemente Holz, Feuer, Erde, Metall und Wasser besitzen Eigenschaften, mit denen man allgemeine Merkmale wie Jahreszeit, Klima und Farbe sowie körperliche und seelische »Entsprechungen« assoziiert. Jedes Element weist ein Yin- und ein Yang-Organ sowie bestimmte Gefühle und Empfindungen auf. Merkmale, die demselben Element angehören, sollen einander gegenseitig unterstützen.

Kyo-Jitsu als Erklärungsmodell für ein Ungleichgewicht zwischen Yin und Yang stützt sich auf die Theorie,

OBEN *Die Fünf Elemente bauen sich in einem endlosen Kreislauf auf und wieder ab.*

wonach Kyo die Yin-Qualität und Jitsu die Yang-Qualität darstellt. Da Yang aktiv und Yin passiv ist, sollte man annehmen, daß Kyo durch Jitsu angetrieben wird. Eine andere Sichtweise geht davon aus, daß etwas Passives nichts in Bewegung setzen kann. Masunaga vertrat diese Auffassung (s. S. 32/3). Kyo, die aktive Qualität, entspricht einer Schwankung im Jitsu, der passiven Seite, und versucht, diese zu korrigieren. In der Praxis bedeutet dies zum Beispiel, daß jemand, der deprimiert oder erschöpft ist und daher ein allgemeines Gefühl der Leere verspürt, aufgrund einer Zunahme des Jitsu an anderen Körperstellen Symptome entwickelt. Im Zen-Shiatsu wird man versuchen, sich ein genaues Bild über das Verhältnis zwischen Kyo und Jitsu zu machen.

## DIE FÜNF ELEMENTE

Die Theorie der Fünf Elemente geht davon aus, daß Holz, Feuer, Erde, Metall und Wasser eine Anzahl allgemeiner Eigenschaften widerspiegeln und bestimmten Teilen des menschlichen Körpers, emotionalen Zuständen und seelischen Merkmalen entsprechen.

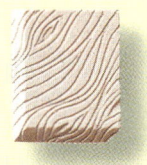 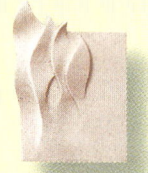 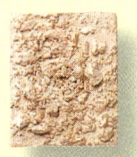 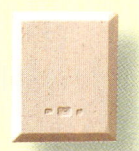 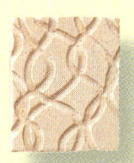

### ALLGEMEINE EIGENSCHAFTEN

| ELEMENT | HOLZ | FEUER | ERDE | METALL | WASSER |
| --- | --- | --- | --- | --- | --- |
| JAHRESZEIT | FRÜHJAHR | SOMMER | SPÄTSOMMER | HERBST | WINTER |
| VORGANG | GEBURT | WACHSTUM | VERÄNDERUNG | ERNTE | SAMMLUNG |
| KLIMA | WIND | HITZE | FEUCHTIGKEIT | TROCKENHEIT | KÄLTE |
| FARBE | GRÜN | ROT | GELB | WEISS | SCHWARZ/BLAU |

### ENTSPRECHUNGEN ZU KÖRPER UND SEELE

| ELEMENT | HOLZ | FEUER | ERDE | METALL | WASSER |
| --- | --- | --- | --- | --- | --- |
| YIN-ORGAN | LEBER | HERZ | MILZ | LUNGE | NIEREN |
| YANG-ORGAN | GALLENBLASE | DÜNNDARM | MAGEN | DICKDARM | BLASE |
| GEWEBE | MUSKELN | BLUTGEFÄSSE | FLEISCH | HAUT | KNOCHEN |
| SINNESORGAN | SEHEN | SPRECHEN | GESCHMACK | GERUCH | HÖREN |
| GESCHMACK | SAUER | BITTER | SÜSS | SCHARF | SALZIG |
| LAUTÄUSSERUNG | SCHREIEN | LACHEN | SINGEN | WEINEN | STÖHNEN |
| POSITIVE EMPFINDUNG | HUMOR | FREUDE | SYMPATHIE | BEJAHEN | MUT |
| NEGATIVE EMPFINDUNG | WUT | HYSTERIE | SELBSTMITLEID | KUMMER/MELANCHOLIE | FURCHT/SCHRECK |
| FÄHIGKEIT | PLANEN | SPIRITUELLES BEWUSSTSEIN | IDEEN/MEINUNGEN | KLARHEIT | EHRGEIZ/WILLENSKRAFT |

Shiatsu ist unbedenklich, wenn es von ausgebildeten Therapeuten ausgeübt wird. Einige Vorsichtsmaßnahmen sind jedoch zu beachten:

■ Informieren Sie Ihren Shiatsu-Therapeuten über ein bestehendes gesundheitliches Problem, besonders, wenn Sie deswegen in ärztlicher Behandlung sind.

■ Schwangere sollten Shiatsu meiden, da die Stimulation bestimmter Regionen Wehen auslösen kann.

■ Bitten Sie Ihren Shiatsu-Therapeuten Verletzungen, z. B. Knochenbrüche oder Schnittwunden, zu umgehen.

■ Bei bereits lange bestehenden Beschwerden, wie z. B. Krampfadern, Bluthochdruck und Osteoporose sollte man von einer Shiatsu-Behandlung absehen.

■ Wenn Sie in ärztlicher Behandlung sind, sollten Sie vor dem Besuch eines Shiatsu-Therapeuten Rücksprache mit Ihrem Arzt halten.

■ Vor und nach einer Behandlung sollte man schwere Mahlzeiten oder anstrengende Betätigung vermeiden.

## Meridiane und Manipulation des Ki

Vertreter der Grundsätze der Traditionellen Chinesischen Medizin glauben, daß das Ki seiner Natur entsprechend zwar durch den gesamten Körper fließt, aber in konzentrierter Form in Energiebahnen vorkommt, die man als Meridiane bezeichnet. Im Shiatsu wird das gleiche chinesische Meridianmodell angewendet wie in der Akupunktur (s. S. 20/1). Jeder der 12 Meridiane ist nach einem Organ benannt, mit dessen Funktion es betraut ist: Lunge, Dickdarm, Herz etc. Jedem dieser Organe ist eine bestimmte Funktion mit Yin- und auch mit Yang-Eigenschaft zugeordnet. Zusätzlich dazu gibt es zwei zentrale Energiebahnen, das »Lenkergefäß« und

### VORSICHT

Shiatsu ist keine Selbsthilfe-Methode. Einige Elemente können zu Hause durchgeführt werden (s. »Do-In«, S. 38–41), aber man sollte unbedingt einen Shiatsu-Therapeuten aufsuchen, wenn man davon profitieren möchte. Vor der Auswahl eines Therapeuten sollte man sich danach erkundigen, welche Technik er bevorzugt. Vergewissern Sie sich auch, daß der Shiatsu-Therapeut an einem namhaften Shiatsu-Institut ausgebildet wurde.

Die Energie strömt zum Kopf.

Die Energie strömt abwärts in die Füße.

das »Konzeptionsgefäß«. Ersteres beeinflußt die Yang-Funktionen und Yang-Eigenschaften, letzteres nimmt Einfluß auf die Yin-Merkmale. Jedem der Meridiane ist eine bestimmte Zeitspanne von zwei Stunden während des Tages zugeordnet, zu der das Ki einen Höchststand erreicht. Diese Meridianuhr dient als Instrument der Diagnostik zur Beurteilung der Stärken und Schwächen des Patienten.

Hier wird neben der Verwendung oder dem Verzicht auf Nadeln ein Hauptunterschied zwischen Akupunktur und Shiatsu deutlich. Bei der Akupunktur wird im allgemeinen nur den Akupunkturpunkten Aufmerksamkeit gewidmet. Aber Shiatsu-Therapeuten glauben, daß sich der Ki-Fluß durch eine Vielzahl von Massagetechniken entlang des gesamten Meridians und durch die Tsubo-Stimulation beeinflussen läßt. Je nach Shiatsu-System wird man auch Heiltechniken verwenden, bei denen man die Energieübertragung in den Körper des Patienten visualisiert, aber auch Methoden aus der westlichen Physiotherapie, wie passives Kreisen und Strecken und allgemeine Körpermassage anwendet (s. S. 96–103).

*LINKS Visualisierungstechniken regen den Energiefluß an und verbinden Erdenergie über die Füße mit kosmischer Energie über den Kopf.*

### DIAGNOSE DURCH BERÜHREN

Shiatsu-Therapeuten glauben, daß einige Gebiete des Körpers gleichsam eine ganze Körperlandkarte darstellen. Aufschluß über den Zustand des Ki in einem bestimmten Organ liefert die Tastuntersuchung des entsprechenden Bereiches dieser »Landkarte«. Es gibt drei solche Hauptbereiche: den Diagnosebereich des Hara auf dem Bauch; die Yu-Punkte entlang der Wirbelsäule auf dem Rücken und eine Abbildung der Bo-Punkte auf der Vorderseite des Körpers. Der Diagnosebereich des Hara, der am meisten verwendet wird, teilt den Bauch in Bereiche ein, die den 12 Meridianen entsprechen. Die einzelnen Bo- und Yu-Punkte beziehen sich ebenfalls auf bestimmte Meridiane.

Die relative Empfindlichkeit, Weichheit oder Härte des Hara-Gebietes sowie der Yu- und Bo-Punkte bei der Tastuntersuchung geben dem Therapeuten Aufschluß über das Gleichgewicht zwischen Yin und Yang in einem bestimmten Organ. Zusätzliche Information erhält er durch Beurteilung des Ki-Zustandes in den Meridianen und durch Fühlen des Handgelenkspulses. Am Handgelenk gibt es für jedes Organ eine bestimmte Taststelle.

Hat der Shiatsu-Therapeut den Gesamtzustand des Ki im Körper festgestellt, kann er oder sie die Information nach der Fünf-Elemente-Theorie oder nach der Kyo-Jitsu-Theorie (s. S. 35) auslegen.

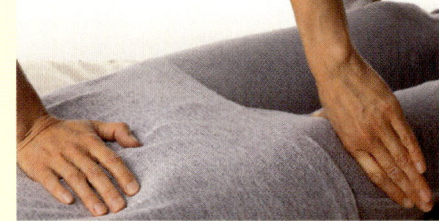

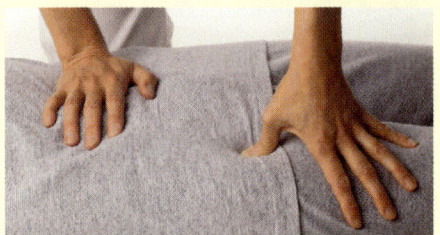

### DIE AUFGABEN DES KI

Ki erfüllt im Körper fünf grundlegende Aufgaben:

❧ Bewegung (körperliche und geistige Aktivität)

❧ Schutz (gegen Einflüsse von außen)

❧ Wärme (Körpertemperatur, peripherer Blutkreislauf)

❧ Umwandlung (von Nahrung in lebenserhaltende Bestandteile)

❧ Speicherung (alles im Körper wird an seinem Platz gehalten)

## Eine Sitzung beim Shiatsu-Therapeuten

Während einer Sitzung wird die Kleidung anbehalten, weil Shiatsu-Therapeuten es vorziehen, nicht durch Begutachtung der Meridiane abgelenkt zu werden und damit der Patient nicht abkühlt. Es ist jedoch ratsam, leichte Kleidung zu tragen, um den Tastsinn des Therapcuten nicht allzu sehr zu beeinträchtigen. Die Behandlung findet normalerweise auf dem Fußboden statt, wobei der Patient auf einem Futon oder einer Matraze liegt und bei Bedarf ein Stuhl bereitgestellt wird.

Zuerst erstellt der Shiatsu-Therapeut eine Diagnose. Diese bezieht sich nicht auf ein bestimmtes Beschwerdebild, sondern auf den Gesamtzustand des Ki und auf die Frage, ob es ein Ungleichgewicht aufweist. Dieser Vorgang umfaßt vier Stufen: Erhebung einer Anamnese, allgemeine Beobachtung, Hören und Riechen und Berühren. Während der ersten Stufe wird der Shiatsu-Therapeut nicht nur eine vollständige Krankengeschichte aufzeichnen, sondern auch Fragen stellen, die Ihre Persönlichkeit beschreiben sollen, weil dies auf Ihr Yin- und Yang-Gleichgewicht schließen läßt. Bei der Beobachtung handelt es sich eher um einen fortlaufenden Prozeß als um eine Stufe: sie bezieht sich nicht nur auf die allgemeine äußere Erscheinung, sondern hat mit intuitiven Empfindungen zu tun, die der Therapeut bezüglich des Zustandes des Patienten hat. Hören und Riechen, der dritte Teil der Diagnose, überprüft die Fünf-Elemente-Kategorien von Klang und Geschmack (s. S. 35). Danach erfolgt die Berührung (s. Kästchen S. 36).

Hat der Shiatsu-Therapeut den Zustand Ihres Ki erst einmal erfaßt, beginnt die Behandlung. Die Diagnostik endet jedoch hier nicht, weil Ihr Zustand und Ihre Reak-

tion auf die Behandlung ständig überprüft werden. Dies erfolgt teilweise durch Berühren, aber auch durch die Intuition des Therapeuten, so daß Behandlung und Diagnose während der Sitzung nahtlos inneinander übergehen. Die Meridiane werden massiert. Hierzu werden verschiedene Techniken eingesetzt – unter anderem auch tiefgehender Daumendruck und Einsatz der Ellbogen, Knie und Füße – aber dies ist nicht alles, was zu einer Shiatsu-Sitzung gehört. Hinzu kommt eine weitere allgemeine Muskel- und Gelenkmobilisierung und Dehnungen, die den ganzen Körper erfassen. Sie sind den Elementen westlicher Physiotherapie nicht unähnlich. Auch tiefgehender Druck und langes, langsames Halten sind Elemente, die beim Namikoshi-Shiatsu betont werden. Der Shiatsu-Therapeut wird bemüht sein, dem Patienten sowohl heilende Energie zuzuführen als auch die Selbstheilungskräfte des Patienten anzuregen.

Eine Sitzung endet meist mit einer kurzen Nachruhphase. Es kann sein, daß ein Patient Nachwirkungen, z. B. grippeartige Symptome, verspürt. Sie sind ein Zeichen dafür, daß der Körper Giftstoffe ausscheidet. Danach erteilt der Therapeut Ratschläge zu Ernährung und Lebensweise und schlägt Übungen vor (s. Do-In, S. 38–41).

**WEGWEISER**

Shiatsu sollte nicht als Heilbehandlung bei irgendeiner gesundheitlichen Störung betrachtet werden. Seine Hauptfunktion liegt in der Stärkung der seelischen und körperlichen Gesundheit. Es kann jedoch eine nützliche Ergänzung bei der Behandlung chronischer Störungen und psychischer Probleme sein.

ANÄMIE, S. 30
ANGINA, S. 304
ARTHRITIS, S. 346/7
ASTHMA, S. 294/5
ERKÄLTUNG, S. 300
HALSWEH, S. 291
HIV/AIDS, S. 340/1
ISCHIAS, S. 348
KOPFSCHMERZEN, S. 268/9
MAGENGESCHWÜR, S. 311
MENSTRUATIONSSTÖRUNGEN, S. 322/3
MIGRÄNE, S. 269
OHNMACHT, S. 270
RÜCKENBESCHWERDEN, S. 344/5
SCHLAFLOSIGKEIT, S. 264
SCHWINDEL, S. 271
SINUSITIS, S. 284
STRESS, S. 262/3
ZWANGSVORSTELLUNGEN/-HANDLUNGEN, S. 259

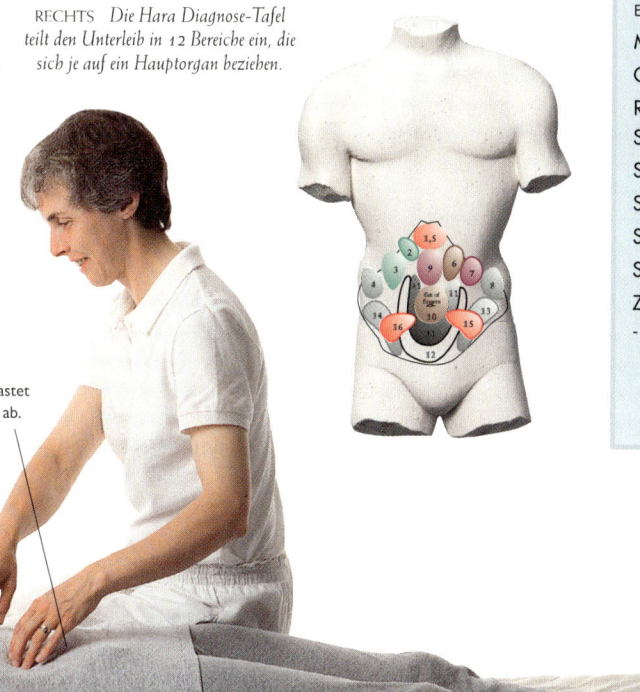

RECHTS *Die Hara Diagnose-Tafel teilt den Unterleib in 12 Bereiche ein, die sich je auf ein Hauptorgan beziehen.*

UNTEN *Beobachtung und Berühren sind wichtige Bestandteile der Shiatsu-Diagnose.*

Der Behandler tastet das Hara-Gebiet ab.

Der Patient trägt leichte Kleidung.

# DO-IN

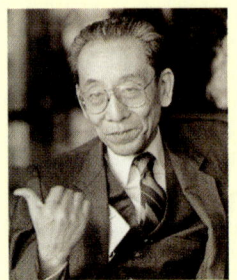

OBEN *Michio Kushi führte Do-In in den USA ein. Er ist eine Galionsfigur der makrobiotischen Ernährung.*

D o-In (auch Daoyin, Dao-In und Tao-In genannt) ist eine Selbsthilfetherapie, die einige Grundregeln des Shiatsu mit alten japanischen und chinesischen Dehn- und Bewegungs- übungen, Atemtechniken und Meditation verknüpft. Strengere Formen des Do-In umfassen auch eine makrobiotische Ernährung. Obwohl es sich bei Do-In in erster Linie um eine Vorsorgetherapie handelt, die die Gesundheit durch Harmonisierung spiritueller Energie fördert – wobei das letztendliche Ziel in der Erlangung spiritueller Harmonie mit dem Universum liegt – kann es in Verbindung mit anderen Behandlungsformen auch zur Selbstheilung eingesetzt werden. Do-In Übungen werden von Shiatsu-Therapeuten gerne als Teil einer Sitzung gelehrt.

Ursprünglich war Do-In – die japanische Bezeichnung für »Selbstanregung« – eine reine Selbsthilfeform der traditionellen Anma-Massage (s. S. 32), die auch alte japanische Dehn- und Körperkräftigungstechniken entlehnt hatte. Do-In übernahm viele Erkenntnisse aus dem Zen-Shiatsu (s. S. 32). Heute umfaßt das Do-In die Hara-At mung, Makko-Ho-Übungen, Meridianmassage, Meditation und – nur für strenge Anhänger der Therapie – eine makrobiotische Ernährung. Bei der Makrobiotik handelt es sich um eine Ernährung, bei der einzelnen Nahrungs mitteln Yin- und Yang-Qualitäten zugeschrieben werden (s. S. 34–35). Zur Erhaltung eines gesunden Ki-Zustan des im Körper (s. S. 20) wird auf eine ausgewogene Auf nahme der Nahrung geachtet. Do-In wurde 1968 in Amerika von Michio Kushi, dem Guru der Makrobiotik, eingeführt. Heute ist diese Therapie in Japan und USA erfolgreich und wird auch in Europa zusehends beliebter.

### EINE DO-IN-SITZUNG

Do-In wird am besten morgens durchgeführt, um das Ki im Körper zu wecken und zu stärken. Auch sollen da durch schädliche Gifte, Jaki genannt, ausgeleitet werden. Ki soll im Hara, dem Bauch (s. S. 36), zentriert werden. Der Ki-Fluß entlang der Meridiane wird gestärkt (s. S. 20–21), die Spiritualität gesteigert und die Entwicklung des Selbst gefördert. Dazu benötigen Sie nur 15 Minu ten. Wichtig ist, daß Sie dann üben, wenn Sie sich wohl dabei fühlen. Idealerweise sollte man mit der Hara-At mung beginnen, zum Selbst-Shiatsu übergehen, mit Makko-Ho-Dehnübungen fortfahren und mit der Me ditation abschließen (s. S. 60–63).

### Hara-Atmung

1 Setzen Sie sich, wenn möglich, in der japanischen Seizu- Haltung hin. Die Hände sollten im Schoß ruhen und den Rücken sollten Sie aufrecht halten. Ihre Fersen sollten sich unter Ihrem Gesäß befinden. Atmen Sie tief ein und versuchen Sie, sich vollkommen zu entspannen.

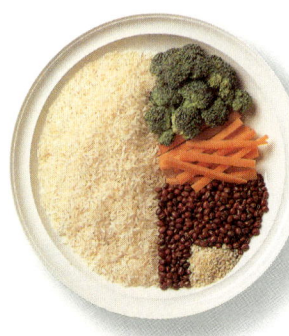

OBEN *Makrobiotische Ernährung ist Bestandteil der Do-In-Therapie.*

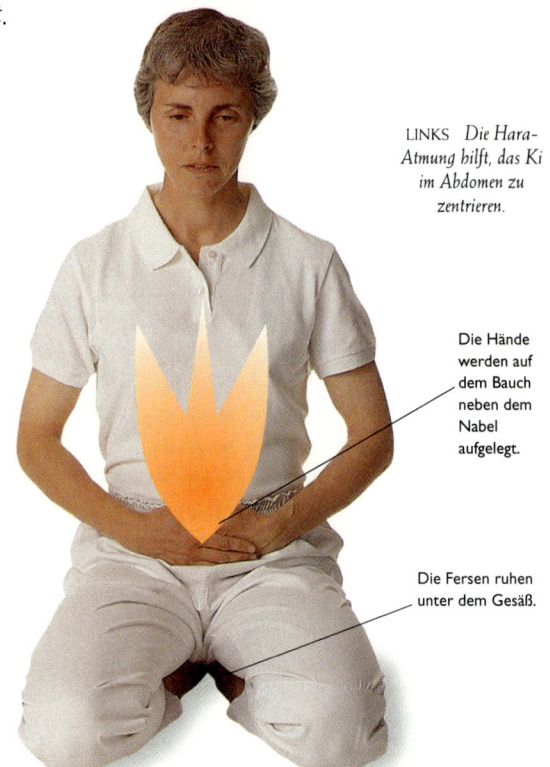

LINKS *Die Hara-Atmung hilft, das Ki im Abdomen zu zentrieren.*

Die Hände werden auf dem Bauch neben dem Nabel aufgelegt.

Die Fersen ruhen unter dem Gesäß.

2 Wenn Sie sich entspannt haben, atmen Sie langsam und tief in den Bauch ein. Legen Sie eine Hand auf den Brustkorb und die andere auf den Unterleib, damit Sie überprüfen können, ob sich der Brustkorb dabei auch nicht bewegt. Atmen Sie auf diese Weise zwei bis drei Minuten lang weiter. Achten Sie darauf, daß Sie sich dabei nicht überanstrengen, hören Sie auf, wenn Ihnen schwindlig wird. Die Stufe 3 sollte erst begonnen werden, wenn Ihnen diese Technik – mit etwas Übung – gelungen ist.

3 Schließen Sie die Augen. Legen Sie beide Hände auf den Bauch neben dem Nabel und atmen Sie tief und langsam durch Ihre Nase ein. Stellen Sie sich vor, wie die Luft durch Ihren Körper strömt und das Ki sich im Hara konzentriert. Halten Sie die Luft ein paar Sekunden an und atmen Sie dann allmählich über Ihren Mund aus. Stellen Sie sich vor, wie verbrauchtes Ki und Jaki Ihren Körper dabei verlassen. Wiederholen Sie den Vorgang 2–3 Minuten lang.

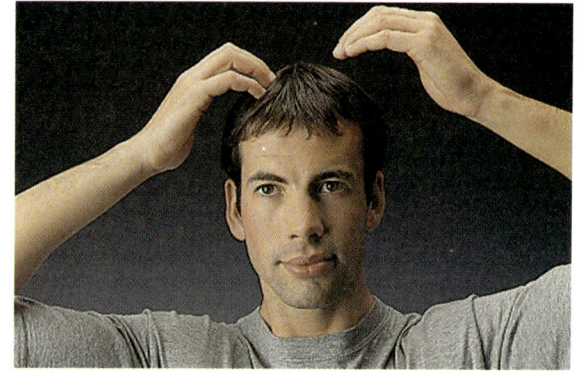

## SCHULMEDIZINISCHE SICHT

Die meisten westlichen Ärzte stehen Elementen wie Yin, Yang und Ki skeptisch gegenüber, nicht zuletzt deshalb, weil sie jeder wissenschaftlichen Grundlage entbehren.

Sie sind jedoch der Meinung, daß Do-In unbedenklich ist, solange es nicht als Ersatz für die schulmedizinische Behandlung einer Erkrankung dient. Viele der Dehn- und Bewegungsübungen verbessern ihrer Ansicht nach Haltung, Beweglichkeit und Fitneß und dienen der Streßreduzierung, auch wenn sie das energetische Gleichgewicht nicht beeinflussen.

In der Regel aber befürworten die meisten Ärzte keine Form des Do-In mit makrobiotischer Ernährung. Die Makrobiotik teilt Nahrungsmittel nach ihren Yin- und Yang-Qualitäten ein und will ein Gleichgewicht zwischen beiden erzielen. Diese Einteilung trägt aber nicht unbedingt dem Nährstoffgehalt der Lebensmittel Rechnung und garantiert daher keine ausgewogene Ernährung.

### SHIATSU-SELBSTMASSAGE

Ähnlich wie beim Shiatsu, das durch einen Therapeuten erfolgt (s. S. 32–37), besteht das Ziel der Shiatsu-Selbstmassage in der Wiederherstellung des Ki-Flusses entlang der Meridiane. Machen Sie eine Abfolge von Massagen (Kopf, Gesicht, Nacken, Schultern, Brust, Arme, Beine und Bereiche des Rückens) nach Empfehlung von Elaine Liechti, Autorin des Buches »Shiatsu« (s. »Weiterführende Literatur« auf S. 372–375) zum Teil Ihrer täglichen Do-In-Sitzung.

**1** *Klopfen Sie mit den Fingerspitzen sanft über den Kopf. Streichen Sie Ihre Stirn glatt, machen Sie kreisende Bewegungen an den Schläfen und fahren Sie mit leichtem Druck die Augenbrauen entlang. Die Fingerspitzen stimulieren Punkte rund um die Augen. Reiben Sie Wangen und Nasenspitze, bevor Sie sich den Punkten um die Nasenlöcher zuwenden. Ziehen Sie nach allen Richtungen an den Ohren und reiben Sie diese. Fahren Sie dann mit leichtem Druck über die Kontur Ihres Kiefers.*

Kreisen Sie mit dem Kopf, um Anspannung zu lösen.

**2** *Kreisen Sie mit dem Kopf seitwärts und nach vorne. Achten Sie darauf, daß Sie sich nicht überanstrengen. Verwenden Sie den Druck Ihrer Hände auf Ihrem Kopf, um den Nacken zu strecken und jegliche Anspannung zu lösen. Massieren Sie die Gegend um jedes Schlüsselbein, streichen Sie dann weiter bis zu den Schultern und klopfen Sie diese leicht mit der Faust, um Anspannungen aufzulösen.*

Klopfen Sie mit den Fingerspitzen auf Ihre Brust.

**3** *Klopfen Sie mit den Fingerspitzen sanft über die Brust. Wenden Sie sich den Meridianen an der Arminnenseite zu. Fahren Sie mit klopfenden Fingerbewegungen den Meridian auf und ab. Drehen Sie den Arm und bearbeiten Sie die Meridiane an der Armaußenseite, bevor Sie mit Drücken und Ziehen der Finger zum Ende kommen. (Nicht so fest, bis das Fingergelenk »knackt«, da es sonst zu einem Gelenkschaden kommen kann.)*

### BITTE BEACHTEN

■ Um die Do-In-Techniken und die dazugehörigen spirituellen Regeln zu erlernen, sucht man am besten einen Shiatsu-Therapeuten auf.

■ Versuchen Sie zu Beginn nicht, eine Do-In-Sitzung vollständig durchzuhalten, insbesondere dann wenn Sie älter oder untrainiert sind. Üben Sie langsam. Hören Sie auf, wenn Sie beim tiefen Atmen hyperventilieren.

### MEDITATION

Besinnung und Meditation sind – das gilt auch für Shiatsu – wichtige Elemente einer Do-In-Sitzung. Der Schwepunkt liegt auf spiritueller Harmonie und Erkenntnis. Versuchen Sie daher, etwa 10 Minuten Ihrer Do-In Sitzung einer stillen Meditation zu widmen.

Massieren Sie beidseits der Wirbelsäule.

**4** *Wenden Sie sich Beinen und Rücken zu. Neigen Sie sich nach vorne und ziehen Sie die Hände so weit wie möglich – ohne Anstrengung – den Rücken hoch. Bearbeiten Sie Ihre Wirbelsäule bis zum Gesäß und massieren Sie die Gegend rechts und links der Wirbelsäule. Bearbeiten Sie das Gesäß, gehen Sie zur Außenseite der Beine über, bevor Sie diese auf der Innenseite aufwärts bearbeiten. Setzen Sie sich hin und verfahren Sie mit Ihren Füßen auf die gleiche Weise wie mit Ihren Händen.*

## MAKKO-HO-DEHNÜBUNGEN

Zwischen den Makko-Ho-Dehnübungen und dem Hat-
ha Yoga (s. S. 52–59) besteht eine gewisse Ähnlichkeit.
Ziel jeder der sechs Makko-Ho-Dehnübungen ist es jedoch, den Ki-Fluß entlang eines bestimmten Meridians
anzuregen und ins Gleichgewicht zu bringen. Shiatsu-
Therapeuten verwenden sie als Mittel zur Diagnostik.
Makko-Ho-Dehnübungen fördern die Geschmeidigkeit
und Flexibilität und können jederzeit ausgeführt werden.
Jede Übung ist nach dem Meridian benannt, dessen Anregung sie dient (Abbildung der Meridiane s. S. 21).

Es ist wichtig, daß das Ki im Hara zentriert ist und daß
Sie völlig entspannt sind, bevor Sie mit den Dehnübungen beginnen. Daher ist es möglicherweise notwendig,
zuvor ein paar Minuten lang eine Hara-Atemübung ein-
zuschieben. Atmen Sie erst ein, dann vor jeder Bewegung
aus und atmen Sie ruhig weiter, während Sie die Stellung
halten. Erzwingen Sie keine der Dehnübungen, wenn Sie
sich unbehaglich dabei fühlen. Jede Stellung sollte nur
wenige Minuten gehalten werden. Bleiben Sie nach jeder
Dehnübung ruhig liegen und entspannen Sie sich ein
paar Minuten, bevor Sie Ihren Tagesablauf fortsetzen.

1 *Dehnübung für den
Lungen- und Dick-
darmmeridian: Stellen Sie
Ihre Füße in Schulterbreite
nebeneinander und haken
Sie Ihre Daumen hinter
Ihrem Rücken ineinander.*

Halten Sie die Hände
hinter Ihrem Rücken
und haken Sie die
Daumen ineinander.

Stellen Sie Ihre Füße in
Schulterbreite
nebeneinander auf.

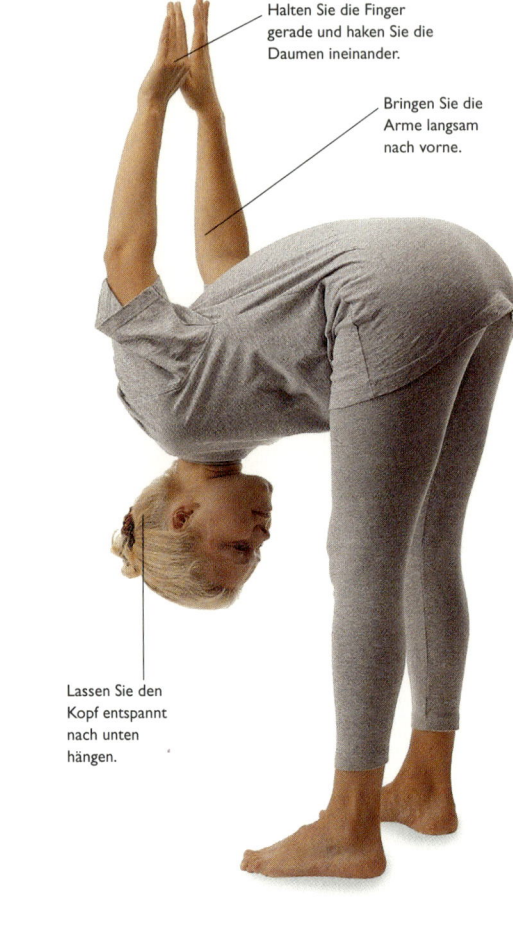

Halten Sie die Finger
gerade und haken Sie die
Daumen ineinander.

Bringen Sie die
Arme langsam
nach vorne.

Lassen Sie den
Kopf entspannt
nach unten
hängen.

2 *Neigen Sie Kopf und Schultern
nach vorne und nach unten, ohne
Ihre Füße zu bewegen, aber heben Sie
dabei Ihre Arme über dem Kopf nach
vorne. Achten Sie darauf, daß die Arme
gestreckt sind. Halten Sie diese Position
etwas, richten Sie sich auf und atmen
Sie dabei ein.*

3 *Dehnübung für den Milz- und
Magenmeridian: Knien Sie sich
auf den Fußboden, lehnen Sie den Oberkörper zurück und lassen Sie die Knie
dabei auf dem Boden. Der Kopf ruht auf
den verschränkten, am Boden aufliegen-
den Händen. Halten Sie diese Stellung.
Dann fassen Sie Ihre Fersen. Legen Sie
das Kinn auf die Brust. Stoßen Sie sich
mit den Ellbogen ab, um sich wieder
aufzurichten.*

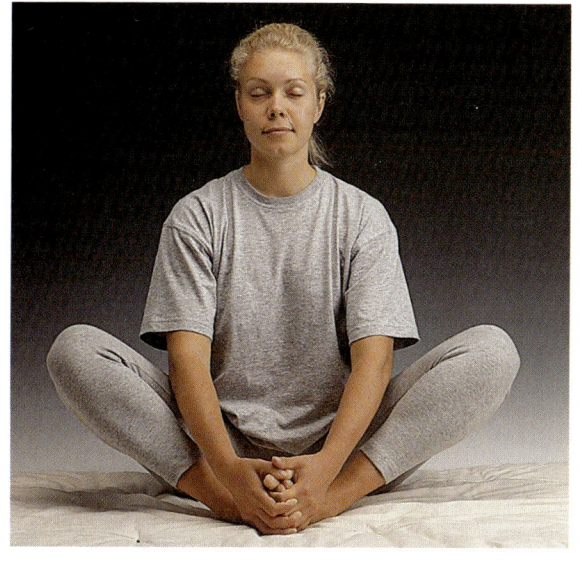

4 Dehnübung für den Herz- und Dünndarmmeridian: Die
Fußsohlen liegen aufeinander. Ziehen Sie die Füße an den
Körper heran und neigen Sie sich nach vorne. Bringen Sie Ihren
Kopf zu den Füßen. Halten Sie diese Position und richten Sie sich
dann auf.

5 Dehnübung für Nieren- und Blasenmeridian: Strecken Sie
die Beine der Länge vor sich aus. Beugen Sie sich dann in der
Hüfte vorwärts. Die Hände berühren möglichst die Füße. Halten
Sie diese Stellung und setzen Sie sich dann wieder aufrecht hin.

6 Dehnübung für das Lenkergefäß und den
Dreifachen Erwärmer (diese Organe existieren
in der westlichen Medizin nicht): Setzen Sie sich
mit gekreuzten Beinen auf den Boden, wobei jede
Hand das entgegengesetzte Knie hält. Beugen Sie
Kopf und Brustkorb nach vorne, während Sie Ihre
Knie nach unten drücken und so die Hände
voneinander wegbewegen. Halten Sie die Stellung
und setzen Sie sich dann wieder auf.

Bringen Sie Ihre
Hände möglichst
nahe an Ihre Füße.

Neigen Sie sich in der
Hüfte nach vorne.

7 Dehnübung für Leber- und Gallenblasenmeridian: Setzen Sie sich
aufrecht auf den Boden und spreizen Sie die Beine so weit wie
möglich. Den Rücken sollten Sie dabei stets gerade halten und nach
vorne schauen. Bewegen Sie Ihren rechten Arm so weit wie möglich zum
linken Fuß. Halten Sie die Stellung. Entspannen Sie sich, bevor Sie mit
der anderen Körperseite weitermachen.

Legen Sie die Hände
auf das entgegen-
gesetzte Knie.

Kreuzen Sie die
Beine.

Legen Sie die linke Hand auf
die rechte Seite der Taille.

Ziehen Sie den
gestreckten Arm
nach vorne.

# SHAOLIN

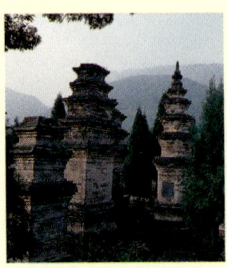

OBEN *Shaolin Kung Fu leitet seine Bezeichnung von dem chinesischen Kloster ab, in dem dieses System entwickelt wurde.*

*W*ährend viele Shaolin für eine reine Kampfkunst halten, handelt es sich eigentlich um ein geschlossenes System alten Ursprungs, das den Körper nicht nur fit für den Kampf macht, sondern auch die Ebenen und das Gleichgewicht der »Lebensenergie« im Körper stärkt sowie die emotionale und psychische Entwicklung und Gesundheit fördert. Zu diesem Zweck wird es von Millionen Menschen in China und immer mehr Menschen in den westlichen Ländern praktiziert.

Shaolin, dessen volle Bezeichnung »Shaolin Kung Fu« lautet, ist sowohl eine Kampfkunst als auch ein Weg zur Erleuchtung. Es ist eines der ältesten Systeme dieser Art und verfolgt drei Ziele: Ausbildung des Körpers zu einem kampffähigen Organismus, Anhebung des Qi-Niveaus – also der Lebensenergie – im Körper (s. S. 20), Förderung der emotionalen und geistigen Entwicklung zur Erreichung spiritueller Harmonie und kosmischer Erleuchtung durch Zen-Meditation.

Shaolin entstand im Shaolin-Kloster. Dieses wurde 495 n. Chr. von Batuo, einem buddhistischen Mönch aus Indien in der zentralchinesischen Provinz Henan gegründet. 527 n. Chr. folgte Bodhidharma, ein indischer Prinz auf Batuo. Bodhidharma gilt als Begründer des Zen-Buddhismus. Sein ursprüngliches Ziel bestand darin, die Mönche die Meditation zu lehren. Da er jedoch feststellte, daß sie körperlich zu schwach waren, um die Meditation über einen gewissen Zeitraum durchzuhalten, entwickelte er eine Reihe von Übungen, die Körperkraft und Durchhaltevermögen stärken sollten. Das waren die ersten Kung-Fu-Techniken. Im Laufe der Jahrhunderte wurden Bodhidharmas einfache Übungen von den Shaolin-Mönchen weiterentwickelt. Sie wendeten auch Techniken an, um das Qi zu nutzen und die Kraft der Meditation zu bündeln. Das Shaolin-Kloster erwarb innerhalb Chinas einen beachtlichen Ruf. Zahlreiche Schüler, Wissenschaftler und Militärführer besuchten es, um bei seinen Kung-Fu Meistern zu studieren und zu lernen.

Später wurde Shaolin Kung Fu von verschiedenen chinesischen Meistern in eine ganze Reihe anderer Formen der Kampfkunst übernommen. Diese werden in der Regel hauptsächlich in »hart« (äußerlich) oder »weich« (innerlich) eingeteilt, obwohl meistens Mischformen angewandt werden. Tai Chi (s. S. 46–51) gilt in der Regel als sanfte Kampfkunst, weil es mit weichen, fließenden Bewegungen arbeitet, während Kung Fu als harte Kampfkunst angesehen wird. Heute erfreuen sich Kampfkünste sowohl in China als auch in den westlichen Ländern außerordentlicher Beliebtheit.

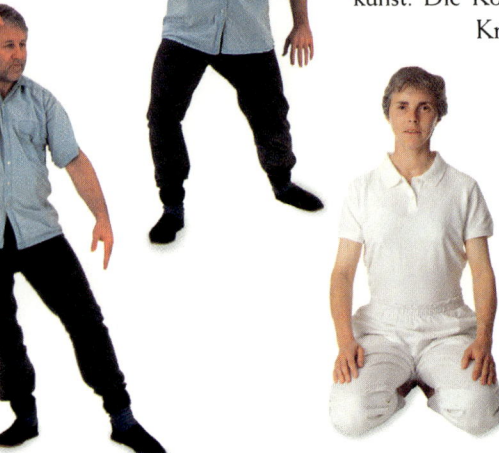

OBEN *Qigong und Meditation sind ebenfalls Bestandteile von Shaolin.*

### Ein Kombinationssystem

Einige Menschen konzentrieren sich auf den rein körperlichen Aspekt von Shaolin und beschränken sich auf seine Ausübung als Kampfkunst. Die Körperbeherrschung, Fitness und Kraft, die durch die Ausübung dieser Shaolin-Komponente erzielt wird, steigert sicherlich Wohlbefinden und Gesundheit. Nach Ansicht von Shaolin-Lehrern handelt es sich um ein Kombinationssystem, dessen gesamte Vorteile nicht ohne das Erlernen aller Elemente erfahrbar werden.

Die anderen Shaolin-Elemente sind die Zen-Meditation und Qigong, eine recht pauschale Bezeichnung, hinter der sich eine Reihe verschiedener Methoden zur Entwicklung des Qi verbergen (eine im Westen beliebte Form des Qigong wird auf den nächsten Seiten beschrieben). Shaolin Qigong besteht aus vier Elementen: Übungen, die der Erzeugung des Qi-Flusses im Körper dienen; bestimmte Stellungen, die das innere Qi von einem Körperbereich zum anderen übertragen; Atemübungen, die im Stehen oder Sitzen ausgeführt werden, um einen harmonischen Qi-Fluß im Körper zu bewirken; eine Form der Mediation, bei der Geist dazu eingesetzt wird, um den Energie- oder Qi-Fluß aus der Umgebung in Geist und Körper aufzunehmen, um die Verbindung zwischen Geist, Körper und Universum zu stärken.

## Emporheben des Himmels

Diese Übung dient der Aufnahme von Qi in den Körper und fördert dessen Fließen, was Gesundheit und Wohlbefinden stärkt. Zunächst sollte die Übung fünf Mal wiederholt werden. Sobald man sich damit richtig vertraut gemacht hat, sollte man 20 Übungen durchführen, um die volle Wirksamkeit zu erzielen.

Wenn es Ihnen gelingt, die Übung mühelos durchzuführen, sollte eine Meditations- (s. S. 60–63) oder der Visualisierungsübung (s. S. 214–217) hinzugefügt werden. Stellen Sie sich beim Einatmen vor, wie positives Qi in Ihren Körper und Geist strömt, beim Ausatmen, wie Schadstoffe oder negative Gefühle ausgestoßen werden.

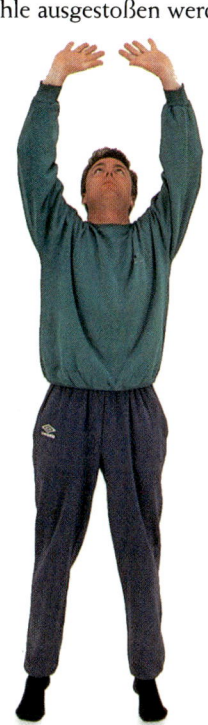

1 Sie sollten 20 Minuten lang ungestört bleiben. Stellen Sie sich gerade hin. Ihre Füße sollten in Schulterbreite nebeneinander stehen. Ihre Arme hängen seitlich locker herunter.

2 Halten Sie die Ellogen gestreckt und lassen Sie die Finger zusammen. Schieben Sie die Hände nach vorne und drehen Sie sie einander zu, so daß sich die Fingerspitzen berühren und die Handflächen zum Boden zeigen.

3 Senken Sie den Kopf und blicken Sie auf die Hände.

4 Heben Sie die Hände vor dem Körper hoch, bis die Handflächen nach oben zeigen. Dabei sollten Sie gleichzeitig durch die Nase einatmen. Vollziehen Sie die Bewegung mit Kopf und Augen nach.

5 Behalten Sie diese Position bei, während Sie bis drei zählen und halten Sie dabei den Atem an. Drücken Sie dann die Hände dreimal noch weiter nach oben

6 Lassen Sie die Arme langsam herabgleiten. Halten Sie die Ellbogen gerade, während Sie durch den Mund ausatmen

7 Behalten Sie diese Stellung bei angehaltenem Atem bei, während Sie wieder bis drei zählen.

8 Nach der letzten Wiederholung behalten Sie Position 7 für 10 Minuten bei, um zu meditieren oder etwas zu visualisieren.

9 Sobald die Zeit um ist, schütteln Sie sich aus und bewegen Sie sich ein paar Minuten kräftig, um wieder ganz munter zu werden.

## Tanzende Feen

Diese Übung verteilt das Qi im Körper und konzentriert es in Ihrem Kopf. Im Kopfbereich verlaufen Blasenmeridian, Gallenblasenmeridian, Dreifacher Erwärmer und das Lenkergefäß. Sie steuern Körperfunktionen wie Wärmeisolierung, Bewegung und Ausscheidung. Bei einer Blockierung des Qi im Kopfbereich kann es zu Kopfschmerzen, Migräne oder Schwindel kommen. Führen Sie diese Übung etwa 20 Minuten lang durch und werden Sie dabei zum Schluß hin immer langsamer.

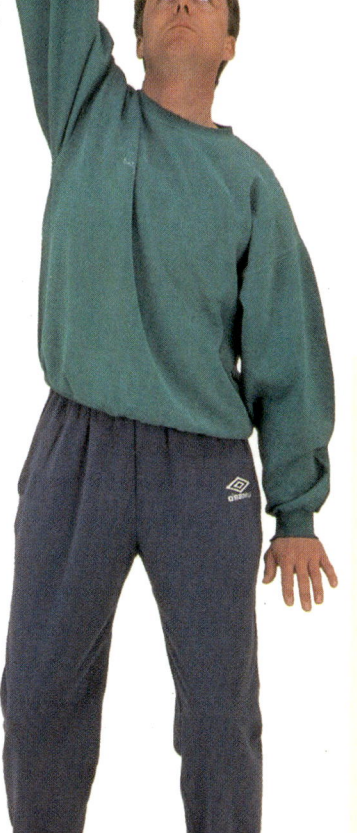

1 Stellen Sie sich hin, die Füße etwas weiter als in schulterbreit. Die Knie sind locker und leicht gebeugt. Die Übung sollte sehr kontrolliert und langsam durchgeführt werden. Ihr Geist sollte so frei wie möglich sein. Atmen Sie langsam und natürlich.

2 Heben Sie die rechte Hand über Ihren Kopf. Die Handfläche zeigt nach oben, die Finger nach links.

3 Verlagern Sie das Gewicht auf das linke Bein und blicken Sie gleichzeitig auf die linke Hand hinunter.

4 Senken Sie die rechte Hand auf der rechten Seite, während Sie die linke Hand nach oben heben und das Gewicht auf das linke Bein verlagern. Die Augen sollten die Bewegung nachvollziehen, so daß Sie schließlich auf Ihre rechte Hand blicken.

5 Wiederholen Sie die gesamte Übung 20 Mal. Die letzten Wiederholungen sollten zum Ende hin immer langsamer ausfallen.

**WEGWEISER**

Shaolin Kung Fu ist eine Körpertherapie, die Seele, Körper und Geist in Einklang bringen möchte. Es kann auch zur Erhaltung des Wohlbefindens und zur Linderung streßbedingter Störungen eingesetzt werden.

ANGST, S. 256/7
SCHLAFLOSIGKEIT, S. 264
SEHNENSCHEIDENENTZÜNDUNG, S. 342/3
STRESS, S. 262/3

**BESUCH BEIM THERAPEUTEN**

Shaolin Kung Fu wird nicht von einem Therapeuten »angewendet«. Vielmehr handelt es sich um eine Kunst, die man selbst erlernen muß. Dieser Lernprozeß erfordert neben dem Besuch von Shaolin-Kursen auch viel Übung. Vergewissern Sie sich, daß Sie einen anerkannten Lehrer auswählen, der in Shaolin viel mehr als nur eine Kampfkunst sieht.

# QIGONG

OBEN *Qigong anhand chinesischer Schriftzeichen dargestellt.*

Einst war das chinesische Qigong-System eine geheime Kunst, die nur an ausgewählte Personen weitergegeben wurde. Heute praktizieren es Millionen von Menschen in China und es erfreut sich im Westen steigender Beliebtheit. Qigong ist eine sanfte Therapie, die leichte Bewegungsübungen mit Atemtechniken, Meditation und Visualisierung verknüpft, um die Zirkulation des Qi oder der »Lebensenergie« im Körper zu entwickeln und zu verbessern. Qigong eignet sich für Menschen jeden Alters. Es soll die Vitalität stärken und die Selbstheilungskräfte anregen.

Qigong, das manchmal auch Chi Kung genannt wird, ist ein fester Bestandteil der Traditionellen Chinesischen Medizin, die sich aus einer Verknüpfung von taoistischem Yoga, buddhistischer Meditation und traditionellen chinesischen Atemübungen entwickelt haben soll. Sie wurde vor etwa 5000 Jahren entwickelt. Während der chinesischen Ming-Dynastie (1368–1644) wurde dieses System heilender Übungen verbessert und als Qigong bezeichnet, was wörtlich übersetzt soviel bedeutet wie »Energieübung«. Es ist die Kunst der Pflege und des Ausgleichs von Qi (auch »Ki« oder »Chi«, s. S. 20) im Körper, das der Heilung und Gesundherhaltung dient.

Viele Jahrhunderte lang wurde die Kunst des Qigong als streng gehütetes Geheimnis nur wenigen Eingeweihten vermittelt. Eigentlich wurde Qigong erst Mitte des 20. Jahrhunderts öffentlich praktiziert und dann wiederum nur für kurze Zeit, weil Mao Tse-Tung Qigong während der chinesischen Kulturrevolution verbot. Mao änderte jedoch seine Meinung, als er krank wurde und die westliche Medizin ihn nicht zu heilen vermochte, während sich Qigong, so glaubte er, als erfolgreich erwies. Heute wird Qigong von Menschen jeden Alters in China praktiziert und erfreut sich in den westlichen Ländern immer größerer Beliebtheit.

### Theoretische Grundlagen

Qigong betont die Notwendigkeit der Harmonie zwischen Yin und Yang (s. S. 32–37) und das freie Fließen des Qi – der Lebensenergie – in den Meridianen (s. S. 20–28). Man sagt, Qi sei die Energie des Universums, aus dem jegliche Materie besteht. Diese Energie ist in zwei Formen, nämlich Yin und Yang, aufgeteilt. Obwohl diese beiden Elemente von unterschiedlicher Qualität sind und sich in verschiedenen körperlichen und seelischen Bereichen widerspiegeln, beeinflussen sie sich wechselseitig.

Qigong-Meister vertreten die Auffassung, daß Krankheit – egal ob körperlicher, geistiger oder seelischer Art – von einem unzureichenden Qi-Austausch zwischen Yin und Yang einerseits und zwischen dem Qi in der Natur und dem Qi in jedem Individuum andererseits ausgelöst wird. Dieser Mangel oder dieses Ungleichgewicht lassen sich durch Behandlung regulieren und harmonisieren.

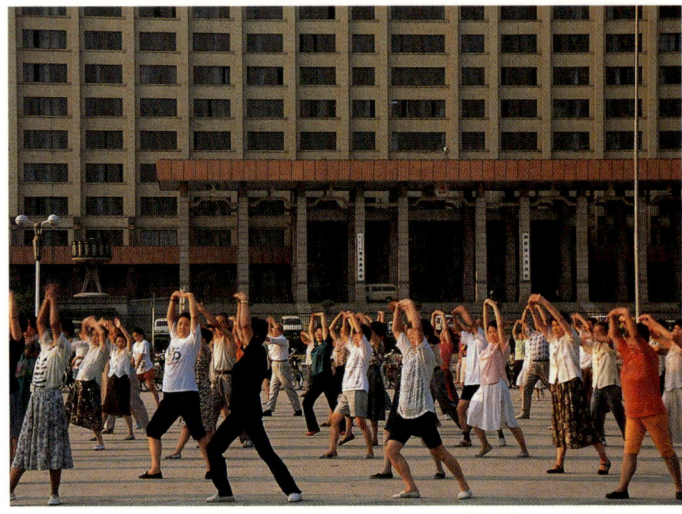

OBEN *Qigong wird in China gerne in großen Gruppen ausgeübt.*

Qigong-Übungen werden langsam, sanft und rhythmisch durchgeführt. Sie sollen den Körper nicht irgendwie kräftigen, sondern den Qi-Fluß von einem Bereich zum anderen anregen. Während der Übungen trägt die Atemkontrolle dazu bei, den Geist im Körper und nicht außerhalb des Körpers zu konzentrieren. Visualisierungstechniken (s. S. 214–217) werden oft deshalb gelehrt, damit man das Qi »fühlen« und »sehen« kann. Meditation (s. S. 60–63) wird auch deswegen ausgeübt, um einen tieferen Entspannungszustand und innere Harmonie zu erreichen, da Qigong-Meister sehr großen Wert auf die Verbindung von geistiger und körperlicher Gesundheit legen.

Die grundlegenden Qigong-Übungen sind leicht erlernbar und eignen sich für jedermann, auch für ältere und gebrechliche Menschen. Die Übungen lassen sich in einer beliebigen Reihenfolge ausführen; die Kleidung sollte locker und bequem sein.

## SO ERLERNT MAN QIGONG BEI EINEM LEHRER

Qigong wird normalerweise in einem Kurs unterrichtet und geübt. Aber wenn man die Übungsfiguren und andere Techniken einmal erlernt hat, lassen sie sich jederzeit als Selbsthilfemaßnahme ausführen. Es ist wichtig, einen qualifizierten Lehrer auszuwählen, auch wenn sich dies für Sie möglicherweise schwierig gestalten könnte.

Es werden Ihnen bestimmte Übungen mit fließenden Bewegungen demonstriert, die meist exotisch anmutende Namen wie z.B. »Aufsteigender Kranich«, »Regenbogentanz«, »Der Tiger« und »Schwanzwedelnder goldener Drache« haben. Oft werden Tierbewegungen nachempfunden. Daher sollte man flache, elastische Schuhe und lockere Kleidung tragen. Es ist wichtig, daß alle Bewegungen ruhig und langsam durchgeführt werden. Die Gelenke oder Muskeln dürfen nicht überanstrengt werden. Die Aufmerksamkeit sollte nicht abschweifen, sondern Sie sollten bewußt wahrnehmen, was Ihr Körper macht und wie dies empfunden wird.

Sie werden verschiedene Atemtechniken einüben (s. S. 166–171), die Ihnen helfen, Ihre Atmung besser zu kontrollieren und einer vermehrten Sauerstoffzufuhr in Blut und Gewebe dienen. Wenn Ihnen schwindlig wird oder Sie schwach sind, sollten Sie eine Zeitlang normal weiteratmen. Sie lernen auch, wie man meditiert, seinen Geist reinigt, wie Körper und Geist einen Zustand tiefer Entspannung erreichen können und wie man den freien Qi-Fluß im Körper visualisiert. Mit zunehmender Übung gelingt es Ihnen bestimmt, das Qi als warmes oder prickelndes Gefühl wahrzunehmen.

### WEGWEISER

Qigong kann von Menschen jeden Alters praktiziert werden. Es fördert den freien Fluß des Qi im Körper zur Erhaltung und Förderung der Gesundheit. Die Technik erzeugt einen Zustand tiefer Entspannung und verbesserter Selbstwahrnehmung. Sie dient dem Streßabbau, der Bekämpfung streßbedingter Störungen, einer verbesserten Atmungskontrolle und der Förderung der Selbstachtung. Das sanfte Qigong kann Geschmeidigkeit und Fitneß auch bei älteren Menschen erhalten helfen.

ANGINA, S. 304
ANGST, S. 256/7
ARTHRITIS, S. 346/7
BLUTHOCHDRUCK, S. 302
DEPRESSION, S. 261
UNFRUCHTBARKEIT BEI MÄNNERN, S. 332/3
NIERENBESCHWERDEN, S. 318/9
OSTEOPOROSE, S. 358
SCHLAFLOSIGKEIT, S. 264
SCHLAGANFALL, S. 359
STRESS, S. 262/3
UNFRUCHTBARKEIT, S. 324
WECHSELJAHRESBE-SCHWERDEN, S. 330/1

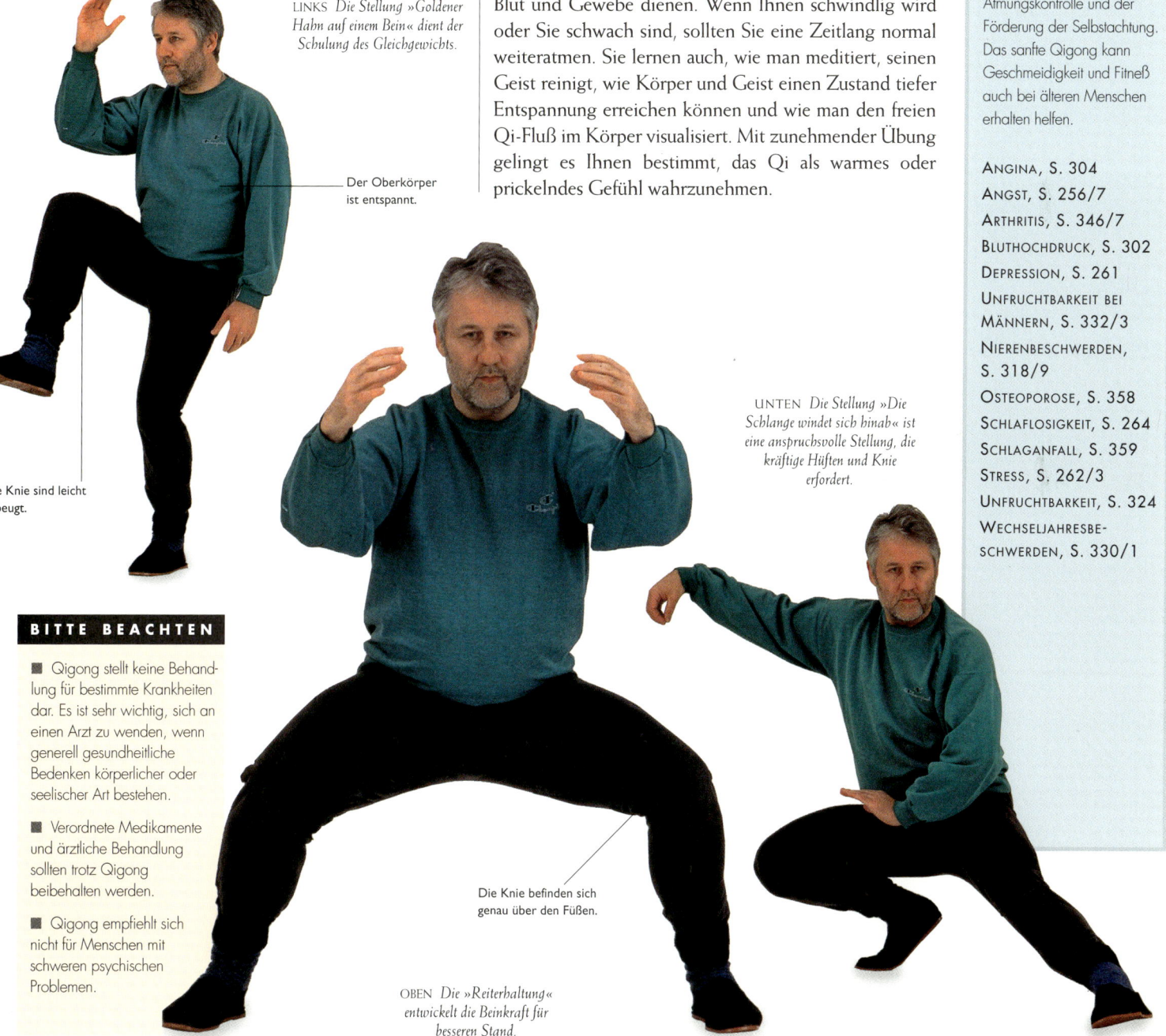

LINKS *Die Stellung »Goldener Hahn auf einem Bein« dient der Schulung des Gleichgewichts.*

Der Oberkörper ist entspannt.

Die Knie sind leicht gebeugt.

UNTEN *Die Stellung »Die Schlange windet sich hinab« ist eine anspruchsvolle Stellung, die kräftige Hüften und Knie erfordert.*

Die Knie befinden sich genau über den Füßen.

OBEN *Die »Reiterhaltung« entwickelt die Beinkraft für besseren Stand.*

### BITTE BEACHTEN

■ Qigong stellt keine Behandlung für bestimmte Krankheiten dar. Es ist sehr wichtig, sich an einen Arzt zu wenden, wenn generell gesundheitliche Bedenken körperlicher oder seelischer Art bestehen.

■ Verordnete Medikamente und ärztliche Behandlung sollten trotz Qigong beibehalten werden.

■ Qigong empfiehlt sich nicht für Menschen mit schweren psychischen Problemen.

# TAI CHI CHUAN

Früher war Tai Chi Chuan hauptsächlich eine Kampfkunst, deren Geheimnisse von »Yang dem Unbesiegbaren« erworben und in der kaiserlichen chinesischen Armee gelehrt wurden. Heute dient es eher der Gesundheitsvorsorge und wird nicht mehr nur als Kampfkunst betrachtet. Die Übungen sind mit der taoistischen Philosophie zur Harmonisierung von Yin und Yang verknüpft und dienen der Erhaltung von Gesundheit und Vitalität. In dieser Absicht wird es täglich von 10 Millionen Chinesen, aber auch von immer mehr Menschen aus den westlichen Ländern praktiziert.

Jahrhundertelang führten taoistische Mönche in China Übungen aus, die sich vom Shaolin Kung Fu ableiteten (s. S. 42–43) und der Erhaltung von Gesundheit und Vitalität dienten, da ihre Religion keine Unterscheidung zwischen physischer und spiritueller Welt kannte. Im 13. Jahrhundert beschloß ein taoistischer Shaolin-Mönch namens Chang Sang-Fen der Tradition folgend Shaolin abzuwandeln, um eine Kampfkunst zu entwickeln, die eher die innere Kraft und Gewandtheit fördern sollte als die äußere Kraft. Der Sage nach hatte er diese Eingebung, als er einen Kranich sah – in einigen Ausführungen ist auch von einer Elster oder einem Spatz die Rede – der mit einer Schlange kämpfte. Die anmutigen, ausweichenden Bewegungen der Schlange und der Sturzflug des Vogels erinnerten ihn an das Wechselspiel von Yin und Yang (s. S. 34–35), das allen Dingen eigen ist.

Sang-Feng beschloß, eine Kampfkunst zu entwickeln, die auf diesem Wechselspiel unter Einsatz der inneren Kräfte von Yin und Yang beruhte. So wurde die Grundlage für Tai Chi Chuan geschaffen.

Bis zum 17. Jahrhundert praktizierte man Tai Chi Chuan nur in Klöstern, aber dann erlernte ein General im Ruhestand, Chen Wang Tin diese Kunst und brachte sie seiner Familie bei. Er entwickelte diese Kunst zu einer Abfolge von Bewegungen. Jede einzelne Stellung wird als »Form« bezeichnet, eine Abfolge von Übungen nennt man »Sequenz«. Bis zum 19. Jahrhundert blieb Tai Chi Chuan eine geheime Kunst, die nur Eingeweihten vorbehalten war. Dann erwarb Yang Lu Chan (1799–1872) durch Nachkommen des Chen Wang Tin diese Geheimnisse. Nachdem er ein berühmter Kampfkunstexperte geworden war, entwickelte Yang Tai Chi Chuan weiter und lehrte es in der kaiserlichen Armee in Peking. Gegenwärtig praktizieren über 10 Millionen Chinesen diese Kunst.

### Verschiedene Stilrichtungen

Heute gibt es unterschiedliche Erscheinungsformen des Tai Chi Chuan. Sie sind nach den Meistern benannt, die sie entwickelten und lehrten. Als bekannteste Stilrichtungen gelten: Chen, Yang, Sun, Wu und Woo. Der Yang-Stil, der von Yang Lu Chan im 19. Jahrhundert aus dem

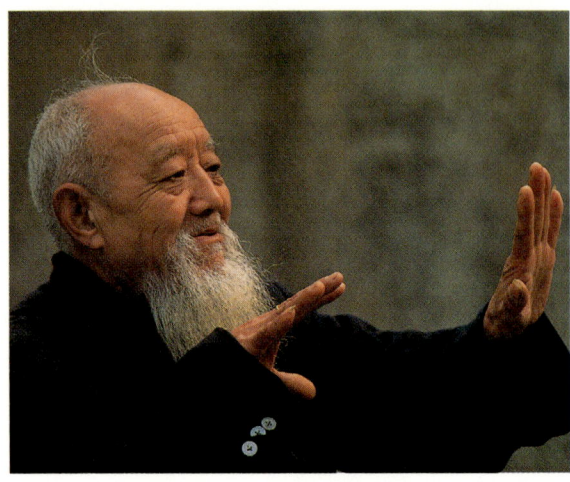

OBEN *Tai Chi Chuan ist in China weit verbreitet. Dort wird es von den Menschen vor der Arbeit und in der Mittagspause geübt.*

Chen-Stil entwickelt wurde, ist am bekanntesten. Dieser Stil hat mit dem ursprünglichen System der Kampfkunst am meisten gemeinsam. Der Yang-Stil dient der Förderung und Erhaltung körperlicher und geistiger Gesundheit und der Steigerung von Vitalität und Langlebigkeit.

### DIE PHILOSOPHIE

Den Hintergrund für Tai Chi Chuan bilden drei philosophische Hauptelemente: die Existenz des Qi als allumfassende Lebensenergie, der Taoismus und das Prinzip von Yin und Yang. Verschiedene Schulen betonen das eine oder andere Element stärker, aber alle heben die Bedeutung des Qi als innere Kraft in einem geschmeidigen Körper und einem ruhigen Geist (s. S. 20) hervor.

Der Taoismus ist eine von mehreren fernöstlichen Philosophien die davon ausgehen, daß das »Tao« den Dingen zum Leben verhilft und alles, was einen Extremzustand erreicht hat, wieder zu seiner ursprünglichen Form zurückkehrt. Der Standardvergleich sieht folgendermaßen aus: Wenn Wasser siedet, bildet es Wasserdampf, der abkühlt und wieder zu Wasser wird. Im Tai Chi will dieses Prinzip zu verstehen geben, daß man sich seines körperlichen und geistigen Verhaltens bewußt sein soll, da Dinge in extremer Form unproduktiv und tendenziell selbstzerstörerisch sind. Um dies zu demonstrieren, lehrt man eine spezielle Übung, die »Schiebende Hände« genannt wird. Zwei Schüler stehen sich einander gegenüber. Ihre Handflächen berühren sich. Ein Schüler gibt einen Impuls, der andere hält den Kontakt, gibt aber nach. Wenn der erste Schüler weiterdrückt, verliert er das Gleichgewicht und fällt. Einer Aggression nachzugeben, kann daher wirkungsvoller sein, als Gewalt mit Gewalt zu vergelten.

## Das universale Gestaltungsprinzip

Eines der bekanntesten chinesischen Symbole in Westen ist das universale Gestaltungsprinzip oder das Yin- und Yang-Zeichen. Dieses Symbol wurde vom taoistischen Mönch Chou Tun-yi im 11. Jahrhundert entworfen um darzustellen, wie sich Harmonie erreichen läßt. Yin wird durch die schwarze Seite repräsentiert, während Yang durch die weiße Seite verkörpert wird. Die beiden Punkte in entgegengesetzer Farbe sollen darstellen, daß nichts entweder nur Yin- oder nur Yang-Eigenschaften hat. Wo Yang ist, wird es auch Yin und umgekehrt geben. Nach traditioneller Sichtweise wird Yin als weiblich, dunkel und passiv gesehen, während Yang männlich, hell und aktiv ist. Eine Tai-Chi-Sequenz, d. h. eine fließende Abfolge von Bewegungen oder Formen, stellt ein Wechselspiel zwischen Yin und Yang dar. Ihr Ziel besteht in der Harmonisierung zwischen Yin und Yang.

Die Handinnenflächen berühren einander sanft.

Der Nacken ist entspannt.

Eine Drehbewegung der Hüfte ermöglicht ein Abfangen des Stoßes durch den Partner.

Das Becken ist leicht nach vorne gekippt.

Die Stärke für das Schieben entspringt in den Beinen.

LINKS *Beim Tai Chi Chuan werden die Prinzipien von Yin und Yang durch Übungen wie »Schiebende Hände« harmonisiert.*

## Ausführen einer Sequenz von Tai Chi Chuan

Tai-Chi-Meister erteilen in der Regel Ratschläge dafür, wie Übungen ausgeführt werden sollen, damit Gesundheit, Vitalität und Langlebigkeit erreicht werden. Diese Ratschläge lassen sich vereinfacht so darstellen:

❧ Stellen Sie sich entspannt in aufrechter Haltung mit lockeren Schultern und Armen hin. Spüren Sie, wie sich Ihr Gewicht durch Ihren Körper, Ihre Beine und Füße bis zum Boden verteilt, damit Sie sich ausgeglichen fühlen und einen festen Stand haben.

❧ Beginnen Sie jede Übung aus der Hüfte heraus. Diese soll beweglich gehalten werden. Von Armen und Beinen sollten keine Impulse ausgehen, obwohl jede Bewegung, wie gering sie auch immer sein mag, letztendlich den ganzen Körper erfassen muß.

❧ Machen Sie sich bewußt, welches Bein Ihr Körpergewicht trägt. Viele Tai-Chi-Übungen hängen von der Fähigkeit ab, das Körpergewicht auf dem richtigen Bein zu tragen, sonst wirken sie unbeholfen und unausgeglichen. Tai-Chi-Lehrer bezeichnen das Bein, das das Gewicht trägt mit »Fülle« und das Bein, das kein Gewicht trägt mit »Leere«.

❧ Je langsamer eine Bewegung ausgeführt wird, desto besser, denn dadurch tritt eine langsamere Atmung ein, die ihrerseits wiederum einen ungehinderten Qi-Fluß ermöglicht und die Konzentration erleichtert.

❧ Eines der Hauptziele des Tai Chi Chuan besteht in der Speicherung zusätzlicher Energie im Energiezentrum des Unterbauchs, das als Dantien bezeichnet wird und drei Fingerbreit unter dem Bauchnabel liegt. Bauchatmung (s. S. 166–171), Meditation (s. S. 60–62) und Tai-Chi-Übungen erzeugen dieses Qi, allerdings wird es nach oben und außen abgedrängt, wenn man die Schultern hochzieht, die Brust nach vorne drückt oder geistig unruhig ist oder negative Gedanken zuläßt.

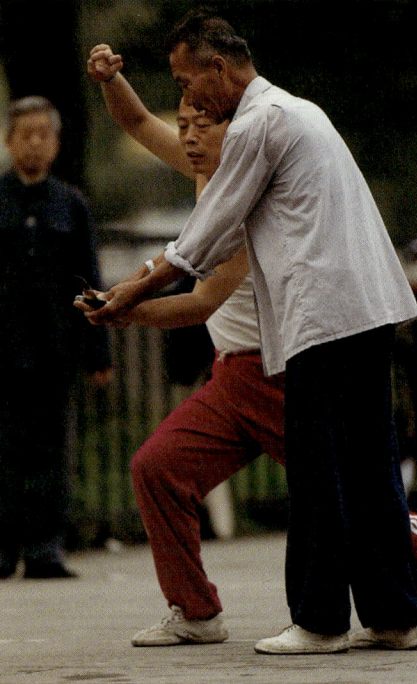

OBEN *Tai Chi Chuan kann überall durchgeführt werden. Tägliches Üben wird empfohlen.*

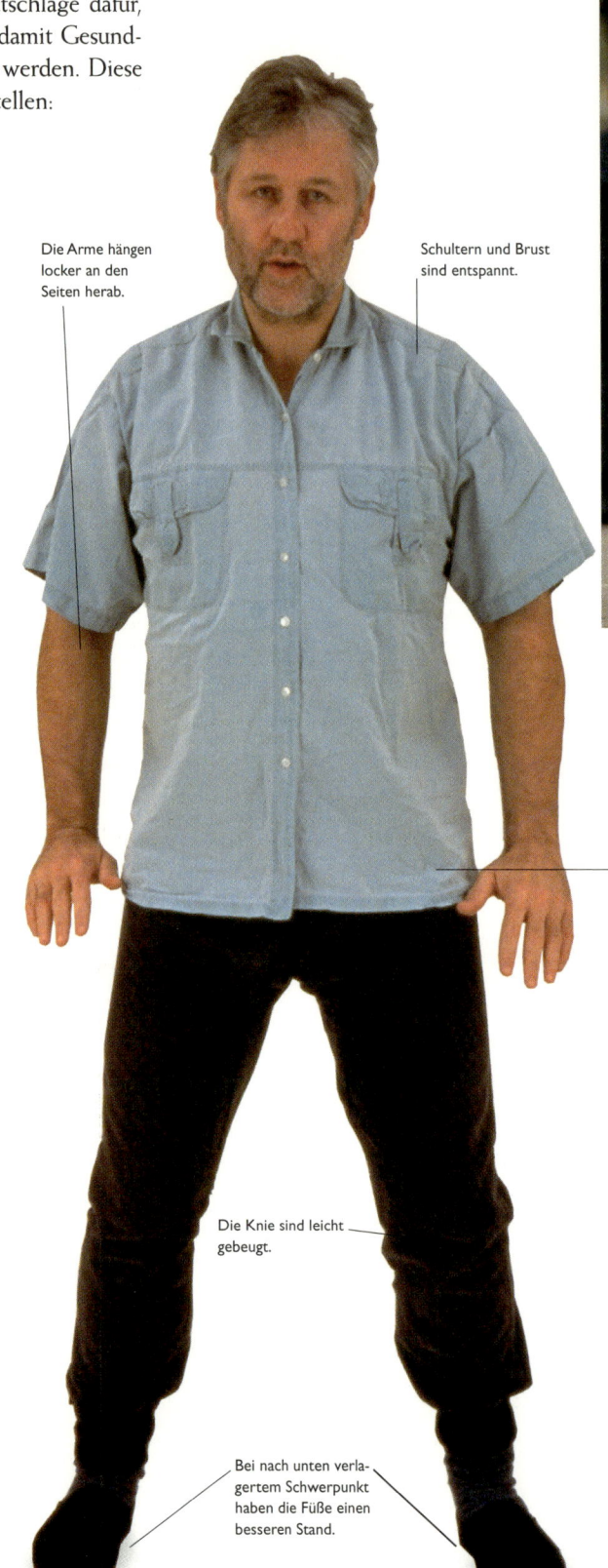

Die Arme hängen locker an den Seiten herab.

Schultern und Brust sind entspannt.

Das Becken ist leicht nach vorne gekippt.

LINKS *Die Grundhaltung sollte ausgeglichen und frei von Anspannung sein.*

Die Knie sind leicht gebeugt.

Bei nach unten verlagertem Schwerpunkt haben die Füße einen besseren Stand.

❧ Machen Sie sich jede Art von psychischer oder physischer Spannung bewußt, da diese den Qi-Fluß entlang der Meridiane behindern könnten und so Ihre Fähigkeit herabsetzen, die fließenden Tai-Chi-Bewegungen auszuführen.

❧ Setzen Sie nicht bewußt Ihre Muskelkraft ein, sondern lassen Sie Ihren Geist oder Willen jede Bewegung steuern und den Körper unbewußt reagieren. Dadurch wird Ihre Kraft nicht erschöpft und Ihr Durchhaltevermögen nimmt zu.

## WIE MAN EINEN TAI-CHI-LEHRER FINDET

Tai-Chi-Chuan-Verbände gibt es in den meisten Ländern. Man sollte sich an einen solchen Verband wenden, wenn man sichergehen will, daß es sich um einen anerkannten Lehrer handelt. Es gibt viele unterschiedlich qualifizierte Lehrer. Einige üben Tai Chi schon jahrelang aus, andere haben nur einige Wochenendkurse belegt. Wenn Ihnen Ihr Lehrer nicht kompetent und sicher erscheint, werden Sie wahrscheinlich nicht optimal vom Unterricht profitieren. Kurse werden auch von zahlreichen Zentren für Kampfkunst angeboten. Sie sollten jedoch vorher überprüfen, daß der Kurs den kämpferischen Aspekt dieser Kunst nicht überbetont, wenn Sie sich eher für die philosophischere, heilende Seite interessieren.

Die Mehrheit der Schüler erlernt Tai Chi Chuan in der Gruppe. Ein wöchentlicher Besuch ist ratsam, bis Sie einige Sequenzen beherrschen und Sicherheit erworben haben. Danach wird das Üben von Tai Chi Chuan in der Regel als wichtiger Bestandteil des täglichen Lebens angesehen, nicht nur als Übung für zwischendurch. Tai Chi Chuan sollte eigentlich mit lebenslangem Engagement ausgeübt werden, wenn man seine gesamten Vorteile in vollem Umfang ausschöpfen möchte.

Beim Üben von Tai Chi Chuan trägt man in der Regel bequeme Kleidung und flache Schuhe mit dünnen Sohlen, keine Turnschuhe oder Socken. Der Lehrer stellt keine Fragen zur Krankengeschichte oder zur Lebensweise. Sie sollten ihn jedoch über gesundheitliche Einschränkungen, wie z. B. Rückenschmerzen, eine noch nicht lange zurückliegende Operation, Bluthochdruck oder eine bestehende Schwangerschaft informieren.

Der Lehrer beginnt zunächst mit einer

Einführung in die Theorie des Tai Chi Chuan. Dann folgen einige Aufwärmübungen, bevor eine Abfolge von Formen erlernt wird, die eine Sequenz bildet. Anfängern werden meist einfache Stellungen und Bewegungen zum Üben vorgegeben, damit sie ein Gespür bekommen, wie man sich konzentriert, d. h. seelische und körperliche Ausgeglichenheit erreicht, bevor sie eine Sequenz erlernen. Die Anzahl der Formen in einer Sequenz ist unterschiedlich: die Yang-Sequenz weist 48 Formen auf. Aber es gibt Kurzversionen mit 24 Formen. Auf fortgeschrittenem Niveau kann eine Sequenz mehr als 100 Formen umfassen. Bei einer einmal erlernten Sequenz sollte man etwa 10 Minuten für deren Durchführung benötigen. Längere Sequenzen können bis zu 45 Minuten dauern.

Am Ende einer Sitzung werden Sie gebeten, Ihre Hände aneinander zu reiben und zu schütteln und sich tüchtig zu bewegen, um die Verbindung mit der Außenwelt wiederherzustellen.

### BITTE BEACHTEN

■ Tai Chi ist unbedenklich und eignet sich für Menschen jeden Alters und jeder Kondition. Es ist kein Heilmittel für Krankheiten oder Störungen, sondern dient eher dem Erhalt und der Stärkung der Gesundheit.

■ Wenden Sie sich an Ihren Arzt, wenn Sie gesundheitliche Probleme haben. Informieren Sie Ihren Lehrer, falls irgendwelche Beschwerden bestehen.

■ Berichten zufolge können Knieschäden auftreten, wenn Tai Chi Chuan nicht richtig ausgeführt wird. Es ist daher wichtig, daß Sie bei einem qualifizierten Lehrer Unterricht nehmen und ihn über Knieprobleme informieren.

■ Bei gesundheitlichen Bedenken sollte man einen Arzt aufsuchen.

■ In der Schwangerschaft kann das Gleichgewicht eingeschränkt sein.

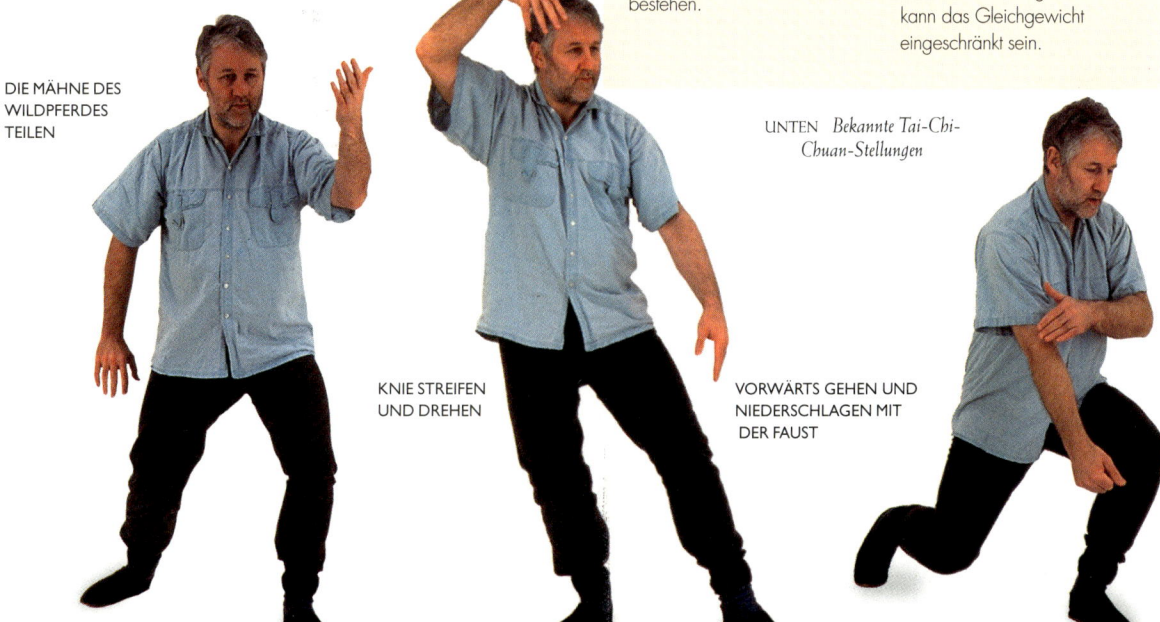

DIE MÄHNE DES
WILDPFERDES
TEILEN

KNIE STREIFEN
UND DREHEN

UNTEN *Bekannte Tai-Chi-Chuan-Stellungen*

VORWÄRTS GEHEN UND
NIEDERSCHLAGEN MIT
DER FAUST

## Tai Chi Chuan für zu Hause

Es ist sehr wichtig, daß Sie bei einem erfahrenen Lehrer Kurse besuchen, wenn Sie Tai Chi Chuan erlernen möchten. Die nachfolgenden Grundübungen sollen Ihnen eine Vorstellung davon vermitteln, wie diese Kunst aussieht. Sie helfen Ihnen vielleicht, ein bißchen mehr von Ihren ersten Sitzungen zu profitieren. Sie sollten versuchen, jede einzelne der Reihe nach zu beherrschen.

### YIN-ÜBUNGEN: GRUNDBEWEGUNGEN

Diese Stellungen konzentrieren sich auf das Yin. Sie verleihen Standhaftigkeit, Ruhe, Erdverbundenheit und Stille.

### Die Stellung der Vollkommenheit

1 Ihre Füße, die gerade nach vorne zeigen, stehen in Handbreite nebeneinander. Halten Sie die Knie leicht gebeugt.

2 Lassen Sie Hände und Arme seitlich herabhängen.

3 Entspannen Sie das Gesicht und schließen Sie die Augen. Konzentrieren Sie sich auf gleichmäßiges Atmen.

4 Spüren Sie das Gewicht Ihres Körpers gleichmäßig durch jeden Fuß hindurch bis zum Boden, solange, bis Sie sich standfest fühlen.

5 Am Anfang sollten Sie drei Minuten lang in dieser Stellung verharren, nach einer gewissen Übung bis zu 10 Minuten.

Die Beherrschung dieser Stellung hört sich leicht an, ist jedoch nicht einfach, wenn Sie richtig ausgeführt wird. Mit einiger Übung kann sie dazu eingesetzt werden, um ein tiefes Gefühl des Friedens und der Ruhe zu erreichen.

## Die Tai-Chi-Chuan-Grundhaltung

1 Um nun zur Tai-Chi-Chuan-Stellung zu wechseln, öffnen Sie die Augen und übertragen Sie, ohne sich zu bewegen, Ihr gesamtes Körpergewicht auf das linke Bein.

2 Bewegen Sie das rechte Bein nach außen, so daß die Füße fast schulterbreit stehen. Übertragen Sie Ihr Körpergewicht auf das rechte Bein.

3 Bewegen Sie das linke Bein auf das rechte Bein zu, halten Sie einige Sekunden inne. Bewegen Sie das linke Bein weiter nach links, so daß Ihre Füße eine breite, bequeme Position einnehmen.

4 Verteilen Sie Ihr Körpergewicht gleichmäßig auf beide Füße.

5 Zur Wiederaufnahme der Tai-Chi-Chuan-Stellung beugen Sie Ihre Knie und drehen Sie sie leicht nach innen – so, als ob sie einen Ballon zwischen ihnen einklemmen wollten.

6 Heben Sie Arme und Ellbogen vor dem Körper etwa bis in Ellbogenhöhe hoch. Ihre Hände und Finger sollten mit den Handflächen in Richtung Brustkorb zeigen. Halten Sie die Daumen so, daß die Finger und Daumen einen unvollständigen Kreis beschreiben.

7 Halten Sie die Stellung und entspannen Sie sich, indem Sie die Augen schließen und Ihren Geist freimachen. Behalten Sie die Stellung einige Minuten lang bei. Steigern Sie mit der Zeit – eher über Monate als über Tage – die Spanne, bis Sie 30 Minuten so verharren können.

8 Führen Sie die Bewegungen in umgekehrter Reihenfolge durch und kehren Sie zum Stand der Vollkommenheit zurück. Halten Sie wiederum einige Minuten lang inne. Öffnen Sie die Augen und beenden Sie die Stellung mit der allgemeinen Aufwärmübung wie zuvor.

Mit Übung und Unterricht gelingt es manchen Menschen, ihr inneres Qi als starke Kraft zu spüren, die den Körper zu schütteln scheint oder ihn vibrieren läßt. Wenn Ihnen dies gelingt, lenken Sie das Qi auf das Dantien-Zentrum, unterhalb und hinter dem Bauchnabel, wo es Ihnen zu Verfügung steht, wenn Sie zusätzliche Energie benötigen.

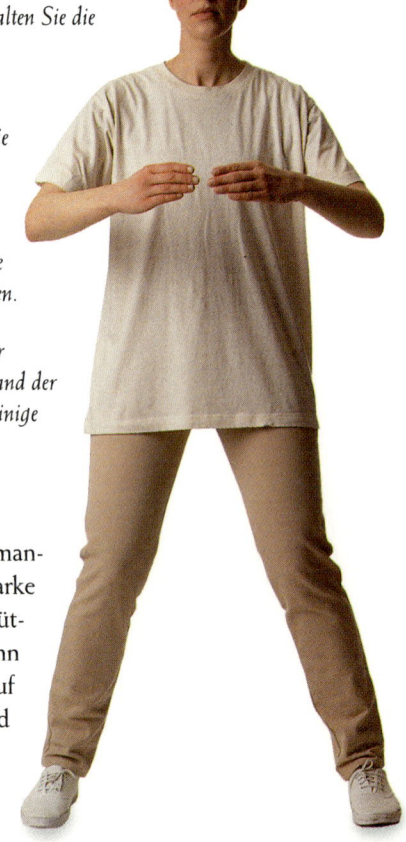

## YANG-ÜBUNGEN: GRUNDBEWEGUNGEN
### »Der grüne Drachen spuckt die Perle aus«
Diese dynamische Übung ist auf das Yang ausgerichtet und regt den Energiefluß an. Zu Beginn nehmen Sie die Tai-Chi-Grundhaltung ein (s. links). Die Knie sind gebeugt und leicht nach innen gedreht. Arme und Ellbogen befinden sich vor dem Körper.

1 Übertragen Sie Ihr Körpergewicht auf das rechte Bein und bewegen Sie das linke Bein auf das rechte zu. Dabei berühren nur die Zehen des linken Beines den Boden. Beugen Sie gleichzeitig die Knie und drehen Sie sich aus der Hüfte nach links. Den Kopf sollten Sie so drehen, daß Sie nach links blicken. Die Arme schwingen nach rechts.

2 Das Körpergewicht liegt weiterhin auf dem rechten Bein und Sie bewegen den linken Fuß einen Schritt nach vorne. Beugen Sie das linke Bein und strecken Sie das rechte durch. Übertragen Sie Ihr Körpergewicht gleichmäßig auf beide Beine.

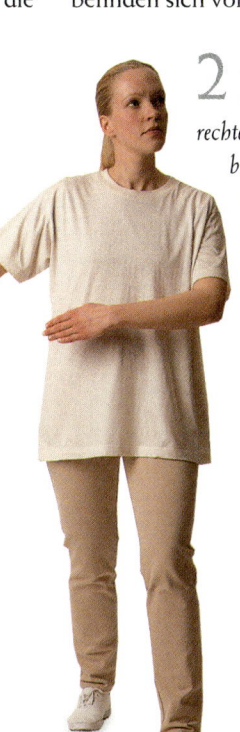

3 Bringen Sie den rechten Arm entgegen dem Uhrzeigersinn in Schulterhöhe nach vorne und stoßen Sie ihn nach vorne. Die Handfläche zeigt dabei nach vorne. Strecken Sie den Ellbogen nicht ganz durch. Bewegen Sie die linke Hand im Uhrzeigersinn und schließen Sie diese Bewegung in der Nähe des linken Knies ab, wobei die Handfläche auf den Boden gerichtet ist.

### Handbewegungen
Beim Tai Chi verwendet man verschiedene Handbewegungen. Wenn Sie fließend aufeinander folgen, entstehen kreisförmige Bewegungen. Stellen Sie sich aufrecht hin. Die Hände hängen seitlich herab, Ihr Körper ist entspannt. Machen Sie die Hände leicht hohl und halten Sie die rechte Hand mit der Handfläche nach oben gegen das Dantien.

4 Bringen Sie die Hände in Brusthöhe zusammen. Die Handflächen berühren einander. Drücken Sie dann das linke Handgelenk mit der rechten Handfläche, um das Qi in Ihren Händen zu sammeln.

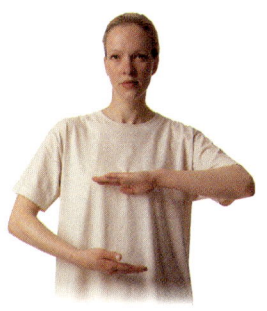

2 Bewegen Sie den rechten Arm und die rechte Hand nach vorn auf Gesichtshöhe, während sich die linke Hand schräg nach oben bewegt und auf den rechten Ellbogen zeigt.

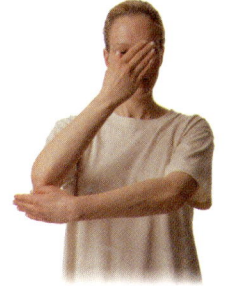

1 Halten Sie die linke Hand in Brusthöhe mit der Handfläche nach unten, gerichtet auf die rechte Handfläche, als ob Sie das Qi zwischen den Handflächen halten würden.

3 Bringen Sie beide Hände in Hüfthöhe hinunter auf die linke Seite. Die rechte Hand liegt über der linken und zeigt nach oben, während die linke nach unten gerichtet ist.

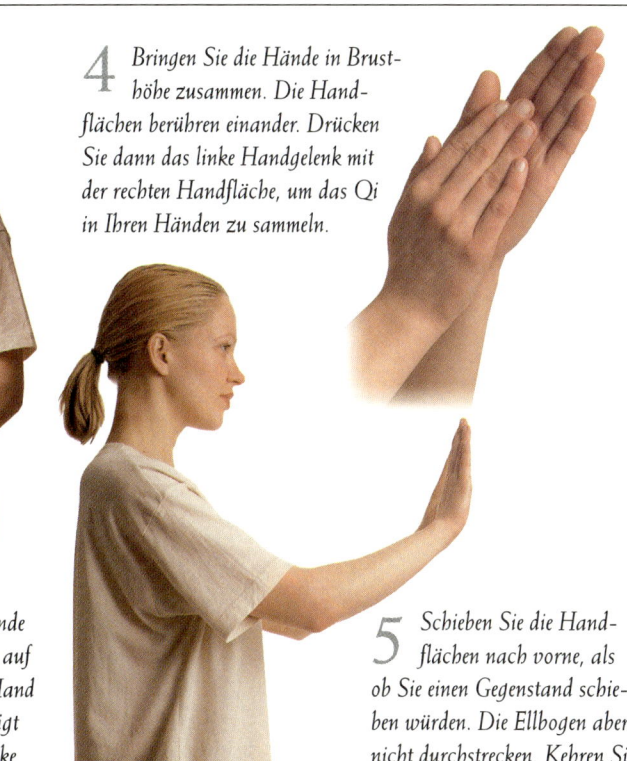

5 Schieben Sie die Handflächen nach vorne, als ob Sie einen Gegenstand schieben würden. Die Ellbogen aber nicht durchstrecken. Kehren Sie zur Ausgangsposition zurück.

# YOGA

*So wie Yoga im Westen praktiziert wird, denkt man in der Regel an ein System von Bewegungsübungen und Atemtechniken, das manchmal mit Meditation verknüpft wird. Für die Menschen in den westlichen Ländern stellt Yoga nicht unbedingt eine Therapieform dar, sondern eher ein Mittel zur Erlangung körperlichen und seelischen Wohlbefindens. Trotzdem läßt sich hinreichend belegen, daß Yoga verschiedene Beschwerden, wie z. B. Bluthochdruck, positiv beeinflußt. Bei der Behandlung einer ganzen Reihe von Krankheiten greift man immer öfter auf spezielle Übungen zurück.*

Yoga entstand vor 5000 Jahren in Indien. Bei der Entwicklung des Hinduismus und Buddhismus aber auch der indischen Kultur insgesamt spielte es eine zentrale Rolle. Yogaübungen werden in den heiligen Hindutexten wie z. B. den Veden aus dem Jahre 1500 v. Chr. oder der Bhaghavadgita beschrieben.

Im Westen ist eine Yoga-Form weit verbreitet, die auf den Grundsätzen des Hatha-Yoga beruht. Diese wurden erstmals von dem Hindu-Philosoph Patanjali in den Yoga Sutren vor etwa 2000 Jahren ausgearbeitet. Auf dieses Werk gehen die bekannten Yoga-Haltungen (»Asanas«) und Atemübungen (»Pranayamas«) zurück.

Yoga wurde im Abendland im 19. Jahrhundert eingeführt, als Übersetzungen hinduistischer Texte erschienen. Allerdings stieß es auf wenig Interesse. Erst in der zweiten Hälfte des 20. Jahrhunderts, als das Interesse an der fernöstlichen Philosophie und an alternativen Heilweisen sprunghaft anstieg, wurde man auf Yoga aufmerksam. Heute ist seine Beliebtheit im Westen gesichert. Man nimmt an, daß es in den USA und in Großbritannien mehr Yogalehrer gibt als in ganz Indien. Millionen Menschen praktizieren Yoga in irgendeiner Form.

## DIE LEHRE DES YOGA

Yoga kann sowohl als Philosophie und als Anleitung zur Lebensführung betrachtet werden. Es ist keine Religion, auch wenn seine enge Verbindung zu Hinduismus und Buddhismus dies nahelegen mag. Alle Yogaformen haben die Herstellung von Einklang mit dem gesamten Universum zum Ziel. Diese Harmonie läßt sich nur durch Meditation und Beachtung bestimmter ethischer Grundsätze erreichen, die die Lebenspfade der Menschen bestimmen.

Ein wichtiger Aspekt des Yoga ist das Prana, die universelle lebensspendende feinstoffliche Energie. Wir haben Anteil am Fließen von Prana, wenn wir atmen. Die Atmung ist daher ein wichtiges Element des Yoga. Das Fließen von Prana im Körper ist Grundvoraussetzung für innere Harmonie und Gesundheit. Alle Yoga-Übungen sollten das Fließen des Prana steuern und die innere Energie des Körpers freisetzen, um spirituelles Bewußtsein zu schaffen.

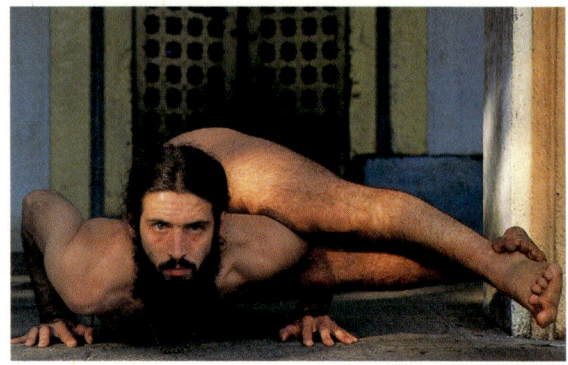

OBEN *Yoga ist ein umfassendes System für Seele, Körper und Geist, das auf den Hinduismus zurückgeht.*

Yoga ist also eine Form der Vorbereitung für Seele, Körper und Geist, die durch Verhalten, richtiges Denken und Meditation harmonsiert werden müssen, bevor das Ich mit dem Universum oder der Ganzheit allen Seins – der Entsprechung für Gott oder dem hinduistischen Ziel des Nirvana – verschmelzen kann. Im weitesten Sinn stellen die Haltungs- und Atemübungen des Hatha-Yoga ein Mittel dar, um die Meditation und das innere Gleichgewicht zu fördern, die ja zur Erlangung des letztendlichen Ziels des Einklangs führen. Hatha-Yoga ist ein eigenständiges Yoga-System. Im westlichen Kulturkreis werden jedoch seine Körperübungen stark betont.

### Die Geschichte des Yoga

Die erste Abhandlung über Hatha-Yoga mit dem Titel »Der achtfache Pfad« wurde von Patanjali verfaßt, der die spirituellen Stufen beschreibt, die Yogis auf dem Weg zu Erleuchtung oder ins Nirvana durchlaufen. Darin wird ein System mit Richtlinien dargelegt, die sich mit gesunder Ernährungsweise und hohen Maßstäben der inneren Reinigung befassen und im weiteren Verlauf auf Körperhaltungen, Atemtechniken und Meditation eingehen, bevor man schließlich die oberste Stufe der reinen Bewußtheit erreicht.

Man sagt, daß das Hauptziel des Yoga in der Erreichung eines Zustandes besteht, in welchem man der beste, gesündeste und reifste Mensch ist, den es überhaupt geben kann.

## DIE PFADE DES YOGA

Es gibt viele Yoga-Formen, die auch Pfade genannt werden. Jeder weist eine eigene Systematik und einen eigenen Schwerpunkt auf. In der Praxis verschmelzen die verschiedenen Formen oft miteinander. Selten beschränken sich Yoga-Adepten auf einen einzigen Pfad. Die traditionellsten Pfade neben dem Hatha-Yoga sind Ashtanga-Yoga, Raja-Yoga, Jnana-Yoga, Karma-Yoga, Bhakti-Yoga, Tantra-Yoga, Kundalini-Yoga und Mantra-Yoga.

Das **Ashtanga-Yoga** ist das von Patanjali in den Yoga Sutren beschriebene System und kann als Quelle für alle anderen Yoga-Formen, die sich im Laufe der Jahrhunderte entwickelten, gelten. Ashtanga bedeutet acht Glieder. Patanjali beschreibt einen achtfachen Pfad, der zu Erhabenheit, Freiheit und Einssein führt.

Die ersten beiden Glieder bereiten den Schüler geistig und seelisch auf die Widrigkeiten vor, die er noch vor sich hat. Die erste Stufe heißt Yama und fordert Ehrlichkeit, Mitgefühl, Gewaltlosigkeit, Mäßigung und Reinlichkeit im täglichen Leben. Niyama, eine weitere Stufe verlangt Reinheit, Zufriedenheit, Selbsterkenntnis und Hingabe an den Pfad des Yoga.

Die nächsten drei Glieder sind v. a. den körperlichen Aspekten des Yoga gewidmet: Asana oder die rechte Sitzhaltung, Pranayama oder der Einsatz des Atems zur Kontrolle des Fließens der Lebenskraft im Körper, auch Prana genannt und Pratyahara, die Verinnerlichung des Bewußtseins durch tiefe Entspannung und Reduzierung der Sinneswahrnehmung.

Die letzten drei Glieder beschäftigen sich mit verschiedenen Stufen der Meditation, die ihren Höhepunkt in der Verschmelzung des Ich mit dem gesamten Universum erreicht, dem Ziel des Yoga.

**Raja-Yoga** oder königliches Yoga beruht auf der Meditation. Es ist das Yoga des Geistes und setzt die Energie der Bewußtheit und des Denkens ein, damit der Geist Beherrschung über Sorgen, Ängste und Sehnsüchte gewinnt. Raja-Yoga leitet sich ab von der letzten Stufe des Ashantanga-Yoga, und Hatha-Yoga ist hierzu eine wichtige Vorstufe.

**Jnana-Yoga** oder Yoga der Weisheit trägt meditativen und kontemplativen Charakter. Es nutzt die Kraft des Geistes zur Ergründung der tiefsinnigsten existentiellen Fragen: Was ist Wirklichkeit? Was ist Wahrheit? Es vermittelt ein tiefes intuitives Verständnis des Wirklichen und Unwirklichen, des Dauerhaften und Vergänglichen.

**Karma-Yoga** ist das Yoga des alltäglichen Lebens. Karma betrifft unsere Handlungen und Reaktionen im Leben. Jede Handlung, die aus egoistischen Beweggründen unternommen wird, erzeugt Karma und bindet uns an das Rad des Lebens oder Samsara, den ewigen Kreislauf von Geburt, Leben und Tod. Karma-Yoga lehrt uns durch Asana und Pranayama und Meditation, selbstlos und nur um der Handlung willen im Dienste anderer oder Gottes zu handeln. Dann werden wir vom Karma befreit und haben die Fesseln des Samsara durchbrochen, um ins Nirvana einzugehen.

**Bhakti-Yoga** ist der Yoga der Hingabe und Liebe. Hier wird das Empfinden im Dienste des Göttlichen gesammelt. Wie bei anderen Yoga-Formen heißt das Ziel Einssein, aber Meditation wird im wesentlichen als Religion betrachtet.

**Tantra-Yoga** ist ein Mittel, das die Energie körperlicher Handlung und die Energie des Begehrens in einen Zustand spiritueller Ekstase umwandelt. Ein oft mißverstandener Aspekt des tantrischen Yoga beinhaltet die Ritualisierung sexueller Aktivität zur Bewußtseinserweiterung. Wichtiger aber sind die Asanas und Pranayama, besonders dann, wenn sie eingesetzt werden, um die machtvolle Kraft der Kundalini-Energie zu erwecken (siehe unten).

**Kundalini-Yoga** ist eine Form des Hatha-Yoga, bei der die Kundalini-Energie oder Schlangenkraft aktiviert wird. Dies ist eine kraftvolle Energie, die mit sexuellem Verlangen verbunden ist, vom unteren Ende der Wirbelsäule ausgeht und die verschiedenen Energiezentren oder Chakren anregt (s. S. 78–85), bis es das Scheitelchakra erreicht, das universelle Bewußtheit und Glückseligkeit vermittelt.

**Mantra-Yoga** beinhaltet den Gebrauch bestimmter Sätze oder Mantras, die als Hilfsmittel für Konzentration und Meditation dienen. Mantras waren immer ein Bestandteil der Yoga-Übungen, die jedoch erst durch die Beliebtheit der Transzendentalen Meditation bekannt wurden (s. S. 60–63).

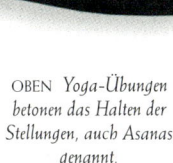

OBEN *Yoga-Übungen betonen das Halten der Stellungen, auch Asanas genannt.*

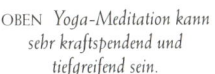

OBEN *Yoga-Meditation kann sehr kraftspendend und tiefgreifend sein.*

---

### BITTE BEACHTEN

Fast jeder kann von Yoga profitieren, auch ältere Menschen, Schwangere und chronisch Kranke. Man sollte jedoch ohne vorherigen Arztbesuch und ohne Unterricht bei einem ausgebildeten Lehrer keine Yoga-Stellungen versuchen, wenn man schwanger ist oder unter einer der folgenden Beschwerden leidet:

■ Herz-Kreislauf-Probleme

■ Nacken- oder Wirbelsäulen-Beschwerden

■ Ohren- oder Augenerkrankungen

■ Multiple Sklerose

■ Chronisches Müdigkeitssyndrom

■ Knochenbrüche

■ frische Verletzung oder Operation

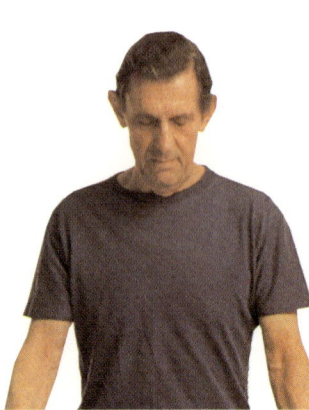

OBEN *Die richtige Atemtechnik ist bei Yoga-Übungen ein ganz wesentliches Element.*

## YOGA-STELLUNGEN

Bei regelmäßiger Übung harmonisiert Yoga die Muskeln, verbessert Haltung, Bewegung und Gleichgewicht. Es kann zur Senkung des Blutdrucks beitragen und die Lungenfunktion verbessern. Viele der Stellungen wirken sich auch auf die inneren Organe aus, so daß Verdauung, Leber und Bauchspeicheldrüse besser funktionieren können.

Fortgeschrittene können erstaunliche Leistungen erzielen. So zeigen manche Menschen die Fähigkeit, ihre Herzfrequenz sehr stark zu senken. Sie können die Temperatur verschiedener Körperbereiche unabhängig voneinander kontrollieren und verfügen über außergewöhnliche Muskelkraft. Allerdings erfordert dieses Maß an Kontrolle jahrelanges mehrstündiges Üben. Nur wenige Yoga-Anhänger im Westen bringen die Zeit und die Geduld dafür auf. Die meisten geben sich mit der allgemeinen Steigerung von Fitneß und Wohlbefinden durch Yoga zufrieden.

Nur selten ist die Meditation als Element des westlichen Yoga-Unterrichts besonders ausgeprägt, bringt jedoch beachtliche Vorteile. Es steigert die Konzentration und geistige Klarheit und trägt zur Verminderung von Streß und Angst bei. Man fühlt sich entspannter, aber gleichzeitig geistig frischer und wacher.

## SELBSTHILFE

Yoga bietet sich als Selbsthilfetherapie an, obwohl es zu Anfang ratsam ist, Kurse zu besuchen, die von einem qualifizierten Lehrer geleitet werden. Es ist wichtig, die Grundprinzipien sowohl von Asana als auch Pranayama – Haltung und Atmen – kennenzulernen, wenn man von den Übungen optimal profitieren möchte. Im allgemeinen beruhen diese auf den Prinzipien des Hatha-Yoga. Ein guter Lehrer kann auch Haltungsfehler erkennen und die passendsten Übungen empfehlen.

## DIE ASANAS

Im Yoga gibt es hunderte verschiedener Stellungen. In den Abbildungen sind einige Beispiele aufgeführt, zu denen eine Sequenz gehört, die Surya Namatura oder Sonnengebet genannt wird (s. rechts).

## YOGA ZU HAUSE

Dafür braucht man wenig oder gar keine Ausrüstung. Yoga kann auch wirksam sein, wenn eine Sitzung nur 10–15 Minuten dauert, obwohl die Vorteile natürlich umso größer sind je länger man übt. Tägliche Sitzungen, die 30 Minuten oder länger dauern und vorzugsweise am Mor-

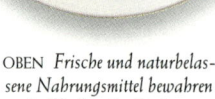

OBEN *Frische und naturbelassene Nahrungsmittel bewahren die Klarheit des Denkens.*

gen oder am Abend durchgeführt werden, sind empfehlenswert. Beachten Sie bei Yoga-Übungen diese Anleitungen:

✳ Wenn Sie zu Hause sind, sollten Sie einen ruhigen, warmen Raum auswählen. Dünne Teppichböden und Holzböden eignen sich gut. Spezielle, rutschfeste Matten kann man kaufen. Sie sind ideal. Das Zimmer sollte einen langen Spiegel haben, damit Sie überprüfen können, ob Sie sich richtig im Gleichgewicht befinden. Sie werden auch eine Decke zur Entspannung brauchen.

✳ Eine gute halbe Stunde vor oder nach dem Üben sollten Sie weder baden noch duschen.

✳ Tragen Sie bequeme Kleidung, die optimale Bewegungsfreiheit ermöglicht (z. B. einen Gymnastikanzug). Yoga sollte immer barfuß geübt werden.

✳ Wahrscheinlich helfen Ihnen einige einfache Dehnübungen zum Aufwärmen vor einer Sitzung.

✳ Denken Sie immer daran, daß Yoga keine Abfolge von sportlichen Herausforderungen darstellt. Es dauert seine Zeit, bis eingefahrene Haltungsfehler beseitigt sind, und manche Stellungen können sich als sehr schwierig erweisen. Versuchen Sie diese nicht zu erzwingen, sonst könnten Ihre Muskeln oder Gelenke geschädigt werden.

✳ Beim Üben sollten Sie sich Ihres ganzen Körpers bewußt sein. Beachten Sie, wie sich eine bestimmte Haltung auf verschiedene Körperbereiche auswirkt und wie jeder Bereich zur Haltung der Stellung beiträgt.

✳ Das Gleichgewicht sollte auch an der Abfolge der Haltungen erkennbar sein, die Sie einnehmen. Lassen Sie auf eine Haltung, die eine bestimmte Muskelgruppe dehnt, eine folgen, die die Muskeln entspannt. Eine Stellung, die eine Körperseite dehnt, sollte auch auf der anderen Körperseite ausgeführt werden.

✳ Atmen oder Pranayama ist ein wichtiger Aspekt des Asana. Lernen Sie, während einer Übungsstunde tief und gleichmäßig zu atmen.

✳ Nach einer Sitzung kann es sein, daß Sie bestimmte Beschwerden oder Schmerzen verspüren, da ja untrainierte Muskeln eingesetzt werden. Jede Übungssitzung sollte mit der Entspannungshaltung beendet werden.

# DAS SONNENGEBET

Rituelle Begrüßungen der aufgehenden Sonne findet man in vielen Gesellschaften. Diese bestimmte Abfolge von Stellungen hat jedoch nichts Mystisches an sich. Auch wenn damit nicht die strikte Disziplin des normalen Yoga eingehalten wird, bei dem die einzelnen Stellungen viel länger gehalten werden, so wird dadurch aber ein erfrischender Start in den Tag ermöglicht. Allerdings sollte man sich dabei nicht überanstrengen. Bei Kreuzschmerzen sollte die Übung nicht durchgeführt werden. Bei Schmerzen oder Unwohlsein sollte das Üben sofort eingestellt werden.

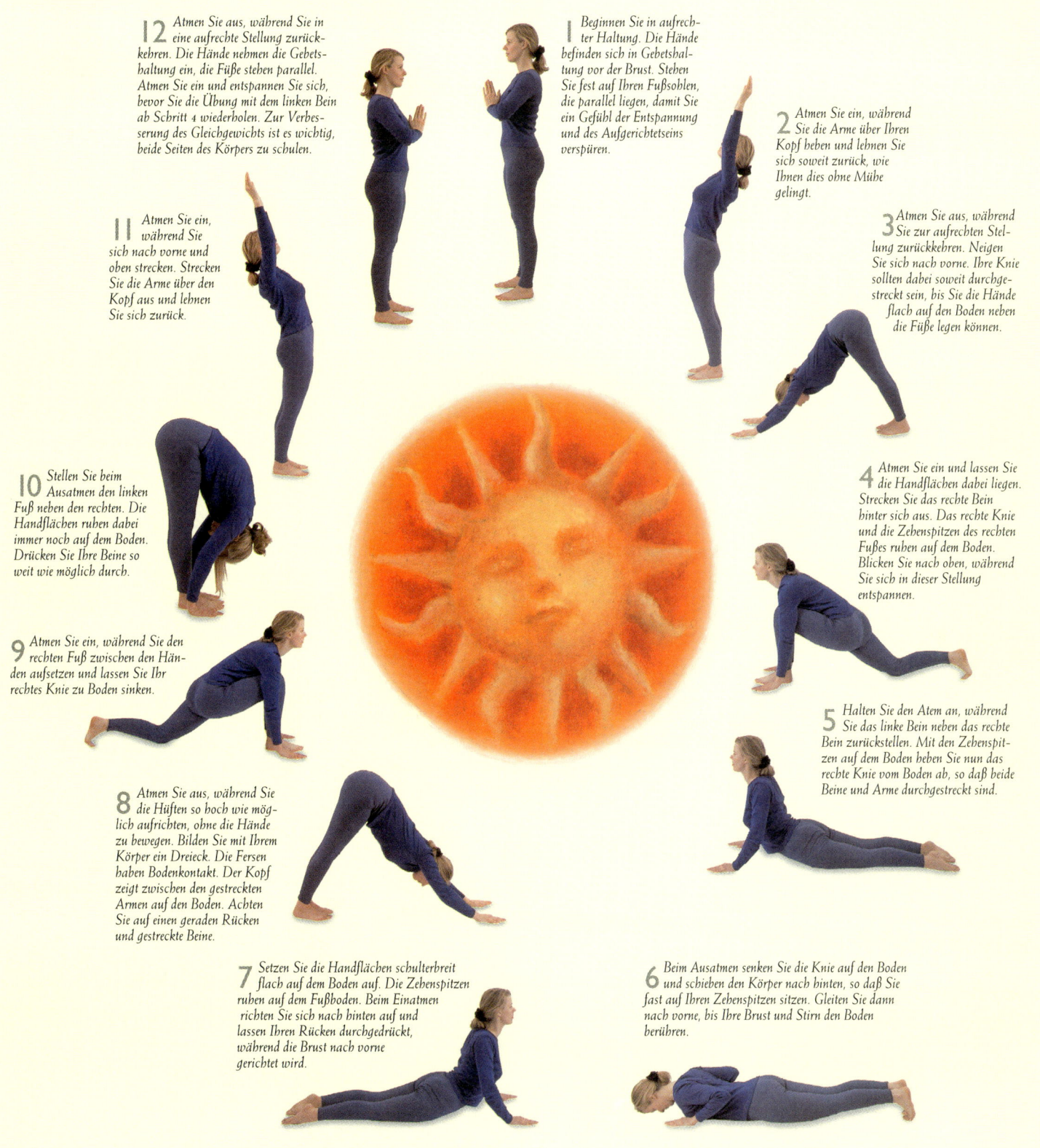

**12** Atmen Sie aus, während Sie in eine aufrechte Stellung zurückkehren. Die Hände nehmen die Gebetshaltung ein, die Füße stehen parallel. Atmen Sie ein und entspannen Sie sich, bevor Sie die Übung mit dem linken Bein ab Schritt 4 wiederholen. Zur Verbesserung des Gleichgewichts ist es wichtig, beide Seiten des Körpers zu schulen.

**1** Beginnen Sie in aufrechter Haltung. Die Hände befinden sich in Gebetshaltung vor der Brust. Stehen Sie fest auf Ihren Fußsohlen, die parallel liegen, damit Sie ein Gefühl der Entspannung und des Aufgerichtetseins verspüren.

**2** Atmen Sie ein, während Sie die Arme über Ihren Kopf heben und lehnen Sie sich soweit zurück, wie Ihnen dies ohne Mühe gelingt.

**3** Atmen Sie aus, während Sie zur aufrechten Stellung zurückkehren. Neigen Sie sich nach vorne. Ihre Knie sollten dabei soweit durchgestreckt sein, bis Sie die Hände flach auf den Boden neben die Füße legen können.

**11** Atmen Sie ein, während Sie sich nach vorne und oben strecken. Strecken Sie die Arme über den Kopf aus und lehnen Sie sich zurück.

**10** Stellen Sie beim Ausatmen den linken Fuß neben den rechten. Die Handflächen ruhen dabei immer noch auf dem Boden. Drücken Sie Ihre Beine so weit wie möglich durch.

**4** Atmen Sie ein und lassen Sie die Handflächen dabei liegen. Strecken Sie das rechte Bein hinter sich aus. Das rechte Knie und die Zehenspitzen des rechten Fußes ruhen auf dem Boden. Blicken Sie nach oben, während Sie sich in dieser Stellung entspannen.

**9** Atmen Sie ein, während Sie den rechten Fuß zwischen den Händen aufsetzen und lassen Sie Ihr rechtes Knie zu Boden sinken.

**5** Halten Sie den Atem an, während Sie das linke Bein neben das rechte Bein zurückstellen. Mit den Zehenspitzen auf dem Boden heben Sie nun das rechte Knie vom Boden ab, so daß beide Beine und Arme durchgestreckt sind.

**8** Atmen Sie aus, während Sie die Hüften so hoch wie möglich aufrichten, ohne die Hände zu bewegen. Bilden Sie mit Ihrem Körper ein Dreieck. Die Fersen haben Bodenkontakt. Der Kopf zeigt zwischen den gestreckten Armen auf den Boden. Achten Sie auf einen geraden Rücken und gestreckte Beine.

**7** Setzen Sie die Handflächen schulterbreit flach auf dem Boden auf. Die Zehenspitzen ruhen auf dem Fußboden. Beim Einatmen richten Sie sich nach hinten auf und lassen Ihren Rücken durchgedrückt, während die Brust nach vorne gerichtet wird.

**6** Beim Ausatmen senken Sie die Knie auf den Boden und schieben den Körper nach hinten, so daß Sie fast auf Ihren Zehenspitzen sitzen. Gleiten Sie dann nach vorne, bis Ihre Brust und Stirn den Boden berühren.

## STEHÜBUNGEN

Die Stehübungen bilden eine Grundlage der Yoga-Übungen. Sie erzeugen Ausgeglichenheit, Geschmeidigkeit und Kraft von den Füßen bis zum Schulter-Nackenbereich. Die schwierigeren Dreh- und Beugeübungen erzeugen eine ungewohnte Belastung der Muskeln und Gelenke. Daher sollten diese zuerst unter Koordination von Atmung und Bewegung eingeübt werden.

### Der Berg (Tadasana)

*Dies ist die erste Stellung, die man erlernen sollte. Sie ist nicht so einfach, wie es den Anschein haben mag und beinhaltet grundlegende Aspekte der Asanas.*

- *Stellen Sie sich mit geschlossenen Beinen hin. Ihre Knöchel und Füße berühren sich. Ihr Gewicht sollte gleichmäßig auf beide Füße verteilt sein, auch entlang jeder Fußsohle.*
- *Die Beine sollten gerade sein. Das heißt, daß die Kniescheiben mit den vorderen Oberschenkelmuskeln nach oben gezogen werden. In dieser Stellung wird das Gewicht Ihres Körpers direkt vom Becken zu den Füßen übertragen.*
- *Becken und Schultern sollten parallel sein und sich nicht zu einer Seite hin neigen (Kontrolle im Spiegel). Kopf und Nacken bilden eine natürliche Verlängerung der Wirbelsäule.*
- *Die Brust sollte durch leichtes Anheben von Brustkorb und Bauch geöffnet werden. Die Schultern nimmt man nach hinten und entspannt sie, damit sie nicht schlaff herabhängen.*
- *Bleiben Sie eine Weile so stehen. Wenn es Ihnen hilft, halten Sie die Augen geschlossen. Fühlen Sie, was in jedem Bereich Ihres Körpers geschieht. Dies ist auch der geeignete Zeitpunkt, um richtiges Atmen zu üben (s. S. 58/9).*

### Seitliche Variation der Dreieckshaltung (Vorbereitung auf Virabhadrasana)

*Stellen Sie sich in der Dreieckshaltung hin. Füße und Zehen sind nach vorne gerichtet. Lassen Sie das linke Bein zur Seite gleiten, so daß die Zehen nach links zeigen. Der Körper sollte nach vorne ausgerichtet sein. Atmen Sie aus, während Sie das linke Knie so beugen, daß es sich über der linken Ferse befindet. Drehen Sie den Kopf in Blickrichtung zu den Fingern der linken Hand. Halten Sie die Stellung 10 Sekunden lang, atmen Sie bewußt. Kehren Sie einatmend zur Ausgangsposition zurück. Dann wiederholen Sie die Übung zur anderen Seite.*

### Kniekuß (Uttanasana)

*Beugen Sie sich ausatmend nach vorne. Halten Sie die Beine gestreckt, bis die Finger den Boden berühren. Umfassen Sie die Knöchel mit den Händen. Halten Sie dabei die Arme gerade und blicken sie geradeaus. Bringen Sie die Ellbogen hinter die Knie, umfassen Sie dabei aber immer noch Ihre Knöchel. Beugen Sie sich weiter, bis Brust und Magengegend die Oberschenkel berühren. Bleiben Sie 10 Sekunden lang so stehen. (Den Kniekuß bei Kreuzschmerzen vermeiden!)*

### Die Dreiecks-Stellung (Trikonasana)

*Stellen Sie sich aufrecht hin und grätschen Sie die Füße in Beinlänge. Drehen Sie Bein, Fuß und Zehen auf der rechten Seite nach rechts. Achten Sie darauf, daß Ihr Gewicht gleichmäßig auf die Mitte der Fußsohlen verteilt ist. Dehnen Sie die Beinmuskeln. Richten Sie den Oberkörper aus der Hüfte auf. Atmen Sie ein und strecken Sie die Arme seitlich in Schulterhöhe aus. Beim Ausatmen lassen Sie die rechte Hand auf das rechte Bein sinken und strecken den linken Arm nach oben. Drehen Sie den Kopf zur linken Hand. Dehnen Sie die Wirbelsäule und die Arme und öffnen sie die nach vorne gerichteten Hüften. Atmen Sie weiter, während Sie diese Stellung 10 Sekunden lang beibehalten. Dann wiederholen Sie die Übung auf der linken Seite.*

### Gefaltete Variation der Dreieecksstellung (Padottanasana)

*Stellen Sie sich wie bei der Dreiecks-Stellung hin. Ihre Füße zeigen nach vorne und stehen parallel zueinander. Strecken Sie Beine und Oberkörper. Atmen Sie ein und richten Sie den Körper von den Hüften an auf. Atmen Sie aus, beugen Sie sich aus der Hüfte, die auf der Mittellinie zwischen den Füßen liegen sollte, nach vorne und strecken Sie die Hände nach vorne und auf den Boden unterhalb der Schultern. Halten Sie den Rücken gerade und öffnen Sie die Brust. Einatmen. Bringen Sie die Hände mit den Füßen in eine Linie und neigen Sie den Kopf in Richtung Boden, während Sie die Wirbelsäule weiterhin dehnen. Atmen Sie weiter, während Sie diese Position 10 Sekunden lang beibehalten. Atmen Sie ein und kehren Sie zur Ausgangsposition zurück. Diese Stellung sollte bei Kreuzschmerzen vermieden werden.*

## BODENÜBUNGEN IM SITZEN UND LIEGEN

Die Bodenübungen sind besonders wirksam für die Bauchmuskulatur und stärken Verdauungssystem, Leber und Nieren. Sie können alleine ausgeführt werden oder zur Entspannung nach den anspruchsvolleren Übungen im Stehen dienen. Die Asanas im Stehen müssen allerdings auch regelmäßig geübt werden.

### Kniekuß im Sitzen (Paschimottanasana)

*Sie sitzen mit ausgestreckten Beinen und geradem Rücken auf dem Boden. Atmen Sie ein, während Sie sich leicht zurücklehnen. Heben Sie die Arme senkrecht hoch. Beugen Sie sich dann nach vorne und greifen Sie nach Ihren Zehenspitzen. Berühren Sie dabei – wenn möglich – Ihre Füße. Atmen Sie ein und aus, neigen Sie leicht Kopf und Brust, bis diese bequem nahe oder auf den Beinen ruhen. Entspannen Sie Kopf, Nacken und Schultern. Halten Sie die Stellung 10 Sekunden lang. Kehren Sie dann in eine sitzende (oder liegende) Position zurück.*

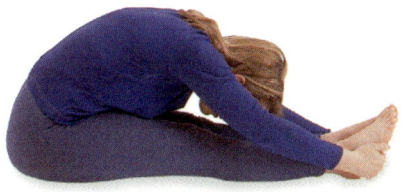

### Ausgangshaltung im Sitzen (Dandasana)

*Die Beine sind vor dem Körper gestreckt. Legen Sie die Hände auf die Hüften. Die Finger zeigen nach vorne. Strecken Sie den Oberkörper und halten Sie ihn im 90°-Winkel zu Ihren Beinen. Entspannen Sie die Schultern, strecken Sie die Wirbelsäule. Drücken Sie die Fersen nach außen und die Hüften nach unten. Dehnen Sie sich nach oben, öffnen Sie die Brust, während Sie sich vorstellen, wie sich die Wirbelsäule bis zum Scheitel Ihres Kopfes streckt. Atmen Sie, während Sie die Stellung 10 Sekunden lang beibehalten.*

### Drehsitz (Bharadvajasana)

*Setzen Sie sich aufrecht mit ausgestreckten Beinen hin. Beugen Sie das linke Bein und bringen Sie den Fuß in die Nähe der Leistengegend. Heben Sie das rechte Bein und stellen Sie den rechten Fuß nach außen neben das linke Knie. Bringen Sie den rechten Arm nach hinten und bewegen Sie die rechte Schulter behutsam nach hinten. Atmen Sie ein, während Sie die Wirbelsäule aufrichten. Atmen Sie aus und drehen Sie Kopf und Rumpf nach rechts. Behalten Sie die Stellung 10 Sekunden lang bei, während Sie ruhig atmen. Lösen Sie den Fuß und entspannen Sie sich in einer normalen Sitzhaltung, während Sie einatmen. Wiederholen Sie die Übung auf der Gegenseite.*

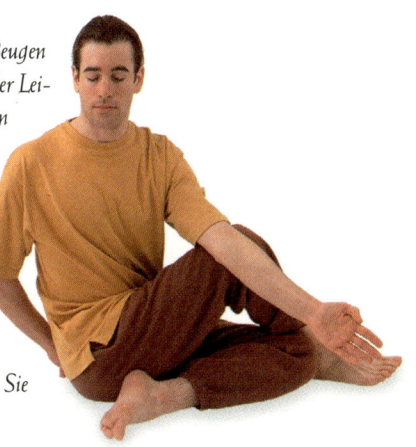

### Beginn der Katzenstellung (Adho Mukha Svanasana)

*Nehmen Sie den Vierfüßler-Stand ein. Die Knie befinden sind in Schulterbreite nebeneinander, die Hände werden unterhalb der Schultern auf dem Boden aufgesetzt. Ausatmen. Wölben Sie den Rücken nach unten und heben Sie den Kopf. Behalten Sie die Stellung einige Sekunden lang bei. Wiederholen Sie sie zehn- bis zwanzigmal. Setzen Sie sich dann nach hinten auf die Fersen. Die Arme nehmen Sie zur Seite. Neigen Sie den Kopf, bis die Stirn die Übungsmatte berührt. Entspannen Sie sich, atmen Sie zwei oder drei Minuten lang ruhig, bevor Sie sich langsam aufrichten.*

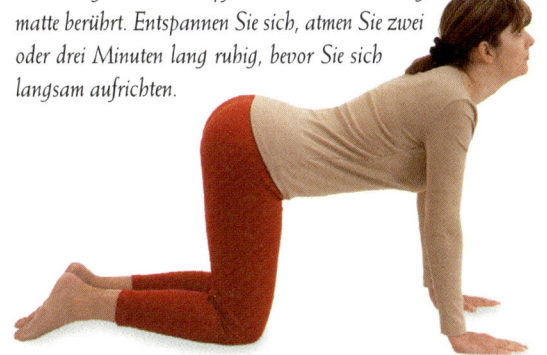

### Tiefenentspannung im Liegen (Savasana)

*Der Rücken bildet mit dem Nacken eine gerade Linie. Die Beine sind leicht geöffnet, die Arme werden etwas neben dem Körper aufgesetzt, die Handflächen nach oben. Stellen Sie sich vor, wie Sie im Boden einsinken. Beginnen Sie bei den Zehen und arbeiten Sie sich nach oben vor, bis jeder Teil des Körpers entspannt ist, bis zum Gesicht. Verlangsamen Sie den Atem und entspannen Sie sich immer mehr bei jedem Ausatmen. Nachdem Sie völlige Entspannung erreicht haben, stellen Sie sich vor, wie die Luft durch Ihre Extremitäten und dann in den übrigen Körper strömt und Ihr Atemrhythmus sich allmählich beschleunigt. Wackeln Sie mit Ihren Zehen, gähnen Sie und fangen Sie an, Glieder und Oberkörper zu strecken. Drehen Sie sich zur Seite und richten Sie sich auf. Sitzen Sie eine Weile ruhig und atmen Sie normal weiter, bevor Sie sich langsam erheben.*

---

### ENTSPANNUNG

Asanas sollten immer mit einer kurzen Entspannungsphase abgeschlossen werden. Dies ist eine wichtige Voraussetzung für Pranayama und Meditation und auch eine wirksame Methode, um körperliche und seelische Verspannungen aufzulösen. Entspannung kann auch alleine zur Streßminderung geübt werden.

**Während der Entspannung ist es wichtig, sich warm zu halten. Ziehen Sie daher Socken und ein Sweatshirt an oder decken Sie sich mit einer leichten Decke zu.**

Legen Sie sich in der Entspannungslage (Savasana) hin. Konzentrieren Sie sich auf Muskelanspannung und anschließende Entspannung jedes Körperbereiches. Sie sollten sich leicht fühlen, während die Spannung langsam nachläßt. Prüfen Sie den Körper auf Bereiche hin, die immer noch verspannt sind und konzentrieren Sie sich auf diese, bis Sie spüren, wie die Anspannung nachläßt. Wenn Sie vollkommen entspannt sind, bleiben Sie 5–10 Minuten lang so liegen, bis Atmung und Herzschlag ruhig, sanft und regelmäßig sind. Sie sollten sich körperlich und geistig erfrischt fühlen. Ihr Geist sollte klar und rege sein.

## SITZHALTUNGEN

Die Sitzhaltungen dienen der Harmonisierung und Festigung von Körper und Geist. Sie befähigen den Geist, sich auf Pranayama (Atmen) und Meditation zu konzentrieren. Für den echten Yoga-Schüler sind sie der Kern der Übungen. Sogar Menschen, die Yoga hauptsächlich mit Gymnastik gleichsetzen, berichten über die wohltuenden Wirkungen von Pranayama und Meditation, über größere Klarheit der Gedanken, über Gefühle von ruhigem Selbstbewußtsein und Befreiung von negativen oder wirren Gedanken und Gefühlen.

Es gibt viele Sitzhaltungen. Die beste ist der Lotus-Sitz, Padmasana genannt. Allerdings können ungeübte Körperpartien überanstrengt werden. Es kann eine gewisse Zeit dauern, bevor der Anfänger in der Lage ist, diese mühelos zu erreichen. Wenn Sie den Einstieg mit der Lotus-Sitzhaltung schwierig finden, sollten Sie die weniger anstrengende und leichte Haltung Sukashana ausprobieren. Sie können sich auch einfach mit geradem Rücken und geöffneter Brust auf einen Stuhl setzen, wobei die Hände auf den Knien oder im Schoß ruhen.

### DER LOTUS-SITZ PADMASANA

Machen Sie sich keine Gedanken, wenn Ihnen diese klassische Haltung für Pranayama und Meditation nicht ganz gelingt. Sie sollten Ihre Beine nicht in eine Stellung zwingen, die Schmerzen und Unbehagen auslöst.

1 *Nehmen Sie die leichte Sitzhaltung (s. oben) ein. Die Beine sind vor dem Körper ausgestreckt. Legen Sie den linken Fuß auf den rechten Oberschenkel, die Fußsohle nach oben gerichtet.*

2 *Beugen Sie das rechte Knie und bringen Sie den rechten Fuß zum linken Knie.*

3 *Heben Sie den linken Fuß maöglichst nahe zur Leistengegend. Richten Sie die Wirbelsäule auf und legen Sie die Hände mit den Handflä- chen nach oben auf jedes Knie. Verbinden Sie Daumen und Zeigefinger. Entspannen Sie sich und atmen Sie – vielleicht mit geschlossenen Augen.*

Zwei weitere Techniken werden in der Sitzhaltung auch oft verwendet. Die eine wird Mula Bandha genannt und beinhaltet das gleichzeitige Anspannen der Muskeln, die den Beckenboden und Unterleib kontrollieren. Diese Übung erhält die Prana-Energie im Körper und trägt zur Umwandlung körperlicher und sexueller Energie in spirituelle Energie bei. Sie festigt und schützt die Muskeln und Organe im Unterleib. Die andere Technik beinhaltet Mudras oder Gesten, wie z. B. die Verbindung von Daumenspitze und Zeigefingerspitze. Diese erfüllen bestimmte Aufgaben und werden traditionellerweise den Schülern gelehrt, nachdem Sie Ihre Atmung unter Kontrolle gebracht und ihre Körpersysteme gereinigt haben.

### LEICHTE SITZHALTUNG (SUKHASANA)

Setzen Sie sich mit ausgestreckten Beinen auf den Boden. Klemmen Sie den linken Fuß unter den rechten Oberschenkel und legen Sie den rechten Fuß unter das linke Schienbein. Der Rücken ist gerade, die Brust geöffnet. Schultern und Becken sind gleich ausgerichtet.

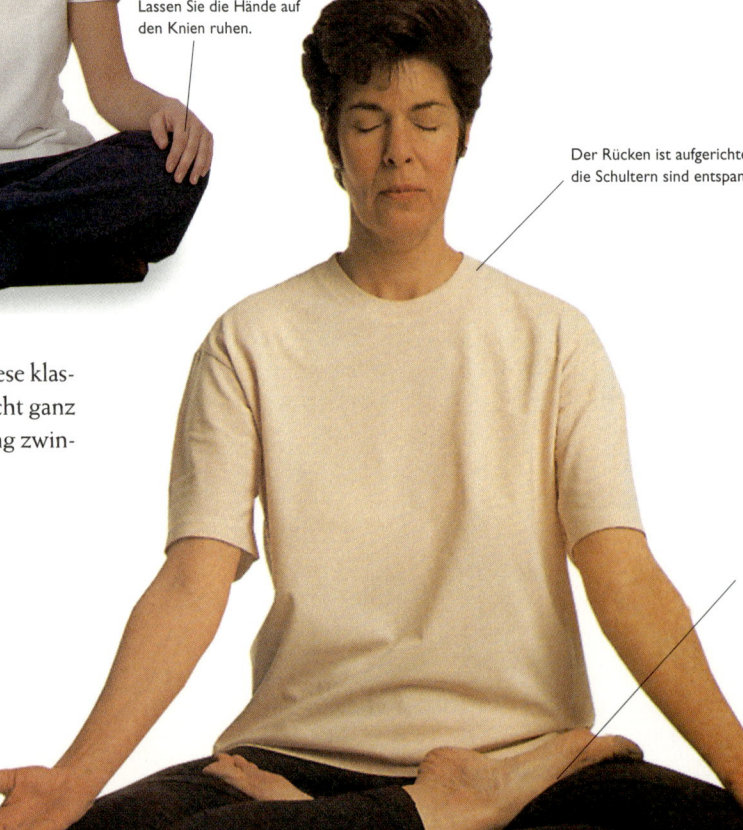

Lassen Sie die Hände auf den Knien ruhen.

Der Rücken ist aufgerichtet, die Schultern sind entspannt.

Die Füße ruhen auf den Oberschenkeln.

## ATMUNG

So wie sich jeder die Geschmeidigkeit, die Ausgeglichenheit und Kontrolle zunutze machen kann, die die Asanas verleihen, kann man auch von einer Verbesserung der Atmung durch Pranayama profitieren. Obwohl es sich um ein eigenständiges Element des Hatha-Yoga handelt, ist Pranayama auch ein fester Bestandteil von Asana, Entspannung und Meditation.

Mit jedem Atemzug nehmen wir Prana auf – je tiefer der Atemzug, desto mehr. Bei flacher oder unregelmäßiger Atmung, wird nur der obere Bereich der Lungen eingesetzt. Das Volumen an Prana und die Sauerstoffmenge, die wir aufnehmen, werden ernsthaft begrenzt. Die Yoga-Atmung verfolgt daher den Zweck, die Kapazität der Lungen so weit wie möglich auszuschöpfen, indem alle Atemhilfsmuskeln im Bereich des Unterleibs, des Zwerchfells, des oberen und unteren Brustkorbs eingesetzt werden. Dies wird durch waches Bewußtsein und Kontrolle jeder Atmungsphase erreicht.

Idealerweise sollte Pranayama in einer der Sitzhaltungen geübt werden, obwohl die Atemtechniken auch in

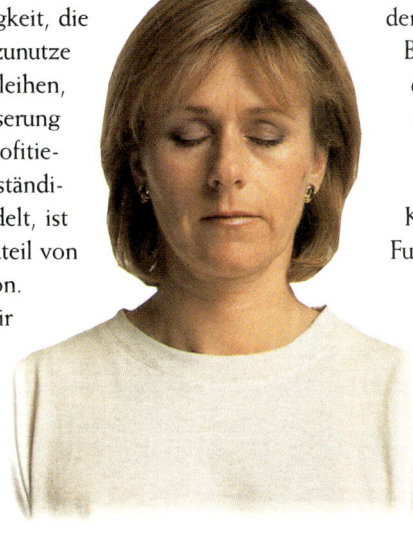

OBEN *Atemübungen, auch Pranayama genannt, harmonisieren das Fließen von Prana im Körper.*

flacher Rückenlage auf dem Boden geübt werden können. Bei einigen gesundheitlichen Beschwerden jedoch und auch im Spätstadium einer Schwangerschaft ist hiervon abzuraten. Lesen Sie die Anleitungen für die Ein- und Ausatmung, die in diesem Buch gegeben werden (S. 166–171). Konzentrieren Sie Ihre Gedanken auf die Funktionsweise des Atmungssystems. Dies hilft Ihnen vielleicht zu visualisieren, wie die Luft in die Lungen strömt, sie von unten nach oben füllt und wieder von oben nach unten hinausströmt. Straffen Sie Ihre Bauchmuskeln und spüren Sie die Bewegungen des Brustkorbs von oben nach unten bis zu den untersten Rippen.

Diese Atemübungen sollten am Ende jeder Yoga-Sitzung 10–15 Minuten lang durchgeführt werden oder solange, bis die Atmung tief, ausgeglichen, regelmäßig und sanft ist.

Beherrschen Sie die Atemtechniken erst einmal, können Sie die Atemzüge anstelle der Sekunden zählen, wenn Sie Asanas üben. Sie können auch zu fortgeschrittenen Techniken wie z.B. der Wechselatmung (s. S. 170/1) oder zur Atmung mit Anhalten des Atems zur vermehrten Aufnahme von Prana übergehen.

## MEDITATION

Die Meditation bildet den Höhepunkt der Yoga-Übungen. Die letzten drei Elemente des achtfachen Pfades des Ashtanga-Yoga sind ihr gewidmet.

Das erste Element ist Dharana. Hier konzentriert sich der Geist auf einen einzigen Gedanken oder Gegenstand. Dadurch soll Kontrolle und Ausleitung unwesentlicher Gedanken bewirkt werden. Dies führt zu Dhayana oder Aufnahme, wobei der Gegenstand der Konzentration zu einer Art Kanal wird, der eine Verschmelzung der Körperenergie mit der Energie des Geistes ermöglicht. Es kommt auf die Wahrnehmung der Umgebung – des Hier und Jetzt – an. Gedanken an Vergangenheit und Zukunft lösen sich auf. Dhayana ist begleitet von einem Gefühl des Friedens und des Wohlergehens.

Im Endstadium, Samadhi genannt, werden die Grenzen zwischen dem Ich und dem Objekt der Konzentration einerseits und dem Gegenstand der Konzentration und der Umgebung andererseits aufgehoben. Stattdessen tritt ein Gespür für die echte Wirklichkeit und ein Bewußtsein für den Kern aller Dinge ein. Man fühlt sich

eins mit allem, was ist. Die Grundtechniken der Meditation sind die gleichen wie bei anderen Meditationsformen (S. 60–63). Die Kombination von Meditation mit Asanas und Pranayama macht Yoga jedoch zu einer einzigartig kraftspendenden Erfahrung. Selbst wenn Sie sich v. a. für die körperlichen Aspekte des Yoga interessieren, lohnt es, sich für Meditation Zeit zu nehmen, um den Wert dieser alten Tradition schätzen zu lernen.

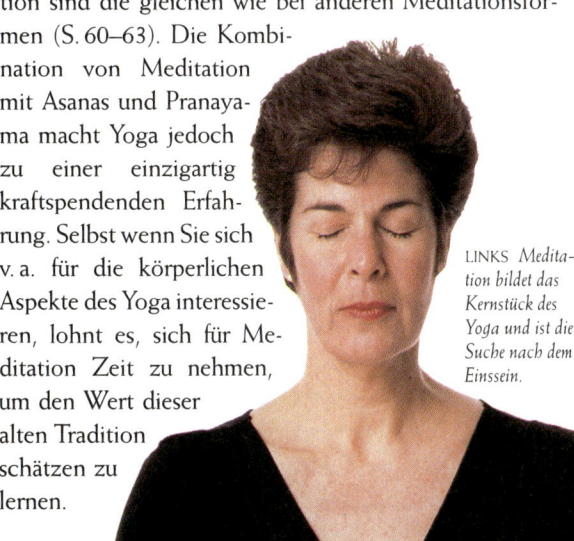

LINKS *Meditation bildet das Kernstück des Yoga und ist die Suche nach dem Einssein.*

# MEDITATION

Im westlichen Kulturkreis kommt Meditation in einem nicht-religiösen Kontext bei der Behandlung streßbedingter Störungen zum Einsatz. Sie wird von vielen Menschen als eine Art Bewußtseinstherapie verstanden, und von anderen als Weg zur inneren Gelassenheit betrachtet. Der zugrundeliegende Gedanke besteht in der Umkehrung unserer alltäglichen Gewohnheit, uns von unseren Gedanken und Empfindungen beherrschen zu lassen. In Fernost wurde und wird Meditation lange Zeit von religiösen und spirituellen Meistern als Weg zur Erleuchtung oder Nirvana eingesetzt. Mit der Verbreitung östlicher Religionen stieg auch das Interesse an der Meditation.

## SCHULMEDIZINISCHE SICHT

Ärzte bestätigen im allgemeinen, daß Meditation Abhilfe bei Streß und streßbedingten Erkrankungen schafft. Es läßt sich belegen, daß Menschen, die regelmäßig meditieren, weniger häufig zum Arzt gehen und seltener ernsthaft erkranken. Derzeit empfehlen manche Ärzte Meditation und Entspannung als Teil einer gesunden Lebensweise. Nur wenige Ärzte würden die Wirkungen von Meditation auf den Körper und die bisweilen erstaunliche Selbstkontrolle anzweifeln, zu der darin Fortgeschrittene fähig sind. Auf ein gewisses Interesse stößt auch der kombinierte Einsatz von Meditation, Biofeedback und autogenem Training zur Kontrolle von Bluthochdruck und bei der Bekämpfung anderer Erscheinungsformen von Herzerkrankungen. Manche Heilpraktiker behaupten, daß Meditation dazu beiträgt, Krankheiten zu lindern und sogar zu beseitigen, aber noch bedarf dies der wissenschaftlichen Bestätigung. In Asien wird Meditation jedoch von Ärzten häufig als notwendiger Bestandteil einer Behandlung oder Heilung angesehen.

Erst durch Meditation können wir die Ganzheit erfahren, die nach Auffassung des Schweizer Psychologen Carl Jung die treibende Kraft der menschlichen Bedürfnisse und Sehnsüchte ist (s. S. 192–195). Die Wirkung von Meditation auf physiologische Vorgänge wie Herzfrequenz, Blutdruck, Hormonsekretion, Gehirnwellen und Atmung wurden intensiv untersucht und nachgewiesen. So werden während der Meditation z. B. mehr Alpha-Wellen vom Gehirn erzeugt. Alpha-Wellen regen im vegetativen Nervensystem den Parasympathikus an und sind verbunden mit ruhigen, aufbauenden Zuständen. Sie schalten den Kampf-Flucht-Reflex aus, der bei irrationaler Streßwahrnehmung und tatsächlichem Streß ausgelöst wird.

Meditation erscheint einfach. Sie erfordert keine spezielle Ausrüstung, kann jederzeit und unter fast allen Umständen ausgeübt werden. Und doch stellt sie hohe Anforderungen. Wir sind nicht gewohnt, den Geist bewußt von Gedanken und Empfindungen freizumachen. Daher ist auch, wie bei den meisten Heilweisen, zu Anfang die Anleitung durch einen erfahrenen Lehrer notwendig.

### WAS IST MEDITATION?

Es gibt viele Formen der Meditation. Für einen erfahrenen Yoga- (vgl. S. 52–59), Ayurveda- (vgl. S. 78–85) oder Tai-Chi-Meister (vgl. S. 44–49) beispielsweise ist es eine strenge Disziplin, die die Erlangung des Einsseins mit der universellen Energie der Schöpfung zum Ziel hat. Sie befähigt uns, unsere eigenen körperlichen und sexuellen Triebe als spirituelle Energie freizusetzen. Der veränderte Bewußtseinszustand, den Meditation bewirkt – dieser hat nichts mit Träumen oder Erwachen zu tun – ist ein Ziel an sich und die Quelle eines höheren Bewußtseins, das alle Lebensbereiche durchdringt.

Bei anderen, eher therapeutisch orientierten Traditionen, wird Meditation gezielt und bewußt eingesetzt. Bei der Hypnosetherapie (vgl. S. 218–222) beispielsweise werden Meditationstechniken eingesetzt, um tranceähnliche Zustände herbeizuführen, damit der Geist für Suggestionen und Affirmationen empfänglich wird, die sich positiv auf Haltung und Verhalten auswirken. Die Visualisierung (vgl. S. 214–217) verfolgt ähnliche Ziele und setzt die Kraft der Vorstellung ein. Bei der Farbtherapie (vgl. S. 248–251) wird die Meditation mit der therapeutischen Kraft der Farbe und ihrer Wirkung auf die Körperaura verknüpft. Autogenes Training (vgl. S. 210/1) und Biofeedback (vgl. S. 212/3) setzen beide Meditationstechniken ein, um Bewußtheit und Beherrschung physiologischer Abläufe im Körper zu erreichen. Meditation ist auch ein wichtiger Aspekt der Flotation-Therapie (vgl. S. 180/1) und anderer Formen der Tiefenentspannung (vgl. S. 158–165). Es gibt auch Meditationsübungen im Gehen und andere Aktivitäten mit rhythmischer Bewegung, die dazu beitragen können, den Geist zu sammeln. Obwohl in den unterschiedlichen Schulen verschiedene Techniken gelehrt werden, haben diese alle eine intensive Konzentration des Geistes auf einen einzigen Gedanken zum Ziel, bis eine Steigerung des Bewußtseins und schärfere Wahrnehmung erreicht wird.

Es ist schwierig, den Unterschied zwischen Meditation, Konzentration und Kontemplation zu definieren, weil der Begriff »Meditation« oft für alle drei verwendet wird. Im allgemeinen kann sie als geistige Betätigung definiert werden, die den Geist von äußeren Reizen befreit, so daß ein Zustand entspannter Wachheit oder Bewußtheit erreicht wird. Gedanken, die entstehen, lösen sich ohne begriffliche Verknüpfung auf, d. h. man sieht einfach nur einen Gegenstand oder ein Lebewesen, ohne das Wahrgenommene genauer zu hinterfragen

Manche Menschen betrachten den echten meditativen Zustand als eine Art Ort, an dem eine Form der Intuition existiert, die von einem universellen Bewußtsein, an dem jeder und alles teilhat, untrennbar ist. Dieser Ort wurde beschrieben als Wahrnehmung an sich, als etwas, das jenseits allen Begehrens liegt. Dort ist eine Art der Reife und selbstlosen Liebe möglich, die entweder erfahrbar wird oder nicht. Wie auch immer diese Beschreibung ausfallen mag – Meditation wird im allgemeinen als Zustand angesehen, dem Handlungen entspringen, die in Harmonie mit dem Universum stehen.

Ganze Systeme spiritueller Ausbildung in komplexen und unterschiedlichen Religionen wie Hinduismus und Buddhismus sind auf Meditationstechniken aufgebaut.

## SO ERLERNT MAN MEDITATION

Es gibt viele Bücher, Videos und Kassetten, die hilfreich für das Erlernen von Meditation sind. Am besten ist es jedoch, wenn man den Einstieg unter Anleitung eines erfahrenen Lehrers beginnt. Das Kursangebot ist groß. Der Unterricht erfolgt entweder in der Gruppe oder individuell. Die Techniken sind sehr unterschiedlich je nach der Tradition, von der sie abgeleitet werden. Wählen Sie daher eine Form der Meditation, bei der Sie sich wohlfühlen. Wenn Sie nicht einfach passiv auf dem Boden sitzen möchten, ziehen Sie vielleicht Meditation im Rahmen von Tai Chi oder einigen Yoga-Arten vor. Wenn Sie Klang hilfreicher als Gegenstände oder Bilder finden, werden Sie wahrscheinlich mit der Mantra-Meditation besser zurechtkommen. Ihr Lehrer wird Ihnen bei der Auswahl eines geeigneten Mantras helfen, das Sie wiederholen können. Die Sitzungen dauern 15 bis 20 Minuten und sollten solange fortgesetzt werden, bis Sie sich dabei wohlfühlen und sich zutrauen, alleine zu meditieren. Idealerweise sollten Sie täglich mindestens 15 bis 20 Minuten lang alleine oder in der Gruppe meditieren.

Die besten Meditationslehrer betonen, daß man nicht richtig meditiert, wenn der Geist erregt oder unruhig ist. Man soll die Gedanken loslassen und den Geist ohne Anstrengung in seinen natürlichen Ruhezustand zurückkehren lassen.

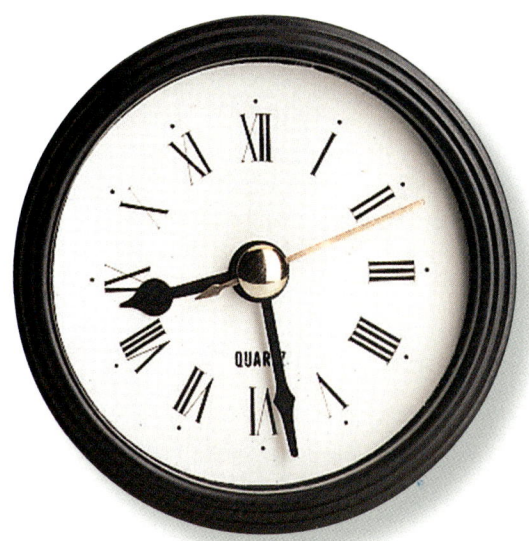

OBEN *Meditation ermöglicht Ihnen eine »Auszeit« fernab vom den Belastungen und der Hektik des Alltags.*

### DEN GEIST SAMMELN

Alle Meditationstechniken zielen darauf ab, den Geist auf einen einzigen Punkt der Aufmerksamkeit auszurichten. Das Wesen des Konzentrationspunktes, auch »Keim« genannt, unterscheidet sich von einer Meditationsschule zur anderen. Häufig sind folgende Meditationstechniken anzutreffen:

#### Atmung

Gleichmäßige, ruhige und regelmäßige Atmung dient nicht nur der Entspannung vor und während der Meditation (vgl. Seiten 166–171), sondern wird oft als ideale Konzentrationsmethode empfohlen. Die Grundtechnik wird auf der nächsten Seite beschrieben. Menschen, die über ein gutes Vorstellungsvermögen verfügen, machen möglicherweise geute Erfahrungen mit der Farbatmung (vgl. S. 250).

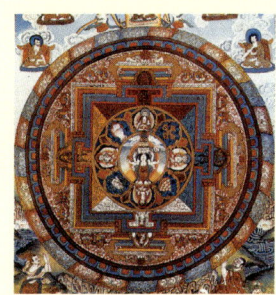

OBEN *Konzentration auf Formen wie z. B. das heilige Mandala, Symbol des Universums.*

#### Klang

Viele östliche Formen der Meditation basieren auf der Verwendung eines Mantras, d. h. einem Klang oder Satz, der ständig wiederholt wird. Er wird entweder laut gesprochen, oder man wiederholt ihn leise für sich selbst. Mantras stammen im allgemeinen aus dem Sanskrit oder dem Tibetischen. Das bekannteste Mantra, das Wort »om«, soll der Klang des Universums sein. Der Satz »om mani padme hum«, auch als »mani« oder »großes Mantra« bezeichnet, wird übersetzt als »Om des Gedankens im Lotus«. Sowohl der Klang des Mantras als auch seine Bedeutung sind wichtig. Bei der Auswahl eines Mantras ist es am besten, die Hilfe eines Lehrers in Anspruch zu nehmen. Haben Sie einmal ein Mantra ausgewählt, sollten Sie es beibehalten. Unter Zuhilfenahme einer Mala, d. h. einer Schnur mit 108 Perlen, die bei jeder Wiederholung mitgezählt werden (ähnlich wie ein katholischer Rosenkranz), sind Mantras ganz wesentlich für die Ausübung der Transzendentalen Meditation (Beschreibung auf der übernächsten Seite).

#### Gegenstände

Der Tradition entsprechend werden Gegenstände wie eine Blume, eine Schale mit Wasser oder die Flamme einer Kerze zur Konzentration verwendet. Fast alles jedoch wird diesen Zweck erfüllen: ein Kieselstein, ein Flecken an der Wand oder ein religiöser Gegenstand, wie z. B. ein Kreuz.

#### Bilder und Muster

Einfache geometrische Formen und Muster können während der Meditation große symbolische Bedeutung gewinnen. Mandalas und »Yantras«, die aus der buddhistischen und anderen östlichen Traditionen stammen, sind Beispiele hierfür. Sie werden oft zur Sammlung des Geistes verwendet. Berühmt ist das »Sri Yantra« oder »Rad des Sri«, dessen Elemente reich an symbolischer Bedeutung sind. Wichtig ist wiederum, daß Sie das Bild selbst erleben, anstatt sich mit seiner Interpretation zu befassen.

#### Visualisierung

Menschen, die über ein gutes Vorstellungsvermögen verfügen, kommen oft mit einem inneren Bild besser zurecht als mit einem äußeren Gegenstand. Denken Sie sich einfach eine Szene aus und erleben Sie diese unter allen Gesichtspunkten. Die Visualisierung ist als wertvolle, eigenständige therapeutische Technik anerkannt (vgl. S. 214/5).

#### Koans

Dabei handelt es sich um eine Art Rätsel, die Meister des Zen-Buddhismus für ihre Schüler erdacht haben. Es sind keine gewöhnlichen Rätsel. Eigentlich handelt es sich um Fragen, die dem logischen Denken nicht zugänglich sind und durch Gefühl und Intuition gelöst werden müssen. Beispiele hierfür sind: »Wie hört es sich an, wenn eine Hand klatscht?« und »Was ist nichts?«

#### Bewegung

Wiederholte oder formalisierte Bewegungen können als »Keime« verwendet werden, so wie es beim Tai Chi oder Yoga der Fall ist. Bei der Sufi-Meditation stehen die Menschen in einem Kreis zusammen und klatschen in die Hände. Sie singen abwechselnd, während sie ihre Arme im Wechsel hochheben und senken und auf diese Weise eine sich öffnende und schließende Blume nachahmen.

LINKS *Blumen und Knospen eignen sich ebenfalls gut für eine Meditation.*

# MEDITATIONSTECHNIKEN

Welche Meditationstechnik Sie auch verwenden mögen,
es gilt, bestimmte Voraussetzungen zu beachten:

**1** *Wählen Sie einen Ort und eine Tageszeit, die es ermöglichen, 15 bis 20 Minuten lang ungestört zu sein. Falls nötig, schalten Sie das Telefon aus. Halten Sie sich warm und tragen Sie bequeme Kleidung. Gürtel, Uhren und Schmuck sollten abgelegt werden. Auch störende Geräte, wie z. B. laut tickende Uhren, sollten entfernt werden.*

**2** *Nehmen Sie die von Ihnen gewählte Meditationshaltung ein. Die klassische Stellung ist das Sitzen auf dem Boden mit übergeschlagenen Beinen oder der »Lotussitz«, der von Yoga-Lehrern bevorzugt wird. Ein stabiler Hocker oder ein Stuhl erfüllen diesen Zweck genauso gut. Wichtig ist, daß Sie sich entspannt fühlen. Die Schuhe werden meist abgelegt.*

**3** *Prüfen Sie, ob Sie aufrecht mit geradem Rücken sitzen und Ihr Körpergewicht genau da zentriert ist, wo Sie sich Ihre Körpermitte vorstellen. Sie sollten entspannt sein, aber nicht zusammengesunken dasitzen. Der Kopf sollte aufrecht sein. Legen Sie die Hände in den Schoß oder auf die Knie.*

**4** *Atmen Sie tief und gleichmäßig und spüren Sie das Heben und Senken der Brust, die Bewegung des Bauches und das Strömen der Luft durch die Nasenlöcher bis zu den Lungen. Überprüfen Sie Ihren Körper auf Spannungsgefühle hin. Konzentrieren Sie sich auf die Lockerung angespannter Muskeln.*

**5** *Konzentrieren Sie sich auf den von Ihnen gewählten »Keim« – Ihren Atem, einen Gegenstand, ein Mantra oder ein Bild – und spüren Sie, wie sich der Geist von der Außenwelt und störenden Gedanken löst. Bewegen Sie sich nicht, da sonst die Energie vergeudet wird, die Sie durch Konzentration aufgebaut haben. Wenn Sie ein Jucken verspüren, ignorieren Sie es.*

**6** *Kehren Sie nach 15 bis 20 Minuten langsam zum normalen Bewußtsein zurück. Atmen Sie tiefer und schneller, während Sie die Augen öffnen. Erheben Sie sich langsam und strecken Sie sich. Sie sollten sich ruhig, zuversichtlich, geistig erfrischt und lebendig fühlen.*

**7** *Sie sollten mindestens einmal am Tag, besser zweimal meditieren. Viele Menschen finden Zeit für eine kurze Meditation zur Streßbekämpfung im Arbeitsalltag.*

Setzen Sie sich mit geradem Rücken hin, damit Sie leicht atmen können.

Bleiben Sie aufrecht, aber entspannt mit Ihren Händen im Schoß oder auf den Knien sitzen.

Wenn Sie auf einem Stuhl sitzen, sollten Sie Ihre Füße flach auf dem Boden aufsetzen.

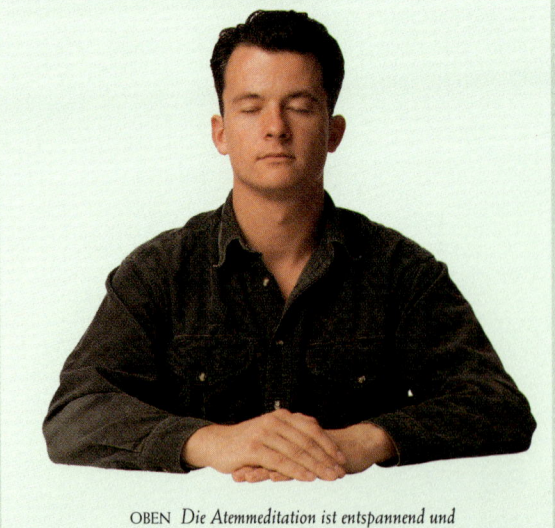

## LUFTBLASENMEDITATION

Bei dieser Form der Visualisierung stellt man sich vor, daß unwesentliche Gedanken und Gefühle in Luftblasen eingeschlossen und weggetragen werden.

✳ Wenn Sie sich entspannt fühlen, stellen Sie sich vor, daß Sie auf dem Grund eines warmen, klaren Sees sitzen. Es ist friedlich und still, und Sie atmen normal.

✳ Befreien Sie Ihren Geist von Gedanken und Gefühlen und halten Sie ihn so lange wie möglich leer.

✳ Tritt ein unerwünschter Gedanke auf, stellen Sie sich vor, wie vom Grund des Sees große Blase aufsteigen. Denken Sie sechs oder sieben Sekunden lang über den Gedanken oder das Gefühl in Ihrem Geist nach, bis die Blase die Oberfläche erreicht hat, verschwindet und den Gedanken mit sich trägt.

✳ Wenn zur selben Zeit oder später wieder Gedanken auftreten, wiederholen Sie den Vorgang und sehen ruhig dabei zu, wie sie an die Oberfläche fortgetragen werden.

✳ Versuchen Sie dies zu Anfang 10 Minuten lang und steigern Sie allmählich die Zeit.

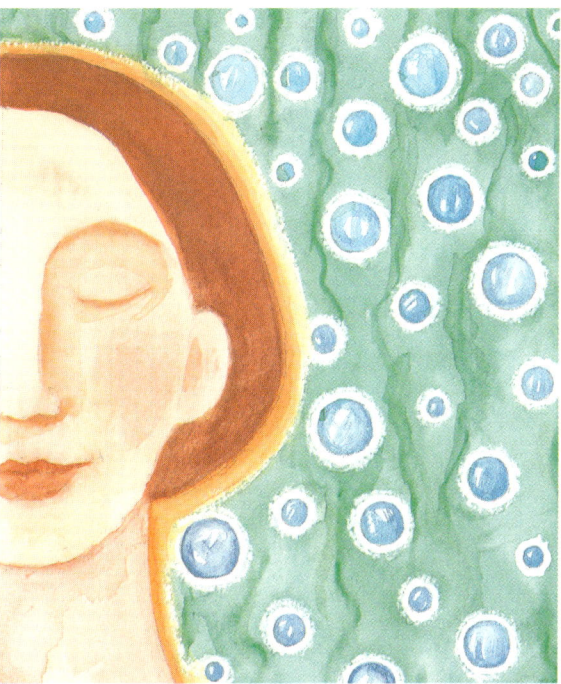

OBEN *Visualisierte Luftblasen nehmen die Gedanken mit sich.*

### TRANSZENDENTALE MEDITATION

Die Transzendentale Meditation (TM) wurde ursprünglich vom indischen Religionsführer Swami Brahmananda Saraswati als einfache und praktische Form der Meditation für die Armen in Indien erdacht. In den 1960er Jahren wurde sie von seinem Schüler Maharishi Mahesh Yogi im Westen verbreitet und erlangte aufgrund ihrer Anerkennung durch die Beatles sofort Berühmtheit. Die Beatles wandten sich jedoch später wieder von der Transzendentalen Meditation ab, mit der Begründung, daß sie zu materialistisch geworden sei. So mutet es ironisch an, daß ein System, das eigentlich für die armen Menschen in Indien erdacht wurde, ausgerechnet zu einem Zeitvertreib der westlichen Wohlstandsbürger wurde.

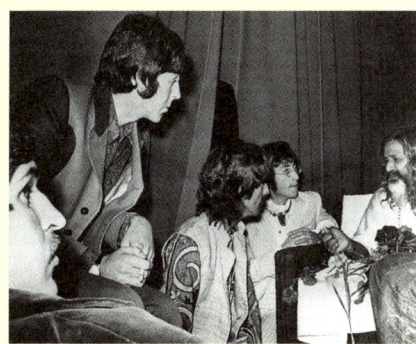

OBEN *Transzendentale Meditation wurde in den 1960er Jahren im Westen durch Maharishi Mahesh bekannt gemacht. Auch die Beatles besuchten ihn.*

Bei der Transzendentalen Meditation handelt es sich v. a. um eine Art Mantra-Meditation, wobei das Mantra geheim zu halten ist und dem Einzelnen durch einen Guru vertraulich mitgeteilt wird. Man sagt, daß jeder unterschiedliche Rhythmen und Schwingungen in seinen Körperorganen besitzt, und das Mantra individuell »zugeschnitten« ist.

Der Einweisungsvorgang in Transzendentale Meditation besteht aus zwei einleitenden, inspirierenden Vorträgen, an die sich eine Aufnahmezeremonie anschließt, bei der jedem sein geheimes Mantra mitgeteilt wird. Außerdem sind Blumen, etwas Obst und ein weißes Taschentuch mitzubringen. Nach rituellen Gesängen und Beschwörungen wird man gebeten, die Gegenstände auf dem Tisch kontemplativ zu betrachten, während man sein Mantra ständig wiederholt, bis man in eine meditative Trance fällt.

Obwohl die Transzendentale Meditation nicht einfach zu erlernen ist, zählt sie weltweit etwa vier Millionen Anhänger. Die Aufmerksamkeit, die der Transzendentalen Meditation zuteil wurde, führte gegen Ende der 1960er Jahre zu wissenschaftlichen Untersuchungen über ihre Wirkungsweise, die von Herbert Benson und Robert K. Wallace durchgeführt wurden.

Ihren Schlußfolgerungen ist zu entnehmen, daß die Transzendentale Meditation nicht wirksamer als die gewöhnliche Mantra Meditation, als ein einfaches christliches Gebet oder das Beten eines Rosenkranzes ist, auch wenn zweifellos alle körperlichen Anzeichen einer typischen Tiefenmeditation vorhanden sind, wie z. B. Veränderung des Blutdrucks, der Herzfrequenz, der Gehirnwellen und die Reduzierung von Streßhormonen.

# POLARITY-THERAPIE

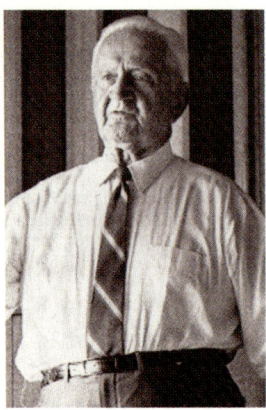

OBEN *Randolf Stone war der Begründer der Polarity-Therapie.*

*Seit der Gründung der American Polarity Therapy Association im Jahre 1984 steigt die Beliebtheit dieser therapeutischen Form ständig an, obwohl sie außerhalb Amerikas noch immer wenig bekannt ist. Erfunden wurde sie von Randolf Stone, einem Osteopathen, Chiropraktiker und Naturheiler, der die Erkenntnisse, die er aus westlichen Therapien gewann, mit traditionellen östlichen Philosophien verknüpfte. Die Polarity-Therapie fördert den Energiefluß, löst Energieblockaden und trägt zur Erhaltung des Wohlbefindens bei.*

Randolf Stone (1890–1981), der Begründer der Polarity-Therapie, wurde in Österreich als Rudolf Bautsch geboren. Als er noch ein Kind war, erfolgte der Umzug nach Amerika. Dort absolvierte er in den 1920er Jahren eine Ausbildung zum Osteopathen, Chiropraktiker und Naturheiler. Ihn faszinierten Spiritismus, Mystik und östliche Medizin. Besonders interessierte er sich für Ayurveda (S. 78–83), Yoga (S. 54–61) und Akupunktur (S. 20–25). Er unternahm Reisen in die fernöstlichen Länder, um mehr darüber zu erfahren, während er eine Praxis in Chicago betrieb.

Indem er die östlichen Theorien der Lebenskraft – von Ki und Prana – mit dem Wissen verknüpfte, das er durch seine Ausbildung erworben hatte, gelangte Stone zu der Schlußfolgerung, daß gute Gesundheit vom ungestörten Energiefluß im und um den Körper abhängt. Stone verglich diese Energie mit einem elektromagnetischen Feld, das zwischen zwei entgegengesetzten elektrischen Polen fließt. Daher leitet sich der Begriff »Polarity-Therapie« ab. Stone veröffentlichte seine Ideen in einem Buch unter dem Titel »Energie«, das 1947 erschien. Er schrieb weitere sechs Bücher und zahlreiche Artikel, allerdings ohne rechten Erfolg. Das zunehmende Interesse an östlichen ganzheitlichen Heilweisen weckte auch das Interesse an der Polarity-Therapie. Stone begann damit, andere in seinen Theorien und Methoden zu unterrichten und setzte diese Tätigkeit fort, bis er seine Praxis in Chicago im Jahre 1974 mit 84 Jahren schloß und den Rest seines Lebens in Indien verbrachte.

Stones Anhänger verbreiteten seine Vorstellungen von der Lebensenergie weiter. 1984 gründeten einige davon die American Polarity Therapy Association, die sowohl den Praxisstandard anerkannter Schulen als auch der Therapeuten überwacht. Vor der Niederlassung als Therapeut für Polarity-Therapie ist eine Ausbildungsdauer zwischen 18 und 24 Monaten vorgeschrieben. Ende der 1970er Jahre erreichte diese Therapie Großbritannien und das übrige Europa; sie ist jedoch immer noch nicht überall bekannt.

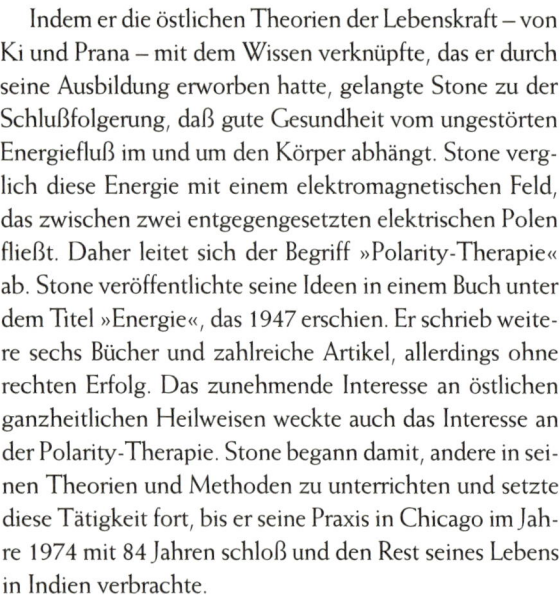

OBEN *Die Prinzipien von Yin und Yang durchdringen die Polarity-Therapie.*

## DIE THEORIE

Die Polarity-Therapie weist östliche und westliche Elemente auf. Therapeuten betrachten den Körper als ein sich in Schwingung befindliches elektromagnetisches Feld, in dem der Kopf und die rechte Körperhälfte den positiven elektrischen Pol und die Füße und die linke Körperhälfte den negativen Pol darstellen. Die Wirbelsäule als Zentrum des Körpers verhält sich neutral, führt jedoch das größte Potential aller Energieströme im Körper in der Hirn-Rückenmark-Flüssigkeit mit sich. Die Energie fließt um und durch den Körper von einem Pol zum anderen hindurch. Diese Pole entsprechen dem Yang (positiv) und Yin (negativ) der chinesischen Medizin (vgl. Shiatsu, S. 32–37) und sorgen nicht nur für ein ständiges Fließen der Energie, sondern stellen auch positive und negative Gemütszustände dar.

Stone postulierte, daß fünf verschiedene Energiekreise oder Elemente den zentralen Kern umgeben und sowohl die Erzeugung von Energie als auch ihr Fließen rund um den Körper steuern. Diese entsprechen den »Chakren« im Ayurveda (S. 78–85), ähneln aber auch den Elementen der chinesischen Medizin (S. 32–37). Sie werden Äther, Luft, Feuer, Wasser und Erde genannt und besitzen jeweils folgende Entsprechungen in den menschlichen Körperbereichen: Äther – das Kehlkopfchakra; Luft – das Herzchakra; Feuer – Solarplexus-Chakra, Wasser – das Sakral-Chakra und Erde – das Wurzelchakra.

### Wahrung des Gleichgewichts

Polarity-Therapeuten glauben, daß sich zum Erhalt des körperlichen, geistigen und seelischen Gleichgewichts alle Energiefelder in Harmonie befinden müssen und daß die Energie zwischen ihnen frei fließen muß. Jegliche Blockade oder Verminderung der Energie kann körperliche oder seelische Probleme in einem bestimmten Energiefeld auslösen. Als Folge davon gerät der gesamte Körper aus dem Gleichgewicht und ist sowohl alltäglichem Streß und Belastungen als auch Lebenskrisen nicht mehr gewachsen.

## DER BESUCH BEIM POLARITY-THERAPEUTEN

Bei der ersten Sitzung erfolgt eine ausführliche Aufnahme der Fallschilderung durch den Polarity-Therapeuten mit Fragen zu Erkrankungen, Lebensweise, Ernährung, sportlicher Betätigung, Arbeit und körperlichem, seelischem und geistigem Befinden. Eine Sitzung dauert 40–60 Minuten. Es kann sein, daß die Behandlung erst mit der zweiten Sitzung beginnt. Therapeuten empfehlen eine Sitzung pro Woche über einen Zeitraum von etwa acht Wochen. Bei einer Behandlung wird man gebeten, sich entweder in Unterwäsche oder leicht bekleidet auf eine Untersuchungsliege zu legen.

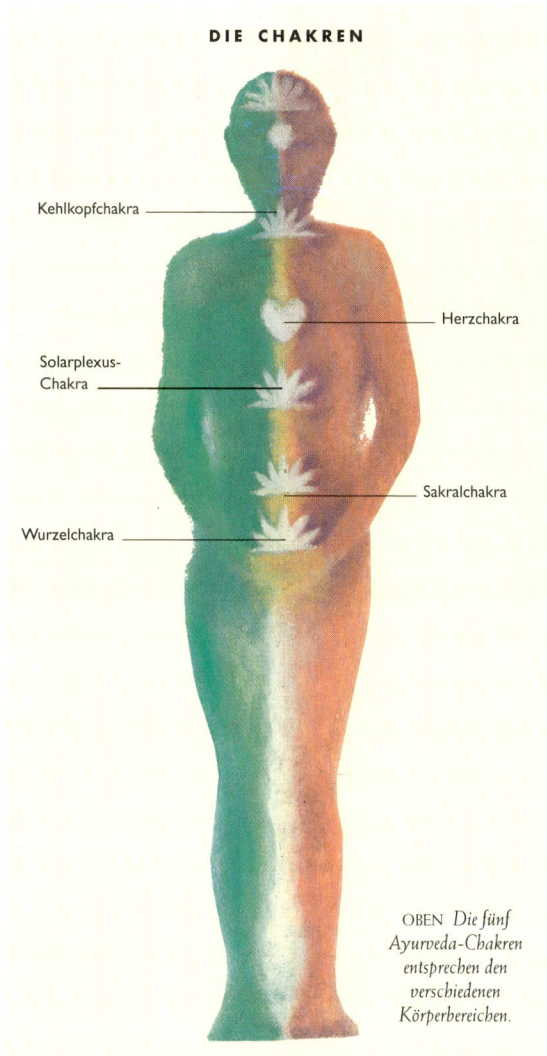

### DIE CHAKREN

Kehlkopfchakra

Herzchakra

Solarplexus-Chakra

Sakralchakra

Wurzelchakra

OBEN *Die fünf Ayurveda-Chakren entsprechen den verschiedenen Körperbereichen.*

### Körperarbeit

Der Therapeut bearbeitet verschiedene Körperpunkte und setzt dabei eine der drei Berührungsabstufungen ein: Mit sanfter Berührung wird das richtige Gleichgewicht in den neutralen Feldern wiederhergestellt; mittlerer Druck wird zur Anregung positiver Felder eingesetzt und tiefer

Druck dient der Beseitigung von Blockaden in den negativen Feldern. Die rechte Hand des Therapeuten dient der Anregung positiver Energie, während die linke Hand das negative Energiefeld bearbeitet.

Viele Polarity-Therapeuten bauen in ihre Sitzung auch eine Art Cranio-Sacraltherapie mit ein (S. 116/7), um die Energie der Hirn-Rückenmark-Flüssigkeit anzuregen, während andere sanfte Techniken der Körperarbeit einsetzen, die dem Zero Balancing ähneln (S. 156/7), um die Vitalität zu steigern. Jede vermutete Blockade oder Verminderung in den Fünf Elementen läßt sich durch eine Art Akupressur behandeln (S. 26–31).

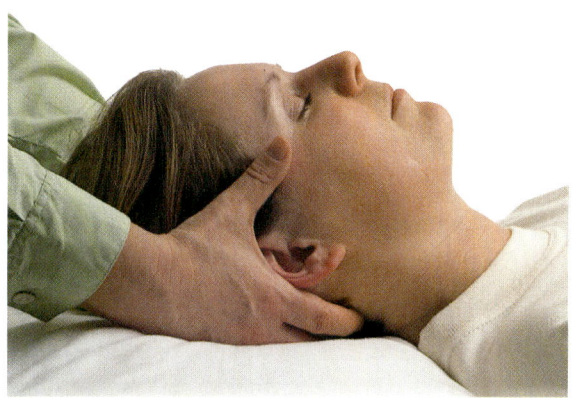

OBEN *Cranio-Sacral-Techniken werden in die Therapie eingebaut.*

### Polarity Yoga

Ihr Therapeut wird Ihnen wahrscheinlich eine Reihe einfacher Dehnübungen beibringen, die blockierte Energie im Bereich der Chakren auflösen. Diese einfachen Dehnungen lassen sich zwischen den Sitzungen durchführen, um das Energieniveau zu halten und zu stärken.

### Ernährung

Wenn der Therapeut den Eindruck hat, daß Ihre Beschwerden mit falscher oder ungesunder Ernährung zusammenhängen, wird er wahrscheinlich eine Entgiftung vorschlagen gefolgt von einer Ernährung mit viel frischem Obst und Gemüse.

### Psychologische Beratung

Polarity-Therapeuten glauben, daß ein seelischer Schock oder negative Gedanken die Körperenergie erschöpfen können. Wenn das Problem nicht gelöst wird, kann eine Energieblockade eintreten. Sie sollten daher seelische Probleme mit Ihrem Therapeuten besprechen, um eine positive Einstellung zu fördern und Selbstbewußtsein und Selbstachtung zu stärken. Beachten Sie aber, daß nur Polarity-Therapeuten mit psychotherapeutischer Qualifikation und Zulassung hierzu befähigt sind.

### WEGWEISER

Das Ziel von Polarity-Therapie ist die Anregung der energetischen Felder des Körpers, um dessen Funktionen zu harmonisieren. Der Polarity-Therapeut versucht nicht, spezielle Beschwerden zu lindern, da diese als Symptom des Ungleichgewichts gesehen werden, sondern ist bestrebt, die körpereigene Energie anzuregen, damit eine Heilung eintreten kann.

ALLERGIEN, S. 338/9
ANGST, S. 256/7
ARTHRITIS, S. 346/7
KOPFSCHMERZEN, S. 268/9
MIGRÄNE, S. 269
RÜCKENBESCHWERDEN, S. 344/5
SCHLAFLOSIGKEIT, S. 264
STRESS, S. 262/3

### BITTE BEACHTEN

■ Die Polarity-Therapie eignet sich nicht bei schweren seelischen Störungen. Psychologische Betreuung sollte von einem qualifizierten Psychotherapeuten übernommen werden (S. 188–209).

■ Halten Sie vor dem Beginn einer entgiftenden Diät Rücksprache mit Ihrem Arzt. Wenden Sie sich auch an eine Ernährungsberatung, wenn Sie eine streng veganisch ausgerichtete Ernährung anstreben, diese aber noch nie zuvor praktiziert haben.

■ Bei gesundheitlichen Bedenken sollte man den Arzt aufsuchen. Die Polarity-Therapie dient nicht der Diagnostik. Sie nimmt für sich eher die Anregung der Selbstheilungskräfte in Anspruch und nicht unbedingt die Behandlung spezifischer Störungen.

# FUSSREFLEXZONENMASSAGE

Heute ist die Fußreflexzonenmassage eine der beliebtesten ganzheitlichen Heilweisen. In den meisten westlichen Ländern gibt es Fußreflexzonentherapeuten. Obwohl die Fußmassage ein Hauptelement vieler alter Heilverfahren darstellt, wurden die Grundlagen der Fußreflexzonenmassage erst 1913 in Amerika bekannt und in den 1940er Jahren in die therapeutische Praxis integriert. Die Reflexzonentherapie hat sogar in China in vielen Kliniken einen festen Platz.

Fußmassage wurde zu therapeutischen Zwecken in den alten Kulturen Afrikas, Chinas, Indiens, Ägyptens und bei den amerikanischen Ureinwohnern eingesetzt. Jahrhundertelang aber wurde sie im westlichen Kulturkreis übersehen, da die Schulmedizin vorherrschte, bis im Jahre 1915 der amerikanische Hals-Nasen-Ohren Arzt Dr. William H. Fitzgerald (1872–1942), der seine Ausbildung in Amerika, London, England und Wien absolviert hatte, den Wert der Fußreflexzonenmassage wiederentdeckte, bevor er sich in Hartford, Conneticut (USA) niederließ.

Während seiner Tätigkeit in Hartford beobachtete Fitzgerald, daß er kleinere HNO-Eingriffe durchführen konnte, ohne dem Patienten Schmerzmittel zu verabreichen. Wenn er Druck auf bestimmte Knochen oder Gelenke an den Füßen oder Händen ausübte, schien es, als ob die Schmerzempfindlichkeit des Patienten sich dadurch verringerte. Fitzgerald bezeichnete diese Technik als »Zonentherapie«. Er war zu der Schlußfolgerung gelangt, daß der Körper in zehn gleiche Längskörperzonen eingeteilt ist, wobei jeweils fünf Zonen seitlich einer Linie entlang der Körpermitte verlaufen. Fitzgerald glaubte, daß jede Zone über ihre eigene »bioelektrische Energie« verfügt und daß diese Energie von den Zehen zum Gehirn und in die Finger oder umgekehrt fließt. Schmerzlinderung in einem bestimmten Gebiet läßt sich durch Drücken der Fingergelenke und/oder der Zehen im gleichen Gebiet erreichen. Die Energie in der gesamten Zone werde durch Druck angeregt, so meinte der Entdecker. Daher war es nicht wichtig, wo die Schmerzlinderung erforderlich war.

Fitzgerald baute seine Theorie dahingehend aus, daß seine Technik nicht nur anästhetische Funktion hatte, sondern auch die Schmerzursache behandelte. Sein Konzept weist ähnliche Züge wie die Akupressur auf (S. 28–31), obwohl sein Buch »Zone Therapy, or Relieving Pain at Home« keinen Hinweis auf östliche Einflüsse enthält. Tatsächlich war zur damaligen Zeit im Westen wenig hierüber bekannt.

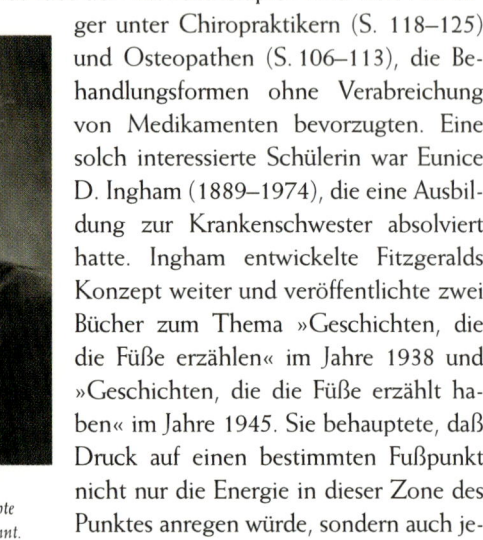

OBEN *Eunice D. Ingham machte die Fußreflexzonenmassage bekannt.*

### Die Reflex-»Kompressionsmassage«

Fitzgeralds Idee der »Zonentherapie« fand viele Anhänger unter Chiropraktikern (S. 118–125) und Osteopathen (S. 106–113), die Behandlungsformen ohne Verabreichung von Medikamenten bevorzugten. Eine solch interessierte Schülerin war Eunice D. Ingham (1889–1974), die eine Ausbildung zur Krankenschwester absolviert hatte. Ingham entwickelte Fitzgeralds Konzept weiter und veröffentlichte zwei Bücher zum Thema »Geschichten, die die Füße erzählen« im Jahre 1938 und »Geschichten, die die Füße erzählt haben« im Jahre 1945. Sie behauptete, daß Druck auf einen bestimmten Fußpunkt nicht nur die Energie in dieser Zone des Punktes anregen würde, sondern auch jedes andere Organ, das in derselben Fußzone liege, ebenfalls positiv davon beeinflußt werde.

Ingham nannte ihre Technik »Reflexmethode der Kompressionsmassage nach Ingham«. Durch eine Reihe von Vorträgen und Ausbildungskursen für Studenten verbreitete sich diese Therapie schnell in Amerika. Die Bezeichnung »Reflexzonenmassage« wurde erst später von dem russischen Arzt Dr. V. M. Bechterev geprägt.

### Mundpropaganda

Eine Schülerin Eunice Inghams, Doreen Bayly, führte die Technik in Großbritannien ein, als sie 1960 wieder dorthin zurückkehrte. Ihre Mission erwies sich als erstaunlich erfolgreich, weil die Fußreflexzonenmassage in Großbritannien im Mittelpunkt des sprunghaft ansteigenden Interesses an der Alternativmedizin in den siebziger und achtziger Jahren stand. Über 80 Bücher wurden zu diesem Thema veröffentlicht. Mittlerweile verbreiteten andere Schüler Inghams die Technik im übrigen Europa, in Australien und Neuseeland mit dem Ergebnis, daß Reflexzonentherapeuten, die nach der Ingham-Methode arbeiten, gegenwärtig in den meisten westlichen Ländern zu finden sind. Die Fußreflexzonenmassage ist sogar in China beliebt. Dort wurde sie in den 1960er Jahren eingeführt und wird jetzt von vielen Ärzten und Heilprakti-

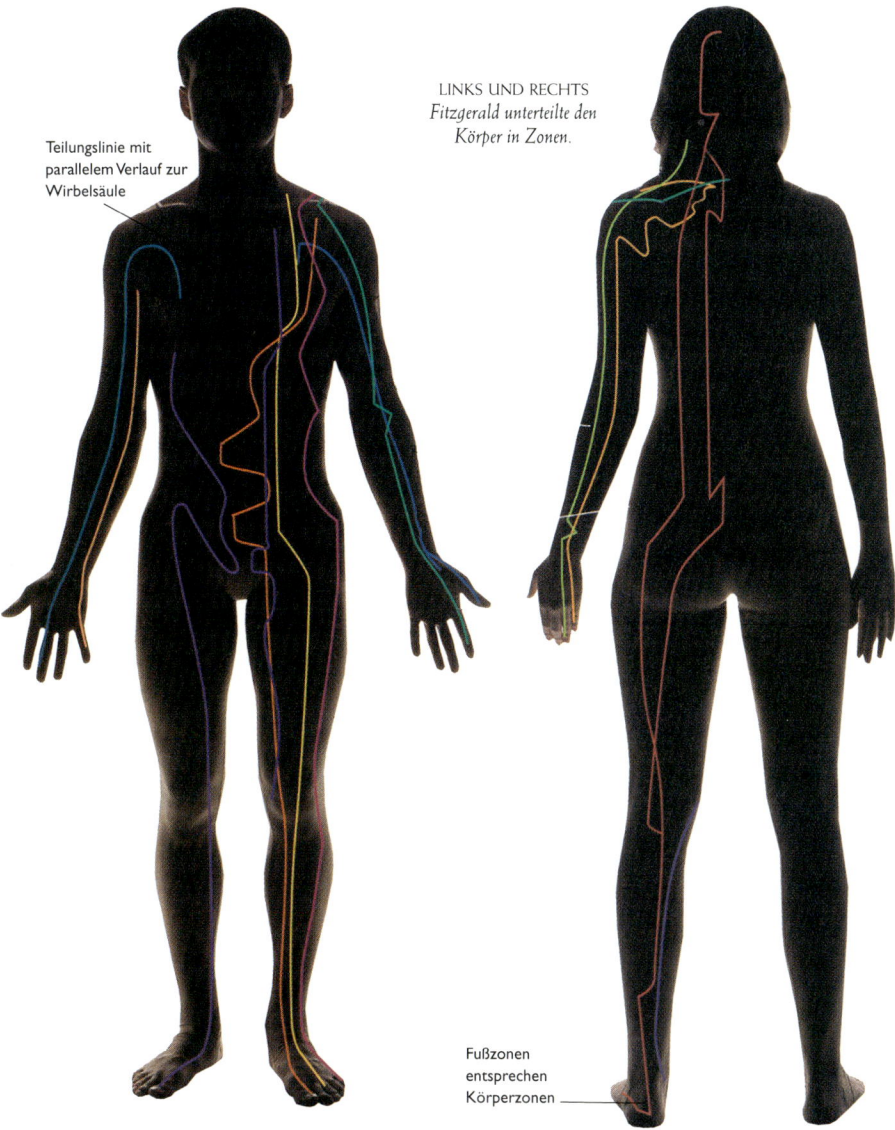

Teilungslinie mit
parallelem Verlauf zur
Wirbelsäule

LINKS UND RECHTS
*Fitzgerald unterteilte den
Körper in Zonen.*

Fußzonen
entsprechen
Körperzonen

kern in die Behandlung nach der Traditionellen Chinesischen Medizin integriert.

## Fußreflexzonenmassage heute

Während die Reflexzonenmassage zweifellos sehr beliebt
ist und ihre Beliebtheit weiter ansteigt, gibt es leider
Schwierigkeiten hinsichtlich der Vorschriften zu ihrer
Ausübung. In den meisten amerikanischen Bundesstaaten
müssen Reflexzonentherapeuten über eine Zulassung
verfügen. Die American Reflexology Association versucht, diese Situation zu ändern. Sie behauptet, daß Reflexzonentherapeuten bis zu tausend unwichtige Ausbil-
dungsstunden absolvieren müssen, um eine Zulassung zu
erhalten und daß es für Reflexzonentherapeuten keine eigene Zulassung gibt. So kann jeder, der eine Zulassung

zum Masseur besitzt, von sich behaupten, Fußreflexzonenmassage auszuüben.

In Deutschland findet eine therapeutische Ausbildung
für Masseure, Krankengymnasten, Ärzte, Heilpraktiker,
Hebammen und Krankenschwestern seit 1967 durch
Hanne Marquardt in der Lehrstätte für Reflexzonenmassage am Fuß in Königsfeld-Burgberg statt. Es empfiehlt
sich, die aktuelle Liste praktizierender Therapeuten, die
die 100-Stunden-Ausbildung bei Hanne Marquardt absolviert haben, anzufordern (Andresse unter »Nützliche
Adressen am Ende dieses Buches). Marquardt erlernte bei
Eunice Ingham die Fußreflexzonenmassage. Die berufs-
mäßige Ausübung in Deutschland ist gesetzlich an Be-
rufsstände wie Heilpraktiker, Physiotherapeuten und
Ärzte gebunden.

## DIE THEORIE

Man geht davon aus, daß Zonen für alle Körperbereiche – körperlicher und seelischer Natur – an bestimmten Fußpunkten zu finden sind. Die Füße spiegeln eine Art »Landkarte« des Körpers wieder. Der linke Fuß enthält Zonen für die linke, der rechte Fuß für die rechte Körperhälfte. Der Körper wird von 10 Längskörperzonen durchzogen: Fünf Zonen befinden sich auf jeder Seite einer Linie, die gerade durch das Körperzentrum verläuft, so daß die Stimulation einer bestimmten Zone eine Wirkung auf andere Körperbereiche ausübt, die in dieser Zone liegen. Die Zonen reichen vom Kopf bis hinunter zu den Fingern, so daß Zonen die Glieder auf jeder Seite verbinden. Das bedeutet, daß man Druck auf den Daumen ausüben kann, um

eine verletzte Großzehe zu behandeln oder umgekehrt. Die Hände und Ohren enthalten auch eine Reflexabbildung des Körpers, aber da die Punkte hier kleiner sind, bevorzugt man die Füße für die Behandlung (vgl. auch »Reflexzonenmassage an den Händen«, S. 71). Die Wirbelsäule, wird vom inneren Längsgewölbe des Fußes dargestellt. Der Nacken befindet sich an der Großzehe, Kreuz- und Steißbein an der Ferse.

Aufgrund dieser Zusammenhänge glauben Reflexzonentherapeuten, daß Druck auf einen bestimmten Bereich die Rückenmarksnerven am Austrittspunkt aus der Wirbelsäule im Zwischenwirbelbereich beeinflußt. Dies bedeutet, daß der angewendete Druck sich auf die Körperareale auswirken kann, die von jedem Spinalnerv versorgt werden.

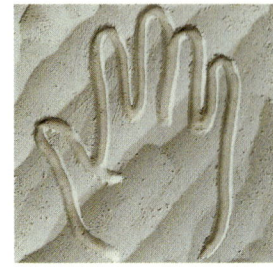

OBEN *Die Reflexzonenmassage der Hände wird oft mit der der Füße kombiniert und eignet sich gut zur Selbstbehandlung.*

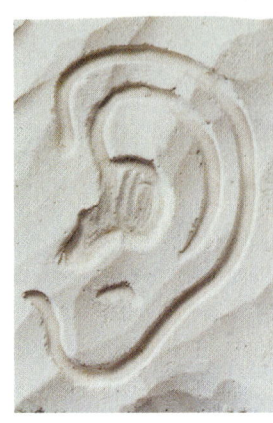

OBEN *Die Massage des Ohrs ist schwieriger als die der Hände und Füße. Auch hier findet sich eine Reflexabbildung des Körpers.*

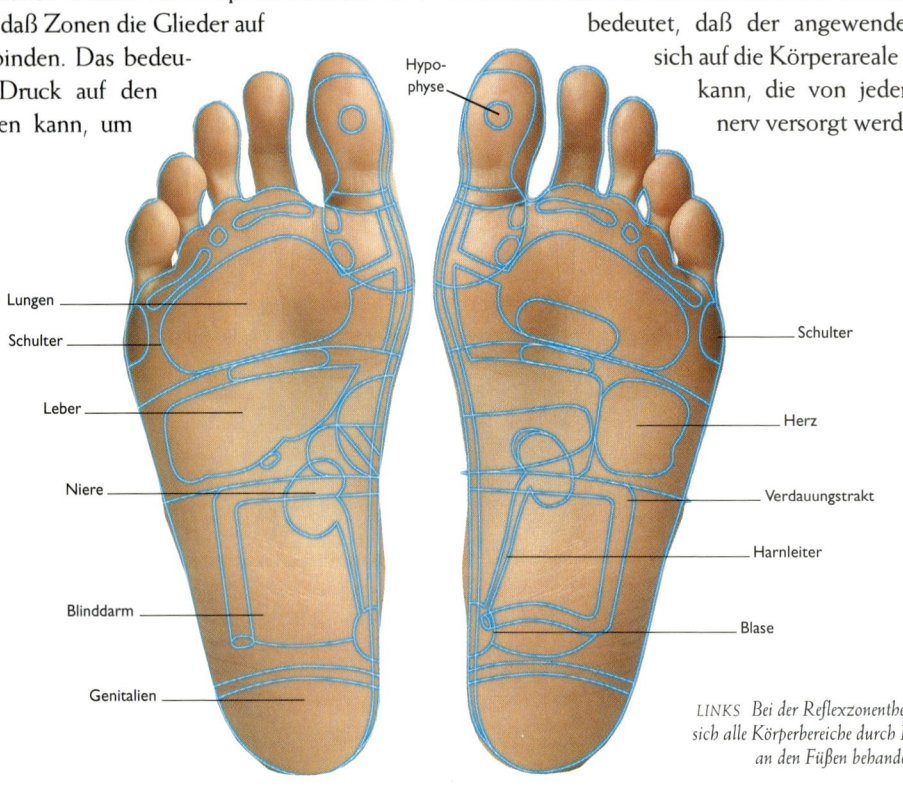

Hypophyse

Lungen

Schulter

Leber

Niere

Blinddarm

Genitalien

Schulter

Herz

Verdauungstrakt

Harnleiter

Blase

LINKS *Bei der Reflexzonentherapie lassen sich alle Körperbereiche durch Reflexpunkte an den Füßen behandeln.*

### DIE ÖSTLICHE THEORIE

Die meisten Reflexzonentherapeuten meinen, daß die Reflexzonenbehandlung Ähnlichkeit mit Akupunktur und Akupressur aufweist (S. 20–31): Es ist von einer Lebensenergie die Rede, die durch den Körper bzw. die Zonen fließt. Wenn diese Energie irgendwie blockiert oder vermindert wird, werden die Körperbereiche in den betroffenen Zonen in Mitleidenschaft gezogen.

Reflexzonentherapeuten glauben, daß die Massage einer Fuß- oder Handreflexzone den Energiefluß durch die Zone anregt, Blockaden auflöst und die Energiezufuhr zu diesem Bereich wiederherstellt. Auf diese Weise werden die Selbstheilungskräfte des Körpers angeregt,

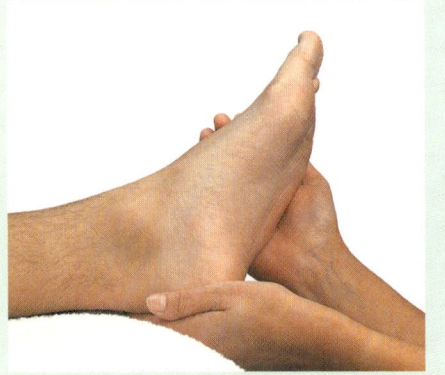

OBEN *Reflexzonentherapeuten führen kleine Druckbewegungen zur Anregung des Energieflusses aus.*

während man bei Akupunktur Akupressur davon ausgeht, daß der Energiefluß durch Druck auf eine Reihe von Meridianpunkten am ganzen Körper und nicht nur an Händen und Füßen angeregt wird. Nach Ansicht von Fußreflexzonentherapeuten können sich kleine Ablagerungen von der Größe eines Zuckerkristalls an einer Reflexzone anhäufen, wenn eine Störung im mit dieser Zone verbundenen Organ vorliegt, noch bevor überhaupt körperliche Symptome auftreten. Sie sind der Meinung, daß die Massage der Reflexzone diese Körnchen auflöst und beseitigt und so den freien Energiefluß entlang der Zonen wiederherstellt.

## DIE WESTLICHE THEORIE

Manche Reflexzonentherapeuten sind der Auffassung, daß sich die Wirkungen der Reflexzonenbehandlung teilweise durch die westliche Lehre der Anatomie und Physiologie erklären lassen, da die Füße und Hände über Tausende von sensorischen Nervenenden verfügen, die Informationen an die sensorische Gehirnrinde weiterleiten. Viele dieser Nervenenden lassen sich vor allem am Fuß durch Druck stimulieren. Sie werden als Propriorezeptoren bezeichnet, und informieren das Gehirn über Lage und Bewegung des Körpers. Diese über die Propriorezeptoren vermittelte Eigenempfindung des Körpers befähigt Sie, sogar im Dunkeln mit dem Finger genau auf Ihre Nase zu zeigen und Ihre Füße wahrzunehmen, auch wenn diese im Bett zugedeckt sind. Das Gehirn überprüft Informationen der Propriorezeptoren und reagiert darauf mit Hilfe des willkürlichen und unwillkürlichen (autonomen) Nervensystems. Das willkürliche Nervensystem unterliegt dem Willen. Man setzt es ein, wenn man z. B. einen Bleistift aufhebt. Das unwillkürliche Nervensystem übt eine Kontrollfunktion im Unterbewußtsein aus. Es dient der Steuerung lebenswichtiger Organe und ihrer harmonischen Funktion.

Diese Vetreter der Reflexzonentherapie sind der Auffassung, daß die unwillkürliche Reaktion des Körpers, die an das Gehirn aufgrund der Stimulation der sensorischen Nerven über einen Reflexpunkt weitergeleitet wird, die Durchblutung in dem Bereich verbessert, der dem Reflexpunkt zugeordnet ist und Muskelverspannungen vermindert. Da eine zu starke Muskelanspannung zu Durchblutungsstörungen führen kann und daher den Abtransport von Schlacken beeinträchtigt, besteht der Gesamteffekt der Behandlung in einer verbesserten Nährstoffzufuhr zu diesem Gebiet und in der Förderung der Ausscheidung von Schlackstoffen. Außerdem regt tiefer Druck auf einen Punkt die Bildung von Endorphinen an, die als körpereigene Schmerzmittel wirken.

All dies verdeutlicht, warum die Reflexzonenbehandlung so entspannend ist. Allerdings stimmt sie nicht mit der herkömmlichen Anatomie überein, da die Reflexzonen immer nur auf jeweils eine Körperhälfte beschränkt sind. Es wurde jedoch gezeigt, daß Nervenbahnen und sensorische Informationen an der Gehirnbasis auf die andere Seite hinüberkreuzen. Dies bedeutet, daß die linke Gehirnhälfte die rechte Körperhälfte steuert und umgekehrt.

Rückenmark

LINKS *Die westliche Medizin erklärt die Reflexzonenbehandlung als Informationsübertragung zum Gehirn durch Stimulation der Reflexzonen an den Füßen.*

Das Nervensystem ist weit verzweigt.

UNTEN *Die meisten Menschen empfinden Fußreflexzonenmassage als wohltuend und erholsam bei gleichzeitiger therapeutischer Wirkung.*

### BITTE BEACHTEN

■ Die Fußreflexzonenmassage sollte nur in Ergänzung zur schulmedizinischen Behandlung angewandt werden und dient nicht als Ersatz. Bei gesundheitlichen Beschwerden sollte man mit dem Arzt sprechen.

■ Vergewissern Sie sich, daß es sich um einen qualifizierten Therapeuten handelt. Informieren Sie ihn, wenn Sie Medikamente (allopathische, homöopathische oder pflanzliche) einnehmen, da Reflexzonentherapeuten zufolge die Behandlung in Wechselwirkung mit Medikamenten treten kann.

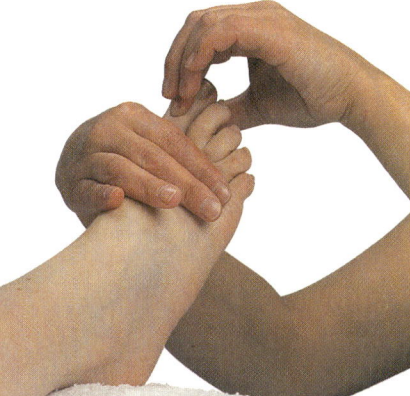

### WEGWEISER

Reflexzonenmassage ist eine Form der Hand- und Fußmassage, die sich auf Reflexpunkte konzentriert, die andere Körperbereiche innerhalb der gleichen Zone darstellen. Reflexzonentherapeuten vertreten die Auffassung, daß die Behandlung ein Ungleichgewicht oder eine Verminderung des Energieflusses in einer Zone beseitigt, was wiederum die Selbstheilungskräfte des Körpers anregt. Dies erweist sich bei einer ganzen Reihe von Beschwerden als hilfreich. Für viele Menschen ist die Behandlung äußerst entspannend.

ABSZESSE/FURUNKEL, S. 277
ANGINA, S. 304
ANGST, S. 256/7
ARTHRITIS, S. 346/7
ASTHMA, S. 294/5
BLUTHOCHDRUCK, S. 302
EKZEME/DERMATITIS, S. 273
GÜRTELROSE, S. 266
ISCHIAS, S. 348
KATARRH, S. 285
KOPFSCHMERZEN, S. 268/9
MAGENGESCHWÜRE, S. 311
MIGRÄNE, S. 269
NEURALGIE, S. 267
NIERENBESCHWERDEN, S. 318/9
PRÄMENSTRUELLES SYNDROM (PMS), S. 323
PSORIASIS, S. 272
SCHLAFLOSIGKEIT, S. 264
SCHLAGANFALL, S. 359
SCHWINDEL, S. 271
SINUSITIS, S. 284
STRESS, S. 262/3
VERSTOPFUNG, S. 313
WECHSELJAHRESBESCHWERDEN, S. 330/1

## BESUCH BEIM REFLEXZONENTHERAPEUTEN

Da Ausbildung und Berufsausübung bei Reflexzonentherapeuten keinen besonderen Vorschriften unterliegen, sollten Sie sich danach erkundigen, ob und wo er oder sie eine spezielle Ausbildung in Fußreflexzonenmassage absolviert hat, eine Zulassung und eine Berufshaftpflichtversicherung besitzt.

Bei Ihrer ersten Sitzung werden Sie nach Ihrer Krankengeschichte, Lebensführung und dem Grund Ihres Besuches befragt. Die meisten Reflexzonentherapeuten ziehen es vor, mit den Füßen zu arbeiten (Füßewaschen vor der Behandlung hilft, peinliche Situationen zu vermeiden). Sie sitzen entweder auf einem bequemen Stuhl oder nehmen halb zurückgelehnt auf einer Behandlungsliege Platz. Jede Sitzung wird bis zu einer Stunde in Anspruch nehmen. Durchschnittlich sind 6–8 Sitzungen /zwei pro Woche) zu empfehlen. Manche Menschen gehen in monatlichen Abständen zur Behandlung und betrachten dies als Gesundheitsvorsorge.

Ihr Reflexzonentherapeut zeigt Ihnen möglicherweise einige Übungen für zu Hause und gibt Ratschläge zu Haltung, Schuhwerk und Ernährung mit auf den Weg. Bei einer Art »Heilungskrise« mit Ausschlag oder Husten besteht kein Grund zur Besorgnis, da diese manchmal zu Anfang einer Behandlung ausgelöst wird.

*1 Der Reflexzonentherapeut wird sich die Füße ansehen, um schuppige oder aufgedunsene Bereiche, Hühneraugen oder Schwielen festzustellen und den Zustand der Nägel zu überprüfen. Auch ein hoher Spann oder Plattfüße sind für ihn von Interesse.*

Der Patient ist entspannt.

Der Therapeut beurteilt die Füße.

Der Patient sitzt auf einer bequemen Behandlungsliege.

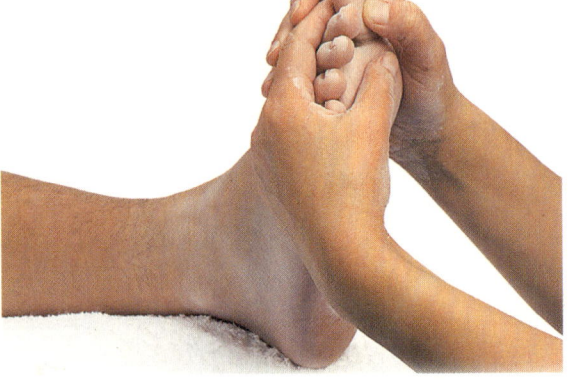

*3 Der Behandler wird alle Reflexzonen an jedem Fuß abwechselnd massieren. Er prägt sich Problembereiche oder schmerzhafte, druckempfindliche Stellen ein. Diese weisen ein Ungleichgewicht oder eine Blockade in der entsprechenden Zone auf.*

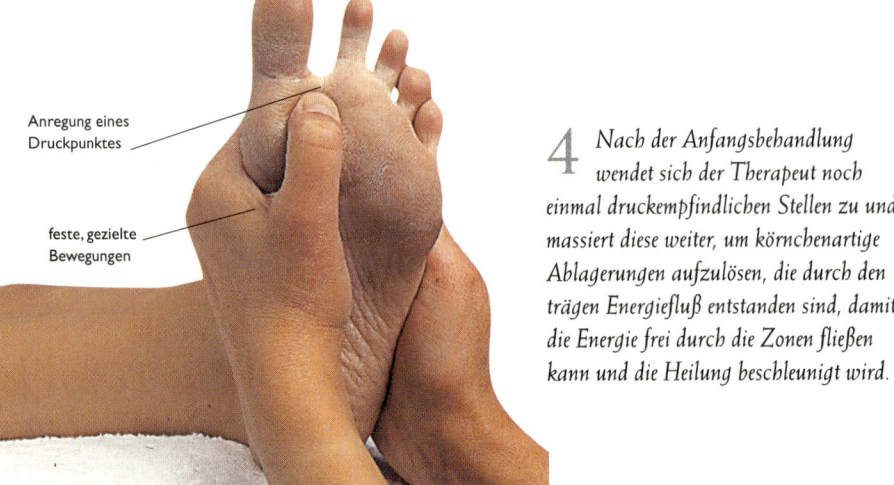

Anregung eines Druckpunktes

feste, gezielte Bewegungen

*2 Viele Reflexzonentherapeuten beginnen die Behandlung mit einer allgemeinen Fußmassage, um die Entspannung zu fördern und zu überprüfen, ob der Fuß angespannte Bereiche aufweist.*

*4 Nach der Anfangsbehandlung wendet sich der Therapeut noch einmal druckempfindlichen Stellen zu und massiert diese weiter, um körnchenartige Ablagerungen aufzulösen, die durch den trägen Energiefluß entstanden sind, damit die Energie frei durch die Zonen fließen kann und die Heilung beschleunigt wird.*

## DIE GRIFFTECHNIKEN

Die Reflexzonen am Fuß sind teilweise sehr klein. Daher muß ein Reflexzonentherapeut gezielte und genaue Bewegungen ausführen, um all diese verschiedenen Punkte zu »bearbeiten«. Die Griffe können verschieden stark sein, sind jedoch eher fest als schmerzhaft. Reflexzonentherapeuten setzen die Daumenkuppen und den äußeren Daumenrand ein, um Druck auf einen Punkt auszuüben. Bei nachlassender Intensität gleitet der Daumen zum nächsten Punkt. Die Daumenkuppe bewahrt dabei durchgehend Hautkontakt. (Die Kuppen der Finger können über knochigen Gebieten eingesetzt werden).

Verschiedene Grifftechniken stehen zur Behandlung der Reflexzonen des Patienten zur Verfügung. Eine davon wird als »Fingergang« bezeichnet. Beim »Daumengang« konzentriert sich der Therapeut auf eine Zone, während sein Daumen vorwärts »geht« oder »kriecht«. Eine weitere Technik wird als »Anziehen der Schwimmhäute« bezeichnet. Dabei kneift der Behandler sanft die Haut zwischen jeder Zehe und zieht anschließend leicht an jeder Zehe.

**1** *Über knochigen Gebieten lassen sich die Fingerkuppen anwenden.*

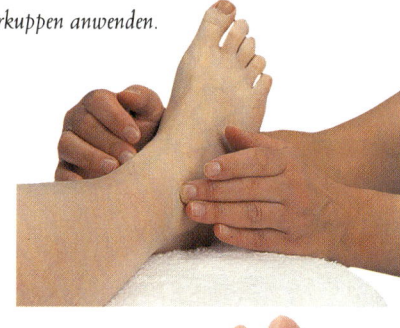

**2** *Der Daumenrand wird an einem Druckpunkt eingesetzt.*

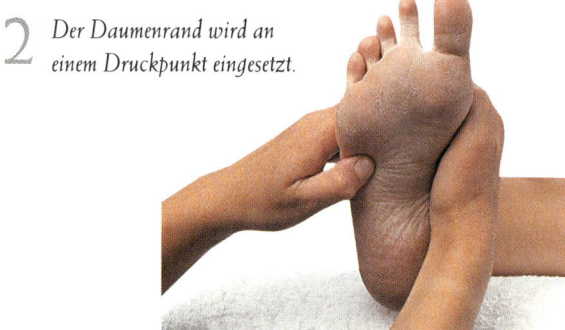

**3** *Ab und zu sollte man die Füße dehnen*

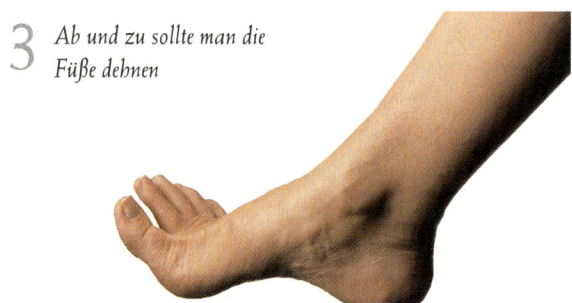

## SELBSTHILFE

Die Fußreflexzonenmassage eignet sich gut zur Selbstbehandlung. Verwenden Sie die Abbildungen auf diesen Seiten zur Auffindung wichtiger Reflexzonen und setzen Sie die Techniken zur Entstauung einer Problemzone ein. Wenn Sie sich näher mit diesem Thema befassen möchten, sollten Sie eines der vielen Selbsthilfebücher kaufen oder einen Kurs für Laien besuchen.

Je nachdem, wie beweglich man ist, kann es bei einer Selbstbehandlung vielleicht einfacher sein, die Hände anstelle der Füße zu massieren. Wenn ja, sollten Sie soviel wie möglich barfuß laufen, weil dadurch eine Impulsweitergabe von den Füßen an das Gehirn erfolgt.

Es gibt viele Hilfsmittel, z. B. spezielle Sandalen oder Massageroller für Fußsohlen und Handinnenflächen. Trainieren Sie Füße und Hände, indem Sie Zehen und Finger so weit wie möglich strecken, sie aus- und einwärts drehen, kreisen Sie mit den Füßen und Handgelenken und schütteln Sie diese aus.

Bei gesundheitlichen Bedenken sollte man sich allerdings an den Arzt wenden. Die Reflexzonenmassage als Selbstbehandlung eignet sich weder zur Diagnostik noch als Heilmethode, sondern sollte als Teil der Gesundheitsvorsorge betrachtet werden.

### REFLEXZONENMASSAGE DER HÄNDE

Nach Auffassung der Traditionellen Chinesischen Medizin hat die Anwendung von Drucktechniken an den Händen gesundheitsfördernde Wirkung (wird in Deutschland sehr selten angewandt). Fitzgerald, der Begründer der Reflexzonentherapie, arbeitete während der Entwicklung der »Zonentherapie« mehr mit den Händen als mit den Füßen.

Der Körper spiegelt sich in den Händen ähnlich wieder wie die Füße, wenn auch in viel geringerem Maße. Da Eunice Ingham sich bei der Entwicklung der Reflexzonentherapie in der heutigen Form auf die Füße konzentrierte und die Reflexpunkte am Fuß viel größer sind, wird die Handreflexmassage heute eher als Begleittherapie zur Fußreflexzonenmassage angewendet. Sie erlangt jedoch eigenen Stellenwert, wenn eine Behandlung der Füße nicht in Frage kommt, weil z. B. eine Pilzinfektion vorliegt oder die Reflexzone am Fuß zu schmerzhaft ist. Die Reflexzonenmassage der Hand eignet sich auch für die Selbsthilfe und in Notfallsituationen.

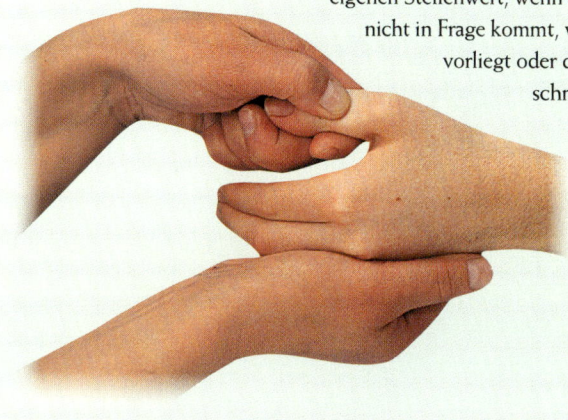

LINKS *Reflexpunkte an der Hand lassen sich genauso anregen wie Reflexpunkte am Fuß.*

# METAMORPHISCHE METHODE

Die Metamorphische Methode hieß ursprünglich »Pränatale Therapie«, aber ihr Begründer Robert St. John betrachtete sie nicht als Therapie, da sie kein Heilmittel gegen bestimmte Beschwerden darstellte, sondern eher die Bedingungen für positive Veränderungen im Körper schaffen sollte. Sie konzentriert sich auf die Reflexzonenbehandlung von Wirbelsäulenregionen am Fuß, die Blockaden aus der Zeit im Mutterleib enthalten sollen. Diese beeinflussen unser Leben stark, da in dieser Phase der Großteil unserer Verhaltensmuster und die Krankheiten, an denen wir leiden, festgelegt werden. St. John glaubte, den Körper durch seine sanfte Arbeit von diesen Blockaden befreien zu können.

Robert St. John, ein britischer Naturheiler und Reflexzonentherapeut, entwickelte in den 1960er Jahren die Metamorphosetechnik, nachdem er von den Ergebnissen der Reflexzonenbehandlung bei Kindern mit Lernschwäche enttäuscht war. Er stellte fest, daß er zu ähnlichen, ja sogar besseren Ergebnissen gelangte, wenn er seine Therapie auf die Wirbelsäulenreflexpunkte an der Fußsohle konzentrierte. Die Kinder schienen auf die Behandlung sowohl in seelischer als auch in körperlicher Hinsicht anzusprechen. St. John glaubte, daß diese Punkte die pränatale Phase darstellten. Er war zwar der Meinung, daß die herkömmliche Reflexzonenmassage Energiebahnen befreien und alltägliche Belastungen lindern könne, jedoch nur die Reflexmassage entlang der Wirbelsäulenzone des Fußes in der Schwangerschaft erworbene Energieblockaden beseitigen könne. Deshalb bezeichnete St. John seine neue Technik zunächst als »Pränatale Therapie«. Die neue Bezeichnung »Metamorphische Methode« wurde von Gaston St. Pierre, einem Schüler St. Johns, geprägt, um der Tatsache Rechnung zu tragen, daß St. John seine Methode nicht als Heilmittel oder Behandlung ansah, sondern daß er glaubte, sie könne positive seelische und körperliche Veränderungen bewirken. 1979 gründete Gaston St. Pierre in London die Metamorphose-Vereinigung.

## DIE THEORIE

St. John war ein Reflexzonentherapeut, der von der Reflexzonentherapie und den Reflexpunkten (vgl. S. 66–71) überzeugt war. So wie bei der Reflexzonentherapie ging St. John davon aus, daß die innere Wölbung des Fußes der Wirbelsäule und den Rückenmarksreflexen entspricht. Er fügte seiner Theorie jedoch hinzu, daß diese Zone die Zeitspanne in der Gebärmutter von der Empfängnis bis zur Geburt darstellt. St. John glaubte, daß der Großteil unserer seelischen, körperlichen und geistigen Verhaltensmuster und Reaktionen in der Schwangerschaft entsteht, und jede Blockade in den Energiezonen während dieses Zeitraums das weitere Leben eines Menschen nachhaltig beeinflusse.

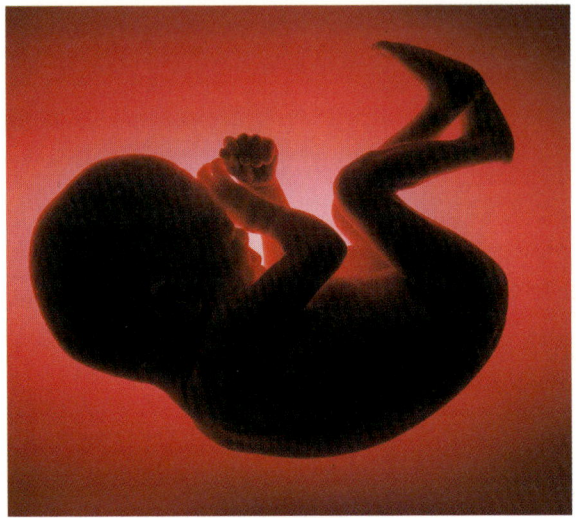

OBEN  *In der Metamorphosetechnik stehen manche Reflexzonen der Füße für die pränatalen Erfahrungen des Körpers.*

St. John ging davon aus, daß er durch die Massage dieses Gebiets nicht nur erst vor kurzem entstandene Blockaden, sondern auch ältere, tiefersitzende Blockaden aus der vorgeburtlichen Phase eines Menschen auflösen könne. Von dort wandte er sich anderen Körperbereichen zu. Die Hände und der Mittelpunkt des Hinterkopfes, so nahm er an, besitzen Rückenmarksreflexpunkte, die zur Herbeiführung dieser Veränderung beitrugen. Dabei vermögen der linke Fuß, der das vergangene, innere und spirituelle Leben darstellt und der rechte Fuß, der die Gegenwart verkörpert, am meisten zur persönlichen Veränderung beizutragen. Die Hände sorgen dafür, daß diese Veränderungen angenommen werden.

St. John glaubte nicht, daß seine Technik eine spezielle Erkrankung heilen könne, aber, so schrieb er in seiner Broschüre aus dem Jahre 1970: »...ich betone immer wieder, daß diese Methode der Behandlung des Einzelnen und nicht der Behandlung einer Erkrankung dient. Wenn sich der Einzelne ändert, wenn er heil wird und das Leben bewältigt, braucht er keine Krankheiten. Diese lösen sich dann auf.«

### DER BESUCH BEIM THERAPEUTEN

Die Metamorphische Methode hat viel Ähnlichkeit mit der Reflexzonenbehandlung. Sollten Sie in Ihrer Gegend auf der Suche nach einem qualifizierten Therapeuten sein, verweisen wir auf den Abschnitt mit Adresshinweisen (vgl. S. 368–371).

Therapeuten empfehlen zwei oder drei einstündige Sitzungen in wöchentlichem Abstand. Ihrer Meinung nach sollten die Füße nicht länger als eine Stunde in der Woche behandelt werden, da die Technik zu viele Veränderungen hervorruft, die Zeit zum Verarbeiten brauchen.

Metamorphose-Therapeuten ziehen es vor, als »Katalysatoren« bezeichnet zu werden. Das Ziel besteht in der Anregung Ihrer eigenen Lebensenergie. Der Therapeut nimmt zunächst die Krankengeschichte auf. Sie sollten lockere, bequeme Kleidung tragen und sich vergewissern, daß Sie bequem sitzen. Der Behandler sitzt leicht seitlich von Ihnen und verhält sich neutral gegenüber irgendwelchen Veränderungen, die durch die Massage angeregt werden.

Zuerst erfolgt die Massage des rechten Fußes. Besondere Aufmerksamkeit wird dabei der Linie von der Großzehe über den Innenfuß hinunter bis zur Ferse gewidmet. Dann kommt der linke Fuß an die Reihe. Dies nimmt 20–40 Minuten in Anspruch.

Der Therapeut massiert auch jede Hand. Er beginnt bei der Daumenspitze, fährt dann mit der Außenseite der Hand fort und massiert anschließend die Rückseite des Handgelenks.

Die Beendigung der Sitzung erfolgt durch eine Massage des Kopfes vom Scheitel bis zum Nacken, dann hinauf zu den Ohren bis zur Spitze jedes Ohrs. Danach wird man einige Minuten alleingelassen, um sich zu erholen und nach der Behandlung wieder zu sich zu kommen.

**WEGWEISER**

Das Ziel der Metamorphischen Methode besteht nicht darin, bestimmte Beschwerden zu behandeln, sondern vielmehr, positive Voraussetzungen zu schaffen und Blockaden im Energiefluß des Körpers aufzulösen, um so die Selbstheilungskräfte des Einzelnen anzuregen. Wahrscheinlich würde die Schulmedizin diese Technik nicht bei irgendwelchen Beschwerden empfehlen, sondern darauf hinweisen, daß sie bei streßbedingten Beschwerden hilfreich sein könnte, da man sich nach einer Sitzung entspannt und wohl fühlt.

ANGST, S. 256/7
KOPFSCHMERZEN, S. 268/9
MIGRÄNE, S. 269
STRESS, S. 262/3

**BITTE BEACHTEN**

■ Bei gesundheitlichen Problemen sollte man immer den Arzt aufsuchen. Diese Technik eignet sich nicht als Behandlung bei bestimmten Beschwerden. Sie empfiehlt sich nicht für leicht beeinflußbare Menschen oder Personen mit schweren psychischen Erkrankungen.

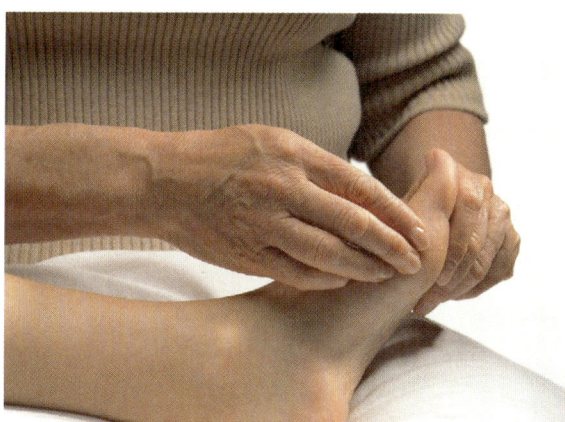
1 Die Metamorphische Methode wird ähnlich erlebt wie die Reflexzonenbehandlung.

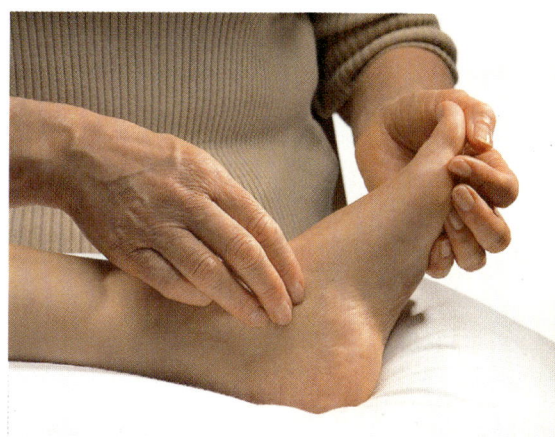
2 Der Behandler widmet der Linie von der Großzehe bis zur Ferse besondere Aufmerksamkeit.

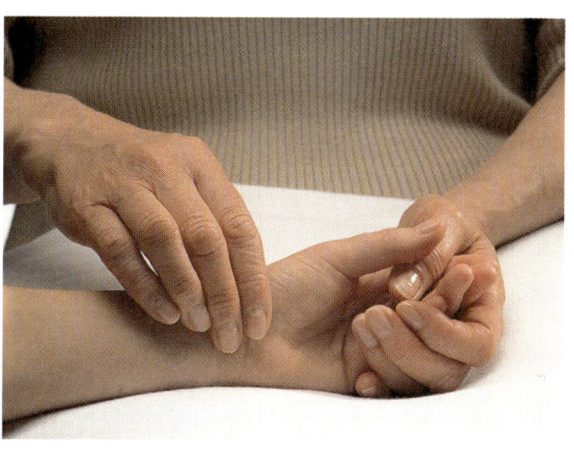
3 Der Therapeut massiert jede Hand.

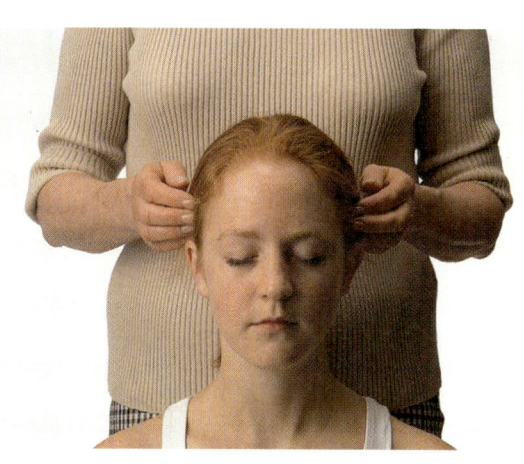
4 Die Behandlung endet mit einer Kopfmassage.

# REIKI

Reiki ist eine spirituelle Heilweise, die ihr Begründer, der japanische Theologe Dr. Mikao Usui, als einen ehemaligen Bestandteil des tibetischen Buddhismus betrachtete. Im späten 19. Jahrhundert verbrachte er 14 Jahre auf der Suche nach den Geheimnissen des Heilens und fand schließlich in Sanskrit-Texten Informationen zu Reiki. Nach 21tägigem Fasten und Meditieren auf dem Gipfel eines heiligen Berges eröffnete ihm eine Vision die Bedeutung dieser Texte.

»Reiki« ist ein japanisches Wort, das sich zusammensetzt aus »rei« d. h. »universell« und »ki«, das ähnlich wie »Qi« im Chinesischen und »Prana« im Sanskrit mit der Lebensenergie gleichzusetzen ist, die alles durchdringt und belebt.

Sowohl die Geschichte des Reiki als auch die seines »Entdeckers«, Dr. Mikao Usui, sind recht vage und nur unzureichend dokumentiert. Einige Menschen behaupten, daß Usui ein christlicher Lehrer an einer Schule in Japan war, andere wiederum sagen, daß er ein buddhistischer Mönch war, der die alten »Sutren« (Gesänge) wiederentdeckte, die der Medizin-Buddha von Tibet beschworen hatte.

Frau Hawayo Takato, eine Reiki-Heilerin aus Hawaii, die diese Heilmethode in Westen einführte, behauptete allerdings, daß Usui ursprünglich Christ war und sich viele Jahre mit den in der Bibel beschriebenen Wundern Jesu Christi auseinandersetzte. Da es ihm nicht gelang, eine Antwort zu finden, wandte er seine Aufmerksamkeit den Sanskrit-Texten zu, in denen Buddha Heilungen vollbrachte. Aber auch dies brachte ihn nicht weiter. Er fastete und meditierte schließlich 21 Tage lang auf dem Gipfel eines heiligen Berges in Japan. In der letzten Nacht wurde Dr. Usui die Bedeutung der Symbole, die er in den Sanskrit-Texten fand, in einer Vision eröffnet. Gleichzeitig empfing er die Fähigkeit, andere Menschen zu heilen.

Vor seinem Tod gab Usui seine Theorien an Dr. Chujiro Hayashi weiter, der sie wiederum Frau Takato vermittelte. Diese zog 1970 von Hawaii nach Kalifornien und machte Reiki dort bekannt, von wo aus es sich allmählich auf andere westliche Länder ausbreitete.

## DIE THEORIE

Die Ausübung von Reiki beruht auf dem Glauben an die heilende Kraft, die durch jeden von uns weitergegeben werden kann, wenn wir erst einmal mit der universellen Lebensenergie verbunden sind. Ein Reiki-Behandler entdeckt sein Ki und wendet es an, um das Ki anderer Menschen zu stärken. Da Reiki aber allmächtig ist, brauchen weder der Behandler noch der Patient zu wissen, wo das Problem liegt oder worin es besteht. Es kann körperlicher, seelischer oder spiritueller Art sein.

Die Reiki-Theorie besagt, daß Körper und Geist in einem positiven Zustand der Gesundheit und des Wohlbefindens erhalten und beeinflußt werden, wenn das Ki stark und frei ist. Wenn das Ki schwach oder blockiert ist, entweder bewußt oder unbewußt, erkrankt der Körper, wird seelisch unausgeglichen und spirituell unproduktiv. Reiki-Heiler leiten die universelle Lebensenergie, die durch sie hindurchfließt, an den Empfänger weiter.

## Weitergabe des Ki

Um Reiki als Behandler geben zu können ist eine Unterweisung und Einweihung durch einen Reiki-Meister nötig. Reiki-Ausübende halten sich an Richtlinien, die von Dr. Usui als Reiki-Ideale niedergelegt wurden. Sie befassen sich mit Ethik und Verhaltensmaßregeln einschließlich eines harmonischen Zusammenlebens mit anderen. Sie besagen, daß man Gutes tun und eine positive Lebenseinstellung zu allem haben sollte, Verantwortung für seine eigene Gesundheit und sein Glück übernehmen und seine Kräfte zum Wohle anderer einsetzen müsse.

Reiki wird in drei sogenannten Graden gelehrt und weitergegeben. Im 1. Grad erlernen die Schüler die Selbstbehandlung und die Behandlung von anderen durch Handauflegen. Ab dem 2. Grad werden auch Symbole weitergegeben und die Schüler lernen auch Mental- und Fernbehandlungen durchzuführen. Nach jahrelangem Anwenden von Reiki können sich Behandler, die sich zu diesem System berufen fühlen, zum Meister einweihen lassen, damit sie von nun an andere Schüler ausbilden können.

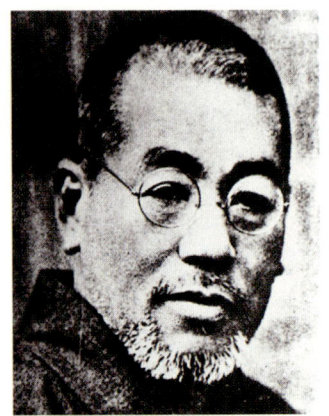

OBEN *Dr. Mikao Usui begründete das Reiki System.*

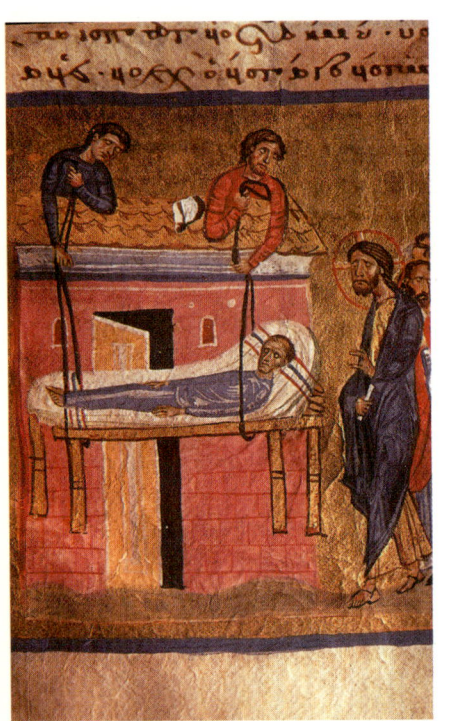

OBEN *Angeblich soll Usui viele Jahre versucht haben, herauszufinden, wie Jesus seine Wunder vollbrachte.*

## EIN BESUCH BEIM REIKI-HEILER

Wenden Sie sich an die International Reiki Association um einen Behandler in nächster Nähe ausfindig zu machen (»Nützliche Adressen«, S. 368–371). Behandler, die den Zweiten Reiki-Grad innehaben, behaupten, daß sie heilendes Reiki aussenden können, welches ein Patient auch in größerer Entfernung empfangen kann.

Tragen Sie zu einer Sitzung, die ungefähr eine Stunde dauert, bequeme Kleidung. Während Sie sich voll bekleidet auf der Behandlungsliege befinden, wird der Behandler oder die Behandlerin seine bzw. ihre Hände entweder unmittelbar auf Ihren Körper auflegen oder in etwas Abstand über ihn halten. 12 Grundpositionen werden von Reiki-Behandlern eingesetzt, die in etwa den Hauptorganen und -drüsen des Körpers ent-

*OBEN Die universelle Lebensenergie von Yin und Yang ist wichtig für die Reiki-Heilung.*

sprechen: vier befinden sich auf dem Kopf, vier auf dem Rücken und weitere vier auf dem Bauch. Die Reiki-Theorie geht davon aus, daß das Ki aus dem/der Behandler/in über seine bzw. ihre Hände ausströmt und in Ihren Körper eintritt, Ihr Ki erneuert und harmonisiert.

Ein wichtiger Aspekt der Reiki-Behandlung besteht darin, daß Sie bei Ihrer eigenen Behandlung eine positive Rolle übernehmen. Ihr Wunsch nach Heilung und nach der Möglichkeit, daß Reiki Ihnen hilft, garantiert, daß man immer eine positive Wirkung verspürt, auch wenn diese nicht genauso wie erwartet ausfällt. Es ist sehr wichtig, daß Sie genügend Behandlungen in Anspruch nehmen, um die eigentliche Ursache Ihres Problems zu heilen, das in der Regel von der seelischen, emotionalen oder geistigen Ebene ausgeht.

**WEGWEISER**

Reiki ist eine fernöstliche Therapie, die nicht für sich in Anspruch nimmt, eine spezielle Erkrankung heilen zu können. Vielmehr trägt sie zur Selbstheilung von Körper, Seele und Geist bei, indem sie die universelle Lebensenergie, eben Reiki einsetzt, die in allem ist und alles umgibt. Diese Energie erhält man nicht durch Entwicklung der eigenen Lebensenergie oder des Ki, auch nicht von einer anderen Person, sondern der Behandler wird zu einer Art Medium, das die universelle heilende Energie oder Lebenskraft einem anderen Menschen zuführt. Reiki kann zur Förderung einer positiven Lebenseinstellung beitragen und ist hilfreich bei streßbedingten Erkrankungen und bei:

ANGST, S. 256/7
DEPRESSION, 261
KOPFSCHMERZEN, S. 268/9
MIGRÄNE, S. 269
STRESS, S. 262/3

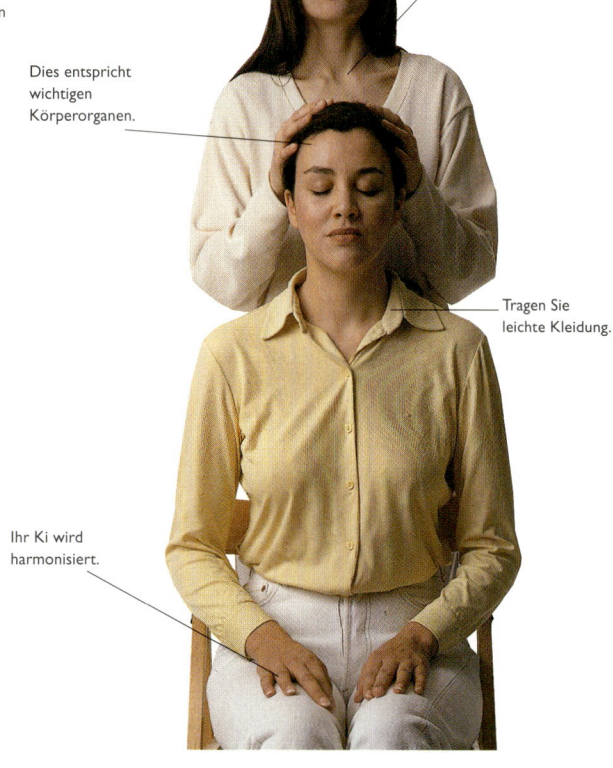

Der Patient denkt positiv.

Der Behandler hält seine Hände über den Kopf des Patienten.

Dies entspricht wichtigen Körperorganen.

Das Ki fließt über den Behandler zum Patienten.

Tragen Sie leichte Kleidung.

Ihr Ki wird harmonisiert.

*OBEN Der Reiki-Heiler verwendet während der Behandlung 12 Grundpositionen.*

*OBEN Durch Öffnen der Energiebahnen wird das Ki des Patienten erfrischt und gereinigt.*

**BITTE BEACHTEN**

■ So, wie man Tai Chi nicht aus einem Buch erlernen kann, läßt sich Heilen auch nicht durch das Lesen von Büchern erlernen. Fragen Sie Ihren Reiki-Heiler, welcher Meister ihn eingeweiht hat und in welcher Linie er zu Usui steht.

■ Reiki ist eine Naturheilweise mit dem Ziel, dem Einzelnen die »universelle Lebensenergie« zu vermitteln, die zu heilen vermag. Es stellt keine Behandlung an sich dar. Wenn Sie gesundheitliche Probleme haben, sollten Sie sich in jedem Fall an Ihren Hausarzt wenden.

# BOWEN-METHODE

Schon lange ist die Bowen-Methode in Australien und Neuseeland populär und ergänzt seit kurzem die große Zahl alternativer Heilverfahren in Amerika und Europa. Sie wurde von Thomas Bowen entwickelt, der sich weigerte zu erklären, warum oder wie diese Methode wirkt. Trotzdem wurde seine Praxis jährlich von 13 000 Patienten nur durch Mundpropaganda alleine aufgesucht. Die Bowen-Methode stellt ein sanftes, nicht-invasives Verfahren dar und eignet sich daher für Menschen jeden Alters. Ihr Ziel besteht darin, die strukturelle Harmonie von Körper und Geist wiederherzustellen.

Thomas A. Bowen (1916–1982) verließ im Alter von 15 Jahren seine Schule im australischen Geelong im Distrikt Victoria. Er verdiente sich seinen Lebensunterhalt mit Gelegenheitsjobs, begann aber gleichzeitig damit, eine Form von Körperarbeit zu entwickeln, die er bald mit solchem Erfolg ausübte, daß er in seiner näheren Umgebung den Ruf eines Heilers erwarb. Schließlich war Bowen so erfolgreich, daß er seine Jobs aufgeben konnte und sich als Osteopath niederließ, obwohl er weder die Qualifikation noch die Zulassung dafür besaß. Er war weiterhin sehr erfolgreich, zog Patienten durch Mundpropaganda an und behandelte sie mit der sogenannten »Bowen-Methode«. Eine Überprüfung durch eine Regierungskommission zu alternativen Heilverfahren im Jahre 1974 ergab, daß Bowen 13 000 Patienten jährlich behandelte.

Bowen schrieb nie etwas über sein Verfahren auf. Er versuchte auch nie, es zu erklären. Er schien Beschwerden zu diagnostizieren und instinktiv eine Behandlung dafür zu entwickeln. Aber er erlaubte sechs Praktikanten, ihm bei der Arbeit zuzusehen und seine Methoden zu studieren. Leider lernten sie zu verschiedenen Zeiten bei ihm. Da Bowen seine Ideen ständig änderte und neue Verfahren entwickelte, schloß jeder Schüler sein Praktikum mit etwas anderen Vorstellungen zu diesem Verfahren ab. So wurde die genaue Vorgehensweise bei diesem Heilverfahren nach Bowens Tod kontrovers diskutiert.

Einer von Bowens Schülern war der Masseur Oswald Rentsch, der eineinhalb Jahre bei ihm arbeitete. Nach Bowens Tod nahm Rentsch dessen Methode in seine Therapie mit auf und begann, andere darin zu unterrichten. Im Jahre 1990 gelangte diese Methode von Australien in die USA. 1993 erreichte sie Großbritannien.

### THEORETISCHE GRUNDLAGEN

Da Bowen die theoretischen Grundlagen seiner Methode nie darlegte, blieb es seinen Anhängern überlassen, eine theoretische Erklärung hierfür auszuarbeiten. Die Folge davon waren mehrere verschiedene Ansätze. Unter den Anhängern der Bowen-Methode hat sich am meisten die Ansicht durchgesetzt, daß diese Technik »Schwingungsenergie« harmonisiert. Alle Körperzellen schwingen

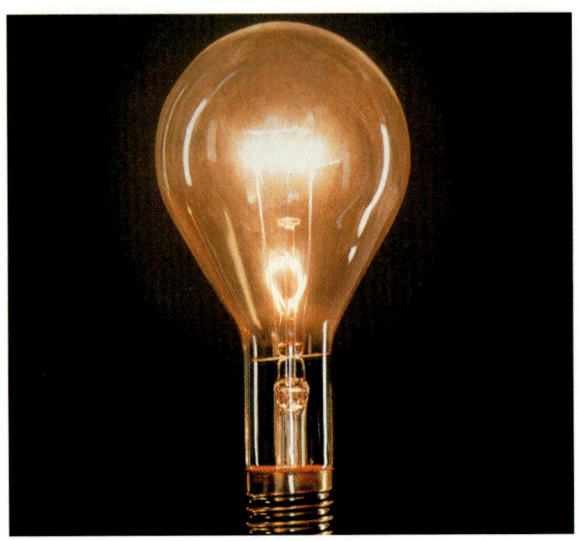

OBEN *Wie beim Anknipsen einer Glühbirne läßt sich Schwingungsenergie durch kleine Bewegungen harmonisieren.*

ständig mit einer bestimmten Frequenz, so besagt die Theorie. Die Schwingungsenergie, auf der dieses Phänomen beruht, kann blockiert werden oder sich vermindern mit dem Ergebnis, daß der Selbstheilungsmechanismus des Körpers nicht funktionieren kann und eine Krankheit oder Störung entsteht. Bowen-Therapeuten glauben aber, daß sich die Schwingungsenergie des Körpers harmonisieren läßt, und es hierzu nur einer kleinen Bewegung bedarf. Der Erklärung dieser Methode dient der Vergleich mit dem Anknipsen einer Glühbirne: Die Glühbirne brennt nicht heller, egal, wie fest man den Schalter betätigt. Es fließt auch nicht mehr Energie durch die elektrische Leitung.

Eine andere Theorie, die von Bowen-Therapeuten angeführt wird, besagt, daß die kleinen, einfachen Bewegungen den behandelten Körperbereich über die afferenten Nerven mit dem Gehirn verbinden. Da die Bewegungen so sanft sind, läßt das Gehirn keine spezifische motorische Antwort erfolgen, sondern prüft die Funktionsweise des betroffenen Gebietes und stellt dann dessen strukturelle Einheit und Gesundheit wieder her.

## DER BESUCH BEIM BOWEN-THERAPEUTEN

Obwohl die Bowen-Methode immer beliebter wird, ist sie außerhalb Australiens und Neuseelands noch relativ neu. Es dürfte daher schwer sein, einen Behandler in Ihrer Nähe zu finden (s. »Nützliche Adressen«, S. 368–371). Ähnliche Methoden der Körperarbeit sind Zero Balancing (S. 156/7), Trager Methode (S. 154/5) und Chirotherapie nach McTimoney (S. 124/5).

Bei der ersten Sitzung erfolgt eine kurze Aufnahme der Krankengeschichte und die Frage nach dem Grund des Besuches. Bowen-Therapeuten halten sich allerdings nicht mit zuvielen Einzelheiten auf, da ein Großteil ihrer Ausbildung darauf ausgerichtet ist, die Behandlung jedes einzelnen Patienten und Problems ihrer Intuition folgend anzugehen. Da die Theorie von der Selbstheilung des Patienten ausgeht, muß der Behandler keine genaue Diagnose stellen. Jede Sitzung dauert etwa 40 Minuten. Die meisten Menschen benötigen nur ca. drei Sitzungen, um einen Behandlungszyklus abzuschließen.

Die Methode kann durch leichte Kleidung hindurch oder direkt auf der Haut angewandt werden. Der Therapeut setzt seine Finger und Daumen am liegenden Patienten ein, um die Muskeln und das Bindegewebe mit leichtem Druck an speziellen Punkten zu drehen. Diese entsprechen oft den Triggerpunkten (s. S. 96–103) und den Akupunkturpunkten (s. S. 20–31). Zwischen den Bewegungen werden Pausen eingelegt, in denen der Therapeut den Raum verläßt, damit das Gehirn die Informationen, die es erhalten hat, einordnen und der Körper sich wieder »regenerieren« kann. Bowen-Therapeuten glauben, daß weniger mehr ist. Ihr Hauptziel besteht darin, möglichst wenige Bewegungen auszuführen, um strukturelle Harmonie zu erreichen.

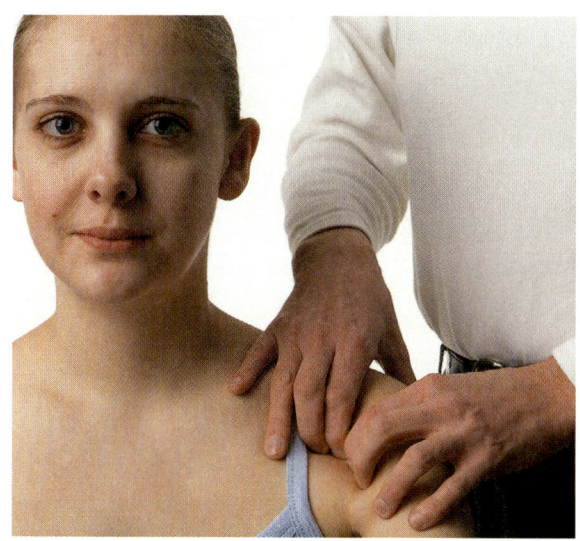

OBEN *Der Therapeut führt leichte, kreisende Bewegungen auf Muskeln und Bindegewebe aus.*

## Methoden und Ergebnisse

Diese sanfte, nicht-invasive Art der Körperarbeit konzentriert sich auf die Faszien, das Bindegewebe, das die Muskeln umhüllt. Die Muskeln werden dabei straff gespannt und zur Seite geschoben, was aber nicht schmerzhaft ist.

Die leichten, kreisenden Bewegungen, die auf den Muskeln und Sehnen ausgeführt werden, sollen die Durchblutung des Körpers ankurbeln, seine Beweglichkeit verbessern und die Lymphdrainage von Schlackstoffen fördern. Die Muskelkontraktion wird verringert, so daß Anspannung und Schlackstoffe aufgelöst werden und der Körper befreit wird, um sich selbst zu heilen.

Bowen-Therapeuten sind der Auffassung, daß diese Technik alle Beschwerden positiv beeinflußt, aber bei Asthma, Rücken- und Gelenkbeschwerden, Bettnässen, Bronchitis, chronischen Spannungskopfschmerzen, Menstruationsbeschwerden und Sportverletzungen besonders hilfreich ist. Sie ist auch in der Lage, streßbedingte Beschwerden zu lindern.

Da die Bowen-Methode ganz einfach nur den »Energiefluß« anregen soll, der vorübergehend in einem Bereich gestaute Energie freisetzt, sind normalerweise nur wenige Sitzungen vorgesehen. Es handelt sich um eine unbedenkliche und leicht beherrschbare Methode, die die Selbstheilungskräfte des Körpers anregen soll, um Harmonie wiederherzustellen.

---

### WEGWEISER

Ziel des Bowen-Therapeuten ist es, träge Energie im menschlichen Körper wiederherzustellen und zu harmonisieren, so daß die Selbstheilungskräfte Gesundheit und Ausgeglichenheit wiederherstellen können. Erkrankungen, die gut auf diese Behandlung anzusprechen scheinen, sind Beschwerden des Bewegungsapparates, Sportverletzungen, streßbedingte Beschwerden, Durchblutungsstörungen und seelische Probleme.

ANGST, S. 256/7
ARTHRITIS, S. 346/7
SEHNENSCHEIDENENTZÜNDUNG, S: 342/3
STRESS, S. 262/3
WEICHTEILRHEUMATISMUS, S. 348

---

### HAUSMITTEL

Tom Bowen hatte viele Ideen für die Selbstbehandlung zu Hause. So sollen Krebspatieten u. a. regelmäßige Bäder mit Bleichsoda und Bittersalz nehmen, um die Körpertemperatur zu steigern. Hier sind einige Hausmittel bei spezifischen Beschwerden aufgeführt:

**Arthritis:** Bittersalz in das Badewasser geben.

**Bettnässen:** Bettnässende Kinder sollten auf eine Ernährung umgestellt werden, die zu 80 % basisch und zu 20 % sauer ist. Äpfel und Apfelsaft (sie schwächen laut Bowen die Blase) sowie Milchprodukte sind zu vermeiden.

**Blasenprobleme und Schwindel:** Trinken Sie täglich den Saft von zwei Scheiben Roter Beete (etwa 50 g).

**Blaue Flecken:** Apfelessig lindert Schmerzen und Berührungsempfindlichkeit bei blauen Flecken und Verstauchungen des Handgelenks.

**Hühneraugen:** Mindestens drei Wochen lang abends die Füße in warmem Wasser baden, das drei Teelöffel Bittersalz enthält, um die Kalkeinlagerungen aufzulösen.

**Rheuma:** Regelmäßig Honig mit Apfelessig vermischt einnehmen.

# AYURVEDA

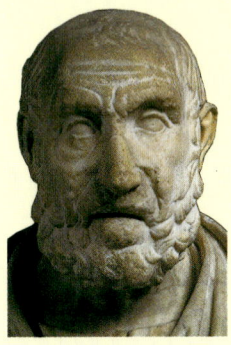
Es gilt als fast sicher, daß die Ursprünge des Ayurveda, der ältesten aller Heilweisen, mehr als 3000 Jahre zurückreichen. Auf dem indischen Subkontinent ist es immer noch die wichtigste Form der Medizin. Ayurveda ist eine ganzheitliche Heilweise, d. h. der Arzt behandelt nicht nur die Erkrankung, sondern den Menschen in seiner körperlich-seelischen Gesamtheit. Ayurveda bietet Regeln für alle Lebensbereiche – von der Ernährung bis hin zu den zwischenmenschlichen Beziehungen. Auch Astrologie und Meditation spielen eine Rolle. Ziel von Ayurveda ist die Erhaltung einer guten körperlichen und seelischen Gesundheit durch Harmonisierung körperlicher und spiritueller Energien. Erst wenn dieses Gleichgewicht gestört ist, kommen die traditionellen Heilelemente wie Reinigung, Heilkräuter, Massage und körperliche Bewegung zur Anwendung.

Aus der Überlieferung ist bekannt, daß die Richtlinien des Ayurveda von einer Versammlung heiliger indischer Seher oder Rishis niedergelegt wurden, die auf dem damals verfügbaren Wissen aufbauten. Ursprungstexte waren wie beim Hinduismus und beim Yoga die Veden, jene alten, heiligen Sanskrit-Schriften, die aus der Zeit um etwa 1500 v. Chr. stammen.

Der erste Text, der sich speziell mit der Ayurveda-Medizin befaßte, war das Charaka Sambita, das vor etwa 2500 Jahren niedergeschrieben wurde, und das später erschienene Sushruta Sambita. Beide zusammen lassen ein erstaunliches medizinisches Vorwissen erkennen. So ist in diesen Schriften die Rede davon, daß der Körper aus Zellen besteht. Außerdem werden 20 verschiedene krankheitserregende Mikroorganismen erwähnt. In diesen Texten findet man auch Erklärungen zu Operationstechniken wie z. B. Wundnaht und Kaiserschnitt. Auch die Wichtigkeit der Hygiene wird betont.

Es ist anzunehmen, daß ein Großteil der westlichen Medizin auf die alten Griechen zurückgeht, die wiederum sehr stark auf indisches Wissen zurückgriffen. Wahrscheinlich baute Pythagoras, der auf Hippokrates großen Einfluß ausübte, seine gesamte medizinische Lehre auf dem Ayurveda auf.

### Ayurveda heute

In Indien selbst wurde Ayurveda vom britischen Raj abgelehnt und geriet in Vergessenheit. Schlecht ausgebildete Lehrer bewahrten die Tradition, deren mündliche Überlieferung stark abnahm.

Mit der Unabhängigkeit Indiens im Jahre 1947 hob die Regierung das Verbot auf. Dies geschah teilweise aus der Erkenntnis heraus, daß es unmöglich war, die riesige Bevölkerung des Subkontinents auf dem modernem und teurem westlichen medizinischen Standard zu versorgen. Auch wollte man einem medizinischen System Rechnung tragen, das seit Tausenden von Jahren erprobt war.

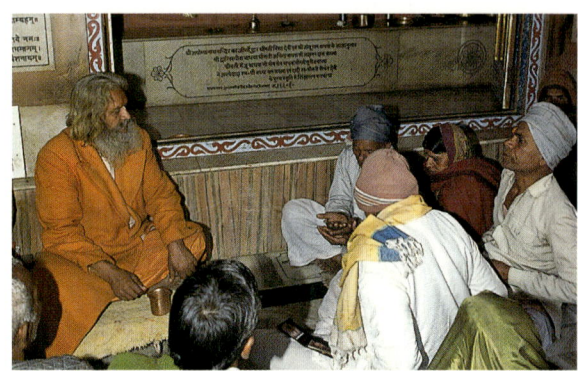

OBEN *In Indien stellt Ayurveda seit Tausenden von Jahren die einzige Gesundheitsversorgung für die breite Bevölkerung dar.*

Aus fast denselben Gründen kehrte man in China bewußt zur Traditionellen Chinesischen Medizin (TCM) zurück, die es ebenso wie Ayurveda ermöglicht, daß eine breite und wachsende Bevölkerung gesundheitlich versorgt werden kann.

Heute liegen beeindruckende Statistiken vor. Etwa 85 % der indischen Bevölkerung, die eine Milliarde Menschen umfaßt, wird von 400 000 Ayurveda-Ärzten versorgt. In Sri Lanka versorgt das verwandte System der Siddha-Medizin einen ähnlichen Bevölkerungsanteil. Im Nordwesten Indiens und in Pakistan erfüllt Unani-tibbi, eine Mischung aus Ayurveda und arabischer Medizin, die gleiche Aufgabe.

### Ayurveda im Westen

Im Westen verbreitet sich Ayurveda immer mehr. In Großbritannien findet man beispielsweise Ayurveda-Ärzte in großer Zahl dort, wo zahlreiche Menschen britisch-asiatischer Abstammung leben. Qualifizierte Ayurveda-Heiler setzen sich jedoch langsam auch in Mitteleuropa durch, auch wenn sie nur ein begrenztes Wissen über Kräuter besitzen.

# DIE AYURVEDA-PHILOSOPHIE

Das Wort Ayurveda stammt aus dem Sanskrit und bedeutet frei übersetzt »Wissenschaft von der Langlebigkeit«. Es stellt auch ein komplettes philosophisches und spirituelles System dar. Im Verlaufe von Jahrtausenden ist die ayurvedische Philosophie sehr komplex geworden. Es würde lebenslanges Studium erfordern, sich in allen Bereichen mit ihr vertraut zu machen. Die Grundprinzipien sind jedoch einfach zu verstehen und haben sich über die Jahrtausende nur wenig geändert.

## Die Fünf Elemente und die Schöpfung

Am Anfang war alles eins und hatte die Form ungeteilter, reiner Bewußtheit. Dann wurde in diesem kosmischen Bewußtseinszustand der erste Laut »om« oder »aum«, der geräuschlose Klang des Universums, hörbar. Die Schwingungen des om erzeugten das erste der Fünf Elemente des Ayurveda, auch Panchamahabhutas genannt: Äther oder Raum. Bewegung im Element Äther erzeugte das Element Luft und Bewegungen der Luft führten wiederum zu Wärme, die ihrerseits das Feuer als drittes Element hervorbrachte. Das vierte der Fünf Elemente, Wasser, entstand aus der Wirkung des Feuers auf den Äther, der sich dann verfestigte, um Erde als letztes Element zu erzeugen. Die Fünf großen Elemente Äther, Luft, Feuer,

*OBEN Ayurveda bedeutet »Wissenschaft von der Langlebigkeit«.*

Wasser und Erde sind Grundlagen, auf denen die ayurvedische Auslegung für jede Form von Materie und Leben beruht. Aber die Elemente sollten nicht wörtlich ausgelegt werden. Jedes stellt Eigenschaften und verschiedene Arten von Kraft und Energie, aber auch körperliche Erscheinungsformen dar. Wasser spiegelt so nicht nur den flüssigen Zustand wider, sondern auch Bindungskräfte, die Dinge verknüpfen. Ihm sind die Eigenschaften Sanftheit und Kühle zugeordnet.

## Die Fünf Elemente und der menschliche Körper

Obwohl jedes der Fünf Elemente eigene Merkmale aufweist und bestimmten Sinnen und Funktionen im menschlichen Körper entspricht, ist ihre Wirkungsweise nicht isoliert zu sehen. Verschiedene Kombinationen der Elemente, die drei Doshas, lassen sich definieren. Eigentlich bilden sie und nicht einzelne Elemente die Grundlage der Diagnose und Behandlung in der ayurvedischen Medizin. Das Gleichgewicht der Doshas und das Vorherrschen eines Doshas über die anderen bestimmt, welcher Persönlichkeitstyp man ist. Dies gilt in anatomischer und physiologischer Hinsicht und bezieht sich auch auf unsere Krankheitsneigung. Das Zusammenspiel der drei Doshas und ihrer Auswirkungen werden umseitig ausführlicher beschrieben.

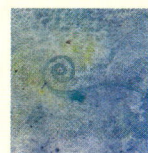

**Luft**
*vayu*

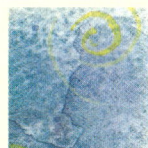

**Äther oder Raum**
*akasha*

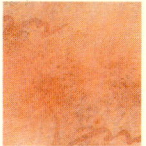

**Feuer**
*tejas*

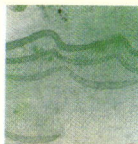

**Wasser**
*jala*

**Erde**
*prthvi*

---

## DIE FÜNF ELEMENTE (PANCHAMAHABHUTAS)

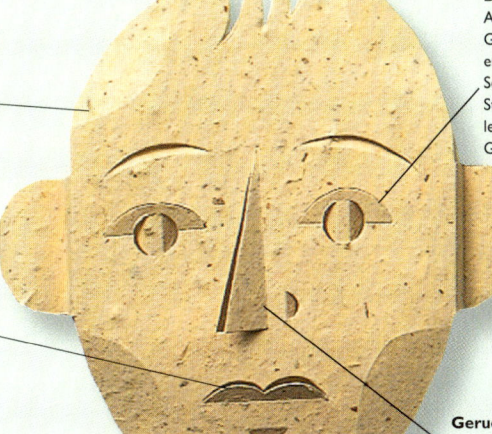

**Berührung**
Die Luft oder das »Vayu«-Element wird von der Haut und der Luft weitergeleitet. Es steht für Muskelbewegung einschließlich Atmung und Fortbewegung. Seine Eigenschaften werden wie folgt beschrieben: kalt, rauh, trocken, leicht, adstringierend und bitter.

**Geschmack**
Das Wasser oder »Jala«-Element wird von der Zunge vermittelt. Es befindet sich in Körperflüssigkeiten (Blut, Schleim und Zytoplasma). Seine Eigenschaften sind: kalt, schwer, schleimig, feucht oder flüssig, weich, zähflüssig und süß mit zusammenziehendem, saurem oder salzigem Geschmack. Es dient als Linderungs- und Abführmittel und nährende Substanz.

**Sehen**
Das Feuer oder »Tejas«-Element wird von den Augen übertragen und verursacht ein brennendes Gefühl. Es fördert die Verdauung und Reifung, erhöht die Temperatur und sorgt für besseres Sehen. Es regt die Verdauung, das Denken und den Stoffwechsel an. Seine Eigenschaften sind: Hitze, leicht, rauh, aktiv, sauer und stechender Geschmack.

**Klang und Hören**
Der Äther oder das Raumelement »Akasha« wird von der Haut übertragen. Es erzeugt Weichheit, Leichtigkeit und Porosität. Eigenschaften dieses Elements: glatt, weich, subtil, porös, nicht schleimig, grenzenlos (als Eigenschaft des Klangs), unbestimmter Geschmack. Dieses Element wird den Zwischen- und Leerräumen im Körper zugeordnet.

**Geruch**
Die Erde oder das »Prthvi«-Element wird von der Nase übertragen. Merkmale: träge, schwerfällig, unbeweglich, fest, stabil, stark, süß schmeckend. Es ist in den festen Körperstrukturen (Knochen, Muskeln, Zähnen und Haut) gegenwärtig. Es erhöht die Kraft und Entschlossenheit und gilt als Linderungs-, Nähr- und Abführmittel.

# AYURVEDA

## DIE DREI DOSHAS

Jedes Dosha stellt eine Kombination aus zwei der Fünf Elemente dar. Doshas sind feinstoffliche Lebensenergien, die nur in Lebewesen, nicht aber in unbelebter Materie vorkommen. Wörtlich wiedergegeben meint Dosha die Energie, die verfinstert oder zum Verfall führt. Die drei Doshas werden »Vata«, »Pitta« und »Kapha« genannt.

**Vata** wird gebildet durch die Kombination aus Akasha (Äther) und Vayu (Luft). Vata ist die Energie, die Dinge bewegt. Ohne sie würde den beiden anderen Doshas die Antriebskraft fehlen, die sie zu ihrer Funktion befähigt. Vata spiegelt jede Bewegung im Körper wieder. Es steuert die Bewegung der Luft während der Atmung, die Durchblutung und die Bewegung von Ideen, Gedanken und Empfindungen durch den Geist. Es ist verantwortlich für die Sprache und die Ausscheidung von Schlackstoffen aus dem Körper.

**Pitta** wird aus der Kombination von Tejas (Feuer) und Jala (Wasser) gebildet. Es ist die Energie, die brennt und Wärme erzeugt, die Verdauung und Nährstoffaufnahme anregt. Pitta steht für jede Stoffwechselaktivität, für normales Sehen, für die Körpertemperatur und die Hautbeschaffenheit, für Hunger- und Durstgefühl und für das Funktionieren des Intellekts.

**Kapha** wird erzeugt von einer Kombination aus Jala (Wasser) und Prthivi (Erde). Es ist die Energie der Stabilität und des Zusammenhalts. Es steht für Form und Struktur im Körper, von der Zelle bis zu Gelenken, Knochen und Muskeln. Es sorgt für Feuchtigkeit und Gleitfähigkeit bei Körpervorgängen. Kapha verhält sich weitgehend passiv und wirkt übermäßiger Aktivität von Vata und Pitta entgegen. Es führt geistige, seelische und körperliche Stärke zusammen und fördert Eigenschaften wie Großzügigkeit, Toleranz, Männlichkeit und Mut.

Jeder Mensch weist unterschiedliche Anteile der drei Doshas auf. Unser eigentlicher Charakter und unsere Konstitution, auch »Prakriti« genannt, wird bestimmt durch das Überwiegen eines Doshas gegenüber den beiden anderen. Prakriti ist das Ergebnis der Vererbung und hängt vom Zustand der Doshas unserer Eltern zum Zeitpunkt der Empfängnis ab. Es ist unveränderlich und bildet die Grundlage unseres Seins, angefangen vom Äußeren und körperlichen Stärken und Schwächen bis hin zu Wesenszügen, Vorlieben und Abneigungen, geistigen und seelischen Merkmalen. Für jeden von uns gibt es das richtige Maß an Ausgewogenheit der Doshas. Eine Störung der Balance hat Krankheit zur Folge.

**Prakriti** wird meist als einzelnes vorherrschendes Dosha beschrieben. Der Einfluß der beiden anderen Doshas aber ist immer gegenwärtig, so daß diese Beschreibungen eher eine Tendenz aufzeigen und nicht einen absoluten Zustand darstellen.

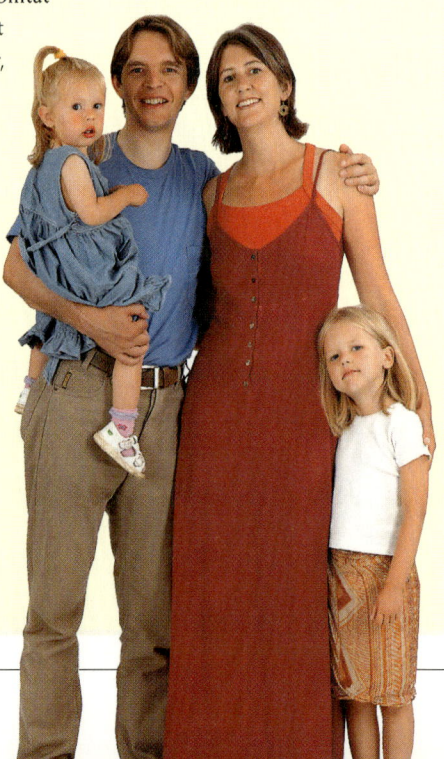

RECHTS *Im Westen wird Ayurveda immer beliebter sowohl in Fragen der Heilung als auch der Lebensführung.*

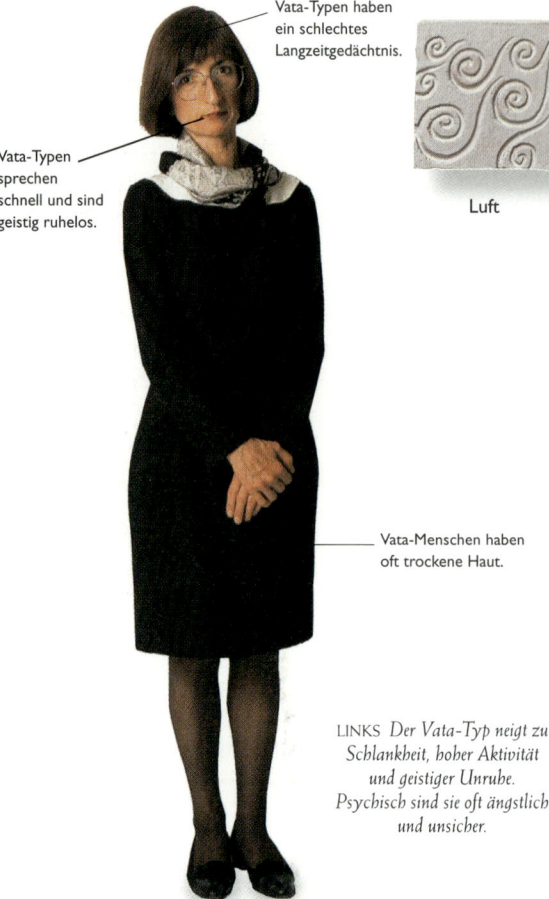

Vata-Typen haben ein schlechtes Langzeitgedächtnis.

Vata-Typen sprechen schnell und sind geistig ruhelos.

Luft

Vata-Menschen haben oft trockene Haut.

LINKS *Der Vata-Typ neigt zu Schlankheit, hoher Aktivität und geistiger Unruhe. Psychisch sind sie oft ängstlich und unsicher.*

### Vata Prakriti

Folgende Merkmale lassen auf ein Überwiegen der Vata-Konstitution schließen:

❖ groß oder gedrungen, feingliedriger Körperbau
❖ trockene, kalte und rauhe Haut
❖ lange Zähne von unregelmäßiger Größe
❖ kleine und dunkle Augen
❖ unregelmäßiger bis schwankender Appetit
❖ starkes (oder fehlendes) sexuelles Verlangen
❖ unruhige, hastige Bewegungen
❖ Kälte und Trockenheit wird nicht vertragen
❖ geistig unruhig, kreativ und aufgeweckt
❖ unregelmäßiges Schlafverhalten
❖ Schwierigkeiten, Beziehungen aufrecht zu erhalten
❖ aktiv und oft sportinteressiert

### Vata im Ungleichgewicht

Ein Ungleichgewicht zeigt sich an schlechter Verdauung und Ausscheidung, geistiger Verwirrung, schlechtem Gedächtnis, Antriebslosigkeit und Verlust der Lebensfreude. Ängste und Sorgen können auftreten mit einer Neigung zu Zögerlichkeit, möglichem Gewichtsverlust, Verstopfung, Schlaflosigkeit und Kopfschmerzen.

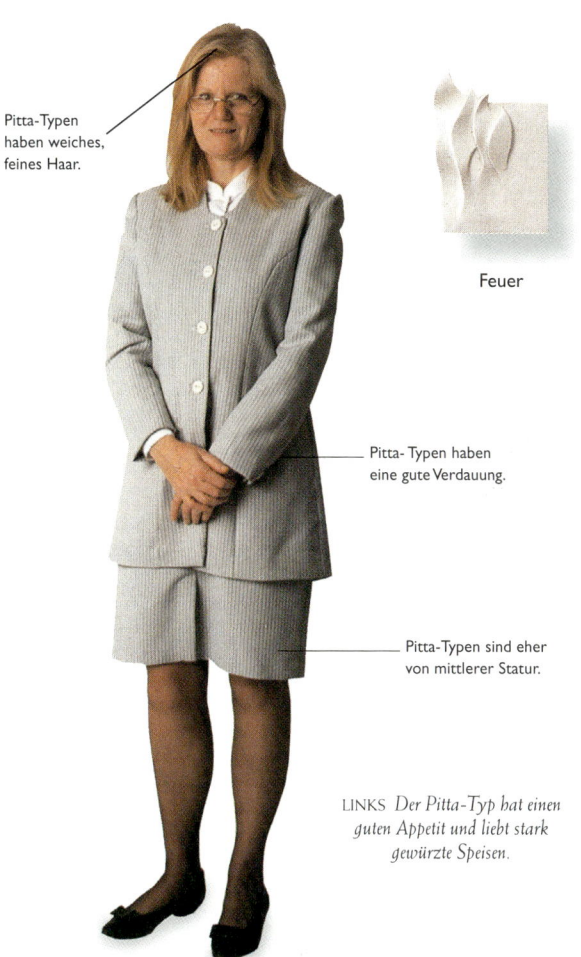

Pitta-Typen haben weiches, feines Haar.

Pitta- Typen haben eine gute Verdauung.

Pitta-Typen sind eher von mittlerer Statur.

Feuer

LINKS *Der Pitta-Typ hat einen guten Appetit und liebt stark gewürzte Speisen.*

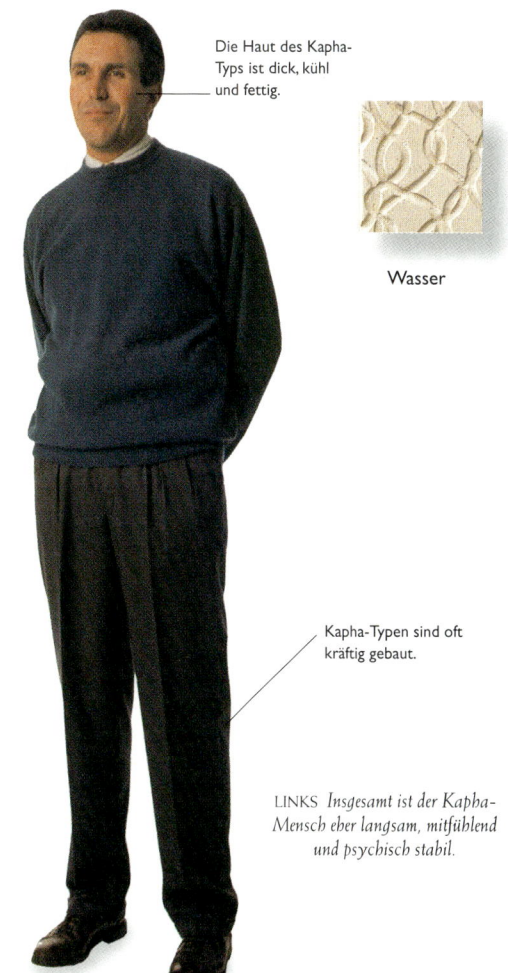

Die Haut des Kapha-Typs ist dick, kühl und fettig.

Kapha-Typen sind oft kräftig gebaut.

Wasser

LINKS *Insgesamt ist der Kapha-Mensch eher langsam, mitfühlend und psychisch stabil.*

## SCHULMEDIZINISCHE SICHT

Wahrscheinlich sieht kein Arzt Ayurveda als echte Alternative zur westlichen Schulmedizin an. Viele jedoch erkennen die Wirksamkeit ayurvedischer Kräuterarzneien an. Ayurveda unterscheidet sich nicht nur durch seine Methoden, sondern auch durch seinen philosophischen Hintergrund grundlegend von der westlichen Schulmedizin. Es stellt ein über Jahrtausende ausgereiftes und anerkanntes System dar. Da es gänzlich in der hinduistischen Denkart wurzelt, fällt es der Schulmedizin schwer, die ayurvedischen Grundlagen anzuerkennen.

## Pitta Prakriti

Die reine Pitta-Konstitution würde folgende Merkmale aufweisen:

❖ mittelgroßer Körperbau
❖ rötliche oder gelbliche Haut, die zu Sommersprossen und Leberflecken neigt
❖ stechende grüne, braune oder graue Augen
❖ feines Haar, das vorzeitig ergraut und leicht ausfällt
❖ Unverträglichkeit von Hitze oder Sonne
❖ Neigung zu leichtem Schwitzen
❖ guter Appetit
❖ mäßiges sexuelles Verlangen
❖ hohe Intelligenz und Entscheidungsfähigkeit
❖ Neigung zu Reizbarkeit, Ungeduld und Eifersucht

## Pitta im Ungleichgewicht

Ein Mangel an Pitta kann sich in schlechter Verdauung mit Sodbrennen, Reizdarm und Durchfall äußern. Die Haut wird heiß und trocken, oft verbunden mit einer Entzündung, und das Sehvermögen ist beeinträchtigt. Ärger und Angst können zu törichtem Verhalten führen.

## Kapha Prakriti

Hauptmerkmale der Kapha-Konstitution:

❖ gedrungener, kräftiger, muskulöser Körperbau
❖ Neigung zur Molligkeit
❖ große, klare, anziehende Augen
❖ dickes, dunkles, mitunter fettiges, gewelltes Haar
❖ anziehendes Äußeres mit glatter, weicher Haut
❖ anmutige, ausgeglichene, manchmal schwerfällige Bewegungen
❖ verträgt Kälte und Feuchtigkeit nicht
❖ sinnlich mit starkem sexuellem Verlangen
❖ psychisch stabil, neigt zur Trägheit
❖ verläßlich und ehrlich, ärgert sich nicht gleich

## Kapha im Ungleichgewicht

Ein Mangel an ausgeglichenem Kapha kann zu Übergewicht, Schlaffheit, schwachen oder weichen Muskeln, schlechter Verdauung, übermäßigem Schlaf und fettiger Haut führen. Im Bereich der Atemwege können Beschwerden wie Allergien und Nasennebenhöhlenentzündung auftreten. Großzügigkeit kann in Intoleranz, Argwohn und Geiz umschlagen.

## AYURVEDA UND GESUNDHEIT

Während die Harmonisierung der drei Doshas im Vordergrund der ayurvedischen Heilweise steht, gibt es mehrere andere grundlegende Vorstellungen, die der ayurvedischen Diagnose und Behandlung zugrundeliegen. In den klassischen Ayurvedatexten werden folgende Voraussetzungen für Gesundheit genannt:

❋ alle drei Doshas befinden sich im Gleichgewicht

❋ alle Dhatus (Körpergewebe) arbeiten normal

❋ die Srotas oder Körperkanäle fließen normal

❋ das Agni, d. h. das Feuer, das die Verdauung und den Stoffwechsel ankurbelt, brennt gut

❋ die drei Malas – Schweiß, Urin und Stuhl – werden normal gebildet und ausgeschieden

❋ alle fünf Sinne funktionieren normal

❋ Geist und Körper sind in Harmonie. Sie schaffen ein Gefühl körperlichen und seelischen Wohlbefindens

### Dhatus

Ayurveda kennt sieben Grundgewebe: Plasma, Blutbestandteile, Muskelgewebe, Fett, Knochen und Nerven, Rückenmark und Gewebe der Fortpflanzungsorgane. Jedes dieser Grundgewebe wird aus dem vorhergehenden durch Agni, d. h. Feuer, gebildet. Jedes Dhatu besteht aus allen fünf Grundelementen (Mahabhutas), wobei eines oder maximal zwei in jedem Fall überwiegen. Das Grundelement des Plasma ist z. B. Wasser und das der Knochen und Nerven ist eine Kombination aus Luft und Erde.

### Srotas

Die Tradition kennt 13 Srotas oder Netzwerke von Verteilungskanälen im Körper. Drei verbinden den menschlichen Körper mit der Umwelt, führen Nahrung, Wasser und Prana, die Lebenskraft zu, die in der Luft, die wir einatmen, enthalten ist. Sieben Srotas sind verantwortlich für die Verteilung von Nahrung und Energie auf die Gewebe. Drei Kanäle dienen der Ausscheidung von Malas oder Abfallprodukten. Unter yogischem Aspekt des Ayurveda kommt Prana besondere Bedeutung zu und verfügt über sein eigenes Netz an Nadis oder Energiekanälen, die an den sieben Chakren an der Wirbelsäule zusammenlaufen und die Lebenskraft im Körper verteilen. Die Stellungen (Asanas) und Atemübungen (Pranayamas) des Yoga (S. 52–59), die das Fließen des Prana in Vorbereitung auf die Meditation (S. 60–63) kontrollieren und steuern sollen, sind ein wichtiger Bestandteil der ayurvedischen Praxis.

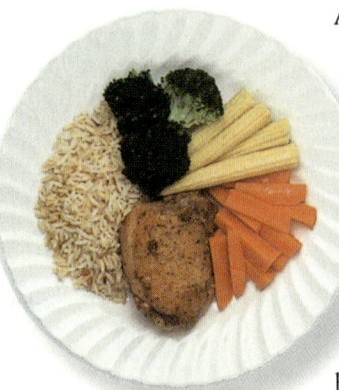

OBEN *Die ayurvedischen Ernährungsrichtlinien betonen frische, leichte und natürliche Zutaten.*

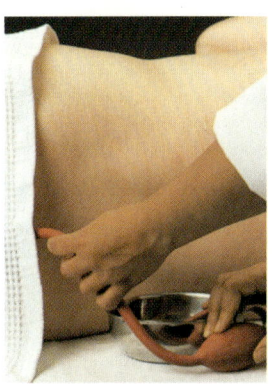

OBEN *Zur Behandlung kann ein Kräutereinlauf gehören, der den Körper von Giftstoffen befreit.*

UNTEN *Körperliches und seelisches Wohlbefinden werden durch Yoga gefördert.*

### Agni und Ama

Agni ist das Feuer, das Energie für Verdauung, Stoffwechsel, Immunsystem, Denken und Fühlen liefert. Es ist die treibende Kraft hinter dem Pitta Dosha.

Die ordnungsgemäße Funktion des Agni ist ganz entscheidend für die Gesundheit. Ohne Agni wird die Nahrung nur unzureichend verdaut, und die Gewebe werden schlecht versorgt. Eine schlechte Funktion des Agni zeigt sich an Ansammlung von Ama, einer klebrigen, weißen, giftigen Substanz, die sich im Verdauungssystem anhäuft, bevor sie auf andere Srotas oder Kanäle übergreift. Wo Ama seinen schlechten Einfluß ausübt, kommt es zu Schwäche, Funktionsstörungen und Krankheit.

Viele Dinge, von der Umwelt bis zur Ernährung und Lebensweise, können die Funktion von Agni beeinträchtigen. Eine wichtige Aufgabe des Ayurveda-Arztes besteht darin, die Ursache für das Problem herauszufinden und es dann zu heilen oder zu lindern.

### Malas

Zu den drei Malas gehören Purisha oder Stuhl, Mutra oder Urin und Sveda oder Schweiß. Wenn diese im Körper nicht richtig gebildet und regelmäßig ausgeschieden werden, treten Symptome und Krankheit auf. Ungesunde Ausscheidung ist ein Zeichen dafür, daß sich die drei Doshas im Ungleichgewicht befinden. Große Bedeutung kommt der richtigen Ausscheidung von Schlackstoffen zu. Eine Behandlungsserie im Ayurveda beginnt oft mit der Reinigung des Körpers, um ihn von Rückständen und angehäuften Abfallprodukten zu befreien.

### Gunas

Wir beschreiben Dinge – egal, ob sie greifbar sind oder nicht – anhand ihrer Gunas, d. h. Eigenschaften oder Merkmale. Diese Merkmale sind im Ayurveda wichtig, da die Wirkung von Dingen wie Kräuter, Ernährung und Gefühle auf die Doshas davon abhängig ist, bis zu welchem Grad sie diese Eigenschaften besitzen. So ist heiß mit kalt, weich mit hart und schwer mit leicht gepaart. Jede Eigenschaft hat eine bestimmte Wirkung auf jedes Dosha, das es entweder stärkt oder schwächt. Wie bei Yin und Yang in der chinesischen Medizin bilden die Gunas die wesentliche Polarität des Universums und verkörpern das ständige Wechselspiel der Kräfte zwischen Tod und Erneuerung, Wachstum und Untergang.

Gunas spielen eine wichtige Rolle bei den ayurvedischen Heilmitteln, da jedes eine Kombination an Gegensätzen beinhaltet. Das Heilmittel mit der richtigen Kombination der Gunas zu finden, um die drei Doshas zu harmonisieren, ist eines der Geheimnisse einer erfolgreichen Behandlung.

## DER BESUCH BEIM AYURVEDA-THERAPEUTEN

Ohne Empfehlung eines Freundes oder Verwandten ist es möglicherweise ratsam, Ihren Arzt um Rat zu fragen. Wenn Sie Medikamente einnehmen oder an irgendeiner akuten oder chronischen Erkrankung leiden, sollten Sie auf jeden Fall den Arzt aufsuchen, bevor Sie mit einer ayurvedischen Behandlung beginnen. Auch professionelle Ayurveda-Verbände (s. S. 368–373) werden Ihnen behilflich sein.

### Vorgehensweise des Ayurveda-Therapeuten

Die erste Sitzung wird hauptsächlich der Diagnose und Beurteilung gewidmet sein. Ayurveda-Therapeuten unterscheiden sich in den diagnostischen Methoden, die sie einsetzen, aber die meisten werden eine gründliche Untersuchung durchführen, die nicht nur Ihren gegenwärtigen körperlichen Zustand und Ihr Äußeres umfaßt, sondern auch Ihre Lebensweise, Beziehungen, Familiengeschichte, Krankengeschichte und möglicherweise Ihre astrologische Konstellation mit einbezieht.

### Diagnose

Die grundlegende Drei-Punkte-Diagnose setzt sich zusammen aus Beurteilung durch Befragung, Beobachtung des Äußeren und Tastuntersuchung. Einige Therapeuten verwenden eine genauere Acht-Punkte-Diagnose. Hierzu gehört eine eingehende Untersuchung des Pulses (Nadi), der Zunge (Jivha), der Stimme (Sabda), der Haut (Sparsa), der Augen (Drika), des allgemeinen Erscheinungsbildes (Akriti), des Urins (Mutra) und des Stuhls (Purisha).

Die Pulsdiagnose im Ayurveda stellt ähnlich wie in der chinesischen Medizin eine exakte Wissenschaft dar. Drei tiefe und drei oberflächliche Pulspunkte werden an jedem Handgelenk untersucht. Diese entsprechen den drei Doshas. Die Stärke jedes Pulses und seine besonderen Eigenschaften dekken ein mögliches Ungleichgewicht auf. Der Vata-Puls ist unregelmäßig und schlangenförmig, der Pitta-Puls sprunghaft wie ein Frosch, während der Kapha-Puls als langsam und schwanenhaft beschrieben wird. Der Puls läßt den Zustand des Körpers und die Vitalität der Le-

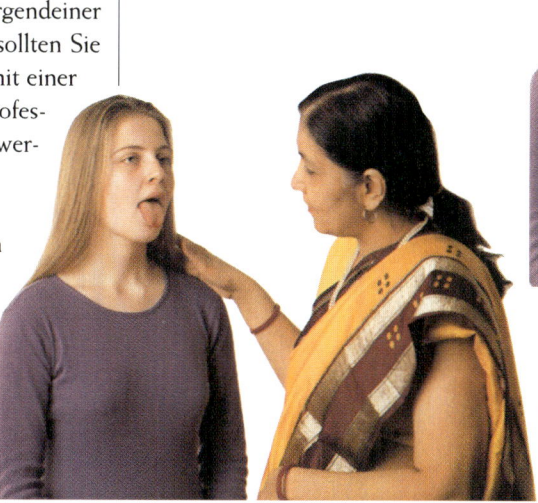

OBEN *Die Farbe und Struktur der Zunge liefern wichtige Informationen über den allgemeinen Gesundheitszustand des Patienten.*

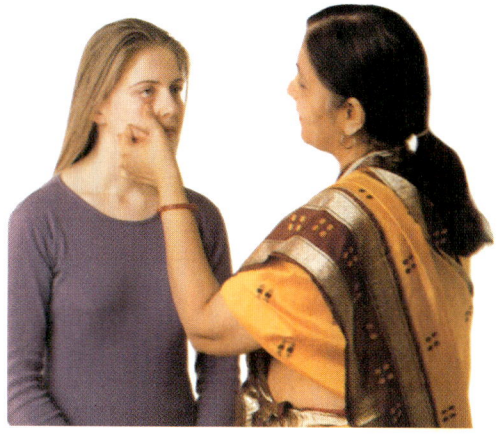

OBEN *Der Zustand der Haut und der Augen wird untersucht.*

UNTEN *Stärke und Qualität dreier Pulse werden geprüft, um ein Ungleichgewicht der Doshas festzustellen.*

bensenergie oder Prana und deren Kanäle oder Nadis erkennen. Am Ende der ersten Sitzung wird der Therapeut die Beschaffenheit Ihres Prakriti, d. h. der Dosha-Konstitution kennen. Er wird Krankheiten oder Störungen und deren Ursachen diagnostiziert haben. Die nachfolgenden Sitzungen befassen sich mit einer sorgfältigen Analyse der Beschaffenheit, Ursache und Prognose einer Erkrankung und einem angemessenen Behandlungszyklus.

### Die Behandlung

Sie werden Ratschläge zu Ernährung und Umstellung auf eine gesündere Lebensweise erhalten. Möglicherweise wird eine Reinigung verordnet, um Ihren Körper von Giftstoffen zu befreien. Meist werden Kräuterpräparate verordnet. Weitere Behandlungsmethoden des Ayurveda reichen von Massage und Aromatherapie über körperliche Bewegung, Atmung und Meditation. Diese werden umseitig noch näher beschrieben.

Ayurveda umfaßt im Gegensatz zur Schulmedizin ein ganzheitliches System der Behandlung und beinhaltet sowohl körperliche als auch geistige Aspekte. Die Erhaltung geistiger und seelischer Gesundheit wird genauso betont wie die Behandlung einer Erkrankung. Nur wenn man sich in jeder Hinsicht an die Grundsätze des Ayurveda hält, wird man in vollem Umfang Nutzen aus der ayurvedischen Heilkunst ziehen.

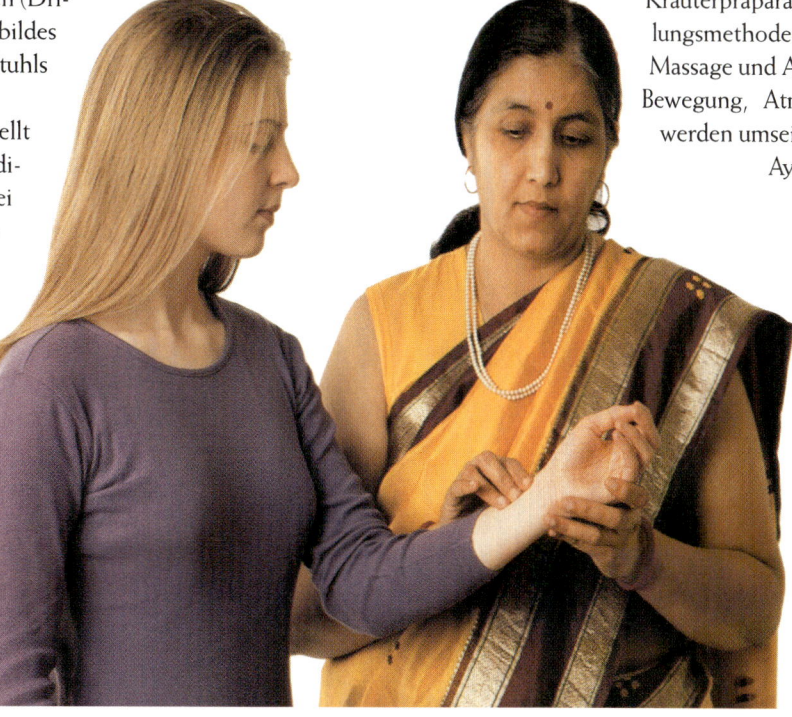

## DIE AYURVEDA-BEHANDLUNG

Das Behandlungsspektrum in der ayurvedischen Medizin ist groß. Es reicht von Verfahren, die das Gleichgewicht des Einzelnen insgesamt wiederherstellen, bis hin zu gezielten Methoden bei bestimmten Beschwerden wie z. B. das Beträufeln der Augen mit warmen Ölen. Die meisten Behandlungsserien beinhalten eine Mischung aus mehreren verschiedenen Therapiearten.

### Reinigung (Shodana)

Dies ist oft die erste Behandlung, da es wichtig ist, daß der Körper von Giftstoffen befreit wird. Sie besteht aus zwei Schritten: Purwakarma und Panchakarma.

• **Purwakarma** ist ein einleitendes Verfahren vor Beginn intensiverer Entgiftungsformen. Hierzu gehört die Massage mit Kräuterölen und Schwitzen in Dampfbädern.

• **Panchakarma** ist weitaus anspruchsvoller. Es umfaßt einige oder alle fünf reinigenden Handlungen: Öl- oder Kräutereinläufe, Abführmittel auf Kräuterbasis, therapeutisches Erbrechen, Nasentropfen oder -schnupfmittel und Reinigung des Blutes (selten angewandt).

### Ernährung

Die Ernährung als Weg zur Erlangung und Erhaltung von Gesundheit wird im Ayurveda sehr betont. Ihre Ernährung sollte drei Aspekte berücksichtigen: die Konstitution oder Prakriti, die Jahreszeit und Unausgeglichenheit der Doshas.

Die Einteilung aller Nahrungsmittel erfolgt nach dem Geschmack. Es gibt sechs Geschmacksrichtungen: süß, sauer, salzig, bitter, beißend und scharf. Jede Mahlzeit sollte alle Geschmacksrichtungen in kleinen Mengen beinhalten. Alle Nahrungsmittel werden auch nach ihren Eigenschaften eingeteilt. Zu den leichten Nahrungsmitteln gehören z. B. Gemüse, Obst, Nüsse, Milchprodukte, Weizen, Reis und Honig. Diese fördern Ausgeglichenheit und Harmonie. Sie sollten die Ernährung dominieren. Schwere Nahrungsmittel, darunter industriell verarbeitete und minderwertige Lebensmittel, Spirituosen und Fleisch fördern Egoismus und Trägheit. Sie sollten nur sparsam verzehrt werden.

Im allgemeinen sollten die Nahrungsmittel immer frisch und schonend gekocht sein, damit die Lebenskraft in den natürlichen Zutaten nicht zerstört wird. Öl und passende Gewürze sollten zur Förderung der Verdauung vorhanden sein und appetitlich angerichtet werden. Die schwerste Mahlzeit des Tages sollte man am Mittag zu sich nehmen. Das Abendessen sollte früh stattfinden und leicht sein. Man sollte erst wieder essen, wenn die vorhergehende Mahlzeit verdaut worden ist.

### Kräuterarzneien

Die ayurvedische Medizin besitzt ein umfangreiches Arzneibuch, das mehr als 8000 bewährte Kräuterarzneien enthält. Nur etwa 1000 dieser Arzneien sind im Westen erhältlich

### Massage und Marma-Behandlung

Ähnlich wie die traditionelle chinesische Medizin auf der Manipulation des Ki- oder Chi-Flusses im Körper beruht, umfaßt Ayurveda Massage und Druckpunktbehandlung, die sich auf das Fließen des Prana durch die 107 Marma, (Energie-Druckpunkte) beziehen. Diese Behandlungen sollten von einem Fachmann durchgeführt werden.

Im Ayurveda gibt es viele Formen der therapeutischen Massage, einschließlich Selbstmassage. Öl spielt bei allen eine wichtige Rolle, und verschiedene Öle werden je nach Überwiegen des Dosha empfohlen: für Vata-Typen eignen sich Sesam-, Mandel-, Oliven-, Weizenkeim- und Rizinusöl. Für Pitta-Typen werden Kokos-, Sandelholz-, Mandel- und Sonnenblumenöl als passend angesehen. Kapha-Typen hingegen benötigen Sesamöl, Safloröl, Senföl oder Traubenkernöl.

Die allgemein für Massage empfohlenen Techniken sollten beachtet werden (vgl. S. 96–103), insbesondere die der Selbstmassage (S. 100). Ähnlich empfehlenswert ist die Aromatherapie (vgl. S. 104/5) mit den entsprechenden Ölen.

### Meditation und Yoga

Die Yoga-Stellungen (Asanas), die Atemübungen (Pranayama) und die Yoga-Meditation sind ein fester Bestandteil der ayurvedischen Medizin (vgl. Yoga, S. 52–59 und Meditation, s. S. 60–63). Es ist wichtig, Rücksprache mit dem Therapeuten zu nehmen, bevor man mit Yoga beginnt, da sich die geeigneten Techniken und Asanas von einem Konstitutionstyp zum anderen unterscheiden. Das gilt auch für das Ungleichgewicht der Doshas.

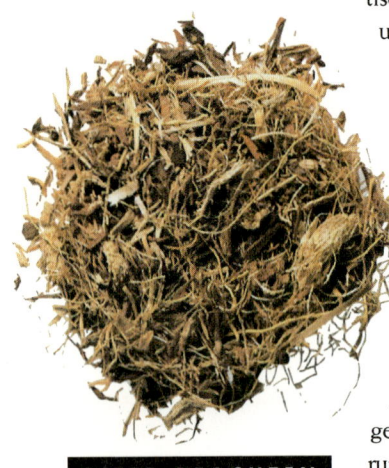

UNTEN *Kräuterarzneien werden oft bei der Ayurveda-Behandlung verwendet.*

LINKS *Ayurveda ist ein umfassendes System. Die Patienten erhalten auch Ratschläge zu Meditation und Atemtechniken.*

## RICHTLINIEN FÜR EINE GESUNDE LEBENSWEISE

Ayurveda legt großen Wert auf einen gesunden Tagesablauf. Idealerweise sollte Ihr Tag nach folgenden Anweisungen gestaltet werden:

❧ Aufstehen vor Sonnenaufgang

❧ Entleerung von Blase und Darm

❧ Untersuchung und Reinigung von Zähnen, Zunge, Händen und Gesicht rasieren, falls nötig, Nagelpflege

❧ Selbstmassage mit Kräuteröl bis zu 20 Minuten, wenn man Zeit dafür hat; man sollte den ganzen Körper vom Kopf über den Nacken hinunter massieren und dabei besonders auf Hände und Füße eingehen. Dann folgt eine kurze Entspannung.

❧ anschließend körperliche Bewegung, z. B. durch flottes Gehen oder Yoga

❧ Baden oder Duschen, Anziehen sauberer, bequemer Kleidung

❧ Der Meditation sollte eine gewisse Zeit gewidmet werden.

❧ Einnahme eines leichten Frühstücks

❧ danach mindestens drei Stunden Arbeit oder Studium

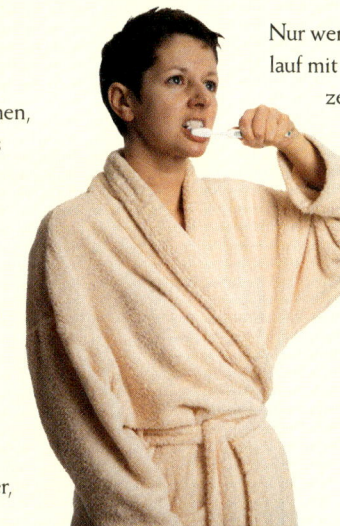

Nur wenige Menschen können diesem Tagesablauf mit ganzer Disziplin folgen. Die Grundsätze, auf denen er beruht, sind fundiert. Früh schlafengehen, früh aufstehen, regelmäßige, gesunde Mahlzeiten und angemessene Bewegung werden nicht nur von Ayurveda-Therapeuten, sondern auch von anderen Menschen empfohlen.

*OBEN Der Tag sollte mit einer gründlichen Reinigung beginnen.*

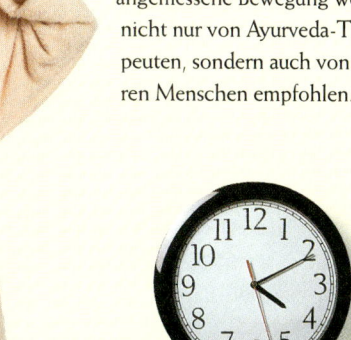

*OBEN Ein geordneter Tagesablauf ermöglicht Zeit für Erholung und Meditation.*

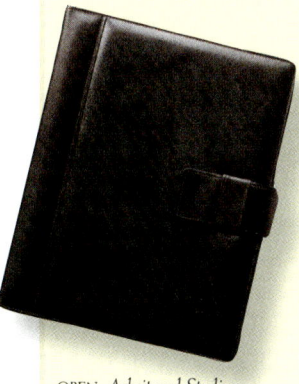

*OBEN Arbeit und Studium sollten vor Sonnenuntergang beendet sein.*

❧ Mittagessen: Dies sollte die größte Mahlzeit des Tages sein und um die Mittagszeit eingenommen werden.

❧ Wiederaufnahme von Arbeit oder Studium

❧ Beendigung der Arbeit vor Sonnenuntergang und 20 Minuten Meditation

❧ Einnahme eines leichten Abendessens

❧ kurzer Spaziergang

❧ Den Abend sollte man mit entspannender und angenehmer Tätigkeit verbringen.

❧ u. U. Geschlechtsverkehr; Ayurveda empfiehlt uneingeschränkten Geschlechtsverkehr im Winter, wobei im Frühjahr und Herbst die Häufigkeit auf dreimal wöchentlich, im Sommer auf zwei- oder dreimal monatlich sinkt.

❧ vor 22 Uhr schlafengehen

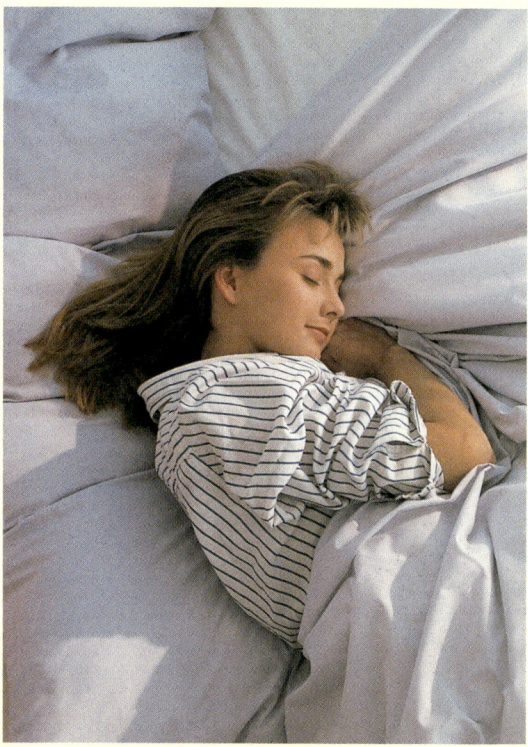

*OBEN Fundierte Grundsätze wie ausreichend Schlaf sind fester Bestandteil der Lebensführung.*

# GEISTIGES HEILEN

**SCHULMEDIZINISCHE SICHT**

Die meisten Ärzte begegnen dem Geistheilen oder Wunderheilen mit größter Skepsis. Sie verweisen auf die Arbeit des britischen Psychiaters Louis Rose, die 1971 in »Faith Healing« (»Wunderheilung«) veröffentlicht wurde. Rose untersuchte 20 Jahre lang die Behauptungen von Wunderheilern aus der ganzen Welt, und es gelang ihm nicht, eine einzige »Wunderkur« zu finden, die der Untersuchung standhielt. Insbesondere Heilung durch Gesundbeten steht in der Kritik. Erstens wird eine erfolglose Heilung auf ungenügenden Glauben des Patienten zurückgeführt. Zweitens könnte das intensive Hochgefühl einer Massenheilung Menschen glauben machen, daß sie geheilt seien, auch wenn dies nicht der Fall ist. Drittens sind die Machenschaften und Motive einiger TV-Heiler in Verruf geraten. Viertens läßt sich für Forscher äußerst schwer belegen, daß Menschen durch Wunderheilung gesund wurden. Gegenwärtig sind jedoch viele Ärzte der Ansicht, daß Geistiges Heilen harmlos ist und durchaus helfen kann, sofern es nicht die normale schulmedizinische Behandlung ersetzt oder beeinträchtigt.

*F*ür die christliche Kirche des Mittelalters galt auch das manchmal mit dem Begriff »Hände-auflegen« bezeichnete Heilen als Teufelszeug. Im 20. Jahrhundert jedoch erlebte das Heilen eine Renaissance. Heute ist Geistiges Heilen in zahlreichen christlichen Bewegungen etwas ganz Alltägliches. Auch »New-Age-Heiler« haben starken Zulauf. Die einen erbitten den Beistand Gottes, die anderen übertragen heilende Energie. Andere Heiler arbeiten – wie es schon immer üblich war – unter der Berufung auf eine intuitive Gabe unbekannten Ursprungs.

Seit Urzeiten haben auserwählte Menschen von sich behauptet, über heilende Kräfte zu verfügen. Die Quelle dieser Kräfte scheint jedoch je nach Tradition und Glaubenssystem des Heilers unterschiedlich zu sein. Es existieren große Unterschiede unter den Heilern hinsichtlich des Sprachgebrauchs, des Kenntnisstandes und dem Heilungsansatz, aber alle weisen untereinander ein großes Maß an Ähnlichkeit auf. Auch im Zeitalter der Apparatemedizin ist das Heilen als Behandlungsmethode nach wie vor weitverbreitet.

Zwei verschiedene Formen des Heilens lassen sich dabei unterscheiden: »Wunderheilung« und »Geistheilen«. Wunderheiler sind der Ansicht, daß der Glaube des Patienten entweder an die Kräfte des Heilers oder an die Gottheit, die den Heiler beseelt, entscheidend für den Erfolg ist. Andererseits sind Geistheiler der Auffassung, daß sie nur das Medium sind, durch das die Kraft oder die Energie einer äußeren Macht auf den Patienten übertragen wird. Als Therapieform läßt sich das Geistheilen nach den Ansprüchen einteilen, die die Heiler an die Eigenschaften dieser Kraft knüpfen.

## WUNDERHEILUNG

Die Bezeichung Wunderheilung wird allgemein verwendet, um das Heilen in einem religiösen Zusammenhang zu beschreiben. Der Patient muß an die Kräfte des Heilers oder der Gottheit glauben. Typisch für diese Art von Heilen ist, daß ein Prediger entweder im Fernsehen oder auf einer Versammlung verkündet, daß die Menschen geheilt werden, wenn sie an die Gottheit glauben – die entweder Jesus Christus sein kann oder eine andere – und ganz fest davon überzeugt sind, daß sie geheilt werden. (Eine weitere Form des Heilens bezieht sich auf orthodoxe Religionen – vgl. Gebetsheilung, unten.)

Andere Wunderheiler lehnen religiöse Massenveranstaltungen ab und arbeiten in Einzelsitzungen mit dem Patienten. Viele von ihnen sehen sich im Besitz heilender Kräfte, haben allerdings keine konkrete Vorstellung von deren Beschaffenheit oder Ursprung. Solche Heiler setzen oft andere Methoden als die Anwendung heilender Energie ein, wie z. B. Autosuggestion, d. h. die Übertra-

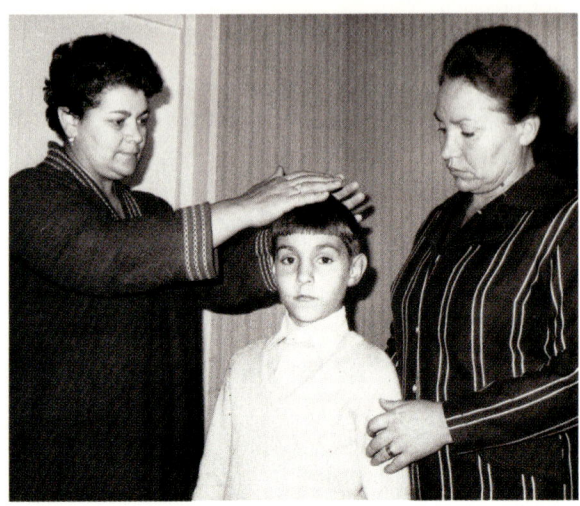

OBEN *Geistheiler sind sehr verbreitet und haben oft eine große Anhängerschaft.*

gung einer Idee in das Unterbewußtsein des Patienten, der sich in einem tranceähnlichen Zustand befindet (vgl. Hypnosetherapie, S. 218–223), oder stellen ihrer Persönlichkeit als maßgeblich dar. Diese Methoden zielen auf die Stärkung der Selbstheilungskräfte des Patienten.

## GEISTHEILEN

Das Hauptmerkmal des Geistheilens besteht darin, daß Behandler einzeln oder in Gruppen entweder als Medium für eine spirituelle oder übernatürliche heilende Kraft auftreten, oder aber um göttlichen Beistand für die Heilung bitten. Die folgende Aufzählung erhebt keinen Anspruch auf Vollständigkeit (vgl. auch Therapeutic Touch, S. 88/9 und Reiki, S. 74/5). Viele davon haben mit Fernheilung zu tun. Dies sind Heilmethoden, bei denen die Anwesenheit oder das Wissen des Patienten nicht erforderlich sind, um eine Wirkung herbeizuführen.

**Aura-Heilung**
Aura-Heiler behaupten, daß jeder eine Aura besitzt, d. h. ein Energiefeld, das den Körper umgibt. Es zeigt sich vielfarbig, man kann es sehen oder spüren. Wenn ein Mensch krank ist, verändert sich diese Aura, kann jedoch

wiederhergestellt werden, indem der Heiler seine Hände auflegt oder die passenden Farben visualisiert. Manchmal verwenden Aura-Heiler auch Techniken aus Ayurveda (S. 78–85) und Farbtherapie (S. 248–253).

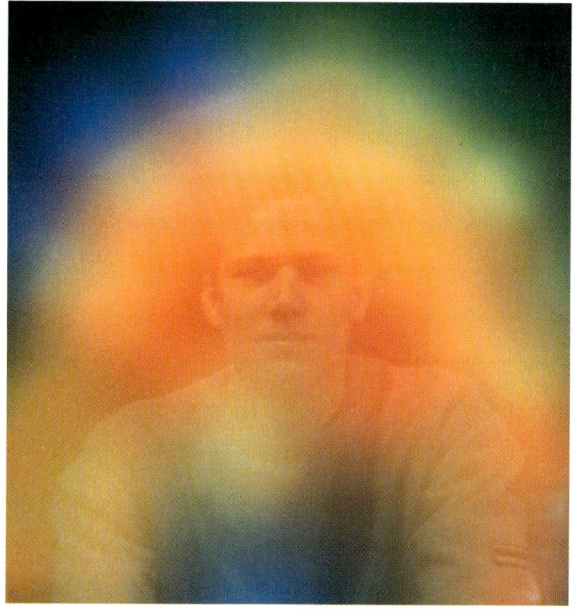

OBEN *Aura-Heiler arbeiten mit dem Energiefeld, das vom menschlichen Körper ausgeht und Aura genannt wird.*

## Heilung durch Gebet

Die Heilung durch Beten unterscheidet sich grundlegend von der Wunderheilung, da ihr Erfolg nicht vom Glauben des Patienten abhängt. Sie war stets ein Grundstein der christlichen Wissenschaft und wurde begeistert von zahlreichen christlichen Bewegungen aufgenommen. Sie ist auch in vielen der anderen führenden Weltreligionen anzutreffen. Ihr Ziel liegt darin, eine Gottheit um Beistand bei einer Heilung zu bitten.

Mehrere Studien zur Wirksamkeit der Gebetsheilung wurden durchgeführt, aber die meisten konnten keinen Nachweis dafür erbringen. Eine Studie, die Dr. Randolph Baird an 393 Patienten am Herzzentrum des San Francisco General Hospital in den Jahren 1982 und 1984 durchführte, schien allerdings nachzuweisen, daß eine Gruppe, für die gebetet wurde, weniger Komplikationen ausgesetzt war, als eine Vergleichsgruppe, für die nicht gebetet wurde. Westliche Schulmediziner haben jedoch die Methodik, die für diese Studie angewandt wurde, scharf kritisiert.

## Übersinnliches Heilen

Obwohl manche Heiler glauben, daß ihre Heilkräfte von einer Gottheit stammen, denken viele, daß sie lediglich ein Medium für übernatürliche oder spirituelle Energie bilden. Heilen mit übersinnlichen Kräften wird auch als Psi-Heilen bezeichnet. Psi ist dabei eine instinktgesteuertes Bewußheit natürlicher oder übernatürlicher Ereignisse, die jenseits von Körper und Zeit ablaufen. Übersinnliche Heiler wenden eine Reihe von Techniken an, die von ihren eignen Vorlieben abhängen.

## Schamanistisches Heilen

Schamanen werden von Stammeskulturen auf der ganzen Welt – von Südamerika bis Irland – verehrt. Sie üben angeblich eine Vermittlerfunktion zwischen den Bewohnern ihres und anderer Reiche aus. Je nach Erfahrung als »Reisende geistiger Welten« glauben sie an verschiedene Dinge und setzen mannigfaltige Rituale, Klänge oder eßbare Substanzen ein, um Zugang zu diesen Welten zu erhalten, damit sie zum Heilen befähigt werden.

## Spiritistisches Heilen

Spiritisten glauben, daß sie Kontakt zu Geistern von Toten aufnehmen können. Manchmal geschieht dies unter Zuhilfenahme eines Mediums, das Botschaften weitergibt. Es kann sein, daß spiritistische Heiler Kontakt mit den Geistern großer Heiler und Ärzte knüpfen, um ihre Energien an die Patienten weiterzuleiten. Heiler gehen nach unterschiedlichen Arbeitsweisen vor, aber oft müssen sich die Patienten entspannen, bevor sie sich einer Behandlung unterziehen. Man wird gebeten, bequeme Kleidung zu tragen, Schmuck und Schuhe abzulegen, die Augen zu schließen oder eine Frage zu stellen, aber im allgemeinen bedarf es beim Heilen wohl nur der Aufnahmefähigkeit des Unterbewußtseins. Man sagt, daß die besten Heiler nichts vom Patienten fordern und nur als Gefäß für positive oder ausgleichende Energieformen fungieren. Nach einer Sitzung ist es am besten, sich langsam zu erheben. Streß kurz vor und nach der Behandlung sollte vermieden werden

LINKS *Ein Heiler kann die Energie des Patienten lenken, indem er seine Hände über dessen Körper hält.*

### WEGWEISER

Heilen – egal, ob Wunderheilen oder Geistheilen – nimmt für sich in Anspruch, Krankheiten aller Art beheben zu können. Ärzte halten dies für unwahrscheinlich, akzeptieren aber, daß Heilen manche Menschen zu trösten vermag und bei manchen chronischen Beschwerden helfen kann, v. a. wenn diese mit Angst und Streß verbunden sind.

ANGST, S. 256/7
ARTHRITIS, S. 346/7
BLUTHOCHDRUCK, S. 302
ISCHIAS, S. 348
KOPFSCHMERZEN, S. 268/9
MIGRÄNE, S. 269
STRESS, S. 262/3

### BITTE BEACHTEN

■ Geistiges Heilen ist kein Ersatz für eine ärztliche Behandlung. Man sollte sich an einen Arzt wenden, wenn man unter irgendwelchen Beschwerden leidet, bevor man einen Heiler aufsucht, vor allem dann, wenn eine seelische Erkrankung vorliegt.

■ Während und nach der Behandlung durch einen Geistheiler sollte jede ärztliche Behandlung fortgesetzt werden. Diese sollte nicht unterbrochen werden, weil man glaubt, geheilt zu sein. Dies kann ein Irrtum sein.

■ Heilern, die übermäßig hohe Honorare verlangen, sollte man nicht vertrauen.

■ Heiler, die den Klienten ärgern oder beunruhigen, sollte man meiden. Ebenso sollte man von einer Behandlung absehen, wenn der Heiler vorgibt, daß die Behandlung nur scheitert, wenn die Patienten nicht ausreichend an Heilung glauben oder unbewußt krank bleiben wollen.

# THERAPEUTIC TOUCH

Seit ihrer Entwicklung in den frühen 1970er Jahren ist die Beliebtheit der Behandlungstechnik des Therapeutic Touch, einer Mischung aus »Händeauflegen«, Spiritualität und einer alternativen Heilmethode, sprunghaft angestiegen. Sie wird heute zur Anregung der Selbstheilungskräfte in etwa 80 US-amerikanischen Krankenhäusern eingesetzt. Dieses Verfahren wird auch in anderen Ländern der Welt immer üblicher. In den letzen Jahren wird Therapeutic Touch jedoch in zunehmendem Maße kontrovers diskutiert.

Händeauflegen war zwar schon jahrhundertelang fester Bestandteil ärztlicher Behandlung in den meisten Kulturen, erlangte aber im späten 18. Jahrhundert eine neue Dimension, als Franz Mesmer, ein Pariser Arzt, ein Institut für Magnetismus gründete. Er ging von der Vorstellung aus, daß die Hände eine Art Urmagnetismus, d. h. die Heilkraft des Kosmos, übertragen können, um die Selbstheilungskräfte des Körpers wieder anzuregen. Seine Theorien wurden 1784 von der französischen Académie des Sciences verworfen, später jedoch von der Theosophischen Gesellschaft (gegründet 1875) wieder aufgenommen. Diese Gesellschaft befaßt sich mit dem mystischen und spirituellen Charakter des Kosmos, verschiedenen östlichen und anderen Philosophien und der göttlichen Natur der Menschen. Alle diese Elemente werden insgesamt als Theosophie bezeichnet. Dora van Geldern Kunz, zwischen 1975 und 1987 Präsidentin der Theosophical Society of America, gilt neben ihrer Kollegin, Prof. Dolores Krieger, als Mitbegründerin des Therapeutic-Touch-Konzepts. Kunz, die als einfühlsame und begnadete Heilerin bekannt war, lehrte Krieger von der Krankenpflegeabteilung der New York University die »Kunst des Händeauflegens«.

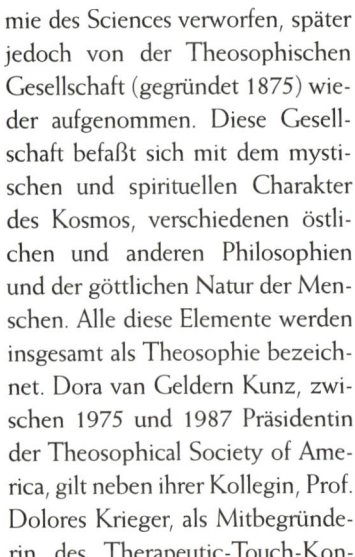

OBEN *Dora van Geldern Kunz gilt als die Begründerin des Therapeutic Touch in den 1970er Jahren, das sie TT in die Krankenpflege einführte.*

Krieger war entschlossen, die therapeutische Kraft dieser Methode der Krankenpflege zugänglich zu machen. Kunz arbeitete ein System aus, das Therapeutic Touch (TT) genannt wurde. Ab 1972 unterrichtete sie diese Methode zusammen mit Krieger.

## Anerkennung

Während Krieger TT unterrichtete, änderten sich ihre Theorien über die Wirkungsweise dieses Systems (siehe unten). Die Technik wurde jedoch immer beliebter. 1978 veröffentlichte sie das erste einer ganzen Reihe von Büchern. Noch im gleichen Jahr wurde TT von der Ver-

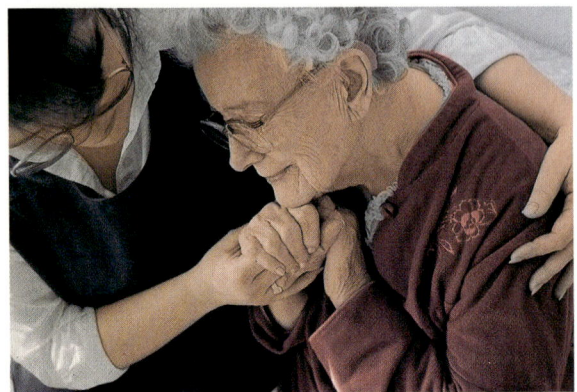

OBEN *Krankenschwestern in den USA führen TT als Teil der Krankenpflege aus.*

einigung der Krankenschwestern Quebecs für den Pflegeberuf zugelassen. 1990 wurde es vom Ontario College für Krankenschwestern in die Ausbildungsordnung mit aufgenommen. Heute wird diese Technik von Krankenschwestern in etwa 80 Krankenhäusern Nordamerikas ausgeübt. TT wird an vielen amerikanischen Krankenpflegeschulen und an Universitäten unterrichtet, und man schätzt, daß etwa 100 000 Menschen auf der ganzen Welt in TT ausgebildet wurden. Etwa 43 000 davon sind in Gesundheitsberufen tätig.

## DIE THEORIE

Ursprünglich gingen Kunz und Krieger davon aus, daß die Kraft des TT den Strömen des Prana, der Lebensenergie der ayurvedischen Medizin (vgl. S. 78–85), vergleichbar ist. Zu Beginn der 1970er Jahre änderte Krieger allerdings unter dem Einfluß von Martha Rogers, Dekanin an der New York University, ihre Meinung. Rogers entwickelte eine alternative Sichtweise des Kosmos als »Wissenschaft der Einheitlichkeit der Menschen«, auch »Wissenschaft nach Rogers«. 1982 entdeckte Krieger, daß TT genauso wirksam ist, wenn die Hände des Behandlers ein wenig vom Körper des Patienten entfernt gehalten werden.

## Menschliche Energiefelder

Krieger schloß sich Rogers' Ansicht an, wonach Menschen selbst Energiefelder darstellen, die mit den Energiefeldern außerhalb des Körpers in ständiger Wechselwirkung stehen.

TT-Therapeuten behaupten, menschliche Energiefelder (Human Energy Fields, kurz HEFs) durch Händeauflegen ausfindig machen zu können. Sie sind aber auch fähig, Störungen eines Feldes durch Verletzung, Krankheit, Schmerzen oder Streß zu entdecken. Dann können sie Energie auf den Empfänger übertragen, um seine Abwehr zu stärken oder überschüssige Energie abzuleiten. Aufgrund der Behandlung werden die Selbstheilungskräfte des Empfängers angeregt. Sehr wichtig dabei ist, daß der Patient bei TT nicht an die Wirksamkeit oder die Theorie dieser Methode glauben muß. Dies scheint einen Placebo-Effekt auszuschließen.

Heute sprechen viele TT-Therapeuten immer noch von Prana und Chakren. Andere sagen, daß sie HEFs spüren könnten. Eine dritte Gruppe behauptet, daß HEFs nicht gespürt sondern »wahrgenommen« werden. Viele finden es aber schwer, dies zu erklären.

## BESUCH BEIM TT-THERAPEUTEN

In vielen Krankenhäusern, vor allem in den USA, ist TT Teil der allgemeinen Krankenpflege. Zahlreiche Krankenschwestern führen TT in Privatpraxen durch. Auch gibt es eine große Anzahl von Laientherapeuten. Die Methode ist bei richtiger Anwendung harmlos. Daher ist es wichtig, einen Behandler auszuwählen, der von einer anerkannten Organisation zugelassen wurde. Ausbildungsadressen sind unter »Nützliche Adressen« aufgeführt.

Eine TT-Behandlung dauert zwischen 15 und 30 Minuten. Sie besteht in der Regel aus fünf Phasen: Zentrieren, Einschätzen des Energiefeldes, Glattstreichen oder Reinigen des Energiefeldes, Behandlung oder Ausbalancieren des Energiefeldes und Besprechung der Ergebnisse. (Bei dieser Methode gibt es zahlreiche Varianten.) Sie werden gebeten, in voller Bekleidung auf einem Stuhl Platz zu nehmen oder sich flach auf ein Liege zu legen. Der Therapeut muß Sie dabei nicht berühren.

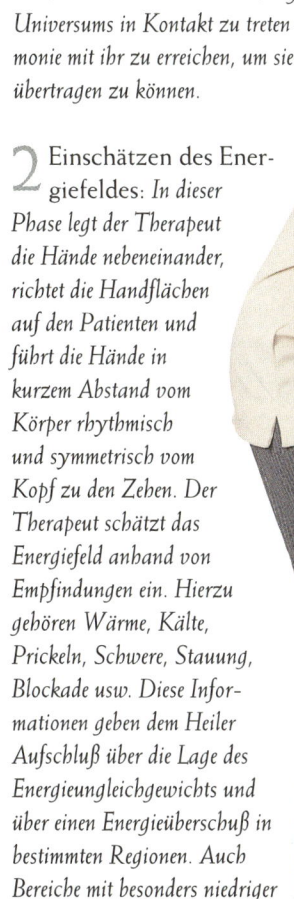

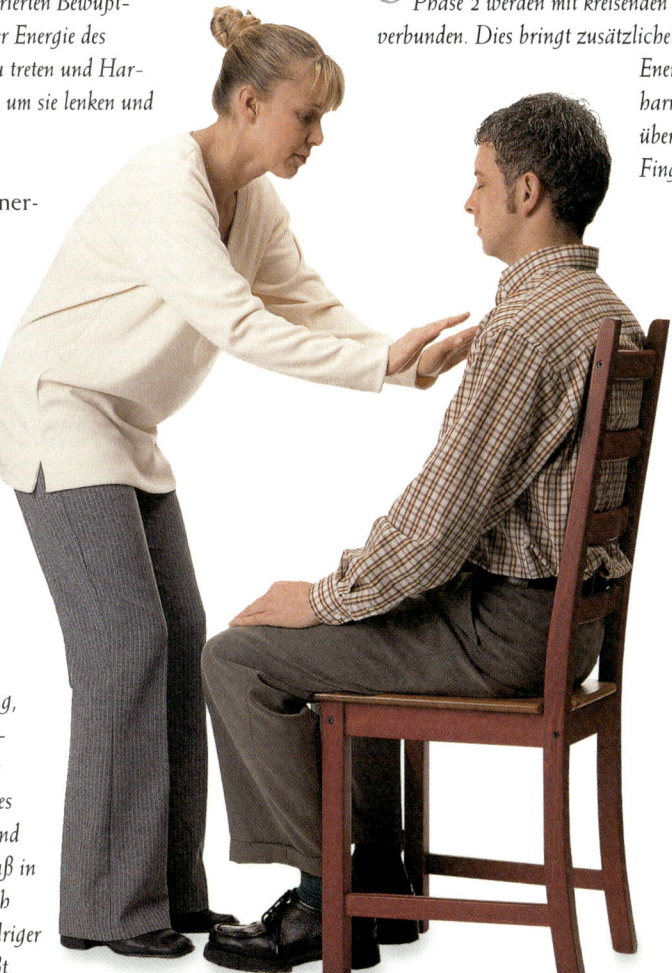

1 Zentrieren: *Der Therapeut versucht, aus einem ruhigen, konzentrierten Bewußtseinszustand heraus mit der Energie des Universums in Kontakt zu treten und Harmonie mit ihr zu erreichen, um sie lenken und übertragen zu können.*

2 Einschätzen des Energiefeldes: *In dieser Phase legt der Therapeut die Hände nebeneinander, richtet die Handflächen auf den Patienten und führt die Hände in kurzem Abstand vom Körper rhythmisch und symmetrisch vom Kopf zu den Zehen. Der Therapeut schätzt das Energiefeld anhand von Empfindungen ein. Hierzu gehören Wärme, Kälte, Prickeln, Schwere, Stauung, Blockade usw. Diese Informationen geben dem Heiler Aufschluß über die Lage des Energieungleichgewichts und über einen Energieüberschuß in bestimmten Regionen. Auch Bereiche mit besonders niedriger Energie werden dabei erfaßt.*

3 Glattstreichen (oder Reinigen): *Die Bewegungen von Phase 2 werden mit kreisenden Streichbewegungen der Hände verbunden. Dies bringt zusätzliche Energie in Bereiche, die einen Energiemangel aufweisen und harmonisiert den Körper. Energieüberschüsse werden mit den Fingern »weggeschnippt«.*

4 Behandlung (oder Ausbalancieren): *Der Therapeut konzentriert sich auf Bereiche, in denen immer noch ein Energieungleichgewicht herrscht. Er hält seine Hände darüber, während er die Kraftübertragung auf diese Bereiche visualisiert und die Energie behutsam ausbalanciert.*

5 Beurteilung: *Der Behandler schätzt ihr Energiegleichgewicht im Verlauf der Sitzung immer wieder ein. Er wird sie um Rückmeldungen bitten, um zu entscheiden, wann es Zeit ist, die Behandlung zu beenden.*

# 2

ZWEITER TEIL

# KÖRPERTHERAPIEN

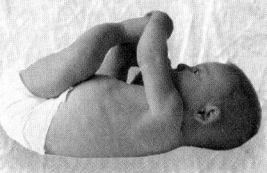

# EINLEITUNG

Wie der Name sagt, liegt der Schwerpunkt der Körpertherapien auf den Strukturen und Organsystemen des Körpers unter Einbeziehung des Kreislauf- und Lymphsystems, aber auch der Weichteile, der Knochen und Gelenke. Während einige Therapien rein körperorientiert sind und verschiedene Formen der Mobilisation und Massage beinhalten, beziehen andere auch seelische und emotionale Faktoren mit ein. Einige haben Elemente aus östlichen Energietherapien, wie z. B. die »Lebensenergie« (Ki, Chi oder Prana genannt), entlehnt. Trotzdem läßt sich auch bei den Therapien, bei denen man Körperstrukturen direkt bearbeitet – z. B. bei Massage, Osteopathie und Chiropraktik – neben der Linderung körperlicher Symptome eine Wirkung auf das seelische Wohlbefinden feststellen.

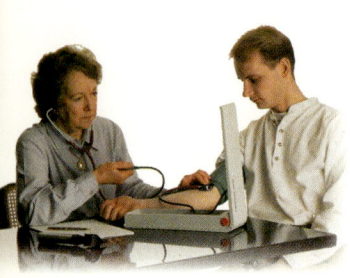

OBEN *Ärztlicher Rat ist oft wichtig, bevor man mit einer neuen Therapie beginnt.*

UNTEN *In der Schwangerschaft können Körpertherapien kontraindiziert sein.*

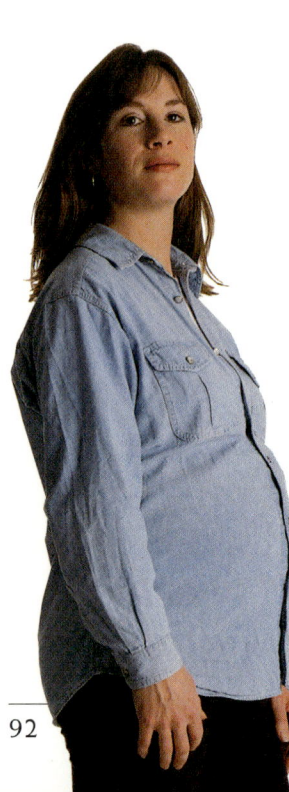

Bei diesen Therapien ist es besonders wichtig, sich zu vergewissern, daß die gewählte Behandlung für die Beschwerden, die man verspürt, auch wirklich geeignet ist. Es ist ratsam, sich bei neu auftretenden Symptomen an den Arzt zu wenden. Nur so kann man sicher sein, entweder die nötige schulmedizinische Behandlung zu erhalten oder sich vergewissern, daß die Therapie, der man sich unterziehen möchte, unbedenklich ist. Das gleiche gilt für die Behandlung einer bereits bestehenden Erkankung. Es ist immer ratsam, ärztlichen Rat einzuholen, bevor man mit einer neuen Körpertherapie beginnt. Während viele Therapeuten gut über Erkrankungen, wie bestimmte Krebsarten oder rheumatoide Arthritis Bescheid wissen, die einigen Formen der Körpertherapie nicht zugänglich sind (und durch die falsche Behandlung sogar noch verschlimmert werden können), verfügen andere über weniger Sachkenntnis.

Wie immer sollte man im Falle einer bereits bestehenden oder möglichen Schwangerschaft besonders vorsichtig sein: Einige Formen der Massage und bestimmte aromatherapeutische Öle sind in dieser Phase kontraindiziert. Ähnlich verhält es sich bei Heilweisen, die zumindest ansatzweise emotionale oder psychische Konflikte aufdecken. Sie könnten sich für Menschen mit schwerwiegenden Problemen in diesem Bereich als fehl am Platze erweisen. Es kann sein, daß bislang unerkannte Tatsachen zum Vorschein kommen. So könnte man z. B. erst in einem Flotation-Becken (Samadhi-Tank) entdecken, daß man unter Klaustrophobie leidet!

Verantwortunsbewußte alternative Therapeuten werden sich vor Behandlungsbeginn sorgfältig Notizen zur Krankengeschichte machen. Sie sollten dem Patienten auch sagen können, wenn sie bei bestimmten Beschwerden nicht weiterhelfen können. Vorausgesetzt, es besteht kein Risiko, kann es durchaus sein, daß der Arzt die ausgewählte Therapie befürwortet, wenn es sich um eine chronische Erkrankung handelt, bei der die Schulmedizin wenig ausrichten kann.

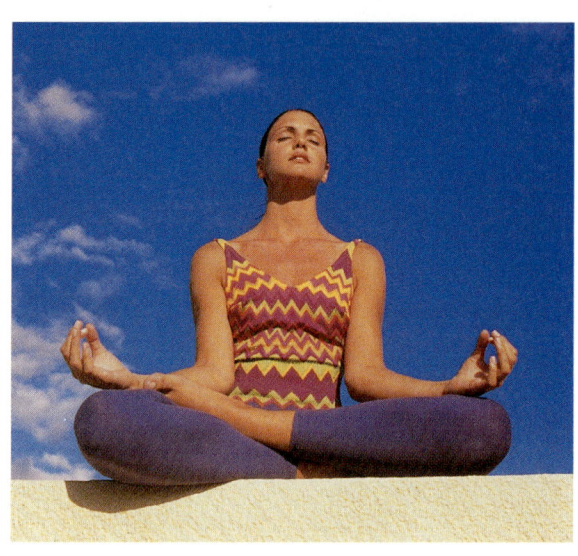

OBEN *Die östlichen Prinzipien der heilenden Atmung finden ihre Fortsetzung in modernen Meditationstechniken.*

## Linderung bei Rückenschmerzen

»Unspezifische Rückenschmerzen« stellen ein sehr verbreitetes Problem dar. Sie sind nicht nur für beträchtliche Schmerzen und Bewegungsunfähigkeit der Betroffenen verantwortlich, sondern führen bei Tausenden von Menschen in wiederkehrenden Abständen zu Arbeitsunfähigkeit oder Verhinderung sonstiger Aktivitäten. Der Schulmedizin gelingt es in vielen Fällen nicht, die Ursache dieser Schmerzen zu diagnostizieren und zu behandeln. Unsere aufrechte Haltung belastet die Wirbelsäule und die dazugehörigen Weichteile und Nervengewebe sehr. In Verbindung mit Faktoren wie Streß und Fehlhaltung ist es kaum verwunderlich, daß Rückenschmerzen so verbreitet sind. Viele alternative Therapeuten haben allerdings sehr großen Erfolg bei dieser Art von Beschwerden. Daher kann es sogar vorkommen, daß Schulmediziner den Patienten auf ganzheitliche Therapieformen verweisen.

## Das Therapiespektrum

In der Regel sind Körpertherapien eher jüngeren Ursprungs, da sie erst seit dem letzten Jahrhundert entwickelt wurden. Einige davon, wie z. B. das Zero Balancing und manche Atemtechniken, verknüpfen neue Ansätze mit traditionellen Elementen aus der chinesischen oder indischen Medizin auf besondere Weise miteinander. Viele haben sich aus dem Glauben heraus entwickelt, daß Tastgefühl und Geruchssinn wichtig sind und schon immer eine Rolle bei der Heilung gespielt haben. Viele Therapeuten verfügen auch über einen guten und zeitgemäßen Kenntnisstand der Anatomie und Physiologie des Menschen. Es kann sogar sein, daß manche moderne schulmedizinische Techniken wie Röntgen einsetzen. In den USA erhalten alle Osteopathen eine schulmedizinische Ausbildung, während Körpertherapeuten (in Großbritannien Physiotherapeuten genannt), eine langwierige paramedizinische Ausbildung durchlaufen. Dessen ungeachtet besteht sogar innerhalb eines bestimmten Bereichs eine große Vielfalt bei den theoretischen Ansätzen und bei der Therapeutenausbildung. Therapeuten für craniosacrale Osteopathie und Cranio-Sacraltherapie bedienen sich nicht derselben Techniken wie »normale« Osteopathen. Ähnlich verhält es sich bei der Chiropraktik: Hier gibt es methodische Unterschiede zwischen »herkömmlichen« Chiropraktikern und Chiropraktikern, die die weitaus sanftere und langsamere McTimoney-Technik verwenden. Besonders verwirrend ist in dieser Hinsicht die Bezeichnung Kinesiologie, denn diese beinhaltet ein sehr breites Spektrum. Vor Beginn einer Behandlung sollte man sich mit der Heilweise, die von einem bestimmten Therapeuten angeboten wird, vertraut machen.

Anhand von Studien läßt sich belegen, daß manche Behandlungsmethoden bei bestimmten Beschwerden eindeutige Vorteile aufweisen: Wie bereits oben erwähnt, räumen inzwischen viele Schulmediziner ein, daß ein ausgebildeter und erfahrener Osteopath bei chronischen Kreuzschmerzen mehr auszurichten vermag, als sie selbst. Allgemein anerkannt ist auch die Tatsache, daß Entspannungstechniken sich bei psychischer Anspannung und ihren Folgen günstig auswirken können, während erzieherische Ansätze wie die Alexandertechnik oft das Auftreten solcher Probleme verhindern können. Alle Therapien in diesem Buchabschnitt können mehr oder weniger als ganzheitlich bezeichnet werden, da die jeweiligen Therapeuten ihre Empfehlungen und/oder ihre Behandlung auf den Einzelnen zuschneiden und nicht nur Symptome oder Beschwerden behandeln. Das Behandlungsspektrum reicht von Therapien, die der Schulmedizin nahe stehen (z. B.

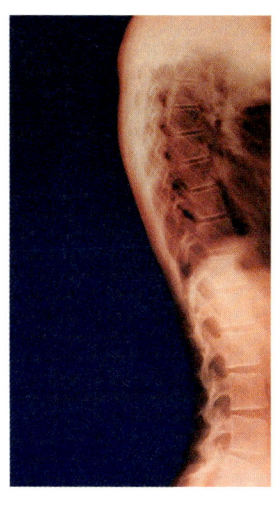

OBEN *Chiropraktiker fertigen bei Rückenbeschwerden oft Röntgenbilder an.*

LINKS *Starke Rückenschmerzen lassen sich durch ganzheitliche Körpertherapien lindern.*

UNTEN *Muskuläre Energie und Entspannungstechniken werden in der Osteopathie häufig eingesetzt.*

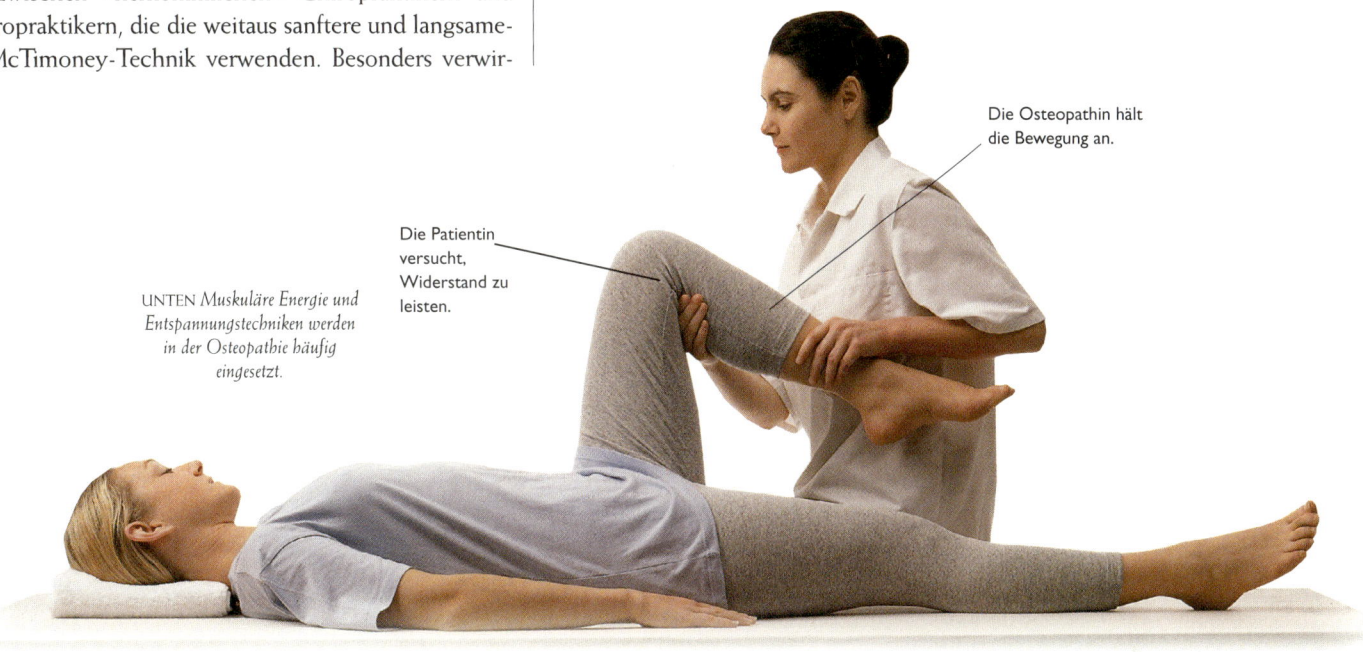

Die Patientin versucht, Widerstand zu leisten.

Die Osteopathin hält die Bewegung an.

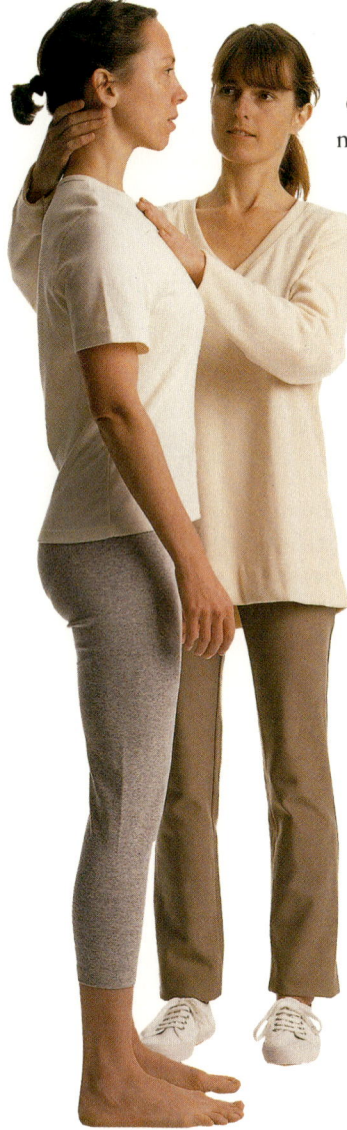

Osteopathie, Chiropraktik) bis zu eher alternativen Verfahren (z. B. Rolfing mit dem Konzept des »Körpergedächtnisses« und Tragering, bei dem Energie vom Therapeuten auf den Patienten übertragen wird.)

Alternative Behandler verfolgen unterschiedliche Ansätze bei der Behandlung von Symptomen, die von Körperstrukturen wie dem Skelett und den Weichteilen ausgehen. Bei vielen Menschen liegen Streß und Anspannung den Rückenschmerzen zugrunde. Aus diesem Grund beziehen Therapeuten bei der Arbeit mit dem einzelnen Patienten oftmals nicht nur den körperlichen Aspekt mit ein, sondern gehen gleichzeitig psychologische oder emotionale Fragen an.

Die Auswahl der Therapie hängt in gewissem Maß davon ab, ob man eine Linderung bestehender Symptome sucht, oder ob man eher der Entstehung und dem Wiederauftreten von Beschwerden vorbeugen möchte. Hellerwork, die Alexandertechnik und die Feldenkrais-Methode dürften zur Linderung von Symptomen zwar recht wirksam sein, sind aber ihrer Intention nach eher vorbeugend. Einige Verfahren, wie z. B. die Kinesiologie, erfordern den Einsatz des Patienten, um zu wirken. Auf der anderen Seite wirken Massage und Aromatherapie auch, wenn der Patient sich während der Behandlung passiv verhält.

Mögen die therapeutischen Ansätze auch unterschiedlich sein – viele Körpertherapien erweisen sich als besonders wirksam bei Schmerzen des Bewegungsapparates. Massage ist sehr hilfreich bei Schädigungen des Weichteilgewebes, einschließlich Sportverletzungen, während Osteopathie und Chiropraktik unterstützend bei der Korrektur von Knochen- und Gelenkfehlstellungen wirken, die die Ursache der Schmerzen sein können. Körperliche Anspannung, die durch emotionalen oder psychischen Streß verursacht wird, steckt hinter vielen häufig auftretenden Schmerzzuständen, auch, wenn keine direkte Schädigung vorliegt. Hier dürften Therapien, die für Beschwerden ohne körperliche Ursache gedacht sind, am wirksamsten sein.

Das bedeutet, daß die Auswal der richtigen Therapieform einige Zeit in Anspruch nehmen kann, wenn man Linderung bei bestehenden Symptomen sucht (aber auch, wenn man deren Wiederauftreten verhindern möchte). Es kann sein, daß mehr als eine Therapie in Frage kommt. Wenn man beispielsweise den Eindruck hat, daß Schmerzen und Steifheit etwas mit der Lebensführung zu tun haben (z. B. stundenlange Computerarbeit oder Dauerstreß), ist man am besten mit einem Therapieansatz beraten, der die Auflösung von Muskelverspannungen mit Entspannung oder Haltungsschulung verknüpft. Dies könnte konkret bedeuten: Massage und Alexandertechnik oder Atem- und Entspannungstherapie. Bei Gelenkbeschwerden könnten andererseits Hydrotherapie und/oder Floating die besten Verfahren sein. Sind die Beschwerden sowohl psychisch als auch physisch bedingt, dürften Hellerwork oder Tragering die besseren Therapien sein.

Es ist auch eine Frage des Ausprobierens, ob Osteopathie oder Chiropraktik bei plötzlich einsetzenden oder wiederkehrenden Rückenschmerzen sehr wirksam sein können, vorausgesetzt, Ihr Arzt hat Beschwerden ausgeschlossen, die durch diese Verfahren verschlimmert werden könnten.

Zunächst sollten Sie einen qualifizierten Therapeuten aufsuchen. Die meisten Körpertherapien eignen sich nicht zur Selbsthilfe. Haben die Sitzungen aber erst einmal begonnen, wird man Ihnen einige Übungen beibringen, wie z. B. bei Entspannungs- und Atemtechniken. Sie werden zwischen den einzelnen Sitzungen zu »Hausaufgaben« angehalten. Gezielte Bewegungsübungen während und nach Beendigung der Behandlung spielen z. B. bei Rolfing und Hellerwork eine wichtige Rolle. Bei Therapien, die hauptsächlich erzieherisch angelegt sind,

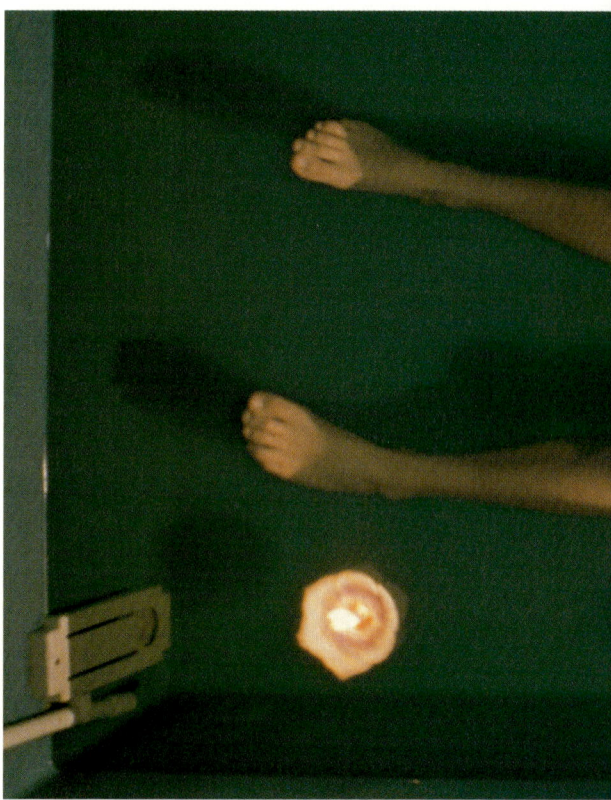

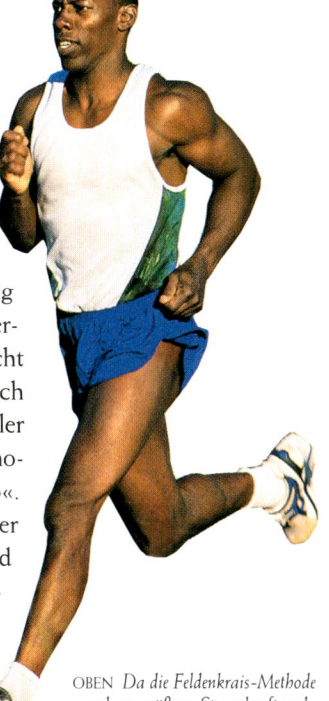

## ZUSAMMENFASSUNG

Ein seriöser Therapeut wird gerne alle Vorgänge detailliert erklären. Außerdem sollte man sich vergewissern, daß der Behandler eine Fachausbildung in einem bestimmten Bereich absolviert hat und über Erfahrung in der Therapie bei den Beschwerden verfügt, für die Sie persönlich Hilfe benötigen.

Die bekannteren Körpertherapien verfügen zwar über ein großes Verbreitungsgebiet, aber dies trifft nicht unbedingt auf neuere oder ausgefallene Behandlungsmethoden zu. Es dürfte nicht schwer sein, z. B. einen guten Masseur, Aromatherapeuten, Osteopathen oder Chiropraktiker zu finden. Auch Hydrotherapieverfahren werden in Kurkliniken und Krankenhäusern angeboten. Vielleicht empfiehlt Ihnen Ihr Arzt sogar einen guten Therapeuten in der Nähe. Therapeuten für Zero Balancing, Tragering und Hellerwork sind allerdings in Mitteleuropa schon schwieriger zu finden sein.

sollen die erlernten neuen Haltungen und Bewegungen Teil des Alltags werden (z.B. bei der Alexandertechnik).

Im Laufe Ihres Erstbesuchs bei einem Therapeuten werden Sie wahrscheinlich intuitiv merken, ob Sie hier richtig sind. Scheuen Sie sich nicht, genau nachzufragen, was auf Sie zukommt. Am besten äußern Sie eventuelle Bedenken sofort, damit Sie wissen, ob diese Einwände wirklich wichtig sind. Beispielsweise lehnen manche Menschen Osteopathie und Chiropraktik ab, weil sie gehört haben, daß heftige oder sogar schmerz-

hafte Eingriffe damit verbunden sind. Aber dabei handelt es sich meistens um ein Gerücht. Haben Sie jedoch immer noch Bedenken, dürften Sie sich bei sanfteren Behandlungsformen, wie z. B. der craniosacralen Osteopathie oder der Chiropraktik nach McTimoney wohler fühlen. Manchmal kann es allerdings nötig sein, etwas Schmerzen auf sich zu nehmen, denn eine kräftige Massage oder Rolfing können mitunter wehtun, wenn auch nicht ganz unerträglich sein. Hellerwork und Tragering sind zwar nicht mit körperlichen Schmerzen verbunden, dürften sich aber für den einen oder anderen eher in emotionaler Hinsicht als schwierig erweisen. Alternative Heilmethoden arbeiten selten nach dem »Hau-Ruck-Prinzip«. Sollten Sie aber Bedenken haben, wenn ein bestimmter Behandlungszyklus zuviel persönlichen Einsatz und Zeit erfordert, fragen Sie den Therapeuten nach genaueren Informationen zum Behandlungsverlauf.

Die Auswahl einer angenehmen Behandlung ist nicht falsch. Viele Menschen gönnen sich regelmäßig eine Aromatherapie-Massage, auch wenn Sie beschwerdefrei sind, weil es ihre Stimmung und ihr Wohlbefinden hebt. Das gleiche läßt sich von anderen Massageformen, der Floating und einigen Entspannungstechniken sagen. Eine erfolgreiche Behandlung braucht nicht mit Anstrengung oder Unbehagen verbunden zu sein!

OBEN *Da die Feldenkrais-Methode auch zu größerer Spannkraft und Beweglichkeit der Gelenke verhilft, können Sportler von ihr profitieren.*

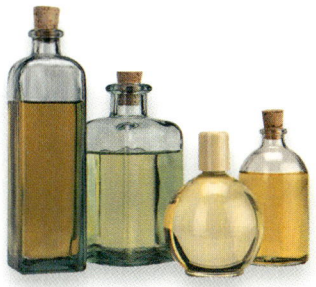

OBEN *Massageöle und ätherische Öle werden bei den Körpertherapien oft verwendet.*

LINKS *Floating kann Angst und Streß mindern.*

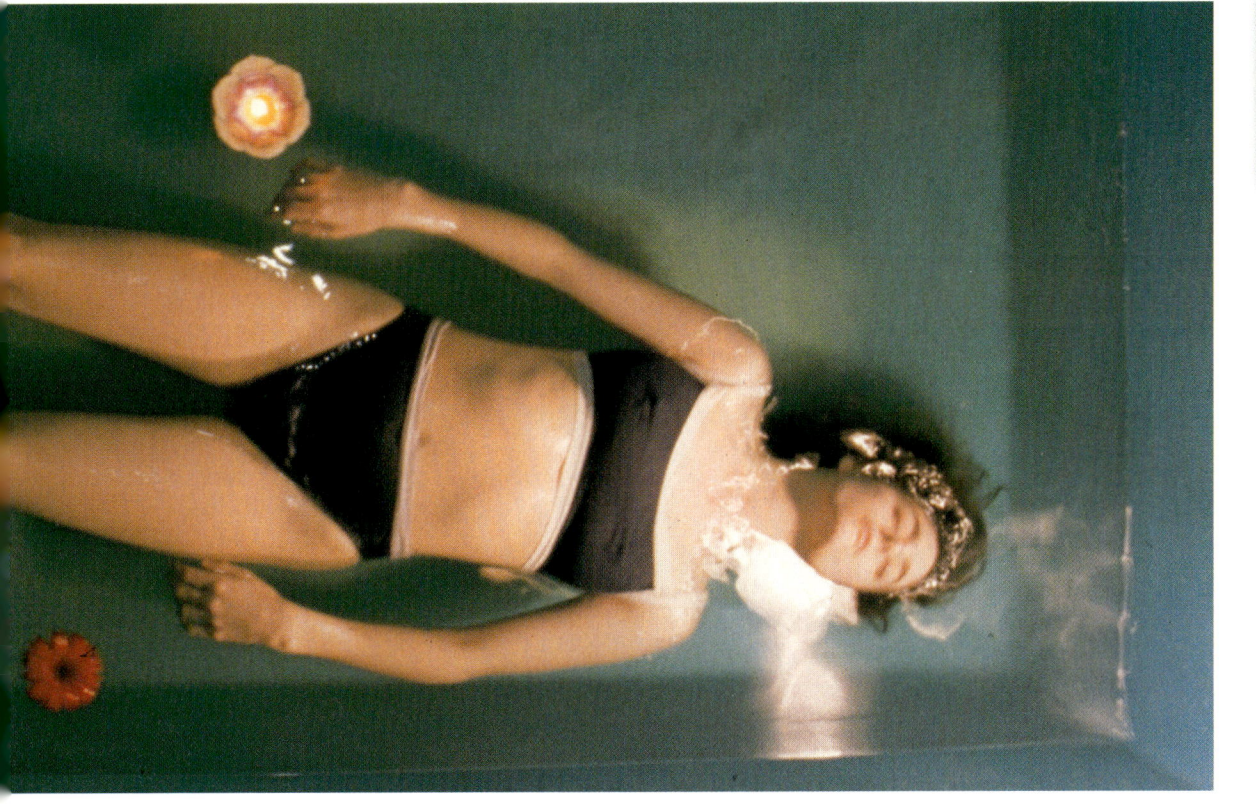

# THERAPEUTISCHE MASSAGE

Einige Massageformen konzentrieren sich auf körperliche Bewegungen, nicht aber auf das Fließen spiritueller Energie, die damit verbunden ist. Die Therapeutische Massage, auch Schwedische Massage genannt, beinhaltet die Bearbeitung der Weichteilgewebe, z. B. der Haut, der Muskeln, der Sehnen und Bänder. Sie hat eine heilsame und vorbeugende Wirkung, die man seit Jahrtausenden kennt. Therapeutische Massage wird von Körper- und Physiotherapeuten und ausgebildeten Masseuren in Praxen und Kliniken weltweit angewandt. Einige grundlegende Massagetechniken sind leicht erlernbar und können zur Selbsthilfe zu Hause sowohl zur Förderung des allgemeinen Wohlbefindens als auch zur Linderung bestimmter gesundheitlicher Beschwerden eingesetzt werden.

### URSPRÜNGE DER MASSAGE

Massage ist eine Kunst, die bereits seit Jahrtausenden ausgeübt wird. In China gab es ein System, das als Anma bezeichnet und zum heutigen Tuina weiterentwickelt wurde. Shiatsu entstand in Japan aus einer Verknüpfung des Anma mit anderen Techniken. Das indische Ayurveda setzt die Massage zur Unterstützung anderer Heilverfahren ein. Die Araber nannten die Massage Masah. In Griechenland, dem Römischen Reich und in Ägypten galt sie als Bestandteil medizinischer Behandlung, nachdem der persische Arzt Avicenna 1000 n. Chr. in seinem Kanon der Medizin die Massage für wichtig befunden hatte.

»Therapeutische Massage« ist eine relativ neue Bezeichnung für eine alte Kunst, die bereits seit Urzeiten ausgeübt wird. Überhaupt ist es ganz natürlich, einen Körperbereich nach Verletzung oder bei Schmerzen zu berühren und zu reiben. Die meisten alten Kulturen wiesen mit Sicherheit eine Massagetradition auf, auch wenn ihre Wirkungen auf unterschiedliche Weise erklärt wurden. Die Chinesen entwickelten z. B. vor langer Zeit das System Anma (vgl. S. 32), das in das heutige Tuina überging, während die Japaner beim Shiatsu Anma mit anderen Techniken verknüpften (vgl. S. 32–37). Allen diesen Heilverfahren liegt das Konzept der spirituellen Energie zugrunde, die auch als Qi oder Ki bezeichnet wird. In Indien haben Ayurveden (s. S. 78–85) die Anwendung der Massage immer gefördert, um verschiedene Öle, Essenzen und Kräuterauszüge in die Haut einzureiben. Die Kunst der Massage wird in den meisten indischen Familien bis zum heutigen Tag weitergegeben.

Alte arabische, ägyptische, griechische und römische Ärzte haben sich ebenfalls für die Vorteile der Massage eingesetzt. Die Griechen kannten Massage als Anatripsis, die Araber als Masah. Im Jahre 380 v. Chr. schrieb Hippokrates, der oft als Vater der Medizin bezeichnet wird: »Der Arzt muß in vielen Dingen erfahren sein, mit Sicherheit aber in der Massage.« Celsus und Galen, zwei sehr berühmte römische Ärzte, schrieben zahlreiche Bücher über die Wirksamkeit des Massierens. Dieses gehörte zur Alltagsroutine vieler Römer. Julius Caesar, der unter einer Neuralgie litt, wurde täglich massiert. Etwa 1000 n. Chr. widmete Avicenna, ein berühmter persischer Arzt, den Vorteilen der Massage einen großen Teil seines Kanons der Medizin. Es sollte jahrhundertelang Europas Standardhandbuch der Medizin bleiben.

### Die Verbindung zu Schweden
Massage als Therapieform setzte sich im Laufe der Jahrhunderte immer mehr durch. Interessanterweise wurde es einst als Reibung und Reinigung bezeichnet. Dies geht auf eine Zeit zurück, bevor die Haarwaschmittel erfunden wurden. Das Shampoo, das wir heutzutage benutzen, ist nach einer Kopfmassage benannt. Therapeutische Massage wie man sie heute kennt, wurde zuerst von einem schwedischen Turner namens Per Henrik Ling (1776–1839) im späten 18. Jahrhundert entwickelt. Nach einer Chinareise verwendete Ling einige Techniken des Anma, jedoch nicht die damit verbundenen spirituellen Prinzipien. Seine Massageform verbreitete sich sehr schnell und die Schwedischen Institute, in denen sie praktiziert wurde, wurden in vielen europäischen Städten gegründet. Daher wird die Therapeutische Massage bisweilen auch als Schwedische Massage bezeichnet. Zwei andere

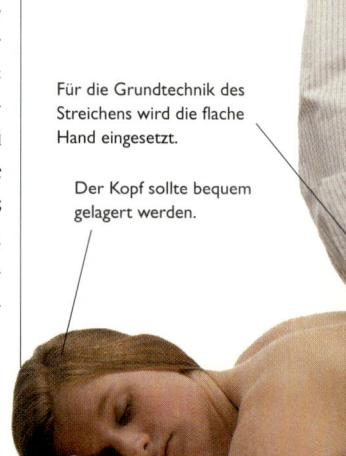

Für die Grundtechnik des Streichens wird die flache Hand eingesetzt.

Der Kopf sollte bequem gelagert werden.

## WIRKUNGSPRINZIP DER THERAPEUTISCHEN MASSAGE

Von einer Massage geht eine physische und eine psychische Wirkung aus. Die verschiedenen Techniken, die dabei angewandt werden (s. S. 98/9), beeinflussen die Haut, die Muskeln, die Blutgefäße, die Lymphbahnen (Lymphe besitzt in etwa die gleichen Bestandteile wie Serum (Blut ohne Blutzellen und Bluteiweiße), die Nerven und einige innere Organe. Tiefer Druck regt die Körpersysteme an, wie z. B. das Immunsystem, den Kreislauf, das Lymphsystem und die Verdauung, während sie durch sanftere und oberflächliche Techniken beruhigt und entspannt werden.

Sensorische Nervenendigungen in der Innenschicht der Haut (Lederhaut) reagieren auf Berührung und Druck. Wenn diese Rezeptoren angeregt werden, senden sie Nervenimpulse über einen senso-

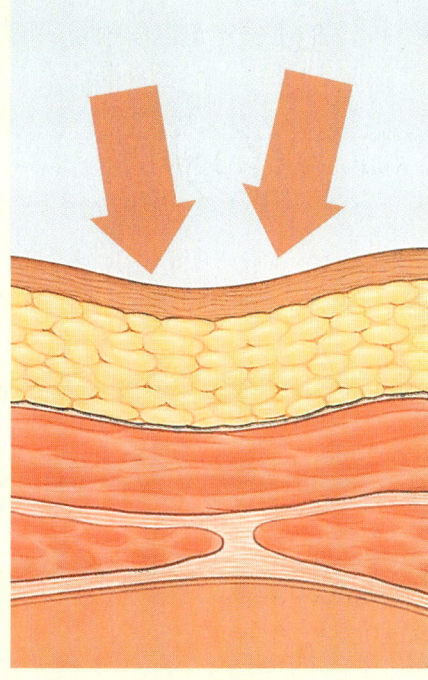

OBEN *Druck auf die Haut dringt tief in die Körpersysteme ein und übermittelt Botschaften von und zum Gehirn.*

rischen Nerv zur Wirbelsäule. Diese Nervenimpulse werden zum Gehirn geleitet. Signale, die von Berührungssensoren ausgehen, dominieren bei der Übertragung zum Gehirn Nervenfasern, die chronischen Schmerz übermitteln, so daß einige Schmerzempfindungen das Gehirn nicht erreichen. Deshalb verspürt man entweder deutlich weniger oder gar keinen Schmerz.

Die Berührungsempfindung regt auch die Freisetzung biochemischer Substanzen, der sogenannten Endorphine, an, die als körpereigene Schmerzmittel fungieren. Sie dämpfen nicht nur die Schmerzwahrnehmung, sondern vermitteln auch ein Gefühl des Wohlbefindens und der Entspannung. Sie heben auf diese Weise die Stimmung und stärken das Selbstbewußtsein.

### BABYMASSAGE

Babys und Kinder, aber auch Teenager (wenn sie es zulassen) profitieren sehr von der Massage. Babys, die regelmäßig massiert werden, nehmen nach der Geburt schneller an Gewicht zu als solche, die nicht massiert werden. Die Massage unterstützt ein Kind auch bei der Entwicklung eines positiven Körperbewußtseins. Dies hilft dann im Teenageralter, die Veränderung der Figur und des Körpers zu akzeptieren. Vor kurzem wurde auch argumentiert, daß Babys schneller Myelin (eine Substanz, die die Nervenfasern umgibt und die Übertragung von Nervenimpulsen beschleunigt) einlagern, wenn sie regelmäßig massiert werden. Mit Sicherheit wirken Babys, die massiert werden, zufriedener und neigen weniger zu Reizbarkeit und Koliken. Auch wird die Bindung des Babys an seine Geschwister und Eltern durch den Körperkontakt, der zwischen ihnen erzeugt wird, gestärkt.

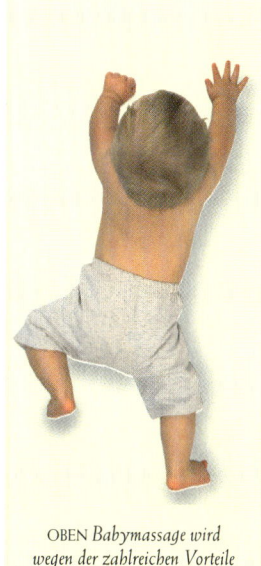

OBEN *Babymassage wird wegen der zahlreichen Vorteile immer beliebter.*

Schweden führten Lings Ideen in Amerika ein und eröffneten dort die ersten Massagepraxen in der zweiten Hälfte des 19. Jahrhunderts. Zum Teil durch die Schirmherrschaft des Präsidenten bedingt, verbreiteten sie sich sehr rasch.

### Anerkennung der therapeutischen Massage

Gegen Ende des 19. Jahrhunderts war die Massage so anerkannt und etabliert, daß es für Ärzte üblich war, eine Reihe von Behandlungen bei verschiedensten Beschwerden zu verordnen. Im allgemeinen führte ein speziell dafür ausgebildeter Masseur die Behandlungen durch. 1894 schlossen sich einige britische Masseure zum Fachverband für Masseure zusammen. Ihre Absicht war es, die medizinische Therapeutische Massage von Massageformen mit zweifelhaftem Ruf abzugrenzen. Mit der Zeit entwickelte sich diese Gesellschaft zur staatlichen Gesellschaft für Physiothe-

LINKS *Die meisten Menschen verbinden Massage mit Entspannung, aber sie kann auch stärkende und verjüngende Wirkung haben.*

rapie. Ähnliche Organisationen wurden in ganz Europa und Amerika ins Leben gerufen, wo Physiotherapeuten jetzt als Therapeuten für physikalische Therapie bezeichnet werden.

Die Massage nahm bis zum Ersten Weltkrieg ihren Aufschwung. Während des Ersten Weltkrieges diente sie zur Behandlung bei Kriegsneurosen. Dies würde man heute als psychisches Belastungssyndrom bezeichnen. Danach wandte sich die westliche Medizin mehr der Technologie und weniger traditionellen Behandlungsformen zu. Damit wurde auch die medizinische Massage in den Hintergrund gedrängt. Erst in den Sechziger Jahren eroberte sie ihre Stellung zurück, als das Interesse an der Alternativmedizin wieder anstieg und vorbeugende Maßnahmen und Entspannungstechniken bei Streß in der Öffentlichkeit eine breite Anhängerschaft fanden.

Heute ist die Wirksamkeit der therapeutische Massage bei der Behandlung vieler gesundheitlicher Beschwerden – von Asthma bis zu Kreislaufproblemen und Funktionsstörungen des Bewegungsapparates – anerkannt. Sie unterstützt auch die Gewichtszunahme Frühgeborener. Massage fördert die Entspannung und vermindert Streß. Da Streß als einer der Hauptauslöser vieler Beschwerden gilt, ist Massage eine sehr gute Vorbeugungsmaßnahme.

## MASSAGETECHNIKEN

Bei der Therapeutischen Massage werden vier grundlegende Techniken oder Griffe angewendet. Meist wird entweder einfaches Talkumpuder oder ein Massageöl, wie z. B. Babyöl verwendet, damit die Hände leicht über die Haut gleiten können. Ein ätherisches Öl (vgl. Aromatherapie, S. 104/5) kann ebenfalls verwendet werden.

### Streichung (Effleurage)

Dies ist die grundlegende Massagetechnik. Sie wird sowohl zur Einleitung als auch zur Beendigung einer Sitzung angewandt, da sie die oberflächlichen Muskeln entspannt und mit den Händen des Masseurs auf der Haut vertraut macht. Die Streichung dient auch als Verbindung beim Übergang von einem Körperbereich zum anderen, da die Hand des Masseurs so lange wie möglich Hautkontakt haben sollte.

Die Streichung wird mit der flachen Hand ausgeführt. Die Finger bleiben zusammen, sind dabei aber entspannt. Die Bewegung wird langsam und rhythmisch meist zum Herzen hin ausgeführt. Die Rückwärtsbewegung wird dann etwas langsamer ausgeführt. Eine festere, schnellere Streichung kann zur Anregung der Durchblutung angewendet werden, die Beweglichkeit erhöhen und die Muskeln aufwärmen, z. B. als Vorbereitung beim Sport.

### Knetung (Pettrisage)

Dieser Massagegriff wird mit den Daumen, Fingern und Handinnenflächen ausgeführt. Die Weichteile werden tief geknetet, gedrückt und in einer rhythmischen Bewegung gerollt – so, als ob man Teig oder Knetmasse bearbeitet. Die Knetung wird zur Normalisierung des Tonus sowohl oberflächlicher als auch tiefer angespannter Muskeln und zur Förderung der Durchblutung eingesetzt.

Die Knetungen wirken besonders auf die tieferliegende Muskulatur, wie z. B. an den Schultern, dem Gesäß, den Hüften und Beinen. Bei der Bearbeitung muskulöser Körperpartien werden die Fingerknöchel zu einer lockeren Faust geformt und kreisförmig zur Knetung und Drehung darunterliegender Muskeln eingesetzt, um diese zu entspannen und zu dehnen.

### Zirkelung und Reibung (Friktion)

Dieser Massagegriff löst Gewebsverklebungen und entspannt verkrampfte Muskelfasern. Die Friktion wird oft in der Triggerpunkttherapie eingesetzt (s. S. 22/3). Triggerpunkte findet man oft im Schulter-Nackenbereich. Die Friktion wird mit den Daumenballen, jedoch nie mit den Daumenspitzen ausgeführt. Eine kleine, tiefe, kreisende Bewegung dient dazu, verkrampftes Gewebe gegen darunterliegendes Gewebe oder Knochen zu reiben. Dies ist der einzige Massagegriff, der Schmerzen verursa-

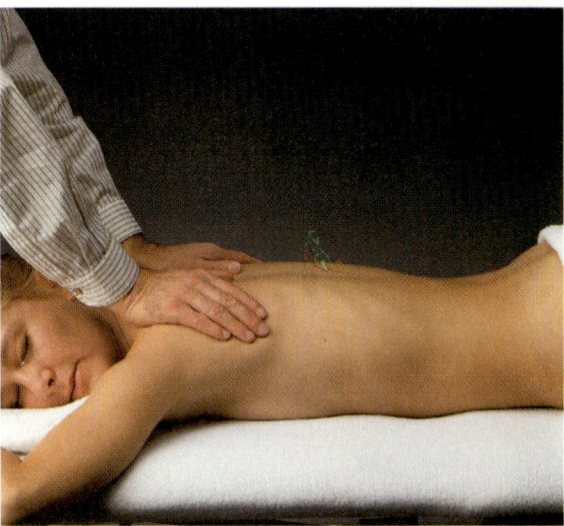

OBEN *Effleurage: Diese langsamen, entspannenden Streichungen sind die einfachste Form der Massage. Sie können leicht zu Hause durchgeführt werden, entweder an sich selbst oder an einem Partner.*

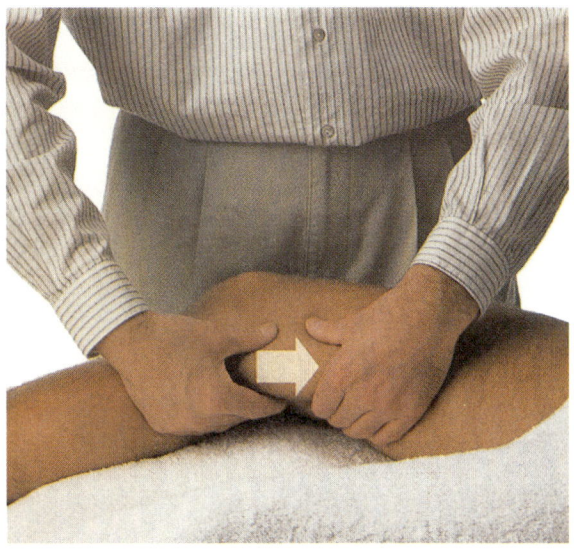

OBEN *Pettrissage oder Knetung: Dieser tiefergehende Massagegriff, bei dem die Muskulatur abwechselnd abgehoben und geknetet wird, ist besonders wirksam zur Auflösung von Muskelverspannungen und zur Förderung der Durchblutung.*

chen kann, es handelt sich jedoch um die Art von Schmerz, die oft als süße Qual beschrieben wird. Wenn die Friktion zu große Schmerzen bereitet, verfehlt sie ihren Zweck, da die Muskeln sich noch mehr verspannen. Bei einer Variante dieser Technik, dem Drücken, pressen die Daumen- und Fingerballen einfach nach unten, anstatt kleine Kreise auszuführen.

Die Friktion wird erst nach Streichung und Knetung angewandt, nachdem die Muskeln entspannt sind und die Durchblutung verstärkt wurde. Diese Technik wird wenig eingesetzt. Oft dient sie der allmählichen Lösung von Verkrampfungen oder Gewebsverklebungen.

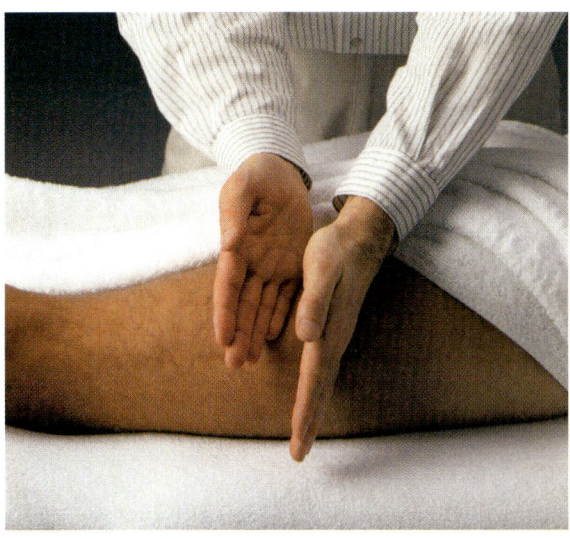

OBEN *Die Hackung erfordert mehr Sachkenntnis, da sie schmerzhaft sein kann, wenn sie zu kräftig durchgeführt wird. Sie ist indiziert zur Tonisierung der Haut und bei Cellulitis.*

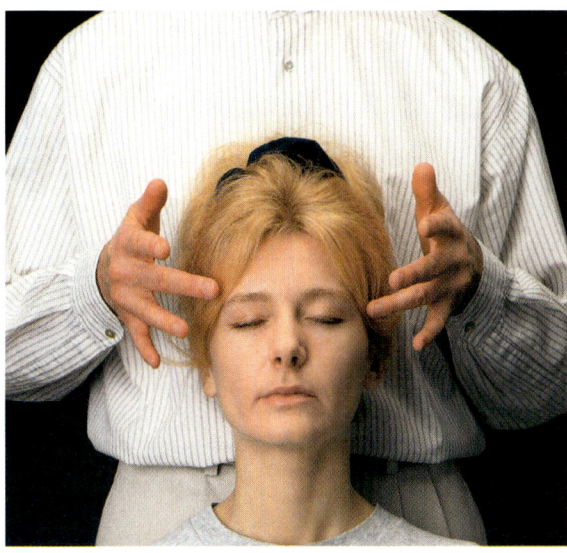

OBEN *10 Sekunden leichter Druck auf die Schläfenpartien erzeugt ein prickelndes Gefühl und hilft bei der Linderung von Kopfschmerzen.*

## Klopfung (Tapotement)

Diese Bezeichnung umfaßt verschiedene kurze Schlagbewegungen, die die Haut und die Weichteilgewebe tonisieren und die Durchblutung steigern. Hierzu gehören: Hackung, Schröpfen, Klatschung und Trommeln. Am häufigsten eingesetzt werden Schröpfen und Hackung. Beide sind auf die Muskulatur beschränkt und werden nicht über knochigen Körperpartien, bei Venenerkrankungen, druckschmerzhaften Bereichen oder Tumoren ausgeführt. In der Regel folgt Streichung nach Klopfung.

Die Hackung wird mit der Handkante ausgeführt, wobei die Finger entspannt sind. Bei Anspannung der Finger kann der Schlag ähnlich wie ein Karateschlag ausfallen und schmerzhaft sein. Die Bewegung sollte rhythmisch und schnell erfolgen. Jede Hand sollte direkt nacheinander und parallel zur anderen auf der Haut auftreffen.

## Schröpfen

Das Schröpfen wird mit geraden Fingergliedern durchgeführt, die jedoch im Gelenk gebeugt sind, wobei der Daumen fest an den Zeigefinger gedrückt wird und die Form einer Tasse nachahmt. Die Hand wird dabei so gehalten, daß die »Tasse« auf die Haut zeigt. Wie bei der Hackung handelt es sich auch hier um eine rhythmische Bewegung, wobei jede Hand abwechselnd auf der Haut trommelt. Es sollte ein Geräusch entstehen, das wie das Traben eines Pferdes klingt. Durch die Form der Hand bildet sich ein leichtes Vakuum. Wenn die Hand von der Haut entfernt wird, wird das Blut dabei an die Oberfläche gezogen und verleiht der Haut ein rosiges Aussehen. Schröpfen eignet sich sehr zur Verbesserung der Beschaffenheit von Haut, peripheren Nervenendigungen und des Unterhautgewebes.

Techniken wie das Schröpfen, die Hackung, die Klatschung und das Trommeln dienen der Tonisierung der Haut, der Muskeln und der dazugehörigen Organe. Sehr verspannte, schwache oder kranke Menschen sollten mit großer Sorgfalt behandelt werden. Sie dürften Massagetechniken, die bereits den gesunden Körper stark beanspruchen, als schmerzhaft und anstrengend empfinden. Auch ist die Schmerzschwelle individuell verschieden.

### DER BESUCH BEIM MASSEUR

Wenn man Beschwerden hat, die sich durch Massage bessern, erfolgt wahrscheinlich eine Überweisung des Arztes zum Physiotherapeuten. Beim Erstbesuch wird man nach dem Gesundheitszustand und der Lebensweise, nach Medikamenteneinnahme oder ärztlicher Behandlung bei bestimmten Beschwerden gefragt.

Der Behandlungsraum sollte warm und gedämpft beleuchtet sein. Man entkleidet sich bis auf die Unterwäsche und legt sich auf eine spezielle Behandlungsliege. Körperpartien, die nicht sofort behandelt werden, werden mit warmen Laken oder Handtüchern abgedeckt. Ein seriöser Masseur hat kurze Nägel und trägt keinen Schmuck an den Fingern. Die meisten Massagesitzungen dauern eine Stunde. Sie umfassen eine Ganzkörpermassage, auch wenn sich der Masseur auf bestimmte Muskeln, wie z. B. die Trapezmuskeln im Schulter-Nackenbereich, konzentriert. Am Ende der Sitzung wird man mit einem weichen Tuch zugedeckt und ruht eine Weile nach.

### BITTE BEACHTEN

Vergewissern Sie sich, daß der Masseur, den Sie aufsuchen, eine qualifizierte Ausbildung absolviert hat, staatlich zugelassen ist und eine Berufshaftpflichtversicherung besitzt. Physiotherapeuten, an die man vom Arzt überwiesen wird, erfüllen diese Voraussetzungen. Bei bestimmten Beschwerden ist die Massage kontraindiziert. Hierzu gehören:

■ Krebs: Hier darf Massage – wenn überhaupt – nur durch einen speziell dafür ausgebildeten Therapeuten erfolgen. Für die Selbstmassage gilt ebenfalls zunächst die Anleitung und Aufklärung durch den Fachmann.

■ Ansteckende Krankheiten

■ Fieber

■ Infektiöse Hauterkrankungen

■ Tumore oder Schwellungen, Knochenbruch oder Sehnenruptur

■ Schwere Osteoporose

■ Venenentzündung und Thrombose (Emboliegefahr durch Blutgerinnsel)

■ Schwangerschaft (Bauchmassage kontraindiziert)

■ Krampfadern (in dem betroffenen Gebiet kontraindiziert)

### VORSICHT

Prüfen Sie obige Hinweise, um sicherzugehen, daß bei Ihnen keine Kontraindikationen bestehen. Lange Fingernägel sind zu vermeiden, da sie andernfalls die eigene oder die Haut anderer verletzen könnten. Manche ätherische Öle sind bei bestimmten Beschwerden zu vermeiden (s. Aromatherapie, S. 104/5).

## SELBSTHILFE

Selbstmassage ist bis zu einem gewissen Grad möglich. Auch wenn sie nicht annähernd so entspannend und wohltuend ist wie die Massage durch jemand anderen, hilft auch sie bei Schmerzen und regt die Endorphinausschüttung an. Selbstmassage kann auch Spannungskopfschmerzen lindern, schmerzhafte Muskelverspannungen lösen, Schwellungen an Knöcheln abbauen und zur Verbesserung des Hauttonus und der Durchblutung beitragen. Auch Haarewaschen kann eine gute Kopfhautmassage sein. Ebenso entspannen sich die Gesichtsmukeln beim Einreiben mit Feuchtigkeitscreme. Nachfolgend wird eine komplette Anleitung zur Selbstmassage gegeben. Man kann auch einen bestimmten Bereich auswählen, den man alleine behandelt, wenn die Zeit knapp ist oder bestimmte Beschwerden bestehen.

### Vorbereitungen

Wählen Sie einen warmen, ruhigen Raum, in dem Sie ungestört sind. Tragen Sie bequeme Kleidung. Die Füße sind nackt. Legen Sie Schmuck ab und stecken Sie lange Haare im Nacken hoch. Vor der Massage sollte man ein warmes Bad nehmen, da dies zur Muskelentspannung beiträgt und die Durchblutung der Haut fördert. Setzen Sie sich in einen Sessel oder auf ein Sofa, das stabil, aber bequem ist oder setzen Sie sich mit Hilfe von Kissen gestützt auf ein nicht zu weiches Bett. Auf jeden Fall sollten Sie die Sitzhilfe mit einem Handtuch abdecken, wenn Sie Massage- oder Babyöl verwenden.

---

**SELBSTMASSAGE**

❋ Bereiten Sie sich und das Zimmer für die Massage vor.

❋ Setzen Sie sich hin, um Ihre Füße, Zehen und Knöchel zu massieren.

❋ Beine und Hüften werden im Stehen massiert.

❋ Das Kreuz wird im Sitzen in kreisenden Bewegungen massiert.

❋ Massieren Sie Gesicht und Nacken.

❋ Bleiben Sie nach der Behandlung einige Minuten ruhig sitzen und atmen Sie tief ein.

---

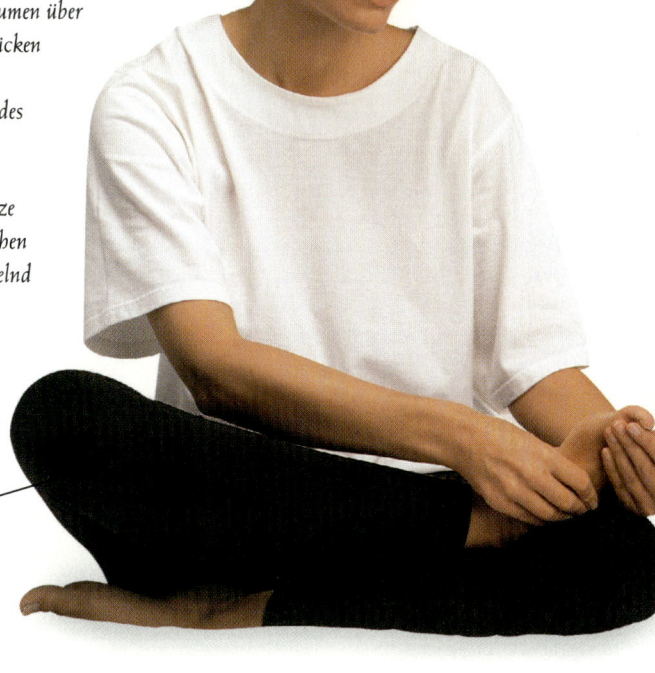

1 Legen Sie den Knöchel oder den Fuß (welches von beiden Sie wählen, hängt von der Beweglichkeit der Hüftgelenke ab) über den Oberschenkel Ihres anderen Beins. Bewegen und kneten Sie jede Zehe mit Daumen und Zeigefinger kräftig durch (weitere Fußmassagetechniken s. S. 66–71). Wiederholen Sie den Vorgang mit dem anderen Bein.

2 Kreisen Sie mit dem Daumen über jeden Fußballen und drücken Sie tief hinein. Bearbeiten Sie danach die weiteren Bereiche des Fußes bis zur Ferse.

3 Verwenden Sie Ihre ganze Hand, kneten und streichen Sie den ganzen Fuß abwechselnd bis zum Knöchel aus.

Setzen Sie sich zur Fußmassage bequem auf den Boden.

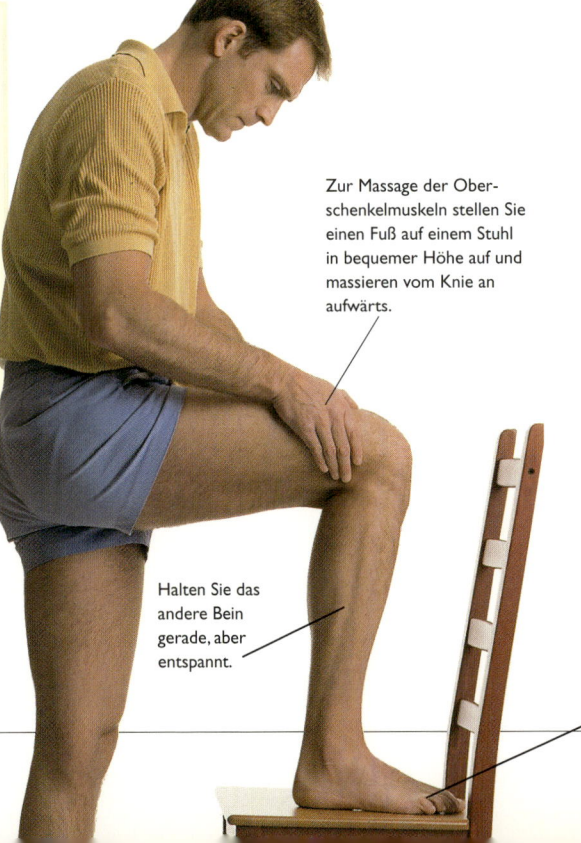

Zur Massage der Oberschenkelmuskeln stellen Sie einen Fuß auf einem Stuhl in bequemer Höhe auf und massieren vom Knie an aufwärts.

Halten Sie das andere Bein gerade, aber entspannt.

4 Stellen Sie Ihren Fuß auf einem hohen Stuhl oder einer Armlehne auf. Alle Gegenstände, die höher als die Hüfte sind, eignen sich. Legen Sie beide Hände genau über dem Knöchel auf und umfassen Sie diesen. Streichen Sie fest vom Knöchel an abwärts und hinauf bis zum Knie. Wiederholen Sie dies mindestens fünfmal (noch öfter, wenn Knöchel geschwollen sind) – dann Wechsel zum anderen Bein.

5 Kneten Sie die Wadenmuskeln beider Beine fest mit beiden Händen und schließen Sie mit kräftigen Abwärtsstreichungen ab. Wenn ein Knöchel stärker zur Schwellung neigt als der andere, wird dieser zuletzt massiert.

Lassen Sie Ihren Fuß flach auf dem Stuhl ruhen, um eine Anspannung der Oberschenkelmuskeln zu vermeiden.

**6** Kneten Sie abwechselnd die Oberschenkel (der Fuß ist hierbei immer noch aufgestützt) von vorne und von hinten und vom Knie bis zur Leiste hoch. Schließen Sie mit kräftigen Aufwärtsstreichungen vom Knie zur Hüfte und Leiste ab.

**7** Setzen Sie sich aufrecht hin und bearbeiten Sie die Muskeln beidseits der Wirbelsäule im Kreuz mit den Fingerkuppen beider Hände in kleinen kreisenden Bewegungen. Kneten Sie die Rückenmuskeln zwischen Daumen und Zeigefinger. Arbeiten Sie sich soweit wie möglich den Rücken hinauf, schließen Sie aber mit den kreisenden Bewegungen im Kreuz ab.

**8** Wenden Sie sich nun den Schultern zu. Diese Körperpartie ist oft schmerzhaft, weil die Schultermuskeln mit Verhärtung auf körperliche oder seelische Anspannung reagieren. Als Folge davon verkrampfen sich manche Muskelfasern. Legen Sie die Fingerflächen auf die Muskeln beidseits des Nackens. Die Wirbelsäule selbst sollte nicht berührt werden. Kneten Sie die Muskeln mit kleinen, kreisenden Bewegungen bis zum Kopfansatz aufwärts.

**9** Massieren Sie Ihr Gesicht mit Streichungen wie bei der Gesichtsmassage (s. S. 103).

**10** Kneten und bearbeiten Sie jede Hand genau so wie Ihre Füße (s. oben). Fahren Sie mit dem Unter- und Oberarm bis hinauf zur Schulter fort.

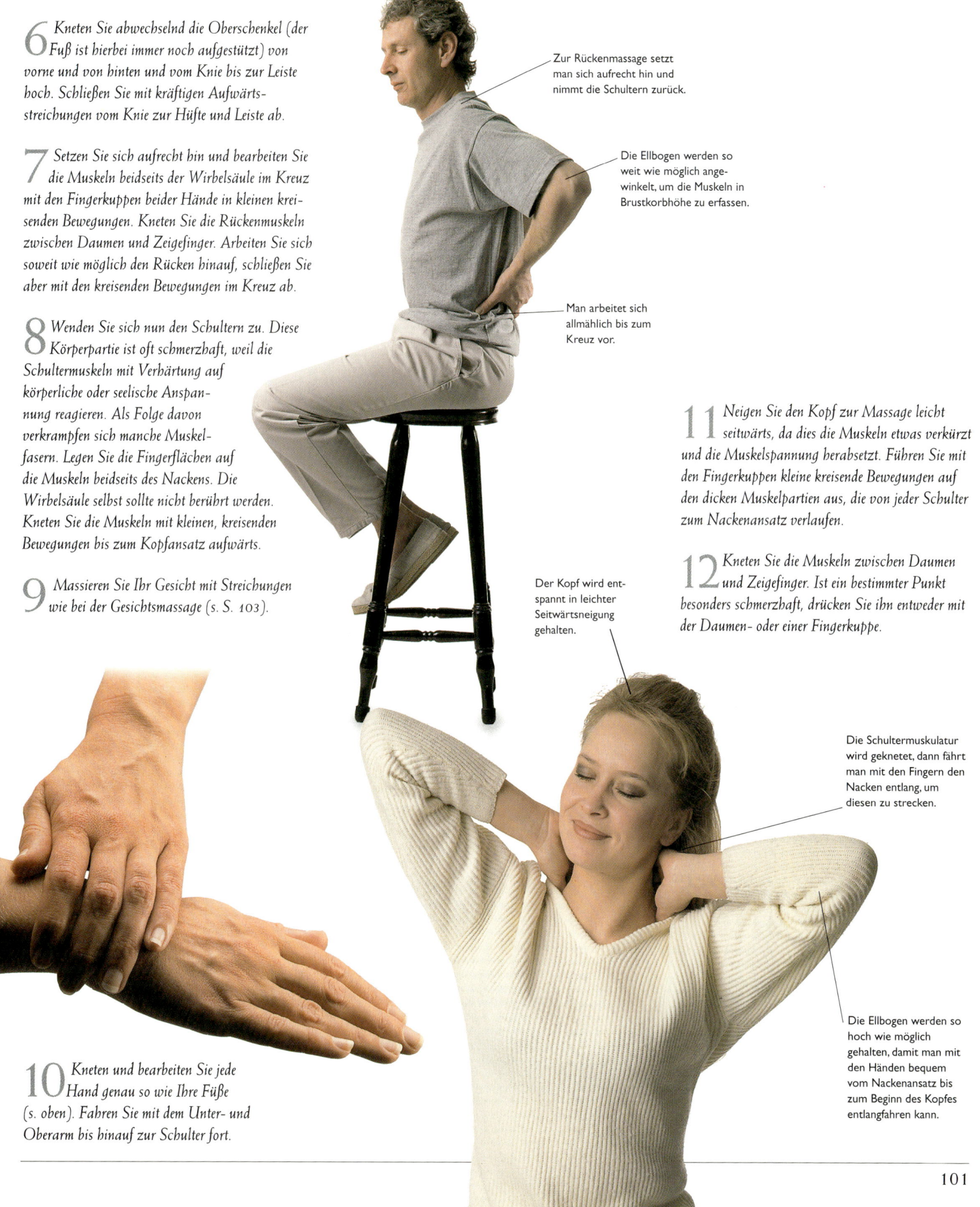

Zur Rückenmassage setzt man sich aufrecht hin und nimmt die Schultern zurück.

Die Ellbogen werden so weit wie möglich angewinkelt, um die Muskeln in Brustkorbhöhe zu erfassen.

Man arbeitet sich allmählich bis zum Kreuz vor.

Der Kopf wird entspannt in leichter Seitwärtsneigung gehalten.

Die Schultermuskulatur wird geknetet, dann fährt man mit den Fingern den Nacken entlang, um diesen zu strecken.

Die Ellbogen werden so hoch wie möglich gehalten, damit man mit den Händen bequem vom Nackenansatz bis zum Beginn des Kopfes entlangfahren kann.

**11** Neigen Sie den Kopf zur Massage leicht seitwärts, da dies die Muskeln etwas verkürzt und die Muskelspannung herabsetzt. Führen Sie mit den Fingerkuppen kleine kreisende Bewegungen auf den dicken Muskelpartien aus, die von jeder Schulter zum Nackenansatz verlaufen.

**12** Kneten Sie die Muskeln zwischen Daumen und Zeigefinger. Ist ein bestimmter Punkt besonders schmerzhaft, drücken Sie ihn entweder mit der Daumen- oder einer Fingerkuppe.

## SO FÜHRT MAN EINE MASSAGE DURCH

In dieser hektischen Zeit ist Streßbewältigung wichtig. Man hat festgestellt, daß das Streicheln eines Tieres Blutdruck und Herzfrequenz senkt, Spannung abbaut und Ärger und Angst mindert. Ebenso verhält es sich, wenn man jemanden massiert. Bringen Sie mit diesem Argument einen Freund dazu, die einfachen Massagetechniken zu erlernen (s. S. 98/9) und bei Ihnen anzuwenden.

### Rückenmassage

Eine Rückenmassage leitet meist eine Ganzkörpermassage ein. Sie wird aber auch alleine angewandt, um einen Entspannungszustand zu bewirken. Ein großes Maß an Streß unserer schnellebigen Zeit macht sich im oberen Bereich des Rückens, der Schultern und des Nackens bemerkbar. Die Wirbelsäule jedoch sollte nie massiert werden. Wenn überhaupt, sollte dies einem qualifizierten Therapeuten überlassen bleiben, wie z.B. einem Osteopathen oder Physiotherapeuten.

Bitten Sie den »Patienten«, sich mit dem Gesicht nach unten auf eine stabile Liege zu legen. Verreiben Sie etwas Massageöl in den Händen und beginnen Sie mit Punkt 1.

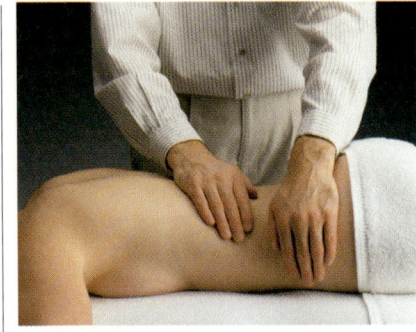

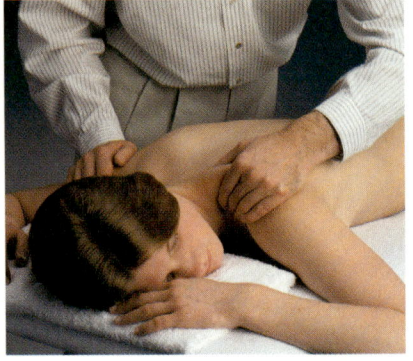

**1** Beginnen Sie mit Streichungen, indem Sie vom Kreuz aus beidseits der Wirbelsäule bis zum Nacken hochfahren, streichen Sie bis zu den Schulterspitzen weiter und kehren Sie dann seitlich des Rückens wieder zum Kreuz zurück. Beginnen Sie mit jedem Aufwärtsstreichen weiter außen als vorher, so daß der gesamte Rücken durch fünf Aufwärtsstreichungen erfaßt wird. Wiederholen Sie dies, bis der Patient entspannt.

**2** Kneten Sie abwechselnd die Schultern, um Verspannungen zu lösen. Gleichzeitig sollten Sie Bereiche mit festen Knoten oder schmerzhafte Stellen erspüren. Diese findet man normalerweise an den Trapezmuskeln am Nackenansatz.

**3** Lockern Sie Verhärtungen durch Reiben oder Drücken. Meist müssen Sie diese Stellen eingehender und öfter massieren und im Verlauf der Massage mehrmals dorthin zurückkehren, um ungewollte Schmerzen zu vermeiden.

**4** Die langen Muskeln beidseits der Wirbelsäule werden bei den Schultern beginnend durch Drücken bearbeitet. Man arbeitet sich Stück für Stück vor, damit kein Bereich übersehen wird.

**5** Erscheinen die Rückenmuskeln besonders angespannt und wirkt die Haut stumpf, kann dieser Bereich durch Hackung, Schröpfen und Klopfung bearbeitet werden. Denken Sie daran, daß die Wirbelsäule an sich dabei nicht erfaßt wird.

**6** Schließen Sie die Massage durch Wiederholen von Punkt 1 ab. Sie können die Bewegungen aber auch ändern, indem Sie über dem Körper mit den Händen die Zahl Acht beschreiben anstatt in gerader Linie auf und ab zu streichen.

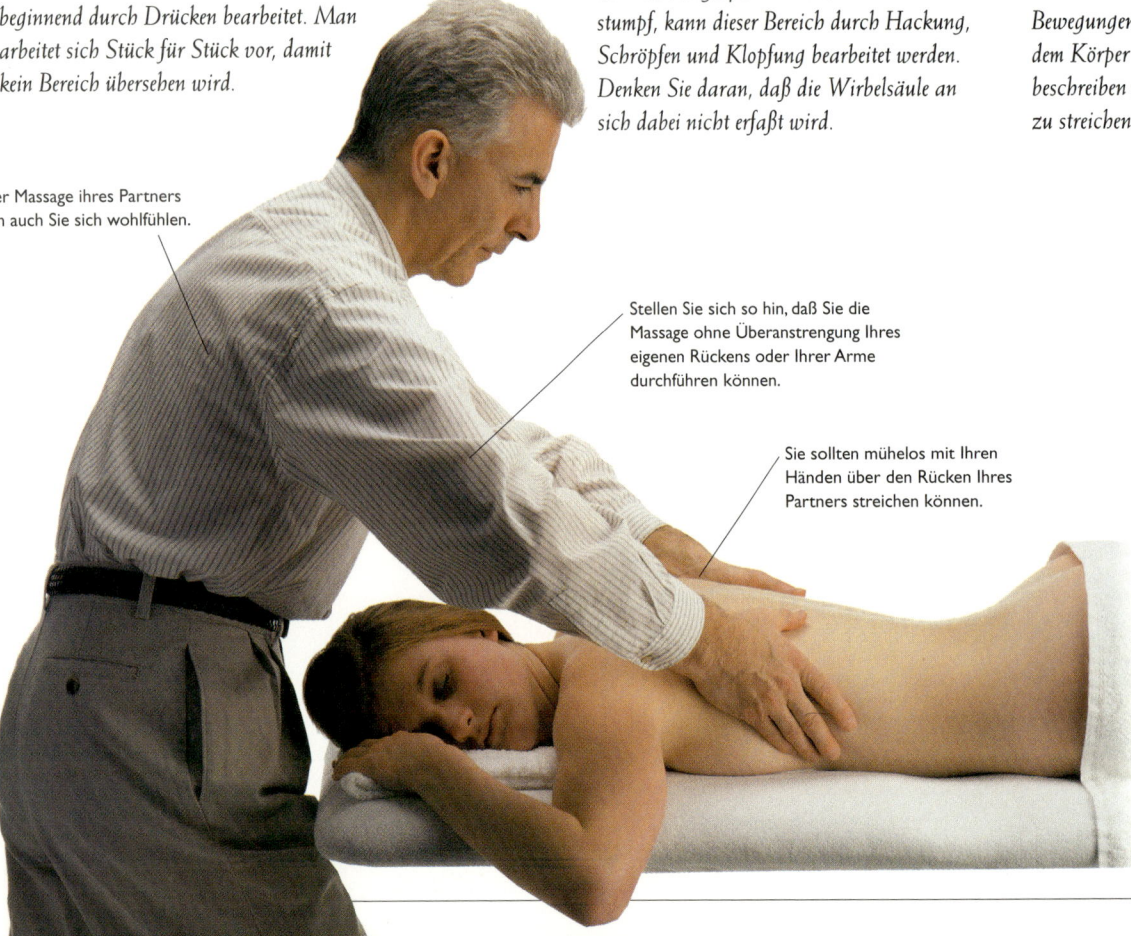

Bei der Massage ihres Partners sollten auch Sie sich wohlfühlen.

Stellen Sie sich so hin, daß Sie die Massage ohne Überanstrengung Ihres eigenen Rückens oder Ihrer Arme durchführen können.

Sie sollten mühelos mit Ihren Händen über den Rücken Ihres Partners streichen können.

### VORSICHT

Die Wirbelsäule selbst sollte nur von einem qualifizierten Therapeuten mobilisiert werden.

Lesen Sie die Hinweise auf S. 99, um sich zu vergewissern, daß eine Massage bei Ihnen nicht kontraindiziert ist. Achten Sie darauf, daß der Behandler kurze Nägel hat und keinen Schmuck trägt. Sonst kann es zu Hautverletzungen kommen. Manche ätherische Öle sollten bei bestimmten Beschwerden nicht angewandt werden (s. Aromatherapie, S. 104/5).

## GESICHTSMASSAGE

Eine Gesichtsmassage kann ein schlechtes und fahles Aussehen verbessern und Anspannungen lösen. Bitten Sie den Patienten, sich mit dem Gesicht nach oben ohne Kissen und mit nackten Schultern auf eine Liege zu legen. Die Haare sind zurückgesteckt. Sie sollten am Kopfende hinter dem Patienten stehen. Verreiben Sie etwas Massageöl in den Händen und gehen Sie wie folgt vor:

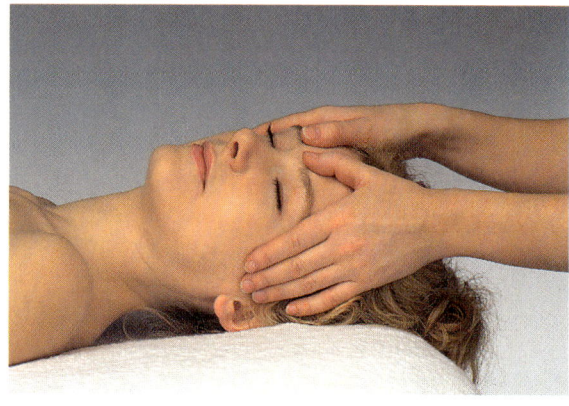

2 Massieren Sie die Schläfen mit kreisenden Bewegungen. Verwenden Sie dazu die Fingerkuppen. Konzentrieren Sie sich auf die Vertiefung an der Außenseite der Augen.

3 Reiben Sie die Kopfhaut mit Daumen- und Fingerspitzen so, als ob Sie die Haare gründlich einshampoonieren würden.

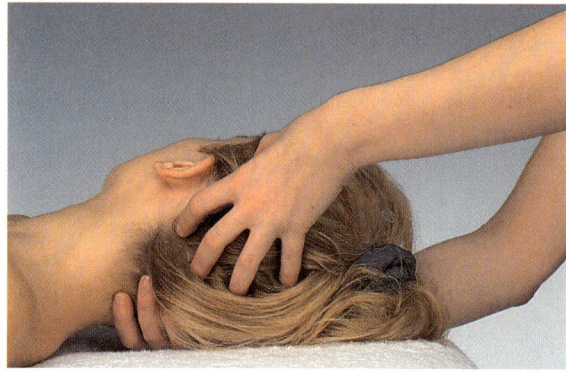

1 Streichen Sie mit den Daumen sanft von der Mitte der Augenbrauen zum Haaransatz nach außen. Mit jedem Streichen arbeiten Sie sich immer mehr die Stirne nach oben.

4 Streichen Sie sanft unter den Augen entlang und über die Wangen bei der Nase beginnend bis zu den Ohren.

5 Legen Sie Ihre Hände auf das Kinn des Patienten und streichen Sie am Kiefer entlang bis zum Ohransatz.

6 Beschreiben Sie kreisende Bewegungen mit den Daumenballen am Übergang vom Kiefer zum Schädel und kehren Sie dann wieder über den oberen Kieferrand zurück zum Kinn.

7 Zwicken Sie Nase und Ohren sanft mit Daumen und Zeigerfinger.

8 Bedecken Sie das gesamte Gesicht mit den Händen und streichen Sie leicht vom Kinn in Richtung Stirn. Bevor Sie Aufhören, lassen Sie die Hände ganz leicht einige Sekunden lang auf dem Gesicht ruhen, indem Sie soviel Hautkontakt wie möglich bewahren.

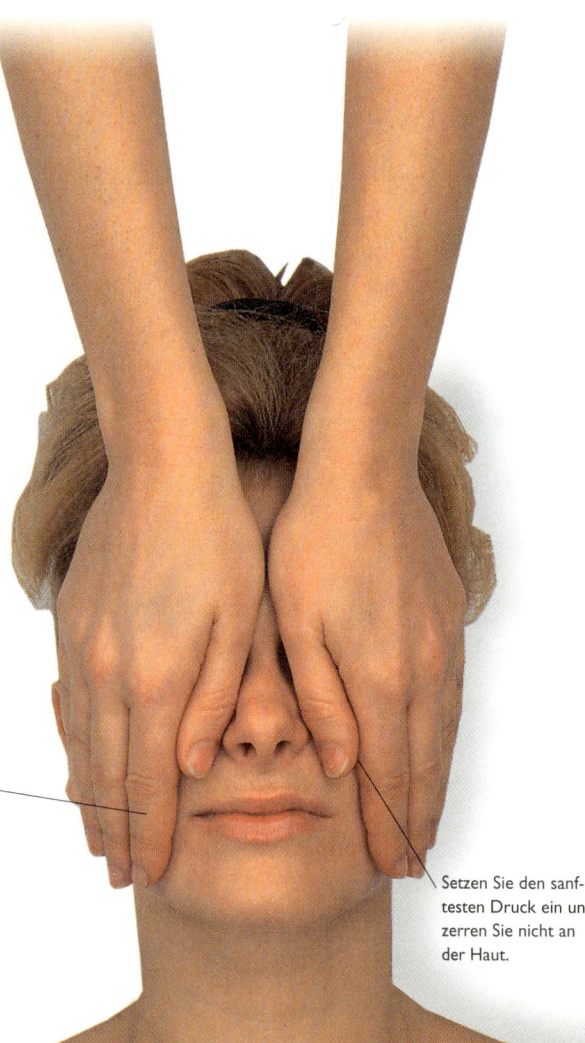

Bedecken Sie das ganze Gesicht mit Ihren Händen und lassen Sie Ihren Partner im Dunklen entspannen.

Setzen Sie den sanftesten Druck ein und zerren Sie nicht an der Haut.

# AROMATHERAPIE-MASSAGE

**W**enn eine Massage positiv auf Körper und Seele wirkt, verstärkt die Verbindung mit ätherischen Ölen diese wohltuende Wirkung sicher noch. Aus diesem Grund wird Aromatherapie bei der Massage in vielen Krankenhäusern und Praxen eingesetzt. Viele Aromatherapeuten behaupten, daß die ätherischen Öle je nach den Bedürfnissen des Einzelnen ausgewählt werden können und bei der Behandlung verschiedener Störungen unterstützend wirken. Einige Behandler vertreten die Ansicht, daß der Patient positiv auf den Geruch reagiert, den er benötigt.

Die meisten Kulturen – ob nun die alten Chinesen oder die amerikanischen Ureinwohner – verwendeten ätherische Öle um Stimmungen zu beeinflussen oder um zu heilen. Die wohlriechenden Essenzen wurden aus Pflanzen gewonnen. Bei den alten Ägyptern war diese Kunst wohl am weitesten entwickelt: Sie verwendeten ätherische Öle für Parfums, als Heilmittel und zum Einbalsamieren von Toten. Ihre Hauptmethode zur Gewinnung der Öle bestand darin, einige Tage lang Kräuter in Rizinus- oder Olivenöl ziehen zu lassen. Später entwickelte der arabische Philosoph und Arzt Avicenna (980–1037) ein Destillationsverfahren, das dem heutigen Standard sehr ähnlich ist.

Der Begriff »Aromatherapie« wurde erst im 20. Jahrhundert von René-Maurice Gattefossé geprägt. Der französische Chemiker war in der Parfümfabrik seiner Familie tätig. Eines Tages verbrannte er sich die Hand und hielt diese aus einem Impuls heraus in ein Gefäß mit Lavendelöl, das ganz in seiner Nähe stand. Zu seiner Überraschung heilte die Verbrennung rasch ab. Gattefossé beschloß, sein Wissen über Parfums für Experimente mit ätherischen Ölen einzusetzen, um deren Wirkungen und Eigenschaften herauszufinden. 1928 schrieb er ein Buch zu diesem Thema. Leider fand sein Werk zur damaligen Zeit so gut wie gar keine Beachtung. In den 60er Jahren jedoch entdeckte Jean Valnet, ein französischer Arzt, Gattefossés Werk wieder und entwickelte es weiter.

### Aromatherapie heute

Valnet konzentrierte sich auf die medizinische Verwendung ätherischer Öle. Er behandelte Patienten mit Kriegsneurosen und Verbrennungen und verabreichte die Öle auch innerlich. Valnets Methoden setzten sich in ganz Frankreich durch und werden dort bis heute angewendet.

Der Verwendung ätherischer Öle in Kombination mit Massage verhalf die Biochemikerin und Kosmetikerin Marguerite Maury, eine gebürtige Österreicherin, die in

Frankreich tätig war, zum Durchbruch. Sie begann bei der Massage ihrer Kunden ätherische Öle einzusetzen und stellte fest, daß die Massage dadurch als angenehmer und wirkungsvoller empfunden wurde. Maury wählte Öle aus, die auf die Bedürfnisse des Einzelnen zugeschnitten waren. Im Gegensatz zu Valnet empfahl sie allerdings nicht die innerliche Einnahme. Marguerite Maurys Arbeit ließ die Beliebtheit der Aromatherapie-Massage sowohl in Europa als auch in Amerika als eine Art Schönheitsbehandlung mit positiven Wirkungen sprunghaft ansteigen. Frau Maury selbst stellte fest, daß eine Massage mit ätherischen Ölen die Entspannung förderte, bei der Behandlung von Hauterkrankungen half und bestimmte Schmerzformen lindern konnte. Seitdem glauben viele Aromatherapeuten, daß ihre Kunst bei einer Vielzahl von Beschwerden hilft. Die Schulmedizin begegnet diesen Behauptungen skeptisch.

### DIE WIRKUNGSWEISE DER ÄTHERISCHEN ÖLE

In diesem Buch werden die Wirkungen der Öle nur im Zusammenhang mit Massage beschrieben. Es gibt jedoch auch andere Anwendungsmöglichkeiten und Wirkungsweisen ätherischer Öle (»Literaturhinweise«, S. 374/5).

Es gilt als erwiesen, daß ätherische Öle über die Haut aufgenommen werden, allerdings in so kleinen Mengen, daß eine innere Wirkung wahrscheinlich gering ist.

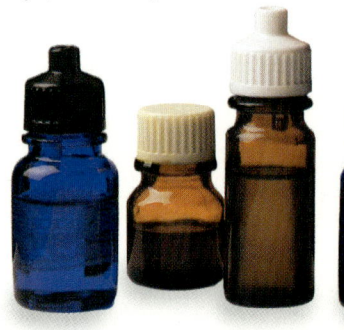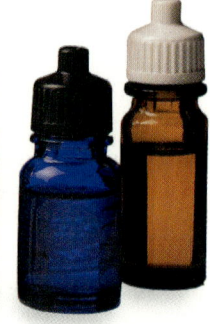

*UNTEN UND RECHTS Ätherische Öle sollte man in kleinen Mengen kaufen, damit sie stets frisch sind.*

*OBEN Eine Massage mit ätherischen Ölen kann sehr entspannend sein.*

## BEKANNTE ÄTHERISCHE ÖLE UND IHRE WIRKUNG

**Lavendel** wirkt beruhigend, antidepressiv und antiseptisch bei: Angst Streß, Verdauungsstörungen, Kopfschmerzen, Migräne, Verbrennungen, Insektenbissen, Akne und Frostbeulen.

**Rosmarin:** steigert den Blutdruck und wirkt anregend, entstauend und schmerzlindernd bei: Sinusitis, Katharrh, Kreislaufstörungen, Streß und Beschwerden des Bewegungsapparates.

**Teebaumöl:** wirkt antiseptisch, pilzhemmend und antibakteriell bei: Akne, Insektenbissen, Wunden, Frostbeulen, Fußpilz, Kopfläusen, Krätze, Schuppen, Husten und Erkältungen.

**Neroli:** wirkt beruhigend, antidepressiv und entzündungshemmend bei: Depressionen, mangelndem Selbstbewußtsein, Schlaflosigkeit, Streß und prämenstruellem Syndrom.

**Kamille:** wirkt beruhigend, krampflösend, entzündungshemmend und antidepressiv bei: Allergien, Streß, Schlaflosigkeit, Kopfschmerzen, Ekzemen, Akne, Kolik, Blähungen und Verdauungsstörungen.

**Pfefferminze:** wirkt krampflösend, entstauend und anregend bei: Koliken, Blähungen, Verdauungsstörungen, Übelkeit, Erbrechen, Sinusitis, Katarrh und geistiger Erschöpfung.

**Sandelholz:** wirkt beruhigend, antiseptisch, entstauend und antidepressiv bei: Ekzemen, Psoriasis, Streß, Schlaflosigkeit, Depression und prämenstruellem Syndrom.

**Eukalyptus:** wirkt antiseptisch, antiallergen, antidepressiv bei: Ekzemen, Akne, Allergien, Streß, Kopfschmerzen, prämenstruellem Syndrom, Depressionen, Verstauchungen, Schmerzen und Grippe.

**Rose:** wirkt antiseptisch, beruhigend und antidepressiv bei: Sinusitis, Streß, Depression, Magersucht, brüchigen Gefäßen, schlechter Durchblutung, Schlaflosigkeit, Menstruations- und Wechseljahresbeschwerden.

### WEGWEISER

Ätherische Öle fördern in Verbindung mit Massage die Entspannung und haben andere positive Wirkungen (s. S. 96–103). Obwohl die Öle über die Haut aufgenommen werden, erreicht nur wenig davon die inneren Organe. Daher sind die physiologischen Wirkungen eher gering. In psychischer Hinsicht bewirken die Öle eine Stimmungsänderung und unterstützen das Wohlbefinden. Sie sind anzuwenden bei:

ALLERGIEN, S. 338/9
ANGST, S. 256/7
DEPRESSION, S. 261
EKZEME, S. 273
ESSSTÖRUNGEN, S. 265
KOPFSCHMERZEN, S. 268/9
MENSTRUATIONSBESCHWERDEN, S. 322/3
SCHLAFLOSIGKEIT, S. 264
SUCHTERKRANKUNGEN, S. 258
STRESS, S. 262/3

Die Öle üben ihre Hauptwirkung auf den Geruchssinn aus. Dies kann deshalb bedeutsam sein, weil Gerüche starke emotionale Reaktionen auslösen, daneben aber auch weitere Wirkungen haben können. Sie werden von Geruchsrezeptoren in der Nase wahrgenommen, die die Information an die Gehirnbereiche weiterleiten, die emotionale Reaktionen und Gedächtnis steuern. Die Information wird aber auch weitergegeben an den Hypothalamus, eine Drüse an der Gehirnbasis, die die vegetativen Körperfunktionen steuert, vor allem Verdauung, Körpertemperatur, Sexualität und Streßreaktion.

## ANWENDUNG ÄTHERISCHER MASSAGEÖLE

1 *Mischen Sie zwei oder drei Tropfen ätherisches Öl mit 1 Teelöffel (5ml) neutralem Öl, wie z. B. Mandelöl, Avocadoöl, Sojaöl, Traubenkernöl. (Verwenden Sie die oben aufgeführte Auflistung, um ein geeignetes Öl zu finden. Achten Sie aber darauf, daß Sie auch seinen Geruch mögen.)*

2 *Befolgen Sie die Anleitungen für eine Therapeutische Massage (s. S. 96–103).*

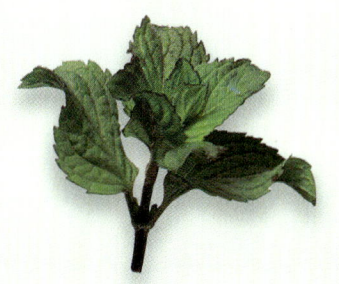

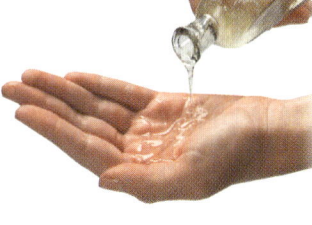

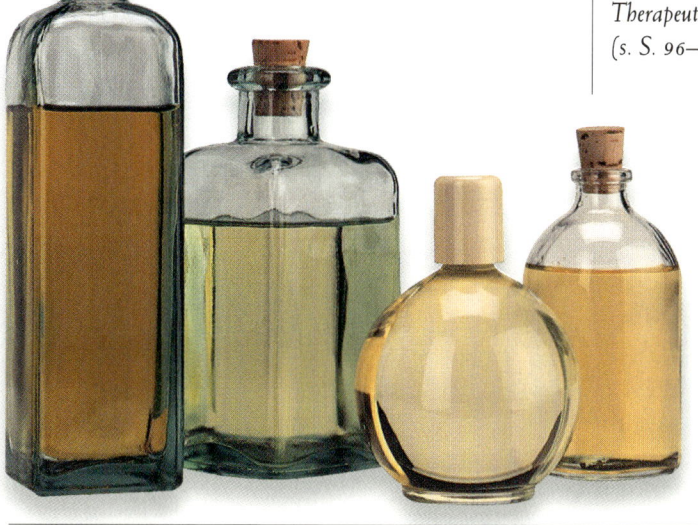

### BESUCH BEIM AROMATHERAPEUTEN

Bei der Auswahl eines Therapeuten sollten Sie darauf achten, daß dieser eine entsprechende Ausbildung absolviert hat, da jeder behaupten kann, ein Aromatherapeut zu sein. Ein qualifizierter Aromatherapeut wird gleichzeitig praktizierender Masseur sein und nur hochwertige ätherische Öle verwenden. Er bzw. sie wird vor der Auswahl der passenden Öle und der etwa 30minütigen Massage die Krankengeschichte aufnehmen und nach den Beschwerden fragen (s. S. 96–103).

### BITTE BEACHTEN

■ Ätherische Öle sollten nur eingenommen werden, wenn sie von einem ausgebildeten Aromatherapeuten verordnet wurden. Die Öle können toxische Wirkung haben.

■ In der Schwangerschaft sollten Muskatellersalbei, Kamille, Minze oder Rosmarin vermieden werden.

■ Fenchelöl regt die Produktion des Hormons Östrogen an und sollte bei Fällen von Brustkrebs in der Familie nicht verwendet werden.

■ Bei allergischen Hautreaktionen sollten ätherische Öle nicht verwendet werden.

■ Basilikumöl kann in großen Mengen krebserregend wirken.

# OSTEOPATHIE

**OSTEOPATHIE**

Die Osteopathie ist ein sehr sanftes, ganzheitliches Behandlungssystem. Durch ein Lösen von in Spannung geratenen Bindegewebsschichten (Faszien), Bändern, Muskeln und Sehnen wird der Selbstheilungsmotor des Körpers wieder in Schwung gebracht. Das System zur Flüssigkeitsregulation sowie der Stoffwechsel kann somit wieder seine Aufgabe erfüllen, und Heilung findet statt.

Andrew Taylor Still, ein amerikanischer Arzt, entwickelte eine neue Methode zur Behandlung von Krankheiten. Er verließ sich nicht auf die chirurgischen Methoden und gefährlichen Medikamente seiner Zeit. Während des amerikanischen Bürgerkriegs arbeitete er beim Stamm der Shawnee und als Chirurg bei der Armee. Seine Ideen wurden anfangs von Ärzten und Priestern belächelt, setzten sich aber allmählich durch, bis die Osteopathen 1972 in Amerika als Mediziner anerkannt wurden. Unterschiedliche Entwicklungen fanden in Europa statt, lediglich in Großbritannien ist der Beruf seit 1996 gesetzlich anerkannt.

Der Begriff Osteopathie ist von den griechischen Wörtern Osteon (Knochen) und Pathos (Leiden) abgeleitet und wurde von Andrew Taylor Still (1828–1918) geprägt. Still wurde in der Nähe von Jonesboro, in Lee County im US-Bundesstaat Virginia als Sohn eines methodistischen Predigers, Arztes und Müllers geboren, der mit seiner Familie zuerst nach Tennessee zog und dann 1837 in eine entlegene Gegend in Missouri übersiedelte.

Still liebte den einfachen Lebensstil des Grenzlandes. Besonders faszinierten ihn die wilde Natur und Lebewesen. Er erlegte Tiere und fing an, ihre Knochen zu sammeln, was sein Interesse an Anatomie weckte. Still fing an, seinem Vater in der Arztpraxis zu helfen. Später erhielt er eine Zulassung als Arzt in Missouri und beendete 1860 seine medizinische Ausbildung am College für Ärzte und Chirurgen in Kansas City, Missouri.

Dr. Still war ein strikter Gegner der Sklaverei. Er und seine neue Frau beschlossen, Missouri zu verlassen, da dieser Staat für die Sklavenhaltung eintrat. Er zog nach Kansas, wo er sich um die Ureinwohner des Stammes der Shawnee kümmerte. Hier wurde Still bewußt, wie wenig er bei der Heilung von Krankheiten ausrichten konnte. Während des amerikanischen Bürgerkriegs war er abgestoßen von der grausamen Wirklichkeit des Krieges und den schauerlichen chirurgischen Methoden des 19. Jahrhunderts. Nach dem Krieg beschloß er, seine Studien des menschlichen Körpers auszuweiten und ein anderes Heilverfahren zu entwickeln.

### Die Selbstheilungskräfte des Körpers

Stills strenge Erziehung und seine feste religiöse Überzeugung (er hatte seinen Vater nicht nur bei seiner ärztlichen, sondern auch bei seiner religiösen Tätigkeit unterstützt) führte ihn zu der Schlußfolgerung, daß Gott die Menschen nicht so unvollkommen erschaffen haben könne, als daß sie nur allzu leicht so vielen Krankheiten erlagen. Des Rätsels Lösung, so beschloß er, lag darin, daß in jedem Einzelnen ein Selbstheilungssystem angelegt war. Hieraus folgte, daß es Aufgabe eines Arztes war, den Körper so anzuregen, daß dies auch funktionierte. Er wurde in seiner Entscheidung, eine gefahrlose Heilmethode zu entwickeln bestärkt, als seine drei Kinder an Gehirnhautentzündung starben, obwohl man ihnen die damals bestmögliche Behandlung zukommen ließ.

### Der Lebensfluß

Zunächst kehrte Still wieder zum Studium der menschlichen Anatomie zurück und untersuchte Knochen, die er aus Gräbern amerikanischer Ureinwohner ausgegraben hatte. Als Müllergehilfe seines Vaters kannte er die Gesetze der Mechanik und übertrug sie auf das Skelett. Als solches war es vergleichbaren Regeln und Belastungen ausgesetzt. Still maß auch dem Blut, dem Strom des Lebens, große Bedeutung als Trägermedium heilender Substanzen bei. Durch eine Überlastung und Veränderungen von Muskeln, Bändern, Faszien und Sehnen, durch Streß, Fehlhaltung, Unfälle, Entzündungen und Operationen können Blutgefäße beeinträchtigt werden. Eine Minderversorgung des betroffenen Gebietes entsteht, und die Folge ist Krankheit. Er glaubte, daß es möglich sei, Schäden am Bewegungsapparat durch Manipulationen und Druck zu heilen und daß Gesundheit ohne Medikamen-

*OBEN Andrew Taylor Stills Enttäuschung über die medizinische Versorgung während des amerikanischen Bürgerkrieges führte zur Entwicklung seiner eigenen Heilmethode.*

**BITTE BEACHTEN**

■ Osteopathie ist eine sichere Behandlungsmethode. Qualifizierte Osteopathen verweisen Sie bei gesundheitlichen Beschwerden, die sie nicht behandeln können, im allgemeinen an den Hausarzt. Es ist jedoch wichtig, zu überprüfen, daß es sich um einen qualifizierten Osteopathen handelt, der von einem Verband anerkannt ist. Info im Internet: www.osteopathie.de.

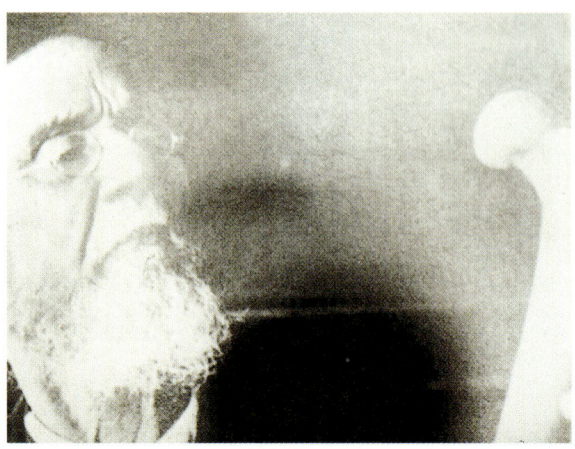

*OBEN Still war einer der ersten westlichen Ärzte, der sich mit dem Einfluß der Körperstruktur auf die Funktion des Körpers befaßte.*

te wiederhergestellt werden könne, da alle Körpersysteme untereinander in Beziehung stehen.

Still beabsichtigte, seine Theorien an der Baker University in Kansas bekanntzugeben, aber ortsansässige medizinische und religiöse Vereinigungen fanden seine Ideen so haarsträubend, daß er gezwungen war, nach Missouri zurückzukehren. Er wurde erfolgreich und beliebt bei seinen Patienten und gründete 1892 in Kirksville eine Schule für Osteopathie, belächelt von Kollegen.

John Martin Littlejohn, ein britischer Gerichtsmediziner und Physiologe, besuchte diese Schule. Littlejohn entwickelte den holistischen Ansatz der Osteopathie, d. h. die Vorstelllung, daß die Menschen von ihrer Um-welt beeinflußt werden und daß der Körper zur Erhaltung der Gesundheit in der Lage sein muß, sich diesen äußeren Einflüssen anzupassen. Nach seiner Berufung zum Dekan der Schule von Kirksville eröffnete er in Chicago eine Schule für Osteopathie, bevor er 1913 nach Großbritannien zurückkehrte.

## Osteopathie heute

Die Entwicklung der Osteopathie in Amerika und Europa verlief ganz unterschiedlich. Zu Anfang des 20. Jahrhunderts lehnte es die britische Regierung ab, einen Beruf gesetzlich anzuerkennen, dessen Therapeuten größtenteils in den USA ausgebildet wurden. In Amerika jedoch war die rechtliche Stellung der Osteopathie von Anfang an gesetzlich geregelt. Absolventen erhielten ein Diplom für Osteopathie. Dr. Littlejohn gründete 1917 in London die erste europäische Schule für Osteopathie und führte 1925 eine Delegation an, die sich an den Gesundheitsminister wandte, um eine gesetzliche Anerkennung der Osteopathie zu erreichen. Von Regierungsseite wurde jedoch eindeutig erklärt, daß es keine Anerkennung für einen Berufsstand geben konnte, dessen Angehörige Absolventen von Schulen waren, die sich der britischen Rechtssprechung entzogen. Man schlug vor, daß praktizierende Osteopathen sich entweder selbst für eine ärztliche Zulassung zu qualifizieren hatten oder einen freiwilligen Verband bilden sollten. Es erfolgte die Gründung eines allgemeinen Verbandes für Osteopathie. Im Jahre 1993 wurde ein Gesetz zur Osteopathie verabschiedet, das die Registrierung aller Osteopathen forderte, die diese Berufsbezeichnung tragen wollten. Bis Mai 2000 mußten alle gegenwärtig tätigen Osteopathen beim allgemeinen Osteopathieverband angemeldet sein und in einem strengen Verfahren kompetentes Arbeiten nachweisen. Nun führt der Weg zur Osteopathie nur noch über eine qualifizierte Ausbildung.

Ein weiterer Unterschied zwischen USA und Großbritannien besteht darin, daß amerikanische Osteopathen seit 1972 als Mediziner, die die Osteopathie praktizieren, anerkannt wurden. Sie dürfen alle gesundheitlichen Beschwerden behandeln und Medikamente verschreiben. Britische Osteopathen dürfen keine Medikamente verordnen. In Deutschland ist die Bezeichnung »Osteopath« nicht geschützt; jeder darf sie sich auf das Türschild schreiben.

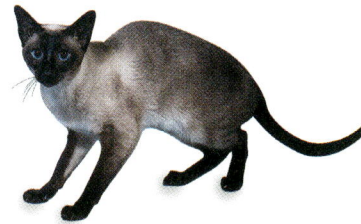

OBEN *Manche Osteopathen glauben, daß der gesamte Körper von seiner Umgebung und seinen Gefühlen beeinflußt wird. Der Kampf-Flucht-Instinkt ist ein Beispiel dafür.*

### STILLS AUFFASSUNG ZUR ANATOMIE

Der Bewegungsapparat ist vergleichbar mit einer Maschine.

LINKS *Still entwickelte seine eigene Sichtweise des Körpers.*

Laut Still ist das Blut das Transportmedium für die notwendigen heilenden Substanzen.

Wenn die Durchblutung gestört ist, kann es zur Krankheit kommen.

RECHTS *Osteopathen glauben, daß unser Bewegungsapparat die Funktion unserer inneren Organe und somit unseren allgemeinen Gesundheitszustand stark beeinflußt.*

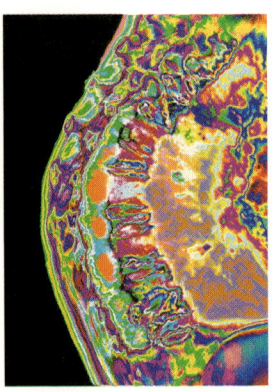

OBEN *Arthritisschmerzen lassen sich durch Osteopathie lindern.*

## DIE THEORIE

Osteopathen glauben, daß die einzelnen Körperstrukturen in wechselseitiger Abhängigkeit zueinander stehen und insgesamt von der Umwelt und den Gefühlen beeinflußt werden. Sie sind auch der Meinung, daß der menschliche Organismus sich selbst reguliert, die Fähigkeit zur Selbstheilung besitzt, danach strebt, sich an seine innere und äußere Umgebung anzupassen und eine Harmonie mit ihr aufrechtzuerhalten. Dieser Zustand der Ausgeglichenheit wird als Homöostase bezeichnet. Ist die Homöostase des Körpers durch Streß, Verletzung, schlechte Ernährung, Umweltverschmutzung, ungenügende Erholung oder Medikamente beeinträchtigt, kann es zur Krankheit kommen.

Der Bewegungsapparat bildet das Grundgerüst des Körpers. Er unterstützt und schützt die inneren Organe, steht in Wechselbeziehung mit dem Nervensystem und stärkt das Kreislaufsystem und die Verdauung. Ist der Bewegungsapparat z. B. durch eine Verletzung oder durch Fehlhaltung nicht korrekt ausgerichtet, leidet die Funktion der anderen Körpersysteme darunter. Das Nervensystem sendet dann falsche und schädliche Botschaften an das Gehirn.

RECHTS *Ein Körper mit Fehlhaltung kann nicht optimal funktionieren - anders ausgedrückt: er kann nicht wirklich gesund sein.*

Kreislauf und Verdauung erlahmen möglicherweise. Dies ist von Bedeutung, weil das Blut Sauerstoff und andere Nährstoffe in jede Körperzelle transportiert und mit Hilfe des lymphatischen Systems Abfallprodukte beseitigt.

Das Nervensystem verbindet auch jeden Körperteil mit dem ganzen Körper. Daher kann jeder Körperteil durch die Funktion einer anderen einzelnen Körperstruktur beeinflußt werden. Nimmt der Körper z. B. eine Bedrohung wahr, verlangsamt das Nervensystem die Verdauung, erhöht die Atem- und Herzfrequenz und die Durchblutung der Muskulatur als Vorbereitung auf Kampf oder Flucht (vgl. Entspannungstechniken, S. 158–165). Erfordert die Bedrohung keine Körperreaktion wie Weglaufen, benötigt der Organismus Zeit, um die Streßreaktion aufzulösen, d. h. man bleibt zunächst körperlich angespannt und reizbar in psychischer Hinsicht.

### Der Teufelskreis Schmerz

Auch Schmerz hat eine allgemeine und nicht nur örtlich begrenzte Wirkung. Dies läßt sich beobachten, wenn eine Verletzung oder Störung den Bewegungsapparat beeinträchtigt. Wird ein Wirbel beschädigt, verkrampfen sich die umliegenden Muskeln, um ihn vor übermäßiger Bewegung zu schützen. Schmerzsignale, die von den angespannten Muskeln und dem verletzten Ge-

## VISZERALE OSTEOPATHIE

Die meisten Osteopathen beschränken sich auf die Behandlung von Beschwerden des Bewegungsapparates, aber manche manipulieren auch das Weichteilgewebe, um innere Störungen wie z. B. Verdauungsbeschwerden oder gynäkologische Erkrankungen zu behandeln. Die Theorie geht davon aus, daß Reflexnervenbahnen Muskeln mit inneren Organen verbinden und es daher möglich ist, ein Organ über die Anregung der Nervenbahn zu beeinflussen. Dies geschieht durch Massieren und Palpieren (d. h. Ertasten) der passenden Muskeln und durch Anregung der Nervenaustrittpunkte aus der Wirbelsäule. Die Behandlung geschieht durch sanfte, direkte Manipulation der Organe im Bereich der Brust, des Bauches und des Beckens. Allerdings läßt sich die Wirksamkeit dieser Methode wissenschaftlich nicht hinreichend belegen.

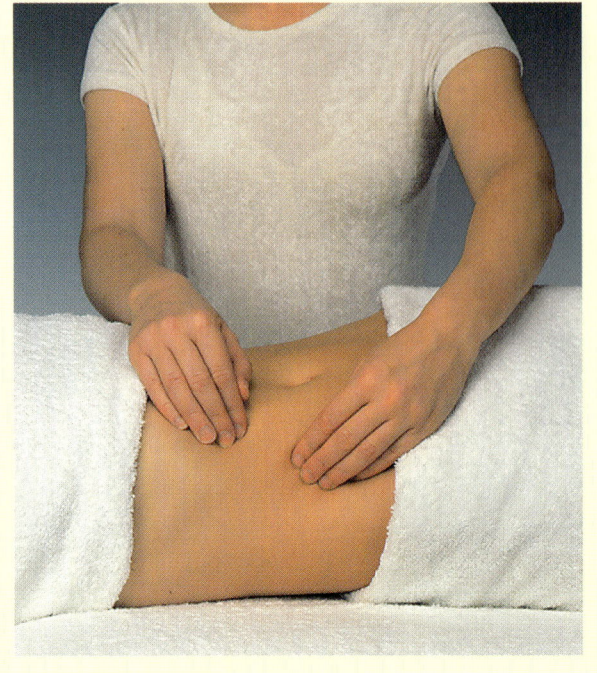

RECHTS *Eine Behandlung durch viszerale Osteopathie vermittelt eher das Gefühl einer Massage als einer Manipulation.*

lenk ausgehen, werden an das Wirbelsäulensegment weitergegeben, dessen Nerven diese Impulse dem Gehirn mitteilen. Dieses leitet Botschaften an den gesamten Bereich weiter, der von diesem Wirbelsäulensegment versorgt wird. Als Folge davon spannen sich die Muskeln um das verletzte Gelenk sogar noch mehr an, so, wie alle Muskeln, die von diesem Wirbelsäulensegment versorgt werden. Der betroffene Bereich wird steif und schmerzt. Das verletzte Gelenk entzündet sich, verengt sich, die Nerven werden reizbarer. Sie reagieren auf geringere Reize, so daß im weiteren Verlauf immer weniger Schmerzreize genügen, bevor die Nerven Impulse an das Gehirn abgeben.

Dann entsteht ein Teufelskreis. Die anfängliche, akute Verletzung löst Schmerzsignale zum Gehirn aus, die Muskeln spannen sich an, die angespannten Muskeln senden noch mehr Schmerzsignale aus usw. Selbst wenn die anfängliche Verletzung längst abgeheilt ist, kann dieser Teufelskreis immer noch zu chronischem Schmerz führen. Um den Kreislauf aus Schmerz und Anspannung zu durchbrechen, müssen die Muskeln zur Entspannung und Dehnung angeregt werden.

## Funktionelle Störungen

Osteopathen glauben, daß der Bewegungsapparat aus den oben genannten Gründen eine wichtige Rolle bei der Aufrechterhaltung der Homöostase spielt. Leider können viele körperliche oder seelische Belastungen von außen dieses Gleichgewicht stören und die Körperhaltung beeinträchtigen, was z. B. zu Fehlhaltung, Muskelverspannungen und Bewegungseinschränkung führt.

Der Bewegungsapparat kann durch innere Krankheiten oder Verletzungen in Mitleidenschaft gezogen werden, da er versucht, sich dem Problem anzupassen. Wenn man z. B. mit dem Fuß irgendwo anstößt, hinkt man, weil man ihn nicht belasten möchte und Schmerzen auslösen will. Aber selbst wenn die Fußverletzung völlig abgeheilt ist, kann es sein, daß man immer noch hinkt.

Osteopathen verwenden den Begriff Funktionelle Störung für Beschwerden, denen scheinbar keine Ursache zugrunde liegt. Eine solche Störung liegt vor, wenn ein Gelenk nicht in vollem Umfang bis an die Grenze seiner Beweglichkeit eingesetzt wird. Das Problem kann z. B. entstehen, wenn sich die Wirbelgelenke an eine Verkrümmung der Wirbelsäule angepaßt haben. Die Folge davon ist Abnutzung, d. h. Arthrose im Gelenk mit nachfolgender Muskelsteifigkeit und Schmerzen.

UNTEN *Der Osteopath wird den Patienten über die Behandlung aufklären und den betroffenen Bereich sanft manipulieren. Man spürt und hört aufgrund der Bewegung der Gelenkknochen ein typisches Knacken.*

Die Manipulation durch den Osteopathen ist nicht schmerzhaft, auch wenn man sich zu Anfang dabei vielleicht etwas unbehaglich fühlt.

UNTEN *Der Körper braucht gesunde Nahrung zur Krankheitsbekämpfung.*

### NATURHEILKUNDLICHE OSTEOPATHIE

Manche Therapeuten verbinden die Techniken der Osteopathie mit Naturheilverfahren. Es gibt auch Kurse in naturheilkundlicher Osteopathie. Erfolgreiche Absolventen erhalten ein Diplom für beide Gebiete. Der Schwerpunkt der Ausbildung liegt auf den Naturheilverfahren. Diese Qualifikation alleine reicht jedoch für eine Tätigkeit als Osteopath in Großbritannien oder Amerika nicht aus, obwohl sich manche Osteopathen auch als Therapeuten für Naturheilverfahren bezeichnen. Prüfen Sie die Qualifikationen eines Behandlers, der sich naturheilkundlicher Osteopath nennt.

Naturheilkundliche Therapeuten glauben, daß drei wesentliche Faktoren erfüllt sein müssen, wenn Gesundheit und Wohlbefinden aufrecht erhalten werden sollen und der Körper über die notwendigen biochemischen Voraussetzungen zur Krankheitsabwehr verfügen soll: eine gute, gesunde Ernährung mit viel frischem, vorzugsweise rohem Obst und Gemüse, viel reines Wasser und saubere Luft. Sie sind auch der Meinung, daß der seelische und geistige Zustand eines Menschen andere Körpersysteme beeinflußt.

## DER BESUCH BEIM OSTEOPATHEN

Wenn Sie beschließen, von sich aus ohne Überweisung bzw. Empfehlung durch den Hausarzt einen Osteopathen aufzusuchen, sollten Sie sich vergewissern, daß er bzw. sie angemessen ausgebildet ist und einem Verband für Osteopathen angehört. (s. Nützliche Adressen, S. 368–373). Auf keinen Fall sollte ein unqualifizierter Behandler eine Wirbelsäulenmanipulation durchführen.

In Amerika ist Osteopathie ein medizinisches Spezialgebiet, während sie in Europa in der Regel als Körpertherapie gilt. Amerikanische Osteopathen sind voll ausgebildete Mediziner, die sich auf osteopathische Techniken spezialisiert haben. Gesetzlich ist es ihnen daher erlaubt, Medikamente zu verordnen und je nach ihrer weiteren Qualifikation sind sie in der Lage, viele Beschwerden zu behandeln. Einige europäische Mediziner – in der Regel Allgemeinärzte oder Chirurgen – belegen ebenfalls eine einjährige Ausbildung in Osteopathie zur Erweiterung ihres Behandlungsspektrums. Im allgemeinen sind europäische Osteopathen jedoch eher Heilpraktiker, die sich hauptsächlich auf Beschwerden des Bewegungsapparates konzentrieren.

Die erste Sitzung wird ungefähr eine Stunde dauern. Es erfolgt eine Aufnahme der Krankengeschichte und Angaben zu alten Verletzungen oder Erkrankungen. Der Osteopath wird auch Fragen zur Lebensführung, Arbeit, Bewegung, Eßgewohnheiten und Medikamenteneinnahme stellen. Es folgen Fragen zum Zeitpunkt und zur Entstehung der Beschwerden und deren Einfluß auf das Alltagsleben.

Nach der Besprechung wird man gebeten, sich bis auf die Unterwäsche zu entkleiden, damit der Osteopath die

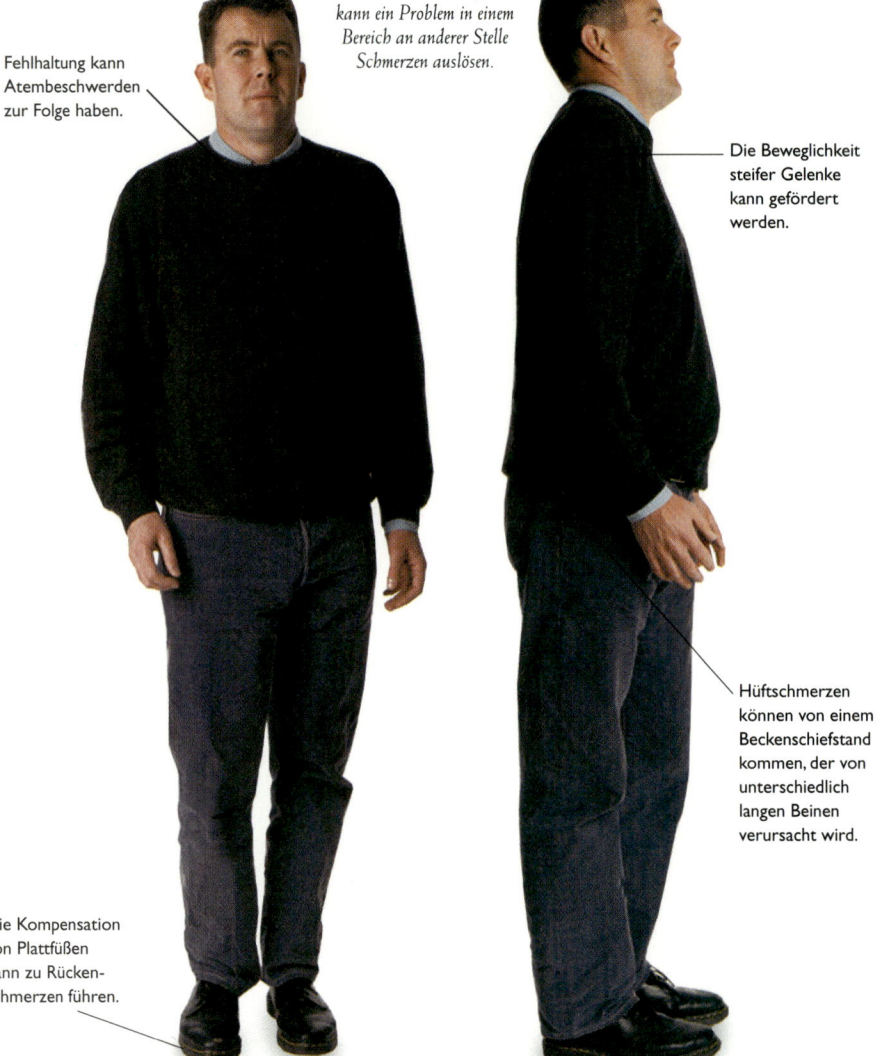

UNTEN *Laut Osteopathie kann ein Problem in einem Bereich an anderer Stelle Schmerzen auslösen.*

Fehlhaltung kann Atembeschwerden zur Folge haben.

Die Beweglichkeit steifer Gelenke kann gefördert werden.

Hüftschmerzen können von einem Beckenschiefstand kommen, der von unterschiedlich langen Beinen verursacht wird.

Die Kompensation von Plattfüßen kann zu Rückenschmerzen führen.

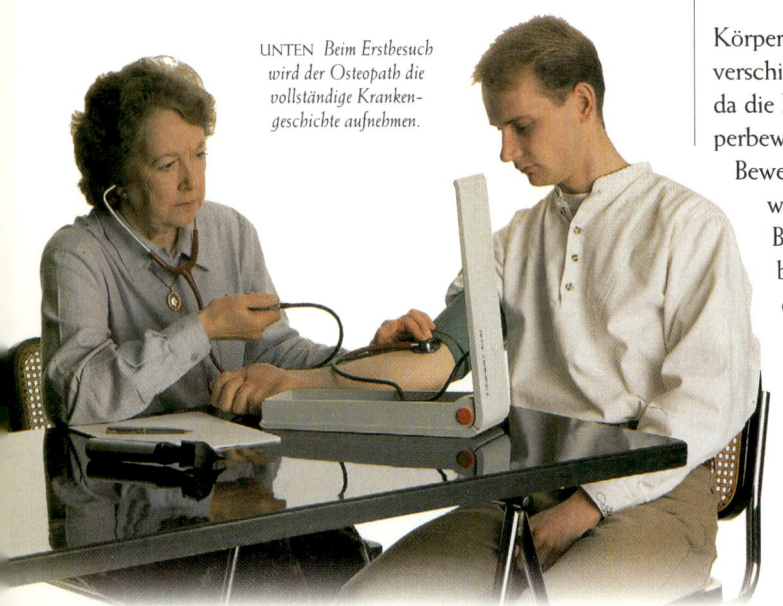

UNTEN *Beim Erstbesuch wird der Osteopath die vollständige Krankengeschichte aufnehmen.*

Körperstruktur beurteilen kann. Man wird im Stehen, bei verschiedenen Bewegungen und im Sitzen beobachtet, da die Haltung, der Muskeltonus, die Atmung und Körperbewegungen geprüft werden. Der Osteopath wird am Bewegungsapparat nach möglichen Problembereichen wie z. B. Muskelverspannungen, steifen Gelenken, Beinlängendifferenz, Beckenschiefstand und Wirbelsäulenverkrümmungen suchen. Danach folgt eine gründlichere körperliche Untersuchung durch manuelle Palpation und passive Tests. Der Patient wird gebeten, auf einer Untersuchungsliege Platz zu nehmen. Dann wird der Osteopath jedes einzelne Wirbelsäulengelenk nacheinander palpieren, d. h. ertasten, bevor er sich den anderen Körpergelenken zuwendet. Dabei prüft der Osteopath die Beweglichkeit und Funktion des Gelenks, ebenso den Muskeltonus und die Geschmeidigkeit der Haut. Eine osteopathische Untersuchung kann einige medizinische Standardtests beinhalten, wie z. B. Blutdruckmessung, Reflexprüfung und Röntgen. Nach der Untersuchung entscheidet der Therapeut über den weiteren Behandlungsverlauf oder verweist den Patienten an den Hausarzt zur Weiteruntersuchung und -behandlung.

Eine Sitzung dauert etwa eine halbe Stunde. Die meisten Menschen benötigen zwischen drei und sechs Sitzungen. Die genaue Art der osteopathischen Behandlung hängt von den jeweiligen Beschwerden ab und ist von Patient zu Patient unterschiedlich aufgebaut. Ganz verschiedene Techniken können dabei angewandt werden. Viele Menschen denken, daß Osteopathie nur aus Manipulation besteht und sind besorgt über das übliche Knacken, das man oft hört. (Es wird durch Gasbläschen verursacht, die in die Gelenke eindringen).

Tatsächlich gehören Manipulationen und Mobilisationen nicht zu den einzigen Techniken des osteopathischen Behandlungsspektrums und sind nicht in jedem Fall angebracht. Manche Menschen verspüren vielleicht nach der ersten Sitzung eine leichte Verschlechterung ihrer Beschwerden oder einen neu auftretenden Schmerz.

Dieser sollte jedoch nach einigen Sitzungen abklingen. Neben einer gezielten Behandlung erteilt der Osteopath oft auch Ratschläge zur Haltung für zu Hause und bei der Arbeit, zu Entspannungstechniken, Ernährung, Bewegung und allgemeiner Lebensführung. Er wird dem Patienten auch einige einfache Übungen zeigen, die er zwischen den einzelnen Sitzungen durchführen kann und ihm vielleicht raten, einen weiteren Therapeuten aufzusuchen, um weitere und ausführlichere Ratschläge zur Verbesserung des allgemeinen Wohlbefindens und zur Ernährung einzuholen.

## Manipulation des Weichteilgewebes

Zu den Weichteilgeweben des Körpers gehören Haut, Muskeln, Faszien (Bindegewebshüllen), Sehnen und Bänder. Die Manipulation des Weichteilgewebes ist eine Form der Massage, die oberflächlich oder tiefergehend, schnell oder langsam sein kann, je nachdem, was der Behandler unter seinen Händen erspürt. Die Weichteiltechnik ist das Hauptanliegen der osteopathischen Arbeit, sie ist die Basis jeglicher Veränderung am Bewegungsapparat.

**SCHULMEDIZINISCHE SICHT**

Nach Ansicht vieler Mediziner beruhen viele Aspekten Osteopathie auf weit hergeholten Annahmen. Daher wurden in den USA und in Großbritannien Forderungen nach Studien laut, die auf einer verläßlichen wissenschaftlichen Vorgehensweise beruhen.

Eine solche Studie wurde 1991 im »British Medical Journal« veröffentlicht. Sie zeigte die Wirksamkeit der Wirbelsäulenmobilisation bei unspezifischen Kreuzschmerzen.

Die meisten Mediziner erkennen an, daß Osteopathie eine wertvolle Therapie bei Beschwerden des Bewegungsapparates darstellt. Allerdings lehnen sie ihre Wirksamkeit bei Störungen innerer Organe ab. Studien, die dies belegen könnten, sind in Arbeit. Allerdings weisen Untersuchungen darauf hin, daß bestimmte osteopathische Behandlungstechniken Menschen mit Asthma helfen können, da die Muskeln der Brustwand sich dadurch besser entspannen und eine bessere Kontrolle der Atmung ermöglichen. Am besten wird diese Technik jedoch in Verbindung mit schulmedizinischer Therapie kombiniert.

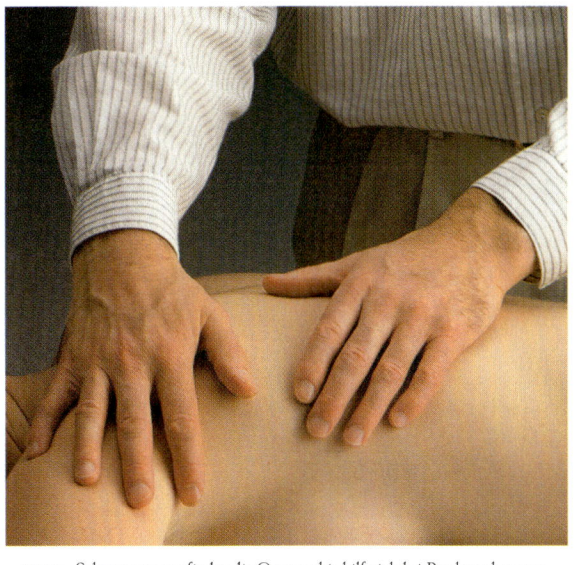

OBEN *Schwangere empfinden die Osteopathie hilfreich bei Rückenschmerzen.*

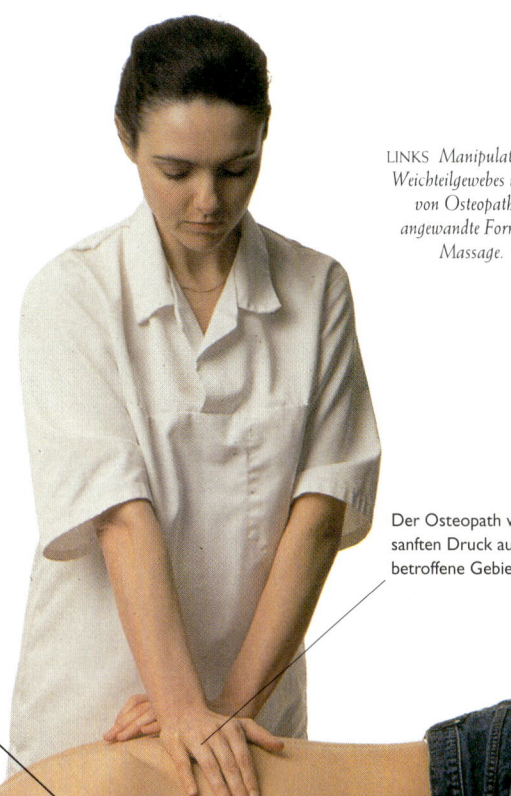

LINKS *Manipulation des Weichteilgewebes ist eine von Osteopathen angewandte Form der Massage.*

Der Osteopath wendet sanften Druck auf das betroffene Gebiet an.

Muskelanspannungen lösen sich und Schmerzen sollten abklingen.

Der Patient wird gebeten, sich so bequem wie möglich hinzulegen.

Durch Massage, Kneten und Klopfungen des Problembereichs möchte der Osteopath Steifheit vermindern, Verspannungen abbauen, eine Muskelentspannung bewirken und den Kreislauf anregen. Besonders empfindliche Bereiche, wie z. B. angespannte Bänder straffer Muskelfasern, Narbengewebe in den Muskeln oder Triggerpunkte (vgl. Akupunktur, S. 20–27) können auch mit dem Handballen geknetet werden, um die Muskelverkrampfung oder das Narbengewebe zu lösen, damit sich der gesamte Muskel regenerieren kann. Osteopathen nennen dies neuromuskuläre Technik.

### Osteoartikuläre Techniken

Osteoartikuläre Techniken sollen die Elastizität der Muskeln und anderer Weichteilgewebe erhöhen und freie Beweglichkeit fördern. Gelenke werden passiv in alle Richtungen mobilisiert, um verkürzte Muskeln und Bänder zu dehnen und Verklebungen aufzulösen. Die angewandten Grifftechniken können in einer sanften, passiven Dehnung des Weichteilgewebes bestehen, ein Ziehen oder eine federnde Bewegung sein. Diese Mobilisationen sind immer rhythmisch und können eine stark entspannende, wohltuende Wirkung ausüben.

Eine sanfte, passive Dehnung entspannt Muskelfasern und verlängert allmählich verkürzte Bänder. Das Ziehen, bei dem zwei aneinander haftende Flächen ganz sanft passiv getrennt werden, dient der Lockerung von Kapseln, Bändern, Muskeln und Sehnen, die ein Gelenk um-

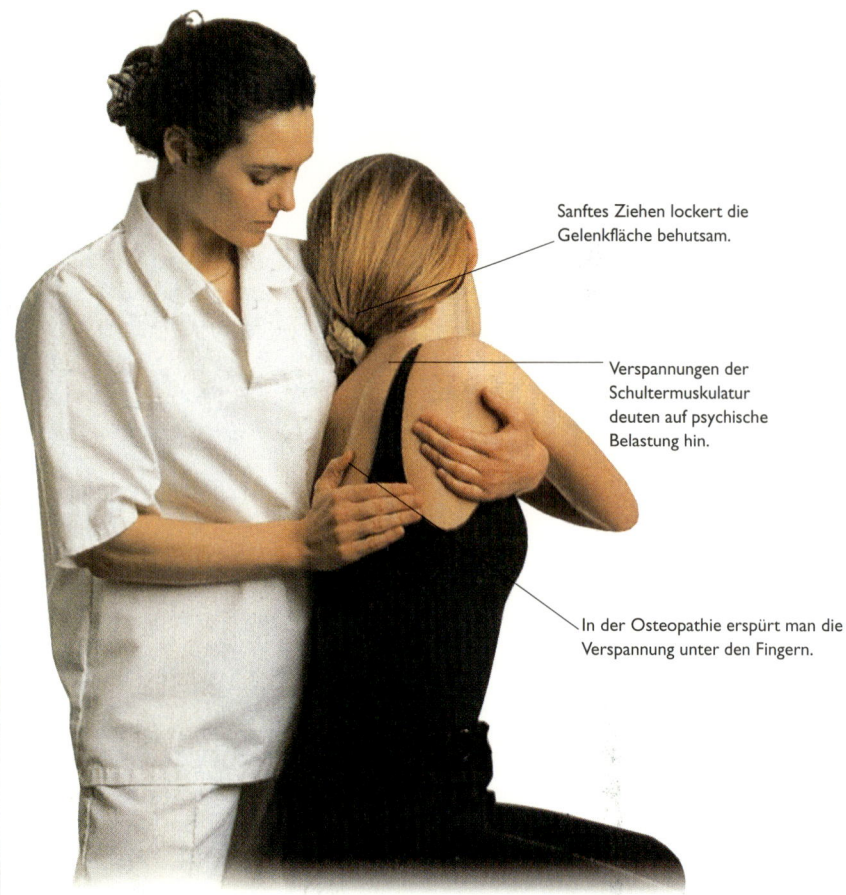

Sanftes Ziehen lockert die Gelenkfläche behutsam.

Verspannungen der Schultermuskulatur deuten auf psychische Belastung hin.

In der Osteopathie erspürt man die Verspannung unter den Fingern.

OBEN *Osteoartikuläre Techniken können der Dehnung verspannter Muskeln und Bänder dienen.*

geben. Osteopathen verlassen sich während der Dehnung überwiegend auf das Gespür ihrer Hände, so daß die Grenzen in der Anwendung genau ertastet werden können. Es werden auch Manipulationen (oder Korrektionen) an Gelenken durch kleine, federnde Bewegungen angewendet, z. B. an Wirbelgelenken und Darmbeingelenken des Beckens.

### Schnelle Manipulationen mit Impuls

Schnelle Manipulationen mit Impuls werden hauptsächlich an der Wirbelsäule angewendet, können aber auch an den peripheren Gelenken eingesetzt werden. Dabei schiebt der Osteopath das zu behandelnde Gelenk sanft an die Grenze seiner Beweglichkeit und wirkt dann mit einem sehr schnellen vorgegebenen Impuls, der einige Sekunden andauert, auf das Gelenk ein. Dieser Impuls bringt das Gelenk für kurze Zeit aus seiner normalen Lage und kann, wenn auch nicht immer, die Gasbläschen in der Synovialflüssigkeit (der Flüssigkeit im inneren des Gelenks) hörbar zum Platzen bringen. Dieses Geräusch verunsichert viele Menschen, aber es ist weder schmerzhaft noch unangenehm. Es kann sein, daß der Patient durch Ein- oder Ausatmen oder in einem bestimmten Moment um Mitarbeit bei der Bewegung gebeten wird. Manipulationen können für kurze Zeit als unangenehm empfunden werden, sind aber selten schmerzhaft.

RECHTS *Schnelle Manipulationen mit Impuls können sowohl an peripheren Gelenken als auch an der Wirbelsäule eingesetzt werden.*

Manipulationen wie diese sind selten schmerzhaft.

Der Osteopath schiebt das Gelenk sanft vor dem kräftigen Impuls.

■ Es gibt keine Untersuchungen, die bestätigen, daß die Osteopathie viszerale (d. h. die inneren Organe betreffende) Störungen beeinflussen kann. Zahlreiche Mediziner können dies nicht anerkennen (vgl. »Schulmedizinische Sicht«, S. 111).

## SELBSTHILFE

Die meisten osteopathischen Techniken eignen sich nicht zur Selbsthilfe. Tatsächlich können viele, darunter vor allem die Manipulationen, gefährlich sein, wenn sie nicht vom Fachmann durchgeführt werden. Daher sollte man darauf achten, einen fachlich qualifizierten und anerkannten Osteopathen aufzusuchen. Sie können sich jedoch immer an die vier Grundprinzipien der Osteopathie halten:

✳ Achte auf eine gute Haltung.

✳ Achte auf genügend Bewegung.

✳ Lerne, dich vollkommen und ganz zu entspannen.

✳ Achte auf eine gesunde Ernährung.

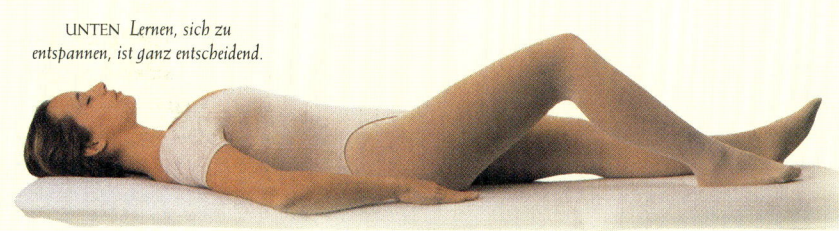

UNTEN *Lernen, sich zu entspannen, ist ganz entscheidend.*

## Die Muskelenergietechniken

Vor 20 Jahren entwickelten Osteopathen in den USA die Muskelenergietechniken, die die Gelenkbeweglichkeit erhöhen. Der Patient bewegt das Gelenk mit Hilfe des Tharapeuten in eine vorgegebene Richtung. Fühlt der Osteopath die Grenze einer fließenden, sanften Bewegung, hält er die Bewegung an. Dann versucht der Patient, zum Ausgangspunkt der Bewegung zurückzukehren, während der Osteopath Widerstand leistet. Diese Technik bewirkt eine Entspannung und Dehnung der beteiligten Muskeln, d. h. sowohl der Muskeln, die die Anfangsbewegung durchführen als auch der Muskeln, die sich strecken, um die Bewegung zu ermöglichen.

## Release-Techniken

Release-Techniken und Muskelenergietechniken weisen Ähnlichkeiten auf. Nur bleibt der Patient bei der ersten Grifftechnik passiv und versucht, sich tief zu entspannen. Der Osteopath bewegt ein Gelenk vollkommen durch, bis er an eine Grenze des Bewegungsspielraums stößt. Dann hält er das Gelenk in dieser Position, bevor er es sanft noch ein wenig weiterbewegt. Das Gelenk wird dann in dieser Position gehalten, während der Patient entspannt liegenbleibt. Oft kann der Osteopath spüren, daß sich die Grenze bis zur neuen Position verschoben hat, weil er eine leichte Verlängerung der Muskeln und der Weichteile erspürt.

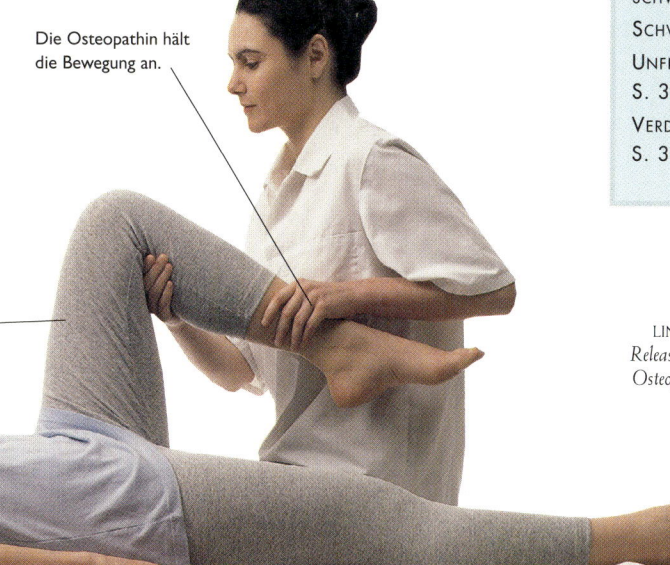

Die Osteopathin hält die Bewegung an.

Die Patientin leistet Widerstand.

Die Patientin ist entspannt.

LINKS *Muskelenergie und Release-Techniken werden in der Osteopathie häufig angewandt.*

# CRANIOSACRALE OSTEOPATHIE

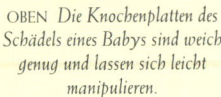

OBEN *Die Knochenplatten des Schädels eines Babys sind weich genug und lassen sich leicht manipulieren.*

*Die Craniosacrale Osteopathie stellt eine Erweiterung der traditionellen Osteopathie dar. Therapeuten, die craniosacrale Techniken anwenden, behaupten, daß die Schädelknochen in der frühkindlichen Wachstumsphase nicht vollkommen zusammenwachsen und rhythmische Pulse im Liquor (Gehirnwasser), der Gehirn und Rückenmark umgibt, festgestellt werden können. Diese Pulse werden bei Krankheit in unterschiedlicher Abweichung von der Norm erzeugt. Kleine, sanfte Mobilisationen des Schädels regen die Selbstheilungskräfte des Körpers an.*

William Garner Sutherland war als Lehrer am Osteopathic College von Kirksville im US-Bundesstaat Missouri tätig (s. S. 107). Bereits während seines Studiums faszinierten Sutherland die Schädelknochen, das Cranium. Im Unterricht hatte er gehört, daß die sieben Knochen, die den Schädel bilden, bald nach der Geburt fest zusammenwachsen. Er glaubte aber, daß die Knochen noch im Erwachsenenalter etwas nachgeben bzw. eine gewisse Beweglichkeit aufweisen. Sutherland folgerte dann, daß auch bei kleinster Bewegungsmöglichkeit eine Funktionsstörung ebenso wahrscheinlich sei.

Als Lehrer experimentierte Sutherland mit den Schädeln im Museum des Kirksville College und arbeitete später einige seiner Techniken durch Eigenversuche aus. Er stellte fest, daß durch Zusammendrücken von Teilen seines Schädels neben Veränderungen der Stimmung auch körperliche Veränderungen bewirkt wurden. Sutherlands Vorstellungen nahmen allmählich Gestalt an, so daß er in den 1930er Jahren seine Therapie ausarbeitete: die Craniosacrale Osteopathie.

### DIE THEORIE

Bei der Geburt besitzen die sieben Knochen, die den Schädel bilden (zwei Stirnbeine, zwei Scheitelbeine, zwei Schläfenbeine und ein Hinterhauptbein), die Fähigkeit, übereinander zu gleiten. So gelangt der Kopf des Babys durch den Geburtskanal. Eltern kennen die weichen Stellen auf dem Kopf eines Babys, auch Fontanellen genannt, an denen man die Pulsation der Häute, die den Schädel auskleiden, sehen kann. In der Kindheit wachsen die Knochen allmählich zu einer strukturellen Einheit zusammen. Craniosacral-Osteopathen jedoch glauben, daß diese Verbindung nicht starr ist, sondern etwas Beweglichkeit ermöglicht.

Der Schädel und das Innere des Rückenmarks werden von drei Gehirnhäuten, den Meningen, ausgekleidet, in denen sich eine klare Flüssigkeit, der Liquor, befindet. Er wird ins Gehirn abgegeben, wo er das Gehirngewebe, das Rückenmark und die Spinalnerven an ihrer Austrittsstelle aus dem Rückenmark umspült. Der Liquor schützt und puffert das Gehirn, transportiert verschiedene Nähr-

stoffe und trägt zur Ausscheidung von Schlackstoffen bei. Sutherland entdeckte bestimmte Rhythmen im Liquor. In Anlehnung an Andrew Taylor Stills »Fluß des Lebens« (s. S. 106) nannte er diese Rhythmen »Atem des Lebens«, da sie anscheinend von der Atemfrequenz beeinflußt wurden. Sutherland nahm an, daß die cranialen Rhythmen mit dem Selbstheilungssystem des Körpers zusammenhingen. Er glaubte, daß sie beim gesunden Menschen sechs- bis fünfzehnmal pro Minute pulsieren. Er lehrte, daß durch Mobilisation der Schädelknochen die Selbstheilungskräfte des Körpers angeregt werden.

### Sanfte Mobilisationen

Ziel der cranialen Osteopathen ist die Wiederherstellung der Impulsfrequenz cranialer Pulse im Gehirnwasser durch kleine, sanfte Mobilisationen. Die Behandlung bezieht sich hauptsächlich auf Kopf, Wirbelsäule und Kreuzbeinbereich im unteren Bereich der Wirbelsäule, obwohl auch andere Bereiche behandelt werden können. Da es sich um eine so sanfte Technik handelt, eignet sie sich sehr für Babys (allerdings nicht für Neugeborene), Kleinkinder, schwache und ältere Menschen. Erwachsene, die die schnelle Manipulation mit Impuls beunruhigt (vgl. Osteopathie, S.106–113), ziehen diese sanftere und wohltuende Alternative wahrscheinlich vor.

Die Craniosacrale Osteopathie ist in der Lage, die gleichen Beschwerden zu behandeln wie die konventionelle, aber Osteopathen empfehlen sie v. a. zur Behandlung bei Distorsionen des Schädels aufgrund einer schweren Geburt oder für unruhige, schreiende Kinder mit Koliken. Kleinkinder, die ständig angeschlagen sind und sich wiederholt Infekte zuziehen, sollen ebenfalls von einer Behandlung profitieren. Diese Therapie soll auch bei Beschwerden wie Mittelohrentzündung, Hyperaktivität und Konzentrationsstörungen helfen. Da die Craniosacrale Osteopathie die Durchblutung von Gehirn und Kopf verbessern soll, den Lymphfluß anregt und den Sekretabfluß aus den Nasennebenhöhlen fördert, wird sie auch bei Beschwerden im Kopf- und Nackenbereich, bei Sinusitis, Migräne, Schwindel, Tinnitus und Zahnproblemen empfohlen.

## BESUCH BEIM THERAPEUTEN

Der Therapeut ist ein voll ausgebildeter Osteopath. Die Vorgehensweise ist daher die gleiche wie bei der osteopathischen Untersuchung (s. S. 110/1). Die erste Sitzung wird etwa eine Stunde dauern. Nach der Aufnahme einer ausführlichen Krankengeschichte und der Untersuchung des Körperbaus wird der Patient gebeten, sich mit dem Rücken auf einen Behandlungstisch zu legen. Der Therapeut legt dann seine Hände auf den Kopf des Patienten, um den craniosacralen Puls zu ertasten. Danach stellt er Fragen zum körperlichen oder seelischen Wohlbefinden.

Jede folgende Sitzung dauert etwa eine halbe Stunde. Vier bis sechs Sitzungen genügen im allgemeinen zur Beseitigung der Beschwerden. Der Therapeut hält den Kopf des Patienten und wendet kleine Mobilisationen an. Dabei wird leichter Druck auf bestimmte Schädelbereiche ausgeübt, um die Impulse der craniosacralen Pulse zu ändern. Der Druck ist so leicht, daß die Behandlung als sehr wohltuend und entspannend empfunden wird. Sanfte Mobilisationstechniken (s. Osteopathie, S.106–113) können auch in anderen Körperbereichen zur Anwendung kommen, v. a. an der Wirbelsäule, um Spannungen zu mindern, eine Impulsänderung der cranialen Rhythmen zu bewirken und die Selbstheilungskräfte des Körpers anzuregen. Es kann sein, daß Patienten nach der ersten Sitzung über eine Verschlechterung ihrer Symptome berichten. Dies deutet auf eine Verbesserung der körpereigenen Heilungskräfte hin. Ähnlich verhält es sich mit Fieber: Man fühlt sich zwar krank, aber Fieber ist auch ein Zeichen dafür, daß der Körper versucht, die Infektion zu bekämpfen.

*UNTEN Auch wenn die weichen Knochen des Neugeborenen bald zu einem festen Schädel zusammenwachsen, funktioniert die Behandlung auch bei Erwachsenen.*

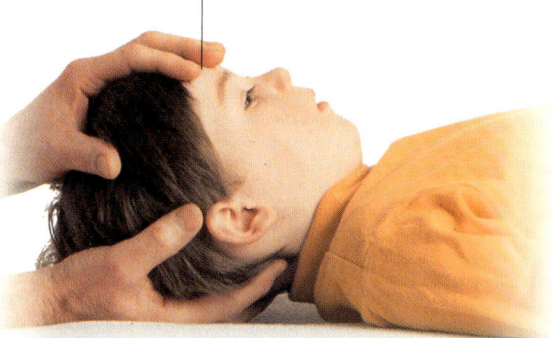

Der Therapeut erspürt die Impulse im Inneren des Schädels.

*UNTEN Nach Ansicht von Osteopathen kann eine schwere Geburt oder ein Unfall den cranialen Puls stören und zu Koliken, schweren Kopfschmerzen oder zu Verhaltensstörungen führen. Manipulationen der beweglichen Schädelknochen können zur Wiederherstellung dieses Gleichgewichts beitragen und die Beschwerden lindern.*

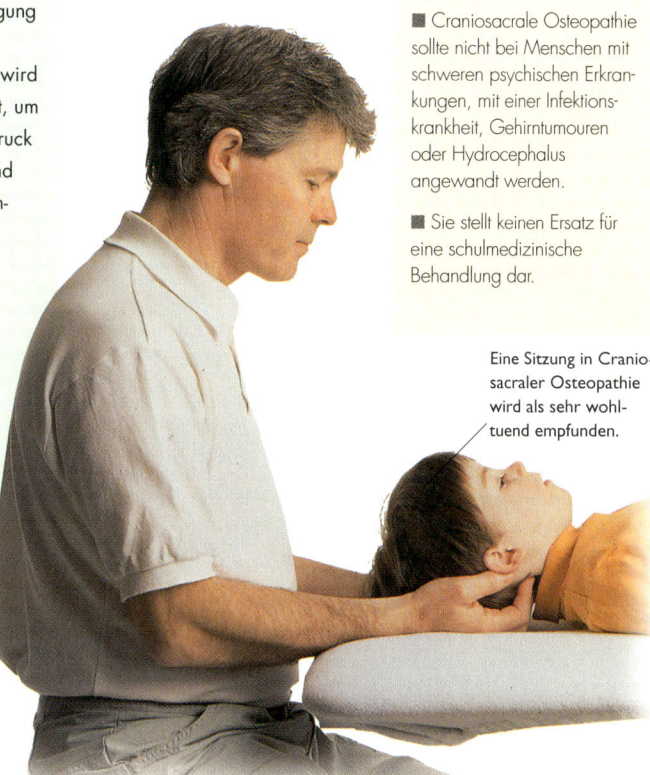

Eine Sitzung in Craniosacraler Osteopathie wird als sehr wohltuend empfunden.

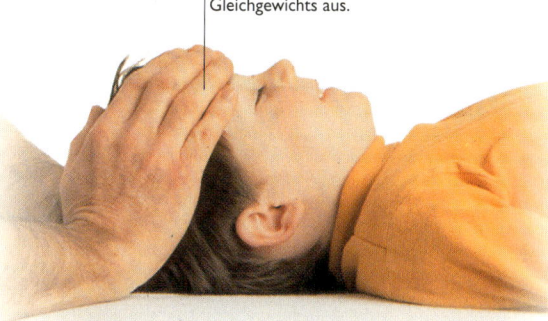

Der Therapeut führt sanfte Angleichungen zur Wiederherstellung des Gleichgewichts aus.

## BITTE BEACHTEN

■ Diese Therapie ist unbedenklich, wenn sie von einem qualifizierten Osteopathen durchgeführt wird, der eine Zusatzausbildung in Craniosacraler Osteopathie absolviert hat. Wichtig ist, daß man sie nicht mit der Craniosacral-Therapie verwechselt (s. nächste Seite), da Therapeuten, die diese Methode ausüben, nicht unbedingt qualifizierte Osteopathen sein müssen.

■ Craniosacrale Osteopathie sollte nicht bei Menschen mit schweren psychischen Erkrankungen, mit einer Infektionskrankheit, Gehirntumouren oder Hydrocephalus angewandt werden.

■ Sie stellt keinen Ersatz für eine schulmedizinische Behandlung dar.

## WEGWEISER

Es wird behauptet, daß die Craniosacrale Osteopathie dazu beitragen kann, den ursprünglichen Zustand der Schädelknochen, die nach einer schweren Geburt deformiert sein können, wiederherzustellen. Ängstliche Babys mit Koliken und anderen Probleme bei Kindern lassen sich dadurch positiv beeinflussen. Bei Erwachsenen werden die sanften Mobilisationen für schwache, ältere Menschen und bei Menschen mit Beschwerden im Kopf-, Gesichts- und Nackenbereich eingesetzt.

# CRANIO-SACRALTHERAPIE

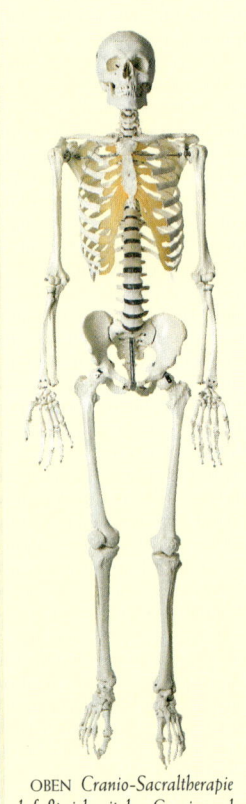

OBEN *Cranio-Sacraltherapie befaßt sich mit dem Cranium oder Schädel, dem Sacrum, d. h. Kreuzbein im Becken und dem vielschichtigen Rückenmark.*

I n den 1970er Jahren entwickelte Dr. John E. Upledger, ein amerikanischer Osteopath und Chirurg eine Variante der Craniosacralen Osteopathie, die er als Cranio-Sacraltherapie bezeichnete. Upledger war durch seine Forschungsarbeit an der staatlichen Universität von Michigan vom craniosacralen System, d. h. dem Schädel und dem Rückenmark, das bis hinunter zum Sacrum (Kreuzbein) verläuft, fasziniert. Seine Tätigkeit stützte sich auf die Theorien der cranialen Osteopathie nach Sutherland, aber Upledger maß dem Weichteilgewebe, das vom Schädel und dem Rückenmark umgeben wird, mehr Bedeutung bei, als den Knochen an sich.

## DIE THEORIE

Ähnlich wie Sutherland glaubt Upledger, daß die Schädelknochen in der Kindheit nicht vollständig zusammenwachsen, sondern in den Fugen noch etwas nachgeben, wobei die dazwischenliegenden Knochennähte elastische Fasern, Nervenendigungen und Blutgefäße enthalten. Upledger besteht darauf, daß sich der Cranio-Sacralrhythmus von der Herz- und der Atemfrequenz unterscheidet. Er behauptet, daß der Liquor, der die Hirnhäute umgibt, innerhalb des Schädels und der Wirbelsäule zirkuliert und die reibungslose Funktion dieses Systems ganz entscheidend für das allgemeine Wohlbefinden ist.

### Steife Hirnhäute

In der Cranio-Sacraltherapie geht man davon aus, daß die Hirnhäute die Zirkulation des Liquor und den craniosacralen Rhythmus steuern. Ist der Puls zu schnell, zu langsam oder fehlgeleitet, beeinflußt dies nicht nur die Cranio-Sacralregion, sondern die Auswirkungen machen sich auch im Bindegewebe bemerkbar, das die Körperteile miteinander verbindet. Übermäßig angespannte Hirnhäute hält man für eine verbreitete Ursache von Autismus. Upledger stellte fest, daß die meisten autistischen Kinder, die er untersucht hatte, angespannte Hirnhäute hatten. Warum die Hirnhäute steif werden, ist nicht bekannt, obwohl diese Erscheinung durchaus die Antwort auf ein Problem sein könnte, das überall im Bindegewebe auftritt.

Cranio-Sacraltherapeuten glauben, daß eine Energieübertragung vom Therapeuten zum Patienten während der Behandlung stattfindet. Dieser Energieschub ermöglicht eine Eigenkorrektur der cranialen Rhythmen bis zum Normalzustand und regt die Selbstheilungskräfte des Patienten an. Die unterschiedlichen natürlichen Heilkräfte der einzelnen Therapeuten erklären, warum verschiedene Cranio-Sacraltherapeuten unterschiedliche Impulsfrequenzen des cranialen Rhythmus am gleichen Patienten erspüren.

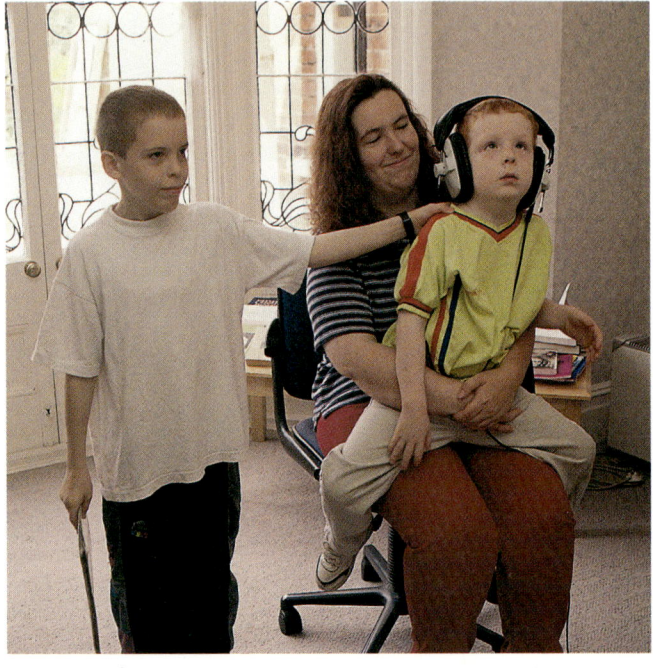

OBEN *Die Cranio-Sacraltherapie kann starre Hirnhäute bei autistischen Kindern lockern.*

Man sagt, daß gute Cranio-Sacraltherapeuten sogar ein Haar neben dem Telefonbuch spüren können. Diese sehr sanfte Therapie konzentriert sich auf das seelische und körperliche Loslassen, das Dr. Upledger für die Grundvoraussetzung echter Heilung hielt. Diese Methode wird allgemein als angenehm empfunden. Sie wird oft in Kombination mit anderen Formen der Körperarbeit angewendet, wie z. B. Shiatsu, Massage, Psychotherapie, Rückführung oder geführter Imagination.

## BESUCH BEIM CRANIO-SACRALTHERAPEUTEN

Der Cranio-Sacraltherapeut wird im Gegensatz zum Cranio-Sacral-Osteopathen keine Krankengeschichte aufnehmen. Hauptziel des Therapeuten ist es, Störungen in der Impulsfrequenz des cranialen Rhythmus (dieser läßt sich überall im Körper spüren) zu korrigieren und dann darauf zu achten, daß sich diese Frequenz auch weiterhin in diesem Normbereich bewegt.

Der Patient wird gebeten, sich auf den Behandlungstisch zu legen, während der Therapeut den Kopf- und Kreuzbeinbereich an der Wirbelsäulenbasis abtastet. Die Berührung ist so sanft, daß man kaum etwas spürt. Eine Sitzung dauert etwa 30 bis 60 Minuten. Einige weitere Sitzungen werden wahrscheinlich angeraten.

Viele Menschen behaupten, sich während und nach der Behandlung tief entspannt zu fühlen und erleben oft eine spontane Befreiung von einem körperlichen oder seelischen Trauma. Dies kann sich in Schmerzen oder Tränen äußern und grelle Bilder können die Gedanken durchkreuzen. Am Ende der Sitzung fühlen sich die Patienten aber meist entspannt, ruhig und geistig erfrischt.

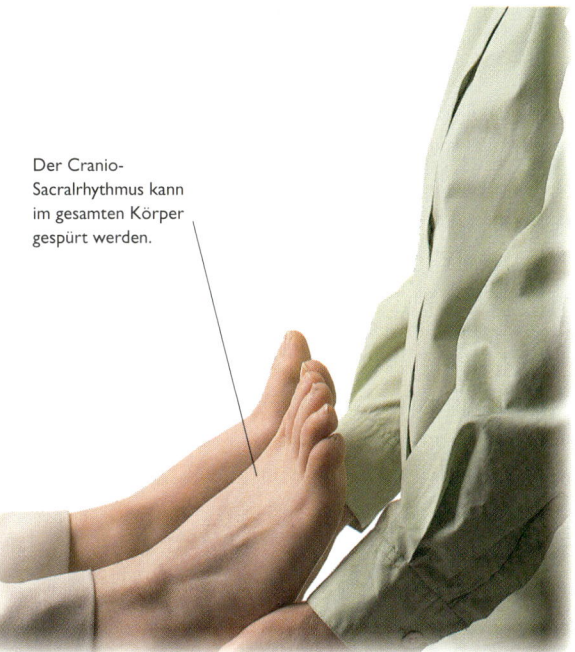

Der Cranio-Sacralrhythmus kann im gesamten Körper gespürt werden.

RECHTS *Zunächst fühlt sich der Therapeut einige Minuten in den Cranio-Sacralrhythmus ein und beurteilt den Organismus. Dies geschieht oft durch Halten der Füße. Beurteilt werden Art und Frequenz des Rhythmus und allgemeines Körpergefühl.*

UNTEN *Danach werden Bereiche des Körpers abgetastet. Auf dem Bild erfolgt eine Beurteilung der Solar-Plexus-Region und ein Vergleich mit anderen Bereichen. Der Therapeut bestärkt den Körper darin, Einschränkungen und Anspannungen loszulassen, indem er den Bereich ganz sanft festhält und die Hände mit dem Rhythmus verschmelzen läßt.*

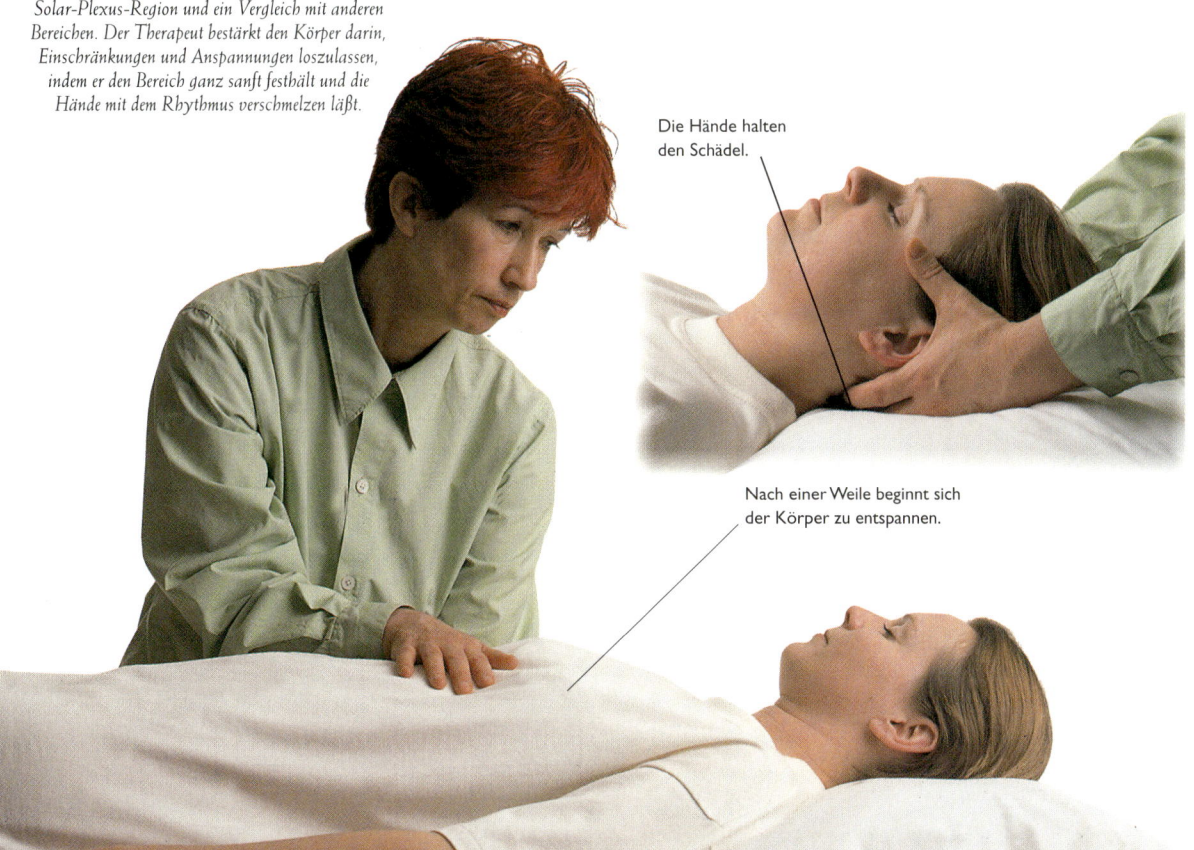

Die Hände halten den Schädel.

Nach einer Weile beginnt sich der Körper zu entspannen.

LINKS *Hier wird der Schädel sanft gehalten. Festgestellt werden Asymmetrien der Schädelknochen und Strömungshindernisse des Liquors.*

**WEGWEISER**

Die Cranio-Sacraltherapie behauptet, den gesamten Organismus durch gleichmäßiges, rhythmisches Fließen des Liquor im Gehirn und Rückenmark beeinflussen zu können. Diese Therapie ist bekannt für ihre Wirkung auf Menschen in der Rekonvaleszenz, bei Beschwerden des Bewegungsapparates, Kopfschmerzen, Streß und bestimmten Lernschwierigkeiten.

ARTHRITIS, S. 346/7
DEPRESSION, S. 261
HYPERAKTIVITÄT, S. 351
ISCHIAS, S. 348
RÜCKENBESCHWERDEN, S. 344/5
SEHNENSCHEIDENENTZÜNDUNG, S. 342/3
STRESS, S. 262/3

**BITTE BEACHTEN**

■ Da ein Cranio-Sacraltherapeut keine osteopathische oder medizinische Ausbildung benötigt und ihm so bestimmte medizinische Kenntnisse fehlen, ist es wichtig, allgemeine gesundheitliche Bedenken mit dem Hausarzt abzuklären.

■ Die Cranio-Sacraltherapie eignet sich nicht für Menschen mit schweren geistigen oder psychischen Störungen.

# CHIROPRAKTIK

**GESCHICHTE**

Seit Begründung der Chiropraktik durch Daniel David Palmer im Jahre 1895 empfehlen Chiropraktiker in ihren Praxen therapeutische Maßnahmen, wie z. B.:

🐾 Akupressur oder Meridiantherapie

🐾 Akupunktur

🐾 Bettruhe

🐾 Diathermieverfahren

🐾 Eispackungen

🐾 Massagetherapie

🐾 Elektrostimulation

🐾 Ernährungsberatung

🐾 Extensionsbehandlung

🐾 Gleichstrom oder Interfrequenzstrom

🐾 Güsse, Wassertreten, Wickel

🐾 Haltungsübungen

🐾 homöopathische Arzneien

🐾 Reiztherapie

🐾 Ultraschall-Therapie

🐾 Vibrationstherapie

🐾 Whirlpool oder Hydrotherapie

*Unter Chiropraktik versteht man die manuelle Behandlung der Wirbelsäule unter Einbeziehung von Muskeln und Nerven. Dieses Verfahren dient der Diagnostik, Therapie und Wiederherstellung der Funktion bei Beschwerden des Bewegungsapparates. 1895 begründete Daniel David Palmer die Chiropraktik, nachdem er einen Patienten von Schwerhörigkeit geheilt hatte. Chiropraktik ist ein Verfahren, das sich nach jahrelangem Kampf mit der Schulmedizin durchgesetzt hat und heute als echte Hilfe bei Rückenschmerzen anerkannt ist. Allerdings besteht eine Kluft zwischen Chiropraktikern, die sich auf die manuelle Behandlung des Bewegungsapparates beschränken und solchen, die behaupten, auch andere Störungen und innere Krankheiten heilen zu können.*

Die Bezeichnung Chiropraktik ist von den griechischen Wörtern »cheiro«, d. h. Hand, und »praktikos«, d. h. machen, abgeleitet. Die Chiropraktik wurde von Daniel David Palmer erfunden und entwickelt. Palmer wurde 1845 in Toronto, Kanada, geboren und zog später nach Davenport im US-Bundesstaat Iowa, wo er als Gemüsehändler und magnetischer Heiler arbeitete und oft frühe osteopathische Techniken einsetzte. Ähnlich wie Andrew Taylor Still, der Begründer der Osteopathie (s. S. 106–113), war Palmer sowohl mit dem Ansatz als auch mit der Erfolgsrate der damaligen Medizin unzufrieden. Er las medizinische Bücher sehr eingehend, obwohl er keine schulmedizinische Ausbildung absolvierte.

### Sofortige Besserung

1895 erzählte Harvey Lilliard, der Hausmeister des Gebäudes, in dem Palmer sein Büro hatte, daß er vor etwa 17 Jahren plötzlich schwerhörig geworden war. Lilliard erklärte Palmer, daß er sich verkrampft nach vorne gebeugt hatte, als er plötzlich spürte, daß sich in seinem Nacken etwas in Bewegung setzte. Palmer überredete Lilliard zu einer Manipulation des Nackens. Er war sich sicher, daß einer der Halswirbel des Hausmeisters aus der normalen Lage geraten war. Offenbar war die Manipulation erfolgreich. Lilliards Gehör kehrte vollständig wieder. Durch seinen Erfolg ermutigt, untersuchte Palmer später den Fall eines Mannes mit Herzbeschwerden. Er untersuchte die Wirbelsäule des Mannes und in seinem Buch »The Chiropractor's Adjuster«, das 1910 veröffentlicht wurde, heißt es: »Ich entdeckte einen Wirbel, der auf die Nerven drückte, die das Herz enervieren. Ich renkte den Wirbel ein und erzielte sofortige Besserung…«

Palmer war überzeugt, daß viele gesundheitliche Störungen durch Druck oder Einklemmung eines Nervs am Austrittspunkt aus der Wirbelsäule entstehen. Dies geschieht entweder, weil ein Wirbel aus seiner ursprünglichen Lage geraten ist oder aufgrund einer Schwellung des Weichteilgewebes, das ihn umgibt. Als er seine Theorie entwickelte, gelangte Palmer zu der Auffassung, daß die korrekte Anordnung der Wirbelsäule von entscheidender Bedeutung für die Gesundheit ist. Wenn die Nerven, die das Gehirn mit dem Körper und seinen Organen verbinden, irgendwie blockiert werden, wird Nervenleitung zu bestimmten Bereichen gestört. Am anfälligsten für eine Blockierung sind die Nerven an den Austrittspunkten aus der Wirbelsäule im Zwischenwirbelbereich. Dies wiederum, so glaubte Palmer, führt zu Schädigungen in dem Gewebe, das von dem betroffenen Nerv versorgt wird und löst so eine gesundheitliche Störung aus.

### Im Gefängnis

Palmer behandelte mit seiner neuen Methode weiterhin eine ganze Reihe von Erkrankungen und Beschwerden. Darauf reagierten ansässige Ärzte, die durch seine Konkurrenz ihre Praxen schließen mußten, mit Empörung. Dies sollte bald ein solches Ausmaß annehmen, daß er auf das Drängen dieser Ärzte hin 1896 verhaftet wurde, weil er ohne Zulassung praktizierte. Doch später stellte ein Richter fest, daß Chiropraktiker keineswegs vorgeben, ärztlich tätig zu sein, sondern eben Chiropraktik betreiben.

Palmer gründete 1898 das Palmer Krankenhaus und das Institut für Chiropraktik, um seine Ideen weiterzuverbreiten und andere in dieser Methode auszubilden. Sein Sohn Bartlett Joshua Palmer entwickelte die Diagnostik dieser Behandlungsmethode weiter und stellte 1910 eines der ersten Röntgengeräte im Institut auf. Seitdem werden Röntgengeräte von Chiropraktikern eingesetzt.

1910 schätzte Palmer, daß es inzwischen 2000 Chiropraktiker gab. Als er 1913 starb, existierten Schulen für Chiropraktik in ganz Amerika. Die Chiropraktik gelangte schon bald nach Australien, Asien und Europa. Die britische Vereinigung für Chiropraktik wurde 1925 ins Leben gerufen, obwohl erst 1965 das englisch-europäische College für Chiropraktik in Bournemouth, Großbritannien, gegründet wurde, um Therapeuten im eigenen Land und nicht in Amerika auszubilden.

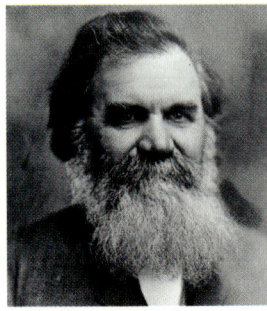

OBEN *Daniel David Palmer besaß keine medizinische Ausbildung. Die Therapie, die er entwickelte, ist inzwischen eines der anerkanntesten Verfahren in der alternativen Medizin.*

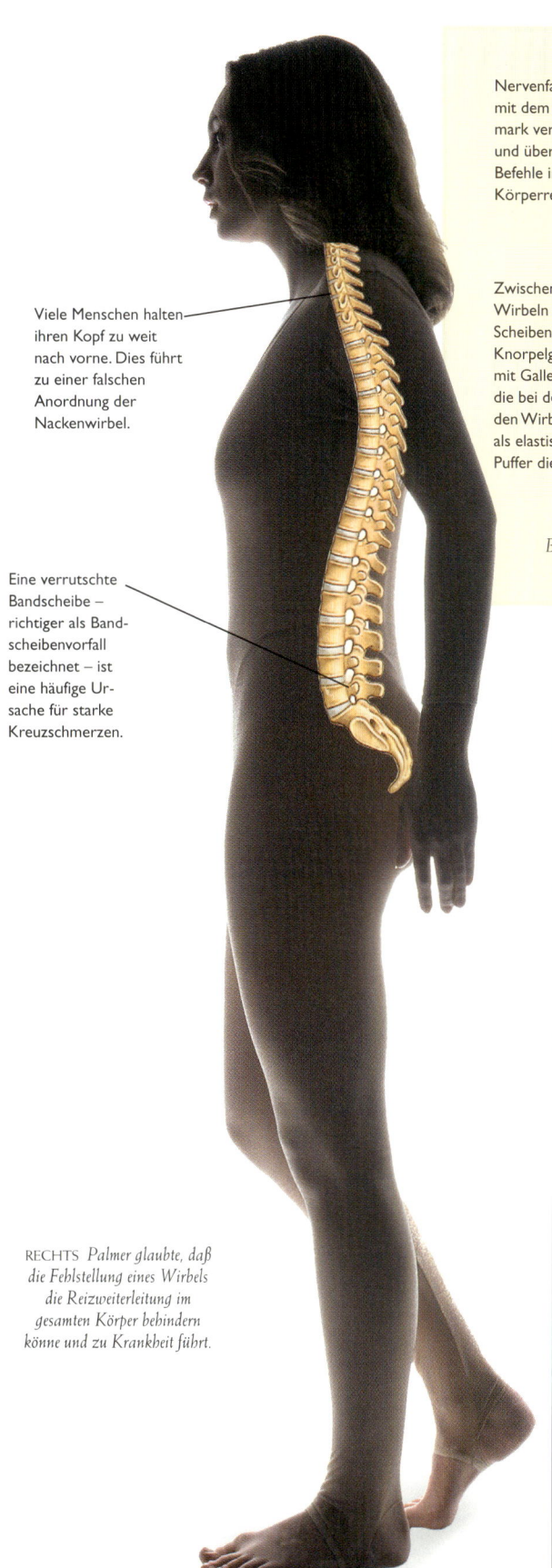

Viele Menschen halten ihren Kopf zu weit nach vorne. Dies führt zu einer falschen Anordnung der Nackenwirbel.

Eine verrutschte Bandscheibe – richtiger als Bandscheibenvorfall bezeichnet – ist eine häufige Ursache für starke Kreuzschmerzen.

RECHTS *Palmer glaubte, daß die Fehlstellung eines Wirbels die Reizweiterleitung im gesamten Körper behindern könne und zu Krankheit führt.*

## DIE WIRBELSÄULE

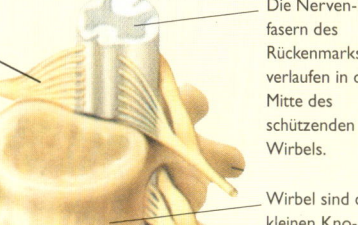

Nervenfasern sind mit dem Rückenmark verbunden und übermitteln Befehle in alle Körperregionen

Zwischen den Wirbeln liegen Scheiben aus Knorpelgewebe mit Gallertkern, die bei der gesunden Wirbelsäule als elastische Puffer dienen.

Die Nervenfasern des Rückenmarks verlaufen in der Mitte des schützenden Wirbels.

Wirbel sind die kleinen Knochen, die die Wirbelsäule bilden.

OBEN *Bei einer Fehlstellung oder einer Schädigung der Wirbel oder Bandscheiben treten nicht nur Schmerzen in dem betroffenen Gebiet auf, sondern auch in anderen Körperbereichen.*

### Der Sherman Antitrust Act

Die Chiropraktik wurde als alternative Heilmethode immer erfolgreicher. In den 1960er Jahren erfuhr sie einen beachtlichen Aufschwung, als sich viele Menschen aus Enttäuschung über moderne Medikamente und ihre Nebenwirkungen ganzheitlichen, nicht-medikamentösen Therapien zuwandten. Ebenfalls in den 1960er Jahren führte jedoch ein Komitee der American Medical Association (AMA) zur Quacksalberei eine Überprüfung der Chiropraktik durch und kam zu der Auffassung, daß diese Therapie wissenschaftlich nicht haltbar sei und sogar schädlich sein könne. Ärzten wurde abgeraten, mit Chiropraktikern zusammenzuarbeiten Deren Vereinigung reagierte mit Empörung und brachte die AMA und andere Gegner 1976 aufgrund von Angriffen durch die Ärzteschaft und Zutrittsbeschränkungen zu medizinischen Einrichtungen vor Gericht.

1987 entschied die Bundesrichterin Susan Getzendanner, der der Fall vorgelegt wurde, daß die Vorwürfe des AMA gegen die Chiropraktik wegen Quacksalberei durch ausreichende Beweise zwar gerechtfertigt seien, daß die Vereinigung aber durch den Boykott gegen die Chiropraktiker den Sherman Antitrust Act über Handelsbeschränkung mißachtet habe. Ihr Urteil bedeutete keine Zustimmung zur Chiropraktik, hielt aber die AMA von einem Boykott der Therapie ab. Seither ist die AMA äußerst vorsichtig geworden und vermeidet jegliche Angriffe gegen die Chiropraktik. Das amerikanische Kultusministerium erkennt die Komission für chiropraktische Ausbildung (Council on Chiropractic Education) als Zulassungsinstanz zum Beruf des Chiropraktikers in den USA an.

## DIE CHIROPRAKTISCHE THEORIE

Eine genaue Beschreibung der chiropraktischen Theorie ist schwer, weil unter den Chiropraktikern oft beträchtliche Unterschiede herrschen. Daniel David Palmer vertrat eine ganzheitliche Sichtweise des menschlichen Körpers. Er glaubte aber auch, daß dem Menschen eine angeborene Intelligenz eigen ist – dem Chi oder der Lebensenergie in anderen Therapien vergleichbar – die den Körper gesund erhält. Palmer war der Meinung, daß in 95% aller Fälle Krankheit entsteht, weil das Fließen der Nervenimpulse vom Gehirn zum übrigen Organismus an den Nervenaustrittspunkten aus der Wirbelsäule durch Subluxationen blockiert wird. Durch dieses verminderte Fließen der Nervenimpulse wird die angeborene Intelligenz daran gehindert, im Körper zu fließen. Jedes Organ oder jeder Körperteil, dem diese angeborene Intelligenz entzogen wird, erkrankt oder funktioniert schlecht. Palmer wandte sich gegen den Einsatz von Medikamenten in der Medizin, da sie seiner Meinung nach eher die Symptome als die Ursache behandelten. Er wandte sich auch gegen chirurgische Eingriffe.

### Subluxationen

In der Schulmedizin versteht man unter dem Begriff Subluxation eine teilweise oder unvollständige Verrenkung zweier Gelenkflächen. Palmer und einige Chiropraktiker verwenden diese Bezeichnung für jede Art von Fehlstellung eines Wirbels, der an den Nervenaustrittspunkten im Zwischenwirbelbereich auf Rückenmarksnerven drückt. Bei einer Diskussion zu diesem Thema erweiterte die amerikanische Vereinigung der Chiropraktik-Colleges vor einiger Zeit diese Definition folgendermaßen: Bei einer Subluxation handelt es sich um eine Vielzahl funktioneller und/oder struktureller und/oder pathologischer Gelenkveränderungen, die dem Nervensystem insgesamt schaden und Organsysteme zusammen mit dem allgemeinen Gesundheitszustand beeinflussen können. Als Ursache für diese Wirbelfehlstellung kann vieles in Betracht kommen: Fehlhaltung, Spasmen, ein Unfall, eine Sportverletzung oder ein Geburtstrauma.

B. J. Palmer, der Sohn Daniel Palmers, führte die Röntgenstrahlen in die Diagnostik der Chiropraktik ein. Er war von ihren Vorzügen so begeistert, daß es eine Zeit

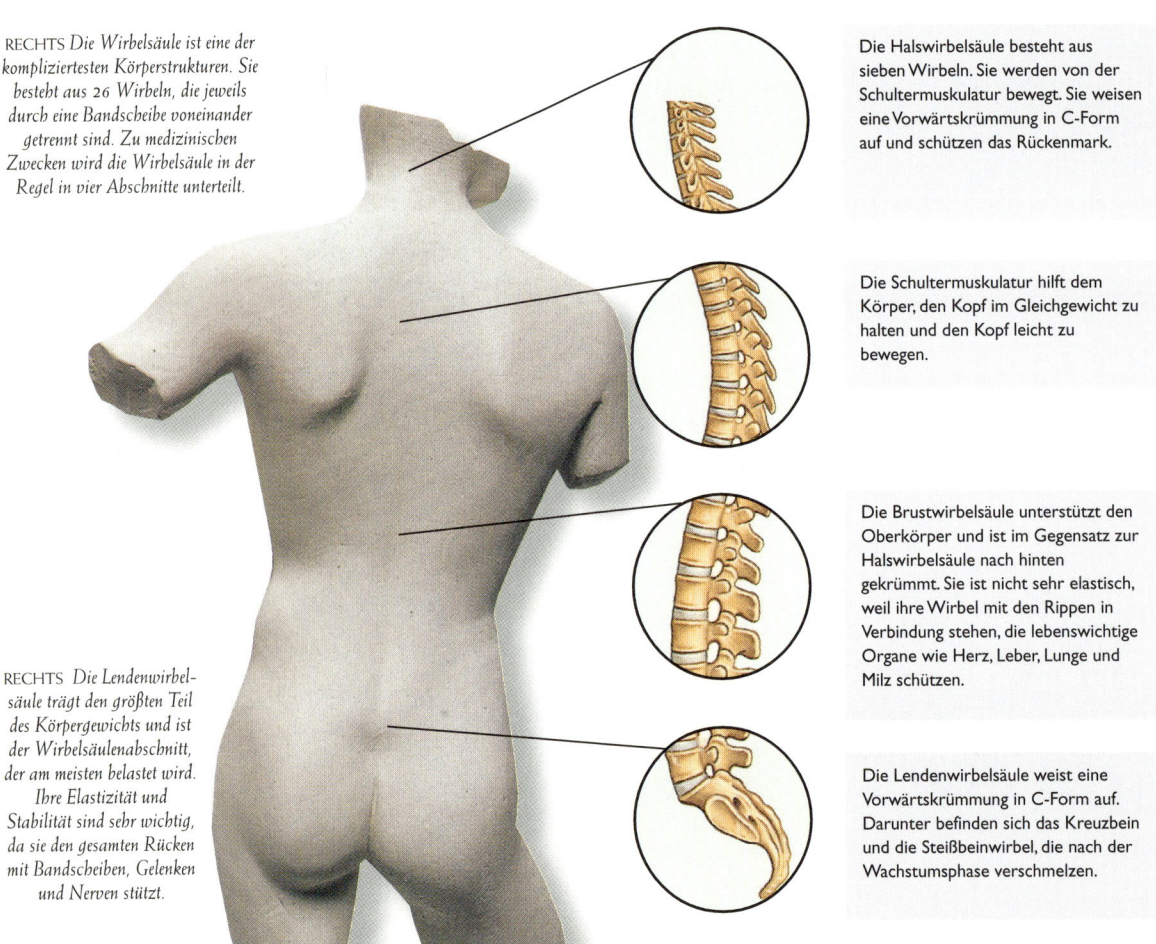

RECHTS *Die Wirbelsäule ist eine der kompliziertesten Körperstrukturen. Sie besteht aus 26 Wirbeln, die jeweils durch eine Bandscheibe voneinander getrennt sind. Zu medizinischen Zwecken wird die Wirbelsäule in der Regel in vier Abschnitte unterteilt.*

RECHTS *Die Lendenwirbelsäule trägt den größten Teil des Körpergewichts und ist der Wirbelsäulenabschnitt, der am meisten belastet wird. Ihre Elastizität und Stabilität sind sehr wichtig, da sie den gesamten Rücken mit Bandscheiben, Gelenken und Nerven stützt.*

Die Halswirbelsäule besteht aus sieben Wirbeln. Sie werden von der Schultermuskulatur bewegt. Sie weisen eine Vorwärtskrümmung in C-Form auf und schützen das Rückenmark.

Die Schultermuskulatur hilft dem Körper, den Kopf im Gleichgewicht zu halten und den Kopf leicht zu bewegen.

Die Brustwirbelsäule unterstützt den Oberkörper und ist im Gegensatz zur Halswirbelsäule nach hinten gekrümmt. Sie ist nicht sehr elastisch, weil ihre Wirbel mit den Rippen in Verbindung stehen, die lebenswichtige Organe wie Herz, Leber, Lunge und Milz schützen.

Die Lendenwirbelsäule weist eine Vorwärtskrümmung in C-Form auf. Darunter befinden sich das Kreuzbein und die Steißbeinwirbel, die nach der Wachstumsphase verschmelzen.

## »ECHTE« UND »GEMÄSSIGTE« CHIROPRAKTIKER

Die Gruppe der Chiropraktiker, die an der Theorie der Subluxation festhalten, lassen sich in zwei Gruppen unterteilen: Echte und Gemäßigte. Die echten Chiropraktiker schließen sich Palmers Lehre an, wonach Subluxationen der Wirbel die meisten Erkrankungen verursacht oder dazu beiträgt. Sie behaupten nicht, Krankheiten diagnostizieren und behandeln, sondern Subluxationen lediglich feststellen und heilen zu können. Die gemäßigten Chiropraktiker räumen ein, daß Krankheiten durch andere Ursachen, z.B. Bakterien und Viren ausgelöst werden, sagen aber, daß Subluxationen die Gesundheit des Körpers beeinträchtigen, indem sie den Widerstandsfähigkeit herabsetzen.

Dr. Louis Sportelli von der amerikanischen Vereinigung für Chiropraktik ist der Ansicht, daß die Fehlstellung eines Wirbels im Organismus ein neurologisches Ungleichgewicht auslöst und so die Widerstandsfähigkeit mindert. Deshalb verordnen gemäßigte Chiropraktiker oft Vitamine, Homöopathikas und Ernährungsberatung als Versuch, das Immunsystem zu stärken.

Die Chiropraktiker, die nach wie vor an der Theorie der Subluxation festhalten, glauben auch an das Fließen der Nervenenergie oder an die angeborene Intelligenz. Aufgrund dieser Ansicht behaupten sie, andere Störungen als Erkrankungen des Bewegungsapparates behandeln zu können.

UNTEN *Nur wenige Chiropraktiker wenden dieses Verfahren alleine an. Viele gemäßigte Behandler empfehlen ihren Patienten auch Nahrungsergänzungspräparate oder homöopathische Arzneien.*

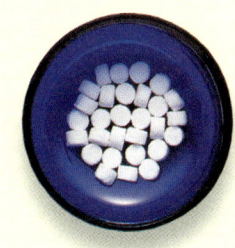
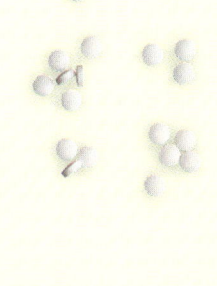

gab, in der Chiropraktiker beinahe in jeder Sitzung zahlreiche Röntgenaufnahmen der Wirbelsäule der Patienten anfertigten. Viele davon waren unnötig. Sie waren nicht nur teuer, sondern wahrscheinlich auch schädlich.

Jahrelang behaupteten Chiropraktiker, Subluxationen auf einem Röntgenbild erkennen zu können, auch wenn für Schulmediziner keine Fehlstellung oder Einklemmung von Nerven feststellbar war. Diese Tatsache spaltete auch die Chiropraktiker untereinander. Einige meinten, eine Subluxation fühlen zu können und unterstützten Palmers Theorie aus dem späten 19. Jahrhundert ganz oder teilweise, während andere sich davon distanzierten und sich stattdessen auf ihr Fachwissen bei Beschwerden des Bewegungsapparates konzentrierten.

Letztere nannte Simon Homola, ein bekannter Chiropraktiker und Autor, rationale Chiropraktiker. Sie sind der Ansicht, neben Medizinern auf ihrem Fachgebiet tätig sein zu können und stellen keine übertriebenen Behauptungen über ihre Methoden auf. Sie schließen sich auch nicht der Theorie der Subluxation an.

Diese Schwierigkeiten haben sich in den USA auch nicht durch die Tatsache gebessert, daß laut Beschluß des US-Kongresses Krankenversicherungen die Kosten für chiropraktische Behandlung von 1973 bis 2000 nur dann übernehmen mußten, wenn eine Subluxation auf dem Röntgenbild sichtbar war. Zur allgemeinen Verwirrung trägt auch bei, daß sich die Gruppierung unter den Chiropraktikern, die an die Theorie der Subluxation festhalten, in »echte« und »gemäßigte« Vertreter spaltet.

### So beugt man Rückenschmerzen vor
* Treiben Sie regelmäßig Sport.
* Halten Sie Dinge beim Heben nahe an den Körper.
* Plazieren Sie ein Kissen oder aufgerolltes Handtuch unter dem Kreuz, wenn Sie lange autofahren.
* Arbeitstische sollten eine bequeme Höhe haben.
* Benutzen Sie einen Stuhl mit guter Rückenlehne.
* Tragen Sie bequeme Schuhe mit flachen Absätzen.
* Tragen Sie ein Korsett für die Lendenwirbelsäule, wenn Sie bei der Arbeit viel hochheben.
* Bei längerem Sitzen sollten Sie die Füße auf einen Hocker stellen.

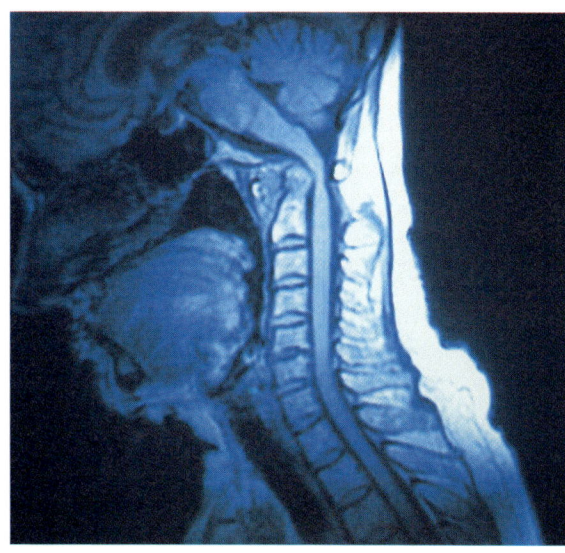

LINKS *Bei einer Fehlstellung der Wirbel ist eine Subluxation vorhanden.*

## DIE AUSWAHL EINES CHIROPRAKTIKERS

Vor 1965 wurden alle zugelassenen Chiropraktiker in Nordamerika ausgebildet. Mittlerweile aber gibt es weltweit viele anerkannte Schulen, die dem Weltverband der Chiropraktiker (World Federation of Chiropractors) angeschlossen sind. In Nordamerika sind die Chiropraktiker mittlerweile so zahlreich vertreten, daß dieses Verfahren neben der Schulmedizin die am weitesten verbreitete alternative Behandlungsmethode ist.

Da in Deutschland bisher noch keine international anerkannte Ausbildung möglich ist, müssen Therapeuten an chiropraktischen Fachschulen im Ausland studieren. Diese gibt es in USA, Kanada, England, Dänemark und Frankreich. Häufig sind diese Hochschulen mit Universitäten verbunden. Die Chiropraktik ist bisher in Deutschland nicht als eigenständiger Heilberuf anerkannt. Chiropraktiker müssen nach dem Heilpraktikergesetz zugelassen sein, da nur Ärzten und Heilpraktikern die Anwendung chiropraktischer Techniken erlaubt ist.

### Zwei Lehrmeinungen

Die meisten Menschen führen Wirbelsäulenbeschwerden zum Chiropraktiker, die diese auch als ihren fachlichen Schwerpunkt ansehen. Manche Chiropraktiker sind jedoch immer noch Anhänger der Lehre Palmers, d. h. der Theorie von der angeborenen Intelligenz und seiner Definition der Subluxationen. Solche Therapeuten behaupten nicht nur, daß sie bei vielen Beschwerden helfen können (vom Krebs bis zu Menstruationsbeschwerden), sondern auch, daß zur Gesunderhaltung häufige Behandlungen erforderlich sind. Sie lehnen auch noch immer Medikamente und operative Eingriffe – außer in schweren Fällen – ab.

Das bedeutet, daß es innerhalb dieses Berufsstandes zwei Lehrmeinungen gibt. Sie müssen entscheiden, welcher Sie den Vorzug dabei geben. Wenn Sie eine Behandlung bei Wirbelsäulenbeschwerden oder sonstigen Beschwerden des Bewegungsapparates benötigen, kann es sein, daß die Behandlung eher einer Physiotherapie oder einer osteopathischen Behandlung ähnelt. Geben Sie jedoch einer eher holistischen, ganzheitlichen Methode den Vorzug, wählen Sie wahrscheinlich eine Behandlung mit engerem Bezug zu den östlichen Philosophien aus und weniger ein Verfahren, das sich an der westlichen Wissenschaft und Schulmedizin orientiert.

### Einige Ratschläge

Wenn Sie einen Chiropraktiker bei Beschwerden des Bewegungsapparates aufsuchen möchten, wird Ihr Arzt Ihnen vielleicht weiterhelfen können. Ansonsten sind Chiropraktiker in den meisten Städten auch mit Hilfe des

Telefonbuchs zu finden. Sie sollten jedoch Chiropraktiker meiden, die behaupten, Erkrankungen wie Infektionen oder Herzbeschwerden behandeln zu können oder häufige Behandlungen empfehlen, um ihre Wirbelsäule frei von Subluxationen zu halten. Wenn Sie einen eher philosophisch orientierten Ansatz wünschen, ist das mit Sicherheit kostspieliger. Einige Chiropraktiker in den USA wurden aufgrund unlauteren Wettbewerbs kritisiert. Sie hatten Subluxationen z. B. als »leise Killer« bezeichnet und Menschen zu häufigen Kontrollbesuchen gedrängt, noch bevor Beschwerden auftraten.

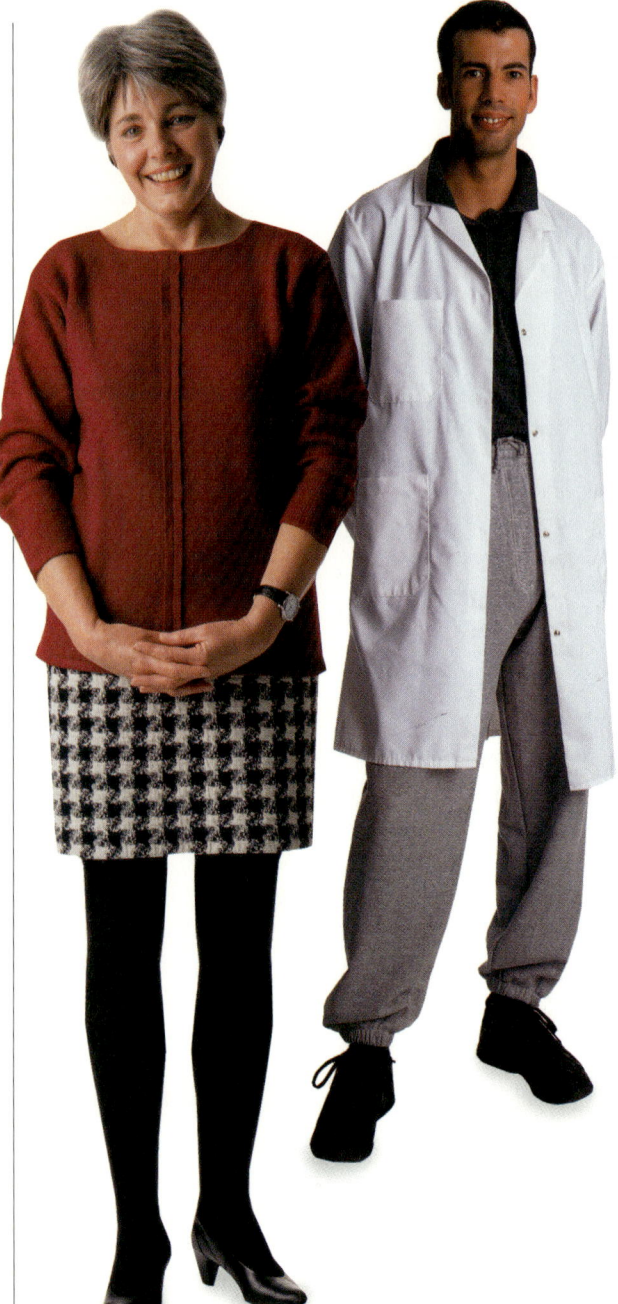

LINKS *Ein qualifizierter Chiropraktiker sollte über den Abschluß eines Instituts für Chiropraktik verfügen und einem offiziellen Berufsverband angehören.*

LINKS *Viele Chiropraktiker schlagen Kontrolluntersuchungen vor wie sie bei Zahnbehandlungen üblich sind. Diese sollen der Verbeugung von Wirbelsäulenbeschwerden dienen, auch, wenn diese noch gar nicht vorhanden sind. Solche Vorschläge sind mit Vorsicht zu genießen.*

### BITTE BEACHTEN

Vergewissern Sie sich, daß Ihr Chiropraktiker eine qualifizierte Ausbildung besitzt. Ein Doctor of Chiropractic hat in den USA folgende Voraussetzungen zu erfüllen:

■ mindestens zwei Jahre Ausbildung an einem College oder einer Universität mit streng wissenschaftlichem Schwerpunkt;

■ Abschluß eines anerkannten Colleges für Chiropraktik;

■ ein Staatsexamen oder eine in dem jeweiligen Bundesstaat anerkannte staatliche Prüfung;

■ Erfüllung der Zulassungsvoraussetzungen des Gesundheitssystems des Staates, in dem er praktiziert.

## DER BESUCH BEIM CHIROPRAKTIKER

Beim Erstbesuch nimmt der Chiropraktiker die Krankengeschichte auf, die auch alte Verletzungen oder Krankheiten einschließt. Er stellt Fragen zu Lebensführung und Arbeitsplatz, d. h. er möchte wissen, ob man lange Zeit fahren oder sitzen muß oder eintötige Aufgaben zu erledigen hat. Er fragt nach der körperlichen Bewegung und möglicherweise auch nach der Ernährungsweise. Danach bittet der Chiropraktiker den Patienten, sich bis auf die Unterwäsche zu entkleiden und untersucht die allgemeine Haltung und Wirbelsäulenkrümmung in verschiedenen Positionen, d. h. im Stehen, Sitzen oder Liegen. Der Behandler bittet den Patienten, verschiedene Bewegungen auszuführen und bewegt die Gelenke passiv durch. Es folgt eine Prüfung der Reflexe und eine Tastuntersuchung der Muskeln im Hinblick auf Anspannung oder Verkrampfung. Wahrscheinlich werden auch die Beine gemessen, um nachzuprüfen, ob diese gleich lang sind.

Chiropraktiker verwenden eine eigens entwickelte, höhenverstellbare Behandlungsliege zur Untersuchung und Behandlung. Sie ist so konstruiert, daß der Behandler den Patienten aus einer stehenden Position in eine liegende Stellung überführen kann. Nach der Untersuchung kann es sein, daß der Chiropraktiker ein Röntgenbild anfertigen will. Diese Aufnahme wird normalerweise im Stehen angefertigt, damit die Wirbelsäule unter normalen Bedingungen abgebildet wird. Andere Routineuntersuchungen, wie z. B. Pulskontrolle und Blutdruckmessung, können ebenfalls durchgeführt werden. Danach entscheidet der Therapeut, ob eine chiropraktische Behandlung der Beschwerden angezeigt ist. Ist er der Ansicht, daß der Patient eine systemische Grunderkrankung hat, verweist er diesen an den Hausarzt.

Die Behandlung selbst beginnt normalerweise in der zweiten Sitzung und dauert etwa eine halbe Stunde. Die Anzahl der benötigten Sitzungen hängt davon ab, um welche Beschwerden es sich handelt, wie lange diese schon bestehen und richtet sich auch nach dem allgemeinen Gesundheitszustand. Ziel des Chiropraktikers ist es, jede Fehlstellung der Wirbelsäule zu korrigieren und die volle Beweglichkeit der Gelenke wiederherzustellen, angespannte Muskeln, Sehnen und Bänder zu entspannen und zu dehnen. Außerdem erfolgt eine Haltungskorrektur und Schmerzlinderung bei Nervenreizungen. Der Chiropraktiker gibt auch allgemeine Ratschläge zu Entspannungstechniken, richtiger Haltung und Rückenschulung. Daneben erhält man Ratschläge zur Gesundheit und zur Vermeidung von Rückfällen sowie Vorschläge zur regelmäßigen chiropraktischen Kontrolle, falls erforderlich.

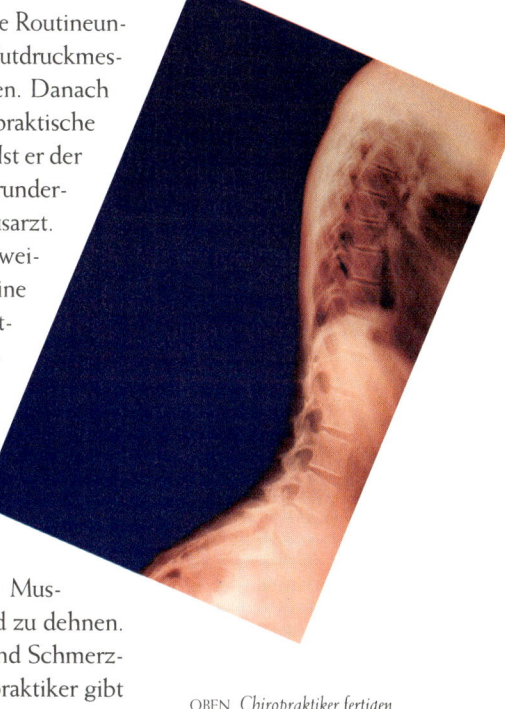

OBEN *Chiropraktiker fertigen bei Rückenproblemen oft Röntgenbilder an.*

### BEHANDLUNGSTECHNIKEN

Eine der wichtigsten Techniken ist eine Form der Mobilisation, die man »chiropraktische Justierung« nennt. Eine Justierung – 55 davon gehören zum Behandlungsspektrum des Chiropraktikers – besteht aus einem unmittelbaren, kurzen, genau dosierten Impuls, mit dem man ein in Vorspannung gebrachtes Gelenk leicht über seinen Bewegungsspielraum hinaus bewegt, damit die Gelenkkapsel und das umgebende Gewebe gedehnt werden. Es ist wichtig, daß der Patient dabei entspannt ist. Die Geschwindigkeit des Impulses stellt sicher, daß sich die Muskeln nicht zusammenziehen können und so die Bewegung einschränken. Während der Behandlung tritt ein hörbares Knacken auf, das durch Gase in der Gelenkschmiere) verursacht wird und harmlos ist.

Die meisten Chiropraktiker behandeln nur Gelenke, die von Fehlstellung oder Subluxation betroffen sind. Es kann sein, daß sie manchmal die ganze Wirbelsäule behandeln oder sich nur auf einen bestimmten Bereich, wie z. B. die Halsregion, konzentrieren. Alle Mobilisationen – und seien sie noch so klein – bergen ein gewisses Risiko in sich. Daher sollte man sich vergewissern, daß Justierungen nur bei Bedarf und durch erfahrene Chiropraktiker ausgeführt werden.

Ist eine Justierung kontraindiziert, weil sie z. B. dem Patienten möglicherweise übermäßige Schmerzen oder Angst bereitet, kann ein Gelenk gedehnt werden, indem man eine Rolle oder einen Keil in die richtige Lage neben die Wirbelsäule legt, wenn sich der Patient hinlegt. Dies benötigt jedoch Zeit und ein Ergebnis zeigt sich nicht so rasch wie bei der Mobilisation.

Ähnlich wie Osteopathen und Physiotherapeuten verwenden Chiropraktiker auch Behandlungstechniken für das Weichteilgewebe, z. B. Massage, Wärme, Eis und Kneten – um die Muskulatur vor der Manipulation zu entspannen, um Triggerpunkte (schmerzhafte Muskelverspannungen) aufzulösen und Sehnen und Muskeln zu dehnen.

UNTEN *Es kann sein, daß der Chiropraktiker die Justierung anwendet.*

# CHIROPRAKTIK NACH McTIMONEY

## GESCHICHTE

John McTimoney (1914–1980) begründete 1951 in Banbury, Großbritannien die Chiropraktik nach McTimoney. Er wurde in der britischen Stadt Birmingham geboren und arbeitete als Silberschmied, Graveur und Juwelier, bevor er nach einem Sturz allmählich beide Arme nicht mehr bewegen konnte und auch beim Laufen immer größere Probleme hatte. Aus wachsender Enttäuschung über die Schulmedizin, die keine Besserung seiner Beschwerden brachte, beschloß McTimoney, es mit der Chiropraktik zu versuchen. Er wurde von einem Amerikaner namens Ashford behandelt, der bei Daniel David Palmer im US-Bundesstaat Iowa ausgebildet worden war. Beeindruckt von dem Behandlungsergebnis beschloß er, seinen Beruf aufzugeben und selbst Chiropraktiker zu werden. Dies setzte er auch in die Tat um und wurde Schüler bei Dr. Mary Walker.

McTimoney war ein Anhänger des ganzheitlichen chiropraktischen Ansatzes Palmers, der besagt, daß Subluxationen die Nervenfunktion und damit die normale Funktion des Organismus beeinträchtigen. Sein Ansatz entwickelte sich zu einer Ganzkörpertheorie. Er gelangte zu der Ansicht, daß die Wirbelsäule zwar die Hauptquelle für Fehlstellungen oder Subluxationen sei, die anderen Gelenke des Körpers aber ebenso durch alltägliche Belastungen von Fehlstellungen betroffen sein können. Um eine vollständige Korrektur zu erzielen, sollten nicht nur die Wirbelsäule, sondern alle Gelenke des Körpers behandelt werden. Ungewöhnlich war, daß McTimoney mit dieser Technik auch Tiere behandelte und als Wegbereiter auf diesem Gebiet gilt. 1972 eröffnete er die McTimoney-Schule für Chiropraktik, um Studenten in Oxford auszubilden. 1979 wurde der McTimoney-Chiropraktik-Verband zur Unterstützung der Schule und ihres hohen Ausbildungsniveaus ins Leben gerufen.

Die Chiropraktik ist nicht angezeigt bei Knochenbrüchen oder Erkrankungen wie Knochenkrebs, Osteoporose, rheumatoide Arthritis oder anderen Beschwerden, die durch starken Druck auf das Rückenmark ausgelöst werden, wie z. B. Wirbelbrüche, Tumore, Verletzungen oder Durchblutungsstörungen. Die Chiropraktik nach McTimoney wird jedoch aufgrund leichterer Berührung breiter eingesetzt als die klassische.

## DIE MCTIMONEY-BEHANDLUNGSTECHNIK

Anhänger der McTimoney-Schule verwenden die gleichen Techniken wie andere Chiropraktiker, allerdings auf viel sanftere Weise. Sie bevorzugen eine Technik, die B.J. Palmer als »toggle-recoil« einführte. Dabei bringt man das Gelenk mit einer schnellen Bewegung in die gewünschte Richtung und läßt es dann los. Durch den schnellen Impuls werden die Sehnen und Bänder des

UNTEN *McTimoney behandelte als erster Tiere erfolgreich mit Chiropraktik.*

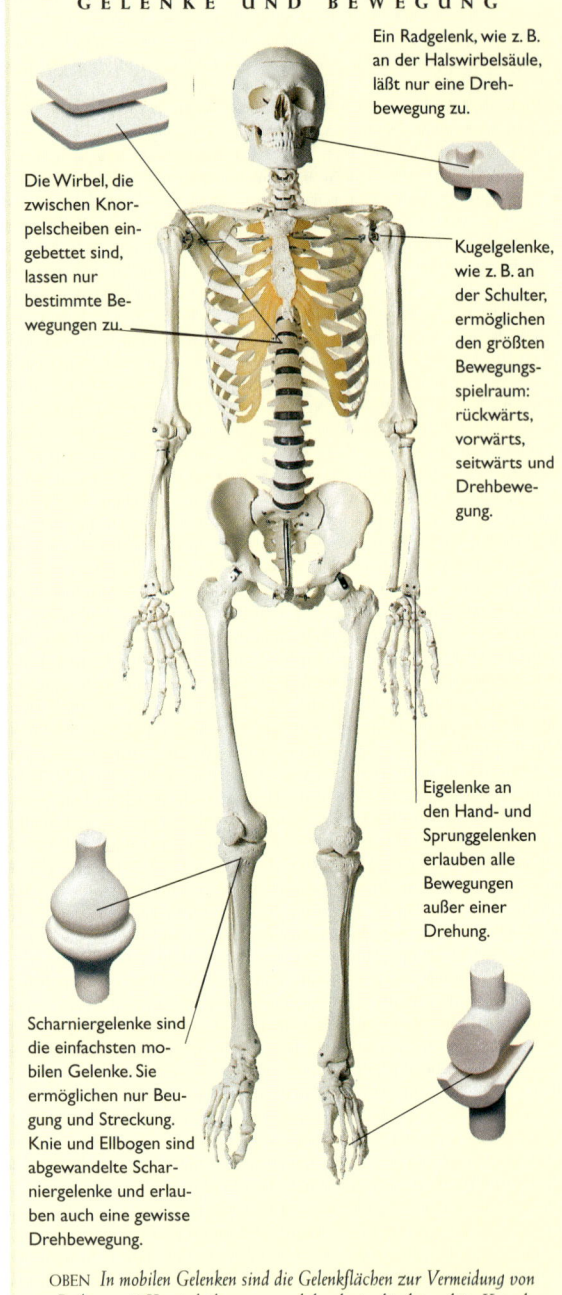

### GELENKE UND BEWEGUNG

Ein Radgelenk, wie z. B. an der Halswirbelsäule, läßt nur eine Drehbewegung zu.

Die Wirbel, die zwischen Knorpelscheiben eingebettet sind, lassen nur bestimmte Bewegungen zu.

Kugelgelenke, wie z. B. an der Schulter, ermöglichen den größten Bewegungsspielraum: rückwärts, vorwärts, seitwärts und Drehbewegung.

Eigelenke an den Hand- und Sprunggelenken erlauben alle Bewegungen außer einer Drehung.

Scharniergelenke sind die einfachsten mobilen Gelenke. Sie ermöglichen nur Beugung und Streckung. Knie und Ellbogen sind abgewandelte Scharniergelenke und erlauben auch eine gewisse Drehbewegung.

OBEN *In mobilen Gelenken sind die Gelenkflächen zur Vermeidung von Reibung mit Knorpel überzogen und durch eine bindegewebige Kapsel verbunden. Diese ist mit einer Membran ausgekleidet, die zur Erleichterung der Bewegung Gelenkschmiere absondert.*

Gelenks gedehnt und ihre natürliche Elastizität soll die Knochen bei der Korrektur durch das Loslassen unterstützen.

Im Gegensatz zu anderen Chiropraktikern behandelt man nach der McTimoney-Methode bei einer Sitzung den gesamten Körper, um die richtige Anordnung des Skeletts zu gewährleisten. Selten verwenden sie Röntgenstrahlen oder andere diagnostische Hilfsmittel und verlassen sich lieber auf das Gespür ihrer Hände. In Abhängigkeit von Lebensalter und anderen Faktoren empfehlen die meisten Chiropraktiker am Anfang zwischen zwei und sechs Sitzungen in wöchentlichen Abständen und danach regelmäßige Kontrollen zur Erhaltung der richtigen Skelettstruktur.

Die Schulmedizin beurteilt die chiropraktischen Verfahren nach McTimoney und McTimoney-Corley genauso wie die Hauptrichtung der Chiropraktik. Die Mediziner stehen dieser Methode jedoch noch skeptischer gegenüber, da sie bezweifeln, daß solch sanfte Manipulationen eine Wirkung zeigen.

### Chiropraktik nach McTimoney-Corley

Hugh Corley war ein Schüler McTimoneys, entwickelte aber später McTimoneys Ganzkörpertheorie sogar noch weiter, indem er sanfte Manipulationen der Wirbel mit den Fingerspitzen und Selbsthilfeübungen für Patienten mit aufnahm, die zu Hause zwischen den Behandlungen durchgeführt werden sollten. Corley gründete 1984 die McTimoney-Corley-Schule für Chiropraktik. Sie bietet eine vierjährige Teilzeitausbildung an. Ein weiteres Jahr muß zusätzlich absolviert werden, um ordentliches Mitglied der McTimoney Chiropractic Association zu werden.

Diese beiden chiropraktischen Verfahren eignen sich aufgrund ihrer Sanftheit besonders für Babys und ältere Menschen.

UNTEN *McTimoney-Chiropraktiker verlassen sich bei der Diagnosestellung ganz auf das, was sie mit den Händen spüren können.*

UNTEN *Im Gegensatz zu den festeren Griffen der herkömmlichen Chiropraktik, wird bei der McTimoney-Corley Methode die Wirbelanordnung durch sanfte Manipulation mit den Fingerspitzen korrigiert.*

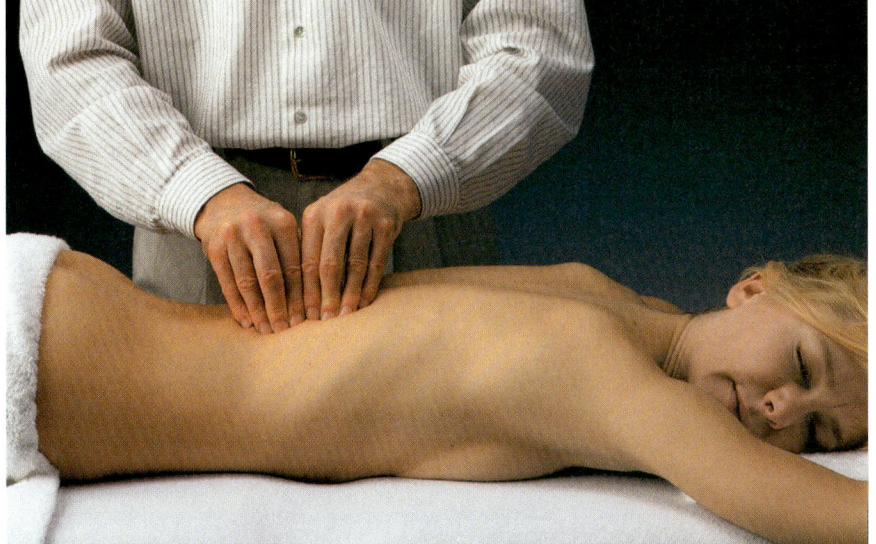

### SELBSTHILFE

Chiropraktik ist keine Selbsthilfemethode. Mobilisationen sollten nur vom Fachmann durchgeführt werden. Ein Chiropraktiker kann jedoch bestimmte Übungen und Entspannungstechniken für zu Hause zwischen den einzelnen Sitzungen oder nach dem Abschluß eines Behandlungszyklus empfehlen.

### WEGWEISER

Die Chiropraktik ist eine anerkannte Therapie bei Beschwerden des Bewegungsapparates und bei Kopfschmerzen, die durch Muskelverspannungen ausgelöst werden. McTimoney-Chiropraktiker behaupten auch, u. a. Frauenkrankheiten, Bluthochdruck und Hyperaktivität bei Kindern behandeln zu können. In die Schulmedizin wurde die Chiropraktik bei folgenden Beschwerden integriert:

ASTHMA, S. 294/5
BETTNÄSSEN, S. 352
BRONCHITIS, S. 299
HUSTEN, S. 297
HYPERAKTIVITÄT, S. 351
ISCHIAS, S. 348
KOPFSCHMERZEN, S. 268/9
LUNGENENTZÜNDUNG, S. 296
MENSTRUATIONSBESCHWERDEN, S. 322/3
MIGRÄNE, S. 269
OHNMACHT, S. 270
OHRENSCHMERZEN, S. 282
OSTEOPOROSE, S. 358
RÜCKENBESCHWERDEN, S. 344/5
SCHWANGERSCHAFTSBESCHWERDEN, S. 326/7
SCHWINDEL, S. 271
SEHNENSCHEIDENENTZÜNDUNG, S. 342/3
UNFRUCHTBARKEIT, S. 324
VERDAUUNGSSTÖRUNGEN, S. 310

# KINESIOLOGIE

D ie Bezeichnung Kinesiologie ist sehr vielschichtig. In der Schulmedizin versteht man unter Kinesiologie die Lehre von der Bewegung und den Bewegungsabläufen. Bezogen auf die Ganzheitsmedizin ist Kinesiologie jedoch ein Sammelbegriff für eine Reihe ganzheitlicher, interdisziplinärer Therapien, die von dem Ansatz ausgehen, daß sich aus einer Schwäche bestimmter Muskeln, die durch Muskeltestverfahren feststellbar ist, Diagnosen und Informationen über die getestete Person ableiten lassen. Verschiedene Techniken, wie z. B. Massage, Mobilisation, Haltungsübungen, Akupunktur und Energie-Balance, können zur Behandlung oder zur energetischen Re-Balancierung der Ursache – egal, ob körperlicher oder seelischer Art – dienen.

»Kinesis« ist das griechische Wort für Bewegung. Physiotherapeuten und Physiologen befassen sich im Laufe ihrer Ausbildung mit der Biomechanik, d. h. der Anwendung mechanischer Kräfte auf den Körper, mit der Physiologie der körperlichen Bewegung und der Steuerung der Muskeln durch das Gehirn. Sowohl für Sportlehrer und Trainer als auch z. B. Tanztherapeuten (vgl. S. 226–229) bietet die Biomechanik ein wichtiges Feld.

Qualifizierte Bewegungs- und Kinesiotherapeuten sind in Rehabilitationszentren von Krankenhäusern tätig und behandeln Menschen mit Entwicklungsstörungen und Körperbehinderungen. In der Industrie arbeiten sie an einer effektiveren Bedienungsweise von Maschinen durch Menschen (Ergonomie).

In der Ganzheits- und Alternativmedizin sind unter dem Begriff Kinesiologie eine Reihe diagnostischer Methoden und Heilverfahren, die sich alle auf die Technik des sogenannten Muskeltests stützen (s. S. 128), zusammengefasst. Dieser wurde von dem amerikanischen Chiropraktiker Dr. George Goodheart jun. entdeckt. Zusammen mit anderen entwickelte er die Therapieform der »Applied Kinesiology«. Später entstanden die verschiedensten kinesiologischen Verfahren, die alle unter dem Sammelbegriff »Spezielle Kinesiologie« bekannt sind.

## APPLIED KINESIOLOGY

Dr. Goodheart verbrachte in Zusammenarbeit mit Freunden und Kollegen viele Jahre mit der Entwicklung und Verbesserung der Applied Kinesiology (AK).

1974 gründete er das International College für Applied Kinesiology (ICAK) und wurde Forschungsdirek-

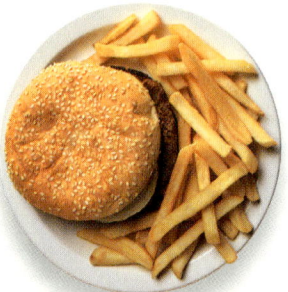

OBEN *Goodheart hielt schlechte Ernährung für eine Ursache von Störungen der Muskelfunktion.*

OBEN *Antike Statuen stellen ein Körperideal dar – alle Muskeln harmonisieren vollkommen miteinander.*

tor. Das ICAK legt großen Wert auf einen strengen und disziplinierten Ansatz auf dem Gebiet der Angewandten Kinesiologie und betont den Unterschied im wissenschaftlichen Ansatz, den einige Arten der Speziellen Kinesiologie mit weniger seriösen Behauptungen und Verfahren vertreten. AK wird von Angehörigen der Gesundheitsberufe wie Osteopathen, Heilpraktikern, Zahnärzten und einigen Medizinern angewandt.

### Die Theorie

Die AK stützt sich auf die Theorie, daß eine Muskelfunktionsstörung eine Reihe von Ursachen haben kann, wie z. B. Nerveneinklemmung, Wirbelsäulenbeschwerden, kleine Verhärtungen in Muskeln und Bindegewebe, ein Ungleichgewicht in den Meridianen der Traditionellen Chinesischen Medizin (s. S. 20/1), giftige Chemikalien, falsche Ernährung, Probleme des Kreislauf- und Lymphsystems, Nahrungsmittelunverträglichkeiten und neurologische Störungen. In vielen Fällen haben solche Beschwerden eine »Deafferenzierung« zur Folge. Die afferenten Nerven leiten Informationen von Sensoren, die sich auch in den Muskeln befinden, an das Rückenmark, das Gehirn und die Organe entlang der Nervenbahnen weiter. Bei einer Deafferenzierung funktionieren die Schaltzellen entlang dieser Nervenbahnen nicht richtig. Deshalb besteht nach Ansicht von AK-Therapeuten ein enger Zusammenhang zwischen Funktionsstörungen in speziellen Muskeln und inneren Organen und Drüsen, denen sie zugeordnet sind. Eine weitere Erklärung hierfür liefert die von der AK übernommene Theorie der Meri-

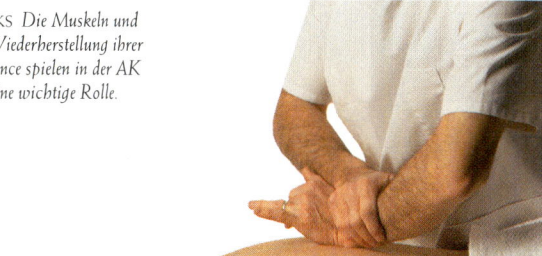

LINKS *Die Muskeln und die Wiederherstellung ihrer Balance spielen in der AK eine wichtige Rolle.*

körperliche
Gesundheit

biochemische
Gesundheit

seelische Gesundheit

OBEN *Die Harmonie dieser drei Pfeiler der Gesundheit wird »Trias der Gesundheit« genannt.*

OBEN *Eine der Theorien Kinesiologie besagt, daß schwache Muskeln auf einer Körperhälfte zu straffe Muskeln auf der anderen Körperhälfte verursachen.*

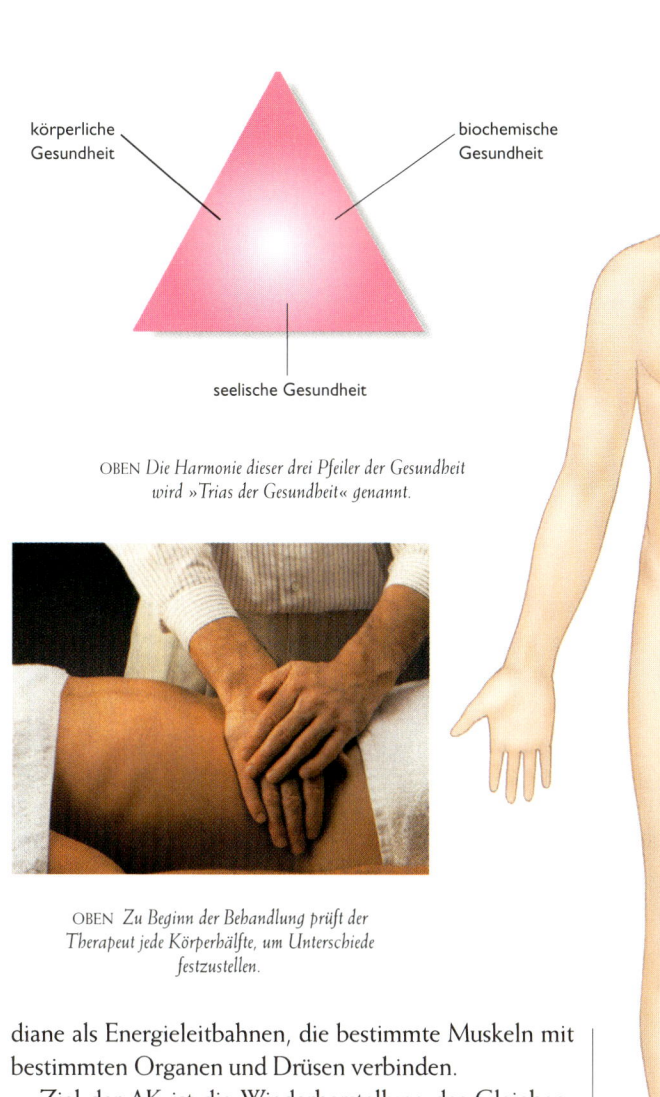

OBEN *Zu Beginn der Behandlung prüft der Therapeut jede Körperhälfte, um Unterschiede festzustellen.*

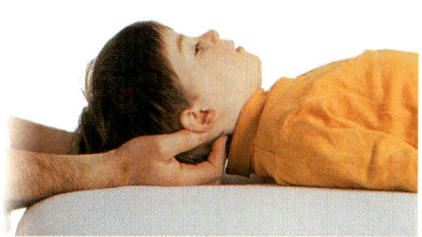

OBEN *Kinesiologen gehn davon aus, daß jeder Muskel mit einem Meridian in Verbindung steht. So kann ein Muskeltest an der Schulter wertvolle Informationen über das Gleichgewicht der Wirbelsäule liefern.*

diane als Energieleitbahnen, die bestimmte Muskeln mit bestimmten Organen und Drüsen verbinden.

Ziel der AK ist die Wiederherstellung des Gleichgewichts von Körpersystemen, aber auch der Leistungsfähigkeit von Muskeln und Nerven. Dies wird erreicht durch die Erörterung bestimmter Probleme wie falsche Ernährung oder giftige Chemikalien und durch Korrektur struktureller Schäden oder Haltungsprobleme mittels Mobilisation und Training. Akupunktur und Akupressur (s. S. 20–31) harmonisieren den Energiefluß. Massagen dienen der Auflösung von Verhärtungen und der Verbesserung der Muskel- und Nervenfunktion.

### Die Praxis

Die AK verbindet eine Reihe ganzheitlicher Therapien mit schulmedizinischen und naturheilkundlichen diagnostischen Verfahren und Behandlungstechniken. Ihr Ziel ist es, durch Muskeltests (s. S. 128) einen Überblick über die Funktion des neurologischen Systems zu gewinnen und insbesondere zu beobachten, wie die Muskeln auf eine Reihe physikalischer, chemischer und geistiger Reize ansprechen. Das Gleichgewicht aus körperlicher, biochemischer und seelischer Gesundheit wird als »Trias der Gesundheit« bezeichnet.

### VORSICHT

In der Medizin hat sich die Applied Kinesiology unter allen kinesiologischen Richtungen am meisten durchgesetzt. Viele andere Formen werden jedoch auch praktiziert. Dazu gehören weniger konventionelle Verfahren (vgl. Spezielle Kinesiologie, S. 129), die nach Ansicht mancher Therapeuten der Applied Kinesiology jedoch ungenügend getestet wurden.

Die Information, die der Muskeltest des Patienten liefert, wird dann vor Ermittlung der Diagnose mit anderen Befunden aus der Krankengeschichte, der körperlichen Untersuchung und bei Bedarf mit Laboruntersuchungen im Zusammenhang betrachtet. Genau diese Kombination diagnostischer Verfahren, die von medizinischen Fachleuten angewandt wird, unterscheidet die AK von den vielen anderen Verfahren der Kinesiologie. Die Behandler stellen Beschwerden in den Vordergrund und behandeln die wichtigsten zuerst.

Die AK wird im Gesundheitswesen in verschiedenen Bereichen eingesetzt. Daher fällt die Behandlung je nach Therapeut unterschiedlich aus. Die meisten verwenden Mobilisation und Massage der betroffenen Muskeln in der einen oder anderen Form und oft kombiniert miteinander. Manche Therapeuten setzen den Schwerpunkt bei osteopathischen oder craniosacralen Techniken an (s. S. 110–117), andere geben der Chiropraktik den Vorzug (s. S. 118–125) oder beschränken sich auf Verfahren für Muskeln und Faszien. Viele Therapeuten bevorzugen Akupunktur und Akupressur (s. S. 20–31). Der Muskeltest wird während der Behandlung auch wiederholt. Auch Ratschläge zur Ernährung und zur Vermeidung schädlicher chemischer Substanzen werden oft erteilt.

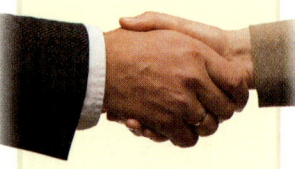

OBEN  Eine der AK-Theorie besagt, daß die Energie in unsichtbaren Bahnen, den Meridianen, durch den Körper fließt.

## MUSKELTESTS

Die Testung der individuellen Muskelstärke oder Muskelschwäche und der Reaktionen auf Veränderungen spielt in der Kinesiologie eine wichtige Rolle, obwohl sie nur ein Element der Diagnostik sind. Die Technik der Muskeltests geht zurück auf die Amerikaner Dr. Robert Lovett und die Physiotherapeuten Henry und Florence Kendall. Die Kendalls veröffentlichten 1949 ein Buch zum Thema. Darin waren 100 Tests aufgeführt. Später orientierten sich George Goodheart und seine Kollegen an diesem Werk. Dr. Alan Beardall, der Begründer der Klinischen Kinesiologie, entwickelte 300 weitere Tests.

Kinesiologen behaupten, daß der Muskeltest sowohl eine Kunst als auch eine Wissenschaft ist, zum Teil auch deshalb, weil der Behandler den Test direkt beeinflußt und so an ihm teilnimmt. Spezialisierte Kinesiologen sprechen von einer Befragung des Körpers und gehen in gewisser Weise intuitiv vor, während Vertreter der Angewandten Kinesiologie den Muskeltest strenger handhaben und dabei eine exakte und logische Abfolge von Schritten einhalten.

Das Verfahren der AK beginnt mit der Untersuchung einer großen Muskelgruppe, wie z. B. am Oberschenkel oder am Arm. Diese werden als Indikatormuskeln bezeichnet. Der Kinesiologe drückt gegen den Indikatormuskel, um ihn zu beurteilen: Wenn sich die Reaktion schlaff anfühlt, weist einer oder mehrere Muskeln eine Schwäche auf. Aufgrund dieser Information werden einzelne Muskeln ausgewählt und auf die gleiche Weise eingeschätzt, bis ein Problem lokalisiert und benannt wird.

Dieser Teil der Muskeltestung ist als »Herausforderung des Körpers« bekannt und kann durch einen Test der Muskelreaktion auf Berührung, Wärme, Kälte oder andere sensorische Reize fortgesetzt werden. Danach kann noch eine »chemische Herausforderung« folgen, bei der die Muskelreaktion getestet wird, wenn der Patient Nahrungsmittel gekostet hat oder an irgendeiner chemischen Substanz gerochen hat.

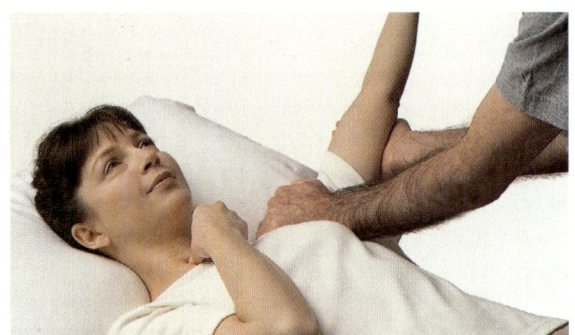

1 Durch Drehen des Oberarmknochens läßt sich die Stärke des Unterschulterblattmuskels testen.

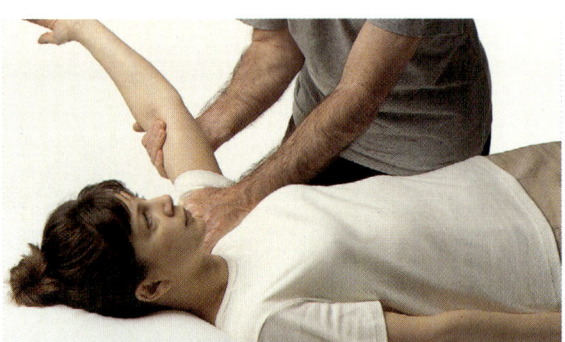

2 Durch Anheben des Armes kann der Therapeut am Patienten die Funktion des Muskels an der Halsvorderseite, auch großer Brustmuskel genannt, testen.

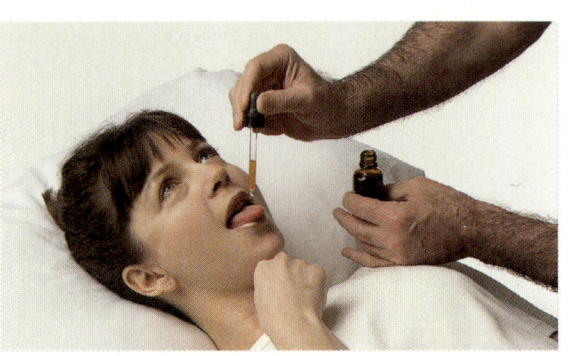

3 Wenn diese Muskeln stark genug sind, dienen sie als Indikatoren. Leidet der Patient z. B. an einer Allergie, wird er gebeten, von dem verdächtigen Nahrungsmittel zu kosten. Dann wird der Indikatormuskel erneut getestet, um festzustellen, ob sich die Reaktion geändert hat.

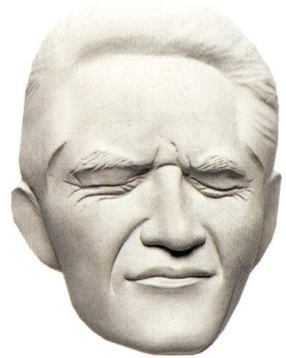

OBEN  Eine kinesiologische Behandlung kann stressbedingte Erfahrungen auflösen.

In der Speziellen Kinesiologie wird der Patient lediglich gebeten, eine Ampulle zu halten, die ein chemisches oder homöopathisches Präparat enthält. Auch eine psychische Herausforderung kann stattfinden. In diesem Fall soll sich der Patient eine Streßsituation, Beziehung oder ein vergangenes Ereignis vorstellen.

## SPEZIELLE KINESIOLOGIE

Seit der Entwicklung der Applied Kinesiology durch George Goodheart haben viele seiner Kollegen und Schüler, auch andere neue Therapierichtungen entwickelt, die von den strengen Prinzipien und Verfahren des ICAK abweichen. Man bezeichnet sie als Spezielle Kinesiologie. Die meisten dieser Therapien greifen auf die Muskeltests zurück, verfolgen daneben aber einen anderen Ansatz. Eine Gemeinsamkeit dieser Therapien besteht darin, daß die Muskeltests ein körpereigenes Rückmeldesystem darstellen, mit deren Hilfe sich Energieblockaden von Seele, Körper und Geist auflösen lassen. Diese können dann in einem Verfahren korrigiert werden, das man oft mit Bezug auf die Fünf-Elemente-Theorie der Traditionellen Chinesischen Medizin als »Ausbalancieren der Energie« bezeichnet (s. S. 35).

## KLINISCHE KINESIOLOGIE

Alan Beardall, ein amerikanischer Chiropraktiker und Vertreter der Applied Kinesiology, entwickelte Anfang der 1980er Jahre die Klinische Kinesiologie, die auch als menschliche Biodynamik bezeichnet wird. Er erweiterte Goodhearts Werk um 300 weitere Muskeltests. Vor seinem Tod im Jahre 1987 zeichnete er alle Muskeln des Körpers unter Angabe ihrer Meridiane und ihres Bezuges zu Organen und Reflexen auf. Beardall betrachtete den menschlichen Körper als Biocomputer, in dem die Muskeln die Funktion von Mikrochips haben. Ähnlich wie ein elektrischer Schalter entweder auf »an« oder »aus« steht, sind die Muskeln entweder stark oder schwach. Eine Neuerung Beardalls war der »pause lock«, der im Körper gewissermaßen den Stromkreis aufrechterhält, damit Informationen über einzelne schwache Muskeln im Körper verbleiben und die Beurteilung erleichtern. Hierzu werden die Beine des Patienten nach außen gedreht und etwas gespreizt.

Die Diagnostik in der Klinischen Kinesiologie umfaßt außer den Muskeltests auch andere Verfahren. Beardall entwickelte mehr als 1000 Hand-Modi, auch Finger-Modi genannt. Dies sind Varianten aus vier Grundbewegungen, wobei der Daumen abwechselnd mit jeder Fingerspitze zusammengebracht wird. Die Reaktion eines Muskels (schwach oder stark) auf diese Modi vermittelt dem Therapeuten Informationen über seelische, körperliche oder chemische Merkmale der Person und wie er sich danach zu richten hat. Das Berühren und Testen bestimmter Punkte am Körper (meist Torso und Kopfbereich) liefert ebenfalls Informationen.

Die Behandlungsmethoden sind im Gegensatz zur Applied Kinesiology sehr unterschiedlich. Massage, Mobilisation, homöopathische Arzneimittel, Nahrungsergänzungsmittel und Akupressur werden wie in der AK angewandt, aber klinische Kinesiologen verwenden auch Edelsteine, Bachblüten und Nahrungsergänzungspräparate, die Beardall zur Heilungsförderung entwickelte.

### BITTE BEACHTEN

■ Auch wenn es sich bei Vertretern der Applied Kinesiology um Angehörige von Gesundheitsberufen handelt, sind nur wenige davon Ärzte. Auch weniger Spezielle Kinesiologen können medizinische Qualifikationen vorweisen. Bei etwaigen Beschwerden sollte man sich an den Arzt wenden, bevor man einen Kinesiologen aufsucht.

■ Man sollte den Kinesiologen informieren, wenn man an einer schwächenden Erkrankung leidet, Schmerzen hat, sich in der Rekonvaleszenz befindet oder chronische Beschwerden hat.

■ Kinesiologen betonen die aktive Mitarbeit des Patienten an der Behandlung oder Balancierung.

■ Nur Therapeuten mit einem Diplom des ICAK dürfen sich Applied Kinesiologists nennen. Vor Beginn einer Behandlung sollte man sich vergewissern, daß der/die Kinesiologe/-in eine qualifizierte Ausbildung besitzt und von einem anerkannten Verband zugelassen ist.

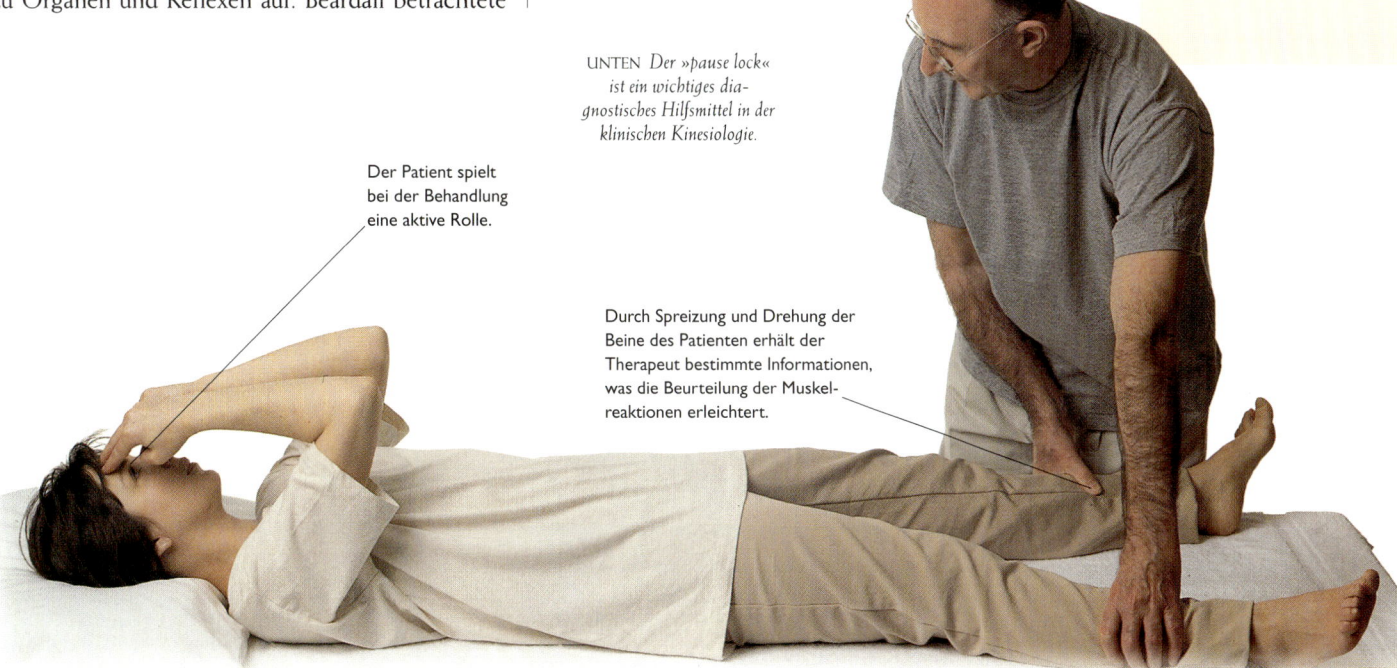

UNTEN *Der »pause lock« ist ein wichtiges diagnostisches Hilfsmittel in der klinischen Kinesiologie.*

Der Patient spielt bei der Behandlung eine aktive Rolle.

Durch Spreizung und Drehung der Beine des Patienten erhält der Therapeut bestimmte Informationen, was die Beurteilung der Muskelreaktionen erleichtert.

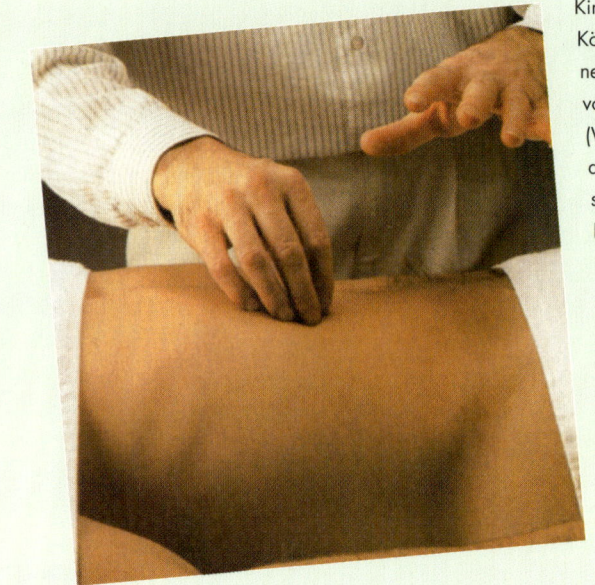

## NEUROVASKULÄRE UND NEUROLYMPHATISCHE REFLEXE

Kinesiologen glauben, daß eine leichte Massage bestimmter Körperbereiche die Leistungsfähigkeit der Organe erhöht. Die neurolymphatischen Reflexpunkte wurden in den 1930er Jahren vom amerikanischen Osteopathen Frank Chapman entdeckt. (Wie das Blutgefäßsystem durchdringt das lymphatische System alle Körpergewebe und entfernt Schlackstoffe aus biochemischen Vorgängen in jeder Zelle). Chapman stellte fest, daß das Reiben bestimmter Gebiete, vor allem im Zwischenrippenraum bestimmte Organe anregte. Im gleichen Jahrzehnt entdeckte der amerikanische Chiropraktiker Terence Bennett neurovaskuläre Reflexe. Dabei handelt es sich um bestimmte Punkte auf dem Kopf, die, wenn sie sanft gehalten werden, die Durchblutung bestimmter Organe und Drüsen fördern und so ihre Leistungsfähigkeit verbessern.

LINKS *Das Reiben bestimmter Bereiche fördert die Ausscheidung von Schlackstoffen.*

## TOUCH FOR HEALTH (TFH)

Einer der Kollegen George Goodhearts bei der Entwicklung der Angewandten Kinesiologie war Dr. John Thie, ein weiterer amerikanischer Chiropraktiker. Thie wollte die Vorteile der Angewandten Kinesiologie jedermann zugänglich machen, auch Menschen, die nicht in Gesundheitsberufen tätig waren. 1973 veröffentlichte er das Buch »Touch for Health: A New Approach to Restoring Our Natural Energies«. Später gründete er zusammen mit Goodheart und einem dritten Chiropraktiker namens Sheldon Deal die Touch for Health Foundation, die Lehrer in dieser Selbsthilfetechnik ausbildet. (Nach einer Weile jedoch wurde Goodheart unzufrieden mit der Anwendung der AK-Prinzipien durch Laien, während Deal die Erweiterte Kinesiologie entwickelte (vgl. gegenüberliegende Seite).

TFH beruht auf dem Konzept der Wellness. Ursprünglich nannte sich diese Richtung »Gesundheit von innen« und nicht TFH. Sie beinhaltet auch psychotherapeutische Verfahren, die Thies Frau Carrie einführte. Sie war Familientherapeutin, die von ihren Kollegen Joseph Heller (s. S. 138–141) und Ida Rolf (s. S. 134–137) beeinflußt wurde.

TFH sieht eine tägliche Übung vor, die die vier Seiten der Pyramide, die das ganzheitliche Gesundheitsmodell darstellt, ausbalanciert. Laut Dr. Thie stehen die Seiten für »Struktur, Stoffwechsel, Geist (Bewußtes und Unbewußtes) und Gemüt ... die Basis dieser Pyramide, auf der alles übrige ruht, ist spirituelle Wahrheit und Liebe.« Zu diesem Verfahren gehört eine Affirmation, bei der sich

das Indivuduum auf das konzentriert, was es sich von der Zukunft erhofft.

Muskeltests als Bestandteil dieses Verfahrens dienen dem Ausbalancieren des Energieflusses. Weitere Zweige des TFH sind Applied Physiology, ein System, das auf den TFH-Ausbilder Richard Utt zurückgeht, Wellness, Kinesiologie nach Dr. Wayne Topping, der ebenfalls TFH- Ausbilder war, Biokinesiologie nach John Barton, Foundation Kinesiology Practice nach Maggie La Tourel-

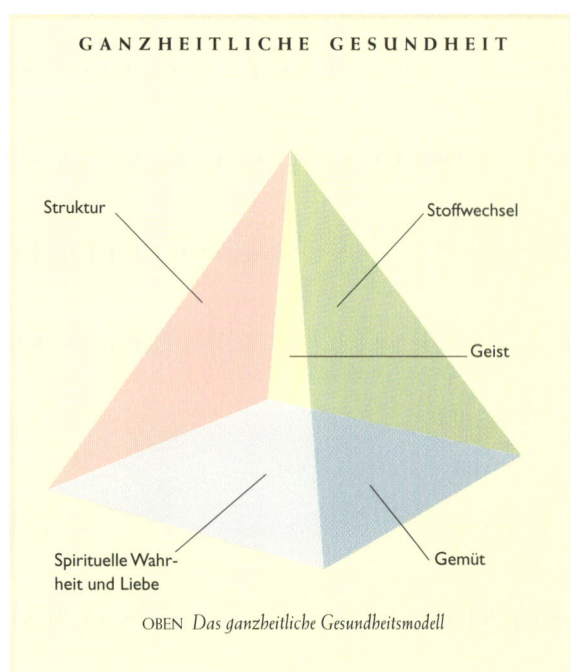

### GANZHEITLICHE GESUNDHEIT

Struktur

Stoffwechsel

Geist

Spirituelle Wahrheit und Liebe

Gemüt

OBEN *Das ganzheitliche Gesundheitsmodell*

le und die Christliche Kinesiologie von Reverend Jim Reid, der einst Kaplan einer Baptistengemeinde in Las Vegas war.

## ERWEITERTE KINESIOLOGIE

Dr. Sheldon Deal, ein weiterer amerikanischer Chiropraktiker war maßgeblich an der Entwicklung der Applied Kinesiology beteiligt und beeinflußte auch die Touch-for-Health-Bewegung. Ähnlich wie John Thie wollte er die Techniken der Applied Kinesiology auch Laien zugänglich machen, die manipulative Therapien nicht kannten.

Dr. Sheldon Deal entwickelte eine Synthese aus AK-Techniken, die er bereits seit Beginn der 1980er Jahre unterrichtet hatte. Ein Prinzip der Erweiterten Kinesiologie besagt, daß einige Körperbereiche andere nachahmen, vielleicht aufgrund ihres ähnlichen Aussehens. Ein Problem, das sich z. B. im Kreuzbeinbereich zeigt, kann eigentlich auf eine Ursache zurückzuführen sein, die einen Knochen am Hinterkopf mit ähnlichem Aussehen direkt betrifft.

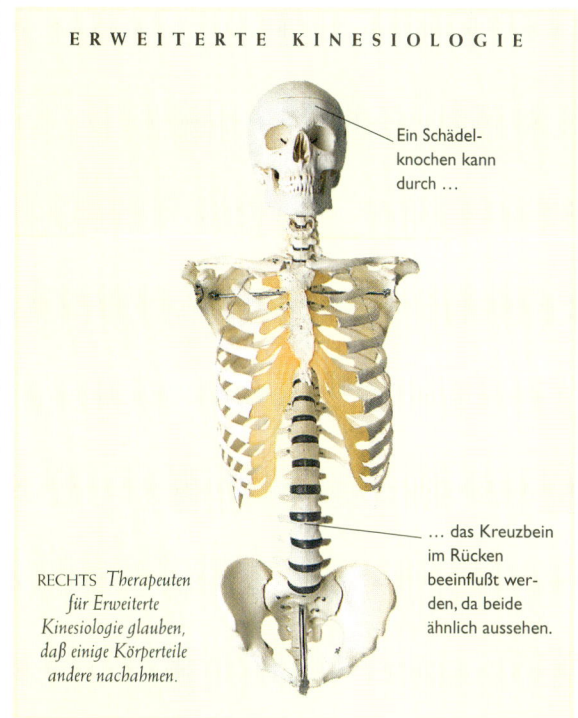

**ERWEITERTE KINESIOLOGIE**

Ein Schädelknochen kann durch …

… das Kreuzbein im Rücken beeinflußt werden, da beide ähnlich aussehen.

RECHTS *Therapeuten für Erweiterte Kinesiologie glauben, daß einige Körperteile andere nachahmen.*

## EDU-KINESIOLOGIE UND BRAIN GYM

Ein weiterer TFH-Instruktor, der eine andere Richtung der Kinesiologie begründete, war der Erziehungstherapeut Dr. Paul Dennison. Nach jahrelanger Tätigkeit an einem Zentrum für Lernbehinderte, wo er Kindern mit Legasthenie und anderen Kindern mit Lernschwierigkeiten beim Erlernen grundlegender Fertigkeiten half, verwendete er die Muskeltests, um Ungleichgewichte in der Denkleistung festzustellen. Mit Hilfe von Theorien aus der Neurologie entwickelte er eine Reihe von Übungen, die die Kommunikation zwischen der rechten und linken Gehirnhälfte verbessern. Die Bedeutung dieser Überkreuzbewegung ist in der Schulmedizin schon lange unbestritten.

Dr. Dennison entwickelte zwei Haupttechniken: Das Laterality Repatterning und Brain Gym. Er verwendet auch die Affirmation, die ein Merkmal von Touch for Health ist. Nach Auffassung der Kinesiologen integriert das Laterality Patterning die beiden Gehirnhälften. Neurologen würden sagen, daß es neue Nervenbahnen zwischen den Gehirnhälften öffnet, sie aufrecht erhält und stärkt. Ein Verfahren, das sich als wirkungs-

voll erwiesen hat, ist das Cross-Crawl, bei dem jede Hand abwechselnd auf das gegenüberliegende Knie gelegt wird, während der Patient seinen Kopf gleichzeitig auf eine Seite bewegt. Bei einer weiteren Technik wird abwechselnd mit jeder Hand die liegende Ziffer »8« geschrieben.

Brain Gym besteht aus einer Reihe von Übungen, die nicht nur dazu beitragen, die beiden Gehirnhälften zu integrieren, sondern auch die Zufuhr von Nährstoffen zum Gehirn insgesamt verbessern und die Energie jedes Einzelnen ausbalancieren, um geistige und körperliche Leistungsfähigkeit zu verbessern.

Die Edu-Kinesiologie hat ihren Stellenwert bei der Behandlung von Kindern mit Legasthenie und Lernstörungen unter Beweis gestellt. Sie wird von der U.S. National Learning Foundation unterstützt und von Erwachsenen jeden Alters angewendet, um die Leistung zu steigern und die Fähigkeiten des Einzelnen zu fördern.

OBEN *Die Integration der Gehirnhälften kann die geistige und körperliche Leistungsfähigkeit des Einzelnen steigern.*

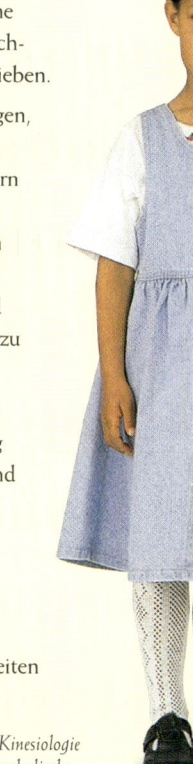

RECHTS *Die Edu-Kinesiologie trägt dazu bei, die schulische Leistung von Kindern zu verbessern.*

PROFESSIONAL KINESIOLOGY PRACTICE (PKP)
Eine weitere Synthese von Verfahren der Applied Kinesiologie, die sowohl für Laien als auch für Therapeuten aus
Gesundheitsberufen entwickelt wurde, stammt von dem
neuseeländischen Arzt Dr. Bruce Dewe und dessen Frau
Joan. PKP umfaßt nicht nur Mobilisationsverfahren, wie
sie von Osteopathen und Chiropraktikern eingesetzt werden (s. S. 110–127), sondern setzt auch andere Fertigkeiten ein. Insbesondere betont PKP die Bedeutung des ursprünglich von Dr. Alan Beardall entwickelten Testens mit Finger-Modi (s. S. 129) und betrachtet die Informationen, die sich daraus ergeben, als eine Art Datenbank, die von der Person erstellt werden kann, die den Biocomputer benutzt.

### HYPERTON-X

Hyperton-X, auch hypertones Muskelreleasing wurde zu
Beginn der 1980er Jahre von Frank Mahony, einem TFH-
Instruktor entwickelt, der auch mit Dr. Paul Dennison im
Bereich der Edu-Kinesiologie gearbeitet hatte. Mahony
entdeckte, daß eine Verbindung zwischen Muskeln mit
erhöhtem Tonus und geistiger und körperlicher Leistungsfähigkeit bestand. Durch Auffinden von Muskeln mit
gesteigertem Tonus anhand von Muskeltests und die
Auflösung ihres Spannungszustandes kann das Fließen des
Liquors, der Gehirn und Rückenmark umspült, geändert
werden. Der Theorie zufolge wird dadurch die biochemische Leistungsfähigkeit des Körpers verbessert und die
Qualität der Kommunikation zwischen Geist und Körper
erhöht. Hyperton-X wird hauptsächlich, wenn auch nicht
ausschließlich, zur Verbesserung der sportlichen Leistung
und zur unterstützenden Behandlung bei Sportverletzungen
eingesetzt.

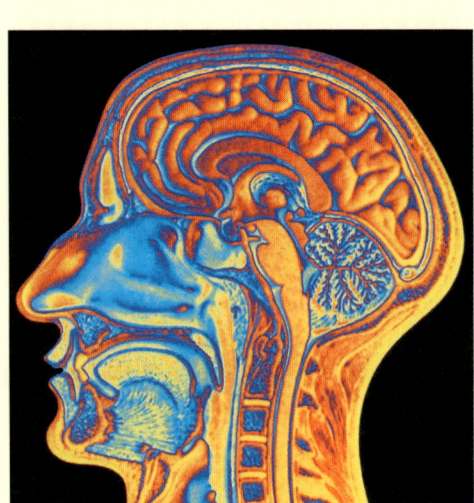

OBEN *Durch Beeinflussung des Liquorflusses kann die Kommunikation zwischen Geist und Körper verbessert werden.*

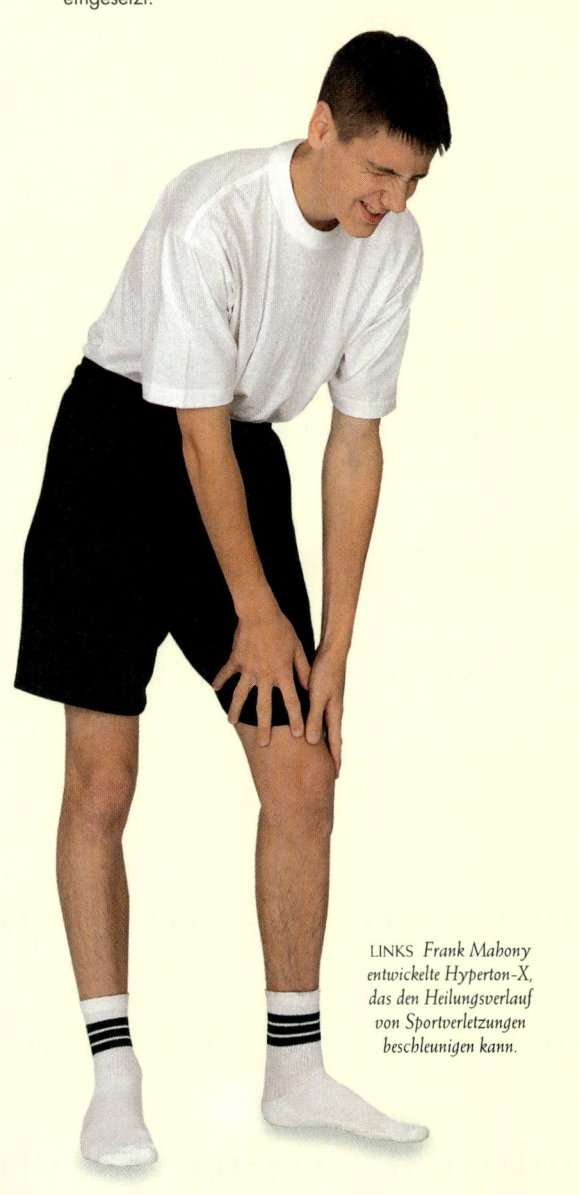

LINKS *Frank Mahony entwickelte Hyperton-X, das den Heilungsverlauf von Sportverletzungen beschleunigen kann.*

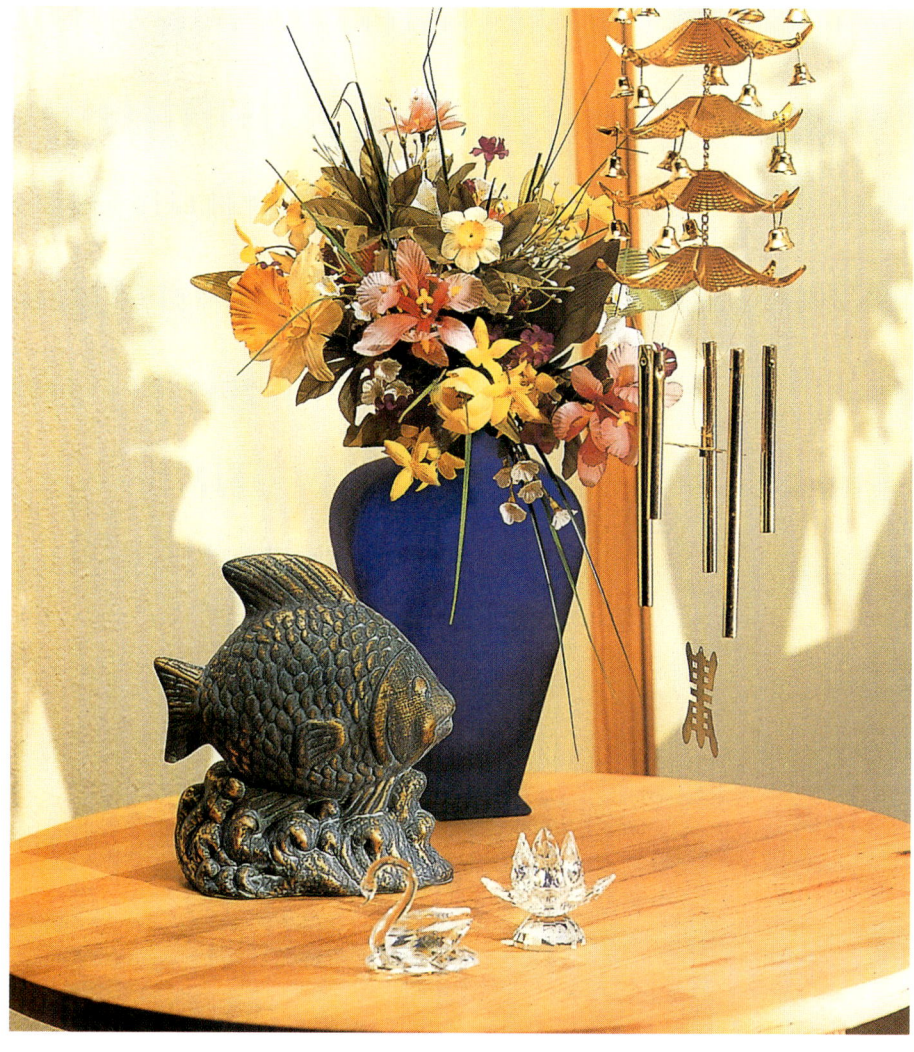

LINKS *Gesundheitskinesiologen glauben, daß Allergien von energetischen Störungen kommen, die u. a. entstehen, wenn die Grundsätze des Feng Shui nicht eingehalten werden.*

## Gesundheitskinesiologie

Dr. Jimmy Scott entwickelte die Gesundheitskinesiologie nach seiner Tätigkeit an der medizinischen Fakultät der Universität von Californien in San Francisco. Er setzt die Muskeltests zum Aufdecken von Allergien und Ernährungsmängeln ein. Ebenso dienen die Tests dem Auffinden von elektromagnetischer Strahlung oder energetischen Beeinträchtigungen, die z. B. durch Verstoß gegen die Regeln des Feng Shui bei der Gestaltung eines Raumes etc entstehen. Die Behandlung umfaßt Empfehlungen zur Änderung der Lebensweise und Übungsprogramme, Akupunktur, die Verwendung von Magneten bei der Behandlung und homöopathische Arzneimittel.

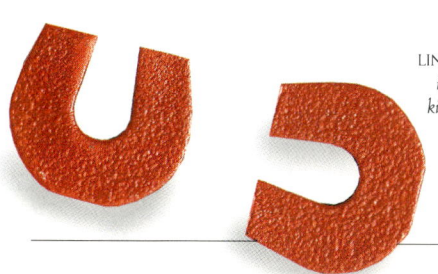

LINKS *Magneten werden in der Gesundheitskinesiologie eingesetzt.*

### EMOTIONALER STRESSABBAU (ESA)

Dr. George Goodheart stellte fest, daß die Haut von Menschen, die unter starkem Streß stehen, über den Augenbrauen oft gerötet erscheint und entdeckte, daß leichter Druck auf diesen Bereich die Streßbewältigung fördert. Währenddessen überdenkt der Patient die Ursache für seine Streßsituation oder erlebt diese im Geiste noch einmal. Er nannte diese Technik »Emotionaler Streßabbau«. Seither stellt sie ein wichtiges kinesiologisches Verfahren dar. Der Druck sollte etwa zehn Minuten lang beibehalten werden, um eine Wirkung zu erzielen.

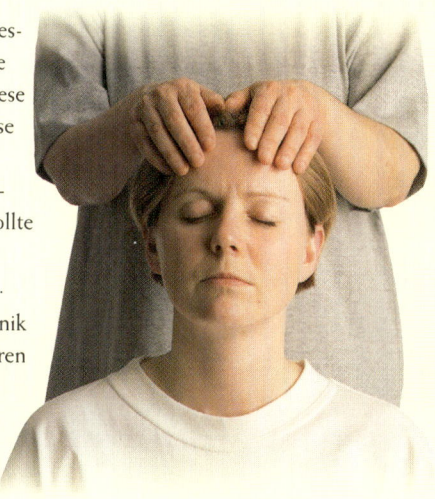

Der Grund für den Erfolg dieser Technik liegt darin, daß ESA die neurovaskulären Reflexe anregt, die den Magen beeinflussen – ein Bereich, von dem oft gesagt wird, daß er der Sitz unserer Empfindungen ist.

# ROLFING

### ROLFING

Die Biochemikerin Dr. Ida P. Rolf entwickelte Rolfing nach jahrelanger Forschungsarbeit zur Speicherung von Traumata in der Muskulatur und im Bindegewebe des Körpers. Ihr Behandlungssystem greift tief ein, um eine Wiederherstellung der körperlichen Struktur und des Gleichgewichts zu erzielen. Dabei konzentriert man sich auf das Gravitationszentrum im Körper und auch auf das der Erde. Sie nahm an, daß die Schwerkraft Gleichgewicht und Bewegung unterstützt, wenn der Körper richtig darauf ausgerichtet ist. Psychische und körperliche Probleme lassen sich auf diese Weise beseitigen.

Die Biochemikerin Ida Rolf, eine Wegbereiterin der Körperarbeit, entwickelte das Therapiesystem der »Strukturellen Integration«. Ihr Begriff »Rolfing« wurde später rechtlich geschützt. Sie nahm an, daß eine Kombination von Erinnerungen an körperliche und seelische Traumata, die in der Muskulatur und im Bindegewebe gespeichert werden, aber auch Disharmonie des Bewegungsapparates mit dem körperlichen Zentrum der Schwerkraft für viele körperliche und seelische Beschwerden verantwortlich sind. Dr. Rolfs Therapiesystem der Tiefenmassage, das sich auf die Lockerung und Dehnung des Bindegewebes konzentriert, wurde von Therapeuten weltweit übernommen.

Dr. Ida P. Rolf (1896–1979) wurde in New York geboren und erwarb 1920 an der Columbia Universität den Doktortitel. Nachdem sie wegen einer Rippenverletzung osteopathisch behandelt worden war, begann sie sich für die Mechanik des menschlichen Körpers zu interessieren. Studien überzeugten sie davon, daß Gestalt und Form des menschlichen Körpers, die seelische Verfassung und die physiologischen Reaktionen sich wechselseitig beeinflussen. Der Körper reagiert auf vergangene Erfahrungen und merkt sich diese. Rolf glaubte, daß diese Erinnerungen im Myofaziengewebe festgehalten werden und nicht nur im Muskelsystem. »Myo« bezieht sich auf Muskel. Eine »Faszie« ist die weiße, fibröse Bindegewebshülle, die jeden Muskel umschließt, jeden Muskel und jede Muskelfaser miteinander verbindet und sich zu Bändern und Sehnen vereinigt. Ida Rolf behauptete, daß sich Menschen im Laufe ihres Lebens eine schlechte Haltung und falsche Bewegungen angewöhnen, die die Folge von Streß sind, der auf seelischen oder körperlichen Traumata beruht. Diese wiederum setzen sich in den Faszien fest. Sie wollte die Faszien befreien, um dem Körper in seinen natürlichen Zustand zurückzuversetzen.

Ida Rolf glaubte auch, daß die Schwerkraft nachhaltig auf den Bewegungsapparat einwirkt. Ist der Mensch in einer gesunden strukturellen Verfassung, fördert die Schwerkraft Gleichgewicht und Bewegung. Ist der Körper aus seiner richtigen Anordnung geraten, z. B. durch Fehlhaltung, wirkt die Schwerkraft als Streßfaktor. Man muß sich vermehrt anstrengen, um aufrecht zu bleiben.

### Das Rolf-Institut

Ida Rolf verbrachte viele Jahre mit der Entwicklung ihres Bewegungssystems, »Strukturelle Integration« oder einfach »Rolfing« genannt. Sie begann in den 1950er Jahren damit, ihr System anderen Körpertherapeuten vorzuführen. Als das Interesse an ganzheitlichen Behandlungsmethoden in den 1960er Jahren zunahm, wurde Dr. Ida Rolf immer bekannter. 1971 gründete sie in Boulder, Colorado, das Rolf Insitute of Structural Integration. Auch in Europa gibt es mittlerweile qualifizierte Rolfer.

### Die Theorie

Die Muskeln des Körpers arbeiten in der Regel paarweise zusammen. Wenn sich ein Muskel zusammenzieht und beugt, um eine Handlung auszuführen, entspannt sich ein entgegengesetzer Muskel und streckt sich. Wenn man z. B. den Ellbogen beugt, zieht sich der Bizeps an der Vorderseite des Oberarms zusammen und der Trizeps auf der Rückseite des Oberarms verlängert sich. Hängt der Arm locker an der Seite herab, sind beide Muskeln entspannt. Beide bewahren jedoch eine bestimmte natürliche Muskelspannung, auch Tonus genannt.

Steht oder sitzt man aufrecht, verläuft das Gravitationszentrum genau entlang der Körpermitte, und die Muskeln behalten nur ein wenig Spannung bei, um die Position aufrecht zu erhalten. Wenn aber z. B. der Kopf nach vorne geneigt ist, müssen sich die Muskeln im Schulter-Nackenbereich zusammenziehen, um den Kopf davor bewahren, auf die Brust hinabzusinken. Gleichzeitig werden die entgegengesetzten Muskeln entspannt, aber nicht verlängert und bewahren so wenig natürliche Muskelspannung. Wird diese Haltung lange Zeit beibehalten, bleiben die Muskeln verkürzt und in einem Zu-

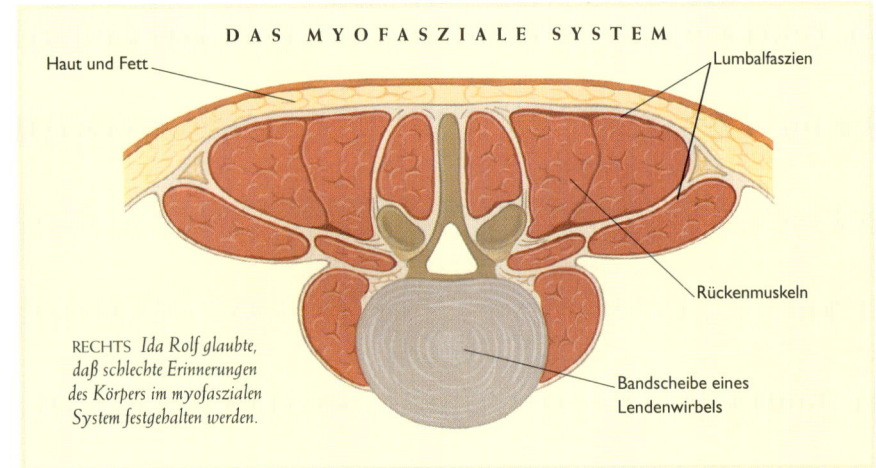

**DAS MYOFASZIALE SYSTEM**

Haut und Fett

Lumbalfaszien

Rückenmuskeln

Bandscheibe eines Lendenwirbels

RECHTS *Ida Rolf glaubte, daß schlechte Erinnerungen des Körpers im myofaszialen System festgehalten werden.*

## DIE PRAXIS

Ida Rolf verglich den Körper mit einem Turm aus Bauklötzen: Sind einer oder mehrere Bausteine aus der richtigen Anordnung geraten, ist die ganze Struktur instabil und gerät unter Streß. Rolfer wollen wieder die richtige Anordnung herstellen, damit sich jedes Element im Verhältnis zu den umliegenden Bereichen in der richtigen Lage befindet.

Als Rolf ihr Konzept der Körperkorrektur ausarbeitete, stellte sie fest, daß das Haupthindernis in starren, verspannten Faszien bestand, die bei Kindern noch geschmeidig und biegsam sind. Ida Rolf stellte die Theorie auf, daß sich die Faszie eines Erwachsenen wieder in den Kindheitszustand zurückführen läßt. Diesen Grundsatz hatte sie vor Augen, als sie viele Jahre an der Entwicklung eines Tiefenmassagesystems arbeitete, das die Faszien in ihren ursprünglichen, elastischen Zustand zurückversetzen konnte. Bei diesem System wird jeder Körperbereich abwechselnd bearbeitet, um die Faszien weich zu machen und zu dehnen, damit dieser Bereich im Verhältnis zu den umgebenden Bausteinen nach oben und nach unten korrekt angeordnet ist. Ziel einer Behandlungsserie ist eine Lockerung der gesamten Körperfaszien, damit die Muskeln ungehindert und regelrecht mit und nicht gegen die Schwerkraft arbeiten können.

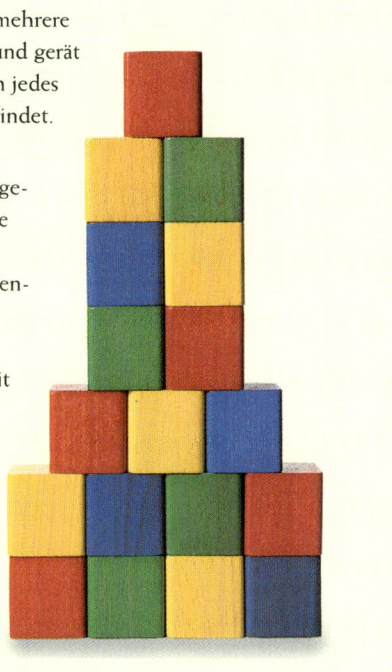

RECHTS *Ida Rolfs berühmter »Turm aus Bauklötzen«. Die Körperstruktur eines Kindes ist in Ordnung, solange jedes Element harmonisch angeordnet ist. Gerät jedoch ein einziger Baustein aus der Anordnung, bricht die gesamte Struktur zusammen. Dasselbe gilt für den menschlichen Körper.*

stand übermäßiger Anspannung. Die Faszien, die jede Muskelfaser und jeden Muskel umgeben, verkürzen sich ebenfalls und verlieren ihre Elastizität. Als Folge davon wird der Muskel steif und starr. Gleichzeitig erlernt das neuromuskuläre System eine Fehlhaltung, übernimmt diese aber als korrekte Haltung. Rolfer glauben, daß der Streß, der durch Fehlhaltung entgegen der Schwerkraft entsteht, die meisten strukturellen Schäden am Bewegungsapparat auslöst und die Energie des Körpers und die Selbstheilungskräfte erschöpft.

### Das myofasziale Gedächtnis

Rolfer sind der Auffassung, daß sich jedes Trauma körperlicher oder seelischer Art nachhaltig auf den Körper auswirkt, auch wenn die eigentliche Schädigung schon lange verheilt oder in Vergessenheit geraten ist. Diese Erinnerungen an vergangene Ereignisse beeinflussen das myofasziale System, wobei die Faszien verhärten und sich zusammenschnüren. Die Muskeln bleiben sogar in Ruhe zu angespannt. Dies alles führt zu einer Bewegungseinschränkung der Gelenke. Ein Muskel ist gezwungen, mehr Kraft aufzuwenden, um die erforderliche Bewegung auszuführen. Da sich diese Wirkungen jedoch erst mit der Zeit bemerkbar machen, passen sich die Betroffenen an und glauben, daß der Verlust an Beweglichkeit und Energie zum normalen Alterungsprozeß gehört. Die Rolfer behaupten, daß diese Starrheit des myofaszialen Systems nicht nur den Bewegungsapparat beeinträch-

tigt, sondern auch die anderen Körpersysteme in physischer und psychischer Hinsicht.

### Reflexpunkte (»Hot spots«)

Als Ergebnis der Dehnung und Lockerung der Faszien kann sich die benachbarte Muskulatur verlängern und entspannen. Schmerzhafte, verspannte Bereiche von Faszien und Muskeln werden solange bearbeitet, bis auch sie gedehnt und entspannt sind. Schmerzhafte Reflexpunkte (»Hot spots«) wie diese sind der Bereich, in dem nach Ansicht der Rolfer seelische und körperliche Traumata gespeichert werden. Wenn sie massiert werden, kann es sein, daß die vergessene Ursache des körperlichen oder seelischen Traumas dabei in der Erinnerung wieder wachgerufen und aufgelöst wird.

Während der Körper allmählich wieder neustrukturiert wird und es zu einer Entspannung der Muskeln und Faszien kommt, werden Schmerzen am Bewegungsapparat, die durch Fehlhaltung entstanden sind, alte Verletzungen oder falsche Bewegungsmuster beseitigt. Man hofft, daß es erst gar nicht soweit kommt, wenn die richtige Haltung erlernt wird. Die Verbesserung der Haltung vertieft die Atmung und erhöht das Energieniveau. Rolfing kann sich auch bei streßbedingten Problemen günstig auswirken, die Stimmungslage ändern und das Selbstbewußtsein stärken. Viele Menschen, die sich Rolfing-Sitzungen unterzogen haben, stellen fest, daß sie dauerhaft meßbar größer geworden sind.

## DER BESUCH BEIM ROLFING-THERAPEUTEN

Beim Rolfing ist eine Behandlungsserie von 10 Sitzungen üblich. Jede Sitzung dauert 60–90 Minuten. Im allgemeinen sind regelmäßige Sitzungen in wöchentlichen oder vierzehntägigen Abständen zu empfehlen. Jede der ersten sieben Sitzungen ist einem bestimmten Körperbereich gewidmet: Bei der ersten wird der Rumpf und der Brustkorb bearbeitet, um die Atmung zu erleichtern und zu vertiefen. Bei den nächsten Sitzungen bearbeitet der Therapeut, auch Rolfer genannt, das Kreuz, dann den Nacken, die Knie usw. Jede Sitzung baut auf den Ergebnissen und Befunden der vorherigen Behandlungen auf. (Manche Rolfer machen vor und nach jeder Sitzung ein Foto, um Fortschritte festzuhalten.) In den letzten drei Sitzungen konzentriert sich der Rolfer auf die Reintegration des wieder elastisch gewordenen Gewebes.

Vor der ersten Sitzung nimmt der Rolfer die gesamte Kranken- und Lebensgeschichte des Patienten auf. Er stellt z. B. Fragen nach erlittenen Verletzungen. Er beobachtet bereits, wie man das Behandlungszimmer betritt, wie man sich bewegt, sitzt und steht. Man wird gebeten, sich bis auf die Unterwäsche zu entkleiden, damit der Rolfer Bewegung und körperliches Erscheinungsbild untersuchen kann. Er überprüft, ob man eine Schulter höher als die andere hält, ob die Wirbelsäule gerade ist und ob man einen Fuß mehr belastet als den anderen. Alle diese Kriterien und auch andere vermitteln dem Rolfer eine Vorstellung von den Bereichen, in denen sich Spannung oder Streß niederschlägt.

Während der Sitzung selbst wird man gebeten, auf einer Behandlungsliege oder -matte zu liegen, zu sitzen oder zu stehen je nach dem Gebiet, das gerade bearbeitet

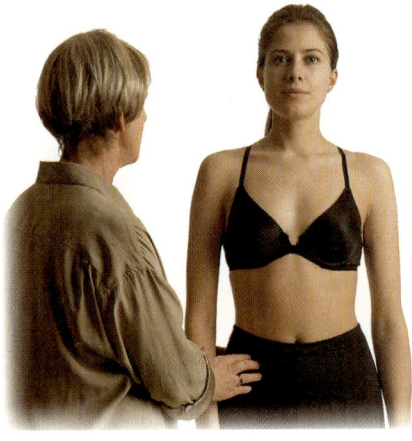

**2** Die ersten Sitzungen konzentrieren sich auf bestimmte Körperbereiche. Der Therapeut setzt zur Lockerung verspannter Muskeln seine Hände ein.

**1** Zu Beginn der Rolfing-Sitzung achtet der Therapeut sorgfältig auf Haltung und Körperstruktur des Patienten.

Zur Untersuchung entkleidet man sich bis auf die Unterwäsche.

Der Rolfer achtet auf streßbelastete Bereiche.

**3** In späteren Sitzungen reintegriert der Rolfer die elastischen Gewebe im Körper.

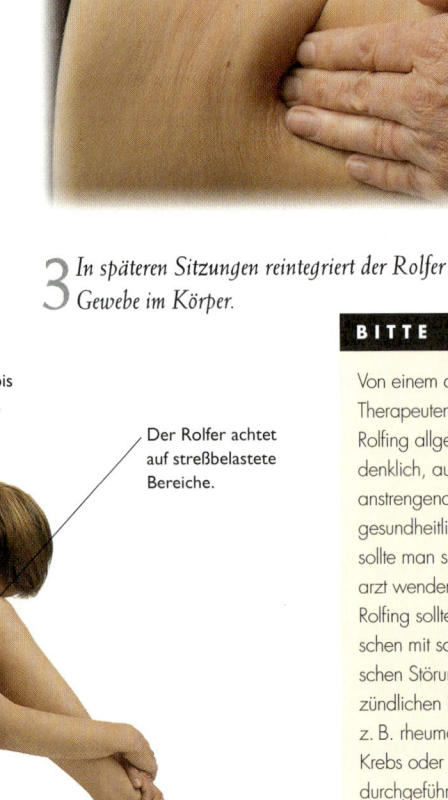

### BITTE BEACHTEN

Von einem qualifizierten Therapeuten ausgeführt, gilt Rolfing allgemein als unbedenklich, auch wenn es recht anstrengend sein kann. Bei gesundheitlichen Bedenken sollte man sich an den Hausarzt wenden.
Rolfing sollte nicht bei Menschen mit schweren psychischen Störungen oder entzündlichen Erkrankungen, wie z. B. rheumatoider Arthritis, Krebs oder Osteoarthritis durchgeführt werden.

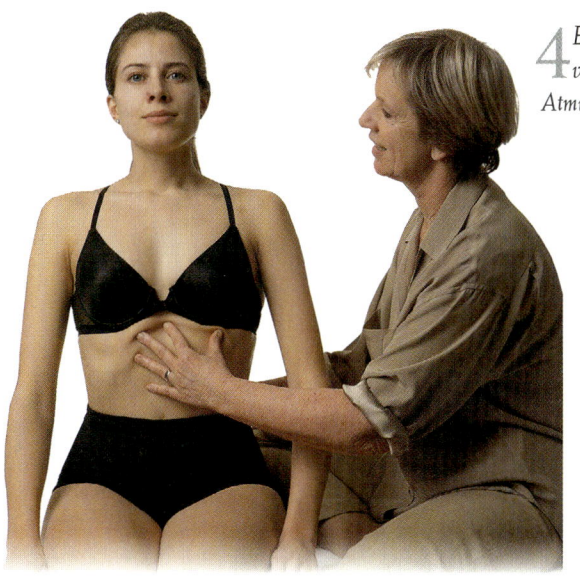

4 *Eine Dehnung des Brustkorbes verhilft dem Patienten zu leichterer Atmung.*

## WEGWEISER

Rolfing hilft bei:

ASTHMA, S. 294/5

KOPFSCHMERZEN, S. 268/9

MIGRÄNE, S. 269

RÜCKENBESCHWERDEN, S. 344/5

STRESS, S. 262/3

WEICHTEILRHEUMATISMUS, S. 348

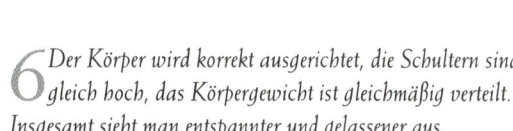

5 *Nach einer Behandlungsserie mit Rolfing sollte es dem Patienten nicht schwerfallen, seinen Kopf aufrecht zu halten.*

wird. Der Rolfer wird Ihren Körper durch Kneten, Massage und Klopfung bearbeiten. Er setzt seine Hände, Finger, Fingerknöchel und Ellbogen ein. Die Massage erfolgt langsam und ist tiefgehend. Parallel zum Drücken sollte tief geatmet werden. Wird ein schmerzhafter Reflexpunkt gefunden, konzentriert sich der Rolfer auf die Lösung verhärteter Faszien, bevor er weitermacht. Diese Vorgehensweise kann anstrengend sein, daher ist es wichtig, daß man sich nicht verspannt, sondern versucht, sich zu entspannen und eine ungehinderte Knetung der Verspannung zuläßt. Rolfer glauben, daß druckschmerzhafte Punkte eine Erinnerung an ein früheres traumatisches Erlebnis darstellen. Bei der Massage dieses Punktes kann es sein, daß man sich an dieses Ereignis erinnert. Ist die Verspannung beseitigt, wird das damit verbundene Trauma aufgelöst. Während der Sitzung wird der Patient auch gebeten, seinen Körper gezielt und kontrolliert zu bewegen, damit der Rolfer die Faszien manipulieren kann und eine neue Bewegungsmöglichkeit schafft.

Es kann sein, daß Sie am Ende der ersten Sitzung eine tiefe Entspannung und Befreiung verspüren. Aber es ist wichtig, eine ganze Behandlungsserie zu Ende zu führen, um alle Vorteile dieser Therapie auszuschöpfen. Im Laufe der Sitzungen werden einige Übungen zur bewußten Bewegung vermittelt, die man zwischen den Behandlungen ausführt. Diese Übungen werden auch Bewegungsintegration genannt und wurden nach der Entstehung des Rolfing als Begleittherapie entwickelt. Die Übungen ähneln den von Hellerwork-Therapeuten (S. 138–141). Sie werden zur Umerziehung des neuromuskulären Systems durchgeführt, indem korrekte Bewegungsabläufe festgelegt werden. Wenn eine Serie von zehn Standardsitzungen beendet ist, kann man den Therapeuten jederzeit wieder zu einer Kontrollsitzung aufsuchen.

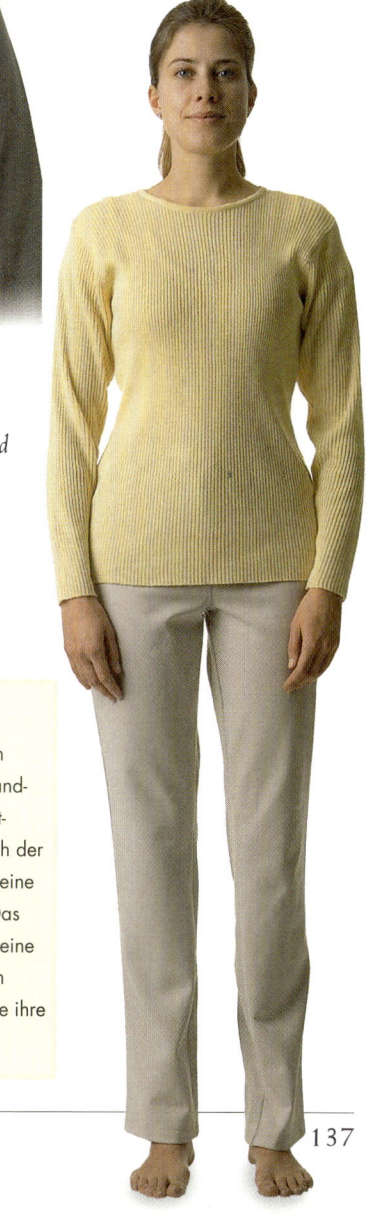

6 *Der Körper wird korrekt ausgerichtet, die Schultern sind gleich hoch, das Körpergewicht ist gleichmäßig verteilt. Insgesamt sieht man entspannter und gelassener aus.*

## SELBSTHILFE

Rolfing ist keine Selbsthilfetechnik. Ein Rolfer kann jedoch gezielte Übungen vermitteln, die sich zwischen den Behandlungsterminen durchführen lassen. Es ist wichtig, den Fortschritt, den man in seiner Haltung und Beweglichkeit nach der Behandlung erzielt hat, beizubehalten, indem man sich seine eigene Haltung und seine Bewegungen bewußt macht. Das Rolf-Institut (vgl. Nützliche Adressen, S. 368–373) bietet eine Reihe von Büchern, Kassetten und Videos zur strukturellen Integration durch Rolfing an. Ida Rolf hat viele Bücher, die ihre Theorien und Methoden erklären, selbst verfaßt.

# HELLERWORK

**HELLERWORK**

Der amerikanische Rolfer Joseph Heller entwickelte sein eigenes System zum Abbau von Spannungen, die im Bindegewebe des Körpers oder den Faszien gespeichert werden. Hellerwork unterscheidet sich vom Rolfing dadurch, daß die Massage nur ein Aspekt der Therapie ist, die ähnliche Übungen wie die Alexandertechnik und die Feldenkraismethode umfaßt. Hinzu kommt auch der Austausch zwischen Therapeut und Schüler/Klient über die Art und Weise, wie Gefühle den Körper beeinflussen. Die Ausbildung umfaßt drei Elemente: Tiefe Körperarbeit am Bindegewebe, Bewegungserziehung und verbaler Dialog, die dem Schüler helfen sollen, seinen Körper in eine gesunde, aufrechte Haltung und Balance zu bringen.

Als Erfindung des einstigen Raumfahrtingenieurs und Präsidenten des Rolf-Instituts stellt Hellerwork eine Schule dar, die der Auflösung von Anspannung im Bindegewebe des Körpers dient und das Gleichgewicht des Körpers wiederherstellt. Die Ursache dieses Ungleichgewichts ist in falschen Bewegungsmustern und Fehlhaltung zu suchen, die man sich angewöhnt hat, oder in psychischen Problemen. Obwohl diese Therapie gegenwärtig außerhalb Amerikas noch wenig bekannt ist, gewinnt sie als ganzheitliche, vorbeugende Methode allmählich an Beliebtheit. Sie verbessert das Bewegungsmuster und die Haltung und stärkt außerdem Selbstbewußtsein und Wohlbefinden.

Joseph Heller, der Begründer des Hellerwork, befaßte sich früher als Raumfahrtingenieur mit der Auswirkung der Schwerkraft auf Raketen. Er war aber auch an der Wirkung der Tiefenmassage auf die Körperstruktur interessiert. 1972 ließ er sich bei Ida Rolf ausbilden (s. S. 134–137), die das System der Strukturellen Integration entwickelt hatte, bei dem die Körpergewebe durch Tiefenmassage der Faszien (Bindegewebshüllen) auf die Schwerkraft ausgerichtet werden. Heller wurde 1975 Präsident des Rolf-Instituts, gab diese Position drei Jahre später jedoch auf, weil er glaubte, daß Massage allein keine nachhaltige Wirkung erzielt. Heller arbeitete auch mit Judith Aston, einer Lehrerin für Tanz und Körpererziehung, zusammen. Sie war die Begründerin einer Richtung des Rolfing, die als »Aston Patterning« bezeichnet wird und studierte unter anderem Bioenergetik (s. S. 204/5) und Gestalttherapie (s. S. 200/1).

Heller entwickelte dann sein eigenes System – Hellerwork. Massage ist jedoch nur ein Element dieser Therapie. Der zweite Teil besteht aus einer Reihe von Übungen, die Ähnlichkeit mit der Alexandertechnik (s. S. 146–153) und der Feldenkraismethode (s. S. 142–145) haben, da auch sie der Umerziehung alltäglicher Bewegungsmuster dienen. Die dritte Komponente von Hellerwork leitet sich von der Tatsache ab, daß Körper und Seele miteinander im Austausch stehen. Streß und andere psychische Faktoren wirken sich auf die Körpergewebe aus. Durch das Gespräch mit dem Therapeuten werden dem Klienten seine Empfindungen bewußt gemacht, und wie sie sich in Haltung und Bewegungen widerspiegeln.

Heller bildet Therapeuten aus und entwickelt sein System weiter. Weltweit gibt es etwa 400 anerkannte Therapeuten für Hellerwork, 300 davon in USA.

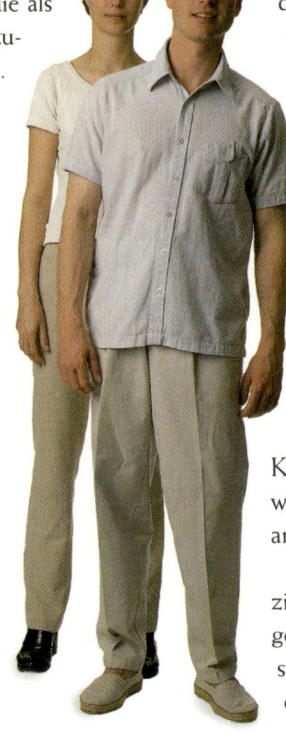

OBEN *Hellerwork dient der Strukturkorrektur des Körpers. Die Schwerkraft wird dabei zur Unterstützung unserer Bewegungen eingesetzt.*

## DIE THEORIE

Die drei Komponenten von Hellerwork sind: Tiefe Körperarbeit, Bewegungserziehung und verbaler Dialog. Das System konzentriert sich nicht auf verspannte Bereiche, sondern wertet diese als Zeichen dafür, daß der Körper insgesamt aus seiner Anordnung und Balance geraten ist. Hellerwork konzentriert sich auf die Neustrukturierung des gesamten Körpers. Wenn die vertikale Linie der Schwerkraft ordnungsgemäß durch den aufrechten Körper verläuft, sind die Gelenke uneingeschränkt beweglich und die Faszien gleitfähig und locker.

### Körperarbeit

Körperarbeit ist eine Form der Tiefenmassage der Faszien. Die Faszie ist ein weißes, fibröses Gewebe, das jeden Muskel und jede Muskelfaser umhüllt und verbindet. Es fügt die Enden jedes Muskels zu einer Sehne zusammen, die wiederum einen Muskel mit einem Knochen verbindet. Im Idealfall sollten die Faszien geschmeidig und dehnbar sein. Manchmal aber werden sie steif und unbeweglich. Die Schichten einer Faszie können aneinander haften und dadurch zu Bewegungseinschränkung und Schmerzen führen. Heller behauptet, daß sich Steifheit und Spannung in der Faszie anhäufen. Da die Schichten der Faszie im Körper in Wechselwirkung zueinander stehen, wird die Anspannung von einem Bereich an den anderen weitergegeben.

Mehrere Faktoren können zu einem Elastizitätsverlust der Faszie führen: Bewegungsmangel, Verbiegungen durch ungleichmäßige Belastung, wie z. B. bei Fehlhaltung, ein Trauma oder eine tiefsitzende, seelische Belastung. In der Regel nehmen die Muskeln durch Anspannung und Loslassen Interstitialflüssigkeit auf, die jede Körperzelle umspült. Bei ungenügender Bewegung jedoch erfolgt

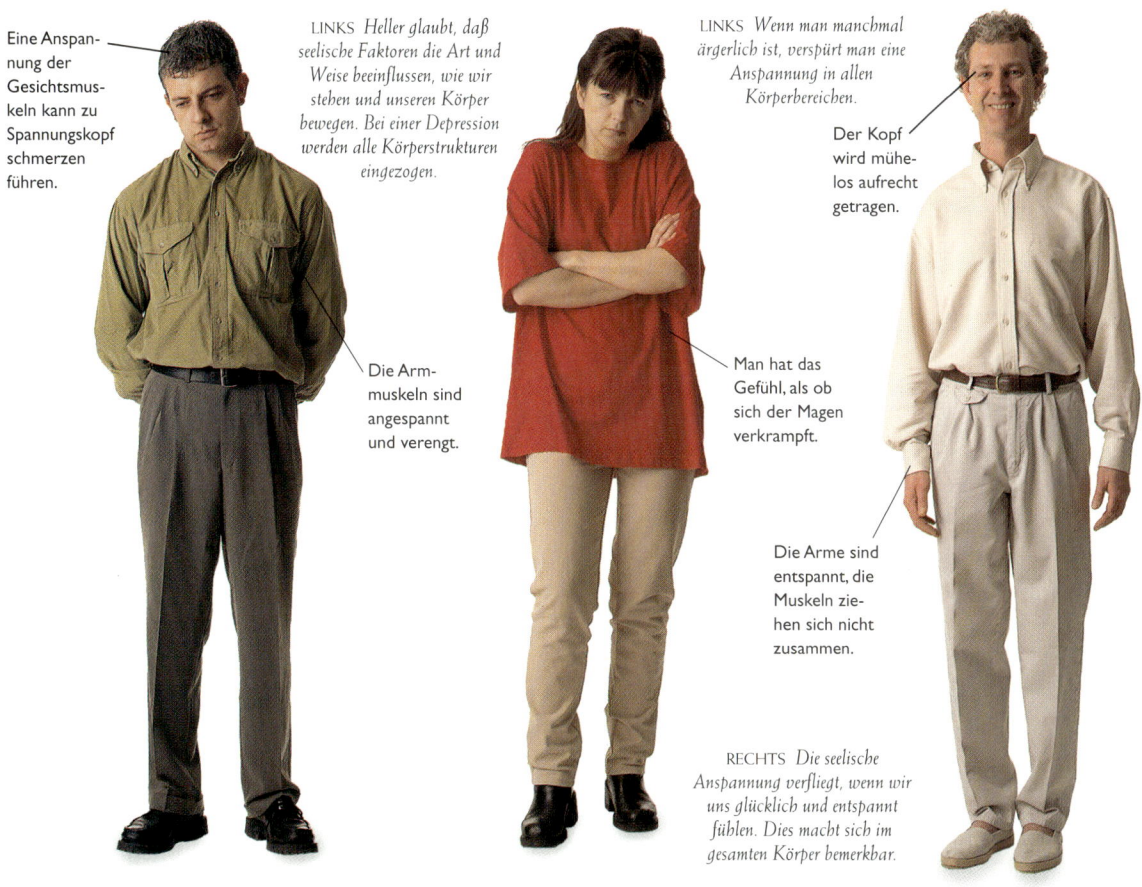

Eine Anspannung der Gesichtsmuskeln kann zu Spannungskopf schmerzen führen.

*LINKS Heller glaubt, daß seelische Faktoren die Art und Weise beeinflussen, wie wir stehen und unseren Körper bewegen. Bei einer Depression werden alle Körperstrukturen eingezogen.*

Die Arm-muskeln sind angespannt und verengt.

*LINKS Wenn man manchmal ärgerlich ist, verspürt man eine Anspannung in allen Körperbereichen.*

Man hat das Gefühl, als ob sich der Magen verkrampft.

Der Kopf wird mühelos aufrecht getragen.

Die Arme sind entspannt, die Muskeln zie-hen sich nicht zusammen.

*RECHTS Die seelische Anspannung verfliegt, wenn wir uns glücklich und entspannt fühlen. Dies macht sich im gesamten Körper bemerkbar.*

keine Veränderung des Drucks. Daher nimmt die Faszie keine Flüssigkeit auf. Sie wird trocken und unelastisch.

### Bewegungserziehung
Um in aufrechter Stellung reibungslos funktionieren zu können, muß der Körper gerade und im Gleichgewicht sein, d. h. die Schwerkraft verläuft durch die Körpermitte vom Kopf über die Wirbelsäule bis zu den Füßen. Weicht der Körper seitwärts, nach hinten oder nach vorne von dieser Linie ab, übt die Schwerkraft eine verstärkte Zugkraft aus. Der Körper muß sich dann vermehrt anstrengen, um aufrecht zu bleiben und spannt sich an, um der Schwerkraft entgegenzuwirken. Die falsche Anordnung und die Spannung, die dies verursacht, beeinflußt die Bewegung ungünstig. Mit der Zeit werden falsche Bewegungen zur Gewohnheit. Die Muskeln und Faszien werden verzerrt und verlieren ihre Elastizität.

Die Schwerkraft ist nicht die einzige Ursache für falsche Bewegung. Nach einem Unfall oder einem körperlichen Trauma, das die Faszien und andere Körpergewebe schädigt, wird oft der gesunde Arm oder das gesunde Bein vermehrt eingesetzt. Erfolgt keine Rehabilitation, kann die Schonhaltung zur Gewohnheit werden. Die beschädigte Faszie kann sich nicht vollkommen regenerieren und verliert ihre Flexibilität.

Hellerwork setzt gezielte Übungen ein, die in einer Behandlungsserie mit dem Therapeuten erarbeitet werden. Heller arbeitet auch mit der Wechselwirkung zwischen Geist und Körper. So kann seelischer Streß den Körper aus seiner normalen Struktur bringen. Depressive und ängstliche Menschen neigen dazu, mit hängenden Schultern und eingesunkener Brust dazustehen, während sehr angespannte und aggressive Menschen die Schultern hochziehen und das Kinn nach vorne ausrichten. Diese Haltungen sind die Folge einer seelischen Verfassung oder des Charakters, die unbehandelt einen direkten Einfluß auf den Körper ausüben. Auch in diese Richtung kann mit einem Therapeuten gearbeitet werden.

### Bestimmung der seelischen Verfassung
Der verbale Dialog ist eine psychotherapeutische Technik, mit der versucht wird, die Ursache einer schlechten seelischen Verfassung zu ergründen und zu heilen. Therapeuten führen mit ihren Klienten Gespräche und versuchen dabei, deren Wahrnehmung für ihre Umgebung zu schulen. Sie weisen sie darauf hin, daß ihre vergangenen Erfahrungen sie in ihrem Verhalten und in ihren alltäglichen Handlungen geprägt haben und decken dabei auf, wie diese Einstellungen und Erfahrungen sich auf ihren Körper ausgewirkt haben.

## WEGWEISER

Hellerwork ist eine Art der präventiven, somatischen Schulung, keine Therapie. Es kann bei Beschwerden des Bewegungsapparates durch Fehlhaltung und bei falschen Bewegungsmustern hilfreich sein. Es fördert die Fähigkeit zu entspannen und schafft Abhilfe bei bestimmten Streßsymptomen:

ASTHMA, S. 294/5

KOPFSCHMERZEN, S. 268/9

MIGRÄNE, S. 269

RÜCKENBESCHWERDEN, S. 344/5

STRESS, S. 262/3

WEICHTEILRHEUMATISMUS, S. 348

### BESUCH BEIM HELLERWORK-THERAPEUTEN

Bei der Suche nach einem qualifizierten Behandler hilft der Adressteil am Ende dieses Buches weiter (s. S. 368–373). Hellerwork ist immer noch ziemlich unbekannt. Es gibt nur 400 qualifizierte Therapeuten. Läßt sich keiner ausfindig machen (außerhalb der USA gibt es erst wenige solcher Therapeuten), stehen andere somatische Schulungsmethoden wie z. B. die Alexandertechnik (S. 146–153) zur Verfügung. Rolfing (S. 134–137) vertritt eine ähnliche Philosophie wie das Hellerwork.

Eine Behandlungsserie beim Hellerwork umfaßt elf 90minütige Sitzungen. Jede Sitzung beinhaltet die drei Grundelemente des Hellerwork: Tiefe Körperarbeit, Bewegungserziehung und verbaler Dialog. Die ersten sieben Sitzungen konzentrieren sich auf gezielte Körperbereiche. Die ersten drei Sitzungen sind den oberflächlichen Muskeln und Faszien des Körpers sowie der psychischen Entwicklung in der Kindheit gewidmet. Die vierte bis siebte Sitzung – die Tiefensitzung – konzentriert sich auf die tieferliegenden Muskeln und Körpergewebe, während der verbale Dialog hauptsächlich auf psychische Veränderungen im Erwachsenenalter eingeht. Die letzten vier Sitzungen kombinieren alle vorangegangenen Elemente miteinander und befassen sich mit Rotationsmustern in der Körperarbeit. Im Gespräch werden dann Fragen der persönlichen Reifung und der Einstellung zur Umgebung erörtert. Die elfte und letzte Sitzung ist nicht mehr unbedingt der Körperarbeit gewidmet, sondern befaßt sich mit der Lebensführung des Einzelnen und der Integration von Hellerwork in den Alltag.

Vor der ersten Sitzung nimmt der Behandler eine eingehende Krankengeschichte auf und empfiehlt vielleicht einen Arztbesuch vor Beginn der Behandlungsserie. Vor und nach jeder Sitzung wird man fotografiert, um Fortschritte festzuhalten. Während der Sitzungen bespricht der Behandler mit dem Klienten den jeweiligen Behandlungsschwerpunkt. Evtl. wird man auch gefilmt, um sich selbst beobachten zu können. Hellerwork-Therapeuten raten Klienten zu bestimmten Übungen und zu Sitzungen nach körperlichem oder seelischem Trauma.

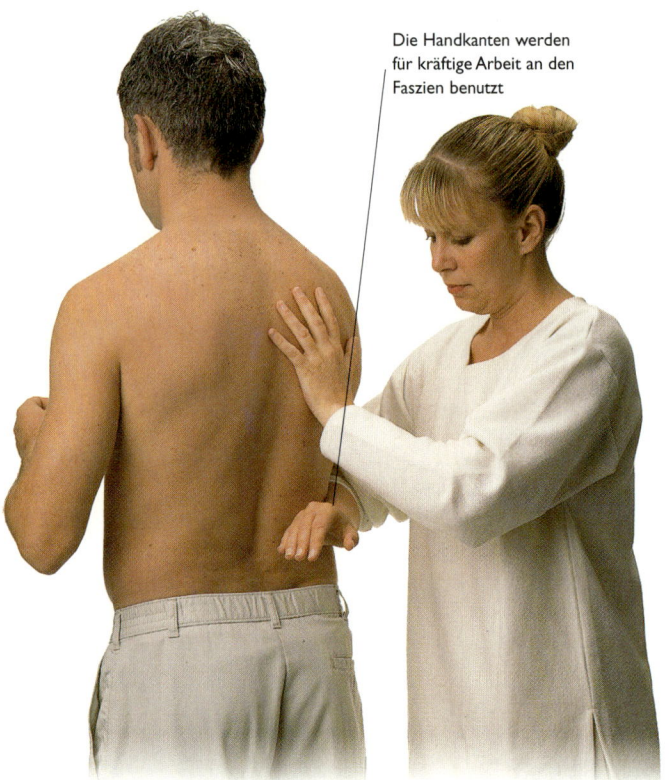

Die Handkanten werden für kräftige Arbeit an den Faszien benutzt

Man wird gebeten, sich bis auf die Unterwäsche zu entkleiden und auf einer Behandlungsmatte oder -liege Platz zu nehmen. Der Therapeut knetet und massiert mit tiefem Händedruck, um die Faszien zu lösen und in ihre korrekte Länge zu bringen.

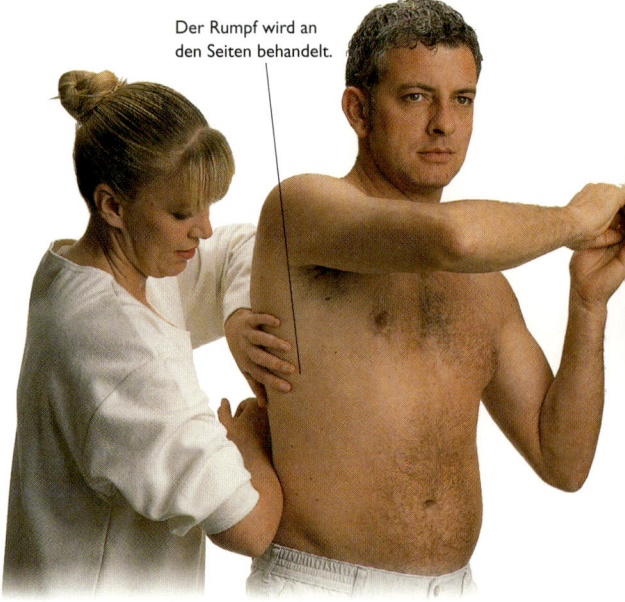

Der Rumpf wird an den Seiten behandelt.

Nach 60 Minuten Körperarbeit folgen 30 Minuten Bewegungserziehung. Die Übungen befassen sich mit dem zuvor massierten Bereich. Während der Sitzung spricht der Behandler mit dem Klienten über ein bestimmtes Thema aus dem psychischen Bereich. Bei den ersten Sitzungen konzentrieren sich die Übungen und die Bewegungserziehung z. B. auf die Entwicklung der Bewegung in der Kindheit (Strecken, Stehen, Sitzen und Gehen). Diese werden demonstriert, um dem Klienten die gesündeste Bewegungsweise zu verdeutlichen.

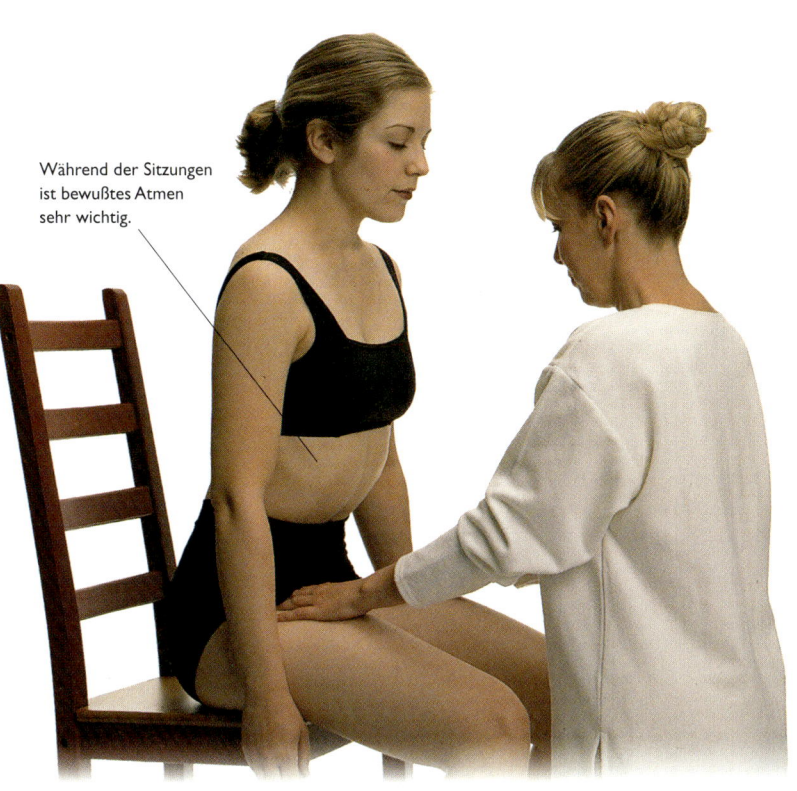

Während der Sitzungen ist bewußtes Atmen sehr wichtig.

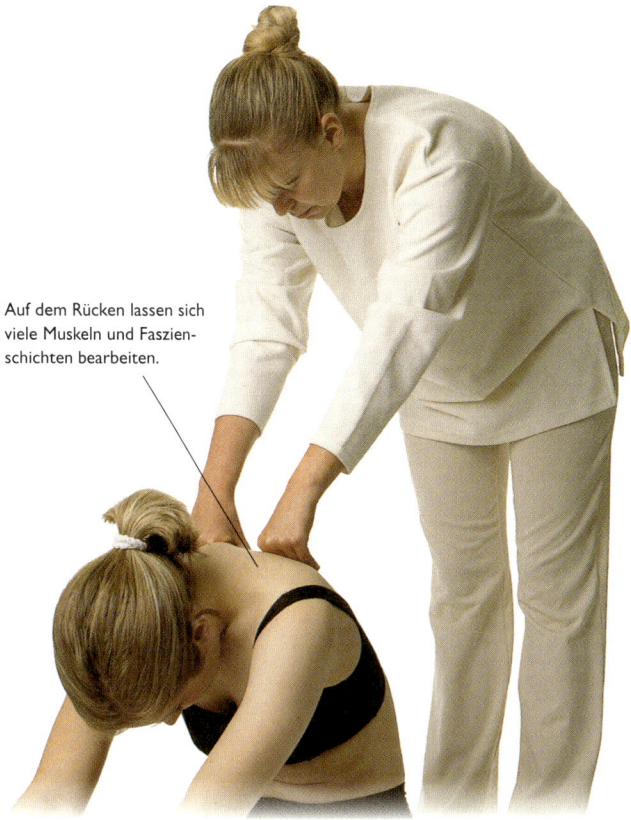

Auf dem Rücken lassen sich viele Muskeln und Faszienschichten bearbeiten.

Es kann sein, daß der Klient bei alltäglichen Handlungen gefilmt wird, um ihm sein Bewegungsmuster zu demonstrieren und sie verbessern zu können. Hat man eine Behandlungsserie erst einmal absolviert, erhält man Ratschläge, bestimmte Übungen zur Bewegungsschulung weiterzuführen und den Fortschritt zu steigern. Therapeuten raten auch nach körperlichem oder seelischem Trauma zur Kontrollsitzung, damit sich schlechte Gewohnheiten in Körperhaltung und Bewegung gar nicht erst einschleichen.

### WIRKUNG VON HELLERWORK

Hellerwork-Therapeuten behaupten, daß ihre Methode der Körpererziehung folgendes bewirkt:

- ❖ gesteigerte Energie und Fitneß
- ❖ vermehrte Selbstachtung
- ❖ gesteigertes Selbstbewußtsein
- ❖ bessere Haltung und besseres Erscheinungsbild
- ❖ Verbesserung von Koordination und Gleichgewicht
- ❖ Gefühl des Wohlbefindens
- ❖ Verlangsamung des Alterungsprozesses.

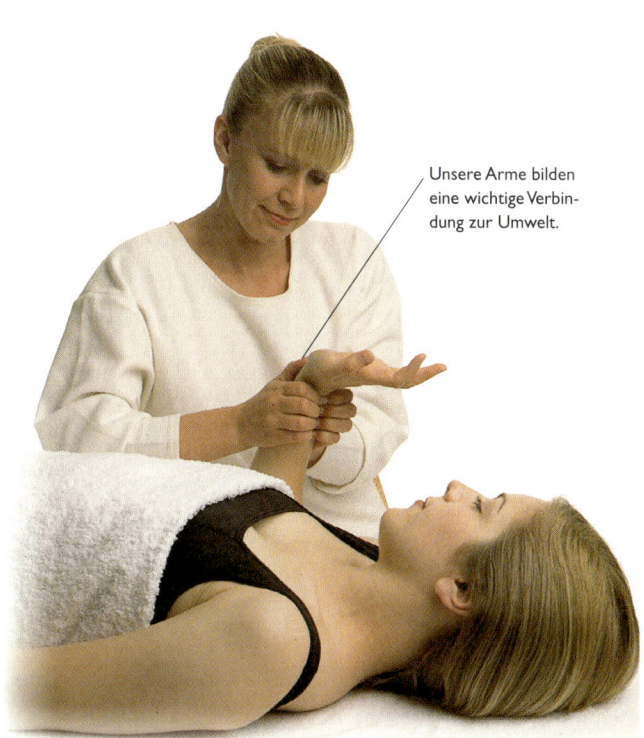

Unsere Arme bilden eine wichtige Verbindung zur Umwelt.

# FELDENKRAIS

### GESCHICHTE

Die Feldenkraismethode wurde ursprünglich von dem Russen Dr. Moshé Feldenkrais in den 1940er Jahren entwickelt, um seine eigene Knieverletzung zu heilen. (Durch sein Hobby Fußball trat dieses Problem immer wieder auf.) Ziel dieser Methode ist es, durch natürliche, anmutige Bewegungen im Körper neue neuromuskuläre Bahnen zu schaffen. Die Schüler sollen dabei auf geringfügige Veränderungen in ihren alltäglichen Handlungen achten und neu erlernen, wie man sich in der richtigen Körperhaltung bewegt.

In den 1940er Jahren entwickelte Dr. Moshé Feldenkrais die nach ihm benannte Methode. Mehrere tausend Therapeuten sind in seiner Methode ausgebildet worden und praktizieren sie weltweit. Die Feldenkraismethode kann als Therapie gelten, da sie eine Art Körperbewußtsein und -kontrolle lehrt, die neurologische Erkrankungen, Beschwerden des Bewegungsapparates und andere Probleme lindern kann. Sie dient aber auch der Intensivierung des Körpergefühles, der Bewegungsschulung, der Haltung und dem Gleichgewichtssinn. Sie hilft bei der Streßbewältigung, stärkt das Selbstbewußtsein und das Wohlbefinden.

Dr. Moshé Feldenkrais, der Begründer der Feldenkraismethode, wurde 1904 in Rußland geboren. Er verließ das Land mit 13 Jahren, um nach Palästina zu ziehen. Später studierte er Maschinenbau in Paris, wo er an der Sorbonne einen Doktortitel in Physik erwarb, als er an den Anfängen des französischen Atomforschungsprogramms mitarbeitete. Während des Zweiten Weltkrieges floh er aus dem von den Nazis besetzten Frankreich nach Großbritannien. Dort arbeitete er an einem Anti-U-Boot-Projekt mit, bevor er 1949 nach Israel zog. Während seiner Zeit in Paris traf Feldenkrais Jigaro Kano, einen Japaner, der Judo in den westlichen Ländern bekannt machte. 1936 erhielt Feldenkrais als höchste Judo-Auszeichnung den schwarzen Gürtel und unterrichtete dann mehr als 30 Jahre lang Judo. Sein Interesse an den körperschulenden Methoden dieser Kampfkunst in Verbindung mit seinen wissenschaftlichen Erkenntnissen über die Mechanik des Körpers waren wegweisend für die Entwicklung seines eigenen Systems.

### Auf der Suche nach Heilung

Sein ständig wiederkehrendes Knieleiden, das ursprünglich die Folge eines Unfalls beim Fußballspielen war, für das sich Feldenkrais sehr begeisterte, veranlaßte ihn zur Entwicklung seines Systems. Ähnlich wie F.M. Alexander (s. S. 146) versuchte Feldenkrais, sich selbst zu heilen. Er stellte fest, daß sich durch die Verbindung seiner eigenen Erkenntnisse mit einigen Vorstellungen F.M. Alexanders zur »somatischen Erziehung« erlernte Bewegungsmuster, die den Körper unnötig belasten, durch freie Bewegungen ersetzen ließen, die unschädlich waren. Der Begriff »somatische Erziehung« wurde von dem Amerikaner Dr. Thomas Hanna geprägt, der diese definierte als »den Gebrauch des sensorischen Motors, der dem Erlernen größerer Kontrolle über die eigenen physiologischen Prozesse dient«.

Feldenkrais beschäftigte sich u.a. mit Anatomie, Physiologie, Neurologie und Psychologie, während er sein Verfahren entwickelte, das als Feldenkraismethode bekannt ist. 1962 wurde in Tel Aviv das Feldenkraisinstitut zur Ausbildung von Therapeuten eröffnet. Feldenkrais fand es jedoch schwierig, andere auszubilden, da er seinen Studenten die Ideen, die er selbst instinktiv schätzte, nicht so einfach erklären konnte. Trotzdem wurden Therapeuten in dieser Technik ausgebildet und wenden diese weltweit an, vor allem in Israel, Amerika, Australien und Europa. Feldenkrais starb 1984 im Alter von 80 Jahren.

### DIE THEORIE

Feldenkrais ist eine Richtung der Körpererziehung und daher eher als Vorbeugemethode und nicht als Behandlung anzusehen. Sie möchte das Bewußtsein der Schüler

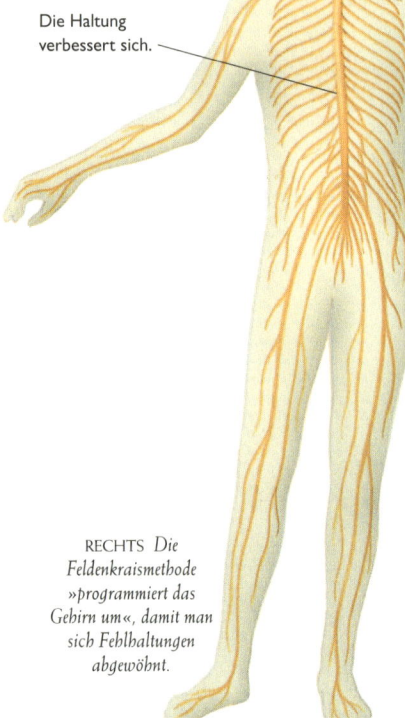

Gedanken werden »umprogrammiert«.

Die Haltung verbessert sich.

*RECHTS Die Feldenkraismethode »programmiert das Gehirn um«, damit man sich Fehlhaltungen abgewöhnt.*

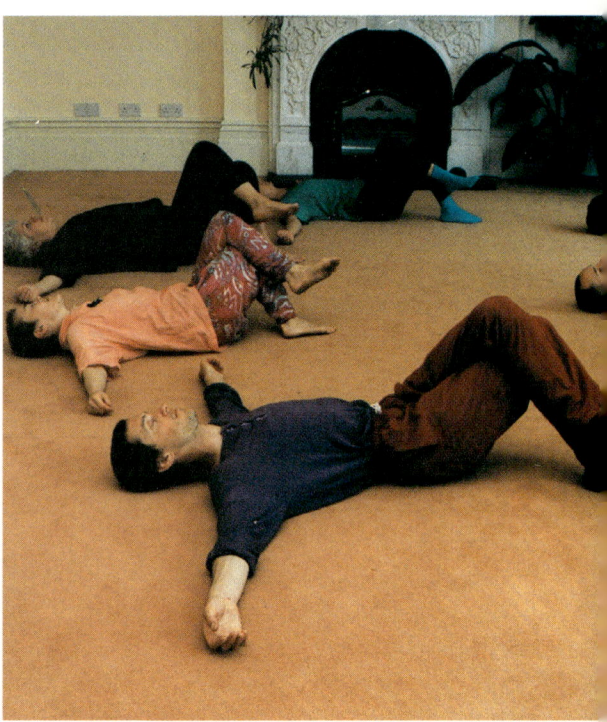

*OBEN Die ersten Stunden der Feldenkraisarbeit werden oft auf dem Boden durchgeführt, um so Bewegungsstrukturen durchbrechen zu können.*

## DIE FELDENKRAISMETHODE

Obwohl die Feldenkraismethode in einigen Punkten Ähnlichkeit mit der Alexandertechnik (vgl. S. 146–153) aufweist, unterscheidet sie sich dadurch, daß ihr Schwerpunkt auf der Umerziehung der neuromuskulären Bahnen und nicht der Muskeln liegt. Feldenkrais wurde mit einer Art westlichem Tai Chi verglichen (s. S. 44–49). Es handelt sich nicht um eine Therapie für bestimmte körperliche Beschwerden, auch wenn Patienten mit neuromuskulären Problemen wie z. B. Schlaganfall, Multipler Sklerose und cerebraler Lähmung manchmal vom Arzt an den Feldenkraispädagogen zum Einzelunterricht überwiesen werden. Viele Menschen leiden jedoch unter Fehlhaltung, Steifheit und falschen Bewegungsabläufen, die sich verfestigt und automatisiert haben. Ihnen würde größere Bewußtheit und Beweglichkeit, die man in Feldenkraiskursen erlernen kann, guttun. Wie bei der Alexandertechnik haben viele Musiker, Schauspieler und Tänzer die Methode erlernt, um ihre Vorstellung von Bewegung zu verbessern und den Spielraum ihrer Fähigkeiten zu erweitern.

für ihre neuromuskulären Muster vertiefen und ihnen frei fließende Bewegungen vermitteln, die Muskelverspannungen auflösen und die Bildung neuer neuromuskulärer Bahnen fördern. Als Kinder bewegen wir uns mit natürlicher Anmut und Leichtigkeit, aber mit der Zeit werden schlechte Haltung und Bewegungen erlernt, die schließlich automatisch ausgeführt werden. Die Folge davon ist, daß der Körper aus seiner korrekten Ausrichtung gerät. Einige Muskeln sind zu angespannt, während andere überdehnt sind. Währenddessen wird die motorische Cortex des Gehirns darauf konditioniert, diesen Zustand als korrekt anzunehmen und hält die Muskeln auf einem Spannungsniveau, das die falsche Ausrichtung aufrecht erhält. Um eine nachhaltige Veränderung im Muskeltonus zu bewirken, muß das Gehirn umprogrammiert werden. Das kann durch die bewußte Ausführung kleinerer, fließender Bewegungen geschehen. Diese eröffnen neue Nervenbahnen, so daß sich schließlich gesunde Bewegungsmuster einprägen.

Feldenkrais entwickelte eine Reihe leichter, fließender Bewegungen, die alltägliche Handlungen nachahmen und das Gehirn umprogrammieren. Sie werden in Gruppen nach einem System unterrichtet, das sich Bewußtheit durch Bewegung nennt. Der andere Teil der Feldenkrais-Methode wird als Funktionale Integration bezeichnet und im Einzelunterricht vermittelt.

### Bewußtheit durch Bewegung

Ein Feldenkraislehrer leitet eine Gruppe von Schülern in kleinen, einfachen Bewegungsabfolgen an, die im Laufe des Unterrichts immer komplexer werden. Sie können als Bodenübungen durchgeführt werden, aber auch im Sit-

zen und Stehen. Viele Bewegungen beruhen auf alltäglichen Handlungen wie z. B. dem Öffnen einer Tür oder Bügeln, während andere dazu dienen, den Bewegungsspielraum eines Gelenks zu erweitern oder das Bewußtsein für die Körperhaltung zu verbessern. Im Laufe des Unterrichts werden die Schüler immer wieder darauf hingewiesen, an die Bewegung zu denken, die ausgeführt wird, zu spüren und nachzuvollziehen, was die Muskeln und Gelenke machen und sich vorzustellen, wie sie mit dem übrigen Körper zusammenarbeiten. Jede Bewegung sollte natürlich und ungezwungen ausgeführt werden, damit jeder Schüler in seiner eigenen Geschwindigkeit ohne Drängen, Belastung oder Schmerzen vorgehen kann. Wenn Feldenkraisschülern bewußt wird, wie sie sich bewegen und wie einfach die Bewegungen sind, wenn sie das richtige Bewegungsmuster beachten, geraten ihre ungesunden Bewegungsabläufe in Vergessenheit.

### Funktionale Integration

Dieser Einzelunterricht in der Feldenkraismethode wird in der Regel auf der Behandlungsliege durchgeführt, auf der der Schüler vollständig bekleidet liegt. Der Schüler wird gebeten, sich zu entspannen und passiv zu verhalten, während seine Bewegungen durch den Therapeuten geführt werden. Der Lehrer führt Körper und Glieder des Schülers durch verschiedene Bewegungen, die individuell zugeschnitten sind und die sensorischen Nervenendigungen in der Haut und den Muskeln anregen. Während der Sitzung wird der Schüler dazu angehalten, genau darauf zu achten, was er bei jeder Bewegung verspürt und wie einfach diese im Grunde ist. Jede Bewegung sollte wohltuend und schmerzfrei sein. Die sensorischen Nervenendigungen übertragen dann die Botschaft an das Gehirn. Dieses erlernt die Bewegung neu, mit dem Ergebnis, daß es sie wiederholen kann, indem es die richtigen Botschaften über die motorischen Nerven an das Gehirn weiterleitet. Da die Bewegung so einfach, entspannt, fließend und nicht mit Anstrengung verbunden ist, lockern sich die Muskeln und die Anspannung nimmt allmählich ab.

Sowohl in der Gruppe als auch im Einzelunterricht fühlen sich die Schüler durch Zunahme der Koordination und Beweglichkeit viel entspannter. Auch ihre Energie hat zugenommen. Sie können tiefer und leichter atmen, da alltägliche Bewegungen weniger anstrengend und belastend sind. Dies kann mit positiven psychischen Wirkungen wie gesteigertem Selbstbewußtsein, Klarheit der Gedanken und gesteigerter Selbstachtung verbunden sein.

### SCHULMEDIZINISCHE SICHT

Bisher liegen wenig Untersuchungen zur anhaltenden Wirkung von Feldenkrais bei neuromuskulären Störungen vor. Es konnte jedoch gezeigt werden, daß die Methode Haltung und Beweglichkeit verbessert und entspannungsfördernd ist.

Manche Mediziner setzen diese Methode gerne als eine Art Reha-Maßnahme neben der konventionellen Physiotherapie ein und haben nichts einzuwenden, wenn ein Patient in der Feldenkraismethode Unterricht nimmt, da sie in neurologischer Hinsicht fundiert ist und aus unbedenklichen Übungen besteht.

Die Muskeln werden vollkommen gedehnt, ohne sich zu dabei zu verspannen.

*OBEN Die Feldenkraismethode bewirkt größere Elastizität und erweitert den Bewegungsspielraum in den Gelenken. Für Leichtathleten kann dies von großem Nutzen sein.*

143

## BESUCH BEIM FELDENKRAISPÄDAGOGEN

Überall auf der Welt gibt es tausende qualifizierter Feldenkraispädagogen. Wir verweisen auf das Verzeichnis mit nützlichen Adressen (S. 368–373. Ihre Ausbildung umfaßt das Verstehen kinästhetischer Bewegung in Form und Funktion, aber auch Vorlesungen in Neurophysiologie, kindlicher Entwicklung und Physik.

Kurse in Bewußtheit durch Bewegung reichen von Anfängerkursen für Teilnehmer mit wenig Beweglichkeit bis hin zu Kursen für Fortgeschrittene. Während des Kurses werden die Schüler dazu angehalten, nach ihrem eigenen Ermessen zu arbeiten. Ziel einer 45minütigen Unterrichtsstunde ist es, sich auf das zu konzentrieren, was der Lehrer sagt und darauf zu achten, wie man jede Bewegung wahrnimmt, wie sich diese zum übrigen Körper verhält und wie man sich bei dieser bestimmten Bewegung fühlt. Dabei soll man entdecken, welche Bewegung als freier und leichter wahrgenommen wird und sich ohne große Anstrengung ausführen läßt. Daher sollte man lockere, bequeme Kleidung tragen. Feldenkraislehrer verfügen über eine ungeheuer große An-

zahl verschiedener Bewegungsabläufe in ihrem Programm. Jede Bewegungsabfolge jedoch beginnt mit einer grundlegenden, kleinen Bewegung, die z. B. einfach nur darin bestehen kann, einen Fuß etwas vom Boden abzuheben. Beherrscht man die einzelnen Elemente erst einmal, baut darauf eine schwierigere Bewegungssequenz auf. Im allgemeinen empfiehlt es sich, eine Reihe von Kursen zu belegen. Die Anzahl richtet sich nach den individuellen Bedürfnissen.

Feldenkraispädagogen führen keine Massage oder Dehnung steifer Muskeln oder Gelenke durch, weil sie der Ansicht sind, daß die Ursache jedes strukturellen Ungleichgewichts oder Schadens nicht im Muskel oder Gelenk selbst liegt, sondern in festgefahrenen, falschen Bewegungsmustern begründet ist. Der Feldenkraispädagoge zeigt auf, wie man diese erkennen und verhindern kann und ersetzt sie durch Bewegungen, die weder mit einer Verspannung der Muskulatur noch mit einer Belastung der Gelenke verbunden sind.

### VORSICHT

Achten Sie darauf, daß Ihr Feldenkraispädagoge eine angemessene Ausbildung und Qualifikation besitzt. Feldenkrais ist sicher, wenn es von einem anerkannten Therapeuten unterrichtet wird. Es ist sanft und paßt sich den Fähigkeiten des einzelnen Menschen an. Ein mögliches Risiko besteht jedoch, wenn man an einen unprofessionellen Therapeuten gerät.

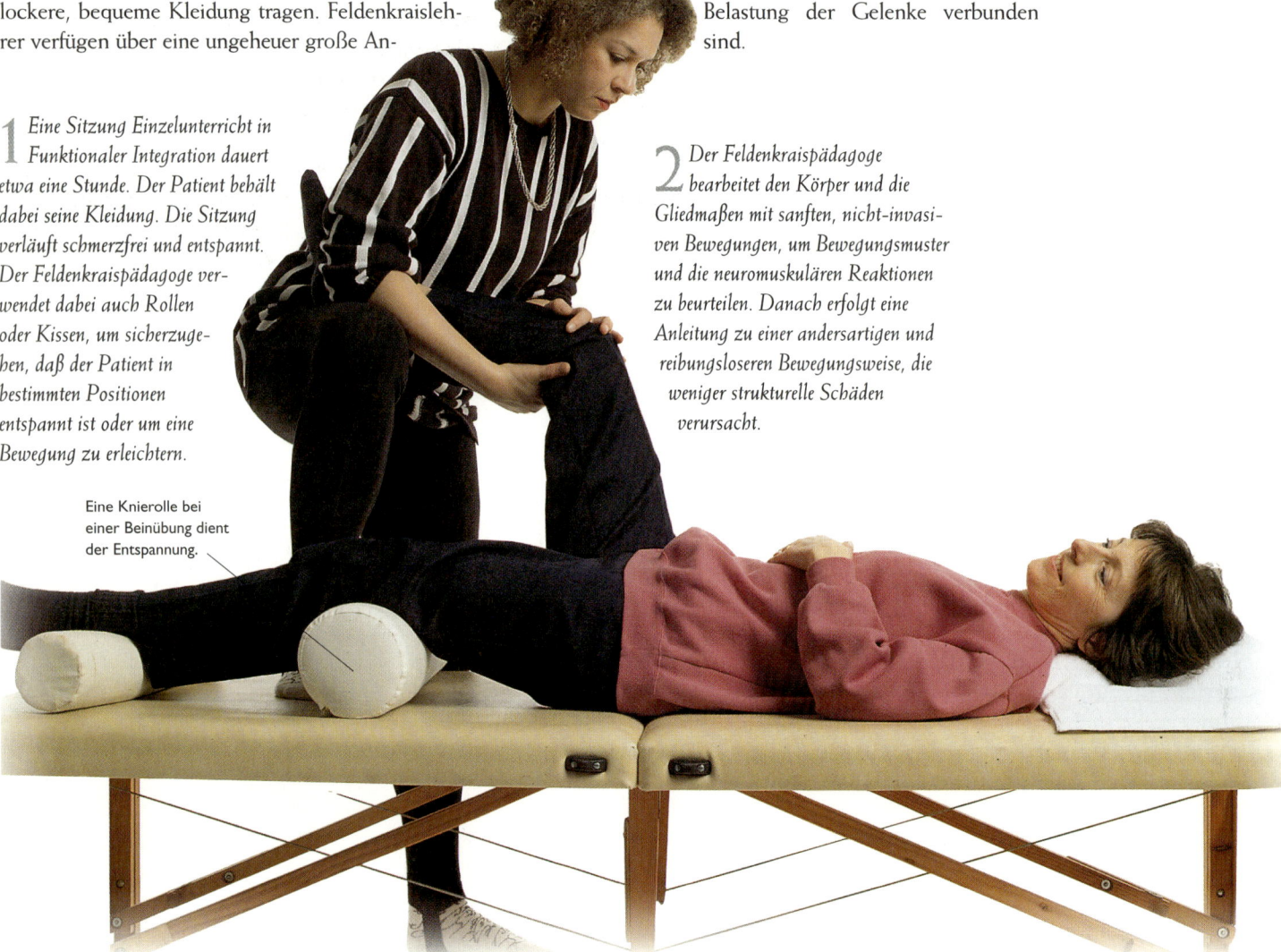

1 *Eine Sitzung Einzelunterricht in Funktionaler Integration dauert etwa eine Stunde. Der Patient behält dabei seine Kleidung. Die Sitzung verläuft schmerzfrei und entspannt. Der Feldenkraispädagoge verwendet dabei auch Rollen oder Kissen, um sicherzugehen, daß der Patient in bestimmten Positionen entspannt ist oder um eine Bewegung zu erleichtern.*

2 *Der Feldenkraispädagoge bearbeitet den Körper und die Gliedmaßen mit sanften, nicht-invasiven Bewegungen, um Bewegungsmuster und die neuromuskulären Reaktionen zu beurteilen. Danach erfolgt eine Anleitung zu einer andersartigen und reibungsloseren Bewegungsweise, die weniger strukturelle Schäden verursacht.*

Eine Knierolle bei einer Beinübung dient der Entspannung.

## SELBSTHILFE

Vor der häuslichen Anwendung empfehlen Feldenkraispädagogen zumindest einige Unterrichtsstunden zum Erlernen von Theorie und Praxis dieser Methode. Es gibt
zahlreiche Bücher und Videos, die die Bewegungsabfolgen demonstrieren. Auch im Internet findet sich eine eingehende Beschreibung zu einer Reihe von Selbsthilfeübungen. Sie wurden von Feldenkraispädagogen für die
Allgemeinheit zusammengestellt, um zu zeigen, wie
wirksam kleine Korrekturen in der Bewegungsweise sein
können. Da keine Kraftanstrengung mit der Feldenkraismethode verbunden ist, stellt sie eine sichere Selbsthilfe-
methode dar und eignet sich für Menschen mit unterschiedlicher Kondition und Beweglichkeit.

Der erste Schritt besteht darin, sich seine Bewegungsweise und Körperhaltung bewußt zu machen. Nehmen
wir eine einfache Bewegung, die mehrmals täglich ausgeführt wird, wie z. B. Treppensteigen. Setzen Sie immer
den gleichen Fuß zuerst auf? Ziehen Sie sich am Gelän-
der hoch? Nach der Beurteilung einer bestimmten Handlung kann man versuchen, diese in kleinen Schritten zu
ändern, um sicherzugehen, daß man den Körper ausgewogen belastet, z. B. die Einkaufstasche immer in der
gleichen Hand trägt. Versucht man, seine Körperbewegungen symmetrisch zu gestalten, arbeitet der Körper effektiver bei geringerer Anstrengung.

Jede Bewegungsabfolge soll fließend und mühelos
sein. Empfindet man eine Bewegung als anstrengend, hat
man wahrscheinlich ein falsches Bewegungsmuster entwickelt. Man muß es sich bewußt machen und alle seine
Elemente analysieren. Hat man diese Bewußtheit erlangt,
kann man die falsche Bewegungsabfolge durch ein ausge-
glichenes, freies und leichtes Bewegungsmuster ersetzen.

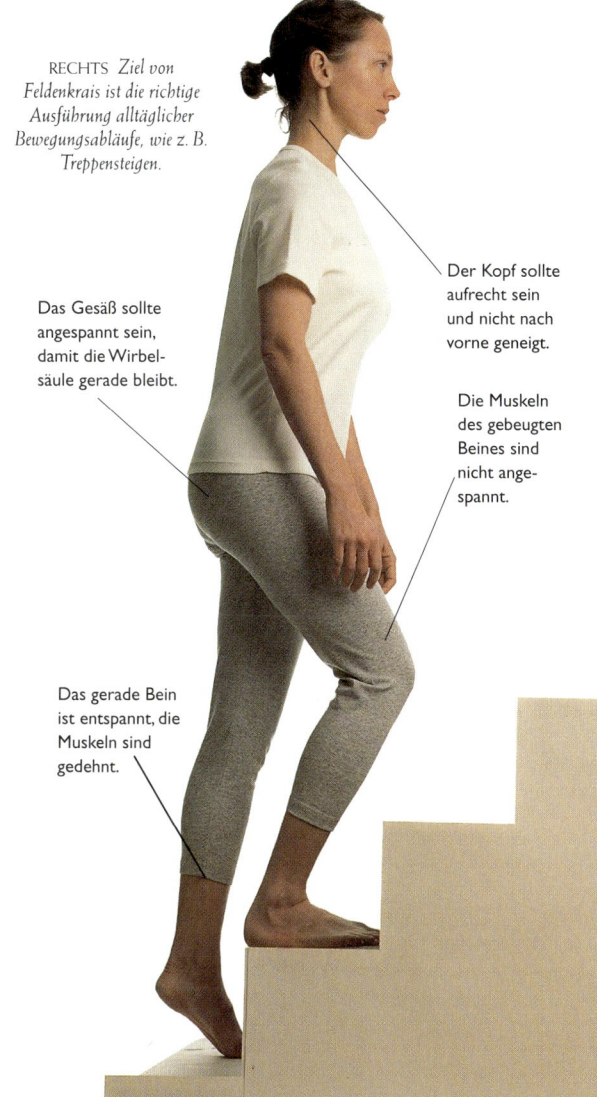

*RECHTS Ziel von
Feldenkrais ist die richtige
Ausführung alltäglicher
Bewegungsabläufe, wie z. B.
Treppensteigen.*

Der Kopf sollte
aufrecht sein
und nicht nach
vorne geneigt.

Das Gesäß sollte
angespannt sein,
damit die Wirbel-
säule gerade bleibt.

Die Muskeln
des gebeugten
Beines sind
nicht ange-
spannt.

Das gerade Bein
ist entspannt, die
Muskeln sind
gedehnt.

### WEGWEISER

Feldenkrais ist eine Form der
körperlichen Erziehung, die
gezielte Übungen einsetzt,
um falsche Bewegungsmu-
ster zu korrigieren. Durch
Erarbeitung neuer neuromuskulärer Bahnen ersetzen
harmonische und flüssige
Bewegungen diese falschen
Abläufe. Feldenkrais versteht
sich nicht unbedingt als
Behandlung, sondern eher
als Vorbeugung. Es kann
Menschen mit neuromus-
kulären Störungen, wie z. B.
Muskelverspannungen und
cerebraler Lähmung helfen.
Es dient dem Abbau von
Streß und streßbedingten
Störungen und der Verbesserung von Haltung, Koordination und Gleichgewicht.
Körperbewußtsein, Selbst-
achtung und somit die
Geisteshaltung verbessern
sich. Feldenkrais kann auch
bei folgenden Erkrankungen
eingesetzt werden:

ARTHRITIS, S. 346/7
DEPRESSIONEN, S. 261
KOPFSCHMERZEN,
S. 268/9
MIGRÄNE, S. 269
RÜCKENBESCHWERDEN,
S. 344/5
SEHNENSCHEIDENENT-
ZÜNDUNG, S. 342/3
STRESS, S. 262/3
SCHLAGANFALL, S. 359

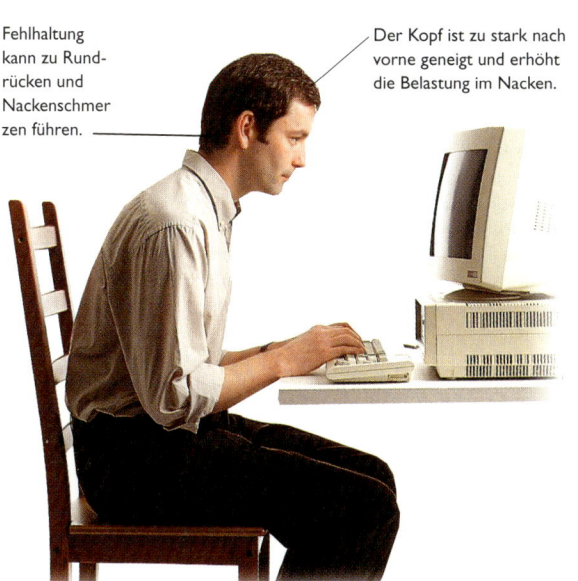

Fehlhaltung
kann zu Rund-
rücken und
Nackenschmer
zen führen.

Der Kopf ist zu stark nach
vorne geneigt und erhöht
die Belastung im Nacken.

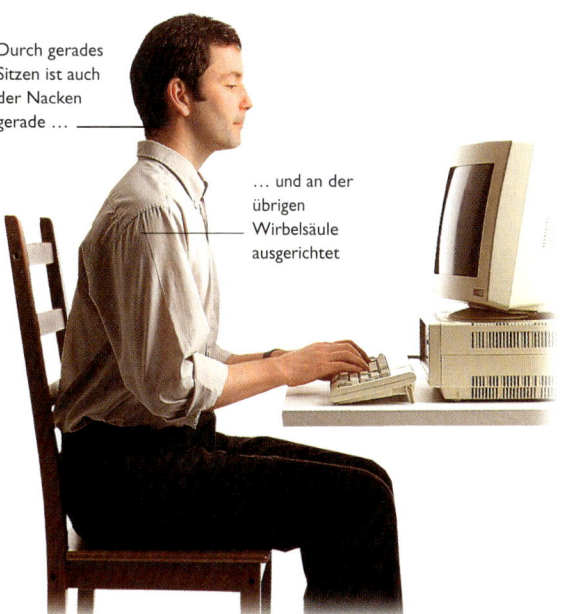

Durch gerades
Sitzen ist auch
der Nacken
gerade …

… und an der
übrigen
Wirbelsäule
ausgerichtet

# ALEXANDERTECHNIK

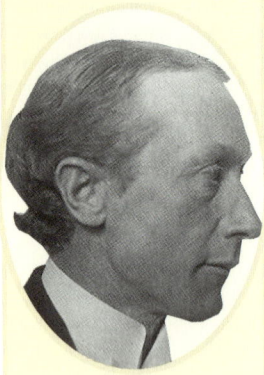

OBEN *F. M. Alexander entwickelte seine Technik als Antwort auf Probleme, die er als Schauspieler hatte.*

Alexander stellte fest, »daß sich geistige und körperliche Abläufe bei keiner menschlichen Handlung trennen lassen.«
Alexanderlehrer vermitteln ihren Schülern, wie sie schädliche Bewegungsmuster, die sich der Körper im Laufe vieler Jahre angewöhnt hat, abändern können; dabei werden die Botschaften vom Gehirn zum Nervensystem neu ausgerichtet. Die Alexander-Technik sorgt auf psychischer Ebene für:

🙢 Ruhe und weniger Stimmungsumschwünge

🙢 die Fähigkeit, besser mit schwierigen Situationen zurechtzukommen

🙢 eine offenere Einstellung gegenüber anderen

LINKS *Im Laufe ihres Lebens haben die meisten eine schlechte Haltung erworben. Das kann bedeuten, daß das Kinn oder das Becken zu weit nach vorne geschoben werden. Alexander konzentrierte sich auf die Dehnung der Nackenmuskeln und die Aufrichtung der Wirbelsäule.*

*I*m späten 19. Jahrhundert entwickelte F. M. Alexander eine Technik, die der Wiedererlangung seiner Stimmkraft dienen sollte, da diese für seinen Erfolg als Schauspieler wichtig war. Seine Methoden haben seither Anerkennung und eine weltweite Anhängerschaft gefunden. Die Alexandertechnik hat sich als positives und sicheres ergänzendes Verfahren bei Problemen des Bewegungsapparates, aber auch als wirksame Methode zur Streßbewältigung durchgesetzt. Alexander selbst sagte einmal: »Jeder Mann, jede Frau und jedes Kind besitzt die Möglichkeit zur Körperbeherrschung. Es hängt von jedem einzelnen ab, dies durch persönliche Erkenntnis und Bemühen zu erreichen.«

Die Alexandertechnik ist nach ihrem Begründer Frederick Matthias Alexander (1869–1955), einem australischen Schauspieler, benannt. Alexander wurde auf einer Farm in Tasmanien geboren und litt so heftig unter verschiedenen Atemwegsbeschwerden – unter anderem auch an Asthma –, daß man ihn von der Schule nahm. Abends bekam er Privatunterricht, aber während des Tages arbeitete er mit den Pferden seines Vaters auf der elterlichen Farm. Später einmal sollte er über diese Tätigkeit sagen, daß sie ihm sein Feingefühl für Berührungen vermittelte.

Als junger Mann reiste Alexander nach Melbourne auf das australischen Festland, um sich als Rezitator und Schauspieler ausbilden zu lassen. Vor allem mit Shakespeare-Stücken wurde er so erfolgreich, daß er innerhalb kurzer Zeit sein eigenes Theater gründete. Leider forderten die abendlichen Veranstaltungen ihren Tribut, denn Alexanders Stimme wurde heiser und krächzend und manchmal verlor er sie mitten in einer Aufführung vollständig. Sein Arzt verschrieb ihm eine Vielzahl von Medikamenten, aber nichts half. Nach einer Weile erkannte Alexander, daß er einen Weg finden mußte, sich selbst zu heilen.

### Beobachtung und Heilung
Alexander verbrachte mehrere Monate damit, sich selbst beim Sprechen und bei Aufführungen zu beobachten. Er erkannte mit Hilfe von Spiegeln, daß er beim Rezitieren den Kopf nach hinten und nach unten bewegte, was seinen Kehlkopf und die Stimmbänder zusammendrückte. Ihm wurde auch klar, daß er den Kopf aufrechter halten und leicht nach vorne beugen mußte, um seine Wirbelsäule zu verlängern.

Dies erforderte ziemlich viel Ausdauer, aber schließlich gelang es Alexander, sich selbst zu heilen; seine Heiserkeit kehrte nicht wieder. Dieser Erfolg führte ihn zu der Erkenntnis, daß viele Probleme des Bewegungsapparates und andere Beschwerden auf einen – wie er sich ausdrückte – »schlechten Gebrauch des Körpers« zurückzuführen sind.

### Aus »schlechtem Gebrauch« wird »guter Gebrauch«
Nachdem andere Schauspieler und Rezitatoren von Alexanders Heilung gehört hatten, begannen sie, ihn um Rat zu fragen. Bei Experimenten mit Kollegen stellte Alexander fest, daß er unter sanfter Führung seiner Hände gewohnheitsmäßige, schlechte Bewegungsmuster, die das Problem verursachten, verändern konnte. Alexander setzte seine Theaterlaufbahn fort. Seine Fähigkeit, Abhilfe bei einer Reihe von Beschwerden zu schaffen, sprach sich immer weiter herum. Er war ein gefragter Mann. Daher eröffnete er eine Praxis. Sein jüngerer Bruder, Albert Redden Alexander, schloß sich ihm an und begann, sich mit Bewegungsabläufen zu beschäftigen.

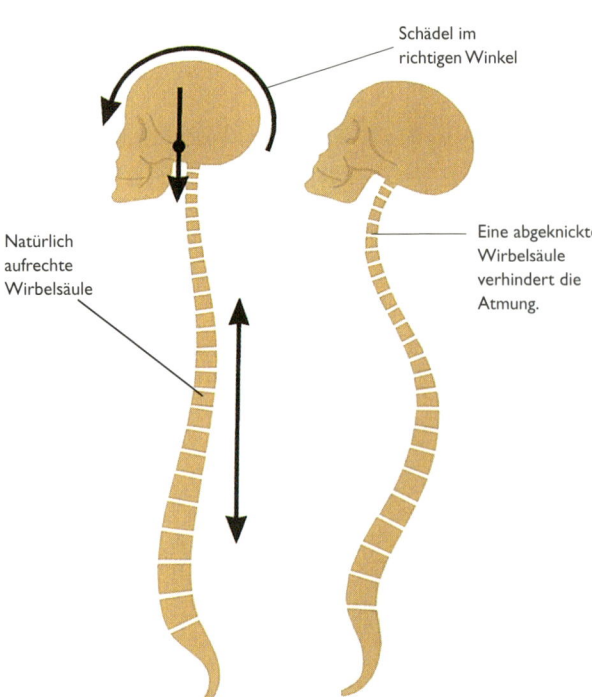

Schädel im richtigen Winkel

Natürlich aufrechte Wirbelsäule

Eine abgeknickte Wirbelsäule verhindert die Atmung.

OBEN *Alexander stellte fest, daß seine Angewohnheit, den Kopf nach hinten und unten zu neigen, Wirbelsäule, Brustkorb und Rippen zusammendrückte. Dies wiederum übte Druck auf die Lungen aus und erschwerte die Atmung.*

Alexander praktizierte in Melbourne und Sidney, bevor er nach London segelte, um dort 1904 eine Praxis zu eröffnen. In London wurde er sehr bald bekannt und behandelte viele Mitglieder der englischen Gesellschaft. Mit dem Ausbruch des Ersten Weltkriegs übersiedelte Alexander nach Amerika und verbreitete auch dort seine Methode. Nach dem Krieg lebte er sowohl in Amerika als auch in England, bevor er 1925 für immer nach London zurückkehrte.

### Integration in die Schulmedizin

Nachdem sich Alexanders Ruf gefestigt hatte, gewannen seine Methoden durch Mediziner Anerkennung. Tatsächlich wandte sich 1939 eine Gruppe britischer Ärzte an das »British Medical Journal« mit der Forderung, diese Technik in die Ausbildung von Medizinstudenten aufzunehmen. Ihr Gesuch blieb ohne Erfolg. Aber seitdem befürworten viele Ärzte und Pädagogen diese Technik. Einer ihrer bekanntesten Anhänger ist Professor Nikolaas Tinbergen, der 1973 den Nobelpreis für Medizin erhielt und die Alexandertechnik in seiner Dankesrede rühmte. Ein Grund, warum die Alexandertechnik so große Anerkennung findet, ist darin zu sehen, daß sie keine übertriebenen Ansprüche erhebt. Sie behauptet nicht von sich, gezielte Probleme behandeln oder diagnostizieren zu wollen. Ihr Ziel besteht vielmehr darin, Interessierte in dieser Methode der Körperwahrnehmung zu unterrichten, die so jene Haltung und Freiheit wiedererlangen können, die sie aus der Kindheit kennen.

Alexander starb 1955. Er hatte eine Schulungsprogramm entwickelt, damit andere in dieser Technik unterrichtet werden können. Seit seinem Tod hat die Alexandertechnik einen Aufschwung erfahren. In den meisten Ländern können Kurse belegt werden, die sich großer Beliebtheit erfreuen. Die Alexandertechnik wird in vielen Musik- und Schauspielschulen, wie z.B. der Royal Academy of Performing Arts in London, dem Sydney Symphony Orchestra in Australien, der Juillard Scholl und am American Conservatory unterrichtet. Studien in diesen Instituten haben gezeigt, daß sich durch Erlernen dieser Technik die Haltung der Schüler verbessert, daß sie seltener an Sehnenscheidenentzündungen leiden und während der Aufführungen entspannter sind.

## DER SCHLÜSSEL ZU GUTER ATMUNG

Ein Ziel der Alexandertechnik ist eine gute, sinnvolle Atmung.

✳ Die Atmung ist ein unwillkürlicher Vorgang und sollte nicht erzwungen werden.

✳ Die Nasenatmung sorgt für eine Befeuchtung und Anwärmung der aufgenommenen Luft, bevor diese die Lungen erreicht.

✳ Tiefenatmung harmonisiert die Muskeln.

✳ Unsere Atmung wird durch das Verhältnis zwischen Kopf, Hals und Rücken beeinflußt.

✳ Freiheit und Raum im Körper bedeutet weniger Einschränkung im Brustkorb und den Lungen.

**BESSERE ATMUNG**

UNTEN *Die Alexandertechnik sorgt für eine leichtere Atmung*

Luftröhre

Herz

Lunge

Bronchien

Bronchiolen

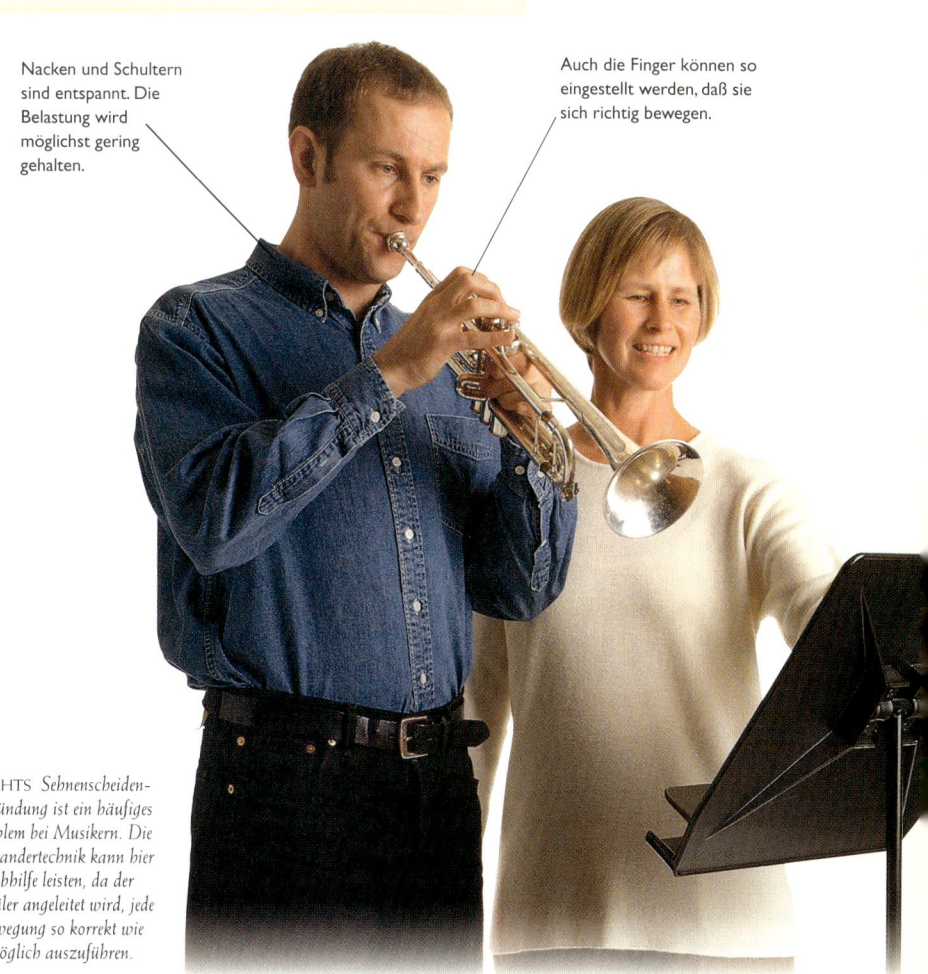

Nacken und Schultern sind entspannt. Die Belastung wird möglichst gering gehalten.

Auch die Finger können so eingestellt werden, daß sie sich richtig bewegen.

RECHTS *Sehnenscheidenentzündung ist ein häufiges Problem bei Musikern. Die Alexandertechnik kann hier Abhilfe leisten, da der Schüler angeleitet wird, jede Bewegung so korrekt wie möglich auszuführen.*

## DIE THEORIE

Ziel der Alexandertechnik ist es, schlechte Bewegungsmuster zu beseitigen und sie durch richtige, natürliche Bewegungen aus der frühen Kindheit zu ersetzen. Kleine Kinder stehen und bewegen sich mit Anmut. Erwachsene hingegen verlieren diese Fähigkeit oft durch langes Sitzen, falsches Heben, Fehlhaltung und Muskelverspannung, Streß und Angst. Diese schlechten Gewohnheiten werden mit der Zeit normal, so daß die falsche Haltung oder Bewegung als richtig empfunden wird. Beweglichkeitsverlust und gesundheitliche Einschränkungen werden als Teil des Alterungsprozesses akzeptiert.

### Primärkontrolle

Alexander glaubte, daß das Verhältnis des Kopfes zu Nacken und Rücken die Funktionsweise des gesamten Körpers bestimmt. Dieses Verhältnis bezeichnete er als

Der Grund, warum Kopf und Hals so leicht die richtige Lage verlassen, liegt in der Anatomie. Der Kopf ruht auf einem kleinen Drehgelenk am oberen Ende der Wirbelsäule. Das Zentrum seiner Schwerkraft fällt jedoch nicht mit der Wirbelsäule zusammen. Es liegt viel weiter außen, d. h. ungefähr in der Mitte einer Linie, die man zwischen der Oberkante des Ohrs und dem Wangenknochen ziehen kann. Der Kopf (er wiegt etwa 7 kg) wird auf dem Hals von Muskeln aufrecht gehalten, die vom Schädel am Nacken entlang zu den Schultern verlaufen. Außer im Liegen – oder beim Einnicken im Sitzen – sind die Nackenmuskeln immer leicht angespannt und ziehen gegen das Gewicht des Kopfes. Sie halten das Gleichgewicht aufrecht, das den Kopf in der richtigen Lage hält. Wenn der Körper sich bewegt, braucht sich die Nackenmuskulatur nur zu entspan-

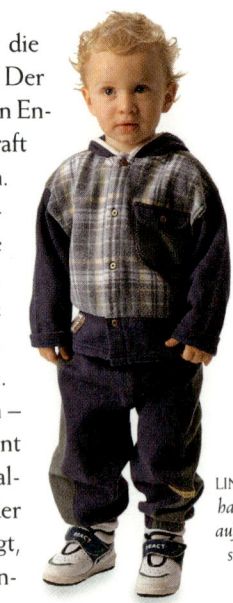

LINKS *Kleine Kinder halten sich instinktiv aufrecht und bewegen sich ganz frei und natürlich.*

---

### KORREKTUR DER WIRBELSÄULENAUSRICHTUNG

RECHTS *Die Ausrichtung der Wirbelsäule ist das wichtigste Element für korrekte Haltung.*

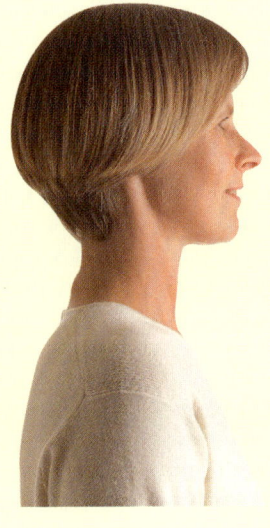

RECHTS *Viele Erwachsene richten ihren Kopf nicht auf und machen einen Rundrücken. Dies führt zu einer Dauerbelastung.*

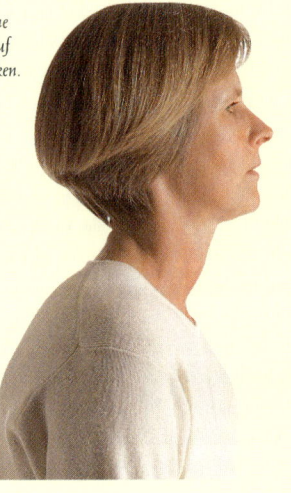

OBEN *Die Folge davon ist eine Verspannung der Nackenmuskulatur. Die Alexandertechnik möchte den Schülern diese Fehler bewußt machen, damit sie lernen, sie zu korrigieren.*

---

Primärkontrolle. Wenn das Verhältnis zwischen Kopf und Nacken ausgeglichen und frei ist, arbeiten die Haltungsmuskeln, d. h. die Muskeln, die uns gegen die Schwerkraft aufrecht halten, ohne Anstrengung und Anspannung und ermöglichen den phasischen Muskeln, die bei einer gezielten Bewegung aktiviert werden, die Körpergelenke freier zu bewegen. Ist dieses Verhältnis jedoch beeinträchtigt, verspannen sich die Haltungsmuskeln. Die phasischen Muskeln müssen sich vermehrt anstrengen, um eine Bewegung zu erreichen. Die Folge davon ist, daß der Körper mit der Zeit Anmut und Geschmeidigkeit verliert. Lehrer für Alexandertechnik wollen Länge, Koordination und Elastizität der Wirbelsäule und des Kopfes, d. h. die Primärkontrolle und deren richtige Lage in Ruhe oder bei Bewegung wiederherstellen.

nen, wobei sich der Kopf leicht nach vorne neigt und der übrige Körper dies ebenfalls tut. (Wenn man aus dem Sitzen aufsteht und den Kopf dabei gleichzeitig nach hinten neigt, merkt man, wie schwierig dies ist.)

### Stimmung und Streß

Unsere geistige Haltung beeinflußt die körperliche und umgekehrt. Ist jemand deprimiert, gestreßt, ängstlich und gehemmt, läßt er die Schultern hängen und neigt zu schleppendem Gang. Viele Menschen befinden sich in einem ständig halbangespannten Zustand. Über längere Zeit entstehen dadurch Schäden am Bewegungsapparat. Das Atmungssystem, die Herzfrequenz und die reibungslose Funktion des Verdauungsapparates werden ebenfalls in Mitleidenschaft gezogen und verstärken die Belastung.

### BITTE BEACHTEN

■ Die Alexandertechnik eignet sich für Menschen jeden Alters, wenn sie von einem qualifizierten Lehrer vermittelt wird.

■ Bei gesundheitlichen Bedenken sollte man den Arzt aufsuchen, bevor man eine Behandlungsserie beginnt, um eine Grunderkrankung auszuschließen.

## Entstehung und Beseitigung schlechter Haltung

Wie bereits erläutert, beeinträchtigt Streß die Haltung. Wenn man erschrickt, zieht man die Schultern hoch, und der gesamte Körper verspannt sich. Diese Fehlhaltung kann mit der Zeit normal werden. Die Alexandertechnik möchte den Menschen helfen, diese schlechten Gewohnheiten zu verlernen. Der Schlüssel für die Entstehung einer Fehlhaltung liegt in einem System, das man als Propriozeption (Muskelsinn) bezeichnet. Es läßt sich am besten als Eigenempfindung des Körpers zusammenfassen: Man spürt, wo sich die einzelnen Körperteile befinden, ohne hinsehen zu müssen. Propriozeptoren sind sensorische Nervenenden in den Muskeln und Gelenken, die Informationen an das Gehirn weiterleiten. Daraufhin sendet das Gehirn wiederum Botschaften an die Muskeln und ordnet je nach erforderlicher Bewegung deren Entspannung oder Kontraktion an. Diese geschlossene Kette – Muskel an Gehirn, Gehirn an Muskel – ist die Voraussetzung für den Erhalt unseres Gleichgewichts und unserer Anmut, so-

OBEN *Das richtige Aufrechthalten des Kopfes ist ein empfindlicher Gleichgewichtsmechanismus. Die Nackenmuskulatur muß gegen das Zentrum der Schwerkraft des Kopfes arbeiten.*

wohl im Stehen als auch bei Bewegung.

Im Kindesalter funktioniert diese Kette reibungslos. Ein kleines Kind führt alle Handlungen sehr effizient aus. Im späteren Leben jedoch kann es sein, daß die ursprüngliche Kette von einer neuen Kette überlagert wird, die das Gehirn als Antwort auf ein neues Muster von Botschaften erlernt hat, die von den Propriozeptoren ausgehen. Hält man z. B. den Kopf ständig nach hinten und unten, verkürzt sich die Nackenmuskulatur dauerhaft und verspannt sich. So werden die Rezeptoren erst gar nicht mehr aktiviert. Das Gehirn leitet daraus ab, daß dies die richtige Haltung ist. Es werden keine Botschaften an die Muskulatur zur Korrektur weitergeleitet. Um diese zweite Kette zu durchbrechen, muß sich die Nackenmuskulatur entspannen und verlängern, damit der Kopf in der richtigen Lage ist. Dies erfordert Zeit und ständige Wiederholung, aber schließlich empfindet man die verlängerten Muskeln und den aufrechten Kopf wieder als natürlich – die ursprüngliche Kette aus der Kindheit.

**SCHULMEDIZINISCHE SICHT**

Die Alexandertechnik wird von der Mehrzahl der Mediziner sehr begrüßt. Viele empfehlen ihren Patienten, einen Kurs zu belegen. Die Ziele der Alexandertechnik sind erreichbar und gut dokumentiert. Aus zahlreichen Untersuchungen geht hervor, daß sie wirksam Schmerzen lindert und Belastungen abbaut, die auf Fehlhaltung und falsche Bewegungsmuster zurückzuführen sind. 1994 begann z. B. am Kingston Hospital in London eine Studie, die derzeit noch läuft und beweist, daß die Alexandertechnik Rückenbeschwerden lindert. Aus einer Studie im Jahr 1992 an der Columbia University geht hervor, daß eine Gruppe gesunder Erwachsener, die die Alexandertechnik erlernte, ihre Atmungsfunktion erheblich verbessern konnte. An der amerikanischen Tufts University führte ein Team zwischen 1960 und 1980 mehrere Studien unter Verwendung von Röntgenaufnahmen durch, die zeigten, daß die Nackenmuskulatur von Patienten, die die Technik erlernt hatten, länger geworden war und weniger Verspannungen aufwies. An der University of Hertforshire in England fand 1997 eine vorbereitende Studie statt, die sich mit der Wirkung der Alexandertechnik auf Bewegungseinschränkungen und Depressionen bei Parkinsonkranken beschäftigte. Die Ergebnisse zeigten eine deutliche Verbesserung, allerdings müssen diese durch weitere Arbeiten noch bestätigt werden.

## DIE VORTEILE DER ALEXANDERTECHNIK

Die Alexandertechnik ist keine Therapie an sich. Sie erhebt nicht den Anspruch, Beschwerden zu behandeln. Sie vermittelt dem Schüler, wie er Muskelverspannungen, die durch gewohnheitsmäßige Fehlhaltung und unnötige Bewegungen verursacht wurde, auflösen und den korrekten Gebrauch der Muskeln wieder erlernen kann. Diese Korrektur kann jedoch eine Wirkung auf viele Körpersysteme haben und beeinflußt nicht nur den Bewegungsapparat. Die Alexandertechnik vermittelt:

* mehr Bewegungsfreiheit ohne Schmerzen
* bessere Koordination und besseres Gleichgewicht
* ein Mehr an Energie, da zur Ausführung alltäglicher Handlungen weniger Energie benötigt wird
* bessere Entspannung, da die Muskeln nicht angespannt, sondern verlängert und besser durchblutet sind
* verbesserte Fähigkeit, richtig und korrekt zu atmen; dies wirkt sich bei Atemwegsbeschwerden positiv aus.
* Besserung bestimmter – vor allem streßbedingter – gastro-intestinaler Beschwerden;
* positivere innere Einstellung, die bei Depression, Angst und streßbedingten Problemen hilft.

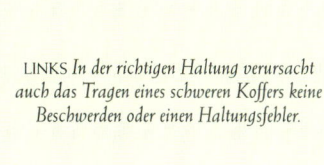

LINKS *In der richtigen Haltung verursacht auch das Tragen eines schweren Koffers keine Beschwerden oder einen Haltungsfehler.*

RECHTS *Tänzer, die die Alexandertechnik erlernt haben, stellen fest, daß es ihnen leichter fällt, sich anmutig zu bewegen.*

## UNTERRICHT IN ALEXANDERTECHNIK

Es ist leicht, einen qualifizierten Lehrer für Alexandertechnik zu finden (s. »Nützliche Adressen«, S. 368–373).
Die meisten von ihnen führen eine Privatpraxis, obwohl
manche Lehrer Krankenhäusern oder Universitäten an-
gegliedert sind.

Im allgemeinen wird die Technik im Einzelunterricht
gelehrt, obwohl manche Lehrer auch Gruppenunterricht
anbieten. Eine typische Unterrichtsstunde dauert etwa
45 Minuten bis eine Stunde. In der Regel ist es empfehlenswert, zwei Unterrichtsstunden in der Woche zu absolvieren. Die Anzahl der Unterrichtsstunden hängt von
der Art des Problems ab und teilweise auch davon, wie
schnell man die Fähigkeit erlernt, schlechte Gewohnheiten abzustellen und gute wieder zu erlernen. Ein erster
Kurs dauert gewöhnlich drei Monate.

Während des Unterrichts sollte man lockere, bequeme Kleidung tragen, die den Blick des Lehrers auf die
Krümmungen der Wirbelsäule nicht behindern. Beim
Erstbesuch bittet der Lehrer den Klienten, zu sitzen und
sich natürlich zu bewegen, damit Haltung, Gleichgewicht und Bewegungsfluß beurteilt werden können. Der
Lehrer achtet auch auf unnötige Anspannung in den
Muskeln und auf Anzeichen der Bewegungsbehinderung
durch Schmerzen. Allgemein gesagt, überprüft er den
Körper auf festgefahrene schlechte Gewohnheiten, derer
man sich womöglich gar nicht bewußt ist.

Nach der Beurteilung wird der Klient gebeten, zu sitzen, zu liegen oder zu stehen, während der Lehrer ihn
sanft in die richtige Stellung bringt. Er fragt, ob man diese neue Stellung als unbehaglich empfindet und sagt dem
Klienten, welche Bewegungen er einstellen (verhindern)

### Drei Instruktionen

Alexander-Pädagogen arbeiten nach
drei Prinzipien oder sogenannten
Instruktionen.

*1 Die erste Instruktion besteht in der
Entspannung der Nackenmuskula-
tur. Reiben Sie den Muskel, der vom
Nacken und über die Schulter verläuft.
Fühlt er sich steif oder schmerzhaft an, ist
Ihre Nackenmuskulatur verspannt. Ver-
spannte Nackenmuskeln ziehen den Kopf
nach hinten und die Wirbelsäule hinunter.
Dies drückt die Wirbelsäule zusammen und
verursacht Beschwerden, wie eingeklemmte
Nerven, Kreuz- und Nackenschmerzen.
Diese Stellung des Kopfes verhindert auch
seine primäre Kontrollfunktion, die jede
Bewegung einleitet und führt.*

*2 Die zweite Instruktion arbeitet – wenn man
sie beherrscht – mit der ersten zusammen,
um den Kopf in seiner korrekten, freien Stellung
zu halten. Sie dient der Dehnung des Halses und
läßt eine vorwärts und nach oben gerichtete
Bewegung des Kopfes zu. Stellen Sie sich vor,
wie sich Ihr Scheitel nach oben und nach vorne
ausrichtet. Dies wird wie ein leichtes Kopfnicken
empfunden.*

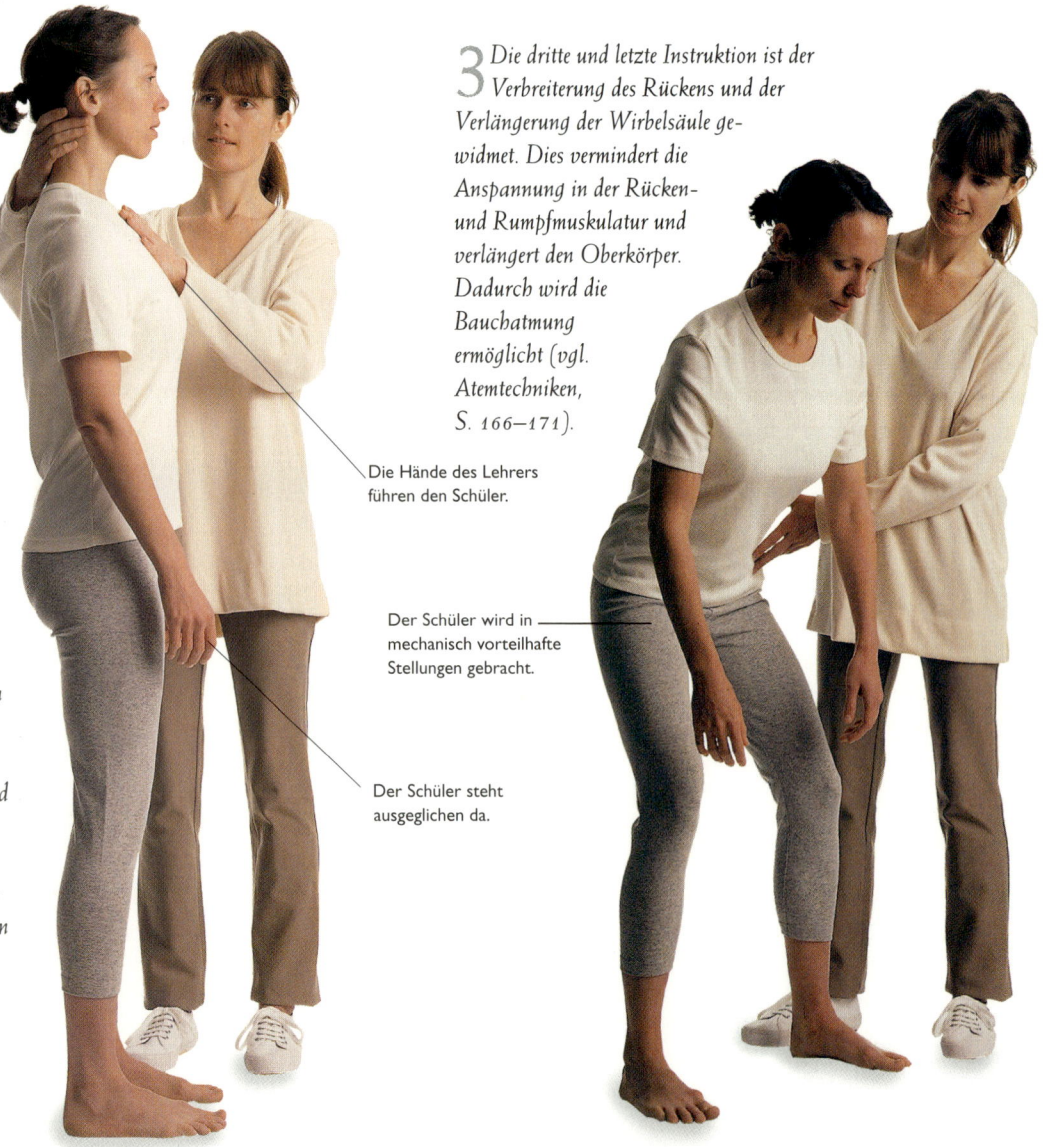

*3 Die dritte und letzte Instruktion ist der
Verbreiterung des Rückens und der
Verlängerung der Wirbelsäule ge-
widmet. Dies vermindert die
Anspannung in der Rücken-
und Rumpfmuskulatur und
verlängert den Oberkörper.
Dadurch wird die
Bauchatmung
ermöglicht (vgl.
Atemtechniken,
S. 166–171).*

Die Hände des Lehrers
führen den Schüler.

Der Schüler wird in
mechanisch vorteilhafte
Stellungen gebracht.

Der Schüler steht
ausgeglichen da.

soll und was man zur Beibehaltung der richtigen Stellung tun kann. Er bittet den Klienten auch, alltägliche Bewegungen durchzuführen, wie z. B. Stehen aus dem Sitzen heraus oder Gehen aus dem Stehen heraus. Der Alexanderlehrer leitet den Patienten im richtigen Gebrauch des Körpers durch sanftes Berühren und einfache mündliche Anweisungen an. Im Laufe weiterer Unterrichtsstunden werden andere alltägliche Aktivitäten, die besonders auf die Lebensführung des Schülers zutreffen, überprüft – sei es Singen, Musizieren, Golfspielen, Bügeln oder so banale Dinge wie Herunterdrücken einer Türklinke oder Händeschütteln. Der zugrundeliegende Gedanke besteht darin, daß man sich die Einzelheiten seiner Handlungsweise bewußt macht und lernt, wie die Alexandertechnik auf fast jede Tätigkeit angewendet werden kann.

### Durchdenken

Die Alexander-Instruktionen mögen relativ einfach erscheinen, können aber ein beträchtliches Maß an Zeit und Übung erfordern, bevor sie sozusagen in Fleisch und Blut übergehen. Zur Erleichterung empfehlen Alexander-Pädagogen, jede Instruktion zu durchdenken. Dies be-

deutet z. B., daß man sich eine Bewegung erst einmal im Geiste vorstellt, anstatt die richtige Bewegung des Kopfhebens und nach vorne Ausrichtens aktiv auszuführen. Der Sinn dieser Reihenfolge liegt darin, daß eine aktive Bewegung eher die Muskelspannung erhöht, während das gedankliche Nachvollziehen der Bewegung die Nackenmuskulatur verlängert und entspannt. Die Schwerkraft sorgt dafür, daß die Bewegung zustande kommt, ohne daß ein direkter Befehl an die Muskeln gesandt wird.

### ZIELE DER ALEXANDERTECHNIK

❖ dauerhaftes Bewußtsein für die Stellung und das Verhältnis von Kopf, Hals und Wirbelsäule wecken

❖ Bewußtmachen unnötiger Muskelanspannung

❖ Aufzeigen schlechter Haltungsgewohnheiten

❖ Vermittlung von Techniken zur Wiedererlernung und Einübung richtiger Bewegungsmuster, bis diese automatisch ausgeführt werden

❖ Erzeugung eines Gefühl der Bewegungsfreiheit, die mit richtigem Gebrauch des Körpers eintritt

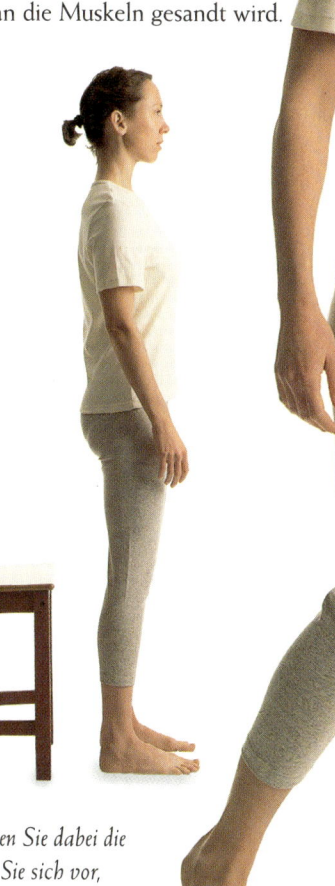

UNTEN *Passives Durchdenken von Bewegungsabläufen hilft, die Alexandertechnik auf alltägliche Bewegungen anzuwenden.*

### AUFSTEHEN AUS DEM SITZEN
Üben Sie alltägliche Bewegungen mit Hilfe der Alexandertechnik ein.

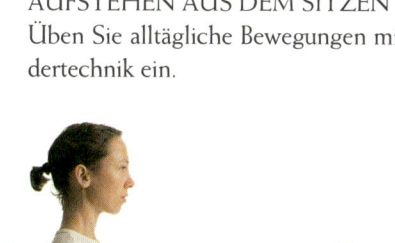
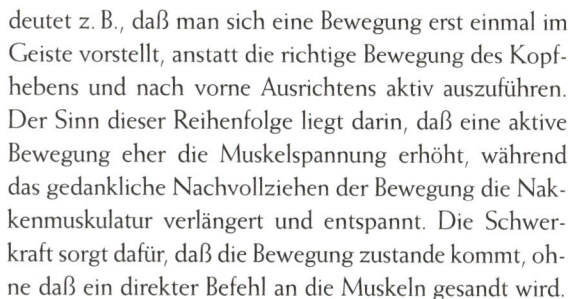

1 *Setzen Sie sich hin. Ihre Füße stehen hüftbreit nebeneinander, damit das Gewicht zwischen Ferse und Vorderfuß gleichmäßig verteilt ist. Ihre Füße und Waden sind senkrecht zu den Knien angeordnet.*

2 *Stehen Sie auf, ohne Knie und Knöchel zu versteifen. Machen Sie den Rücken nicht rund und verkrampfen Sie ihn nicht. Achten Sie auf die Aufrichtung der Wirbelsäule. Das Körpergewicht ist gleichmäßig verteilt.*

3 *Spannen oder beugen Sie dabei die Knie nicht. Stellen Sie sich vor, wie Ihr Körpergewicht durch das Zentrum der Ferse verläuft. Stehen Sie locker und beugen Sie sich nicht aus der Hüfte nach hinten oder vorne.*

## SELBSTHILFE

Wir haben Mühe, uns selbst gegenüber objektiv zu sein. Daher ist es am besten, die Alexandertechnik bei einem anerkannten Lehrer zu erlernen. Ist es jedoch nicht möglich, einen Kurs zu belegen, können Sie jederzeit einige Übungen dieser Technik mit Hilfe von Büchern, Kassetten und Vidoes (vgl. S. 368–373) einstudieren. Vor allem das dritte Buch Alexanders mit dem Titel »Der Gebrauch des Selbst« (München 1988) erklärt die Entwicklung der Technik und enthält viele Hinweise. Es ist daher sehr anspruchsvoll.

Im Anschluß werden einige Kriterien zur Beurteilung der eigenen Haltung und für das Wiedererlernen alltäglicher Handlungen vorgestellt. Sie benötigen dazu mindestens einen länglichen Spiegel. Zwei Spiegel, die in einem Winkel zueinander aufgestellt sind, wären ideal. Tragen Sie Unterwäsche oder einen Gymnastikanzug, damit Ihre Figur und vor allem Ihre Wirbelsäule deutlich sichtbar sind.

### Selbstbeurteilung

Stellen Sie sich ganz natürlich vor den Spiegel und beurteilen Sie, was Sie sehen. Versuchen Sie, gleichzeitig zu spüren, welche Bereiche Ihres Körpers Sie als angespannt und unbehaglich empfinden. Korrigieren Sie keine Probleme, die Sie Ihrer Meinung nach durch unnatürlich gerades Stehen haben. Versuchen Sie, bei der Beantwortung der Fragen 1–8 objektiv zu sein.

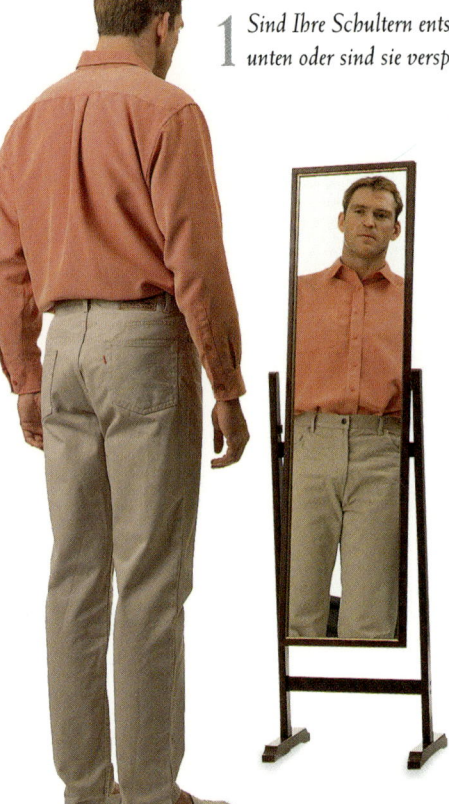

1 Sind Ihre Schultern entspannt und halten Sie diese nach unten oder sind sie verspannt, rund oder hochgezogen?

2 Ist Ihr Kopf in der Mitte und ausgeglichen oder sinkt er nach vorne oder hinten?

3 Ist der Scheitel der höchste Punkt oder zeigt das Kinn nach vorne oder nach unten zur Brust?

4 Ist Ihr Brustkorb geöffnet und breit oder eingezogen und eingesunken?

5 Ist der Bauch flach oder rund?

6 Befinden sich Ihre Hüften in einer Linie und zeigen sie nach vorne?

7 Stehen Sie auf beiden Füßen und ist Ihr Gewicht gleichmäßig darauf verteilt?

8 Ist Ihr Gewicht gleichmäßig über jeden Fuß verteilt oder stehen Sie mehr auf der Außen- als auf der Innenseite jedes Fußes oder ruht das Gewicht mehr auf den Zehen oder den Fersen?

Stellen Sie sich nun seitlich vor den Spiegel und fahren Sie mit den Fragen 9–10 fort:

9 Ist Ihr Körper aufrecht, oder neigen Sie sich aus dem Hals, den Hüften oder Knöcheln nach hinten oder nach vorne?

10 Hat Ihre Wirbelsäule eine natürliche, sanfte „S"-Form, ist sie stark gebogen oder sieht sie eher flach aus?

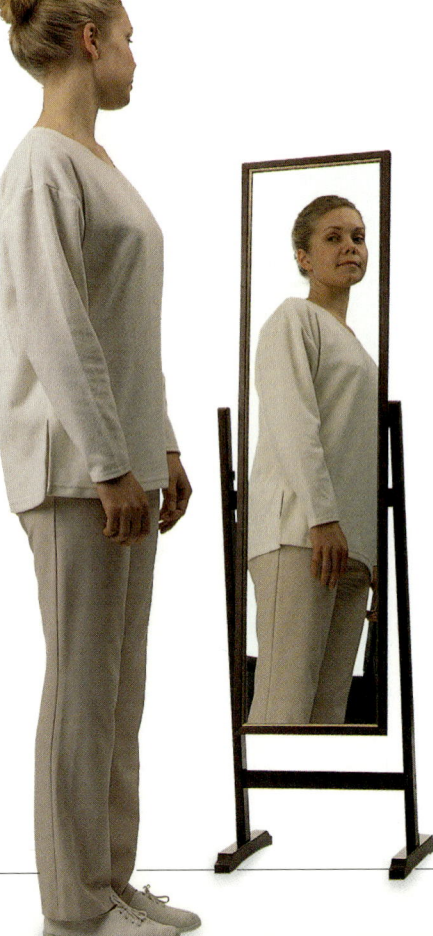

Der erste Teil jeder Frage gibt die richtige Stellung wieder. Wenn Sie die Fragen nicht mit Ja beantworten können, haben Sie ein Haltungsproblem. Die einzige Möglichkeit, Fehler zu korrigieren, besteht darin, sich die Stellung des ganzen Körpers täglich vorzustellen und Haltungskorrekturen so oft wie nötig vorzunehmen. Dabei ist hilfreich, sich gezielt einen Ablauf vorzunehmen, den man falsch macht und dann das Problem zu korrigieren. Wenn man eine übertrieben schlechte Haltung einnimmt, spürt man am ehesten, welche Muskeln verspannt sind und wie man dadurch aus dem Gleichgewicht gerät.

Eines sollte man dabei besonders beherzigen: Es hat wenig Sinn, nur vor dem Spiegel die richtige Haltung einzunehmen, wenn man hinterher wieder in alte Gewohnheiten verfällt. Eine korrekte Haltung muß als richtig empfunden werden. Anders ausgedrückt: Die Nerven, die an der Haltung oder an einer Bewegung beteiligt sind, müssen letztendlich die richtigen Signale an die Muskeln automatisch ohne bewußtes Denken übermitteln. Um dies zu erreichen, muß die richtige Haltung die meiste Zeit über beibehalten und die Fehlhaltung eingestellt werden, damit die Nerven die richtigen Bahnen und Signale wieder erlernen können. Ebenso kann eine korrekte Haltung eine Zeitlang als falsch empfunden werden. Dieses Problem nimmt durch ständiges Üben ab.

## BEURTEILUNG VON BEWEGUNGEN

Nach der Beurteilung Ihrer Haltung im Stehen versuchen Sie, einige leichte Handlungen vor dem Spiegel auszuführen, wie z. B. Aufstehen aus dem Sitzen, Singen oder Zähneputzen. Während Sie sich bewegen, sollten Sie besonders auf die Beziehung zwischen Kopf und Hals achten. Fragen Sie sich, ob das, was Sie zu tun glauben, auch wirklich dem entspricht, was Sie tatsächlich tun. Kippt Ihr Kopf z. B. beim Singen nach hinten und bringen Sie dabei Ihr Kinn nach vorne? Waren Sie sich bewußt, daß dies passiert und empfinden Sie es als richtig? Korrekte Haltung bedeutet, den Scheitelpunkt des Kopfes so hoch wie möglich zu heben. Dies verlängert den Hals, befreit die Stimmbänder und öffnet die Brust.

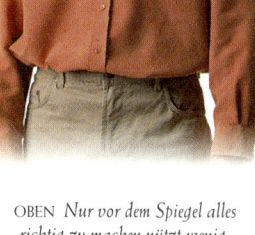

OBEN *Nur vor dem Spiegel alles richtig zu machen nützt wenig, wenn man hinterher in schlechte Gewohnheiten zurückfällt.*

Wenn Sie das Gefühl haben, sich immer bei der Ausführung einer Handlung falsch zu bewegen, sollten Sie die Bewegung übertrieben ausführen, damit Sie genau sehen und spüren, was Sie tun. Führen Sie dann die Handlung noch einmal aus, aber ohne die falsche Bewegung. Ständiges Wiederholen der richtigen Bewegung ist notwendig. Wenn Sie sich nicht darauf konzentrieren, bewegen Sie sich weiterhin auf die alte, gewohnheitsmäßige Art und Weise.

Während Sie dabei sind, den Gebrauch Ihres Körpers und dessen Umerziehung zu gutem Gebrauch zu erlernen, sollten Sie Ihr Lernprogramm erweitern und zu beurteilen versuchen, wie bestimmte Situationen und Gefühle Ihre Haltung beeinflussen. Inwiefern spiegelt Ihr Körper Ihre Gefühle wieder? Ein aufrechter, freier und elastischer Körper bewältigt nicht nur die Anspannung im Körper, sondern auch psychische Belastung (vgl. Entspannungstechniken, S. 158–165).

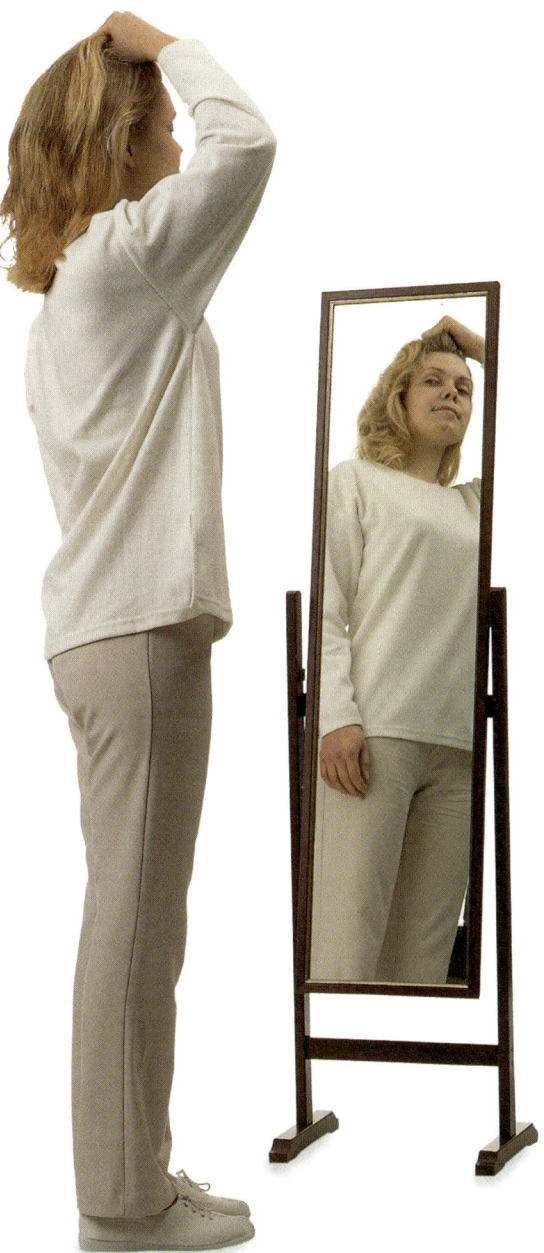

### BEFREIUNG VON KOPF UND HALS

Stellen Sie sich vor den Spiegel und packen Sie einen Haarschopf am Scheitel. Ziehen Sie diesen ganz nach oben in Richtung Decke und heben Sie dann den Kopf soweit wie möglich. Machen Sie sich groß, ohne sich dabei auf die Zehenspitzen zu stellen. Wissen Sie erst einmal, wo der Scheitelpunkt des Kopfes ist, wiederholen Sie die Übung, ohne an den Haaren zu ziehen. Sie werden merken, wie sich der Hals verlängert, die Schultern entspannen, der Brustkorb sich öffnet und die Wirbelsäule sich dehnt.

# TRAGERING

Tragering ist ein somatisches (sich auf die Struktur und Funktion des Körpers beziehendes) Erziehungssystem. Milton Trager, sein Erfinder, war Boxer und Akrobat, bevor er sich als Physiotherapeut und Arzt ausbilden ließ. Trager-Therapeuten glauben, daß sie sich an die Energie, die uns alle umgibt, anschließen und das Unterbewußtsein umprogrammieren können, um unnötige Muskelverspannungen aufzulösen. Sie sind der Meinung, daß kleine, leichte Bewegungen vermittelt und geübt werden können, um erlernte schädliche Reaktionen durch positive zu ersetzen.

## SCHULMEDIZINISCHE SICHT

Die Tragermethode ist inzwischen auch in Deutschland verbreitet. Wenn sie von einem qualifizierten Therapeuten vermittelt wird, ist sie eine sichere und nützliche Methode zur Auflösung muskulärer Verspannung. Sie lindert auch chronische Schmerzen. Die Schulmedizin ist skeptisch, wenn sich ein Therapeut »an eine Energiequelle anschließt« und diese Energie dann über seine Hände in das Unterbewußtsein des Patienten leitet. Viele Mediziner meinen, daß Tragering unbedenklich und als Entspannungsmethode hilfreich ist. Eine Studie, die 1993 in den USA durchgeführt wurde, zeigte, daß Tragering chronische Schmerzen lindern kann, insbesondere solche, die durch Muskelverspannungen verursacht werden.

OBEN Maharishi Mahesh Yogi, der bekannte spirituelle Lehrer, inspirierte Trager zu seinem Konzept der Verbindung mit einer Energiequelle.

Milton Trager wurde 1908 in Chicago geboren. Er litt während seiner Kindheit unter chronischen Rückenbeschwerden. Trotzdem wurde er später Akrobat und Boxer. Eines Tages massierte Trager seinen Trainer. Dieser war so beeindruckt von den Ergebnissen, daß er vorschlug, Trager solle diese offenbar besondere Gabe einsetzen, um anderen zu helfen. Trager heilte seine eigenen Rückenprobleme und die Ischiasbeschwerden seines Vaters. Dann begann er mit der Behandlung anderer Menschen durch Massage. Die Beschwerden reichten von chronischen Schmerzen und Muskelverspannung bis hin zu den Folgeerscheinungen von Polio und anderen neuromuskulären Störungen.

Trager ließ sich vor dem Zweiten Weltkrieg zum Physiotherapeuten ausbilden. Später studierte er Medizin und wurde nach dem Ausscheiden aus der Armee Arzt. Er zog nach Hawaii und eröffnete eine schulmedizinische Praxis, behandelte aber viele seiner Patienten weiterhin mit den Händen. Langsam entwickelte er seine eigenen Techniken und seinen eigenen Ansatz der Körperarbeit. Eigentlich war Trager eher ein somatischer Erzieher im Sinne F. M. Alexanders (vgl. S. 146–153) und nicht unbedingt ein Therapeut. 1958 wurde Trager einer der ersten Anhänger des Maharishi Mahesh Yogi, der später die Transzendentale Meditation populär machte. Unter diesem Einfluß integrierte Trager einen meditativen Zustand, den er als »Anschließen an eine Energiequelle« bezeichnete, in seine Methode.

1975 eröffnete Trager eine Praxis in Kalifornien und gründete 1980 das Trager-Institut, um andere in dieser Technik auszubilden. Er starb 1997, aber mehr als 1000 qualifizierte Trager-Therapeuten setzen sein Lebenswerk fort. Sie sind über die ganze Welt verstreut, die meisten praktizieren jedoch in den USA.

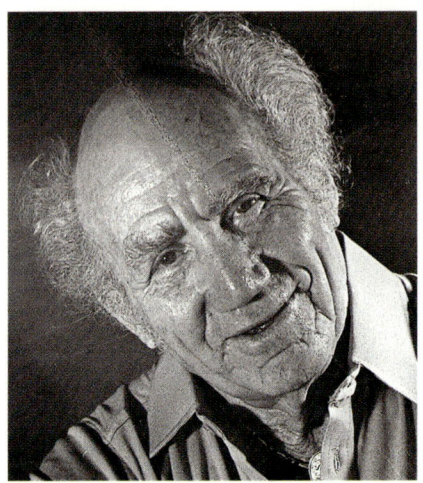

OBEN Milton Trager integrierte die Meditation in seine Methode der körperlichen Umerziehung.

## DIE THEORIE

Trager glaubte, daß es im Zustand tiefer Meditation möglich sei, sich an die Energie anzuschließen, die alles umgibt. Diese Energie kann auf den Klienten übergehen. Dies geschieht sowohl durch die Hände als auch durch die Anwesenheit des Therapeuten. Die Energie umgeht dabei die bewußte Wahrnehmung des Klienten und beeinflußt das Unterbewußtsein. Trager glaubte, daß viele körperliche Beschwerden und chronische Schmerzen andauern, weil das Unterbewußtsein falsche Botschaften an Muskeln und Gewebe schickt und so unnötige Anspannung entsteht. Um eine dauerhafte Veränderung zu bewirken und den Teufelskreis zu durchbrechen, glaubte er, daß dem Unterbewußtsein wiederholt neue Botschaften zukommen müssen, die eine schmerzfreie Entspannung ermöglichen und neue Verbindungen zwischen Körper und Geist schaffen.

### Erlernte Reaktionen

Mit der Zeit wird jede Handlung oder Handlungsabfolge, die oft genug wiederholt wird, zu einem »Reaktionsmuster«. Lernt man z. B. Autofahren, muß jeder Schritt und jede Handlung bewußt durchdacht werden, bevor sie stattfindet, aber mit der Zeit und durch Übung automatisiert sich die Handlung des Fahrens. Leider sind jedoch nicht immer alle erlernten Reaktionen nützlich oder gesund. Das Tragering möchte alte, schädliche Bewegungsmuster durch neue Abläufe ersetzen, die entspannt und frei sind. Die Trager-Methode erzielt ihre Wirkung durch kleine, leichte Bewegungen, die ungezwungen und wohltuend sind. Das Trager-Institut trägt daher chinesischen Schriftzeichen, die soviel bedeuten wie »tanzende Wolke«. Das Ergebnis ist, daß gute Bewegungsmuster verstärkt werden und der Körper sich von erlernten Reaktionen befreien kann.

UNTEN *Der Tragerwork-Therapeut bewegt die Gliedmaßen sanft und rhythmisch. So empfindet man größere Bewegungsfreiheit und ein Gefühl der Leichtigkeit.*

## WEGWEISER

Tragering ist eine Form der psychophysischen Integration. Es dient dazu, Körper und Geist von ungewolltem Streß und Anspannung zu befreien. Tragering erhebt nicht den Anspruch, bestimmte Störungen heilen oder behandeln zu können. Es ist eine vorbeugende Therapie und übt vor allem bei streßbedingten Problemen eine therapeutische Wirkung aus. Dies gilt auch bei Beschwerden des Bewegungsapparates und bei neuromuskulären Störungen.

ANGST, S. 256/7
ISCHIAS, S. 348
KOPFSCHMERZEN,
S. 268/9
MIGRÄNE, S. 269
RÜCKENBESCHWERDEN,
S. 344/5
SCHLAGANFALL, S. 359
STRESS, S. 262/3
WEICHTEILRHEUMATISMUS,
S. 348

## BESUCH BEIM TRAGERING-THERAPEUTEN

Man sollte einen qualifizierten Trager-Therapeuten auswählen (vgl. »Nützliche Adressen«, S. 368–373). Eine Sitzung dauert 60 bis 90 Minuten. Die erste beginnt mit einer Beurteilung, jedoch nicht im schulmedizinischen Sinn; sie dient vielmehr der Einschätzung Ihrer Lebensführung. Der Therapeut möchte auch den Grund Ihres Besuches wissen und herausfinden, ob Sie Schmerzen haben, ob Bewegungen eingeschränkt oder Muskeln verspannt sind. Behandler empfehlen zu Anfang für eine optimale Wirkung eine Folge von mindestens sechs Sitzungen. Zur Festigung des Ergebnisses genügen anschließend weniger Sitzungen.

Das Tragering besteht aus zwei Teilen. Der erste Teil erfolgt in Tischarbeit, der zweite Teil ist Mentastics, (Wahrnehmungsschulung). Zunächst wird man gebeten, in einem warmen Raum auf einem stabilen, gepolsterten Behandlungstisch Platz zu nehmen. Man sollte lockere, bequeme Kleidung tragen, wie z. B. Unterwäsche oder einen Gymnastikanzug. Der Behandler entspannt sich zunächst selbst und versetzt sich in den aktiven, meditativen Zustand, den Trager »Hook-up« nannte. (Trager glaubte, daß der Behandler in diesem Zustand mit größerer Genauigkeit den Tonus, die Spannung und den Widerstand des Körpergewebes als Reaktion auf Bewegung erfassen kann). Der Behandler wendet dann rhythmische schaukelnde, vibrierende, knetende und dehnende Bewegungen an, um Körperbereiche mit Widerstand oder Anspannung ausfindig zu machen. Dabei werden keine Öle, Lotionen oder Talkumpuder verwendet. Wird ein Bereich mit Widerstand und Anspannung entdeckt, vermindert der Trager-Therapeut den Druck auf diesen Bereich. Der Körper des Klienten wird auf vielerlei Arten mobilisiert. Da aber nie übertriebener Druck angewandt wird, ist die Behandlung schmerzfrei. Während der Körper mobili-

siert wird, soll sich der Klient entspannen und physisch und psychisch loslassen.

Nach der Arbeit auf dem Behandlungstisch geht der Therapeut zur Wahrnehmungsschulung über. Hier handelt es sich um einfache Übungen, die sich auch zu Hause durchführen lassen. Sie verstärken die Botschaften an das Unterbewußtsein, die bei der Arbeit am Behandlungstisch auf Geist und Körper übertragen wurden. Die Bewegungen ähneln denen, die bei der Behandlung ausgeführt wurden, da es sich dabei um rythmisch dehnende, schaukelnde Übungen handelt.

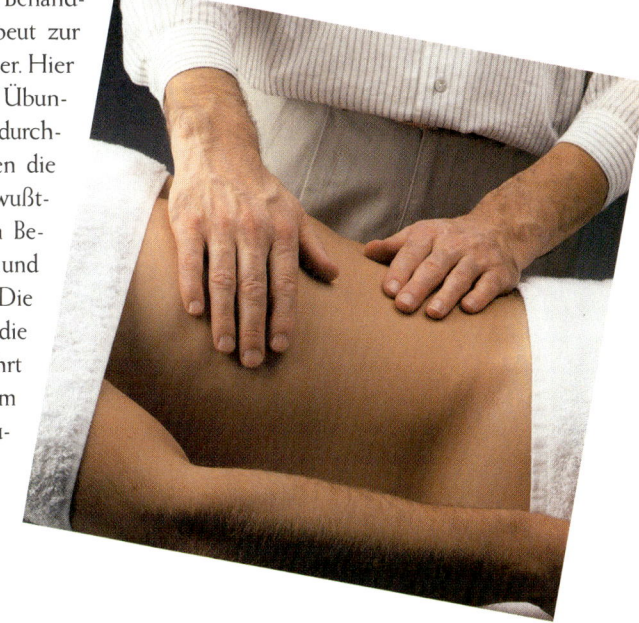

RECHTS *Hat der Therapeut die verspannten oder geschwächten Bereiche entdeckt, bearbeitet er diese um so sanfter.*

# ZERO BALANCING

**A**ls relativ junges Verfahren wurde das Zero Balancing von Dr. Fritz Smith, einem Arzt, Osteopathen, Akupunkteur und Rolfer, der sich intensiv mit östlichen Philosophien und westlicher Körperarbeit beschäftigte, entwickelt. Zero Balancing beschreibt eine Reihe von Energiefeldern und -bahnen im menschlichen Körper. Es nutzt besondere Verfahren der Körperarbeit und die energetische Verbindung zwischen Therapeut und Patient, um diese Energiefelder neu zu ordnen. Gleichzeitig werden Fehlstellungen am Bewegungsapparat korrigiert.

## SCHULMEDIZINISCHE SICHT

Zero Balancing ist eine noch relativ junge Therapie. Bisher ist – außer vom Hörensagen – nichts über die Wirksamkeit dieser Therapie bekannt, obwohl es durchaus sein kann, daß Händeauflegen durch einen qualifizierten Therapeuten Streß vermindert und eine Art Placebo-Effekt auf andere Beschwerden ausübt. Zero Balancing ist eine sanfte und sichere Therapie, die als harmlos gelten kann, auch wenn Mediziner die theoretische Grundlage mit Skepsis betrachten.

Fritz Smith beendete 1955 in Amerika seine Ausbildung zum Osteopathen und erwarb 1961 den Doktortitel in Medizin. Er war jedoch überzeugt, daß weder die Schulmedizin noch die Osteopathie ausreichten, um Fragen zur Entstehung von Krankheiten aber auch zur Gesundheitsvorsorge vollständig zu beantworten. Daher beschäftigte er sich intensiv mit östlichen und westlichen Heilverfahren. Er erwarb Zulassungen als Akupunkteur (s. S. 20–31) und als Rolfer (s. S. 134–137). Seine Studien vermittelten Smith neue Einblicke in die Funktionsweise des Körpers mit Hilfe von Energiefeldern. In den 1970er Jahren entwickelte er eine Therapie, die westliche Techniken der Körperarbeit und östliche Konzepte von Heilenergie verbindet und nannte sie Zero Balancing. 1991 zog sich Smith aus seiner Arztpraxis zurück und widmet sich seither der Weiterentwicklung und dem Unterricht in Zero Balancing.

### DIE THEORIE

Zero Balancing läßt sich als strukturelles Akupressursystem (vgl. Akupunktur, S. 20–31) beschreiben, das auf die Körperstruktur, v. a. die Knochenstruktur, angewandt wird. Zero Balancer sind der Meinung, daß durch Integration und Balance der körpereigenen Energie in die Körperstruktur Energie erschlossen, gestärkt oder freigesetzt werden kann.

### Energiefelder

Zero Balancer vertreten die Auffassung, daß der Körper des Menschen über drei Hauptenergiefelder verfügt. Das erste und wichtigste ist das Energiefeld im Knochengerüst. Diese Energie entzieht sich unserer willkürlichen Kontrolle, ist jedoch ganz wesentlich für die Gesundheit und unsere Anpassungsfähigkeit an wechselnde Umweltbedingungen. Innerhalb des Skeletts gibt es drei Energiebahnen: Die erste und wichtigste verläuft vom Schädel über die Wirbelsäule durch das Becken und die Hüften zu den Füßen; die zweite beginnt an den Schultern und verläuft über die Querfortsätze der Wirbel zum Becken, wo sie mit der Hauptenergiebahn zusammentrifft. Die dritte Bahn verläuft vom Schultergürtel durch die Arme zu den Händen.

Das zweite Energiefeld weist ebenfalls drei Bahnen auf. Dieses prägt unsere Individualität. Die innere Energiebahn befindet sich in den Muskeln, die durch ihre Kontraktion einen Energiefluß erzeugen. Ein Teil davon wird zur Erhöhung des Energieniveaus im Skelett verwendet, trägt aber auch zur Integration der linken und rechten Gehirnhälfte bei und unterstützt ihre harmonische Funktion. Der Energiefluß der mittleren Bahn entspricht annähernd den chinesischen Meridianen. Eine ihrer Funktionen ist es, uns zu befähigen, emotionale, mentale und spirituelle Bedürfnisse zu erfüllen. Die äußere Energiebahn befindet sich direkt unter der Haut. Sie wird als WeiChi bezeichnet. Dieses Feld kann entweder äußere Kräfte aufnehmen oder zurückweisen. Es wirkt einem übermäßigen Energieverlust des Körpers entgegen und füllt die Energieniveaus überall wieder auf.

Das dritte und letzte Energiefeld ist allumfassend. Es durchdringt den gesamten Körper und seine Umgebung. Seine Funktion besteht darin, die physische und emotionale Anpassungsfähigkeit des Körpers an verschiedene Umstände zu unterstützen.

### Grundgelenke

Zero Balancer gehen davon aus, daß bestimmte Gelenke, auch Grundgelenke genannt, alle Energiefelder beeinflussen und die Gravitationskraft durch den Körper leiten. Hierzu gehören die Zwischenwirbelgelenke, die Rippen-Wirbelsäulengelenke, das Ileosakralgelenk (zwischen dem Kreuzbein an der Wirbelsäulenbasis und dem Becken) und die zwischen den Fußwurzelknochen liegenden Gelenke. Die Gelenke spielen eine wichtige Rolle bei der Energieübertragung durch den ganzen Körper.

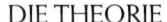

Schädel

Wirbel

Schlüsselbein

Brustbein

Kniescheibe

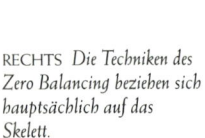

RECHTS *Die Techniken des Zero Balancing beziehen sich hauptsächlich auf das Skelett.*

## BESUCH BEIM ZERO-BALANCE-THERAPEUTEN

Zero-Balance-Therapeuten besitzen meist eine Ausbildung auf einem anderen Gebiet, wie Massage, Akupunktur oder Körperarbeit. Sie haben Zero Balancing erlernt, um ihr Behandlungsspektrum zu erweitern. Gegenwärtig praktizieren einige Therapeuten für Zero Balancing in den USA, Großbritannien, der Schweiz und Mexiko. In Deutschland ist diese Methode noch nicht verbreitet.

Zu einer Sitzung, die etwa eine halbe Stunde dauert, sollte man in lockerer Kleidung erscheinen. Ratsam sind mindestens drei Sitzungen. Der Therapeut nimmt eine kurze Krankengeschichte auf, dann erfolgt eine Untersuchung des Schultergürtels, des oberen Rückens und des Ileosakralgelenks im Sitzen. Anschließend nimmt man voll bekleidet auf der Behandlungsliege Platz.

Der Behandler wendet sogenannte Drehpunkt-Techniken an. Das Kreuz, die Hüften und Füße werden zuerst bearbeitet, dann folgen Brustkorb, Nacken und Schul-tern. Schließlich wendet sich der Therapeut der unteren Körperhälfte zu, um die Gelenke und Weichteilgewebe zu harmonisieren und zu restrukturieren.

Der Therapeut arbeitet nicht auf ein bestimmtes Behandlungsergebnis hin, sondern möchte den Energiefluß freisetzen und strukturelle Fehlstellungen korrigieren. Viele Menschen berichten davon, im Verlauf der Behandlung größer, entspannter und weniger ängstlich geworden zu sein. Auch Beschwerden des Bewegungsapparates werden oft gelindert.

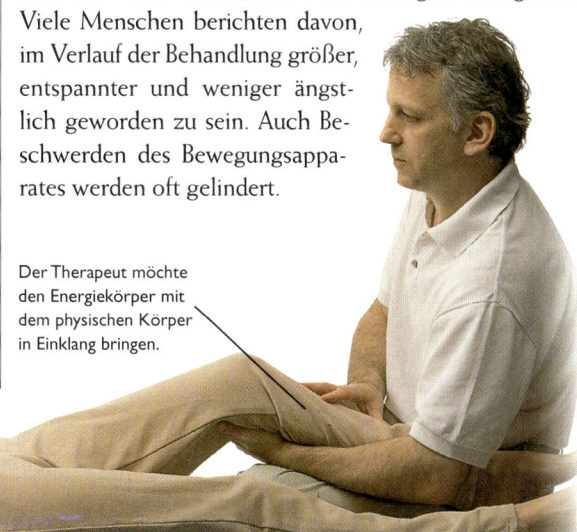

Der Therapeut möchte den Energiekörper mit dem physischen Körper in Einklang bringen.

### WEGWEISER

Zero Balancing zielt darauf ab, das Gleichgewicht des Bewegungsapparates wiederherzustellen und den freien Energiefluß im Körper zu fördern. Es kann sich bei Schmerzen am Bewegungsapparat, aber auch zur Streßminderung und Förderung der Entspannungsbereitschaft als hilfreich erweisen. Daher eignet es sich für Menschen mit streßbedingten Störungen.

ANGST, S. 256/7
KOPFSCHMERZEN, S. 268/9
MIGRÄNE, S. 269
RÜCKENBESCHWERDEN, S. 344/5
STRESS, S. 262/3
WEICHTEILRHEUMATISMUS, S. 348

OBEN UND RECHTS *Die Theorie des Zero Balancing besagt, daß ein unsichtbarer Energiekörper den physischen Körper wie ein Handschuh umgibt.*

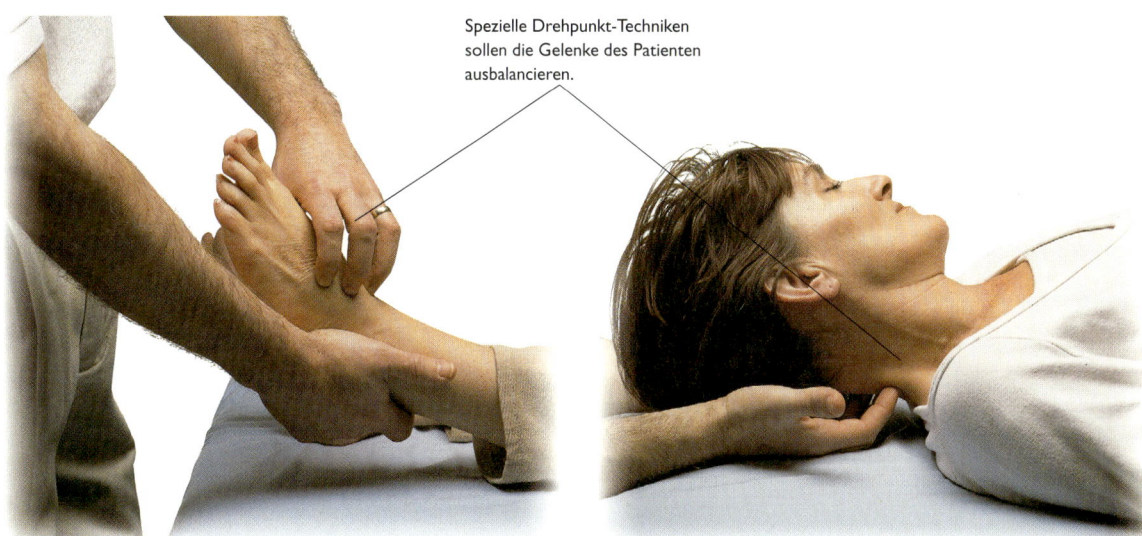

Spezielle Drehpunkt-Techniken sollen die Gelenke des Patienten ausbalancieren.

### BITTE BEACHTEN

■ Zero Balancing ist kein Ersatz für eine schulmedizinische Behandlung. Bei gesundheitlichen Bedenken sollte man den Arzt befragen.

■ Diese Therapie empfiehlt sich nicht für Menschen mit ernsten emotionalen, seelischen oder körperlichen Erkrankungen.

Zero Balancer setzen eine Technik der Körperarbeit ein, die Fulcrum (d. h. Drehpunkt) genannt wird, um die Energiefelder des Therapeuten und seine Körperstruktur mit der Energie und der Struktur des Klienten zu koppeln. Ziel des Fulcrums in der Körperarbeit ist es, zurückgehaltene Energie freizusetzen, die Energiefelder des Körpers zu stärken, Fehlstellungen des Bewegungsapparates auszugleichen und in der richtigen Lage zu halten. Während einer Sitzung achtet der Therapeut sorgfältig auf Anzeichen dafür, »daß etwas in Bewegung kommt«. Dies zeigt, daß die Energiefelder des Klienten restrukturiert werden. Solche Hinweise können sein: schnelle Augenlidbewegungen, flache Atmung gefolgt von einem tiefen Atemzug, Zuckungen, gluckernde Darmgeräusche und ein veränderter Gesichtsausdruck. Die Behandlung ist nicht ergebnisorientiert, man möchte vielmehr den Energiefluß freisetzen, strukturelle Fehlstellungen korrigieren und dann abwarten, welche Reaktion erfolgt.

# ENTSPANNUNGSTECHNIKEN

*S*treß und die Reaktion darauf sind ein Phänomen, das die Menschen seit jeher kennen. Für unsere prähistorischen Vorfahren war er sogar von lebenswichtiger Funktion, kann er doch große Kraftreserven des Körpers freisetzen. Wird Streß jedoch nicht abgebaut, können sich alarmierende Folgen einstellen. Es gilt mittlerweile als gesichert, daß Streßbelastungen zu vielen Störungen beitragen und die direkte Ursache für zahlreiche medizinische Beschwerden bilden. Die Antwort auf dieses Problem, so glauben Ärzte und Ganzheitsmediziner, liegt in der Streßvermeidung. Ist dies unmöglich, helfen Entspannungstechniken bei der Streßbewältigung.

Der Begriff Holismus (Ganzheitlichkeit) wurde zwar im 20. Jahrhundert geprägt, aber der Gedanke, daß das Ganze wichtiger ist als seine einzelnen Elemente, existiert seit Urzeiten. Vielleicht konzentrierten sich die frühen Schamanen in körperlicher und geistiger Hinsicht auf den ganzen Menschen und nicht auf einzelne Körperteile, weil Ihnen deren Funktionsweise noch nicht bekannt war. Das war Ganzheitsmedizin. Erst als Ärzte anfingen, die komplizierte Funktion des menschlichen Organismus zu verstehen und die Fähigkeit entwickelten, verschiedene spezifische Probleme und Erkrankungen zu bekämpfen, verlor die Schulmedizin die Bedeutung der ganzheitlichen Behandlung des Körpers und der Seele aus den Augen.

In der Mitte des 20. Jahrhunderts erwachte das Interesse an alternativen und ganzheitlichen Therapien wieder. Viele Menschen waren von der Schulmedizin, ihren Apparaten, den Nebenwirkungen der Medikamente und der unpersönlichen Behandlung enttäuscht. Öffentlicher Druck und die Zunahme von Zivilisationskrankheiten wie Herz-Kreislauf-Erkrankungen und Geschwüren veranlaßten manche Ärzte, vermehrt auf den Zusammenhang zwischen Lebensführung, Lebenseinstellung und häufigen Erkrankungen zu achten. Schon bald fand man heraus, daß eine hohe Streßbelastung zu vielen körperlichen Erkrankungen wie z. B. Krebs, degenerativen Herzbeschwerden, Verdauungsstörungen und anderen chronischen Krankheiten entweder beitrug oder sie verursachte. 1976 schrieb Professor Hans Seyle aus Montreal das Buch »The Stress of Life«. Darin vertritt er die Ansicht, daß sich psychische Faktoren in

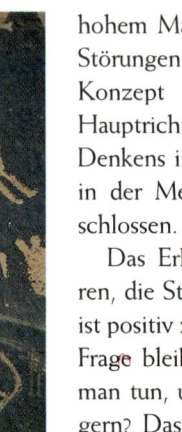

OBEN *Höhlenbewohner mußten auf der Jagd auf Streßsituationen reagieren.*

hohem Maße auf körperliche Störungen auswirken. Dieses Konzept ist nun in die Hauptrichtung medizinischen Denkens integriert. Der Kreis in der Medizin hat sich geschlossen.

Das Erkennen der Gefahren, die Streß mit sich bringt, ist positiv zu werten; aber eine Frage bleibt offen: Was kann man tun, um Streß zu verringern? Das Erlernen von Entspannungstechniken ist eine Lösung. Entspannung und Streß sind die beiden Seiten ein und derselben Münze. Die Techniken der progressiven Muskelentspannung, die auf den nächsten Seiten beschrieben werden, wurden von dem amerikanischen Physiologen Edmund Jacobson in den 1930er Jahren entwickelt. Er machte klar, daß Entspannung nicht nur ein Körperzustand, sondern auch eine Geisteshaltung ist: Wenn der Geist ruhig und gelassen ist, ist auch der Körper entspannt. Um jedoch die Wirkung von Entspannungstechniken zu verstehen, sollte man wissen, was unter Streß zu verstehen ist und wie er sich auswirkt.

## STRESSMECHANISMEN

Der Begriff Streß leitet sich aus der Ingenieurssprache ab. Es beschreibt die Veränderungen, die im Körper stattfinden, wenn man eine Drohung oder Herausforderung wahrnimmt, egal, ob diese realistisch ist oder nur in der Vorstellung existiert. Diese Veränderungen werden durch die Freisetzung chemischer Botenstoffe, sogenannter Katecholamine, in den Blutkreislauf und durch Nervenimpulse ausgelöst. Sie bereiten den Körper auf eine schnelle, entschlossene Handlung vor. Wie diese Handlung aussieht, steht noch nicht fest, daher nennt man diese Reaktion »Kampf oder Flucht«.

UNTEN *Ein Kind zu haben, bringt positiven Streß mit sich, den nur wenige Eltern missen möchten.*

## DIE KAMPF-FLUCHT-REAKTION

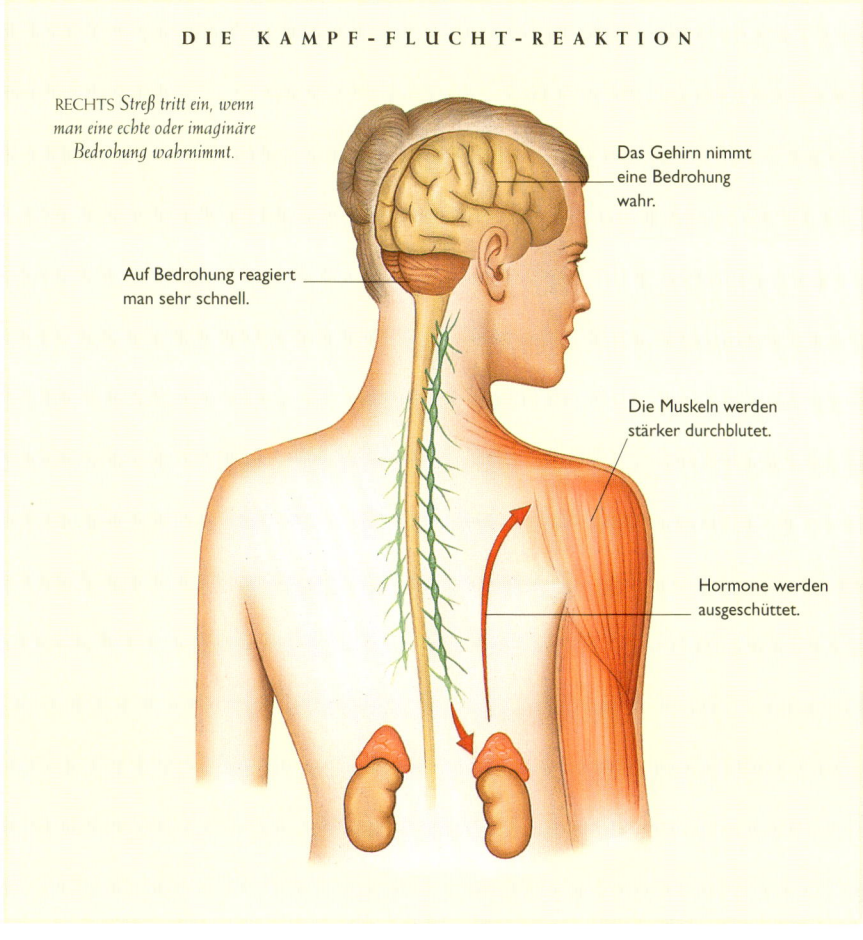

RECHTS *Streß tritt ein, wenn man eine echte oder imaginäre Bedrohung wahrnimmt.*

Das Gehirn nimmt eine Bedrohung wahr.

Auf Bedrohung reagiert man sehr schnell.

Die Muskeln werden stärker durchblutet.

Hormone werden ausgeschüttet.

### DREI STADIEN

Aus physiologischer Sicht läßt sich die Kampf-Flucht-Reaktion in drei Stadien einteilen: Achtung, fertig, los.

ACHTUNG: Man spürt eine Bedrohung, die das Gehirn auswertet. Dieser Vorgang geschieht nahezu gleichzeitig und läuft unwillkürlich ab. Er erfordert keine bewußte Kontrolle.

FERTIG: Das Unterbewußtsein bereitet den Körper durch die Produktion von Katecholaminen auf die Handlung vor. Die Katecholamine gelangen über den Blutkreislauf zu verschiedenen Drüsen im Körper. Gleichzeitig sendet das sogenannte sympathische Nervensystem, Impulse in den Körper aus.

LOS: Das Gehirn ist hellwach, die Muskeln energiegeladen, und man ist für eine entscheidende Handlung bereit.

### Eine Frage des Maßes

Die Kampf-Flucht-Reaktion hat den Menschen über Jahrtausende sehr genützt. Traf ein Jäger auf eine Hyäne, war er blitzschnell bereit, zu kämpfen oder davonzulaufen. Hinterher kehrte der Körper des Jägers in seinen normalen Zustand zurück, ein Zustand der Ausgeglichenheit, den man heute als Homöostasis bezeichnet.

In der modernen Gesellschaft ist die Bedrohung, mit der wir konfrontiert sind, selten so direkt. Der Streß wird meist verursacht durch emotionale oder seelische Faktoren. Die Kampf-Flucht-Streßreaktion ist unangebracht. Man kann z. B. seinen Chef nicht schlagen, wenn man länger arbeiten soll. Trotzdem entspricht es der Physiologie des Menschen, daß wir so reagieren. Streßsituationen finden laufend statt und häufen sich an. Viele Menschen befinden sich in einem ständigen Zustand der Bereitschaft. Sie sind weder vollkommen entspannt noch körperlich ausreichend aktiv, um eine Entspannung herbeizuführen. Mit der Zeit kommt es zu Bluthochdruck, Herz-Kreislauf-Beschwerden und einer Schwächung des Immunsystems. Es treten Verdauungsbeschwerden, Verspannungen und seelische Probleme auf.

### Entspannung lernen

Entspannung ist die Kehrseite der Münze. Sie ist der normale Zustand, in den der Körper des primitiven Jägers nach dem Zusammentreffen mit der Hyäne zurückkehrte. Der Jäger erreichte einen Zustand der Entspannung, weil der Streß des Zusammentreffens durch die körperliche Handlung aufgelöst wurde. Ähnlich kann z. B. Sport, ob nun Laufen, Squashspielen oder nur ein langer Spaziergang die Streßhormone des Körpers beseitigen. Viele Menschen haben allerdings Mühe, sich regelmäßige Bewegung zu verschaffen. Wenn Sie dazu gehören, ist es wichtig, körperliche und geistige Entspannungsmethoden zu erlernen, um Ihren Streß zu bewältigen.

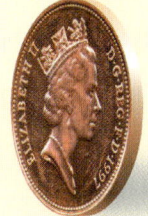

## WIE HOCH IST IHR STRESSPEGEL?

Manche Menschen können eine höhere Streßbelastung bewältigen als andere, sie blühen unter Streß sogar regelrecht auf. Andere wiederum sind schnell überfordert und brauchen lange, um sich zu erholen.

In den 1960er Jahren erstellten Thomas H. Holmes und Richard H. Rahe im Laufe ihrer Arbeit an der Universität Washington eine Liste häufiger Ereignisse zusammen, die großen Streß verursachten. Sie nannten diese »Wendepunkte im Leben«. Jedes Ereignis wurde seiner Auswirkung entsprechend mit einer Punktzahl versehen. Sie stellten fest, daß die meisten Menschen mit einer sehr hohen Punktzahl innerhalb des Zeitraums von zwölf Monaten große Schwierigkeiten bei der Streßbewältigung hatten. Ihre Fähigkeit, sich zu entspannen, war beeinträchtigt. Die Krankheitsanfälligkeit war erhöht.

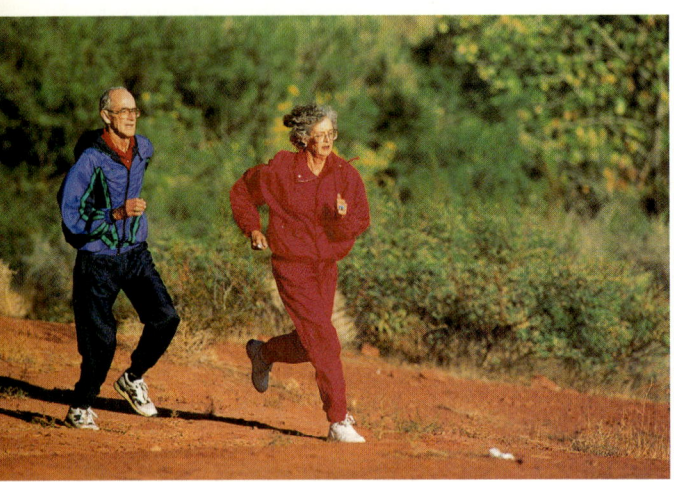

OBEN *Für Menschen aller Altersgruppen ist es wichtig, fit und aktiv zu bleiben.*

### IHRE ERGEBNISSE

Zählen Sie Ihre Streßpunkte zusammen und fügen Sie eine angemessene Punktzahl für jedes Ereignis hinzu, das Sie unter Streß setzt, aber hier nicht enthalten ist:

✳ 50–100 Punkte – niedriger Streßpegel; im Bereich von 100 Punkten erhöht sich das Risiko, innerhalb der nächsten zwei Jahre zu erkranken, um 10 %.

✳ 100–200 Punkte – mäßiger Streßpegel; das Risiko, innerhalb der nächsten zwei Jahre zu erkranken, erhöht sich um 10% bis 35%.

✳ 200–300 Punkte – hoher Streßpegel; das Risiko, innerhalb der nächsten zwei Jahre zu erkranken, erhöht sich um 35% bis 50%.

✳ 300 Punkte und mehr – extremer Streß; die Wahrscheinlichkeit, innerhalb der nächsten zwei Jahre zu erkranken, steigt gefährlich an.

| Punkte | Stellenwert | Anlaß |
|---|---|---|
| \»WENDEPUNKTE IM LEBEN\« NACH HOLMES UND RAHE | | |
| 100 | 1 | Tod des Partners |
| 73 | 2 | Scheidung |
| 65 | 3 | Trennung vom Ehepartner |
| 63 | 4 | Inhaftierung |
| 63 | 5 | Tod eines Familienangehörigen |
| 53 | 6 | Unfall |
| 50 | 7 | Heirat |
| 47 | 8 | Verlust des Arbeitsplatzes |
| 45 | 9 | Versöhnung mit dem Ehepartner |
| 45 | 10 | Pensionierung |
| 44 | 11 | Änderung des Gesundheitszustandes eines Angehörigen |
| 40 | 12 | Schwangerschaft |
| 39 | 13 | sexuelle Probleme |
| 39 | 14 | Familienzuwachs |
| 39 | 15 | Eintritt in das Berufsleben |
| 39 | 16 | Finanzielle Veränderungen |
| 37 | 17 | Tod eines engen Freundes |
| 36 | 18 | Arbeitsplatzwechsel |
| 35 | 19 | Streit mit dem Ehepartner |
| 33 | 20 | große Hypothek |
| 29 | 21 | ein Kind verläßt das Elternhaus |
| 29 | 22 | Probleme mit Verwandten |
| 28 | 23 | persönlicher Erfolg |
| 26 | 24 | ein Partner beginnt zu Arbeiten/ hört auf zu arbeiten |
| 25 | 26 | Änderung der Lebensbedingungen |
| 24 | 27 | Änderung persönlicher Gewohnheiten |
| 23 | 28 | Ärger mit dem Arbeitgeber |
| 20 | 29 | Änderung der Arbeitsstunden oder -bedingungen |
| 20 | 30 | Wohnortwechsel |
| 20 | 31 | Schulwechsel |
| 19 | 32 | Veränderung in der Freizeit |
| 19 | 33 | Veränderung in kirchlicher Tätigkeit |
| 18 | 34 | Veränderung gesellschaftlicher Aktivitäten |
| 17 | 35 | kleine Hypothekenanleihe |
| 16 | 36 | veränderte Schlafgewohnheiten |
| 15 | 37 | Änderung des Familienzusammenhalts |
| 15 | 38 | Änderung der Eßgewohnheiten |
| 13 | 39 | Urlaub |
| 12 | 40 | Weihnachten |
| 11 | 41 | kleinere Gesetzesverstöße |

Entnommen aus Holmes und Rahes »Life Change Index«; *Journal of Psychosomatic Research*, 1967, Volume 11, pp. 213–18 © Pergamon Press

## ANZEICHEN UND SYMPTOME VON STRESS

Viele gesundheitliche Beschwerden sind streßbedingt. Verschiedene Anzeichen und Symptome lassen darauf schließen, daß jemand unter zu starkem Streß steht. Die Auswirkungen von Streß sind individuell unterschiedlich.

Doch wenn man häufiger unter vier der folgenden Anzeichen leidet, oder acht davon aus eigener Erfahrung kennt, lohnt es sich, Entspannungstechniken zum Streßabbau zu erlernen.

### Psychische Anzeichen

* Reizbarkeit und/oder Übererregbarkeit

* depressive Verstimmung

* Intoleranz gegenüber anderen und/oder sich selbst

* Aggressivität und/oder Wut

* Mißtrauen

* Man nimmt Kleinigkeiten furchtbar wichtig.

* Rastlosigkeit und/oder Impulsivität

* Anspannung

* unangemessene Angst

* Mutlosigkeit

* Konzentrationsmangel und schlechtes Gedächtnis

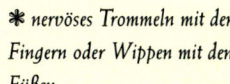

OBEN Konzentrationsmangel deutet auf Streß hin.

* Gefühl der Frustration

* Gefühl der Panik

* Alpträume oder unruhige Träume

* Gefühl der geistigen Abwesenheit

* Entscheidungsschwierigkeiten

* häufiges Weinen

* vermindertes sexuelles Interesse

* Man glaubt, die Beherrschung zu verlieren.

* unbegründete Sorgen und/oder Ängste

### Anzeichen im Verhalten

* vermehrtes Rauchen

* gesteigerter Alkoholkonsum

* häufigere Medikamenteneinnahme

* häufigere Seitensprünge

* übermäßiges Fasten oder Einnahme von Abführmitteln

* übermäßiges Essen

* Zähneknirschen

* nervöses Zucken eines Augenlids

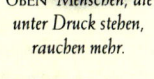

OBEN Menschen, die unter Druck stehen, rauchen mehr.

* nervöses Trommeln mit den Fingern oder Wippen mit den Füßen

* mißmutiger Gesichtsausdruck

* Nägelkauen

* Man kratzt sich am Kopf oder spielt mit den Haaren.

* Hin- und Herlaufen

* übermäßige Pünktlichkeit

* Vernachlässigung des Aussehens

* wenig Sinn für Humor

* vermehrte Antriebslosigkeit

* Neigung zu Unfällen

* Einschlafstörungen

* Schwierigkeiten beim Wiedereinschlafen

* Man wird nur schwer wach.

### Körperliche Anzeichen

* Kopfschmerzen

* Trockenheit in Mund und Rachen

* Verdauungsstörungen

* Übelkeit

* Magenbeschwerden

* Verstopfung

* Durchfall

* außergewöhnliche Gewichtszunahme oder Gewichtsverlust

* Hautprobleme (Ekzeme, Nesselsucht, Ausschläge)

* Geschwüre

* Bluthochdruck

* Herzrasen

* übermäßiges Schwitzen und/oder Neigung zu kaltem Schweiß

* schnelles, unregelmäßiges Atmen

* Brustenge

* erhöhte Anfälligkeit für Allergien

* häufige Erkältungen oder Grippe

* prämenstruelles Syndrom (PMS)

* Impotenz oder Frigidität

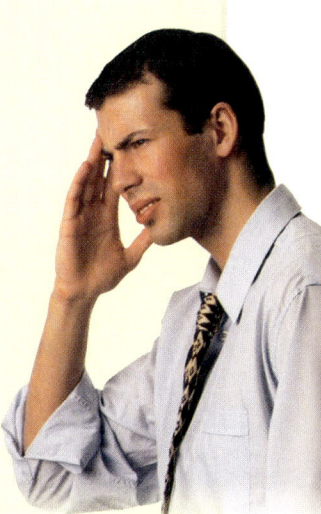

OBEN Anspannung im Körper führt zu Kopfschmerzen.

LINKS Ein ständiger Blick auf die Uhr läßt auf Anspannung schließen.

## GRUNDLEGENDE ENTSPANNUNGSTECHNIK

Diese Technik (»Progressive Muskelrelaxation«) wird in unterschiedlichster Form angewendet. Entspannungsübungen sind bei vielen Therapien, wie z. B. Visualisierung (s. S. 206/7) und Meditation (s. S. 60–63), eine wichtige Vorbereitung. Diese Technik läßt sich leicht erlernen und zu Hause anwenden.

Diese Entspannungsübung besteht aus abwechselndem Anspannen und Entspannen jeder größeren Muskelgruppe des Körpers. Man beginnt bei den Füßen und hört mit dem Gesicht auf, bis jede Körperpartie entspannt ist. Manche Menschen finden es schwer, das Loslassen der Muskeln zuzulassen. Dies läßt sich aber meistens durch regelmäßiges Üben erreichen.

### Voraussetzungen

Suchen Sie sich einen Raum, wo Sie mindestens eine Stunde lang nicht von Kindern, dem Telefon oder sonstigem Lärm gestört werden. Geräusche im Hintergrund zerstören Ihre sorgfältig aufgebaute Atmosphäre. Tragen Sie lockere, bequeme Kleidung, aber achten Sie auf warme Füße. Tragen Sie notfalls ein Paar Socken. Der Raum sollte warm und sanft beleuchtet sein. Legen Sie sich dann entweder auf ein stabiles Bett oder eine bequeme Matte. Legen Sie ein kleines Kissen unter Ihren Kopf. Manche Menschen finden es bequemer, auch ein Kissen unter die Knie zu legen. Sie können die Arme entweder neben dem Körper ruhen lassen oder über die Magengegend legen – so, wie es für Sie am bequemsten ist.

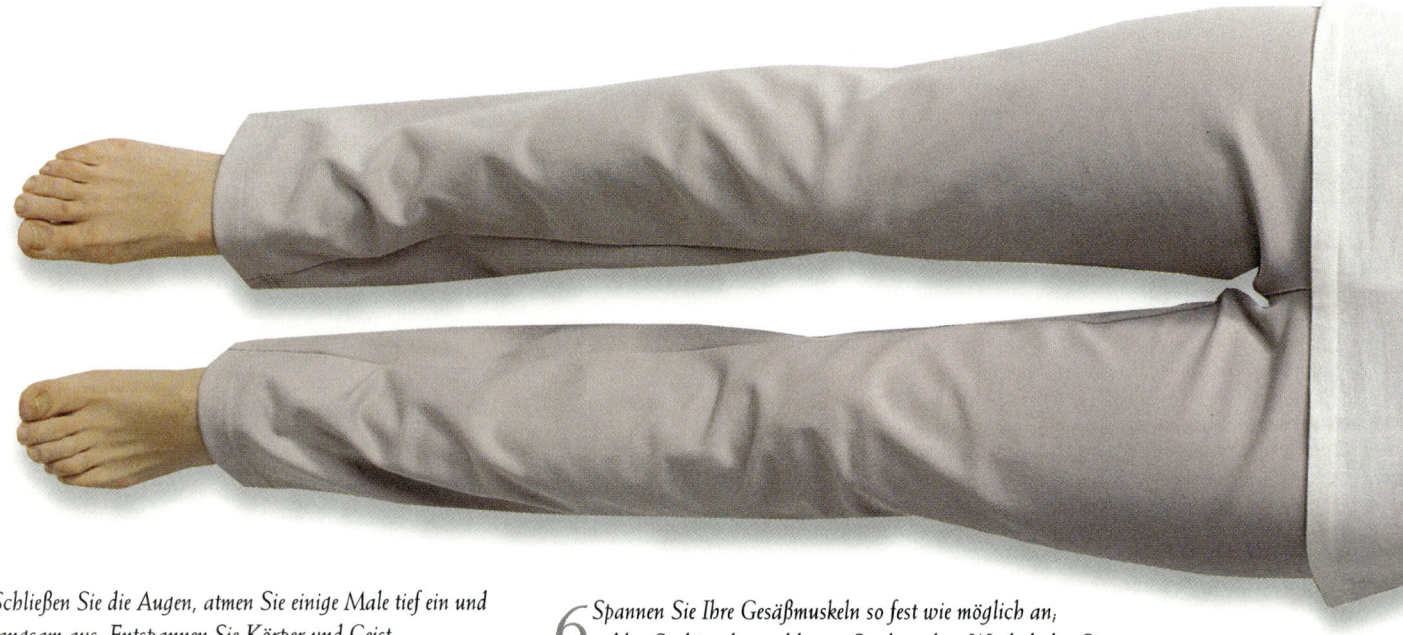

1 Schließen Sie die Augen, atmen Sie einige Male tief ein und langsam aus. Entspannen Sie Körper und Geist.

2 Beginnen Sie mit Ihrem rechten Fuß. Biegen Sie Ihre Zehen kräftig hoch und drücken Sie dabei den Fuß durch – zählen Sie bis zehn. Lassen Sie los und entspannen Sie Ihren Fuß. Wiederholen Sie dies solange, bis Ihr Fuß warm und entspannt ist.

3 Spannen Sie die Wadenmuskeln an; zählen Sie bis zehn und lassen Sie dann los. Wiederholen Sie dies, bis Sie Schwere und Entspannung im Unterschenkel fühlen.

4 Derselbe Vorgang wie Phase 3, nur mit dem Oberschenkel. Es kann etwas dauern, bis der Oberschenkel völlig entspannt.

5 Wiederholen Sie die Schritte 2–4 auf der linken Körperseite. Sind nun beide Beine schwer und entspannt? Wenn nicht, dann spannen Sie beide Beine an und halten Sie die Spannung so lange, wie Sie können, bevor Sie lockerlassen.

6 Spannen Sie Ihre Gesäßmuskeln so fest wie möglich an; zählen Sie bis zehn und lassen Sie dann los. Wiederholen Sie die Übung mit den Bauchmuskeln. Sie sollten dabei das Gefühl haben, im Bett oder der Matte zu versinken.

7 Atmen Sie tief und gleichmäßig dreimal ein, um die Brustmuskulatur in Bewegung zu bringen und den Sauerstoffgehalt des Blutes zu erhöhen. Atmen Sie dann seufzend aus und visualisieren Sie, wie alle geistige Anspannung von Ihnen abfällt.

8 Beginnen Sie nun bei Ihrem rechten Arm. Machen Sie eine Faust und schließen Sie diese ganz fest. Halten Sie die Spannung, während Sie bis zehn zählen. Wiederholen Sie dies, bis Ihre Hand warm und schlaff ist. Arbeiten Sie sich am Arm vom Unter- bis zum Oberarm entlang (so, wie Sie dies bei den Beinen gemacht haben). Wiederholen Sie die Übung mit dem linken Arm. Spannen Sie bei Bedarf beide Arme an und führen Sie die Übung so durch, wie es in Punkt 5 beschrieben ist.

**BITTE BEACHTEN**

■ Bei fortgeschrittener Schwangerschaft sollte man vermeiden, sich flach auf den Rücken zu legen. Man sollte sich dann leicht seitwärts drehen.

Es kann dauern, bis man diese Technik beherrscht. Haben Sie also Geduld. Während Sie sich der Anspannung und des Loslassens immer bewußter werden, stellen Sie fest, daß Sie mit der Zeit jede Muskelgruppe willkürlich entspannen können. Haben Sie dieses Stadium erreicht, brauchen Sie die Muskeln zuvor vielleicht gar nicht mehr anspannen, sondern können jederzeit willkürlich loslassen. Dies wird Sie in die Lage versetzten, auch in einer Streßsituation ruhig und entspannt zu bleiben. Sie werden immer genauer feststellen können, wo Sie verspannt sind und wann Sie beginnen, sich zu verspannen. Stellen Sie z. B. fest, daß Sie sich beim Autofahren verspannen, lockern Sie bewußt den Griff. Spüren Sie dann, wie die Anspannung nachläßt. Halten Sie das Auto an und lehnen Sie sich entspannt im Sitz zurück. Dies schafft klaren Kopf und lockert die Arm- und Schultermuskulatur.

Legen Sie sich auf einen
festen Untergrund.

Tragen Sie bequeme
Kleidung.

9 *Ein Großteil der Spannung im Körper sitzt in der Schulter-Nacken-Muskulatur. Heben Sie beide Schultern so weit wie möglich in Richtung Decke. Halten Sie die Spannung so lange Sie können. Lassen Sie die Schultern dann wieder zurückfallen. Ziehen Sie Ihre Schultern fest bis zu den Ohren hoch (immer noch im Liegen), halten Sie die Spannung und lassen Sie dann los. Wiederholen Sie diese Reihenfolge, bis Ihre Schultern schwer und entspannt sind.*

10 *Wiegen Sie Ihren Kopf von einer Seite auf die andere — das Gewicht Ihres Kopfes erledigt einen Großteil dieser Aufgabe für Sie.*

11 *Runzeln Sie die Stirn, machen Sie einen Schmollmund, zeigen Sie die Zähne, grinsen Sie, und verziehen Sie das Gesicht dabei wirklich in alle Richtungen. Behalten Sie jede Grimasse einige Sekunden lang bei und lassen Sie dann los.*

12 *Atmen Sie einige Male tief und gleichmäßig. Stellen Sie sich vor, wie restliche Anspannung mit jedem Ausatmen immer mehr vergeht. Wiederholen Sie den Satz: »Ich entspanne mich immer mehr.« Spüren Sie, wie Ihr Körper im Bett versinkt.*

13 *Nun werden Sie wahrscheinlich müde sein. Bleiben Sie 15 Minuten ruhig liegen, stehen Sie dann nicht abrupt auf. Kommen Sie stattdessen langsam zu sich. Strecken Sie sich wie eine Katze und schütteln Sie sich aus, bevor Sie aufstehen.*

**SCHULMEDIZINISCHE SICHT**

Mediziner stellen fest, daß Entspannung ein ganz wesentlicher Bestandteil der Gesundheitsvorsorge ist. Viele Krankheiten werden entweder durch zuviel Streß und unzureichende Entspannung ausgelöst oder verschlimmert. Allerdings sind sie auch der Ansicht, daß die psychischen Gründe, warum ein Patient sich nur schwer entspannen kann, ebenfalls zu berücksichtigen sind. Aber aus Zeitmangel sprechen viele Ärzte während einer Behandlung das Thema Streß nicht an, auch wenn sie vermuten, daß er zu einem Problem beiträgt. Das einzige, was sie oft anbieten, ist der Rat, sich mehr Zeit für Entspannung zu nehmen oder Urlaub zu machen. Obwohl die meisten Mediziner die Vorteile der Entspannung anerkennen, stehen Sie vielen Entspannungstechniken skeptisch gegenüber, da diesen die wissenschaftliche Grundlage fehlt.

**ZWEI-MINUTEN-ENTSPANNUNG**

Suchen Sie sich einen ruhigen Ort, wo Sie ungestört sind. Schließen Sie Ihre Umgebung aus, atmen Sie ein paar Mal tief und lassen Sie sich fallen. Ruhigen Sie sich für kurze Zeit aus und kommen Sie dann wieder zu sich. Einige Minuten Entspannung am Tag wirken sich mit der Zeit positiv auf Ihren Streßpegel aus und verhindern, daß er kräftig ansteigt.

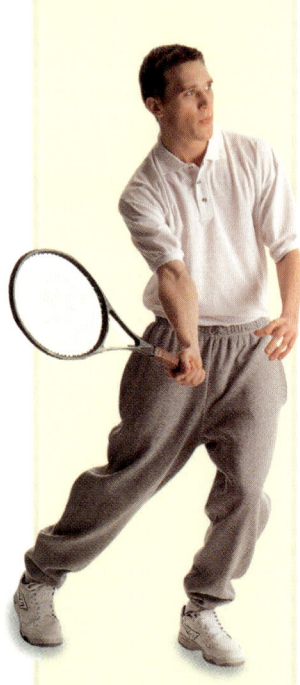

OBEN *Regelmäßige Bewegung hilft, die Auswirkungen einer stressigen Lebensführung zu bekämpfen.*

## ANDERE WEGE DER STRESSBEKÄMPFUNG

Manche Menschen brauchen anspruchsvolle sportliche Betätigung, um Streß aufzuösen, während andere Einsamkeit und Stille vorziehen. Die meisten Menschen wissen, was ihnen guttut, neigen aber in einer Streßsituation eher dazu, ein Tennisspiel oder einen Kurzurlaub zu verschieben, bis die Krise vorüber ist. Leider folgt auf eine Krise oft die nächste Krise. Auf diese Weise bleiben die physiologischen Auswirkungen von Streß im Körper und stauen sich auf, um das Gleichgewicht zu stören, das zum Erhalt der Gesundheit nötig ist. Hier sind einige praktische Möglichkeiten der Streßvermeidung und Entspannung aufgeführt, wenn sich die Entspannungsübungen einmal nicht durchführen lassen.

### Körperliche Bewegung

Seelischer oder körperlicher Streß verändert das chemische Gleichgewicht im Körper, um ihn auf Aktivität vorzubereiten. Bewegung jeder Art verwertet diese physiologische Vorbereitung und bringt den Körper ins Gleichgewicht zurück. Machen Sie einen flotten Spaziergang, spielen Sie Squash, joggen Sie, fahren Sie Rad, schwimmen oder reiten Sie oder laufen Sie Rollerskates. Wenn Sie nicht aus dem Haus können, legen Sie Musik auf und tanzen Sie oder erledigen Sie anstrengende Arbeiten in Garten oder Haushalt: Tun Sie etwas.

### Aufrechte Haltung

Jemand, der angespannt ist, neigt dazu, steif dazustehen. Er zieht die Schultern hoch, preßt die Kiefer aufeinander und verkrampft die Hände ineinander. Ist man deprimiert und ängstlich, rundet man die Schultern und Rücken. Mit der Zeit verfestigt sich diese Haltung und läßt sich schwer ändern. Aber die Muskeln sind nicht korrekt ausgerichtet. Sie werden überlastet oder verspannen sich. Das verstärkt die Spannung, die durch Streß aufgebaut wurde: Geistiger Streß erzeugt körperlichen Streß und umgekehrt.

Eine Reihe gezielter Techniken wie z. B. Alexandertechnik (vgl. S. 146–153), Osteopathie (vgl. S. 110–115) und Tragering (vgl. S. 154/5) können die Haltung verbessern. Wie bei allen Therapien in diesem Band ist es wichtig, daß Sie eine finden, mit der Sie sich wohlfühlen. Eine gute Haltung baut nicht nur Anspannung in der Muskulatur ab, sondern hat den psychologischen Effekt, daß Sie sich besser fühlen und vermittelt anderen das Gefühl, daß Sie ein selbstsicherer Mensch sind.

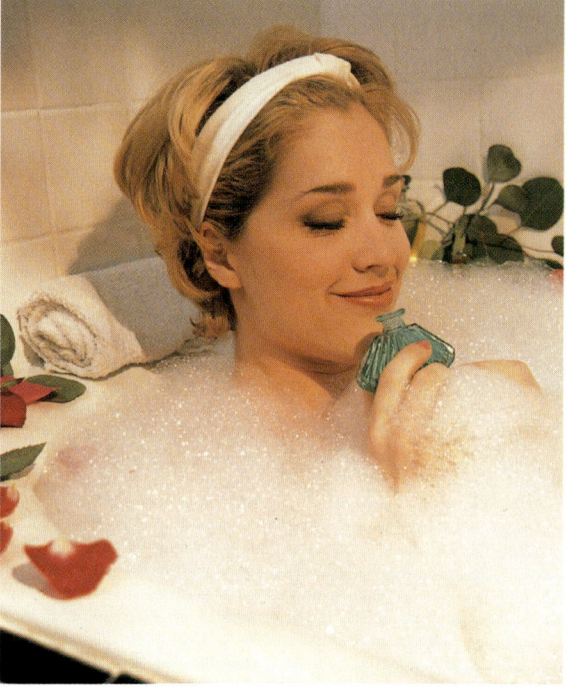

OBEN *Ein warmes Bad lindert den Streß und die Belastungen des Alltags.*

### Schalten Sie ab

Nehmen Sie sich regelmäßig Zeit für sich selbst. Warten Sie nicht ab, bis andere einen freien Abend vorschlagen. Nutzen Sie die Zeit, sich zu verwöhnen und tun Sie, was Sie möchten: Gönnen Sie sich eine Massage (s. S. 95–105), nehmen Sie ein Bad mit ätherischen Ölen (s. S. 104), ziehen Sie sich mit einem guten Buch zurück, besuchen Sie einen Freund – tun Sie, was immer Ihnen Spaß macht.

### Lachen

Wir sind uns alle instinktiv bewußt, daß Lachen Spannung abbaut – sowohl bei uns selbst als auch bei Menschen in unserer Umgebung. Forschungen haben gezeigt, daß dieser Glaube eine Tatsache darstellt. Therapeuten halten ihre Patienten nun zum Lachen an. Manche Krankenhäuser und Pflegeeinrichtungen setzten zu diesem Zweck Unterhaltungsprogramme ein. Lassen Sie das Lachen wieder in Ihr Leben zurückkehren und nehmen Sie einige Ihrer Lieblingsunterhaltungsprogramme auf Video auf. Nehmen Sie sich Zeit für Freunde, die Sie zum Lachen bringen. Versuchen Sie, dem Leben auch wieder lustige Seiten abzugewinnen!

OBEN *Lachen ist ein gutes Anti-Streßmittel.*

## Nein-Sagen lernen

Die meisten von uns möchten es anderen recht machen. Zwingen Sie sich bei Überforderung dazu, Nein zu sagen, ob es nun Arbeitgeber, Freund, Partner oder Kinder sind. Im erschöpften, ärgerlichen und gestreßten Zustand nutzen Sie letzlich gar niemandem mehr. Menschen, die ihre eigene Meinung haben, direkt und entschlossen sind, werden viel eher akzeptiert.

## Halten Sie sich geistig fit

Viele Jobs sind eintönig. Dies führt ebenfalls zu Streß und Frustration. Wenn ein Arbeitsplatzwechsel nicht möglich ist, sollte man in der Freizeit für geistige Anregung sorgen. Beginnen Sie ein aufregendes Hobby oder eine Sportart, besuchen Sie einen Abendkurs oder engagieren Sie sich im öffentlichen Leben. Jeden Abend nur vorm Fernseher zu sitzen, ist keine echte Entspannung.

## Zerbrechen Sie sich nicht unnötig den Kopf

Jeder macht sich Sorgen. Dies führt aber zu nichts. Lernen Sie aus der Vergangenheit und machen Sie sich nicht zuviele Gedanken um die Zukunft. Planen Sie statt dessen für die Zukunft mit Hilfe von Visualisierungstechniken (s. S. 206–209) und lassen Sie dann die Zukunft auf sich beruhen. Kopfzerbrechen fördert den Streß, vermindert den Schlaf, erzeugt Falten und führt zu einem sorgenvollen, übellaunigen Aussehen. Erledigen Sie das Wichtigste zuerst. Der Streß, den ein ungelöstes Problem oder eine unerledigte Angelegenheit mit sich bringt, ist im allgemeinen größer als der Aufwand, der entsteht, wenn man die Sache in Angriff nimmt.

Wenn man eine bestimmte Situation nicht bewältigen kann, sollten Sie eine Möglichkeit finden, dies zu akzeptieren und zu verarbeiten. Versuchen Sie es mit Meditation (S. 60–65), Yoga (S. 54–59) oder einer Therapiesitzung (S. 188–193).

OBEN  *Schreiben Sie auf, was Sie erledigen müssen. Das erspart Kopfzerbrechen.*

## Sorgen Sie für ein erfülltes Liebesleben

Eine befriedigende und erfüllte körperliche Partnerbeziehung löst Anspannung und Streß wunderbar auf. Sich begehrenswert zu fühlen ist anregend und entspannend zu gleich.

## Schaffen Sie sich ein Haustier an

Untersuchungen zeigen, daß ein Haustier, insbesondere ein Hund, Streßsymptome vermindert. Das Streicheln und Liebkosen eines Hundes senkt den Blutdruck und die Pulsfrequenz. Wenn Sie ein Haustier haben, sollten Sie ihm mehr Zeit widmen.

## STRESSMECHANISMEN

✳ Man erkennt eine Herausforderung oder Bedrohung.

✳ Hormone, die die Herz- und Atemfrequenz steigern, den Blutdruck erhöhen und den Muskeln vermehrt Energie zuführen, werden ausgeschüttet.

✳ Das Gehirn ist nun hellwach. Der Körper ist auf eine entschlossene Handlung mit bestmöglichem Ergebnis vorbereitet.

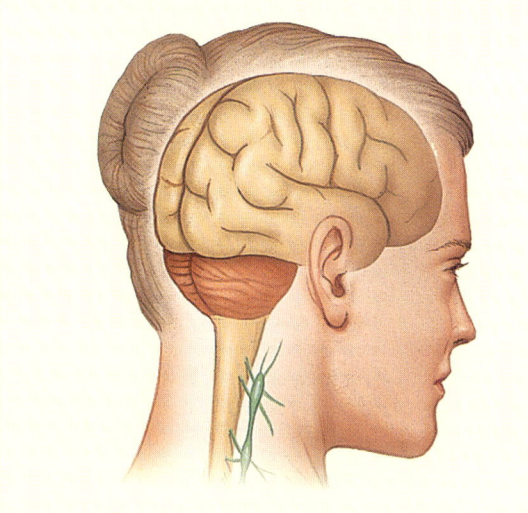

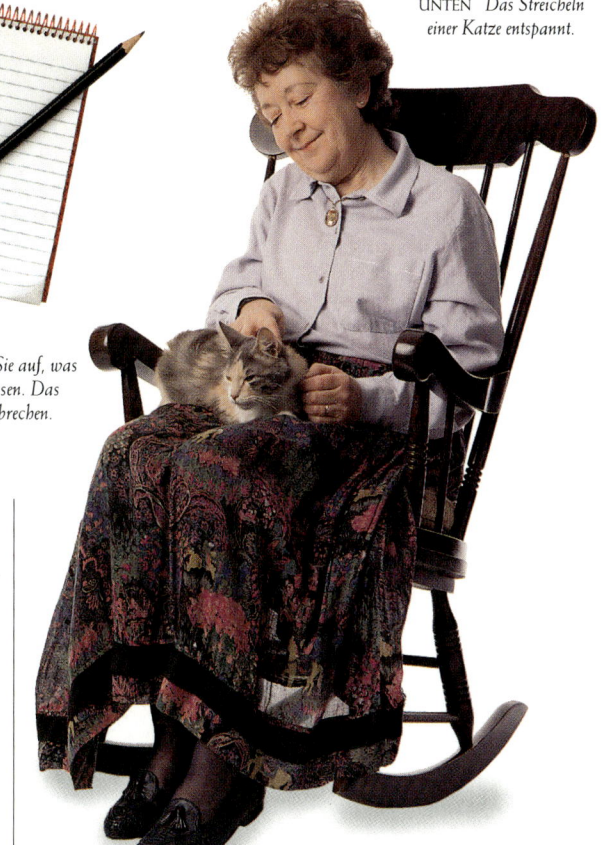

UNTEN  *Das Streicheln einer Katze entspannt.*

# ATEMTECHNIKEN

Sowohl in der östlichen Medizin als auch in der westlichen Schulmedizin wird der richtigen Atmung ein hoher Stellenwert eingeräumt. Im Osten verbindet damit die Vorstellung, daß wir beim Einatmen Lebensenergie aufnehmen. Nach Auffassung der westlichen Medizin erhöht das richtige Atmen sowohl den Sauerstoff- als auch den Kohlendioxidanteil im Blut. Kohlendioxid ist ein Abfallprodukt, das vom Blut abtransportiert und über die Atmung abgegeben wird. Wenige Menschen atmen richtig, d. h. tief, langsam und ruhig. Dies kann man jedoch leicht erlernen und sich angewöhnen.

Unter normalen Umständen bemerken wir nicht, daß wir atmen. Es handelt sich um eine automatische Tätigkeit, die keine bewußte Kontrolle erfordert. Wir besitzen jedoch die Fähigkeit, die Atmung bewußt zu steuern. Diese Fähigkeit wurde von den Ärzten der frühen östlichen Medizin erkannt und genutzt. Ihrer Meinung nach war richtige, kontrollierte Atmung ganz entscheidend für die Gesundheit, da der Atem die Brücke zwischen der Außenwelt und dem Körper darstellt. Sie glaubten auch, daß alle Lebewesen von einer Lebensenergie umgeben werden, die je nach Heilsystem als Prana, Chi, Qi oder Ki bezeichnet wird. Diese Kraft ist eine unsichtbare, feinstoffliche Energie in Form von Wellen und feinsten Teilchen, die nicht nur alle Dinge erschafft, sondern sich auch verändert. Wenn wir richtig atmen, atmen wir diese Energie, die frei fließt und die körperliche und seelische Gesundheit erhält, ein- und aus. Ist die Atmung jedoch unzureichend und flach, fließt die Lebensenergie nicht frei und gerät ins Stocken. Das Ergebnis ist Krankheit. Diese alte Philosophie bildet immer noch die Grundlage der heutigen östlichen Medizin (vgl. Akupunktur, S. 20–31; Shiatsu, S. 32–37; Ayurveda, S. 78–85).

### Aus westlicher Sicht

Mit dem Aufkommen der Schulmedizin gerieten die Methoden der weisen Männer, Schamanen und Hexen vergangener Tage in Vergessenheit, die sich sehr wohl bewußt waren, daß Atemtechniken Trancezustände hervorrufen und die Gesundheit beeinflussen können. Tatsächlich fand man erst Mitte des 20. Jahrhunderts heraus, daß richtiges, tiefes Atmen eine wirksame Methode zur Streßbekämpfung darstellt. Atemtechniken wurden wieder geschätzt. Nur wenige westliche Ärzte glauben an eine Lebensenergie. Sie erkennen, daß richtiges Atmen Körper und Geist beruhigt, während flache, schnelle Atmung die Streßsymptome verstärkt. Daher wird richtiges Atmen nun in vielen schulmedizinischen Kranken-

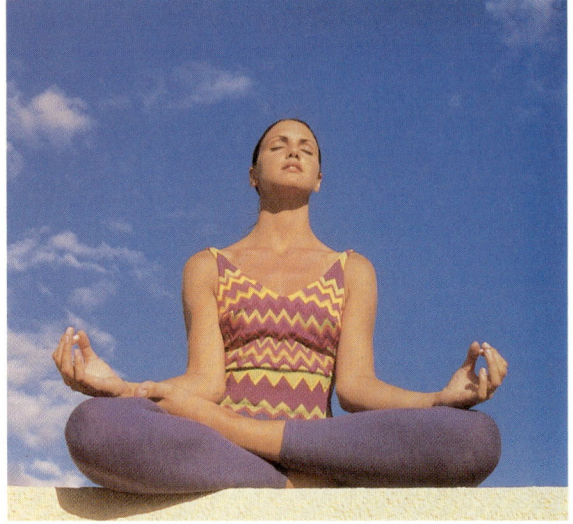

OBEN *Die östlichen Prinzipien des heilenden Atems finden in den heutigen Meditationstechniken ihre Fortsetzung.*

häusern bei Atemwegsbeschwerden, bei der Geburt und als Element der Streßbewältigung gelehrt.

Diese Übereinstimmung zwischen Schulmedizin und östlicher Medizin gewinnt heute immer mehr an Bedeutung, auch wenn die Übereinstimmung sich eher auf die Wirkung und nicht den Mechanismus der richtigen Atmung bezieht. Der Grund liegt darin, daß aufgrund der starken Luftverschmutzung in vielen Städten ein niedriger Sauerstoffgehalt und positive Ionen in der Luft vorherrschen (s. Therapie mit negativen Ionen, S. 171).

### DIE PHYSIOLOGIE DER ATMUNG

Sauerstoff ist die Antriebskraft für das Leben. Er treibt jede menschliche Aktivität an, vom Stoffwechsel der einzelnen Zelle bis zur Kontraktion eines Muskels. Atmung ist der Vorgang der Sauerstoffaufnahme des Körpers aus der Luft. Grob gesagt besteht die Atemluft zu 20 % aus Sauerstoff und zu 80 % aus Stickstoff. Bei der Atmung wird Kohlendioxid abgegeben. Er ist ein Abfallprodukt, der durch den Sauerstoffverbrauch entsteht. Da der Körper Sauerstoff bis auf einen kleinen Anteil, der in der Muskulatur zurückgehalten wird, nicht speichert, darf seine Zufuhr nicht unterbrochen werden.

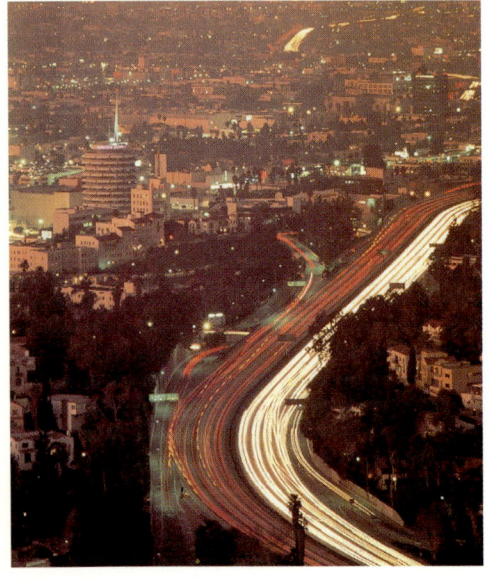

OBEN *Die Luftverschmutzung in unseren Städten kann die Atmung beeinträchtigen.*

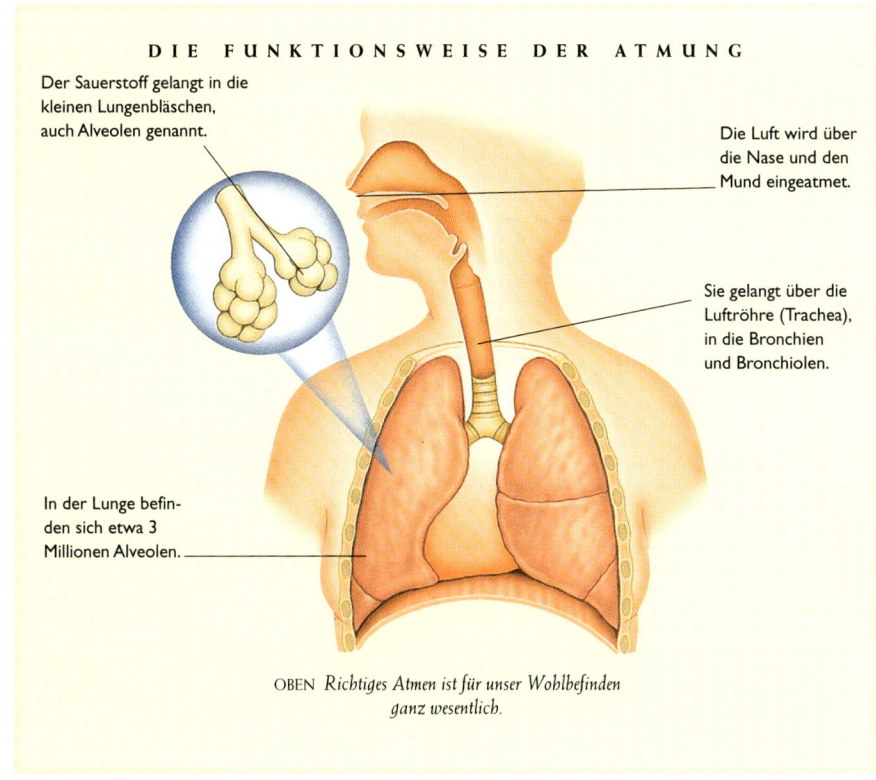

## DIE FUNKTIONSWEISE DER ATMUNG

Der Sauerstoff gelangt in die kleinen Lungenbläschen, auch Alveolen genannt.

Die Luft wird über die Nase und den Mund eingeatmet.

Sie gelangt über die Luftröhre (Trachea), in die Bronchien und Bronchiolen.

In der Lunge befinden sich etwa 3 Millionen Alveolen.

OBEN *Richtiges Atmen ist für unser Wohlbefinden ganz wesentlich.*

### FALSCHES ATMEN

Bei ruhiger und tiefer Atmung werden die Lungen durch jeden Atemzug mit Luft versorgt und die Muskeln mit dem notwendigen Sauerstoff. Die meisten Menschen schöpfen die Kapazität ihrer Lunge nur zur Hälfte aus. Sie nehmen die Luft nur bis in den oberen Bereich der Lungenflügel auf. Als Folge davon werden die Alveolen nicht mit frischer sauerstoffreicher Luft gefüllt. Das Blut wird nicht ausreichend mit Sauerstoff versorgt, zu wenig Kohlendioxid wird abgeatmet. Bei Angst oder Streß hingegen wird die Atmung flacher und schneller. Es kommt zur Hyperventilation. Wenn diese Atmung zu lange andauert, verliert das Blut zuviel Kohlendioxid und wird alkalisch. Dies beeinflußt die Tätigkeit der Nerven und Muskeln und verursacht Symptome wie Herzrasen, Ohnmacht, Panikattacken, allgemeine Müdigkeit, Kopfschmerzen und Muskelverspannung.

RECHTS *Hyperventilation kann Kopfschmerzen verursachen.*

---

Beim Einatmen wird Luft über die Lungen aufgenommen und über immer feiner werdende Transportwege von der Luftröhre, den Bronchien über die Bronchiolen bis zu den Alveolen, den kleinen Lungenbläschen, weitergeleitet.

Etwa 3 Millionen solcher Lungenbläschen befinden sich in der Lunge. Sie sind sehr dünnwandig und von kleinen Blutgefäßen, den sogenannten Kapillaren, umgeben. Der Sauerstoff aus der Luft tritt über diese Wände in die Kapillaren ein und wird an das Hämoglobin, den roten Blutfarbstoff, gebunden. Gleichzeitig wird Kohlendioxid über das Hämoglobin freigesetzt. Es wird bei der Ausatmung über die Alveolen abgegeben.

**20 % Sauerstoff**

**80 % Stickstoff**

OBEN *Die Luft, die wir einatmen, besteht ungefähr aus 20 % Sauerstoff und 80 % Stickstoff.*

### Sauerstoffgleichgewicht

Die Atmung ist normalerweise ein automatischer Vorgang. Das Verhältnis von Sauerstoff zu Kohlendioxid im Blut wird durch einen komplizierten Regelungsmechanismus aufrecht erhalten. In bestimmten Fällen können sich die Bedürfnisse des Körpers allerdings ändern: Wenn Sie z. B. zum Bus laufen, steigt der Sauerstoffbedarf der Muskulatur und der Kohlendioxidspiegel an. Daher atmen Sie viel schneller, um sich den geänderten Verhältnissen anzupassen. Wenn man schläft oder ruht, wird weniger Sauerstoff benötigt, die Atemfrequenz nimmt ab.

Leider können weitere Faktoren dieses System beeinträchtigen, mit der Folge, daß entweder Sauerstoffmangel im Blut herrscht (»Hypoxie«) oder Kohlendioxidüberschuß. Hypoxie kann auf äußere Bedingungen wie Höhenluft, die weniger Sauerstoff enthält, zurückgeführt werden oder durch innere Erkrankungen bedingt sein. Hierzu gehören Anämie, bei der ein ungenügender Hämoglobingehalt im Blut besteht und die ischämische Hypoxie, die durch schlechte Durchblutung oder Herzversagen entsteht. Auch falsches Atmen kann zu Hypoxie beitragen. Wie ausgeprägt sie auch immer sein mag, auf jeden Fall transportiert das Blut zu wenig Sauerstoff zu den Organen. In schweren Fällen können Leber, Nieren, Herz und Gehirn geschädigt werden. Wird das Gehirn nur wenige Minuten nicht mit Sauerstoff versorgt, stirbt es ab. Auch eine leichte Hypoxie durch falsche Atmung kann sich schädlich auswirken (siehe grünes Kästchen oben).

### BITTE BEACHTEN

■ Asthmatiker sollten Inhalation von Dampf, vermeiden oder nur sehr vorsichtig einsetzen.

■ Asthmatiker sollten ihre Notfallmedikamente immer bei sich haben.

## SO ATMET MAN RICHTIG

Bei der richtigen Atmung wird die volle Kapazität der Lungen und nicht nur der oberen Lungenbereiche ausgeschöpft. Sie wird als Bauch- oder Zwerchfellatmung bezeichnet. Die Lungen sind vom Brustkorb umgeben. Unter den Lungen liegt eine große Muskelschicht, das Zwerchfell. Es trennt den Brustkorb vom Unterleib. Bei richtiger Atmung zieht sich dieser Muskel mit Hilfe der Zwischenrippenmuskeln zusammen, um die Brustwand zu weiten und die Lungenoberfläche zu vergrößern. So wird Luft aufgenommen. Wenn sich Zwerchfell und Zwischenrippenmuskeln entspannen, kehren sie in ihre Ausgangsposition zurück. Die Brustwand sinkt leicht ein, dabei wird Luft von den Lungen abgegeben. Beim Zusammenziehen bewegt sich das Zwerchfell nach unten und der Bauch hebt sich leicht. Beim Entspannen hebt sich das Zwerchfell und der Bauch wird flach.

Bei falscher Atmung wird das Zwerchfell nicht in vollem Umfang beansprucht. Die Luftaufnahme hängt dann überwiegend von den Zwischenrippenmuskeln ab. Es ist jedoch nicht schwer, sich selbst die Bauchatmung wieder anzugewöhnen. Um diese Technik zu erlernen, sollten Sie täglich 15 Minuten dafür aufwenden. Üben Sie die unten aufgeführten Techniken ein, bis sie ganz selbstverständlich geworden sind und jederzeit so ausgeführt werden.

### Richtiges Atmen im Liegen

Legen Sie sich in bequemer Kleidung auf eine feste Unterlage oder eine dickere Matte. Achten Sie darauf, daß der Taillenbereich nicht eingeengt ist (z. B. durch einen Gürtel). Entspannen Sie sich so gut wie möglich. Es empfiehlt sich, einen Raum zu wählen, in dem Sie ungestört sein können.

1 *Legen Sie beide Hände an das untere Ende Ihrer Rippen. Ihre Fingerspitzen berühren sich dabei fast in der Mitte.*

2 *Atmen Sie tief und langsam durch die Nase ein und stellen Sie sich vor, wie die Luft in die Lungenräume unter Ihren Fingern aufgenommen wird. Ihre Finger bewegen sich nach oben, nach außen und voneinander weg. Ihr Bauch hebt sich beim Einatmen. Ihre Schultern bleiben jedoch ruhig liegen. Halten Sie den Atem an und zählen Sie dabei bis sieben.*

---

### PANIKATTACKEN

Bei einer Panikattacke tritt ein Gefühl plötzlicher Angst auf. Es ist für den Körper ganz normal, sich durch Erhöhung der Herz- und Atemfrequenz auf Kampf oder Flucht einzustellen (vgl. S. 158–165). Bei Panik sind beide jedoch abnorm gesteigert. Die Atmung flacht sehr stark ab und wird schneller. Es kommt zur Hyperventilation: Zuviel Kohlendioxid wird abgeatmet, das Blut alkalisch. Es treten Symptome wie Ohnmacht, Herzrasen, Muskelverspannung und mitunter Taubheit auf.

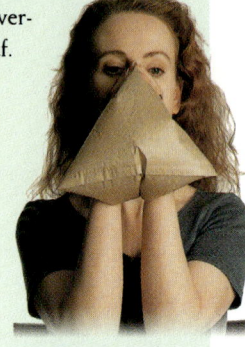

Als Erste Hilfe sollte man tief und langsam in eine Papiertüte ein- und ausatmen, die über Mund und Nasenflügel gehalten wird. Dies führt wieder zu einem Anstieg des Kohlendioxidspiegels im Blut und schwächt die Symptome ab. Auf lange Sicht können Entspannungsübungen (s. Seiten 158–165) die Häufigkeit und Dauer von Panikattacken vermindern. Die kognitive Verhaltenstherapie (s. Seiten 198/9) stellt oftmals eine wirksame Ursachenbehandlung dar.

**OBEN** *In eine Papiertüte zu atmen hilft bei Panik.*

---

### VORSICHT

Wenn Sie sich bei der Tiefenatmung leicht schwach und benommen fühlen, atmen Sie ruhig weiter. Das Benommenheitsgefühl vergeht wieder. Es ist eine Reaktion auf die ungewöhnlich hohe Sauerstoffmenge, die das Gehirn und andere Organe erreicht.

---

3 *Atmen Sie aus, während Sie dabei bis zehn zählen. Keine Muskelanstrengung ist hierzu nötig. Die Luft braucht nicht aus den Lungen gedrückt zu werden. Ihre Finger und Ihr Bauch kehren zur Ausgangsposition zurück.*

4 *Wiederholen Sie diese Reihenfolge dreimal, bevor Sie natürlich und ganz instinktiv einige Minuten weiteratmen. Dann wiederholen Sie den Vorgang der Tiefenatmung, allerdings nur noch zwei weitere Male.*

Die Schultern bleiben ruhig liegen.

Die Hände werden an den Rippen aufgelegt.

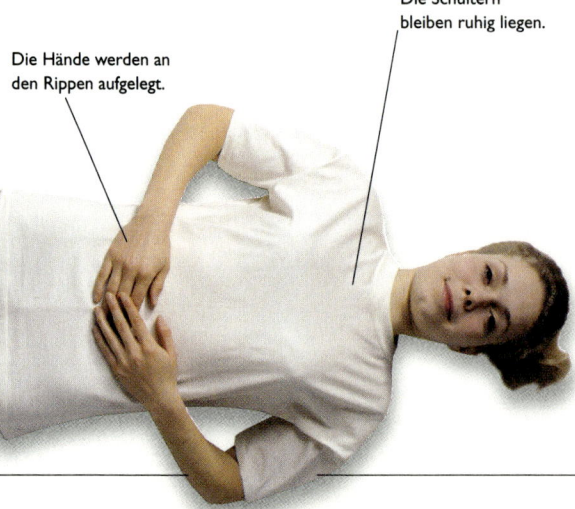

## RICHTIGE ATMUNG IM SITZEN

Wenn Sie die Bauchatmung im Liegen erst einmal beherrschen, sollten Sie die Technik auch in Alltagssituationen anwenden. Richtiges Atmen verhilft Ihnen zu einem Energieschub während des Tages. Es ermöglicht Ruhe und Gelassenheit in Streßsituationen.

Tiefes und ruhiges Atmen im Sitzen bringt eindeutig Vorteile für Menschen, die tagsüber am Schreibtisch arbeiten. Sehr hilfreich ist es allerdings für Asthmatiker, da es sowohl den Schweregrad als auch die Häufigkeit der

Anfälle mindert. Wenn Sie Asthmatiker sind, sollten Sie die nachfolgende Übung ausführen. Sobald Sie diese beherrschen, versuchen Sie die Übung zu wiederholen, wenn Sie rittlings auf einem Stuhl sitzen und die Arme um die Rückenlehne gelegt haben. Dann versuchen Sie sich zu entspannen. Bei Auftreten eines Engegefühls in der Brust oder zu Beginn einer neuen Attacke sollten Sie diese Übung machen. Setzen Sie sich bequem mit aufrechtem, angelehntem Rücken auf einen geraden Stuhl. Wenn Sie einen engen Gürtel tragen, legen Sie diesen ab.

## RICHTIGES ATMEN BEIM GEHEN

Richtiges Atmen beim Gehen ist für Gesundheit und Wohlbefinden immer wichtig.

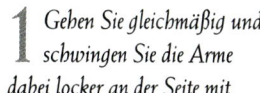

1 Die Schultern hängen locker, die Hände liegen im Schoß. Wenn de Schultern verspannt sind, ziehen Sie sie so fest wie möglich bis zu den Ohren hoch und zählen Sie bis fünf. Lassen Sie die Schultern dann los.

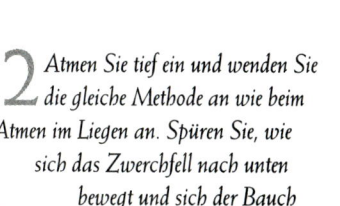

2 Atmen Sie tief ein und wenden Sie die gleiche Methode an wie beim Atmen im Liegen an. Spüren Sie, wie sich das Zwerchfell nach unten bewegt und sich der Bauch nach außen wölbt. Konzentrieren Sie sich auf das Auffüllen der unteren Lungenbereiche. Die Schultern bleiben dabei ruhig.

3 Wenn Sie feststellen, daß sich die Schultern bewegen, sollten Sie die Hände wie bei der vorherigen Übung am Rippenbogen anlegen, um zu überprüfen, ob sich der untere Bereich ausdehnt.

4 Wiederholen Sie dies einige Male, damit Sie sich an die Bewegung gewöhnen und Sie überall ausführen können. Probieren Sie die Übung im Sitzen aus.

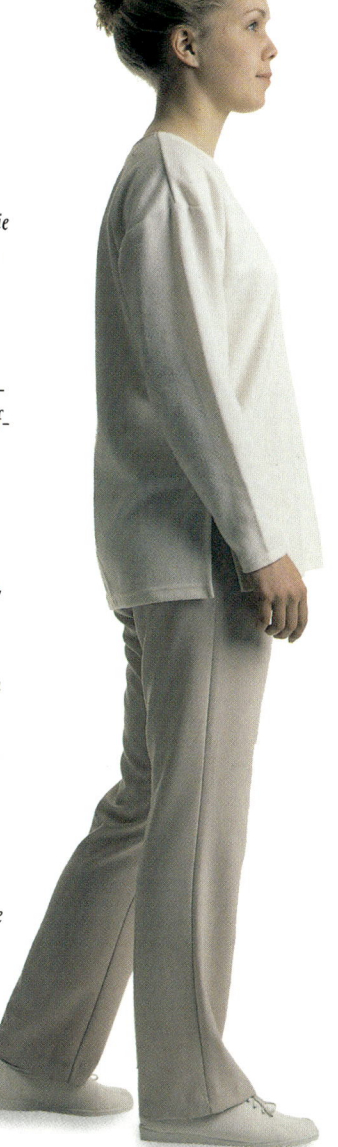

1 Gehen Sie gleichmäßig und schwingen Sie die Arme dabei locker an der Seite mit.

2 Atmen Sie tief ein, wie es zuvor beschrieben wurde und machen Sie vier Schritte. Halten Sie dann den Atem an, machen Sie zwei Schritte und atmen Sie bei vier weiteren Schritten aus. Erweist sich dies als schwierig, beginnen Sie mit einer zwei-eins-zwei Atemfolge. Steigern Sie dann allmählich bis auf vier Schritte.

3 Wiederholen Sie diese Reihenfolge viermal und atmen Sie dann normal weiter. Wiederholen Sie die ganze Abfolge noch ein paar Mal beim Gehen.

## GESTEIGERTE AUSATMUNG

🐚 Ab und zu – vielleicht nach langer U-Bahnfahrt oder im Stau – ist es wichtig, soviel schlechte Luft wie möglich aus den Lungen abzuatmen. Bei normaler Atmung verbleibt vor allem in den unteren Lungenflügeln immer Restluft. Gelegentlich darauf zu achten, daß diese Alveolen gefüllt und geleert werden, trägt zu ihrer Funktionstüchtigkeit bei.

🐚 Atmen Sie so tief wie möglich durch die Nase ein, bis Sie das Gefühl haben, daß Ihre Lungen förmlich platzen. Sobald dieser Punkt erreicht ist, ziehen Sie Ihre Magenmuskeln fest zusammen und atmen Sie kräftig über die Nase aus.

🐚 Versuchen Sie, Ihre Lungen vollständig zu leeren. Es kann sein, daß Sie dazu Ihre Bauchmuskeln einige Male ruckartig bewegen müssen. Spannen Sie aber nicht die Schultern oder Zwischenrippenmuskeln an, denn dadurch verengen sich die Bronchiolen und behindern den reibungslosen Luftstrom aus den Alveolen.

## ÖSTLICHE ATEMTECHNIKEN

Östliche Heiler legen großen Wert auf richtiges Atmen. Sie sind der Ansicht, daß die Luft selbst heilende Eigenschaften besitzt. Bestandteil ihrer Therapien ist das Einatmen der Lebensenergie, die in China auch als Qi oder Chi (vgl. Akupunktur, S. 20–25) oder Ki in Japan (vgl. Hara-Atmung, Do-In, S. 38) bezeichnet wird und die Visualisierung (vgl. Visualiseen, S. 206–209) des Wegs des heilenden Luftstromes in die Lungen und durch den gesamten Körper, insbesondere zum behandlungsbedürftigen Gebiet. Während der Ausatmung stellt man sich vor, daß die Krankheit über die Lungen davongetragen wird.

In Indien bezeichnet man die Lebensenergie als Prana. Prana-Atem-

übungen werden von Yogis gelehrt (s. S. 54–59). Man sitzt mit gekreuzten Beinen und verschließt beide Nasenlöcher mit Daumen und Zeigefinger. Dann löst man langsam den Druck auf das rechte Nasenloch und atmet tief ein. Der Atem wird so lange angehalten, wie man zum Einatmen gebraucht hat. Danach wird das rechte Nasenloch zugehalten. Man atmet über das linke Nasenloch genau so lange aus. Wenn man etwas geübt ist, sollte man versuchen, die Zeitspanne zu verlängern, während der die Luft in den Lungen gehalten wird. Die Ausatemdauer sollte doppelt so lang wie die Einatmung sein.

*LINKS Östliche Atemtechniken gelten gleichzeitig als heilend und beruhigend.*

Blaue oder purpurne Farbtöne wirken sehr beruhigend.

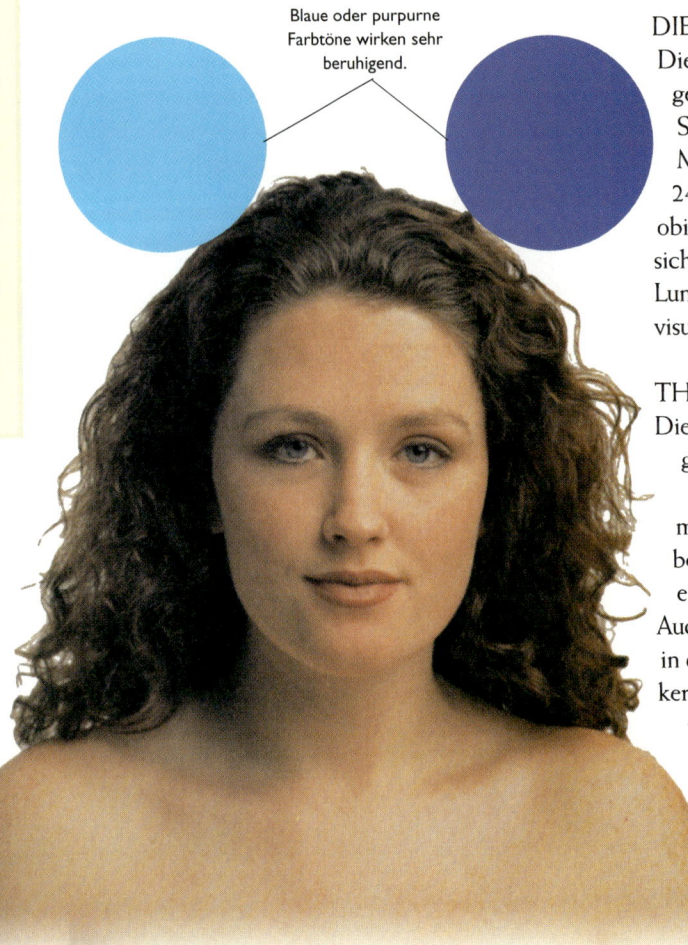

### DIE FARBATMUNG

Die Anwendung von Farbe zu therapeutischen Zwecken gehörte schon immer zur ayurvedischen Medizin (vgl. S. 78–85). Eine Methode, die in der ayurvedischen Medizin und in der modernen Farbtherapie (vgl. S. 248–249) angewandt wird, besteht darin, wie in der obigen Technik des »heilenden Atems« tief zu atmen, sich dabei aber eine Farbe vorzustellen, die durch die Lungen fließt und den Körper einhüllt. Beim Ausatmen visualisiert man dann die passende Komplementärfarbe.

### THERAPIE MIT NEGATIVEN IONEN

Die Luft enthält geladene Teilchen, negativ oder positiv geladene Ionen. Die Anzahl der Ionen und das Verhältnis von negativen zu positiven Ionen in der Atmosphäre verändert sich je nach Gebiet und Klima. So besitzen ländliche Gebiete, Berg- und Küstenregionen einen größeren Anteil negativer als positiver Ionen. Auch die Luft in der Nähe von fließendem Wasser oder in der Nähe eines Wasserfalls oder eines Flusses mit starker Strömung oder nach einem heftigen Gewitter ist reich an negativ geladenen Ionen. Städtische Gebiete jedoch weisen mehr positiv geladene Ionen auf, da negative Ionen durch Rauch und Luftverschmutzung, aber auch durch Zentralheizungen in Büros und Privathaushalten zerstört werden.

Anfang des 20. Jahrhunderts fanden Forscher heraus, daß das Verhältnis von negativen zu positiven Ionen in der Luft die Stimmung beeinflußt. Überwiegen die positiven Ionen, reagieren Menschen mit Reizbarkeit und Konzentrationsschwierigkeiten. Hinzu kommen auch Kopfschmerzen, allgemeines Unwohlsein und Antriebslosigkeit. Eine Atmosphäre, die reich an negativen Ionen ist, hat jedoch die umgekehrte Wirkung: Die Menschen sind fröhlich, energiegeladen und positiv. Luft, die reich an negativen Ionen ist, hat sich auch bei der Behandlung von Verbrennungen und bestimmten Hautproblemen, z. B. Ekzemen aber auch für die Linderung von Depressionen, Angstzu-

ständen, Kopfschmerzen und Atemwegsproblemen als günstig erwiesen. Aufgrund dieser Befunde entwickelte man Ionisatoren, Geräte, die negative Ionen in die Atmosphäre abgeben und Schadstoffe absorbieren. Ionisatoren sind in Fachgeschäften und Gesundheitszentren in verschiedenen Größen erhältlich. Es gibt kleine, tragbare Geräte für Haus und Auto, aber auch große Geräte für Großraumbüros. Viele Krankenhäuser und Arbeitsstätten verfügen bereits über Ionisatoren in jedem Raum.

Aber auch ohne Ionisierer ist es möglich, die Anzahl der negativen Ionen zu erhöhen und den Gehalt an positiven Ionen in Ihrer Wohnung zu senken. Stellen Sie Wasserschüsseln auf jede Heizung oder Klimaanlage, um die Luft zu befeuchten oder kaufen Sie einen Luftbefeuchter. Achten Sie darauf, die Zentralheizung oder die Klimaanlage so wenig wie möglich einzusetzen. Nach starkem Regen sollten Sie alle Fenster öffnen, um frische Luft, die reich an negativen Ionen ist, ins Haus zu lassen. Wenn Sie sich angespannt oder gereizt fühlen und Kopfschmerzen haben, sollten Sie ausgiebig duschen und dabei tief einatmen.

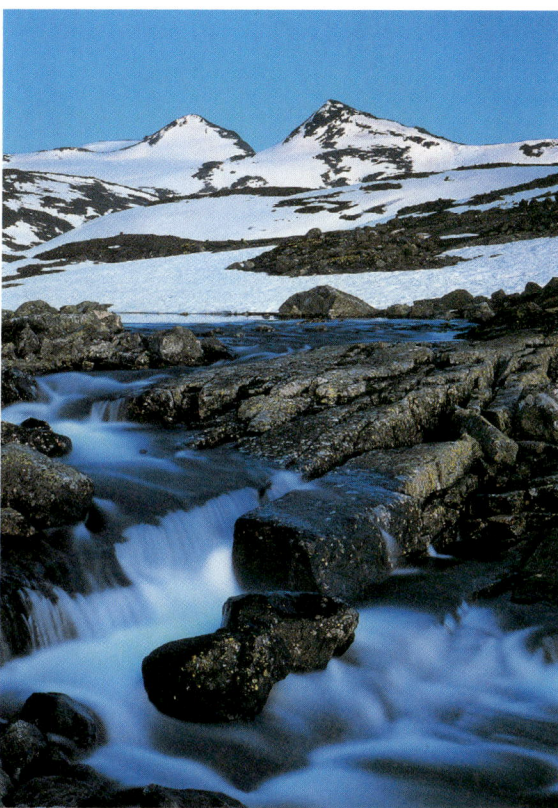

OBEN *Die Luft in der Nähe von fließendem Wasser ist mit negativen Ionen aufgeladen.*

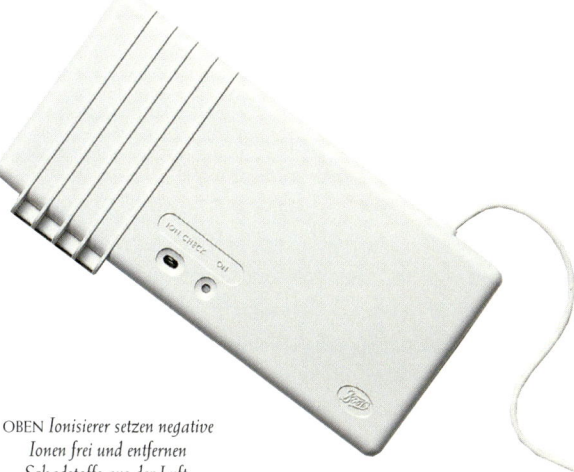

OBEN *Ionisierer setzen negative Ionen frei und entfernen Schadstoffe aus der Luft.*

UNTEN *Luft, die reich an positiven Ionen ist, kann zu Konzentrationsstörungen führen.*

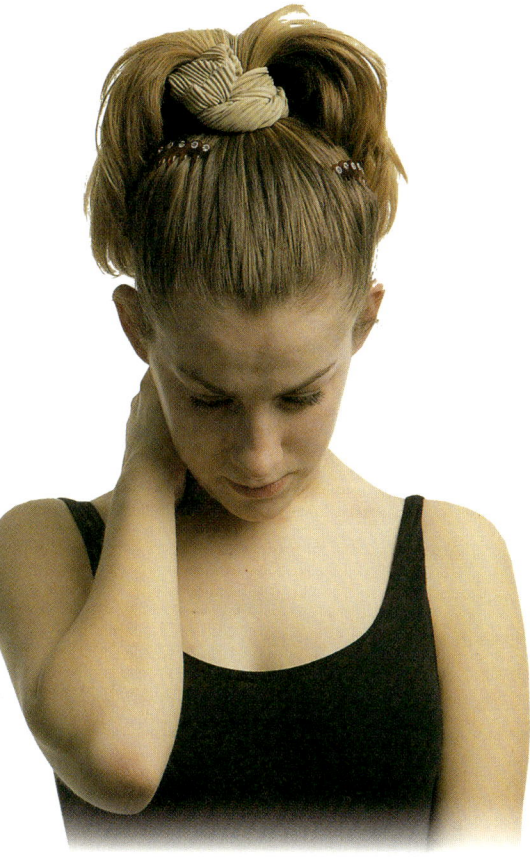

# HYDROTHERAPIE

*Die Vorzüge von Wasser (innerlich und äußerlich angewendet, sowohl heiß als auch kalt, in Form von Dampf oder Eis) als Therapeutikum sind seit Jahrtausenden bekannt. Bei den alten Römern gehörten Bäder zum gesellschaftlichen Leben und dienten als eine Art Gesundheitszentrum. Heute stellt die Hydrotherapie eine Behandlungsform dar, die in vielen Ländern eigenartigerweise beinahe in Vergessenheit geraten ist. In Deutschland und Frankreich besitzt sie allerdings einen festen Stellenwert, wird von Krankenkassen und der Schulmedizin voll anerkannt. Die Hydrotherapie eignet sich darüber hinaus auch als Selbsthilfemaßnahme für zu Hause. Hierfür kommen sowohl Bäder, Saunen, Whirlpools als auch einfache Kompressen in Frage.*

Der Begriff Hydrotherapie wurde erst im 19. Jahrhundert geprägt, aber Wasser wurde schon vor vielen Jahrhunderten für seine heilenden Eigenschaften gerühmt. Die alten Griechen schrieben dem Wasser heilende Eigenschaften zu. Die Römer machten Wasserkuren zum festen Bestandteil ihres Alltags, indem sie in der Nähe natürlicher Quellen öffentliche Bäder bauten. Antonius Musa, ein Ehrenbürger Roms, ist bekannt als Vater der Hydrotherapie, da ihm 23 v. Chr. neben Steuerfreiheit ein goldener Ring und Geld für die erfolgreiche Behandlung des Kaisers Augustus durch kalte Bäder gewährt wurden. Tatsächlich können die römischen Bäder als Vorläufer der heutigen Gesundheitszentren, aber auch der jetzigen Kurorte gelten, da zu diesen Einrichtungen Massageräume, eine Bibliothek und Turnhallen gehörten. Sie bildeten den sozialen Mittelpunkt der jeweiligen Stadt.

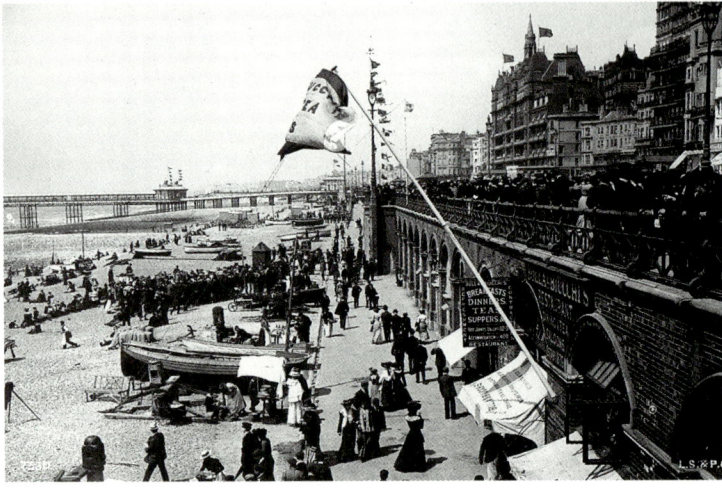

OBEN *Brightons Nähe zur See machte die Stadt zu einem beliebten Kurort.*

### Meerwasser und Kurorte

Im 15. Jahrhundert schadeten eine Syphilisepidemie und andere Infektionen, von denen man glaubte, daß sie durch Wasser übertragen werden, dem Ruf der Hydrotherapie. In der Mitte des 18. Jahrhunderts erwachte das Interesse an den heilenden Eigenschaften des Wassers, vor allem des Meerwassers, neu. 1754 untersuchte Dr. Richard Russel das Meerwasser in der Nähe eines kleinen englischen Dorfes namens Brighthelmstone. Er war von dessen Vorzügen so beeindruckt, daß er unter dem Titel »Erörterung zur Anwendung von Meerwasser bei Drüsenerkrankungen« ein Buch schrieb. Brighthelmstone wandelte sich bald zu einem vornehmen Kurort und wurde in Brighton umbenannt, das sich durch die Förderung der königlichen Familie zum ersten Seebad entwickelte.

Kurorte verbreiteten sich bald in ganz Europa, frequentiert von reichen und vornehmen Leuten. Die Konkurrenz unter den Seebädern nahm stark zu. Die therapeutische Wirkung dieses oder jenes Mineralwassers wurde mit teils haarsträubenden Behauptungen angepriesen.

Das Kuren wurde auch in Amerika beliebt. Die heißen Quellen von Saratoga Springs im Bundesstaat New York entwickelten sich Ende des 18. Jahrhunderts zum mondänen Kurort. Mitte des 19. Jahrhunderts entstanden in der Nähe der Quellen medizinische Einrichtungen, die zahlreiche hydrotherapeutischer Behandlungen anboten.

Hydrotherapie vermag Schmerzen, Entzündungen, Blutstau und Fieber zu lindern. Es wirkt auch gegen Muskelkrämpfe und gegen Verspannungen in Muskulatur und Bindegewebe. Auf diese Weise wird Gelenksteifigkeit vermindert, was einen größeren Bewegungsspielraum ermöglicht. Hydrotherapie ist besonders wirksam bei Osteoarthritis und rheumatoider Arthritis.

Die Hydrotherapie übt auch eine beachtliche Wirkung auf das psychische Wohlbefinden aus. Sie baut Streß ab und trägt zur Entspannung bei. Dies wiederum regt die Freisetzung körpereigener Stoffe (Endorphine) an, die Schmerzen bekämpfen und ein Gefühl des Wohlbefindens vermitteln.

UNTEN *Hydrotherapie kann Arthritis lindern.*

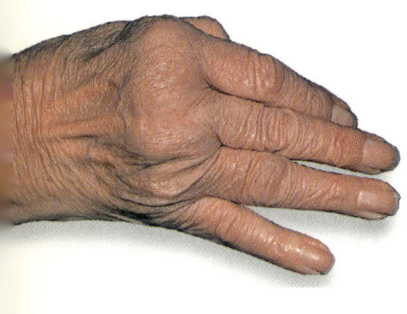

## WIRKUNGSWEISE DER HYDROTHERAPIE

Manche Menschen glauben, daß Wasser Heilkräfte besitzt. Zu Heilzwecken nutzt man es vor allem aufgrund seiner Temperatur und seiner gelenkentlastenden Wirkung. Heißes Wasser wirkt erweiternd auf die oberflächlichen Blutgefäße. Es verbessert die Haut- und Muskeldurchblutung und vermindert die Durchblutung innerer Organe. Kaltes Wasser führt zu verminderter Hautdurchblutung, verstärkt aber die Blutzufuhr

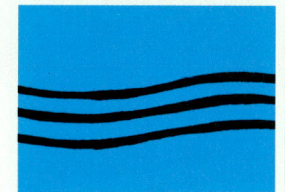

*Kaltes Wasser wirkt anregend.*

zu den inneren Organen und hemmt biochemische Reaktionen, die Entzündungen verursachen. Heißes Wasser beruhigt und entspannt, während kaltes Wasser anregend wirkt. Beide jedoch lindern Verspannungen und Muskelkrämpfe. Eine verstärkte Durchblutung regt das Immunsystem an. Dies unterstützt den Körper bei der Bekämpfung von Krankheiten und Infektionen. Die Versorgung der Körperzellen mit Sauerstoff und anderen Nährstoffen wird verstärkt, was für deren Funktion und Regeneration nach Beschädigung unerläßlich ist. Diese Stärkung des Kreislaufsystems verbessert auch den Lymphabfluß und die Funktion der Schweißdrüsen bei der Ausscheidung von Schlackstoffen, die bei biochemischen Reaktionen entstehen.

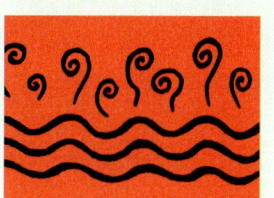

*Heißes Wasser beruhigt und entspannt.*

## PRIESSNITZ UND KNEIPP

Vincenz Prießnitz (1799–1851) entdeckte, daß sich viele seiner Beschwerden durch kalte Kompressen lindern ließen. Als sich sein Ruf verbreitete, eröffnete Prießnitz ein Hydrotherapie-Zentrum, das nach recht spartanisch anmutenden Methoden arbeitete. Das Behandlungsspektrum umfaßte viele abhärtende Kältebehandlungen, die von kalten Umschlägen, kalten Magenauflagen und eiskalten Güssen für die Genitalien bis hin zu der gefürchteten Blitzbehandlung reichte. Dabei schnallte man die Patienten – oder Opfer – auf einer eisernen Liege fest, während eiskaltes Wasser aus sechs Metern Höhe auf sie gegossen wurde. Die Reichen fanden Gefallen an dieser Behandlung. Zahlreiche Therapeuten besuchten Gräfenberg, um die Prießnitz-Methoden zu erlernen und verbreiteten diese dann in Europa und Amerika.

Der wichtigste Gegenspieler zu Prießnitz war der bayerische Pfarrer Sebastian Kneipp (1821-1897). Seine Behandlungen waren weniger heftig als die von Prießnitz und wurden auch zusammen mit Pflanzenheilkunde eingesetzt. Sie schienen genauso wirksam zu sein. Die Ärzte mißtrauten Pfarrer Kneipp, aber trotzdem strömten die Patienten herbei. Das »Kneippen« wurde sehr beliebt. Das ist es auch noch heute in Europa.

## HYDROTHERAPIE HEUTE

Mit der Entwicklung der Apparatemedizin nach dem Ersten Weltkrieg gelangten viele Ärzte zu der Überzeugung, daß der Hydrotherapie nur noch eine unwesentlich Rolle zukommt. Die Folge davon war, daß Sie in vielen Ländern – außer Frankreich und Deutschland – nicht mehr für jedermann in Frage kam und auf diejenigen beschränkt blieb, die sich einen Kuraufenthalt leisten konnten. Physiotherapeuten verordnen allerdings seit jeher Hydrotherapie, oft in besonderen Hydrotherapie-Abteilungen (Physikalischen Abteilungen) von Krankenhäusern. Diese Therapieform gewinnt bei der postoperativen Genesung und Rehabilitation zusehends an Bedeutung. Sie wird in der Schulmedizin auch bei der Behandlung neurologischer Probleme, bei Lähmungen und Erkrankungen wie Mukoviszidose und Zerebralparese eingesetzt.

In jüngster Zeit hat die Hydrotherapie in Amerika und Großbritannien eine Art Wiedergeburt als alternatives Heilverfahren erlebt, die ohne Medikamente auskommt und zur Streßbewältigung beiträgt. In Europa hingegen wird sie seit jeher angewandt und ist für jedermann zugänglich. In Deutschland und Frankreich wird diese Therapie oft mit Pflanzenheilkunde kombiniert.

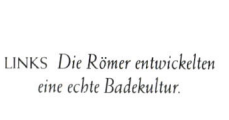

OBEN *Die Hydrotherapie kann bei neurologischen Problemen eingesetzt werden.*

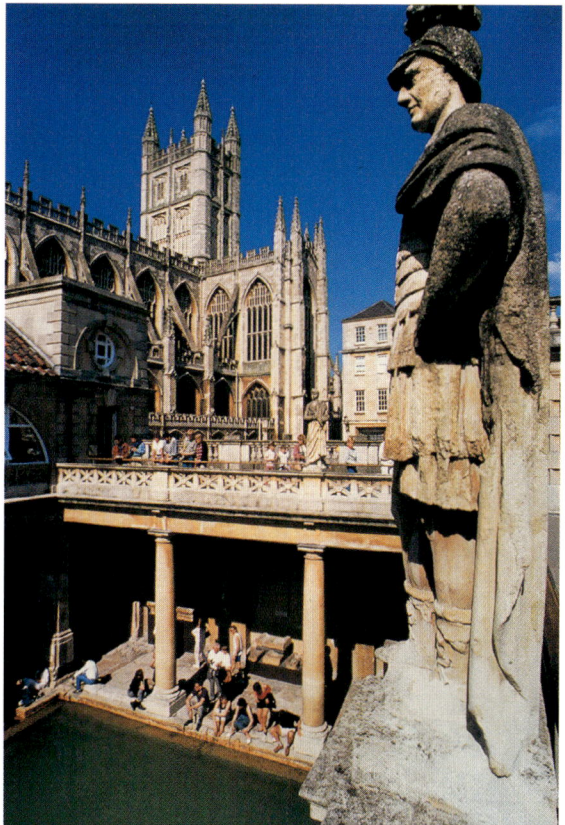

LINKS *Die Römer entwickelten eine echte Badekultur.*

## HYDROTHERAPEUTISCHE MASSNAHMEN

Es gibt eine Vielzahl verschiedener Ansätze zur Hydrotherapie und folglich auch eine Reihe unterschiedlicher Techniken. Im allgemeinen behandeln Physiotherapeuten im schulmedizinischen Rahmen bestimmte Beschwerden und Erkrankungen. Sie passen z. B. Übungen in einem Wasserbecken den Bedürfnissen des einzelnen Patienten an (deshalb werden sie hier nicht eigens aufgeführt). Zur Anwendung kommen auch Kryotherapie, Sitzbäder (in der Regel zur Verbesserung der Durchblutung der Füße), Blitzgüsse, Umschläge (manchmal mit Schlamm wie bei der Thalassotherapie) und Wickel.

Medizinisch weniger anerkannte Formen der Hydrotherapie sind auf Gesundheitszentren beschränkt, deren Hauptanliegen in Streßabbau, allgemeiner Kräftigung und Förderung des Wohlbefindens besteht. Dazu gehören auch Kliniken, die im engeren oder weiteren Sinne nach naturheilkundlichen Richtlinien arbeiten. (Pfarrer Kneipp war einer der Begründer der Naturheilkunde und Befürworter der Hydrotherapie. Er kurierte sich durch Bäder in der Donau mehrmals von Tuberkulose.)

### Kryotherapie

Die Anwendung von Eis oder eiskaltem Wasser wird auch als Kryotherapie bezeichnet und wurde von Vincenz Prießnitz eingeführt. Heute ist Kryotherapie allerdings körperlich längst nicht so anstrengend und unangenehm wie zur damaligen Zeit. Physiotherapeuten wenden sie zur Betäubung und Kühlung von Haut und Bindegewebe in Körperbereichen an, die z. B. durch eine Verstauchung strukturell geschädigt wurden. Kryotherapie kann z. B. in Form von Abreibungen und

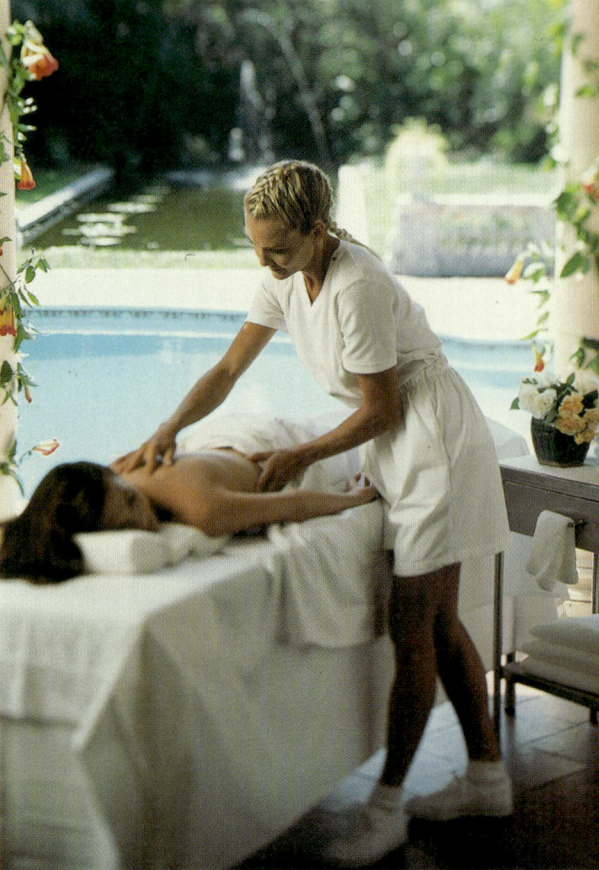

OBEN *Das Wasserbecken ist fester Bestandteil eines Gesundheitszentrums.*

Massagen mit Eis, kalten Umschlägen, kalten Bädern oder Kaltwassergüssen appliziert werden.

### Indikationen der Kryotherapie

* Schmerzlinderung durch Verlangsamung der Nervenübertragungsimpulse; ist Schmerz die Ursache für den Mobilitätsverlust, läßt sich durch Kryotherapie ein größerer Bewegungsspielraum erzielen

* Entzündungshemmung durch Zusammenziehen der Blutgefäße, vor allem bei posttraumatischen Schwellungen

* verstärkter Lymph- und Flüssigkeitsabfluß aus den Geweben

* vermindert Muskelkrämpfe und wirkt entspannungsfördernd

### Selbsthilfe

Kältesprays, Eiskompressen und -packungen sind in vielen Apotheken erhältlich. Auch Eiswürfel lassen sich immer auf schmerzhaften, heißen und geschwollenen Bereichen anwenden. Allerdings sollte man zuerst etwas

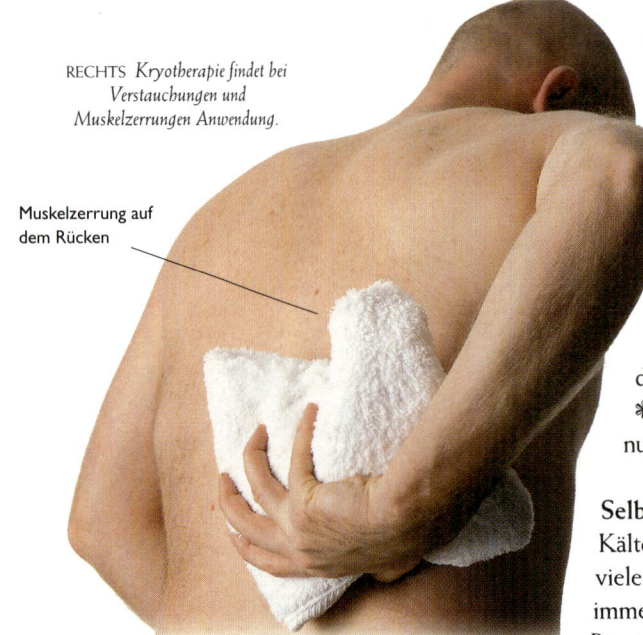

RECHTS *Kryotherapie findet bei Verstauchungen und Muskelzerrungen Anwendung.*

Muskelzerrung auf dem Rücken

Öl auf die Haut geben, um Erfrierungen zu vermeiden. Im Notfall kann bei gezerrten Muskeln ein Beutel Tiefkühlerbsen aus dem Eisfach in ein Handtuch gewickelt und 10 Minuten auf die betroffene Stelle gelegt werden.

### Das Sitzbad

Ein Sitzbad wird in einer speziellen Sitzbadewanne durchgeführt, die nur etwa hüftbreit ist. Zwei Sitzbadewannen werden dabei verwendet: In der einen befindet sich genügend heißes Wasser, um den Unterleib zu bedecken, während die andere mit kaltem Wasser gefüllt ist. Der Patient sitzt in der heißen Wanne, während er die Füße in die mit kaltem Wasser gefüllte hält. (Die Knie sind nicht vom Wasser bedeckt). Nach drei Minuten wird gewechselt: Der Patient sitzt in der Wanne mit kaltem Wasser, während er die Füße zwei Minuten lang in das heiße Naß hält. Der gesamte Vorgang wird mehrmals wiederholt. Oft wird während des Badens der Rücken und die Beckengegend massiert. Als Alternative hierzu befürworten manche Naturheilärzte das abwechselnd heiße und kalte Ganzkörperbad in ein und derselben Sitzbadewanne. Das Sitzbad dient der Entstauung von Blutandrang im Gewebe und einer verbesserten Blut- und Lymphzirkulation im Beckenbereich.

### Indikationen für das Sitzbad
* Verbesserung der Durchblutung in Beinen und Füßen
* Entstauende Wirkung mit verbesserter Blut- und Lymphzirkulation im Becken- und Unterleibsbereich.
* Hämorrhoiden, Verstopfung, Blasenentzündung und Menstruationsbeschwerden
* Anregung der Leber- und Nierenfunktion

### Whirlpools

Whirlpools sind an den Seiten mit Düsen ausgestattet, aus denen Bläschen unter Luftdruck zur Massage der Haut und dem darunterliegenden Gewebe strömen. Die Massagestärke kann so variiert werden, daß sich mit zu-

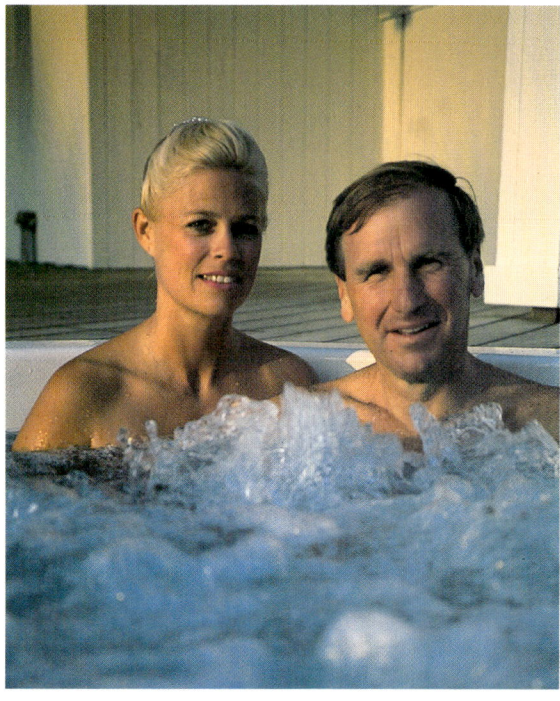

nehmendem Druck und Größe der Bläschen entweder ein entspannender Effekt ergibt oder aber die Muskeln kräftig massiert werden. Die Anwendungsdauer beträgt in der Regel 20 Minuten. Whirlpoolbäder sind in passender Größe auch für die Wanne daheim erhältlich.

### Indikationen für Whirlpools
Sanfte Massage:
* Verbesserung des Hauttonus, Muskelentspannung, verbesserte Durchblutung
* körperliche und seelische Entspannung
* Bekämpfung von Erschöpfung und Schlaflosigkeit
* unterstützende Wirkung bei Erschöpfungszuständen

Kräftigere Massage:
* Abbau von Muskelkrämpfen und -verspannungen
* Linderung von Rücken- und Nackenschmerzen
* Verbesserung der Durchblutung und Unterstützung bei der Ausscheidung von Giften und damit Verringerung von Ödemen (Flüssigkeitsansammlungen)
* Unterstützung bei der Wiedergewinnung der Muskelelastizität und Vergrößerung des Bewegungsspielraums der Gelenke, daher ideal bei allen Formen von Arthritis

*LINKS Whirlpools wirken entspannend und massieren den Körper sanft.*

### BITTE BEACHTEN

■ Nach einer Operation sollte man von Hydrotherapie absehen, es sei denn, sie erfolgt unter Aufsicht eines Physiotherapeuten.

■ Epsomer Bittersalz kann sich bei manchen Hauterkrankungen negativ auswirken. In diesem Fall sollte man einen Pflastertest auf der Haut machen oder den Arzt um Rat fragen.

■ Bei Herzproblemen, Thrombose in der Krankengeschichte oder hohem Blutdruck sollten Saunen und Dampfbäder gemieden werden.

■ Bei Epilepsie oder Atemwegsbeschwerden sollten Behandlungen mit Wasserdampf vermieden werden.

■ In öffentlichen Bädern und Whirlpools kann es zu Harnwegsinfektionen kommen. Wenn man an einer Infektion leidet, sollten öffentliche oder gemeinschaftlich genutzte Bäder gemieden werden.

### VORSICHT

Hydrotherapie dient nicht der Diagnose von Krankheiten. Am besten wendet man sich bei gesundheitlichen Bedenken an den Arzt.

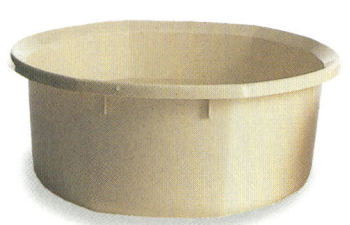
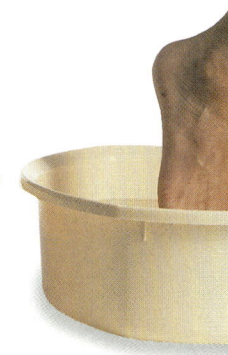

*RECHTS Hydrotherapie kann jedermann leicht selbst durchführen.*

## BLITZGÜSSE

Die Anwendung von heißen oder kalten Blitzgüssen
hängt vom Behandlungskonzept des Einzelnen ab und
beruht auf der Blitzbehandlung nach Vincenz Prießnitz
(vgl. S. 172/3). Heutzutage ist diese Behandlung jedoch
weniger anstrengend. Der Patient beugt sich dabei über
eine Liege, während der medizinische Bademeister den
Kaltwasserstrahl aus einiger Entfernung von oben und
seitlich auf den Patienten richtet. Ein kräftiger Strahl wird
auf betroffene Bereiche gelenkt, um Haut, Unterhautgewebe und darunter liegende Muskeln zu bearbeiten, zu
tonisieren und zu massieren. Als Abwandlung wird der
Wasserstrahl bei der sogenannten schottischen Dusche
aus drei Metern Entfernung auf den Rücken gelenkt, um
das Nervensystem anzuregen.

### Indikationen

✳ belebende Wirkung auf die Haut und Tonisierung angespannter Muskeln
✳ unterstützt die Entgiftung des Gewebes
✳ verbessert die Durchblutung
Die Therapie mit Blitzgüssen ist besonders wirksam bei
Asthma, weil Wasser teilweise negative Ionen in die Luft
abgibt. Sie ist wirkt auch unterstützend bei der Behandlung von Arthritis, Kreislaufproblemen und Beschwerden
des Bewegungsapparates. Sie vermag Streß abzubauen
und trägt zur Linderung von Kopfschmerzen bei.

LINKS *Eine Dusche zu Hause wirkt*
*beruhigend bei vielerlei Beschwerden.*

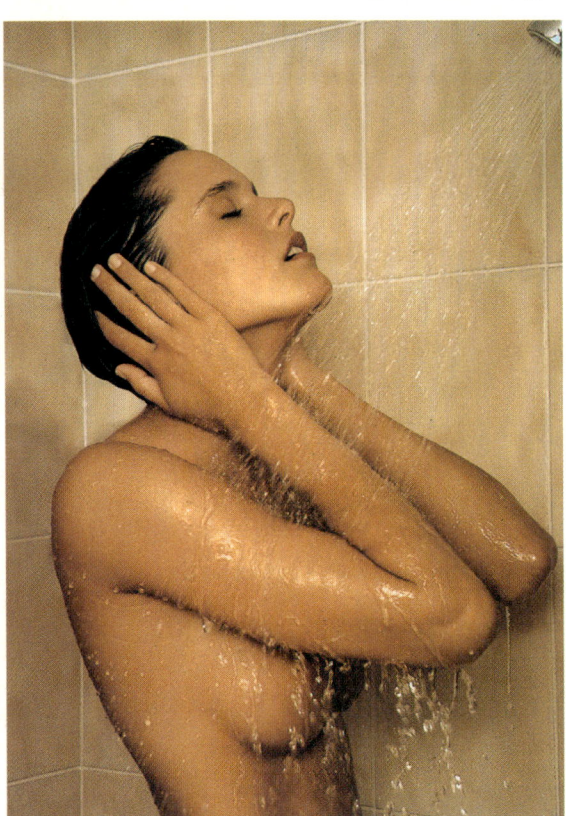

### Medizinische Bademeister in der Schulmedizin

Während ihrer Ausbildung beschäftigen sich Masseure und medizinische Bademeister mit der Hydrotherapie als Maßnahme bei
Beschwerden wie Arthritis, Lähmung und Sportverletzungen. Auch
die Anwendung im Rahmen einer Rehabilitation wird gelehrt. Masseure und medizinische Bademeister sind staatlich anerkannt, ihre
Patienten werden vom Hausarzt überwiesen.

### Medizinische Bademeister in der Naturheilkunde

Die Naturheilmedizin fördert die Selbstheilungskräfte des Körpers.
Zur Vorbeugung und Therapie muß der ganze Körper behandelt
werden. Eine naturheilkundliche Behandlung greift so wenig wie
möglich in den Körper ein. Ernährung, Hydrotherapie, Massage,
Shiatsu, Akupressur, Osteopathie, Chiropraktik, Heilkräuter, Yoga
u.v.m können vom Arzt für Naturheilverfahren oder Heilpraktiker
empfohlen werden. Naturheilkundlich orientierte medizinische
Bademeister, die in der Regel in Gesundheits- oder Kurzentren oder
speziellen Naturheilkundekliniken tätig sind, betonen die Bedeutung
gesunder, vollwertiger Ernährung, frischer Luft, körperlicher Bewegung und Erholung. Sie setzen die Hydrotherapie zur Wiederherstellung des körperlichen Gleichgewichts und zur Anregung der
Selbstheilungskräfte des Körpers ein. Qualifizierte Therapeuten sind
in Deutschland staatlich anerkannt und zugelassen. Auf der Suche
nach einem Therapeuten sollte man sich an einen anerkannten
Verband wenden (vgl. »Nützliche Adressen«, S. 368–373) oder
ein seriöses Gesundheits- oder Kurzentrum aufsuchen.

Ein naturheilkundlich orientierter medizinischer Bademeister nimmt
Angaben zur Krankengeschichte und zur Lebensweise auf. Die
Behandlung umfaßt auch das Trinken von Quellwasser oder von
Wasser mit Mineralstoffen und Kräuterauszügen, Wasserstrahlmas-
sagen, Sitzbäder, heiße und kalte Auflagen und Bäder,
Thalassotherapie, Kryotherapie, türkische oder
Dampfbäder und Saunabaden.

UNTEN *Hydrotherapie wirkt sich*
*bei Sportverletzungen günstig aus.*

## THALASSOTHERAPIE

Die therapeutische Anwendung von Meerwasser und Seeluft bezeichnet man als Thalassotherapie – Thalassa ist das griechische Wort für Meer. Meerwasser enthält Mineralstoffe und verfügt nach Auffassung mancher Thalassotherapeuten durch den Kontakt mit anderen heilsamen Substanzen über heilende Eigenschaften. Seeluft weist einen hohen Anteil an negativen Ionen auf. Diese senken die Histaminspiegel, mindern allergische Reaktionen und heben die Stimmung. Seetang enthält Mineralstoffe wie Jod, das schweißtreibend wirkt, die Haut reinigt und tonisiert.

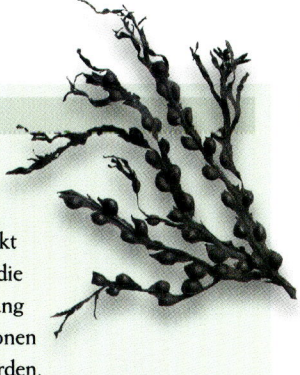

OBEN
*Seetangextrakte beleben die Haut.*

Bäder oder Güsse mit Meerwasser werden auch angewandt, um die Haut zu reinigen und zu beleben und die Durchblutung zu fördern. Seetang kann dem Badewasser zugegeben werden. Es wirkt schweißtreibend und fördert die Entgiftung des Körpers. Seetang kann in bestimmten Körperzonen auch als Wickel appliziert werden.

🌿 Linderung von Heuschnupfen und Allergien

🌿 stimmungsaufhellend, Entgiftung durch Anregung des Lymphsystems und Förderung der Durchblutung

🌿 Linderung von Arthritis und anderen Beschwerden des Bewegungsapparates

🌿 Zur häuslichen Anwendung gibt es Sets für die Thalassotherapie in Form von Minerallotionen, die dem Bad zugegeben werden, Seetang-Packungen und Tabletten mit Seetang-Extrakt.

### VORSICHT

Bei einer Jodallergie oder bei offenen Wunden ist die Thalassotherapie, die Seetang oder ähnliche Substanzen verwendet, in jeder Form kontraindiziert.

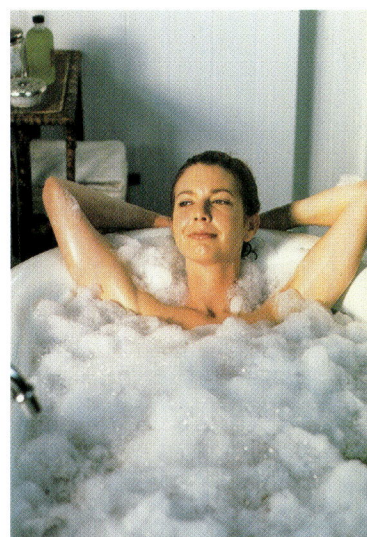

OBEN *Ein Bad ist eine der einfachsten Selbsthilfemethoden.*

### Heiße und kalte Bäder

Ein medizinischer Bademeister kann zur Linderung von Gelenk- und Muskelsteifigkeit ein heißes Bad von 20 Minuten Dauer bei 38° C, aber auch warme oder kalte Bäder zur Behandlung anderer Beschwerden verordnen. Naturheilmediziner oder Kneipp-Jünger (vgl. S. 172/3) setzen diesen Bädern gerne Kräuter, Schlamm, Mineralstoffe oder Öle zu (vgl. Aromatherapie, S. 104/5).

Zu diesen Substanzen gehören auch Mineralschlamm und Epsomer Bittersalze. Mineralschlamm kommt in Gebieten wie dem Toten Meer, in Österreich und Italien natürlich vor. Viele Arten wirken heilsam. Ein heißes Schlammbad wirkt erstaunlich wohltuend und schlaffördernd, obwohl zum Abwaschen des Schlamms eine Kaltwasserdusche notwendig ist. Epsomer Bittersalze fördern die Schweißbildung. Mineralschlamm soll auf die Haut reinigend und beruhigend wirken. Er beseitigt Unreinheiten und Giftstoffe und verbessert die Durchblutung, was sich bei der Behandlung zahlreicher Hauterkrankungen, Kreislaufstörungen, psychischer Erschöpfung, Schlaflosigkeit und allgemeinem Streß als günstig erweist.

### Indikationen

Heiße Bäder:

✳ Muskelentspannung und Verminderung von Gelenksteifigkeit

✳ verbesserte Durchblutung von Haut- und Unterhautgewebe

✳ günstige Wirkung bei Arthritis und beeinträchtigtem Allgemeinbefinden

Kalte Bäder:

✳ Fiebersenkung

✳ Entzündungshemmung

✳ Verbesserung der Durchblutung innerer Organe

### Selbsthilfe

Geben Sie dem Badewasser aromatische Kräuter (vgl. S. 104/5) oder duftende Lotionen zu und entspannen Sie sich etwa 20 Minuten lang ungestört und in aller Ruhe.

Epsomer Bittersalze sind in den meisten Reformhäusern oder in Apotheken erhältlich (sie werden meist unter der Bezeichnung Magnesiumsulfat verkauft). Bei einer durchschnittlich großen Wanne fügt man bei laufendem, heißem Wasser 2,5 kg Salz zu. Die Badedauer beträgt mindestens 15 Minuten. Beim Aufstehen nach dem Bad sollte man vorsichtig sein, wenn leichte Benommenheit auftritt. Die Behandlung wird mit einer kalten Dusche abgeschlossen. Anschließend reibt man sich mit einem warmen Handtuch kräftig ab. Ein kaltes Bad kann allein oder nach einem heißen Bad erfolgen. Letzteres ist in der Wirkung einem Sitzbad vergleichbar (vgl. S. 174/5). Die Badedauer im kalten Bad zur Absenkung der Körpertemperatur sollte nicht zu lange bemessen werden. Die Höchstdauer beträgt etwa 10 Minuten.

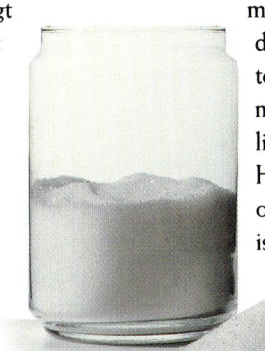

OBEN *Epsomer Bittersalze können dem Badewasser zur Entspannung zugegeben werden.*

### BALNEOLOGIE

Wörtlich ist mit Balneologie die Wissenschaft des Badens und medizinischer Quellen zu verstehen. Heutzutage versteht man darunter die Behandlung verschiedener Störungen durch Baden. Die meisten der auf diesen Seiten aufgeführten Behandlungsformen sind damit abgedeckt.

Je nach erwünschter Wirkung und Konzept des medizinischen Bademeisters kann das Bad heiß oder kalt und mit verschiedenen Zusätzen angereichert sein. Beim Wasser an sich handelt es sich entweder um Quellwasser, Heilwasser oder Meerwasser.

## UMSCHLÄGE UND WICKEL

Die abwechselnde Anwendung heißer und kalter Kompressen gehört zur Standardbehandlung der schulmedizinischen aber auch der alternativen Hydrotherapie.

Bei einem Ganzkörperumschlag liegt der Patient auf einer Behandlungliege. Er wird zunächst mit heißen, nassen Handtüchern bedeckt und dann in ein Leintuch gehüllt. Ganz obenauf legt man abschließend zur Wärmeisolierung eine Decke. Nach etwa 20 Minuten werden die warmen Handtücher durch kalte und nasse Handtücher ersetzt. Der Körper reagiert auf diese Temperaturveränderung mit gesteigerter Durchblutung der inneren Organe, was nicht nur deren Leistungsfähigkeit verbessert, sondern auch das Immunsystem anregt. Kleinere Körperbereiche lassen sich ebenso abwechselnd durch heiße und kalte Umschläge aus Baumwolle oder Mull behandeln. Bei der Behandlung von Verletzungen oder Entzündungen kann man jedoch ausschließlich kalte Umschläge verwenden.

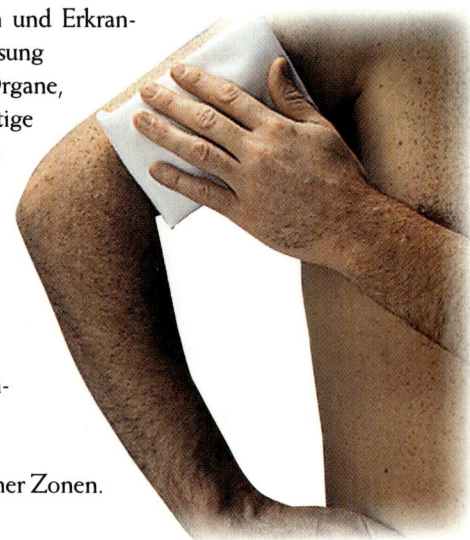

### Ganzkörperumschläge

✳ Anregung des Immunsystems, Erhöhung der Widerstandsfähigkeit gegen Infektionen und Erkrankungen, Beschleunigung der Genesung

✳ verstärkte Durchblutung innerer Organe, Verbesserung ihrer Funktion, günstige Wirkung auf die Verdauung durch Linderung von Blähungen und chronischer Verstopfung

### Spezielle Umschläge

✳ Entzündungshemmung und Abschwellung von Gelenken

✳ Linderung von Nasen-Nebenhöhlenbeschwerden

✳ Bekämpfung von Muskelkrämpfen

✳ verbesserte Durchblutung betroffener Zonen.

RECHTS *Heiße Auflagen wirken abschwellend auf Gelenke und Muskeln.*

---

## HYDROKOLONTHERAPIE

Die Anwendung der Hydrotherapie im Dickdarm, auch Hydrokolontherapie genannt, beruht auf der Annahme, daß abgelagerte Kotstücke mitunter an der Kolonschleimhaut haften und deren Bestandteile wieder in den Blutkreislauf gelangen können. Diese Gifte verursachen dann Symptome, die von Abgeschlagenheit, Verstopfung, Kopfschmerzen bis zu üblem Mundgeruch, Allergien und Verdauungsstörungen reichen. Durch Reinigung des Darms mit sauberem Wasser werden Schlack- und Giftstoffe weggespült. Dadurch lassen auch die Symptome nach.

Die Entfernung festsitzender Kotstücke durch Wasser wurde bereits von den alten Chinesen, Ägyptern und Indern und wohl auch von vielen anderen Kulturen praktiziert. Dieses Verfahren wandte man im 19. Jahrhundert auch in den europäischen Kurorten an. Seine Beliebtheit ist in den letzten Jahren im Westen gestiegen.

Die Hydrokolontherapie wird in vielen Gesundheitszentren und Kliniken angeboten. Viele Menschen empfinden ihre Wirkung als wohltuend. Zubehör für einen Darmeinlauf zu Hause ist ebenfalls erhältlich. Die meisten Ärzte befürworten die Anwendung dieses Verfahrens allerdings nur unter strenger medizinischer Überwachung und aufgrund einer

bestimmten Ursache, z. B. bei Kotablagerungen infolge chronischer Verstopfung. Der Grund für ihre ablehnende Haltung liegt darin, daß die wichtigen und schützenden Bakterien, die im Darm von Natur aus vorkommen, bei einem Einlauf zusammen mit dem Stuhl und den Giften entfernt

UNTEN *Die Hydrokolontherapie ist weit verbreitet.*

werden. Mediziner sind der Ansicht, daß ballaststoffreiche Ernährung Verstopfung heilt. Einläufe sind auch mit Risiken verbunden. Das Einführen von Schläuchen in Enddarm und Kolon kann zu Einrissen führen. Auch kann die Einleitung einer großen Flüssigkeitsmenge (d.h. Wasser) in das Kolon eine Störung des Wasser- und Elektrolythaushalts im Körper verursachen, was möglicherweise sehr gefährlich sein kann.

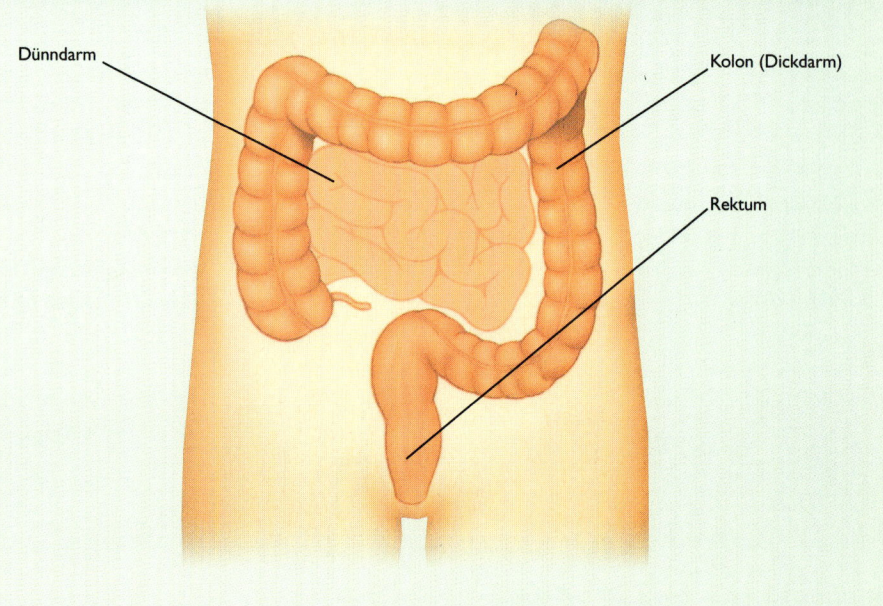

Dünndarm

Kolon (Dickdarm)

Rektum

## Selbsthilfe

Über die Anwendung von kaltem Wasser wurde bereits auf den vorherigen Seiten berichtet (vgl. Kryotherapie, S. 174). Es ist genauso einfach, heißes Wasser in Form von Umschlägen und Wickeln zu Hause einzusetzen. Eine heiße Wärmflasche kann auf den betroffenen Bereich gelegt werden, um Linderung bei Magenschmerzen oder bei steifem Rücken zu bewirken, während ein heißes, nasses Tuch, das man in der Stirnhöhlengegen appliziert, Schmerzen bekämpft und den Sekretabfluß fördert.

### SAUNA, DAMPFBAD UND TÜRKISCHES BAD

In der Sauna wird mit trockener Hitze die gleiche Wirkung wie bei Dampf erzeugt. Manche Menschen atmen nicht gerne warme Luft ein, egal, ob diese trocken oder feucht ist. Eine luftdichte Dampfkabine dürfte hier die bessere Lösung sein, da sich der Kopf des Patienten außerhalb der Kammer befindet. Nach dieser Wärmebehandlung folgt eine kalte Dusche oder ein kaltes Bad, um die oberflächlichen Blutgefäße zusammenzuziehen, das Schwitzen zu stoppen und die Haut zu tonisieren.

Im Gegensatz zum Dampfbad erhält man in einem türkischen Bad eine Bürstenmassage, man wird ausgiebig frottiert und ruht anschließend.

### Indikationen

✱ wirkt reinigend, entspannend und belebend

✱ wirkt schweißtreibend und entschlackend; bekämpft Ödeme (Flüssigkeitsansammlung im Gewebe)

✱ fördert die Durchblutung der Haut und des Unterhautgewebes, verbessert den Hauttonus und die Zufuhr von Nährstoffen und Sauerstoff, die zur Gewebserneuerung erforderlich sind

✱ löst Muskelhartspann und Muskelschmerzen

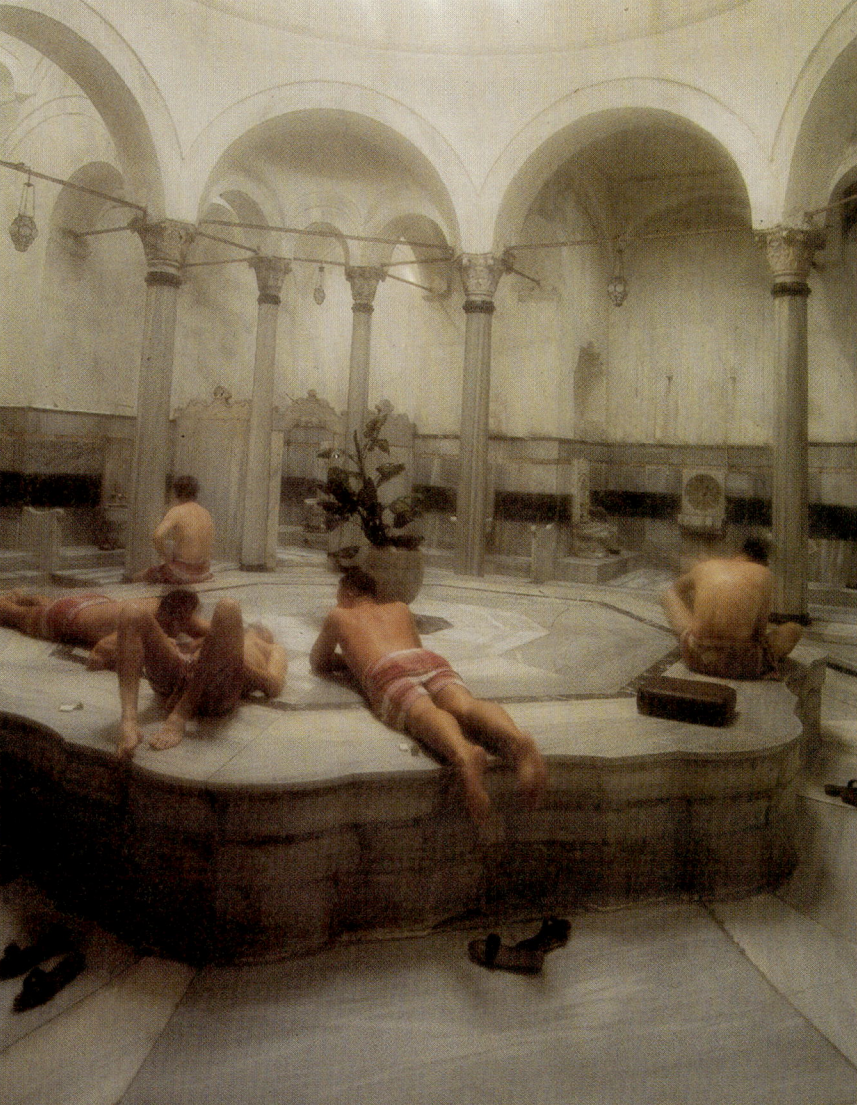

LINKS *Ein türkisches Dampfbad wirkt schweißtreibend und regt die Durchblutung der Haut an.*

---

### SEBSTHILFE

Viele Gesundheitszentren und Kurorte verfügen über türkische Bäder und Saunen. Man sollte sich nach deren Regeln richten und kaltes Duschen oder Schwimmen nach der Anwendung nicht vergessen.

### VORSICHT

Türkische Bäder, Dampfbäder und Saunen können bei Herz- Kreislaufproblemen gefährlich sein. In Zweifelsfall sollte man sich an den Arzt wenden.

---

### WEGWEISER

Die Hydrotherapie ist im Rahmen der Gesundheitsvorsorge vielseitig einsetzbar. Sie verbessert die Durchblutung und den Lymphabfluß, wirkt entzündungshemmend, bekämpft Muskel- und Gelenksteifigkeit und tonisiert Haut und Muskulatur. Die Tragfähigkeit des Wassers ermöglicht ein Training der Muskeln, die an Land therapeutisch schwer zugänglich sind. Sie fördert Kraft, Beweglichkeit und Selbstvertrauen. Sie kann auch eingesetzt werden bei:

# FLOATING

E s mag sein, daß manche Menschen die Vorstellung, eine Stunden in einer kleinen Kapsel im Wasser zu schweben, als bedrückend empfinden, doch viele, die Floating (Flotation-Therapie) ausprobiert haben, sind begeistert. Untersuchungen haben gezeigt, daß Flotation-Tanks nicht nur Streß abbauen, sondern auch tiefe Entspannung bewirken und der Psyche wohltun. Derzeit wird Floating nur in speziellen Kurkliniken und Therapiezentren angeboten. Aber nach Meinung ihrer Anhänger wird sie sich bald allgemein durchsetzen. Der Tank ist vollkommen schalldicht. Eine Flotation-Sitzung, meist begleitet von entspannender Musik, findet bei völliger oder teilweiser Dunkelheit statt. Man kann jedoch jederzeit das Licht anmachen und die Tür öffnen.

Das »sensorische Isolations- und Flotationswasserbecken«, heute als Flotation- oder Samadhi-Tank bezeichnet wird, wurde 1954 von Dr. John C. Lilly, einem amerikanischen Neurophysiologen und Psychoanalytiker entwickelt. Lilly versuchte zu ergründen, wie das menschliche Gehirn auf die Ausschaltung aller äußeren Reize reagiert. Zu Beginn seiner Experimente war Lilly davon ausgegangen, daß jede fehlende Anregung das Gehirn quasi einschlafen läßt. Statt dessen fand er heraus, daß das Gehirn – losgelöst von jeder körperlichen Anregung – der Suggestion besser zugänglich war und zu größerer Vorstellungskraft befähigt wurde.

In den siebziger Jahren befaßten sich amerikanische Forscher noch eingehender mit den therapeutischen Wirkungen der Flotation-Wasserbecken. Sie fanden bald heraus, daß Floating die Tiefenentspannung förderte. Bald darauf wurden in einigen

amerikanischen Kliniken Flotation-Wasserbecken eingerichtet, die sich auch allmählich in Europa verbreiteten. Floating ist jedoch noch immer nicht so bekannt, wie sie es nach Auffassung von Therapeuten eigentlich sein sollte. Vielleicht ist dies auf die Tatsache zurückzuführen, daß das Eingeschlossensein in einem engen Raum ganz allgemein Unbehagen auslöst.

### IM FLOTATION-TANK

Obwohl sich der psychologische Wirkungsmechanismus dem Floating unserer Kenntnis entzieht, weiß man Genaueres über die Rolle, die sie beim Streßabbau spielt. Liegt der Körper bis zu zwei Stunden lang in einem Flotation-Tank, ist ist er von sensorischen Reizen abgeschirmt. Als Folge davon kommt es zu einem Absinken der Streßhormone Adrenalin und Kortisol im Blut. Gleichzeitig steigen die Endorphine an, körpereigene Anti-Schmerzmit-

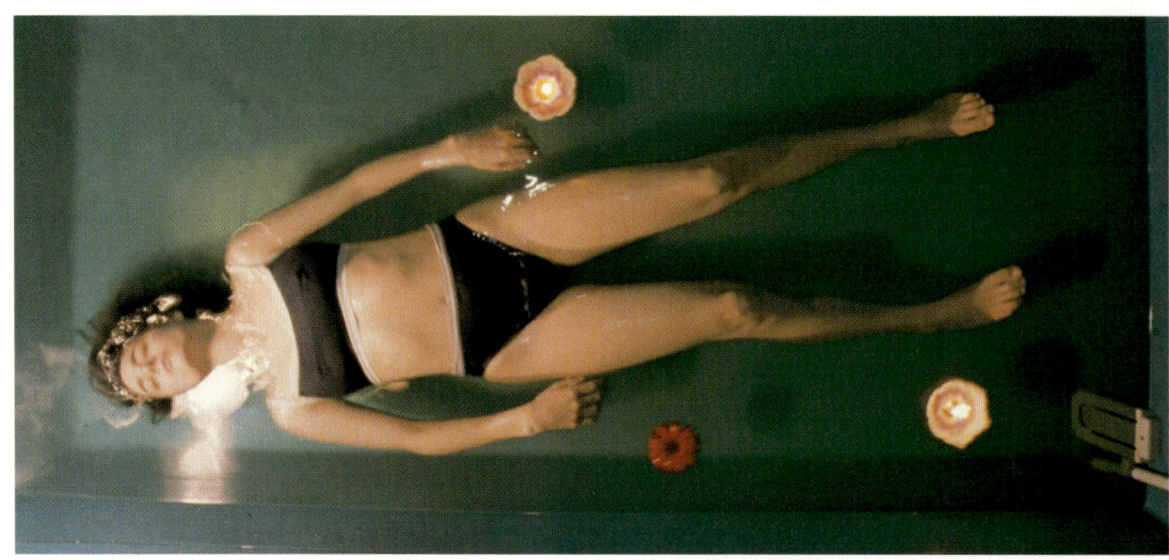

RECHTS *Eine Behandlung im Flotation-Tank kann beruhigend ind heilsam für Körper und Seele sein*

tel und »Glückshormone«. Die Kombination dieser beiden Faktoren führt einen Zustand tiefer Entspannung herbei. Die Herz- und Atemfrequenz wird gesenkt.

## INDIKATIONEN FÜR FLOATING

Die entspannenden Eigenschaften des Floating machen dieses Verfahren zu einer günstigen Vorsorgebehandlung, die der Aufrechterhaltung der körperlichen und seelischen Gesundheit dient, da sie streßbedingten Störungen vorbeugt. Durch die Erzeugung von Endorphinen eignet sich diese Therapie zur Behandlung bei chronischen Schmerzen, die sich hartnäckig lange Zeit halten, nachdem akute Schmerzen längst verschwunden sind. Muskelhartspann verursacht z. B. chronische Schmerzen. Schmerzen wiederum verursachen eine Anspannung der Muskeln. So entsteht ein Teufelskreis. Die vom Körper während des Floating erzeugten Endorphine können die Schmerzübertragung an das Gehirn hemmen. Wird kein Schmerz empfunden, können sich die Muskeln entspannen. Der Schmerzkreislauf wird durchbrochen. Daher ist Floating bei chronischen Schmerzen und Beschwerden des Bewegungsapparates wie Arthritis, Kopf- und Kreuzschmerzen angezeigt.

Aufgrund ihrer Fähigkeit, eine Änderung psychischer Zustände zu bewirken, wird Floating oft zur Förderung der Meditation (vgl. S. 60–65) und unterstützend zu einer Psychotherapie (vgl. S. 188–195) bei Zwangshandlungen und Suchtverhalten eingesetzt.

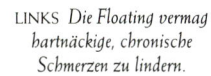

LINKS *Die Floating vermag hartnäckige, chronische Schmerzen zu lindern.*

---

### BITTE BEACHTEN

■ Bei psychischen Störungen wie Psychose, Klaustrophobie u. a. ist Floating kontraindiziert.

■ Wenn man unter Angst oder Panikattacken leidet, sollte man den Therapeuten informieren und sich vergewissern, daß er sich während der gesamten Behandlung ganz in der Nähe aufhält.

■ Epsomer Bittersalze können Hauterkrankungen heilen, aber auch verschlimmern. Vor Beginn des Floating sollte man sich bei einer Hautkrankheit daher an den Arzt wenden, da ein Pflastertest auf der Haut erforderlich sein könnte.

---

### FLOATING IN DER PRAXIS

Die meisten Flotation-Tanks findet man in Kurkliniken oder speziellen Zentren für Floating. Der dort tätige medizinische Bademeister (vgl. S. 174–181) nimmt kurz die Krankengeschichte auf, um die Eignung des Patienten für diese Therapie abzuklären. Bei einer ernsten psychischen Erkankung oder bei Klaustrophobie sollte man einen Flotation-Tank nur unter strenger medizinischer Überwachung benutzen. Dient die Floating der Behandlung einer Suchterkrankung oder Zwangshandlung, ist auch ein Psychotherapeut anwesend. Er kann sich mit dem Patienten über eine Sprechanlage verständigen.

Nach einer Massage und einer Dusche kann man sich entweder in Ruhe im Wasser treiben lassen oder je nach persönlichem Bedürfnis dazu einer Kassette lauschen (z. B. einem Sprachkurs oder Entspannungsmusik. Einige Therapiezentren bieten Videobildschirme im Wasserbeckenraum. Viele Therapeuten lehnen diese jedoch ab, es sei denn, sie werden zur Unterstützung des Lernens durch Visualisieren (vgl. S. 214–217) eingesetzt. Nach einer Stunden endet die Sitzung. Man verläßt das Wasserbecken und duscht sich noch einmal ab. Wenn man sich unbehaglich fühlt, kann die Sitzung auf eigenen Wunsch auch vor Ablauf der Zeit beendet werden.

---

### FLOTATION-TANKS

Ein Flotation-Tank ist etwa 2,4 m lang und 1,2 m breit. Es ist bis zu einer Höhe von 25 cm mit Wasser gefüllt, das bei Hauttemperatur von 35° konstant gehalten wird, um Temperaturreize zu verringern. Das Becken ist nicht mit Wasser, sondern vor allem mit einer sehr dichten Lösung aus Epsomer-Bittersalz gefüllt. Dieses verleiht dem Wasser die Tragfähigkeit. Die Salzkonzentration im Flotation-Tank ist höher als im Toten Meer. In der Kapsel zirkuliert Frischluft. Eine Sprechanlage ermöglicht das Gespräch mit dem Therapeuten.

---

### WEGWEISER

Eine einstündige Sitzung in einem Flotation-Tank senkt den Spiegel der Streßhormone und führt zu einem Anstieg der Endorphine, d. h. der körpereigenen Schmerzmittel und »Glückshormone«. Die geistige Aufnahme- und Reaktionsfähigkeit wird erhöht, das problemlösende Denken gefördert. Diese Wirkung kann einige Stunden oder einige Tage anhalten, wird aber durch folgende Sitzungen verlängert. Floating lindert Schmerzen. Sie dient der Behandlung streßbedingter Störungen und bestimmter psychischer Störungen.

ANGST, S. 256/7
KOPFSCHMERZEN, S. 288
STRESS, S. 262/3
SUCHTKRANKHEITEN, S. 258

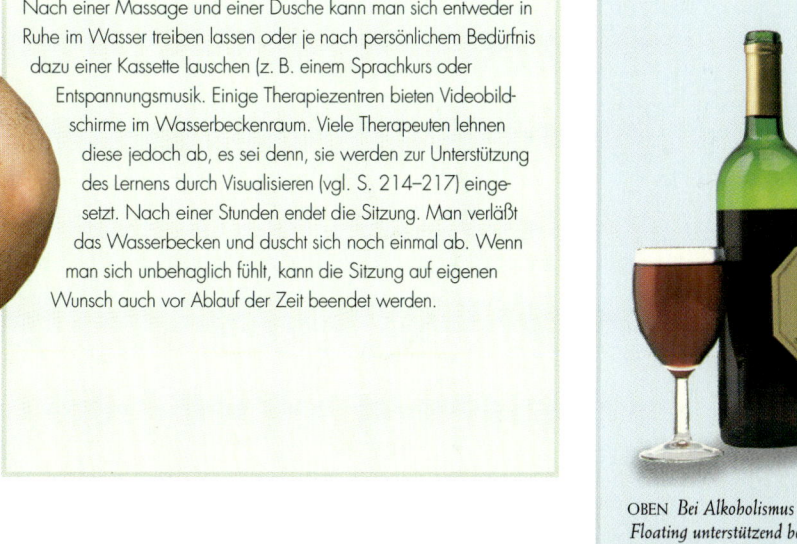

OBEN *Bei Alkoholismus kann Floating unterstützend bei der Behandlung eingesetzt werden.*

# BATES-METHODE UND SEHSCHULUNG

*Als der New Yorker Augenarzt William Horatio Bates, der Begründer der gleichnamigen Therapie, ein kleines Kind mit Brille erblickte, soll er gesagt haben: »Das bringt sogar die Engel zum Weinen.« Sein Verfahren der Sehschulung sollte das Tragen einer Brille überflüssig machen. Er glaubte, daß eine Brille unsere Augen »gefangenhält« und daß Übungen zur Entspannung der Augenmuskeln, die eine Selbstheilung der Augen bei verschiedenen Störungen ermöglichen, natürlicher wären. Seit dem Tod von Bates setzen Sehtherapeuten sein Werk fort, um eine alternative Augenbehandlung zu ermöglichen.*

William Bates war ein junger Arzt, als er zu der Auffassung gelangte, daß die Menschen »ihre Brillen wegwerfen und mit ihren eigenen Augen sehen sollten«. Als Augenarzt sollte er sein Leben später der natürlichen Behandlung von Sehstörungen widmen. 1920 veröffentlichte Bates ein Buch unter dem Titel »Die Heilung von Sehfehlern ohne Brille«. Dieses Buch erläuterte seine Übungen und wird nach wie vor publiziert.

Bates starb 1931, aber eine überarbeitete Fassung seines Buches mit dem Titel »Besser sehen ohne Brille« wurde 1940 veröffentlicht. Unter Mitarbeit von Dr. Harold Peppard baute Bates' zweite Frau Emily seine Methode weiter aus. 1932 veröffentlichte Gayelord Hauser ein Buch mit dem Titel »Besseres Sehen ohne Brille«. Hier wurden Elemente der Bates-Methode mit Überlegungen zur Ernährung verknüpft. Heute wird die Bates-Methode weltweit eingesetzt und hat immer noch viele Anhänger. Dieser Beliebtheit vermochte auch ein Buch des New Yorker Optikers Philip Pollack, das die Bates-Methode verurteilte, keinen Abbruch zu tun. Einige Sehtherapeuten jedoch haben Bates' Werk fortgesetzt und verordnen »Lernlinsen« bei Störungen wie Legasthenie und »3-D-Brillen« sowie »Pyramiden- oder Lochbrillen« bei Überanstrengung der Augen und anderen Sehstörungen.

## DIE THEORIE

In einem seiner Aufsätze schreibt Bates: »Beginnt man erst einmal mit dem Tragen einer Brille, werden die Gläser in wechselnden Abständen immer stärker (da die Augen schwächer werden). Eine Brille ... ist vergleichbar mit einer Krücke und stellt keine Behandlung bei Sehschwäche dar.« Er stellte die Theorie auf, daß Brillengläser die Form des Auges nicht verändern und daß die meisten Sehstörungen entweder auf Streß oder psychische Probleme zurückzuführen seien, die eine An-

spannung der Augenmuskeln zur Folge hätten. Die Antwort auf Störungen wie Kurz- und Weitsichtigkeit, Astigmatismus, ja sogar Katarakt und Glaukom liegt seiner Meinung nach in speziellen Augenübungen, die eine Entspannung der Augenmuskeln zum Ziel haben. Schulmedizinisch orientierte Augenärzte halten an der Auffassung fest, daß Sehstörungen aufgrund einer angeborenen Fehlbildung der Augapfelform oder der Linsenstruktur entstehen oder auf degenerative Veränderungen zurückzuführen seien.

Moderne Sehtherapeuten vertreten in der Regel eine gegensätzliche Ansicht. Sie glauben, daß Augenprobleme durch eine Schwäche der Muskeln rund um den Augapfel entstehen und verordnen Übungen zur Stärkung dieser Muskeln. Manche Sehtherapeuten empfehlen auch die Anwendung von Spezialbrillen mit bifokalen und Prismengläsern sowie Hand-Augen-Übungen zur Behandlung bei Lernschwäche und Sehproblemen.

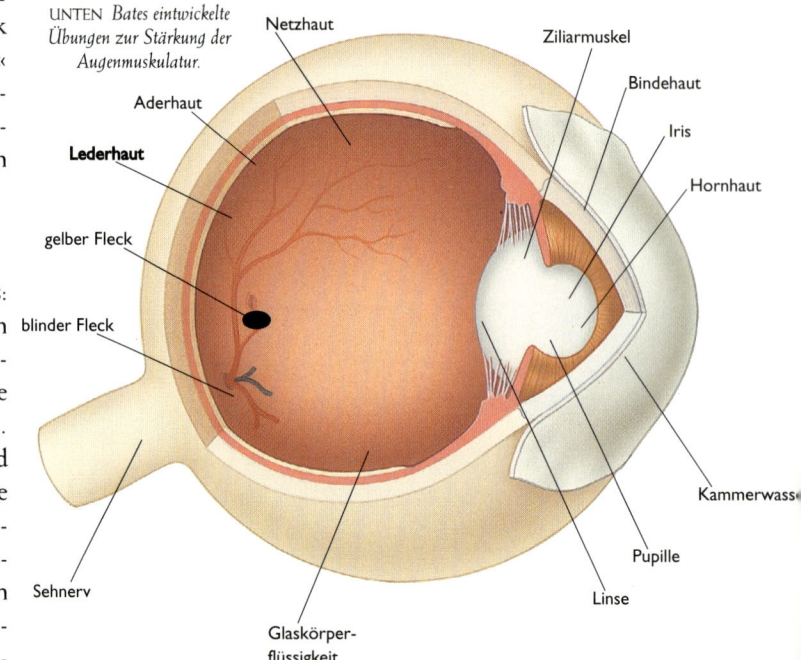

UNTEN *Bates entwickelte Übungen zur Stärkung der Augenmuskulatur.*

Netzhaut

Ziliarmuskel

Bindehaut

Aderhaut

Iris

Lederhaut

Hornhaut

gelber Fleck

blinder Fleck

Kammerwass[er]

Pupille

Linse

Sehnerv

Glaskörperflüssigkeit

### BESUCH BEIM SEHTHERAPEUTEN

Die Bates-Methode versteht sich in erster Linie als Selbsthilfetechnik. Sie wird von einzelnen Lehrern vermittelt oder von Menschen erlernt, die Bates' Bücher gelesen haben. Diese Methode vereinigt vier verschiedene Techniken in sich: Abdecken der Augen mit den Handinnenflächen; Augenspülung; Anvisieren eines Objekts und Schwingen.

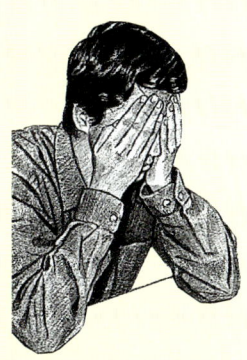
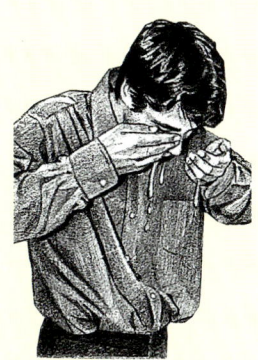
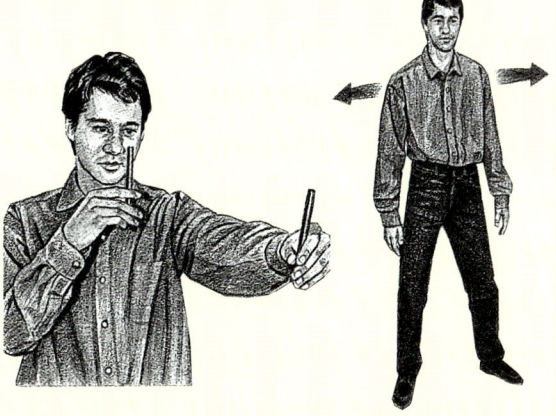

ABDECKEN DER AUGEN: *Die Handflächen werden ohne Anwendung von Druck so auf die Augen gelegt, daß kein Licht eindringen kann. Dann sollte man den ganzen Körper entspannen. Man blickt in die Dunkelheit, hüllt sich darin ein und konzentriert sich 15 Minuten lang ganz darauf. Dies sollte man zweimal täglich üben.*

AUGENSPÜLUNG: *Morgens die Augen erst mit warmem, dann mit kaltem Wasser 20 Minuten lang spülen. Dasselbe sollte man am Abend tun, diesmal jedoch mit kaltem Wasser beginnen.*

ANVISIEREN EINES OBJEKTS: *Man hält z. B. einen Bleistift in Entfernung einer Armlänge in der Hand. Ein Auge schließen und 10 Sekunden lang den Gegenstand anvisieren. Dann nimmt man einen weiteren Gegenstand in die andere Hand. Das erste Objekt befindet sich eine Armlänge, das zweite eine Handlänge vom Gesicht entfernt. Letzteres visiert man 10 Sekunden lang an, dann blinzelt man und konzentriert sich auf den Gegenstand in Armlängenentfernung. Diese Übung je fünfmal je zwei- bis dreimal am Tag wiederholen.*

SCHWINGEN: *Man richtet die Augen auf einen Gegenstand, den man von einem Fenster aus in einiger Entfernung sieht. Man schwingt unter Beibehaltung des Blickwinkels locker - nicht kraftvoll- hin und her. Dabei das Blinzeln nicht vergessen: mit dem linken Auge blinzeln, während man nach links schwingt, mit dem rechten Auge blinzeln, während man nach rechts schwingt. Dies führt man 10 Minuten lang durch, wiederholt die Übung aber tagsüber sooft wie möglich.*

### WEGWEISER

Die Bates-Methode im besonderen und die Sehschulung im allgemeinen nehmen für sich in Anspruch, eine Reihe von Augenerkrankungen heilen zu können. Dies geschieht durch Entspannung der Augenmuskeln und durch Kräftigung der gleichen Muskeln. Manchmal verwendet man verschiedene Spezialbrillen. Bei einem Glaukom und jeder anderen schweren Augenerkrankung ist weder die Bates-Methode noch die Sehschulung angezeigt. Gegen deren Anwendung bei allmählich einsetzender alterungsbedingter Sehschwäche ist allerdings nichts einzuwenden. Im Zweifelsfall sollte man sich an den Arzt wenden.

GLAUKOM, S. 279
KATARAKT, S. 279
ÜBERANSTRENGUNG DER AUGEN, S. 280

### VORSICHT

Die Bates-Methode ist ungeeignet bei schweren Augenerkrankungen wie Glaukom oder Katarakt. Im Zweifelsfall sollte man sich an den Arzt wenden.

### HUXLEYS SCHÖNE NEUE WELT

Der britische Schriftsteller Aldous Huxley, zu dessen bekanntesten Büchern »Schöne neue Welt« und »Die Insel« zählen, litt unter Sehproblemen. Seit seiner Kindheit war die Hornhaut seiner Augen vernarbt. Huxley wurde von Margaret Dorst Corbett behandelt, die zwei Schulen nach der Bates-Methode leitete. Er behauptete, daß ihre Behandlung sein Leben verändert hätte. 1963 starb Huxley, nach wie vor fest überzeugt von der Bates-Methode. Kritiker weisen allerdings auf einen Zeitungsbericht über eine Rede hin, die er 1952 hielt. Dabei hatte es erst den Anschein, als ob er die Rede ablesen würde. Tatsächlich jedoch hatte er den Text auswendig gelernt. Als ihn das Gedächtnis im Stich ließ, mußte er zum Vergrößerungsglas greifen.

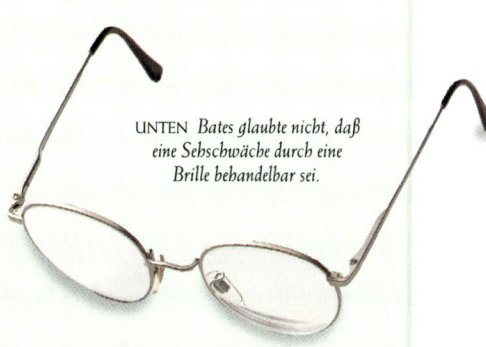

UNTEN *Bates glaubte nicht, daß eine Sehschwäche durch eine Brille behandelbar sei.*

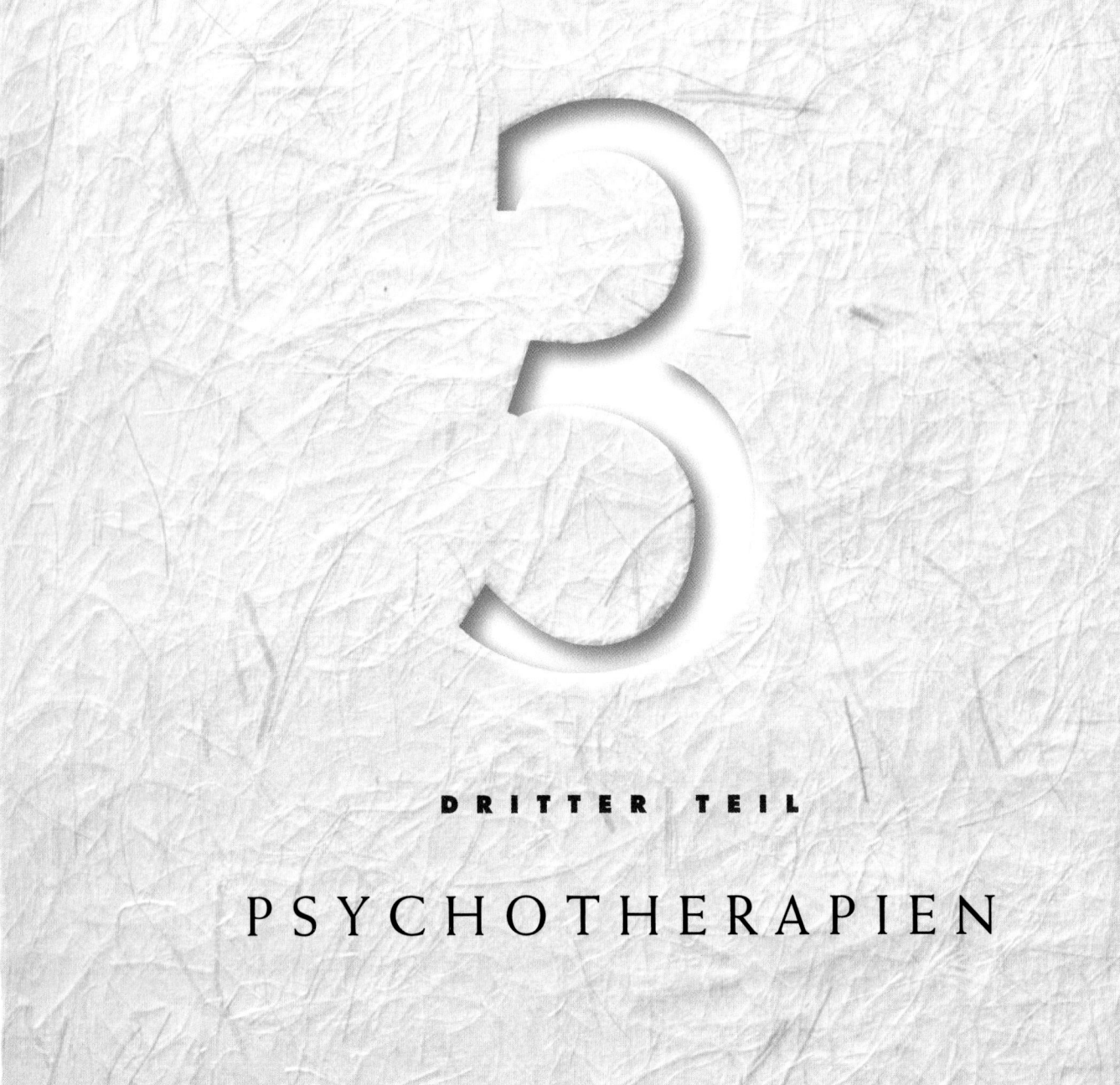

# 3

DRITTER TEIL

PSYCHOTHERAPIEN

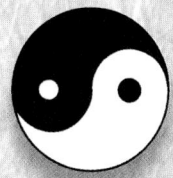

# EINFÜHRUNG

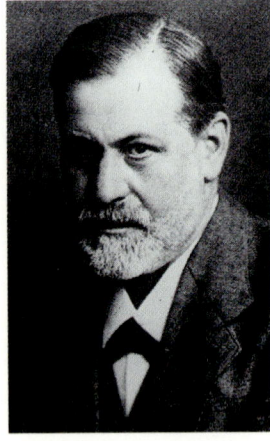

OBEN *Freud entwickelte eine Theorie der menschlichen Persönlichkeit und die Methoden der Psychoanalyse.*

*D*ie heute für selbstverständlich gehaltene Vorstellung, daß es seelische Krankheiten gibt, entwickelte sich im 19. Jahrhundert durch die Pionierarbeit von Sigmund Freud. Heute gehen die Meinungen über Ursache und Behandlung psychischer Leiden weit auseinander. Zahlreiche Therapien stehen inzwischen für Probleme zur Verfügung, bei denen man einen geistig-seelischen Hintergrund vermutet – darunter allein 300 verschiedene Arten von Psychotherapie. Zusätzlich existieren Therapien, die sich weniger mit psychischen Störungen als mit der Entwicklung der Persönlichkeit beschäftigen.

Angesichts der wachsenden Einsicht in die Verbindungen zwischen Geist, Seele und Körper und ihre wechselseitige Beeinflussung wird heute zunehmend akzeptiert, daß Psychotherapien körperliche Symptome lindern können. Viele Menschen werden von ihrem Arzt an einen Psychotherapeuten überwiesen, etwa weil sie unter Phobien oder Depressionen, Suchtkrankheiten oder Zwangshandlungen leiden. Eine psychologische Beratung und Methoden wie die Tanz-, Kunst- oder Musiktherapie können auch begleitend zu anderen Behandlungsformen bei körperlichen und seelischen Störungen empfohlen werden. Viele Menschen, die scheinbar gesund sind, suchen von sich aus einen Berater oder Therapeuten auf, weil sie Schwierigkeiten in der Beziehung oder der Familie haben, eine Einstel-

UNTEN *In Einzelsitzungen lassen sich alle möglichen Probleme besprechen.*

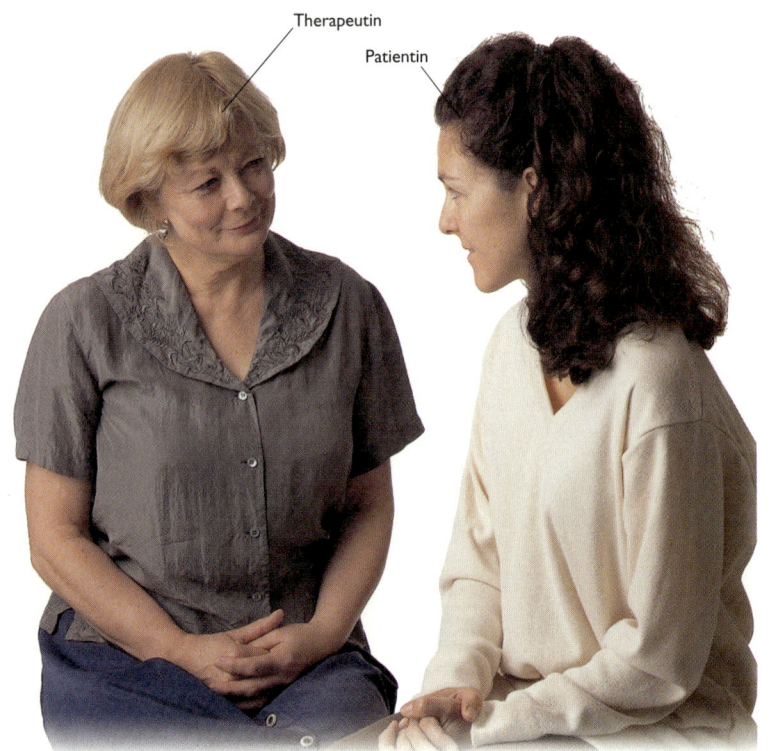

Therapeutin

Patientin

lung oder ein Verhalten ändern wollen oder persönliches Wachstum anstreben.

Viele heute existierende Therapien gehören inzwischen zum Repertoire der Schulmedizin; andere gelten als weniger effizient oder fundiert, und ein paar als schlichtweg fragwürdig. Jede Therapie, die an der Seele arbeitet, birgt Risiken, besonders für Menschen mit psychischen Störungen oder unerkannten Problemen, die im Lauf der Behandlung zum Vorschein kommen könnten. Deshalb ist es ganz wichtig, daß der Therapeut, der Sie behandelt, der Richtige ist und Ihre Probleme sowie das Ziel der Behandlung erkennt. Wenn Sie sich selbst einen Therapeuten suchen und nicht den von Ihrem Arzt empfohlenen konsultieren, sollten Sie sich unbedingt über seinen Hintergrund und seine Ausbildung, die Art der Behandlung und den Grund für ihre Wirksamkeit informieren. Auch wenn Sie von einem Arzt überwiesen wurden, müssen Sie sicher sein, daß dieser Therapeut für Sie der Richtige ist; wenn Sie reale Zweifel an seiner Fähigkeit haben, Ihre Probleme in den Griff zu bekommen, sollten Sie sich nicht scheuen, den Therapeuten zu wechseln.

Alle Psychotherapien und psychologischen Beratungen sind »Gesprächstherapien«, aber die Art ihrer Durchführung, ihre Dauer, ihre Methoden und ihre Ziele unterscheiden sich. Manche finden unter vier Augen statt, andere in Gruppen unter Leitung eines Therapeuten, und wieder andere erlauben den Wechsel zwischen beiden Formen. Kognitive Therapien zielen eher darauf ab, Probleme im Hier und Jetzt zu lösen. Eine Psychoanalyse führt Sie tief in Ihre Kindheit und Ihre Gefühle hinein, während humanistische Therapien oft mehr Bewußtheit und persönliche Entfaltung anstreben. Eine Beratung paßt am besten für klar umgrenzte Konflikte, z. B. Schwierigkeiten in einer Beziehung oder der Familie.

Innerhalb dieser allgemeinen Kategorien stehen die verschiedensten theoretischen Ansätze zur Verfügung, auf die der Therapeut mehr oder weniger stark zurückgreift. Deshalb sollten Sie nicht nur eine Behandlung

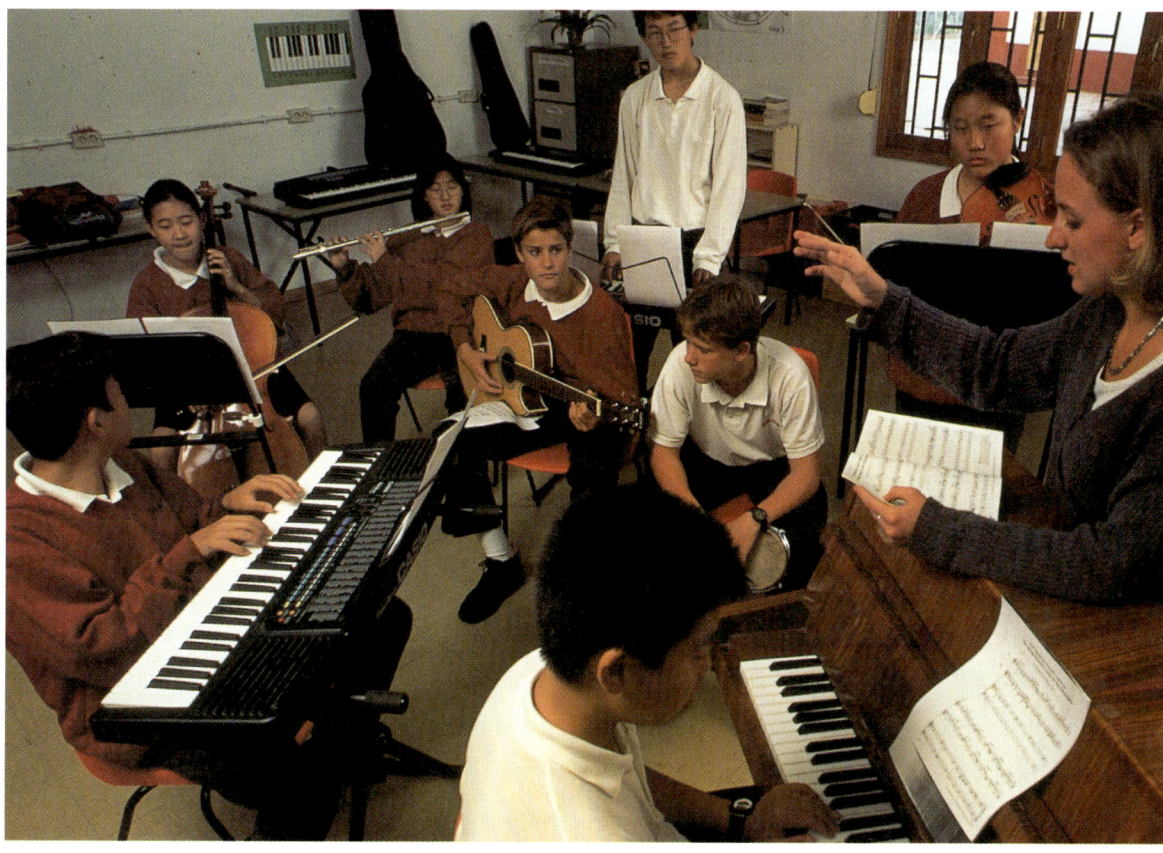

OBEN *Musiktherapie kann Menschen helfen, nonverbal miteinander zu kommunizieren.*

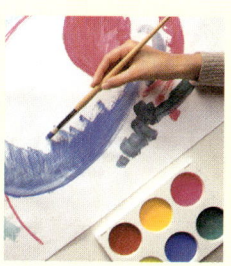

OBEN *Kunsttherapie eignet sich als Behandlung und zur Selbsthilfe.*

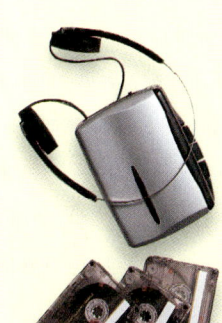

OBEN *Therapeutische Musik fördert die Entspannung.*

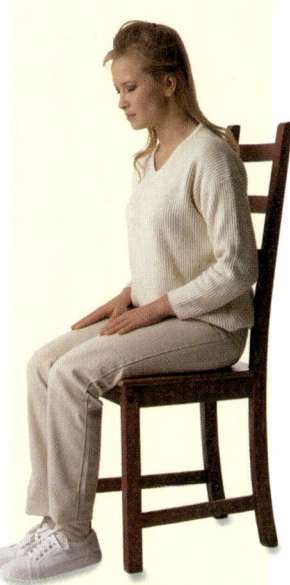

OBEN *In Hypnose kommt es zur völligen Entspannung von Geist und Körper.*

aussuchen, die sich für Ihre seelischen Bedürfnisse am besten eignet, sondern auch überlegen, ob Sie sich in einer bestimmten therapeutischen Situation wohlfühlen – Konfrontation, Rollenspiel und Psychodrama, die Kennzeichen mancher Therapien, sind nicht jedermanns Sache.

Bevor Sie und der Therapeut sich zu einer Zusammenarbeit entschließen, sollte ein Vorgespräch stattfinden, in dem Sie die Möglichkeit haben, den Therapeuten und seine Methode kennenzulernen, und der Therapeut Ihnen sagt, ob er Ihnen die Hilfe geben

### ZUSAMMENFASSUNG

Wenn Sie den richtigen Therapeuten gefunden und mit regelmäßigen Konsultationen begonnen haben, müssen Sie sich klar machen, daß auch der erfahrenste Psychologe keine Wunder wirken kann. Sie müssen auch selbst sehr viel tun: Ohne Ihre aktive Mitwirkung und die Kooperation mit Ihrem Therapeuten wird wenig oder nichts erreicht. Bei schwierigen oder schmerzlichen Themen kann es sein, daß die Sitzung Sie traurig oder wütend macht. Die meisten Menschen lernen und profitieren jedoch von solchen Erfahrungen und gehen stärker und psychisch gesünder aus ihnen hervor.

kann, die Sie brauchen. Fragen Sie an dieser Stelle auch, wieviele Sitzungen voraussichtlich erforderlich sind, über welchen Zeitraum sie sich erstrecken, wie schnell Sie mit positiven Ergebnissen rechnen können, und wie hoch gegebenenfalls die Kosten der Behandlung sind.

Bei vielen anderen Psychotherapien ist nicht das Reden das wichtigste Hilfsmittel der Behandlung: Tanz-, Musik- und Kunsttherapie, Biofeedback und autogenes Training, Klang-, Licht- und Farbtherapie setzen auch non-verbale Techniken ein. Bei der Hypnose wiederum wird zwar gesprochen, das eigentlich wichtige Element der Behandlung ist aber der vom Therapeuten herbeigeführte veränderte Bewußtseinszustand und seine Folgen.

Manche Therapien eignen sich nicht zur Selbsthilfe, aber bei vielen bekommen Sie Übungen und »Hausaufgaben«, die Sie bis zur nächsten Sitzung erledigen sollen. Möglicherweise lernen Sie auch, sich selbst in Hypnose zu versetzen, oder die beim Biofeedback und im autogenen Training erlernten Fertigkeiten selbständig anzuwenden. Allerdings kommt nicht jeder gleich leicht in die dazu erforderliche geistig-seelische Verfassung hinein; auch Traumarbeit und Visualisieren verlangen von Ihnen ziemlich viel »Nacharbeit«.

# PSYCHOTHERAPIE UND BERATUNG

## ENTWICKLUNG VON PSYCHOTHERAPIE UND BERATUNG

Ende des 19. Jahrhunderts verband Sigmund Freud verschiedene psychologische, medizinische und philosophische Gedankenströmungen zum ersten durchstrukturierten System der Psychotherapie – der Psychoanalyse. Die Psychotherapie blieb eine Randerscheinung, bis Carl Rogers mit seiner klientenzentrierten Therapie um 1950 psychologische Beratungsgespräche modern machte. Der enorme Aufschwung von Psychotherapie und

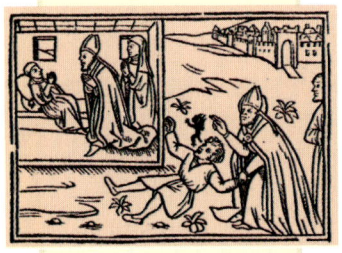

OBEN *Vor Freud glaubten viele, Geisteskranke seien von Dämonen besessen.*

Beratung ist oft dem Niedergang der traditionellen Sozialstrukturen und dem daraus folgenden Sinn- und Zugehörigkeitsverlust zugeschrieben worden. Die Grenzen zwischen Psychotherapie und psychologischer Beratung sind fließend. Bei einer Psychotherapie geht es eher um grundlegendere Veränderungen bei seelisch erkrankten Klienten mit Hilfe berufsmäßiger Fachleute, während Beratungen wie Telefonseelsorge oft auch von ehrenamtlichen Helfern durchgeführt werden.

Die Oberbegriffe Psychotherapie und Beratung umfassen all die vielen Behandlungsformen, mit denen Fachleute Menschen mit geistig-seelischen Problemen helfen. Die Ursprünge der Psychotherapie gehen auf die Arbeit des Österreichers Sigmund Freud und seiner Schüler zurück; das 20. Jahrhundert wurde von dieser neuen Wissenschaft genauso stark geprägt wie von Einsteins Relativitätstheorie und der Anwendung der Marxschen Theorien. Angesichts des Versagens der Schulmedizin verbreitete Probleme wie Depressionen, Ängste und Phobien zu heilen, haben Psychotherapie und Beratung eine Vielzahl von Unterformen entwickelt und eine außerordentliche Blüte erlebt. Heute sind sie ein wichtiger Teil der modernen Gesundheitsversorgung; viele medizinische und psychosoziale Einrichtungen beschäftigen Psychotherapeuten und psychologische Berater.

Bis ins 19. Jahrhundert schrieb man psychische Störungen und Verhaltensauffälligkeiten dem Wirken unheilvoller äußerer Einflüsse oder Ungleichgewichten innerhalb des Körpers zu. Man nahm an, Dämonen, Hexenkraft und böse Geister würden Menschen zum Wahnsinn treiben, und Störungen im Blut könnten Gereiztheit, Depressionen, Ängstlichkeit oder auch Impulsivität auslösen. Das Gehirn wurde als Mechanismus betrachtet, der von der Seele – dem Kernstück unseres Menschseins – völlig getrennt war. Deren Sitz wurde irgendwo anders im Körper vermutet. In der vorindustriellen Zeit halfen Priester oder Mitglieder der Gemeinde Menschen mit seelischen Problemen oder Verhaltensstörungen. Im 19. Jahrhundert entstanden im Gefolge der industriellen Revolution und der zunehmenden Säkularisierung neue Institutionen und Berufe, die sich mit den Problemen psychisch kranker Menschen beschäftigten. Den Schlüssel zum Verständnis geistig-seelischer Erkrankungen lieferte nun nicht mehr die Religion, sondern die Wissenschaft, und Geisteskranke wurden einer sehr viel stärkeren sozialen Kontrolle unterworfen.

## Psychoanalyse

Die meisten von uns kennen die Begriffe »Ich«, »Es« und »Ödipus-Komplex« (s. S. 192), denn die Ansichten und Begriffe Freuds sind in die Alltagssprache eingegangen. Freuds Beitrag zur modernen Welt beschränkt sich jedoch nicht auf den Bereich der Sprache. Er krempelte unsere Auffassung von Seele und Persönlichkeit des Menschen völlig um.

Seine Studien über seelische Störungen führten zwangsläufig dazu, daß als therapeutisches Verfahren die Psychoanalyse eingesetzt wurde. Durch das bloße Aufdecken verdrängter Erinnerungen und Wünsche konnten deren Folgen geheilt werden. Freud entwickelte im Lauf der Jahre verschiedene Techniken – etwa die »freie Assoziation« und die »Übertragung« –, die heute immer noch gängige Praxis sind (s. S. 192). Ab etwa 1910 spaltete die psychoanalytische Bewegung sich auf. C. G. Jung gründete seine eigene Schule, die »analytische Psychologie« (s. S. 194), und Alfred Adler entwickelte die »Individualpsychologie« (s. S. 195). Andere Schüler Freuds, etwa Melanie Klein (s. S. 195) sagten sich ebenfalls los und arbeiteten im Bereich der Kinder- und Lernpsychologie.

Zur Freudschen Psychoanalyse und ihren Ablegern gesellten sich bald andere Methoden zur Untersuchung und Manipulation der Psyche. Für die Psychotherapie in ihren vielen Formen begann eine Phase enormen Wachstums, das bis heute anhält.

## Verhaltenstherapie

Die erste große Herausforderung für Freuds Persönlichkeitstheorie und seine Psychoanalyse kam aus der Tierverhaltensforschung; insbesondere zwei amerikanische Forscher, John B. Watson und B. F. Skinner (s. S. 196/7), taten sich hier hervor. Sie meinten, menschliches Verhalten sei das Ergebnis von Konditionierungen. Durch Belohnungen und Bestrafungen konnte man erwünschtes Verhalten hervorrufen und unerwünschtes Verhalten abstellen. Das Unbewußte mit seinen verborgenen Motiven, seinen verdrängten Wünschen war irrelevant. Die Heilung wurde durch eine Manipulation von Verhalten und Einstellung mit Hilfe der »richtigen« Belohnungen und Bestrafungen erreicht (s. S. 196–199).

In manchen Bereichen, z. B. der Pädagogik und der Behandlung von Zwangsneurosen, Phobien und Süchten, haben die Annahmen und Methoden von Watson und Skinner immer noch Einfluß. Vor allem jedoch bereiteten sie den Boden für die »kognitiven« Therapien, die nach dem Zweiten Weltkrieg aufkamen. Auch sie hielten die intensive Beschäftigung mit vergangenen Erfahrungen und deren Wirkung auf das Unbewußte für unnötig und konzentrierten sich auf die Problemlösung im »Hier und Jetzt«.

## EINEN THERAPEUTEN WÄHLEN

Angesichts der verschiedenen Therapie- und Beratungsformen kann die Wahl schwerfallen. Sehr viel hängt von dem Problem ab, das Sie lösen wollen, Ihrer Persönlichkeit und Ihren zeitlichen und finanziellen Möglichkeiten.

Die Übersicht unten zeigt die wichtigsten therapeutischen Richtungen (bzw. »Schulen«), deren Theorien und Methoden auf den folgenden Seiten näher beschrieben werden. Beschäftigen Sie sich mit ihnen und fragen Sie Freunde und Ihren Arzt, bevor Sie sich für eine Therapieform entscheiden. Je besser Sie sich auskennen, desto eher werden Sie die richtige Wahl treffen. Denken Sie auf jeden Fall an Folgendes:

✳ Am besten lassen Sie sich von einem qualifizierten Arzt einen Psychotherapeuten oder Berater nennen. So können Sie sicher sein, daß der Therapeut gut ausgebildet ist und die Art der Therapie wahrscheinlich Ihren Bedürfnissen entspricht.

✳ Legen Sie für sich fest, was Sie von der Therapie erwarten. Wenn Ihr Problem einen eingrenzbaren Lebensbereich betrifft – Probleme bei der Arbeit oder in Beziehungen –, eignen kognitive Therapien sich eher als psychoanalytische oder humanistische Verfahren. Wenn es Ihnen ganz allgemein um Ihre Lebensgestaltung und die Entwicklung Ihrer Persönlichkeit geht, paßt eine humanistische Methode am besten. Wenn Sie Ihre Persönlichkeit und deren Werden untersuchen wollen, kommt eine psychoanalytische Therapie in Frage.

✳ Wählen Sie eine Therapie, die Ihrer Persönlichkeit entspricht. Wenn Sie extrovertiert sind und die Gesellschaft anderer Menschen genießen, bietet sich eine Gruppentherapie an. Wenn Ihnen schon der Gedanke an Meinungsäußerungen vor anderen oder Rollenspiele unangenehm ist, sind Einzelsitzungen vorzuziehen. Gehört dagegen fehlende Selbstsicherheit zu den Problemen, die Sie bearbeiten wollen, kann Ihnen eine Therapie gut tun, bei der zum passenden Zeitpunkt Einzel- oder Gruppensitzungen möglich sind.

✳ Auch wenn Sie sich schon für eine Therapie- oder Beratungsform entschieden haben, müssen Sie nicht bei ihr bleiben. Außerdem können Sie – Zeit und Geld vorausgesetzt – durchaus zwei verschiedene Therapeuten aus unterschiedlichen Schulen testen, bevor Sie sich für den entscheiden, der Ihnen am besten zusagt.

✳ Die Beziehung zu Ihrem Therapeuten ist außerordentlich wichtig. Wenn Sie das Gefühl haben, daß Ihr Therapeut sich nicht in Sie einfühlen kann und Ihnen nicht hilft, können Sie die Behandlung jederzeit abbrechen – mit Kritik hat das nichts zu tun. Auch Therapeuten haben ihre Einstellungen und ihre Persönlichkeit, die sie nicht ändern können, um einem Klienten zu gefallen: Sie können nur die jeweils passendsten Aspekte ihrer Persönlichkeit so einsetzen, daß ihren Klienten maximal geholfen wird. Wenn Sie keine vertrauensvolle Beziehung aufbauen können, ist es besser, die Therapie zu beenden und woanders neu anzufangen.

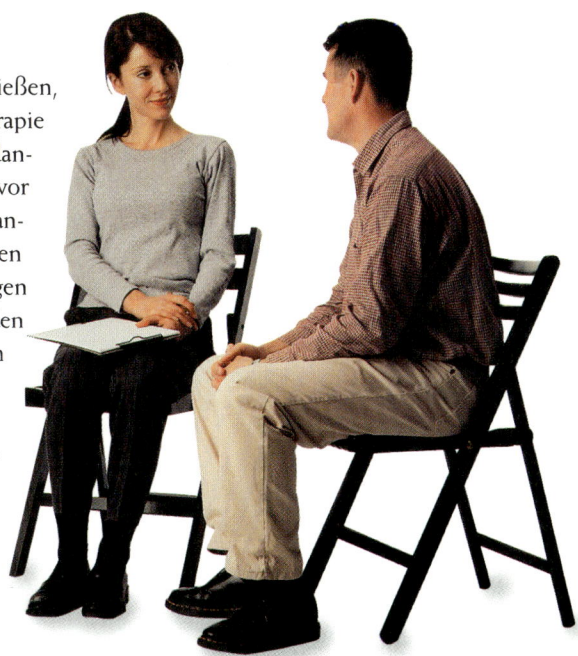

OBEN *Bei Einzelberatungen ist es ganz wichtig, daß zwischen Patient und Therapeut eine vertrauensvolle Beziehung besteht.*

---

**THERAPIE- UND BERATUNGSFORMEN**

| **Psychoanalytische Therapien** | **Verhaltens- und kognitive Therapien** | **Humanistische Therapien** | Transpersonale Therapie |
|---|---|---|---|
| (s. S. 188–195) | (s. S. 196–199) | (s. S. 200–203) | Psychosynthese |
| Psychoanalyse nach Freud | Verhaltenstherapie | Gestalttherapie | Bioenergetik |
| Analytische Psychotherapie nach Jung | Kognitive und kognitiv-analytische Verhaltenstherapie | Klientenzentrierte Therapie | **Familientherapie** |
| Individualpsychotherapie nach Adler | Rational-emotive Verhaltenstherapie | Transaktionsanalyse | (s. S. 206/7) |
| Psychoanalytische Kurztherapie | Realitätstherapie | Primärtherapie und Rebirthing | Paarberatung |
| | Personale Konstrukttherapie | **Transpersonale und integrative Therapien** | **Gruppentherapie** |
| | Lösungsorientierte Kurztherapie | (s. S. 204/5) | (s. S. 208/9) |
| | | Neurolinguistisches Programmieren | Psychodrama |
| | | | Selbsterfahrungsgruppen |

---

**WEGWEISER**

Psychotherapie oder Beratung sind bei zahlreichen Problemen von allgemeiner Unzufriedenheit mit dem Leben bis zu schweren seelischen Störungen hilfreich. Psychoanalytische Verfahren finden v. a. Anwendung bei:

ANGSTZUSTÄNDE, S. 256 (AUCH ANGST VOR DER ENTBINDUNG, S. 328) DEPRESSION, S. 261 EKZEME/DERMATITIS, S. 273 ESSSTÖRUNGEN, S. 265 FEHLGEBURT, S. 325 HIV/AIDS, S. 340/1 HYPERVENTILATION, S. 301 POSTNATALE BESCHWERDEN, S. 329 SCHLAGANFALL, S. 359 SCHUPPENFLECHTE, S. 272 STRESS, S. 262/3 SUCHTKRANKHEITEN, S. 258

## MODERNE PSYCHOTHERAPIE UND BERATUNG

Nach dem Zweiten Weltkrieg begannen Psychotherapie und Beratung sich zu verändern, vor allem an der Westküste der USA. Die Zweifel an der Gültigkeit der klassischen Freudschen Analyse wurden stärker. Oft schien sie ein fast endloser Prozeß zu sein, der jahrelang dauerte, ohne zu erkennbaren Verbesserungen zu führen. Es ist oft darauf hingewiesen worden, daß Freuds Erfahrungen und Befunde aus seiner begrenzten praktischen Tätigkeit mit wenigen Fällen im Vorkriegs-Wien stammten. Auf eine Welt, die das einschneidende Trauma und die sozialen Umwälzungen eines Weltkrieges erlebt hatte, ließen sie sich nicht – oder nur stark verändert – anwenden. Psychologen und Psychotherapeuten begannen, nach schnelleren, pragmatischeren Möglichkeiten zu suchen, mit psychischen Problemen umzugehen.

Diese Entwicklung trug zur Entstehung von zwei ganz unterschiedlichen therapeutischen Ansätzen bei. Der erste umfaßt die sogenannten »kognitiven« Therapien, der zweite die als »humanistisch« und »klientenzentriert« bezeichneten Verfahren.

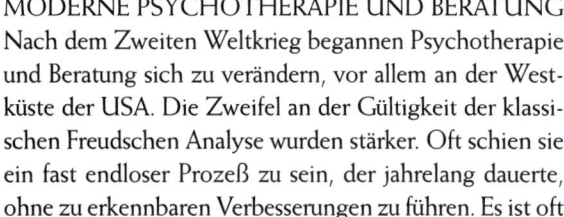

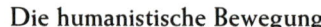

UNTEN *Die Psychoanalyse Freuds konnte die vom Zweiten Weltkrieg geschlagenen seelischen Wunden nicht heilen; zur Bewältigung dieser modernen Herausforderungen beschritt die Psychotherapie neue Wege.*

### Kognitive Therapien

Der Begriff »kognitiv« hat mit Wissen, Wahrnehmung und Bewußtheit zu tun. Kognitive Therapien konzentrieren sich vornehmlich auf die (Fehl-)Wahrnehmungen, die Menschen von sich und ihrer Umwelt haben. Die theoretischen Grundlagen entwickelten sich in den 1950er und 1960er Jahren aus der Arbeit klinischer Psychologen in den USA. Sie kamen zu dem Schluß, daß abnorme Seelenzustände oft das Ergebnis, nicht die Ursache, unerwünschter Verhaltensmuster sowie irrationaler und festgefahrener Denkstrukturen sind, und entwickelten Therapien, die negative, destruktive Verhaltensweisen und Einstellungen durch positivere, konstruktivere ersetzen (s. S. 198/9).

Die kognitiven Therapien haben im Lauf der Zeit verschiedene Ableger in Form der »rational-emotiven«, der »rational-emotiven Verhaltenstherapie« und der Realitätstherapie hervorgebracht, und außerdem Mischformen wie die kognitive Verhaltenstherapie und die kognitiv-analytische Therapie. Die Methoden der kognitiven Therapien sind auch das wichtigste Hilfsmittel bei lösungsorientierten Kurztherapien und Verfahren zum Streßabbau.

Kognitive und Verhaltenstherapien gehen strukturiert an die Lösung des Problems bzw. den Rückgang des Symptoms heran, wobei der Therapeut eine sehr aktive Rolle spielt.

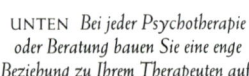

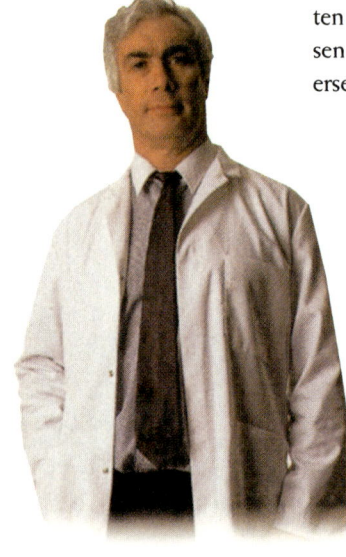

UNTEN *Bei jeder Psychotherapie oder Beratung bauen Sie eine enge Beziehung zu Ihrem Therapeuten auf.*

### Die humanistische Bewegung

Die humanistische Psychotherapie regt Menschen dazu an, ihre Gefühle zu erforschen und die Verantwortung für ihr Tun zu übernehmen. Die Betonung liegt auf der Entfaltung des inneren Potentials. Obwohl der humanistische Trend v. a. mit der Entwicklung von Therapie und Beratung in den USA um 1950 verbunden ist, lassen seine Ursprünge sich zu der einflußreichen Gestaltbewegung zurückverfolgen (s. S. 200/1).

Die Gestalttherapie wurde in den 1940er Jahren von Frederick und Laura Perls begründet. Charakteristisch für sie ist die Ablehnung des Theoretisierens und die Betonung der unmittelbaren Erfahrung des Klienten. Die Gestalttherapie betont das »Hier und Jetzt« und sieht den Klienten als ganzheitliches Individuum, das im Kontext seines Umfeldes und seiner diesbezüglichen Wahrnehmung verstanden werden muß. Die Gestalttherapie entwickelte außerdem neue Methoden, zu denen oft Psychodrama und Rollenspiel gehören, und die von späteren Therapieformen ausgiebig »entliehen« wurden.

Der humanistische Ansatz wurde in den 1950er Jahren von den amerikanischen Psychotherapeuten, Carl Rogers und Abraham Maslow, weiter entwickelt. Rogers führte

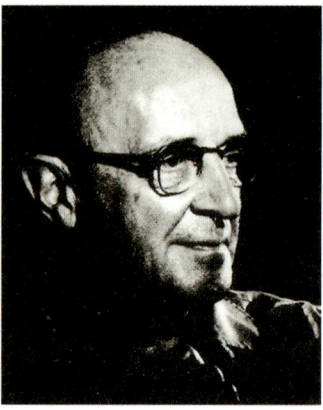

OBEN *Der amerikanische Psychotherapeut Carl Rogers entwickelte in den 1950er Jahren die »klientenzentrierte« Psychotherapie.*

das Konzept der »klientenzentrierten Gesprächspsychotherapie« (s. S. 202) ein, bei der der Therapeut eine nicht-direktive Rolle spielt und dem Klienten erlaubt, seine Probleme selbst zu bearbeiten und zu lösen. Kern der Theorien Maslows war eine Hierarchie menschlicher Grundbedürfnisse, die von Nahrung und Sicherheit bis zu Selbstvertrauen und -achtung reicht. Ein Gefühl der Selbstverwirklichung entsteht erst, wenn all diese Bedürfnisse befriedigt sind. Im Zentrum stehen die Verbesserung und Stärkung des Selbstwertgefühls und der gesamte Bereich der persönlichen Entfaltung.

## Psychotherapie und Beratung heute

Zu den humanistischen Therapien gehören außerdem die Transaktionsanalyse (TA), die Primärtherapie und das Rebirthing. Die TA (s. S. 202) geht davon aus, daß jeder drei »Ich-Zustände« in sich trägt, die als Kindheits-, Erwachsenen- und Eltern-Ich bezeichnet werden. In jeder sozialen Interaktion ist ein Ich-Zustand dominant. Primärtherapie und Rebirthing (s. S.203) beruhen auf der These, daß verdrängte Geburts- oder Kindheitstraumata sich im späteren Leben als Neurosen oder andere psychische Störungen zeigen können.

Die Zahl der Psychotherapie- und Beratungsformen, die eigenständige Mischformen darstellen, nimmt zu. Dabei greifen die integrativen Therapien auf Elemente aus anderen Therapieformen zurück, während transpersonale Therapien spirituelle Elemente mitaufnehmen (s. S. 204/5). So dürfte für jeden Geschmack die passende Psychotherapie zu finden sein.

### SCHULMEDIZINISCHE SICHT

Die meisten Ärzte akzeptieren, daß Psychotherapie und Beratung wertvoll sind, vor allem wenn bestimmte Ereignisse die Seele belasten. Beratung wird oft empfohlen, wenn eine Bezugsperson stirbt, eine lebensbedrohliche Krankheit (z. B. Krebs) erkannt wird, eine Ehe zerbricht, oder bei sexuellen Problemen und Suchtkrankheiten. Auch den Überlebenden von traumatischen Ereignissen, z. B. schlimmen Unfällen oder Kidnappings, wird automatisch eine psychologische Beratung angeboten. Für Studenten gibt es an allen Hochschulen psychologische Beratungsdienste. Auch an den meisten Krankenhäusern stehen den Patienten psychologisch geschulte Berater zur Verfügung. Die einzelnen Therapieformen werden von Ärzten jedoch sehr unterschiedlich beurteilt. Kognitive und Verhaltenstherapien haben sich bei der Bewältigung von Ängsten, Phobien, Depressionen sowie Beziehungs- und Sexualproblemen als nützlich erwiesen. Fast alle Ärzte glauben, daß Menschen in seelischer Not von einer einfühlsamen Beratung profitieren und weniger schulmedizinische Betreuung brauchen. Die Effizienz von Langzeit-Psychoanalysen ist durch Forschungen weniger gut belegt als die der kürzeren kognitiv-verhaltensorientierten Methoden. Da die traditionelle Psychoanalyse außerdem relativ zeit- und kostenaufwendig ist, ist das Kosten-Nutzen-Verhältnis schlechter, so daß sie insgesamt weniger oft zum Einsatz kommt.

### PSYCHOTHERAPIE UND BERATUNG HEUTE

Psychotherapie und Beratung sind heute nicht mehr wegzudenken. Bei speziellen Problemen – einer Sucht, dem Tod einer Bezugsperson, traumatischen Erlebnissen, einer Scheidung, Sexualproblemen, Prüfungsangst, Kriminalität, Streß und vielen anderen psychischen Beschwerden und Verhaltensstörungen überweisen Allgemeinärzte ihre Patienten regelmäßig an Einrichtungen der psychosozialen Versorgung. Auch bei Krebspatienten im Endstadium gilt eine psychologische Begleitung als wertvolle Unterstützung der schulmedizinischen Behandlung. Es gibt Einzel-, Gruppen-, Familien- und Paartherapien. Oft sind sie über die normalen Schienen der Gesundheitsversorgung zugänglich und werden von den Krankenkassen bezahlt.

Immer mehr Menschen wollen auch außerhalb des staatlichen Gesundheitssystems eine Therapie machen, um angesichts der zunehmend fragmentierten Gesellschaft unserer Zeit Gefühle von Entfremdung, Vereinsamung oder genereller Lebens- und Beziehungsunzufriedenheit in den Griff zu bekommen. Auf diesem fruchtbaren Boden florieren die exotischeren Therapien. Die meisten alternativen Therapeuten sind ehrlich und gewissenhaft, aber leider nicht alle. Weil staatliche Regelungen fehlen, konnten auch Mitglieder von quasi-religiösen Sekten, z. B. Scientology, sich als Therapeuten ausgeben. Auch umstrittene Selbsterfahrungsgruppen wie etwa EST (Erhard-Seminar-Training) konnten gedeihen.

Im Großen und Ganzen jedoch haben Psychotherapie und Beratung sich bewährt. Egal ob Sie bei einem bestimmten Problem Hilfe suchen oder mit einem oder mehreren Bereichen Ihres Lebens und Ihrer Persönlichkeit unzufrieden sind – auf den nächsten Seiten müßten auch Sie eine Therapieform finden, die Ihren Bedürfnissen entspricht.

Therapieziele können sein:

• Selbstbewußtheit

• Selbstakzeptanz

• Selbstverwirklichung

• Erleuchtung

• Problemlösung

• Psychologische Erziehung (Erwerb von Ideen und Methoden, um Verhalten zu verstehen und zu steuern)

• Erwerb sozialer Fertigkeiten

• kognitive Veränderung (Modifikation der Denkstrukturen, die selbstzerstörerisches Verhalten produzieren)

• Verhaltensänderung (Modifikation selbstzerstörerischer Verhaltensmuster)

• systemische Veränderung (Modifikation der Funktionsweise von sozialen Systemen, z. B. Familien)

• Kompetenz (die Arbeit an Fertigkeiten, durch die der Klient soziale Ungleichheiten konfrontieren kann)

• Wiedergutmachung destruktiven Verhaltens

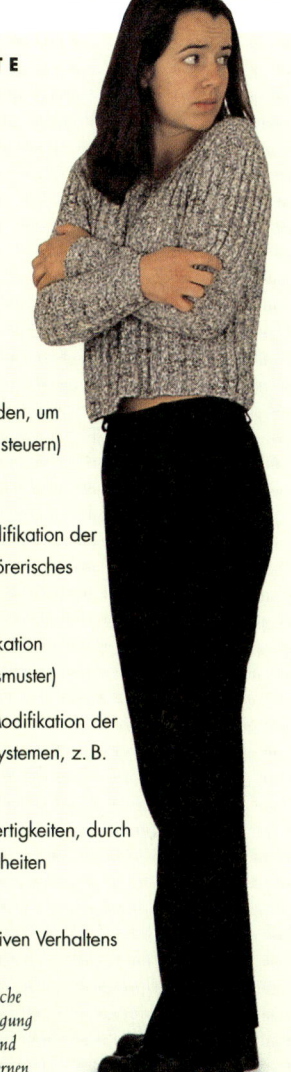

RECHTS *Eine psychologische Beratung hilft bei der Bewältigung von Angst, Depressivität und Entfremdung, die in der modernen Welt häufig vorkommen.*

## PSYCHOANALYSE NACH FREUD

Freuds große Leistungen waren die Erstellung einer umfassenden Theorie über die psychisch gesunde und die gestörte Persönlichkeit und die Entwicklung der grundlegenden psychoanalytischen Methoden. Auf beides greift die moderne Freudsche Analyse immer noch stark zurück. Freud war sicher ein Genie, aber sein Ansatz spiegelt die soziokulturellen Trends seiner Zeit. Die Gleichsetzung von Libido und Lebensenergie z. B. entspricht den biologischen Theorien des 19. Jahrhunderts. Auch die Meinung, seelische Probleme hätten eine sexuelle Ursache, war bei seinen Zeitgenossen weit verbreitet.

### Die Persönlichkeitstheorie

Freud meinte, drei psychische Instanzen würden uns steuern – »Es«, »Ich« und »Über-Ich«. Das Es entspricht einem Teilbereich des Unbewußten und ist Ursprung unserer elementarsten Triebe, Wünsche, Gefühle und Impulse. Das Ich repräsentiert das Bewußtsein und ist verantwortlich für Denken, Wahrnehmen, Unterscheiden und Auswählen. Das Über-Ich ist ebenfalls Teil des Unbewußten. Es zensiert und kontrolliert unser Denken und Tun und ist sozusagen unser Gewissen. Die drei Instanzen werden von einer sie verbindenden Lebenskraft motiviert, der Libido, die Freud zufolge vor allem durch sexuelle Energie gespeist wird.

Seelische Probleme entstehen, wenn zwischen Ich, Es und Über-Ich ein Konflikt ausbricht. Wenn eine der drei Instanzen ständig von einer oder auch zwei anderen sabotiert oder frustriert wird, zeigen die verdrängten Gefühle sich als seelische, verhaltensmäßige oder körperliche Störung. Freud meinte, die meisten dieser Konflikte wären durch frühkindliche Erfahrungen bedingt und hätten mit der psychosexuellen Entwicklung des Kindes zu tun. Nicht zuletzt aufgrund seiner eigenen Erfahrungen als Analysand beschrieb er den berühmten Ödipus-Komplex, dem zufolge der Sohn ständig mit dem Vater um die Zuneigung der Mutter konkurriert. Die daraus entstehenden Konflikte und Enttäuschungen können sich im späteren Leben auf tausenderlei Weise bemerkbar machen.

### Psychoanalytische Methoden

Für Freud bestand das Wesen der Psychoanalyse darin, durch eine ausgiebige Erforschung der Vergangenheit des Patienten unbewußtes und verdrängtes Material aufzudecken. Dazu verwendete er zunächst die Hypnose (s. S. 210–215). Weil deren Ergebnisse ihn nicht befriedigten, entwickelte er statt dessen die als

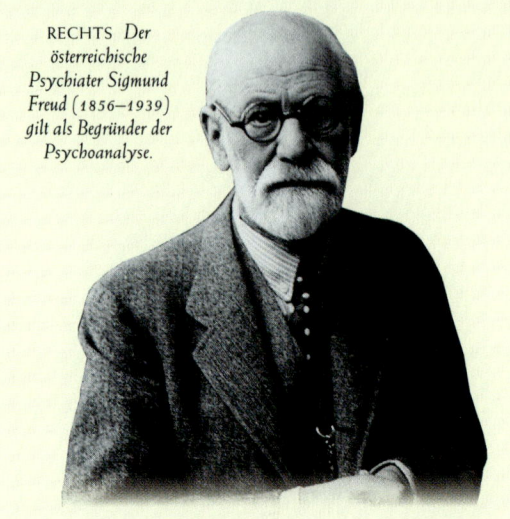

OBEN *Die Entwicklung von Es, Ich und Über-Ich spielt in der psychoanalytischen Theorie Freuds eine zentrale Rolle.*

»freie Assoziation« bekannt gewordene Technik. Dabei soll der Patient in entspanntem Zustand alles sagen, was ihm durch den Kopf geht, und jeden scheinbar noch so seltsamen und abwegigen Gedankengang weiterverfolgen. Auch durch das Entschlüsseln von Träumen, mit denen Freud bei seiner eigenen Analyse ausgiebig Bekanntschaft gemacht hatte (sein populärstes Buch, »Die Traumdeutung«, erschien 1899) und bezeichnenden Versprechern – »Freudschen Fehlleistungen« – sollte Verdrängtes bewußt gemacht werden.

Ein weiteres zentrales Element der Freudschen Analyse ist das Phänomen der Übertragung. Im Verlauf der Behandlung identifiziert der Patient den Arzt mit geliebten oder verhaßten Objekten aus seiner Vergangenheit – oft Familienangehörigen. Es kommt zu einer starken emotionalen Abhängigkeit, bei der der Analytiker die ihm übertragene Rolle übernimmt. Für Freud war diese Beziehung entscheidend für den Erfolg der Behandlung und die Aufdeckung des Unbewußten.

## BEIM PSYCHOANALYTIKER

Nach gängiger Vorstellung ist der Analytiker ein komischer Kauz – ein bärtiger »Seelenklempner«, der mindestens genauso verrückt ist wie seine Patienten. Diese kommen kaum besser weg: Woody Allen und andere Filmemacher zeigen sie gerne als völlig abhängige, infantile Zeitgenossen, die beim kleinsten Anzeichen einer Krise, egal ob Tag oder Nacht, erst einmal ihren Analytiker anrufen.

Die Realität ist natürlich anders. Erstens sind viele Analytiker heute Frauen, und viele sind jung. Von allen Fachärzten werden sie mit am intensivsten ausgebildet und von ihren Berufsverbänden werden sie einem strengen Verhaltenskodex unterworfen.

Es ist nicht einfach, einen passenden Analytiker zu finden. Verlassen Sie sich am besten auf die Empfehlung Ihres Arztes oder eines guten Freundes. Wenn Sie etwas über die verschiedenen Schulen – Freud, Jung, Adler, Klein, Lacan etc. – wissen, lohnt es sich herauszufinden, welcher Schule Ihr Analytiker angehört. Analytiker sind jedoch genauso verschieden wie ihre Patienten, und solche Einteilungen können nur grobe Anhaltspunkte sein.

Bevor Sie in Analyse gehen, sollten Sie sich klar machen, daß die Behandlung wahrscheinlich mehrere Jahre dauert und viel Zeit und Geld kosten kann. Zwei bis fünf 50minütige Sitzungen pro Woche über zwei Jahre hinweg gelten als Minimum, fünf Jahre oder mehr sind üblich. Viele Leute empfinden eine Analyse jedoch als so hilfreich, daß sie dafür auf ein neues Auto oder eine Urlaubsreise verzichten.

### Was geschieht in der Analyse?

Im Vorgespräch werden die Häufigkeit der Sitzungen, die Kosten und der wahrscheinliche Behandlungsverlauf erörtert. Sie werden gefragt, warum Sie meinen, eine Analyse zu brauchen, und was Sie sich von ihr erwarten. Wenn der Analytiker sich nicht in der Lage sieht, Ihnen zu helfen, sollte er es jetzt offen sagen. Auch Sie können nach dem Gespräch entscheiden, ob Sie mit diesem Analytiker arbeiten wollen.

Die weiteren Sitzungen sollten alle ähnlich ablaufen. Der Analytiker sorgt dafür, daß Sie sich entspannen und wohlfühlen können (die sprichwörtliche Couch ist immer noch in Gebrauch, üblicher ist aber ein bequemer Sessel). Sie werden ermuntert, offen über alles zu reden, was Ihnen in den Sinn kommt. Dabei lenkt der Analytiker Sie immer wieder auf Bereiche, die er für wichtig hält. Sein Können besteht zum Teil darin, daß er erkennt, welche Hinweise weitere Erkundung verdienen – bestimmte Themen werden Sie meiden, oder Sie werden zögerlich, konfus oder wütend, wenn sie darauf angesprochen werden. Die Richtung, in die der Analytiker Sie lenkt, hängt von der Schule ab, der er angehört. Freudsche Analytiker versuchen, Sie zu frühkindlichen Erfahrungen und vergangenen traumatischen Erlebnissen zurückzuführen; Jungsche Analytiker haben einen breiteren Ansatz und konzentrieren sich auf aktuelle Gefühle und Empfindungen, Ihre Träume und Phantasien und frühe Erinnerungen. Manche Analytiker richten ihr Augenmerk mehr auf frühe sexuelle Empfindungen, andere auf Ohnmachts- oder Hilflosigkeitsgefühle, und wieder andere auf die

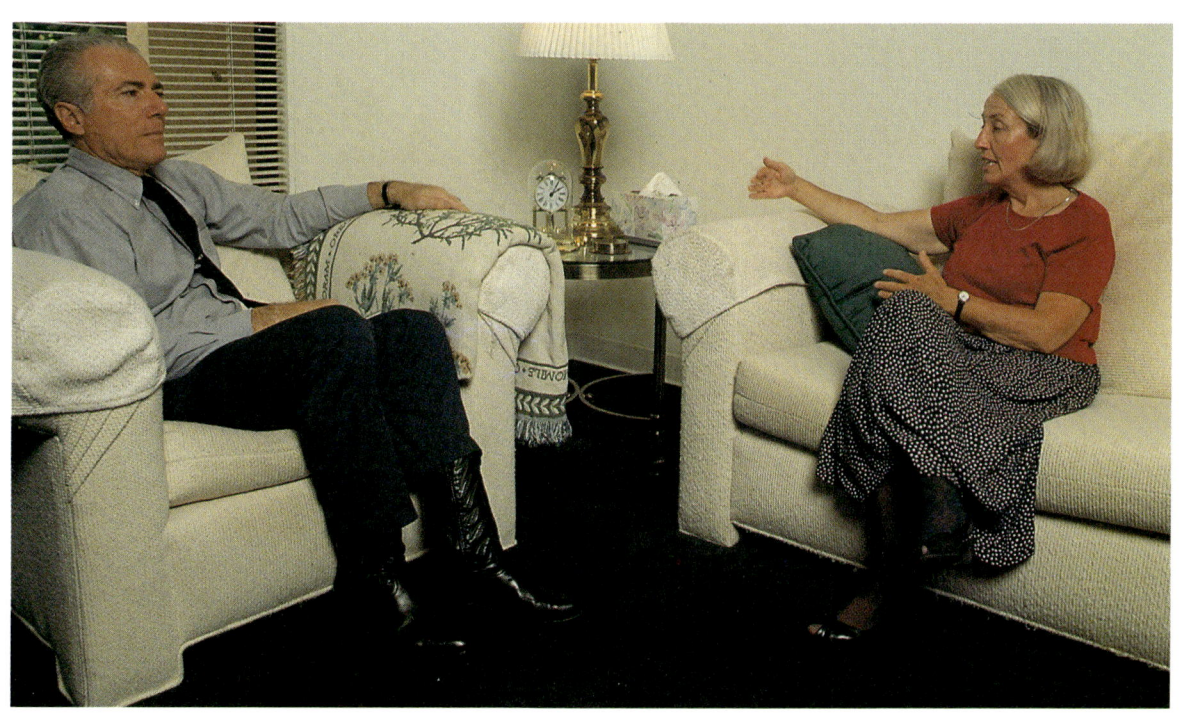

LINKS *Einzelsitzungen können intensive Erfahrungen sein.*

Worte, die Sie verwenden. Immer besteht das Ziel darin, das Unbewußte zu erforschen und die Konflikte und unbefriedeten Gefühle zu erkennen, die in der Gegenwart Probleme machen. Diese Konfrontation kann eine Heilung bewirken, aber selbst wenn nicht, kennen und verstehen Sie sich anschließend sehr viel besser.

Im Verlauf der Behandlung werden Sie wahrscheinlich feststellen, daß Sie starke Gefühle – Liebe, Haß, intensive Zu- oder Abneigung – gegenüber Ihrem Analytiker empfinden. Es kommt zu einer starken Bindung, ein Phänomen, das als »Übertragung« bekannt ist und vom Analytiker ermutigt wird. Alle Gefühle, die Sie zu Menschen aus Ihrer Vergangenheit haben – Eltern, Geschwister, Freunde, Sexualpartner – werden nun auf den Analytiker projiziert. So können sie in der Gegenwart untersucht und analysiert werden.

## DIE ANALYTISCHE PSYCHOTHERAPIE JUNGS

Der Schweizer Psychiater Carl Gustav Jung (1875–1961) war ein früher Befürworter der Methoden Freuds. Er gehörte im Jahr 1908 zu den Teilnehmern des ersten Kongresses der Internationalen psychoanalytischen Vereinigung in Wien und gilt als einer der Begründer und Wegbereiter der psychoanalytischen Bewegung.

Diese begann sich bald zu spalten. 1911 trennte sich Jung von Freud und begründete eine Bewegung, die er »Analytische Psychologie« nannte. Hauptursache des Streits war die überragende Bedeutung, die Freud der frühkindlichen Sexualität im Hinblick auf die Entwicklung des Kindes und das spätere Auftreten von Neurosen beimaß.

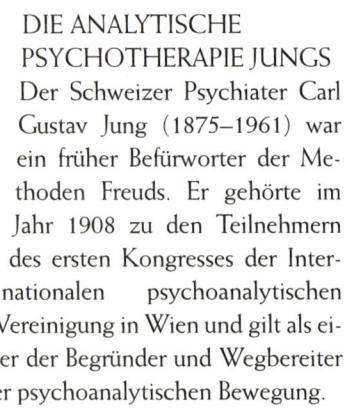

OBEN *Jung hielt mystische Erfahrungen und Religion für wesentliche Teile der Persönlichkeit.*

Jung war in vielerlei Hinsicht ein genauso tiefgründiger Denker wie Freud, aber sehr viel universaler: Er stand religiösen und mystischen Erfahrungen wohlwollend gegenüber (weshalb er von Freud verspottet wurde) und integrierte sie in seine Persönlichkeitstheorie. Seine Ideen haben die Entwicklung vieler humanistischer und »New

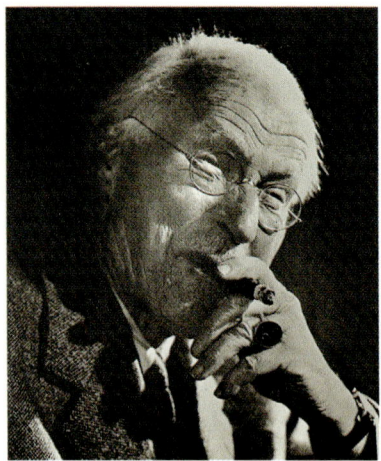

OBEN *Für C. G. Jung (1875–1961) war das Unbewußte voll von seelischen Wirklichkeiten, die kollektiv der ganzen Menschheit eigen sind.*

Age«-Psychotherapien beeinflußt.

### Die Theorie Jungs

Jung sah den Menschen sehr viel ganzheitlicher als Freud, was seine Einstellung zur Therapie beeinflußte. Er sagte: »Nicht die Neurose ist das Objekt der Therapie, sondern der, der eine Neurose hat.« Er glaubte auch, daß Neurosen nicht aus »...irgendeiner dunklen Ecke des Unbewußten entstehen, wie viele Psychotherapeuten auch heutzutage noch zu glauben sich bemühen, sondern aus dem jahre- und jahrzehntelangen Leben und Erleben eines ganzen Menschen und schließlich nicht nur aus diesem Einzelleben, sondern sogar aus dem seelischen Erleben innerhalb einer familiären oder sogar einer sozialen Gruppe.«

Kernstück der Jungschen Persönlichkeitstheorie war die These, Hauptantriebskraft des Menschen sei weniger die Sexualität, als vielmehr der Lebenswille und der lebenslange Wunsch nach Selbstverwirklichung und Ganzheit – ein Prozeß, den Jung »Individuation« nannte. Er meinte auch, daß im Unbewußten neben individuellen Erfahrungen, Instinkten und Wünschen allen Menschen gemeinsame Mythen und Erinnerungen existieren – das »kollektive Unbewußte«. Zur Beschreibung der grundlegenden Persönlichkeitstypen und ihrer Herangehensweise an die Welt prägte er die Begriffe »introvertiert« und »extrovertiert«.

### Die analytischen Methoden Jungs

Als Analytiker war Jung pragmatisch und flexibel. Er wußte, daß es gefährlich ist, einem Fall die eigenen Vermutungen überzustülpen, und meinte, jeder Fall müsse anders behandelt werden. Er schrieb: »Der Patient ist nämlich dazu da, um behandelt zu werden, und nicht, um eine Theorie zu verifizieren.«

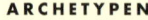
UNTEN *Die Deutung von Träumen spielt in der analytischen Psychotherapie Jungs eine zentrale Rolle.*

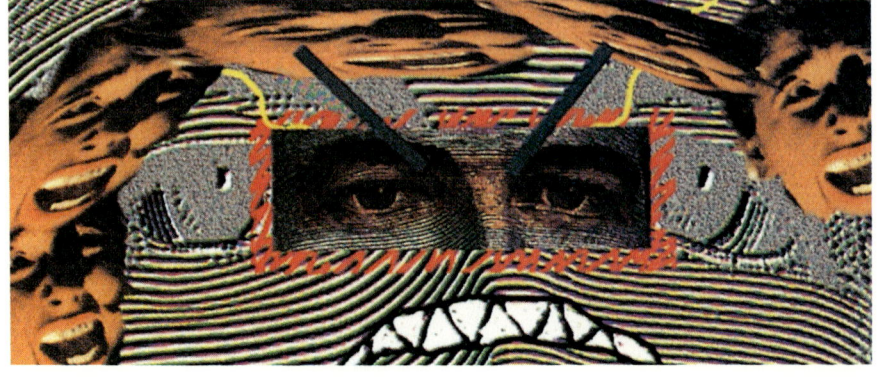

Für ihn war die Neurose ein Versuch, unerkannte Probleme zu lösen, und insofern die Gelegenheit zu Wachstum und Selbstverwirklichung. Die Rolle der Therapie bestand zumindest teilweise darin, auf die Neurosen des Patienten aufzubauen und sie positiv zu nutzen.

Genauso wie Freud hielt Jung die Übertragung für wichtig, mit der nicht nur vergangene Konflikte aufgelöst, sondern auch aktuelle Konflikte auf ihre Bedeutung hin abgeklopft und konstruktiv bearbeitet werden konnten. Jung glaubte auch an den Wert der freien Assoziation und die Bedeutung von Träumen.

Oberflächlich betrachtet sind Jungs und Freuds System sehr ähnlich, denn beide beruhen auf der verbalen Kommunikation zwischen Patient und Analytiker in einer entspannten Umgebung. Bei Jung lenken die Reaktionen des Analytikers den Patienten jedoch oft in eine ganz andere Richtung als bei Freud, und die Betonung liegt sehr viel mehr auf emotionalen Problemen, die für die aktuellen Lebensumstände des Patienten von Belang sind. Die Behandlung dauert ähnlich lange. Als Minimum gelten ein oder zwei 50minütige Sitzungen pro Woche sechs Monate lang; zwei Jahre sind üblich.

## INDIVIDUALPSYCHOLOGIE NACH ADLER

Alfred Adler (1870–1937) war ein österreichischer Augenspezialist, der sich für die Arbeit Freuds interessierte und zur Psychiatrie wechselte. Wie Jung gehörte er zu den Begründern der psychoanalytischen Bewegung, und auch er rebellierte gegen Freuds Gleichsetzung von Libido und Sexualtrieb.

Adler begründete ebenfalls eine eigene Schule. Er interessierte sich für die Folgen angeborener Schädigungen und Behinderungen auf die Psyche; am bekanntesten ist er jedoch für seine These, nicht die Sexualität, sondern der Wille zur Macht sei die wichtigste Antriebskraft. Adler prägte auch den Begriff »Minderwertigkeitskomplex«.

Seine psychoanalytischen Verfahren weisen gewisse Ähnlichkeiten mit den späteren kognitiven Therapien (s. S.198/9) auf. Die Übertragung ist kein zentrales Hilfsmittel der Analyse, auch wenn eine gute Arbeitsbeziehung zum Klienten wichtig ist. Die Betonung liegt zunächst darauf, die Funktionsweise der Psyche des Klienten – seine »Psychodynamik« – zu verstehen und ihm zu helfen, Einsicht in seine Persönlichkeit zu gewinnen. Davon ausgehend hilft der Analytiker dem Klienten, die elementaren Fehler zu erkennen, die möglicherweise

sein Leben und seine Beziehungen durchziehen, und ermutigt ihn, nach Alternativen zu suchen und seine Wahlfreiheit wahrzunehmen.

## PSYCHOANALYSE NACH KLEIN

Die österreichische Psychiaterin Melanie Klein (1882–1960) gehörte von den 1920er Jahren bis zu ihrem Tod zu den führenden Köpfen der Psychiatrie. Sie war eine weitere frühe Schülerin Freuds, die wegen der Bedeutung der kindlichen Sexualität mit ihm brach. Zwischen den beiden Weltkriegen entwickelte sie ihre eigene Persönlichkeits- und Neurosenlehre, die seitdem die psychoanalytische Praxis beeinflußt. Ihre Arbeit klingt in den Theorien der beiden führenden Kinderpsychologen nach, Jean Piaget und Erik Erikson.

Klein spezialisierte sich auf die Psychoanalyse von Kindern und meinte, daß nicht nur das Akzeptieren des eigenen Körpers und der sich entfaltenden Sexualität die kindliche Entwicklung beeinflussen, sondern auch das Bedürfnis, der Welt einen Sinn zu geben und soziale Beziehungen aufzubauen. In der Analyse wird versucht, die Bereiche zu identifizieren, in denen dieser Prozeß in die Irre gegangen oder unvollständig ist, und sie entsprechend zu korrigieren.

## PSYCHOANALYTISCHE KURZTHERAPIE

Sie bearbeitet als einziges psychoanalytisches Verfahren nicht generelle Persönlichkeitsprobleme, sondern klar umgrenzte Konflikte – z. B. in der Familie (s. S.206/7); die Behandlungsdauer kann daher relativ kurz sein – etwa 20 bis 40 Sitzungen können zur Aufarbeitung eines Problems genügen.

Das Ziel besteht darin, im Hinblick auf die Lebensgestaltung des Patienten und seine Alltagsprobleme die Gegenwart plausibel zu machen. Dazu muß oft die Vergangenheit erforscht werden, um die Ursachen der gegenwärtigen Malaise zu finden. Übertragung und freie Assoziation kommen zum Einsatz, und je nach Neigung und Erfahrung des Therapeuten werden Methoden anderer Schulen entliehen. Der Patient soll die Gründe für seine aktuellen Schwierigkeiten erkennen und das Zutrauen erwerben, sein Leben zum Besseren wenden zu können.

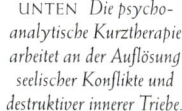

*OBEN Melanie Klein entwickelte Methoden, Kinder beim Spiel zu analysieren, um Einblick in ihre Phantasien und Ängste zu gewinnen.*

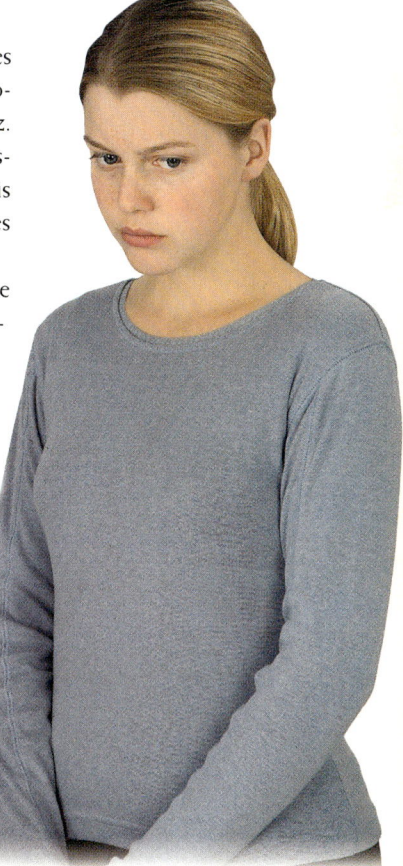

*UNTEN Die psychoanalytische Kurztherapie arbeitet an der Auflösung seelischer Konflikte und destruktiver innerer Triebe.*

# VERHALTENS- UND KOGNITIVE THERAPIEN

Verhaltens- und kognitive Therapien sind direkter und pragmatischer als psychoanalytische und humanistische Verfahren. Sie beruhen auf der kategorischen Annahme, daß unerwünschte Verhaltensmuster – etwa Schüchternheit, irrationale Ängste, Phobien – die Ursache und nicht die Folge von Persönlichkeitsproblemen sind. Wenn das unerwünschte Verhalten abgestellt wird, kann die ganze Persönlichkeit gesunden. Die Methoden reichen vom relativ plumpen »Belohnungs-/ Bestrafungssystem« der Behavioristen bis zur subtilen Manipulation der Wahrnehmung, die Menschen von sich und ihrem Kontakt zur Umwelt haben. Alle Therapien ermöglichen die Bearbeitung klar umgrenzter Probleme und haben den Vorteil, in verhältnismäßig kurzer Zeit zu meß- und erlebbaren Fortschritten zu führen.

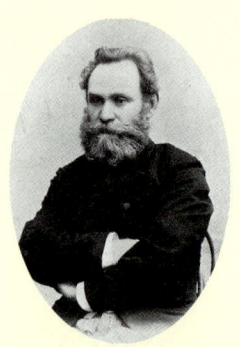

OBEN *Iwan Pawlow (1849-1936) entdeckte, daß sich bedingte Reflexe bei Hunden auf menschliches Verhalten übertragen lassen.*

## VERHALTENSTHERAPIE

Der Behaviorismus versuchte, die menschliche Psyche durch Ergebnisse aus der Tierverhaltensforschung zu erklären. Ihre Grundannahmen stammen aus der Arbeit von Iwan Pawlow, einem russischen Physiologen, der 1904 den Nobelpreis für Medizin erhielt. Bei seiner Arbeit mit Hunden stellte Pawlow fest, daß er ihren Speichelfluß anregen konnte, wenn er bei jeder Fütterung eine Glocke läutete. Schließlich löste schon der Klang der Glocke den Speichelfluß aus, auch wenn damit keine Fütterung verbunden war. Pawlow bezeichnete diese Reaktion als »bedingten Reflex«: Das Verhalten der Hunde war durch Lernen und Erfahrung konditioniert worden.

In den folgenden Jahren übertrugen insbesondere die Amerikaner John B. Watson und B. F. Skinner, diese Ergebnisse auf das Studium des menschlichen Verhaltens. Sie sahen keinen Grund, das, was für Tiere galt, nicht auch auf Menschen anzuwenden, und behaupteten, wenn unser Verhalten das Produkt von Lernen und Umwelt sei, müsse es möglich sein, es durch Verhaltensmodifikationen zu verändern.

Die Popularität des Behaviorismus fiel zeitlich mit dem Erstarken der Werbeindustrie und deren Bedürfnis zusammen, das Verlangen des Konsumenten nach bestimmten Produkten zu fördern. Watson gab schließlich seine universitären Studien auf und wurde Werbemanager.

### Positive Verstärkung

Verhaltenstherapeuten glauben, daß unangemessenes Verhalten und negative Einstellungen auf das Lebensumfeld abfärben, es weiter verschlimmern und die Reize, die das Verhalten ursprünglich ausgelöst haben, noch verstärkt. Wenn wir jedoch unser Verhalten zum Besseren hin verändern, verändern wir auch unsere Umwelt positiv und setzen eine Spirale positiver Verstärkung und verhaltensmäßiger Verbesserung in Gang.

Obwohl Erinnerungen, Träume und Phantasien Teil des veränderungsbedürftigen Selbstbildes des Patienten sein können, erforschen Verhaltenstherapeuten nicht die Vergangenheit, um herauszufinden, warum ein bestimmtes Verhaltensmuster entstanden ist. Ziel der Therapie ist allein die Korrektur der unerwünschten Verhaltensmuster und Wahrnehmungen und der Aufbau angemessener, produktiver Verhaltensweisen und Einstellungen.

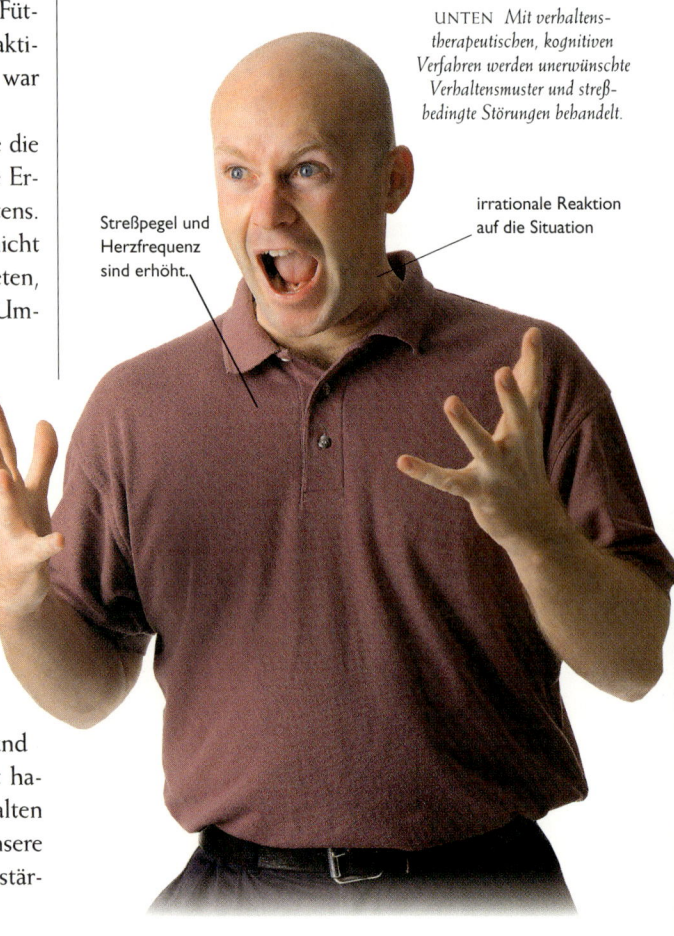

UNTEN *Mit verhaltenstherapeutischen, kognitiven Verfahren werden unerwünschte Verhaltensmuster und streßbedingte Störungen behandelt.*

irrationale Reaktion auf die Situation

Streßpegel und Herzfrequenz sind erhöht.

## EINEN VERHALTENS-THERAPEUTEN KONSULTIEREN

Wie bei anderen Therapieformen variieren die verwendeten Methoden mit den Erfahrungen und Vorlieben des Therapeuten und der Art des zu behandelnden Problems. Trotzdem sind die grundlegenden Techniken sehr ähnlich.

Die Therapie beginnt mit einer umfassenden Problemanalyse mit Hilfe der sogenannten BASIC-ID-Diagnose. Festgehalten werden das Verhalten (Ihre öffentlichen, beobachtbaren Verhaltensmuster und Gewohnheiten); Affekt (Empfindungen, Stimmungen, Gefühle); Eindrücke (Wie Sie die Welt durch Ihre Sinne wahrnehmen, inklusive Schmerzen und andere angenehme oder unangenehme Wahrnehmungen); Vorstellung (wie Sie sich und Ihre Persönlichkeit sehen); Erkenntnis (Ihre Philosophie, Ihre Ideen und Ihr Verständnis); zwischenmenschliche Beziehungen (Ihre Beziehungen zu anderen Menschen); Drogen und Biologie (welche Medikamente oder anderen Drogen Sie nehmen, Ihr Gesundheitszustand und Ihre diesbezüglichen Sorgen).

Nach dieser Einschätzung hilft der Therapeut Ihnen, aufmerksamkeitsbedürftige Bereiche zu identifizieren, und bespricht Möglichkeiten zu ihrer Bearbeitung. Es werden keine allgemeinen, sondern präzise Ziele gesetzt. Zur Bewältigung von Beziehungsproblemen in der Familie schlägt der Therapeut z. B. vor, daß Sie sich auf eine bestimmte Situation konzentrieren, in der das Problem auftritt. Sie untersuchen dann, wie Ihre Einstellung und Ihr Verhalten die Situation evtl. verschlimmern, und lernen, sie anders, d. h. konstruktiver, anzugehen.

Vielleicht werden Sie auch gebeten, die Situation nachzuspielen und Verhaltensalternativen auszuprobieren, die Ihr Therapeut Ihnen zeigt. Sie werden aufgefordert, das in der Sitzung Gelernte zu Hause in die Praxis umzusetzen, und bekommen eine »Hausaufgabe«. Unter Umständen schließen Sie auch mit dem Therapeuten einen Vertrag, in dem Sie sich verpflichten, im Alltag bestimmte Dinge zu tun und das Ergebnis zu notieren. Oder Sie erklären sich mit einem System einverstanden, bei dem Sie für Erfolge belohnt werden, bei Mißerfolgen dagegen irgendeine Strafe oder Abschreckung vorgesehen ist.

Als Methoden kommen weiterhin die systematische Desensibilisierung und die konditionierte Aversion

in Frage. Die Desensibilisierung ist eine wirksame Technik zur Überwindung von Phobien und anderen irrationalen Ängsten. Der Patient ist entspannt und wird schrittweise, notfalls über längere Zeit, an den angstauslösenden Reiz herangeführt. Der Gewöhnungsprozeß beginnt im allgemeinen als Visualisierungsübung, wird aber bald Schritt für Schritt ins wirkliche Leben hineingenommen. Die Methode wird z. B. bei Flug- und Höhenangst, bei Angst vor dem Aufzugfahren oder dem Zahnarzt eingesetzt.

Bei der Aversionstherapie werden angenehme, aber destruktive Gewohnheiten durch die Koppelung mit unangenehmen Erfahrungen entmutigt. Zur Behandlung von Alkoholismus z. B. werden Medikamente verabreicht, die bei Alkoholkonsum sofort Übelkeit auslösen.

Eine Verhaltenstherapie kann in Einzel- oder Gruppensitzungen oder im Rahmen einer Familien- oder Eheberatung (auch bei sexuellen Problemen) stattfinden (s. S. 206/7). Außer bei Phobien, Depressionen, Zwangsneurosen und streßbedingten Beschwerden wird sie oft im pädagogischen Bereich und bei verhaltensgestörten Kindern eingesetzt.

UNTEN *Eine Verhaltenstherapie hilft gegen alle möglichen Phobien.*

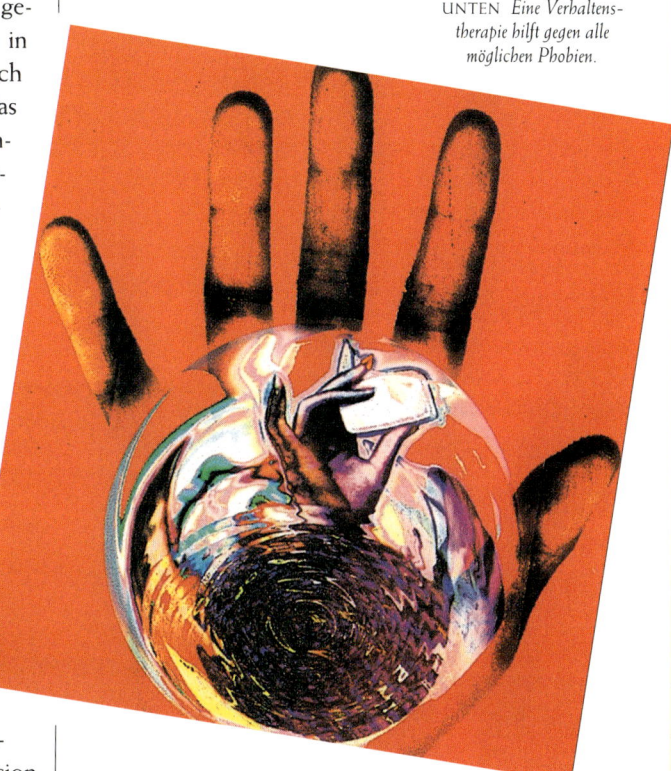

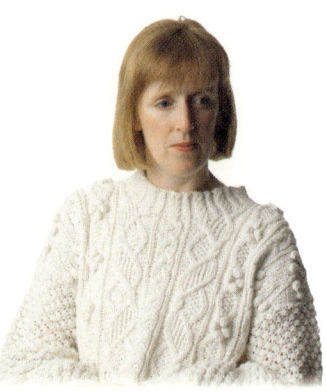

## KOGNITIVE THERAPIEN

Hinter diesem Etikett verbergen sich verschiedene verwandte Verfahren mit weitgehend gleichen Grundannahmen, aber etwas anderen Schwerpunkten und Techniken. Die Grenzen sind fließend, und erfahrene Therapeuten ziehen gern mehrere Varianten heran, wenn der Patienten davon zu profitieren scheint.

Alle kognitiven Therapien gehen von der Annahme aus, daß die Wahrnehmung und Beurteilung, die wir von uns, von anderen und von Ereignissen haben, seelisches Leid und Verhaltensprobleme verursacht, und nicht die Ereignisse an sich. Kindheitserfahrungen können wichtig sein, aber nur, weil sie unsere aktuelle Einstellung zu uns und unserem Umfeld beeinflussen. Das Ziel der Therapie besteht daher darin, unsere Überzeugungen so zu verändern, daß die Probleme verschwinden.

Kognitive Methoden eignen sich für lösungsorientierte Kurztherapien, aber auch für Langzeitberatungen. Wie die humanistischen Therapien (s. S.200–203) gehen sie davon aus, daß das Denken heilsame Veränderungen in den Einstellungen und Gefühlen eines Menschen bewirken kann.

### Kognitiv-Analytische Therapie

Diese Methode greift auf psychoanalytische und kognitive Techniken zurück. Sie hält das Unbewußte für wichtig und fördert die Entwicklung der Übertragung zwischen Therapeut und Patient (s. S.192). Die Beratung findet jedoch in einem strukturierten, zielgerichteten Rahmen statt; der Patient soll die Ursachen seiner Einstellungen und Überzeugungen und deren Einfluß auf aktuelle Gefühle und Verhaltensweisen erkennen, um dann mit dem Therapeuten an ihrer konstruktiven Veränderung zu arbeiten. Die Behandlung besteht aus wöchentlichen Sitzungen à 50 Minuten, meist über mehrere Monate. Manchmal dauert sie aber auch sehr viel länger.

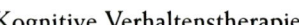

### Kognitive Verhaltenstherapie

Sie wurde in den 1950er und 1960er Jahren vor allem von klinischen Psychologen (und nicht Psychotherapeuten) aus der Verhaltenstherapie (s. S.195–197) entwickelt, besonders in den USA. Zentrales Element ist die sogenannte »kognitive Umstrukturierung«, bei der der Patient aufgefordert wird, seine Lebenseinstellung zu hinterfragen und zu revidieren. Selbstzerstörerische und selbstschädigende Gedanken werden durch positive ersetzt, und klar umgrenzte Probleme im Kontext des Ganzen bearbeitet.

Die aktive Mitarbeit des Patienten ist dabei entscheidend: Ihm werden bestimmte Ziele gesetzt, zu deren Erreichung er »Hausaufgaben« erledigen muß. Auch Techniken aus der Verhaltenstherapie, z. B. Entspannung und Desensibilisierung, werden verwendet. Bei wöchentlichen, 50minütigen Sitzungen können drei Monate zur Behandlung ausreichen.

### Rational-Emotive Verhaltenstherapie

Die der kognitiven Verhaltenstherapie in vieler Hinsicht ähnliche Rational-Emotive Verhaltenstherapie (REVT) wurde 1955 von dem amerikanischen Psychotherapeuten Albert Ellis entwickelt. Sie geht davon aus, daß seelisches Leid meist die Folge irrationaler oder schädlicher Überzeugungen ist. Mit Hilfe einer als »Disputation« bezeichneten Methode hinterfragen die Patienten ihre aktuellen Einstellungen und Erwartungen und ersetzen objektiv falsche, nicht hilfreiche Gedankengänge durch positive und konstruktive. Viele Menschen haben z. B. unrealistisch hohe Erwartungen an sich und empfinden Schuld oder Scham, wenn sie diese nicht erfüllen. Der REVT-Therapeut regt den Patienten bzw. Schüler dazu an, seine Stärken und Schwächen zu erkennen und so ein rationaleres, hilfreicheres Selbstbild aufzubauen.

Der Patient wird auch aufgefordert, mit ungewohnten Überzeugungen zu experimentieren und an Rollenspielen und Übungen zur Schamüberwindung teilzunehmen; außerdem bekommt er Hausaufgaben, die die kognitive Umstrukturierung unterstützen sollen. Methoden aus der Verhaltenstherapie, z. B. das Zuerkennen oder Versagen von Belohnungen, sollen die Mitarbeit fördern. Die Behandlung kann als Einzel- oder als Gruppentherapie durchgeführt werden und dauert bei wöchentlichen Sitzungen gewöhnlich ein paar Monate.

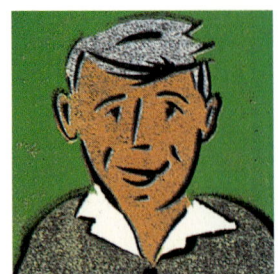

1 *In der pragmatischen Verhaltenstherapie lernen die Klienten, ihr Verhalten so zu modifizieren, daß sie ihre Ziele erreichen.*

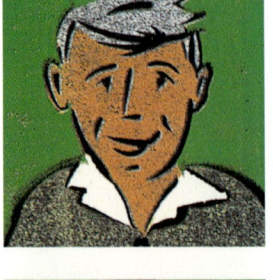

2 *Hier demonstriert der Therapeut, daß man mit einem glücklichen Gesicht sehr viel mehr erreicht, als mit einem mißmutigen.*

## Realitätstherapie

Wie andere Formen der kognitiven Therapie beruht auch die von dem amerikanischen Psychologen Dr. William Glasser entwickelte Realitätstherapie auf der These, daß seelisches Leid durch falsche oder unangemessene Überzeugungen verursacht wird. Realitätstherapeuten glauben, daß menschliches Verhalten die Erfüllung von fünf Grundbedürfnissen anstrebt: Überleben; Zugehörigkeit; Macht; Freiheit; Lust und angenehmer Zeitvertreib. Wenn unser Verhalten diese Grundbedürfnisse nicht befriedigt, fühlen wir uns sehr leicht als Verlierer, was zu Ablehnung von Verantwortung, Schwäche, Angst, Depressivität und anderen psychischen Problemen führt.

*OBEN Das Gespräch hilft dem Patienten, die Welt angemessener zu sehen.*

Die Therapie soll dem Klienten bewußt machen, daß er für sein Tun verantwortlich ist, und wie er durch seine aktuellen Verhaltensmuster und Überzeugungen die Erfüllung der fünf Grundbedürfnisse verhindert. Sobald der Patient akzeptieren kann, daß er immer die Wahl hat, leitet der Therapeut ihn zur Erforschung angemessenerer Verhaltens- und Gefühlsalternativen an. Dies führt schließlich zur Entstehung einer »Gewinnermentalität« und zur Auflösung von Unzulänglichkeits-, Frustrations- oder Verzweiflungsgefühlen. Die Behandlung dauert im allgemeinen mehrere Monate und verlangt vom Patienten viel Engagement.

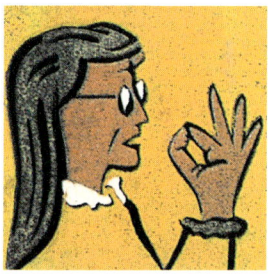

*3 Die Therapeutin übt mit der Klientin Handlungsalternativen für eine emotional schwierige Situation ein.*

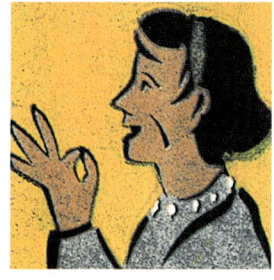

*4 Durch dieses »Durchspielen« lernt die Klientin, wie sie mit der Situation umgehen kann, so daß sie auf alle Eventualitäten vorbereitet ist.*

## Personale Konstrukttherapie

Diese kognitive Therapieform wurde um 1950 vom amerikanischen Psychologen George Kelly entwickelt. Sie beruht auf der Annahme, daß wir die Welt nicht so wahrnehmen, wie sie ist, sondern wie wir sie uns aufgrund unserer persönlichen Erfahrung »zusammendenken«. Unser Verhalten ist eine Reaktion auf diese konstruierte Welt, nicht auf die Realität, und wenn es zu geistig-seelischen Störungen kommt, haben wir uns eine »falsche« Weltsicht konstruiert. Zur Erfassung der für einen Menschen charakteristischen »Konstrukte« erarbeitete Kelly einen Fragebogen. Er entwickelte außerdem mehrere therapeutische Verfahren; das bekannteste ist ein Rollenspiel, bei dem der Klient sich für ihn ungewöhnlich verhält.

Die Therapie soll dem Patienten helfen, seine Weltsicht zu verändern. Sie beginnt mit einem Fragebogen, mit dem die Erwartungen, Überzeugungen und Gedanken, die Sie jetzt zu sich und Ihrem Umfeld haben, genau analysiert werden. Die Ursachen Ihrer Probleme werden identifiziert und Ihre Hoffnungen, Bedürfnisse und Wünsche erkundet. Mit Hilfe kognitiver und behavioraler Techniken werden alternative Wahrnehmungs- und Reaktionsmöglichkeiten aufgezeigt. Sie werden z. B. aufgefordert, eine Woche lang so zu handeln und zu denken, als wären Sie jemand ganz anders. Am Ende der Therapie sollten Sie Ihr Bild von der Welt so umstrukturiert haben, daß Sie angenehm in ihr leben können.

## Lösungsorientierte Kurztherapie

Eingrenzbare Probleme – z. B. eine Phobie – können Sie durch eine lösungsorientierte Therapie schnell in den Griff bekommen. Die Art des Problems wird besprochen und unter Berücksichtigung Ihrer Stärken und Schwächen die beste Bewältigungsstrategie festgelegt. In den nächsten beiden Sitzungen werden neue Denk- und Verhaltenstechniken eingeübt und umgesetzt; Sie bekommen einen Therapieplan, den Sie befolgen sollen. In der letzten Sitzung wird der Fortschritt überprüft, und es werden Strategien für die Zukunft vereinbart.

### WEGWEISER

Kognitive und Verhaltenstherapien sind erfolgreich bei folgenden Beschwerden eingesetzt worden:

ANGSTZUSTÄNDE, S. 256/7 (AUCH ANGST VOR DEM ZAHNARZT, S. 286) ASTHMA, S. 294/5 BETTNÄSSEN, S. 352 DEPRESSION, S. 261 HYPERAKTIVITÄT, S. 351 HYPERVENTILATION, S. 301 MÄNNERKRANKHEITEN, S. 332/3 SEHNENSCHEIDENENTZÜNDUNG, S. 342 STRESS, S. 262-3 SUCHTKRANKHEITEN, S. 258 ÜBERGEWICHT, S. 334/5

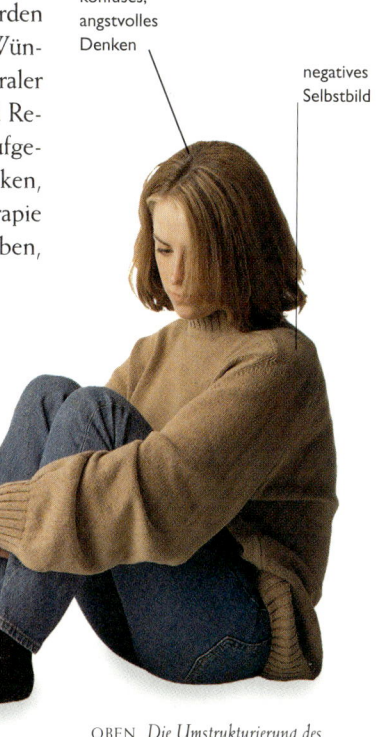

konfuses, angstvolles Denken

negatives Selbstbild

*OBEN Die Umstrukturierung des Selbstbildes hilft bei Depressionen und Angst.*

# HUMANISTISCHE THERAPIEN

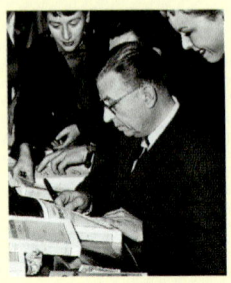
D ie humanistischen Therapien spiegeln eine wichtige Gedankenströmung des späten 20. Jahrhunderts. Sie gehen davon aus, daß psychische Störungen dadurch verursacht werden, daß das Individuum sein Potential nicht verwirklicht oder aufgrund falscher Wahrnehmungen kein persönliches Wachstum stattfindet. In der Therapie wird der Patient dazu angeregt, seine Persönlichkeit bewußt zu gestalten, sich seiner selbst und seines Umfeldes bewußter zu werden und die Verantwortung für sich und sein Tun zu übernehmen.

Während die humanistischen Therapien – zu denen die Gestalttherapie, die klientenzentrierte Psychotherapie, die Transaktionsanalyse, die Primärtherapie und Rebirthing gehören – mit den Verhaltens- und kognitiven Therapien (s. S. 196–199) bestimmte Dinge gemeinsam haben, besteht praktisch keine Ähnlichkeit mit der klassischen Psychoanalyse (s. S. 192–195). Vergangene Erfahrungen und unbewußte Motive, Ängste und Wünsche sind nur insofern relevant, als sie Gedanken und Gefühle im Hier und Jetzt beeinflussen. Der Therapeut ist keine Autoritätsfigur, Lehrer oder Richter, sondern ein wohlwollender Begleiter, dessen Beziehung zum Patienten auf wechselseitigem Respekt beruht.

## GESTALTTHERAPIE

Zentrales Dogma der Gestaltpsychologie ist, daß wir die Welt als Mosaik ineinander verzahnter Erfahrungen, Menschen und Ereignisse wahrnehmen, und nicht als Ansammlung unverbundener Teile. Wir registrieren das Ganze, die Gestalt, die immer mehr ist als die Summe ihrer Teile.

Die Gestaltpsychologie wurde in der ersten Hälfte des 20. Jahrhunderts in Europa populär und bildete den Gegenpol zum mechanistischen Ansatz der amerikanischen Behavioristen um Watson und Skinner (s. S.196). Die Gestaltpsychologen interessierten sich mehr für Wahrnehmung und Denken als für die Reiz-Reaktions-Konditionierung und hielten viele Aspekte des Wahrnehmens, Erinnerns und Lernens für in sich vollständige, nicht in kleinere Komponenten zerlegbare »Ganzheiten«. Das Erlernen von etwas Neuem verändert daher die gesamte Wahrnehmung des Umfeldes. Gestaltpsychologen führten den Begriff der »mentalen Einstellung« ein, d. h. der Bereitschaft, bestimmte Aufgaben eher auszuführen als andere, und versuchten, bei der Organisation der Wahrnehmung Gesetzmäßigkeiten zu erkennen.

In den 1940er Jahren begannen Frederick (»Fritz«) und Laura Perls Gestaltkonzepte auf die Psychotherapie in den USA anzuwenden; die Synthese von europäischer »Einsicht« und amerikanischen Werten führte zu einer konfrontativen, anti-intellektuellen Therapie. In den 1960er Jahren eröffneten sie das Esalen-Institut in Kalifornien, das für ein turbulentes Jahrzehnt das wohl einflußreichste und innovativste Psychotherapie-Zentrum der Welt wurde. Obwohl die reine Gestalttherapie ihren Zenit wahrscheinlich überschritten hat, ist sie immer noch weit verbreitet, und ihr Einfluß und ihre Methoden sind in den meisten humanistischen Schulen präsent.

### Gestalttheorie

Die Persönlichkeitstheorie der Gestalt-Bewegung ist komplex und oft nicht leicht verständlich. Sie sieht das Selbst als organische Einheit, die Teil und Interaktionspartner der ganzen Welt ist. Das Selbst leitet seine Iden-

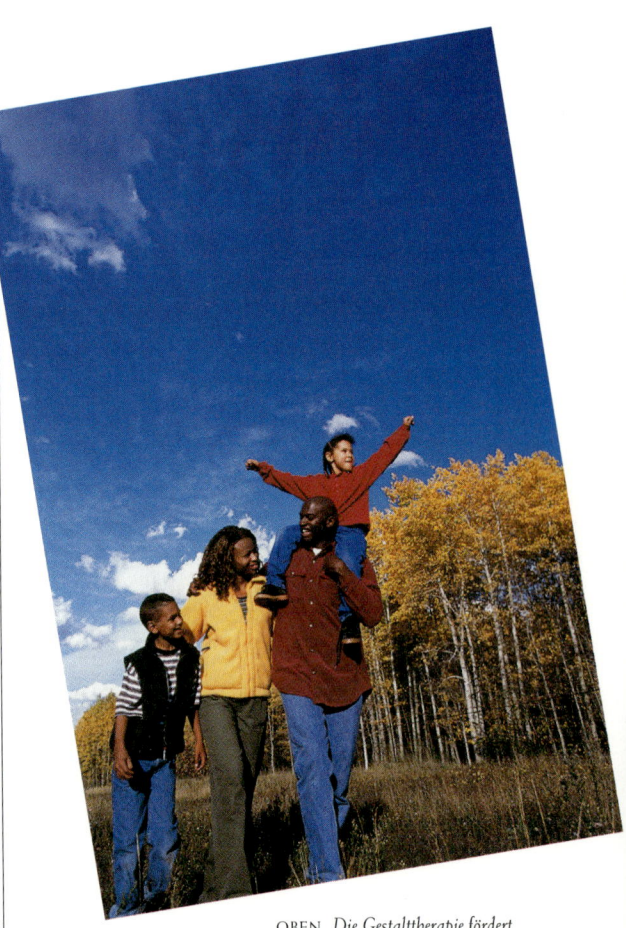

OBEN *Die Gestalttherapie fördert authentischen Kontakt und persönliches Wachstum innerhalb des Umfeldes.*

tität daraus ab, daß es sich von der äußeren Welt unterscheidet, d. h. zwischen Selbst und »Nicht-Selbst« – zwischen »Ich« und »Du« – eine Grenze setzt. Wie jeder Organismus lebt das Selbst daraus, daß es aus seiner Umgebung Nahrung aufnimmt. Persönliches Wachstum hängt davon ab, daß wir erkennen, was im Lebensumfeld nährend und aufbauend, und was schädlich oder toxisch ist; dies setzt ein Erkennen der Gestalt voraus – des gesamten Lebensumfeldes und unserer Beziehung zu ihm.

### Grenzen wahren

Probleme entstehen, wenn mangelnde Abgrenzung das persönliche Wachstum verzerrt: Sind die Grenzen zu starr, kommt es zu Isolation und Entfremdung; verwischen sie sich, wird man zu abhängig und ist unfähig, Verantwortung zu übernehmen oder sich zu entscheiden.

Probleme können auch durch fehlendes Erkennen des Gesamtumfeldes entstehen. Normalerweise wird das Umfeld als Hintergrund wahrgenommen, aus dem von Zeit zu Zeit einzelne Ereignisse oder Erlebnisse hervortreten, die dann den Vordergrund besetzen. Sobald das Vordergrundthema bearbeitet ist, verschmilzt es mit dem Hintergrund und wird durch ein neues Thema ersetzt. Wenn das Vordergrundthema nicht zufriedenstellend gelöst wurde, verschwindet es nicht und besetzt auf Kosten anderer Aufmerksamkeit verlangender Themen weiterhin den Vordergrund. Treten die Vordergrundthemen zu schnell in den Hintergrund, werden sie nicht bearbeitet; treten sie zu langsam zurück, türmen sie sich auf.

### Hier und Jetzt

Beim psychisch Gesunden sind diese Erlebniseinheiten durch äußere Ereignisse und wechselnde innere Bedürfnisse ständig in Bewegung. Das »Hier und Jetzt« ist wichtig, nicht Vergangenheit oder Zukunft. Letztere beeinflussen zwar unsere gegenwärtigen Wahrnehmungen, sollten aber nur ein Teil von ihnen sein – das Leben in Vergangenheit oder Zukunft ist eine Verzerrung der aktuellen Erlebnisse. Wichtig ist, was wir jetzt wollen und wie wir es zu erreichen suchen, nicht unsere Interpretation oder Rationalisierung der Ereignisse. Wenn wir zulassen, daß unser Verhalten durch Imperative (»sollte«, »müßte«) bestimmt wird, versuchen wir, ein Ideal zu erfüllen, anstatt zu akzeptieren, wie wir wirklich sind.

Aus ihren existenzialistischen Wurzeln schließlich hat die Gestaltpsychologie den Gedanken übernommen, daß wir die Freiheit haben zu wählen und daß wir lernen müssen, unser Leben nach unseren Bedürfnissen auszurichten, anstatt zu versuchen, die Wünsche und Erwartungen anderer zu erfüllen.

## EINEN GESTALTTHERAPEUTEN KONSULTIEREN

In der Gestalttherapie sind Patient und Therapeut ebenbürtig. Der Therapeut soll den Dialog zwischen »Ich« und »Du« erleichtern und sichtbar machen, so daß die Grenzen der Individualität des Patienten und dessen Reaktionen auf andere und die Welt im allgemeinen deutlich werden. Der Therapeut leitet den Patienten nicht an und übernimmt keine Verantwortung für ihn – das würde dessen Unfähigkeit oder Weigerung begünstigen, die Verantwortung für sich zu übernehmen. Der Patient muß entscheiden, welche Persönlichkeitsbereiche ausgelotet bzw. »bearbeitet« werden müssen. Die Therapie kann überwiegend aus einem Dialog bestehen, bei dem das Beobachten und Wahrnehmen der Körpersprache wichtig sind; damit unabgeschlossene Themen den Vordergrund des Bewußtseins verlassen können und die Bewußtheit generell zunimmt, sind weitere Methoden entwickelt worden.

Die vielleicht bekannteste Innovation ist der »leere Stuhl«. Dabei stellt der Patient sich vor, daß der Mensch oder das Thema, mit dem er einen ungelösten Konflikt hat, auf einem leeren Stuhl sitzt, und mit diesem Gegenüber ein Zwiegespräch führt. Oder der Patient wechselt zwischen zwei Stühlen, die für die zwei Seiten eines inneren Konflikts stehen. Dieses Vorgehen kann unerwartet starke Gefühle freisetzen. Der Patient kann auch ermuntert werden, mit gepolsterten Stöcken, sogenannten »Battacaschlägern«, auf Sessel oder Sofas einzuschlagen, um Wut oder Enttäuschung herauszulassen. Bei einem »Therapiemarathon« machen die Teilnehmer zwei Tage und Nächte ohne Schlaf eine Gruppentherapie. Weniger extrem sind von einem Therapeuten geleitete »Encountergruppen«, bei denen die Bewußtmachung des eigenen Selbst durch körperliche und emotionale Interaktionen mit anderen Gruppenmitgliedern gefördert werden soll.

Der Patient führt ein »Zwiegespräch«.

Das Problem des Patienten »sitzt« auf dem leeren Stuhl

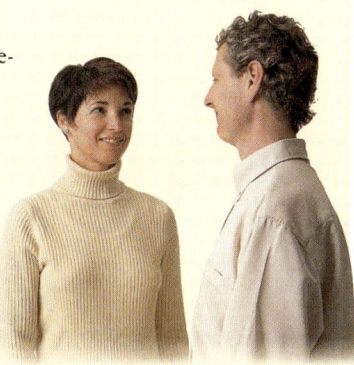

OBEN *Die Gestalttherapeutin erleichtert es dem Patienten, seine unklaren Gefühle auszuloten, oft im Dialog.*

LINKS *Die Übung mit dem »leeren Stuhl« wirkt auf den Patienten sehr befreiend.*

## KLIENTENZENTRIERTE PSYCHOTHERAPIE

Die klientenzentrierte Therapie wird manchmal mit den humanistischen Therapien generell gleichgesetzt. Trotz vieler ähnlicher Grundannahmen und Techniken sind klientenzentrierte Therapieformen jedoch in vieler Hinsicht einzigartig.

Zwei amerikanische Psychologen, Abraham Maslow und Carl Rogers, entwarfen in den 1950er Jahren die Grundlagen der klientenzentrierten Therapie. Maslow hielt es für zwecklos, emotionale Probleme mit Hilfe dogmatischer Theorien und Methoden behandeln zu wollen: Jeder ist anders, und jeder sieht die Welt anders. Um helfen zu können, muß der Therapeut den Bezugsrahmen des Patienten verstehen und seine Welt betreten. Maslow glaubte, daß persönliche Erfüllung von der Befriedigung verschiedener Grundbedürfnisse abhängt, die in einer systematischen Abfolge immer wichtiger werden. Niedere, elementare Bedürfnisse, z. B. nach Nahrung und Sicherheit, sind als erstes wichtig. Höhere Bedürfnisse, z. B. Selbstachtung, werden angestrebt, wenn die unteren Ebenen befriedigt sind. Bei Kindern müssen die ei-

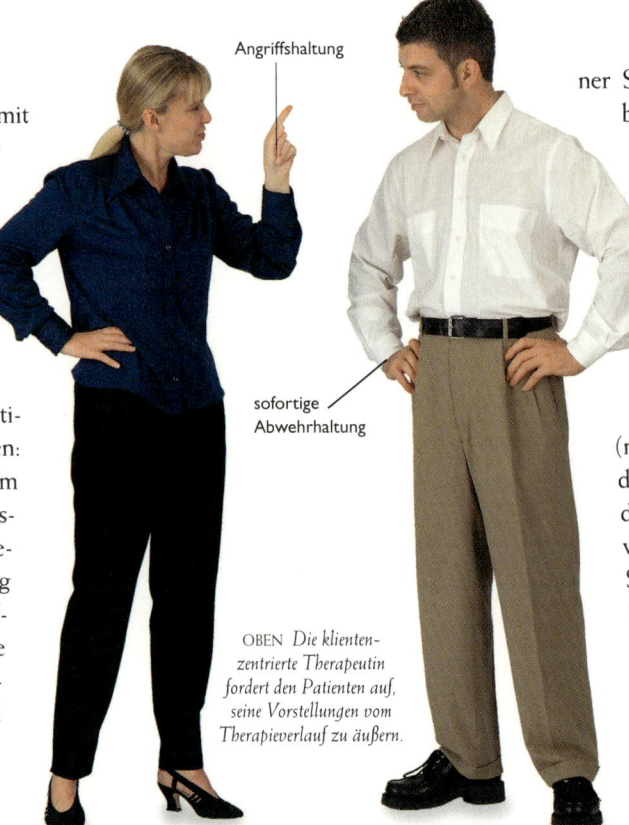

Angriffshaltung

sofortige Abwehrhaltung

OBEN *Die klientenzentrierte Therapeutin fordert den Patienten auf, seine Vorstellungen vom Therapieverlauf zu äußern.*

ner Stufe zugeordneten Bedürfnisse befriedigt worden sein, bevor sie zur nächsten weitergehen können; die Spitze der Pyramide wird frühestens nach 30 Jahren erreicht, vielleicht aber auch nie. Den Anfang bilden physiologische Bedürfnisse (z. B. Nahrung, Wasser, Obdach), es folgen Sicherheit (nicht in Gefahr sein), soziale Bedürfnisse (Freunde haben, von anderen akzeptiert werden), Selbstwertgefühl (Selbstvertrauen und Selbstachtung) und schließlich Selbstverwirklichung (das eigene Potential voll entfalten).

**Bedingungslose Zuwendung**
Die Aufgabe des klientenzentrierten Therapeuten besteht darin, ein herzliches, offenes,

---

### KLIENTENZENTRIERTE THERAPIE

Für Carl Rogers war der »Klient« (und nicht der »Patient«) der einzige, der Lösungen für seine Probleme entwickeln kann. Die Rolle des Therapeuten besteht darin, diese Entwicklung zu erleichtern, indem er für die Probleme des Patienten Verständnis zeigt und ein entspanntes Umfeld schafft, in dem der Klient sich offen äußern kann.

Wichtig ist die bedingungslose positive Zuwendung des Therapeuten, die den Klienten davon befreit, Bestätigung zu suchen, so daß er sein Potential erkunden kann.

---

### TRANSAKTIONSANALYSE (TA)

Wegen ihrer scheinbaren Einfachheit gehört die TA zu den attraktivsten humanistischen Therapien. Sie wurde in den 1960er Jahren von dem in Kanada geborenen Psychologen Erik Berne entwickelt. Die TA geht davon aus, daß wir bei allen zwischenmenschlichen Interaktionen bestimmte Rollen übernehmen. Die wichtigsten Rollen – bzw. »Ich-Zustände« – sind Eltern-Ich, Erwachsenen-Ich und Kind-Ich. Je nach Situation spielen wir eine dieser Rollen und sind »Opfer« oder »Märtyrer«, »armes« oder »großzügiges«, »hilfloses« oder »überlegenes« Ich. Wenn eine Person eine andere aus einer ihrer Ich-Zustände heraus anspricht und das Gegenüber antwortet, wird dieser Austausch als Transaktion bezeichnet. Die TA möchte mit Hilfe des Modells der Ich-Zustände Transaktions-Sequenzen verständlich machen und aufdecken, wann wir als Erwachsene Kindheits-Strategien wiederholen.
Wann welche Rollen übernommen werden, hängt vom Lebensplan eines Menschen ab, dem »Skript«, das aus der Kindheit stammt und die Vorlage für Verhalten, Selbstbild und Beziehungen in der Gegenwart bildet. Als Erwachsene richten wir uns weiterhin nach diesem meist unbewußt bleibenden Lebensplan. Um unser volles Potential zu verwirklichen, müssen

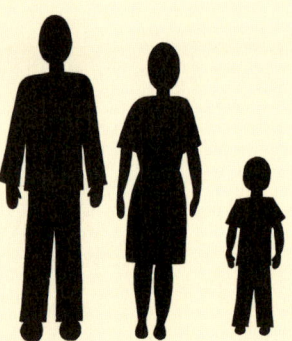

Eltern-Ich    Erwachsenen-Ich    Kind-Ich

OBEN *Der TA zufolge bestimmen Kindheitserfahrungen, in welche Rollen bzw. »Ich-Zustände« wir schlüpfen.*

wir uns von ihm lösen und autonom werden, was mit Hilfe von Bewußtheit, Spontaneität und Intimität möglich ist. Der TA liegt die philosophische Theorie zugrunde, daß jeder sein Schicksal wählt und Entscheidungen immer korrigiert werden können. Mehrere Konzepte der TA sind sehr populär geworden, u.a. die Vorstellung von einem »inneren Kind« und von Übergangskrisen.

**Konfrontation und Vertrag**
Die Transaktionsanalyse ist direktiver und manchmal auch konfrontativer als die meisten humanistischen Therapien. Der Therapeut kann die Rollen des Patienten angreifen und ihn auffordern, sein Skript zu überdenken. Ein Vertrag zwischen Therapeut und Patient legt fest, welches Verhalten und Denken verändert werden muß. Häufig kommen Techniken aus der Gestalttherapie (s. S. 200/1) zum Einsatz; zahlreiche Gestalttherapeuten sind allerdings der Meinung, es wäre besser, TA-Theorien in die Gestalttherapie zu integrieren.

Die TA hat einen breitgefächerten Anwendungsbereich. Neben der Einzel-, Gruppen-, Paar- und Familienberatung hat sie sich im pädagogischen Bereich sowie im Management- und Kommunikationstraining bewährt.

Geborgenheit vermittelndes Klima zu schaffen, den inneren Bezugsrahmen des Patienten zu verstehen und ihm bedingungslose positive Aufmerksamkeit entgegenzubringen. Die Therapie ist erfolgreich, wenn der Patient eine an Bedingungen geknüpfte Selbstachtung durch bedingungslose Selbstachtung ersetzt hat, und sich in einem positiveren Licht sehen kann.

Die Therapie kann überwiegend aus einem einfühlenden Gespräch bestehen, greift oft aber auch auf andere Techniken zurück, z. B. bildnerisches Gestalten (s. S. 238–241), Tanz (s. S. 226–231), Psychodrama, Selbsterfahrungsgruppen und Rollenspiel (s. S. 206–209), Traumarbeit (s. S. 224/5), etc. Oft bekommen die Patienten auch »Hausaufgaben«.

## PRIMÄRTHERAPIE UND REBIRTHING

1970 veröffentlichte der amerikanische Psychotherapeut Arthur Janov seine Urschreitheorie, in der er die Grundlagen der späteren Primärtherapie legte. Janov meinte, in den ersten Lebensjahren hätten wir vor allem das Bedürfnis nach Liebe. Das Kleinkind braucht die Aufmerksamkeit, die körperliche Zuwendung und die offen geäußerte Liebe seiner Eltern. Fehlt dies oder wird es als unzureichend empfunden, ist das Kind schrecklich verletzt. Die Wut über die Verletzung wird zum beherrschenden Gefühl.

Diese Kindheitstraumata tragen wir in uns. Sie zeigen sich im Erwachsenenleben als Neurose, zwanghaftes Verhalten, Depression, Angst, Unzulänglichkeitsgefühl, Beziehungsproblem oder tiefste Verzweiflung. Die Primärtherapie bearbeitet schmerzliche Kindheitstraumata, indem sie diese noch einmal durchleben läßt und so die aufgestauten Gefühle erlöst.

### Befreiende Wirkung

Die für die Sitzungen erforderliche tiefe Entspannung wird oft durch Atemübungen (s. S. 166–171) und eine biodynamische Massage (s. S. 204/5) erreicht. Die Erfahrung selbst kann starke Gefühle auslösen. Die Patienten berichten oft von seelischen Höllenqualen, die dann im »Urschrei« ein Ventil finden. Sie berichten auch, anschließend würden sie sich gereinigt und leichter fühlen.

Einige Therapeuten lenken den Patienten auf bestimmte Kindheitserlebnisse hin; andere lassen ihn den Weg zur Konfrontation mit den inneren Dämonen weitgehend selbst bestimmen. Manche Therapeu-

ten arbeiten auf eine enge Beziehung zum Klienten hin; andere sind eher passive Helfer. Die Primärtherapie soll für Erwachsene mit kindlichen Deprivations- (mangelnde Zuwendung) oder Mißbrauchserfahrungen nützlich sein und wird erfolgreich bei stark traumatisierten Kindern eingesetzt.

### Rebirthing

Primärtherapie-Patienten berichten oft, sie würden immer frühere Erfahrungen wiedererleben, je mehr Therapieerfahrung sie haben und je tiefer sie in die Therapie hineingehen. Am Schluß erleben sie dann vielleicht das größte menschliche Trauma wieder, die Geburt.

LINKS *Ob in der Kindheit Liebe erfahren wurde – oder nicht –, formt die Persönlichkeit entscheidend.*

**WEGWEISER**

Humanistische Therapien werden erfolgreich eingesetzt bei:

ANGSTZUSTÄNDE, S. 256/7
DEPRESSION, S. 261
HYPERAKTIVITÄT, S. 351
HYPERVENTILATION, S. 301
STRESS, S. 262/3
SUCHTKRANKHEITEN, S. 258
ZWANGSVERHALTEN, S. 259

Die Therapien werden auch bei Lernschwierigkeiten, Entwicklungsstörungen, manischer Depression, Zwangsneurosen, posttraumatischer Belastungsstörung, bei Beziehungs- und Sexualproblemen angewandt.

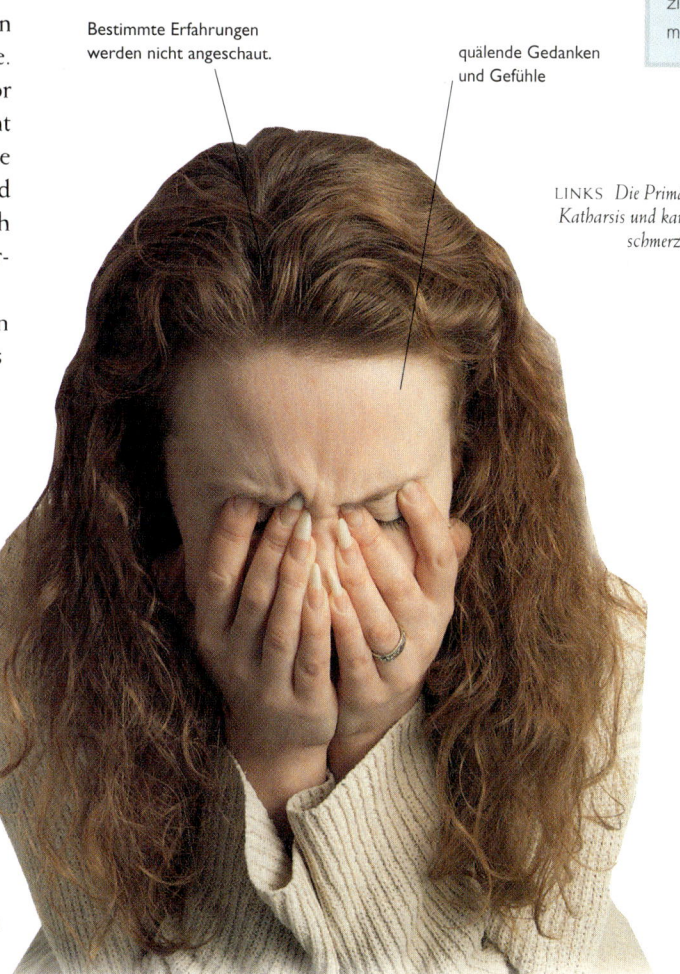

Bestimmte Erfahrungen werden nicht angeschaut.

quälende Gedanken und Gefühle

LINKS *Die Primärtherapie betont die Katharsis und kann für die Patientin schmerzlich sein.*

# TRANSPERSONALE UND INTEGRATIVE THERAPIEN

Transpersonale und integrative Therapien haben im Grunde genommen einen humanistischen Ansatz, den sie mit den Theorien und Methoden mehrerer anderer Therapieformen kombinieren oder auch durch ein spirituelles, religiöses oder mystisches Element ergänzen. Vor allem die transpersonalen Therapien sind für Menschen interessant, die ihrem Leben eine spirituelle Dimension hinzufügen möchten.

## NEUROLINGUISTISCHES PROGRAMMIEREN (NLP)

NLP ist insofern etwas Besonderes, als es nicht auf einer Persönlichkeits- und Verhaltenstheorie beruht, sondern auf verschiedenen therapeutischen »Werkzeugen«. Außerdem wurde es von zwei US-amerikanischen Akademikern begründet, deren vornehmliches Interesse nicht der Psychologie galt: Dem Linguistikprofessor John Grinder und dem Kommunikationswissenschaftler Richard Bandler.

Mitte der 1970er Jahre interessierten Grinder und Bandler sich für die Frage, warum manche Therapeuten große Erfolge vorweisen konnten, obwohl jeder ein anderes Therapieverfahren benutzte. Sie dachten, wenn sie die Arbeitsweise dieser Meister-Therapeuten untersuchen würden, könnten sie die erfolgreichen Elemente der Methoden herausfiltern und daraus ein hochwirksames therapeutisches Instrumentarium machen. Ihre ersten Beobachtungen stammten aus verschiedenen Bereichen, u. a. der Familien- (s. S. 206/7), der Gestalt- (s. S. 200/1) und der Hypnotherapie (s. S. 218–223), sowie der Anthropologie. Dazu kam ihre eigene Erfahrung in den Bereichen Linguistik und Kommunikation.

### Zwei Komponenten

Das so entstandene System, das neurolinguistische Programmieren, besteht aus verschiedenen Bausteinen mit je eigenen therapeutischen Methoden. Die linguistische Komponente z. B. untersucht den tieferen Sinn und die Bedeutung der Worte, die ein Patient verwendet. Wenn er sagt, etwas wäre »immer« der Fall, kommt er vielleicht zu einer anderen Ansicht, wenn er differenzieren soll, ob er wirklich »immer« meint, oder eher »meistens« oder »manchmal«. Dies macht ihm mehr Möglichkeiten bewußt. Die neurologische Komponente untersucht, wie Denken und körperliche Prozesse sich gegenseitig beeinflussen, und wie Menschen ihre Erfahrungen innerlich repräsentieren – beispielsweise visuell oder verbal.

NLP bringt außerdem Körperbewegungen, z. B. Haltung und Augenbewegungen, mit der Informationsaufnahme und -verarbeitung in Zusammenhang. Das Bewußtmachen dieser Bewegungen erweitert das Kommunikations-Vokabular und ermöglicht es, therapeutische Techniken einzuüben. In einer NLP-Sitzung lernt der Klient, sprachliche und körpersprachliche Muster so zu verändern, daß er effizienter kommuniziert und seine Persönlichkeit entfaltet.

Einige NLP-Techniken sind von anderen Therapieformen übernommen worden, z. B. die Swish-Technik, bei der negative Bilder durch positive ersetzt werden (s. Visualisieren, S.214/5), und Techniken zur Schwächung oder Verstärkung der von inneren Bildern ausgelösten Gefühlsintensität (s. Hypnotherapie, S.218–223).

NLP-Therapeuten behaupten, viele weit verbreitete psychische Probleme in nur einer Sitzung heilen zu können, z. B. Phobien und unerwünschte Verhaltensweisen. Auch wenn diese Behauptungen übertrieben sind, scheinen Heilungen, die mit anderen Techniken eine monatelange Therapie erfordert hätten, durch NLP schon nach drei Sitzungen möglich zu sein.

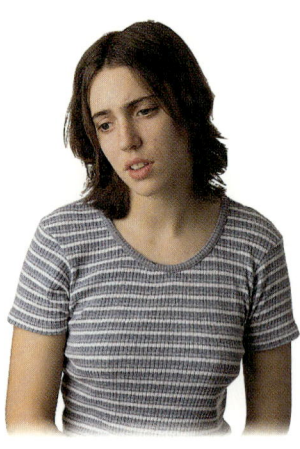

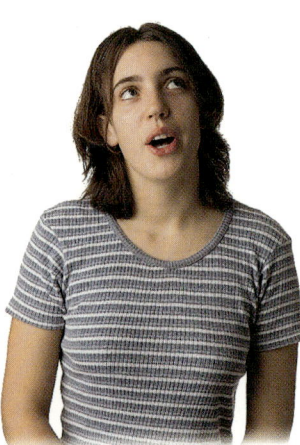

OBEN *NLP schließt aus der Körpersprache, z. B. Augenbewegungen und Gestik, wie wir Informationen aufnehmen und verarbeiten.*

OBEN *Transpersonale Therapien verwenden Elemente aus östlichen Philosophien und Ritualen.*

## PSYCHOSYNTHESE

Der italienische Psychiater Roberto Assagioli begründete Anfang des 20. Jahrhunderts die Psychosynthese. Wie die transpersonalen Therapien betont sie die spirituelle Seite unseres Wesens und versucht, unseren normalen Bewußtseinszustand in höhere, veränderte Seinszustände zu integrieren, so daß ein spirituelles Ganzes entsteht. Dazu dienen kreative Techniken, z. B. Malen, Tanzen und Schreiben. Die Therapie kann in Einzel- oder Gruppensitzungen stattfinden und ist oft langfristig zu sehen.

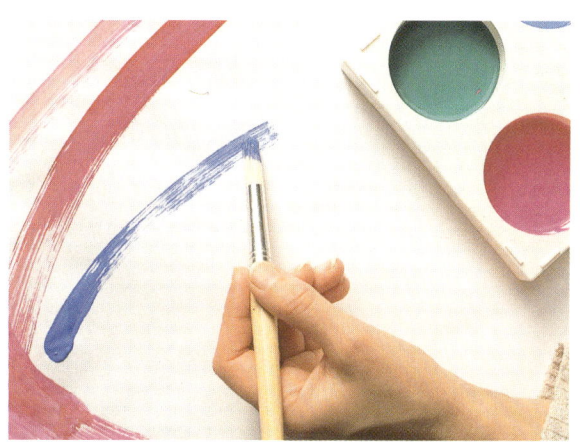

*RECHTS Die Psychosynthese verwendet kreative Techniken, z. B. freies Zeichnen und Malen.*

### WEGWEISER

Transpersonale Therapien mit ihrer spirituellen Dimension kommen zu Behandlung krankhafter Störungen nicht in Frage; sie eignen sich eher als Hilfe zur Selbstverwirklichung. NLP, das als integrative Therapie die erfolgreichsten Elemente diverser Verfahren aufgreift, ist eingesetzt worden bei kindlichen Verhaltensstörungen, Entwicklungsstörungen, Lernschwierigkeiten, manischer Depression, posttraumatischer Belastungsstörung, Beziehungs- und Sexualproblemen sowie den folgenden Beschwerden:

ANGSTZUSTÄNDE, S. 256/7
DEPRESSION, S. 261
HYPERAKTIVITÄT, S. 351
HYPERVENTILATION, S. 301
STRESS, S. 262/3
SUCHTKRANKHEITEN, S. 258
ZWANGSNEUROSEN, S. 259

## BIOENERGETIK

Bioenergetik ist eine körperorientierte Psychotherapie, die – wie Elemente aus Gestalttherapie (s. S. 200/1) und NLP (s. S. 204) – auf die Theorien des Psychologen Wilhelm Reich zurückgeht. Sie wird deshalb manchmal auch als Reichianische Therapie bezeichnet; systematisiert wurde sie in den 1960er Jahren von einem seiner Schüler, dem amerikanischen Psychotherapeuten Dr. Abraham Lowen.

Reich meinte, unser Körper, besonders die Muskulatur, würde unsere Reaktion auf intensive Gefühle nicht nur zeigen, sondern auch bedingen. Als Kinder haben wir z. B. gelernt, die Muskeln anzuspannen und eine Abwehrhaltung einzunehmen, um inakzeptable Gefühle oder Verhaltensweisen zu unterdrücken oder Schmerz abzuwehren. Als Erwachsene reagieren wir in ähnlichen Situationen immer noch genauso. Wir haben uns einen »Charakterpanzer« zugelegt.

Körperhaltung und Muskelspannung sind daher eine wichtige Form der Kommunikation, die dem erfahrenen Therapeuten wertvolle Hinweise auf das Vorhandensein und die Art verdrängter, oft unbewußter Kindheitserinnerungen gibt. Während andere Therapien versuchen, mit Hilfe dieses Wissens mehr Bewußtheit herzustellen oder das Verhalten zu verändern, verwendet die Bioenergetik es vorrangig zur Erkundung und Freisetzung der Gefühle, die durch die Erinnerung an das traumatische Erlebnis geweckt wurden.

*OBEN Die Bioenergetik wurde in den 1960er Jahren aus der Arbeit von Wilhelm Reich entwickelt.*

### Erdungen

Die Therapie findet oft in Gruppen von 12 oder mehr Personen statt und besteht aus einer Reihe von Übungen, die die Spannung in verschiedenen Körperbereichen – u. a. Brustkorb, Schultern, Becken, Kiefer – bewußt machen und auflösen soll. Für sehr wichtig wird gehalten, wie Sie stehen, denn eine gute »Erdung« gilt als Voraussetzung dafür, daß Körper und Gefühle im Gleichgewicht sind. Verschiedene »Streßhaltungen« werden eingenommen, um die emotionale Energie zu lenken und zu konzentrieren; anschließend kann diese durch spezielle Übungen – ein Handtuch wringen, mit einem Schläger auf ein Bett eindreschen – freigesetzt werden. Auch psychotherapeutische Techniken werden eingesetzt. Bei den Übungen können schmerzliche, bislang verdrängte Erinnerungen hochkommen, genauso aber glückliche und angenehme.

### Biodynamische Massage

Reich interessierte sich auch sehr für den Energiefluß im Körper und dafür, was ihn blockiert oder in Gang setzt. Seine Theorien regten Gerda Boyesen in den 1960er Jahren zur Entwicklung der so genannten biodynamischen Massage an. Sie ist ein wichtiges Hilfsmittel der Primärtherapie und des Rebirthing (s. S. 203).

*RECHTS Ein fester Stand »erdet« und vermittelt körperliches und seelisches Gleichgewicht.*

# FAMILIENTHERAPIE UND PAARBERATUNG

In praktisch allen Kulturen ist die Familie die Grundeinheit der Gesellschaft. In den letzten 50 Jahren hat sich die Familie jedoch verändert: Scheidungen nehmen zu, und aufgrund der erhöhten Mobilität sind die Mitglieder oft weit verstreut. Trotzdem wächst fast jeder im Rahmen einer Familie auf und erweitert diese, wenn er selbst Kinder hat. Die Familientherapie behandelt die Familie als funktionale Einheit und versucht, den Problemen einzelner Mitglieder durch die Behandlung der ganzen Familie abzuhelfen. Spezielle Berater beschäftigen sich mit Ehe- und Sexualproblemen.

## SCHULMEDIZINISCHE SICHT

Die meisten Ärzte geben heute zu, daß eine Familientherapie in vielen Fällen hilfreich ist. Kinder mit Verhaltensstörungen oder Lernschwierigkeiten profitieren oft davon, daß die ganze Familie an der Beratung teilnimmt; das Gleiche gilt für Heranwachsende mit Eßstörungen und Depressionen.

Eine Familientherapie kann auch bei der Bewältigung traumatischer Ereignisse sinnvoll sein, z. B. dem plötzlichen Tod eines Familienangehörigen, oder bei Alkoholismus oder anderen Suchtkrankheiten.

Ehe-, Paar- und Sexualtherapie gelten ebenfalls allgemein als nützliche Therapieformen, und sei es nur deshalb, weil sie einen Rahmen bieten, in dem die Partner ihre Schwierigkeiten besprechen und Lösungen erarbeiten können.

UNTEN *Probleme in der Familie können sich an Verhaltensstörungen bei Kindern zeigen.*

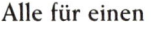

Die Familientherapie beruht auf der Prämisse, daß die Familie eine organische Einheit bildet; alles, was einen Teil dieser Einheit beeinflußt, wirkt sich auch auf den Rest aus. Wenn ein Mitglied psychische Auffälligkeiten zeigt, leidet auf die ein oder andere Weise die ganze Familie, und ihre Reaktion bestimmt wesentlich mit, ob dieses besser oder schlimmer wird.

In psychisch gesunden Familien sind die Beziehungen der Mitglieder zueinander und die der Familie zur Außenwelt ständig in Bewegung. Da Menschen wachsen und sich verändern und dabei verschiedene Lebensphasen durchlaufen und Ur-Erfahrungen machen – Geburten, Hochzeiten und Todesfälle, Kindheit, Jugend und Erwachsenendasein, oft Trennung und Scheidung –, muß die Familie sich immer wieder umstellen. Einzelne Mitglieder müssen ihre Rollen – ob als Eltern, Kinder oder Geschwister – ständig neu aushandeln. Zudem reagiert die Familie als Ganzes auf wechselnde äußere Umstände und Einflüsse. Wenn diese permanente Anpassungsleistung einmal mißlingt, kann das bei dem einen oder anderen Familienmitglied zu seelischem Leid oder psychischen Auffälligkeiten führen. Dies weist darauf hin, daß mit der Familie als Ganzes etwas nicht stimmt; für die Heilung muß daher die ganze Familie als Einheit behandelt werden, nicht nur der, der das Problem hat.

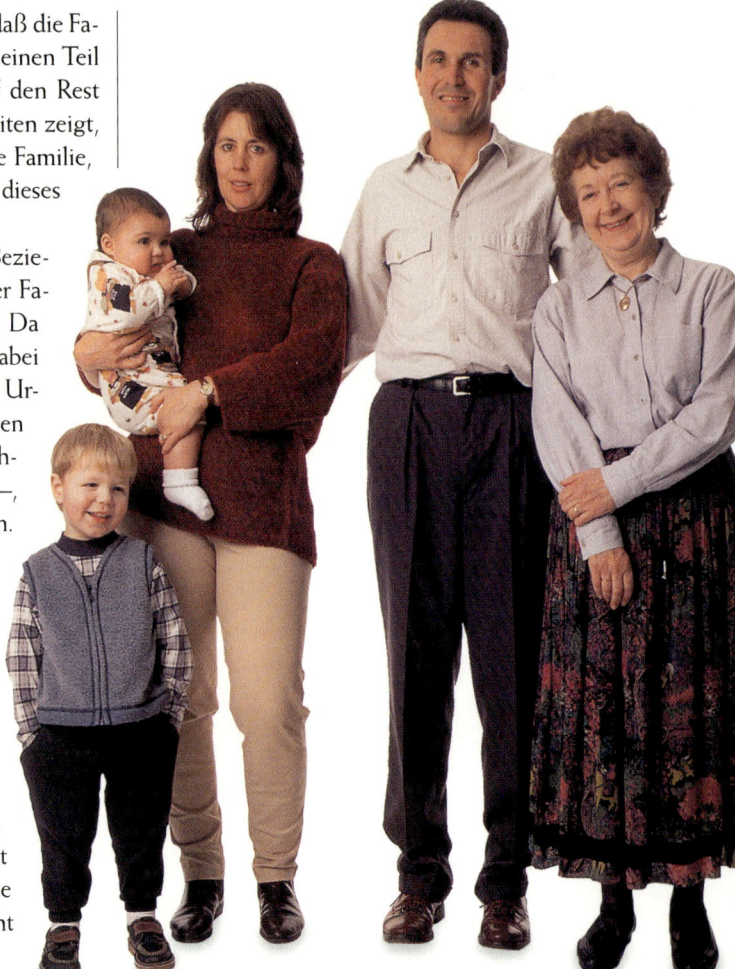

OBEN *In der Familientherapie wird der Einzelne innerhalb des Familienverbandes behandelt.*

### Alle für einen

Familiäre Probleme könne sich auf der individuellen Ebene z. B. als Verhaltens- oder Lernstörungen von Kindern zeigen. Äußere Ereignisse, z. B. Geldsorgen oder Umzug an einen unbekannten Ort, verbunden etwa mit der Geburt eines Geschwisterkindes, können dazu führen, daß ein Kind sich nicht mehr geborgen und geliebt fühlt. Das gestörte Verhalten wird zu einer Möglichkeit, elterliche Aufmerksamkeit zu bekommen. Für eine Heilung müssen sich Einstellung und Verhalten aller Familienmitglieder einschließlich des gestörten Kindes ändern. Auch bei Eßstörungen von Heranwachsenden, z. B. Magersucht, oder Depressionen eignet sich eine Familientherapie besser als eine Einzeltherapie.

### THERAPIEFORMEN

Alle Formen der Familientherapie wollen der Familie helfen, effizienter zu kommunizieren und die Bedürfnisse und Sorgen der einzelnen Mitglieder besser zu verstehen. Die dazu verwendeten Techniken sind zahlreich und hängen von der Ausrichtung des Therapeuten ab. Er soll der Katalysator für die Veränderungen in der Familie (bzw. dem »System«) sein und sich nicht mit einem speziellen Familienmitglied verbünden.

Ein psychoanalytischer Familientherapeut ist im allgemeinen in einer der großen tiefenpsychologischen Richtungen ausgebildet (s. S. 192–195) und konzentriert sich darauf, verdrängte Gefühle aufzudecken und die für diese Leugnung verantwortlichen traumatischen Erlebnisse zu identifizieren. Die Therapie kann lange dauern und aus Einzel- und Gruppensitzungen bestehen.

In Verhaltens- oder kognitiven Verfahren ausgebildete Therapeuten (s. S. 196–199) richten ihr Augenmerk darauf, wie die Familienmitglieder sich zueinander verhalten und wie sie sich, ihre Beziehung zueinander und zum Rest der Welt wahrnehmen. Die einzelnen Familienmitglieder erlernen neue, hilfreichere und konstruktivere Verhaltensmöglichkeiten innerhalb der Familie. Sie werden z. B. gebeten, sich vorzustellen, sie wären Mutter, Vater oder Geschwisterkind, um dann die Rolle des anderen zu spielen. Oder sie werden aufgefordert, mit ungewohnten Verhaltensweisen zu experimentieren, um zu sehen, ob das für sie Vorteile bringt, und damit sie verständnis- und vertrauensvoller miteinander umgehen können. Die Therapie sollte als kontinuierlicher Prozeß betrachtet werden, der nicht im Therapiezimmer endet, sondern den Hintergrund des familiären Alltags bildet.

Verhaltens- und kognitive Therapien können recht kurz sein. Bei der lösungsorientierten Kurztherapie (s. S. 199) konzentriert man sich nicht auf die psychische Gesundheit der Familie als Ganzes, sondern auf ein einzelnes Problem; schon drei oder vier Sitzungen können signifikante Verbesserungen bewirken. Die meisten Beratungen, die von Einrichtungen der psychosozialen Versorgung angeboten werden, sind verhaltenstherapeutisch und kognitiv orientiert, und nicht psychoanalytisch oder humanistisch.

Eine Familientherapie ist auch im Rahmen der Gestalttherapie oder anderer humanistischer und klientenzentrierter Therapien möglich (s. S. 200–203). Die Mitglieder lernen, sich gegenseitig zu respektieren und zu unterstützen, so daß jeder einzelne zu mehr Selbstverwirklichung und persönlichem Wachstum findet.

## EHE- UND PAARTHERAPIE

Scheidungen sind in der modernen westlichen Gesellschaft immer häufiger. Angespannte Beziehungen oder Trennungen belasten auch die Kinder. Ehe- und Paarbe-

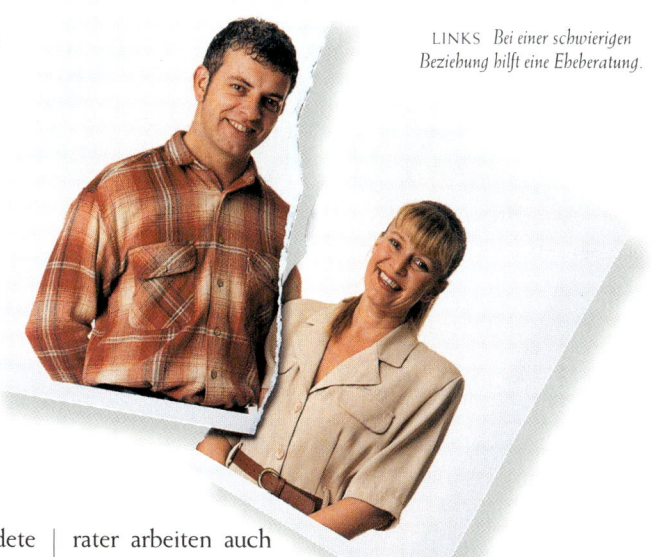

LINKS *Bei einer schwierigen Beziehung hilft eine Eheberatung.*

**WEGWEISER**

Die Familientherapie hat sich bei Entwicklungsstörungen und insbesondere den folgenden Problemen bewährt:

DEPRESSION, S. 261
ESSSTÖRUNGEN, S. 265
HYPERAKTIVITÄT, S. 351
SUCHTKRANKHEITEN, S. 258

Ehe-, Paar- und Sexualtherapie werden bei Beziehungsproblemen und sexueller Dysfunktion angewandt.

rater arbeiten auch mit lesbischen und homosexuellen Paaren. Meist kommen verhaltensorientierte und kognitive Techniken zum Einsatz, aber auch Psychoanalyse und humanistische Verfahren.

Der Erfolg einer Paartherapie hängt vom Engagement der Partner ab. Wenn ein Partner nicht genau weiß, wie verbindlich die Beziehung für den anderen ist, kann dieses Mißtrauen zum Scheitern der Beziehung führen.

Wenn feststeht, daß beide die Beziehung weiterführen wollen, hat die Therapie in der Regel das Ziel, die Kommunikation der Partner zu verbessern und den Standpunkt des anderen verständlicher zu machen. Das Paar sollte erkennen, daß ein Streit im allgemeinen nicht entsteht, weil der eine Recht und der andere Unrecht hat, sondern weil jeder das Problem aus einer anderen Warte sieht.

### Sexualtherapie

Wenn Ehe- und Paarprobleme auf eine sexuelle Dysfunktion zurückgehen – z. B. Impotenz, Frigidität, Schmerzen beim Geschlechtsverkehr, kann eine spezielle Sexualtherapie ratsam sein. Dabei wird das Selbstvertrauen der Partner gestärkt und die Angst vor der sexuellen Unzulänglichkeit abgebaut; durch Übungen werden körperliche Zuneigung und Intimität neu erlernt. Der Berater hilft dem Paar, seine verbale und körperliche Kommunikation zu verbessern, und berät zu häufigen Sexualproblemen. Bei psychosexuellen Störungen sind kognitive und verhaltensorientierte Methoden besonders erfolgreich. Auch in diesem Fall ist es wichtig, daß beide Partner zu der Beziehung stehen und lernen, über ihre sexuellen Bedürfnisse und Probleme offen miteinander zu sprechen.

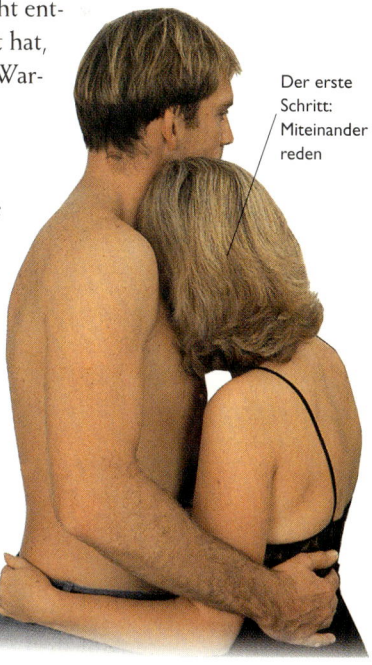

Der erste Schritt: Miteinander reden

OBEN *Die Paartherapie beschäftigt sich mit der Dynamik der Beziehung und hilft, Lösungen zu finden.*

# GRUPPENTHERAPIEN

Die meisten Therapien können als Gruppen- oder Einzelbehandlungen durchgeführt werden. Eine Gruppentherapie ist besonders hilfreich für Menschen, die ein Problem bearbeiten wollen, das auch die anderen Gruppenmitglieder haben – z. B. Drogensucht, Alkoholismus oder Mißbrauchserfahrungen in der Kindheit. Die Gruppe kann wertvolle Unterstützung bieten, und die Erkenntnis, nicht allein zu sein, wirkt schon an sich heilend. Oft werden Gruppentherapien von den verschiedenen Selbsthilfegruppen angeboten. Allgemeine Anwendung finden sie auch als Hilfsmittel zu persönlichem Wachstum und zur Verbesserung zwischenmenschlicher und sozialer Fertigkeiten.

Wenn jemand mit einer Gruppentherapie anfängt, durchlebt er im allgemeinen wiederholt die Probleme, die ihn in die Therapie geführt haben. Die Gruppe ist dann ein liebevolles, einfühlsames Umfeld, das den Teilnehmer emotional auffängt und ihm in einem sicheren Rahmen erlaubt, mit neuen Verhaltens- und Begegnungsformen zu experimentieren.

Die Gruppen sind im allgemeinen klein – etwa 6 bis 12 Mitglieder- und werden von einem ausgebildeten Gruppentherapeuten geleitet. Die Methoden sind ganz unterschiedlich und reichen von Gesprächsrunden bis zu Rollenspiel und Psychodrama. Manche Gruppen beschäftigen sich mit speziellen psychischen Problemen, z. B. Eßstörungen, Traumata, Alkohol- oder Drogensucht, schwerer Krankheit oder Behinderung. Andere verstehen sich eher als Forum zur Änderung der Lebensweise, zum Aufbau des Selbstwertgefühls und zur generellen Verbesserung der Qualität von Beziehungen und anderen Aspekte des Gefühlsbereichs.

Die drei Hauptrichtungen der Gruppentherapie sind die psychodynamische, die humanistische und die kognitiv-behaviorale. In den Psychodynamik-Gruppen geht es um Selbsterkenntnis, in den humanistischen Verfahren um persönliche Entwicklung und Selbstverwirklichung, und in der kognitiv-behavioralen Tradition um Verhaltensänderungen; letztere findet bei Selbstsicherheitstrainings und Störungen wie etwa Freß- oder Magersucht Anwendung.

Auch der Stil der einzelnen Therapeuten ist unterschiedlich. Manche wollen ein ruhiges, rationales Gespräch, andere fördern die Äußerung von so viel Emotionen, wie die Teilnehmer ertragen können. Manche Therapeuten begnügen sich mit einer weitgehend passiven, anleitenden Rolle, andere steuern die Sitzung aktiv und setzen präzise therapeutische Ziele.

Die Sitzungen können wöchentlich über lange Zeit oder, bei einer intensiveren The-rapie, mehrmals wöchentlich über kurze Zeit stattfinden. Manche Selbsterfahrungsgruppen sind 24 Stunden oder länger zusammen.

## Die Gruppentherapie in der Praxis

Die meisten Gruppen haben feste Regeln. Was in den Sitzungen gesagt oder getan wird, wird nicht nach außen getragen, und die Gruppenmitglieder sollen außerhalb der Gruppe keinen sozialen Umgang miteinander haben. Alles, was die Dynamik der Gruppe betrifft, sollte in der Gruppe stattfinden. Von den Teilnehmern wird auch erwartet, daß sie sich verbindlich für die Gruppe entscheiden und keine Sitzung auslassen, sich verspäten oder die Therapie ganz abbrechen. Vor einer Gruppentherapie

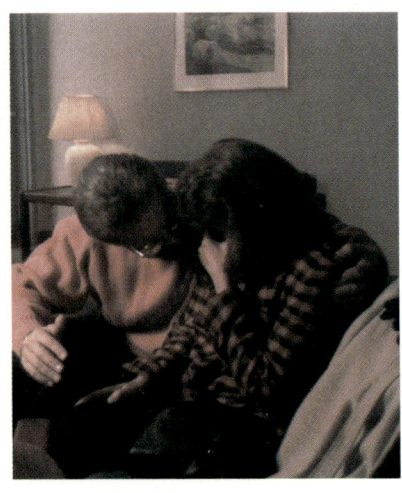

OBEN *Eine Gruppentherapie kann Menschen helfen, die Angst haben, ihre Probleme mitzuteilen und ihnen ins Auge zu sehen.*

findet oft mindestens eine Einzelsitzung mit dem Therapeuten statt, der einschätzt, ob Sie sich für die Gruppe eignen.

Ziel der ersten Sitzungen ist der Aufbau gegenseitigen Vertrauens. Man ermuntert Sie, über Ihr Problem zu sprechen – Ihre Gründe für die Therapie –, und die anderen Teilnehmer geben Ihnen dazu ein Feedback und kommentieren Ihre Äußerungen. Die Gruppe unterstützt und ermutigt Sie, konfrontiert Sie manchmal aber auch sacht mit etwas, das unstimmig oder falsch erscheint. So können Sie neue Ausdrucks- und Verhaltensweisen und eine neue Selbstwahrnehmung ausprobieren. Das alles sollen Sie dann auch im Alltag testen und später über Ihre Erfahrungen berichten. Die Gruppe bietet vor allem ein akzeptierendes, fürsorgliches und einfühlendes Umfeld, in dem Heilung geschehen kann.

## PSYCHODRAMA
Jacob L. Moreno, ein in Wien ausgebildeter Psychiater, entwickelte diese Form der Gruppentherapie in den 1930er Jahren in den USA aus seiner Beobachtung spielender Kinder. Aber erst in den 1960er Jahren fand seine Arbeit allgemeine Beachtung. Mit dem Aufschwung der Psychotherapie griffen Therapeuten der verschiedensten Schulen – von der Gestalt- und den klientenzentrierten Therapien (s. S.200-203) bis zu den kognitiven Verfahren (s. S. 196) – Aspekte seiner Arbeit auf und paßten sie ihren Bedürfnissen an. Das Psychodrama gilt heute als wirksames therapeutisches Instrument, das in Verbindung mit anderen Verfahren das Verhalten in kurzer Zeit enorm verbessern kann.

In der Sitzung übernimmt der Therapeut – der immer in Psychodrama ausgebildet ist – die Rolle des Regisseurs und führt die Spieler durch die diversen Spielphasen. Aus der ersten, der »Erwärmungsphase«, kristallisiert sich ein »Protagonist« heraus, der das Thema der Sitzung darstellt; andere Gruppenmitglieder übernehmen wichtige Nebenrollen. Der Rest der Gruppe bildet das Publikum und repräsentiert die Welt im allgemeinen.

In der zweiten Phase, der »Spielphase«, inszeniert der Protagonist den ausgewählten Konflikt auf der Bühne und probiert verschiedene Lösungsmöglichkeiten aus. In der abschließenden »Integrationsphase«, dem »Sharing«, teilen die Gruppenmitglieder ihre Reaktionen auf das Spielgeschehen mit und schlagen weitere Lösungsmöglichkeiten vor. Die Sitzungen dauern mindestens 90 Minuten, manchmal länger.

### Die Bühne des Lebens
Im Psychodrama lassen innere Konflikte und Gefühle sich so ausagieren, daß sie ohne Leid oder Angst untersucht werden können. Das So-tun-als-ob erlaubt, Dinge zu tun und Gefühle zu äußern, ohne daß unerwünschte Konsequenzen drohen. Dieses nicht-wertende, nicht-bedrohliche Umfeld ermöglicht das Experimentieren mit neuen Verhaltens- und Begegnungsformen, so daß Probleme angstfreier, kreativer und intuitiver angegangen werden können.

**WEGWEISER**

Gruppentherapien helfen bei den verschiedensten Problemen: Zur Förderung der geistig-seelischen Gesundheit bei Selbstsicherheits- und Selbstbehauptungstrainings; zum Erwerb zwischenmenschlicher und sozialer Fertigkeiten; zum persönlichen Wachstum; und bei :

ANGSTZUSTÄNDE, S. 256/7
STRESS, S. 262/3
SUCHTKRANKHEITEN, S. 258
ZWANGSVERHALTEN, S. 259

LINKS *Gruppentherapien fördern die Selbstwahrnehmung und die Kontaktfähigkeit.*

## PSYCHODRAMA-TECHNIKEN

Teilnehmer an Psychodramagruppen agieren problematische Lebenssituationen aus. Der Protagonist wird ermuntert, seine Konflikte im »Hier und Jetzt« darzustellen, anstatt sich emotional von ihnen dadurch zu distanzieren, daß er von ihnen in der Vergangenheit spricht. Psychodramatiker haben zahlreiche Techniken entwickelt, die die szenische Darstellung innerer Konflikte und emotionaler Probleme unterstützen. Dazu gehören:

■ DAS DURCHSPIELEN VON SITUATIONEN: Mit Angst oder Unbehagen erwartete Ereignisse werden vorab im Spiel dargestellt. Verschiedene Möglichkeiten, mit der Situation umzugehen, werden ausprobiert und besprochen und an der besten Version gefeilt, bis der Protagonist seine Darstellung perfektioniert hat. Auch schmerzliche oder demütigende Erlebnisse aus der Vergangenheit können nachgespielt und bessere Bewältigungsstrategien für die Zukunft erprobt werden.

■ ROLLENTAUSCH: Der Protagonist versetzt sich in die Rolle eines für ihn wichtigen Menschen und agiert dessen Gefühle auf der Bühne aus. Bei vorsichtiger Anleitung durch den Therapeuten lernt der Protagonist so, andere besser zu verstehen, aber auch seine eigene Persönlichkeit und sein Verhalten bewußter wahrzunehmen.

■ MULTIPLES ROLLENSPIEL: Dabei identifiziert der Protagonist widerstreitende Persönlichkeitsanteile in sich und setzt sie szenisch in der Form um, daß sie in einen Dialog miteinander treten. So können die Ursachen innerer Konflikte und Unsicherheiten erkannt und die verschiedenen Anteile konstruktiver zusammengeführt werden.

■ BÜHNENTECHNIKEN: Nützlich sind z. B. das »Beiseite«, bei dem der Protagonist dem Publikum sein Handeln so erklärt, als würden die übrigen Darsteller es nicht hören. Eine weitere Bühnentechnik ist der »Monolog«, bei dem der Schauspieler innere Gefühle in einem Solovortrag verbalisiert. Beim »Sprechen hinter dem Rücken« reden die Spieler über eine auf der Bühne anwesende Person so, als wäre sie nicht da.

# AUTOGENES TRAINING

*D*as Autogene Training (AT), eine einfache und vielseitig einsetzbare Geist-Körper-Therapie, wird zuweilen als westliche Form der östlichen Meditation bezeichnet. Es ist vor allem für Menschen attraktiv, die die Vorteile des Meditierens nutzen, aber nicht die mit östlichen Methoden verbundenen Glaubenssysteme und spirituellen Lehren übernehmen wollen. In den letzten Jahren hat sich gezeigt, daß das ursprünglich zum Streßabbau eingesetzte AT der Gesundheit auf verschiedene Weise förderlich ist. Die Übungen bieten außerdem eine Basis für persönliches Wachstum, Selbstverwirklichung und die Erweiterung geistiger Fähigkeiten.

Das AT wurde in den 1920er Jahren von dem Berliner Psychiater und Neurologen Johannes Schultz entwickelt, der mit Hypnose gearbeitet hatte und von ihrer positiven Wirkung beeindruckt war. Mit dem AT wollte er eine Methode entwickeln, die dieselbe Wirkung hatte und außerdem von jedem anwendbar war. Schultz stellte sechs autosuggestive Übungen zusammen, die sein Kollege Dr. Wolfgang Luthe zu den heute verwendeten Techniken der Grundstufe verfeinerte. Der Erfolg der Methode sprach sich herum, so daß Ärzte auf der ganzen Welt sich für sie zu interessieren begannen; in den letzten zwanzig Jahren hat die Zahl der Übenden stetig zugenommen, und heute ist das AT in Deutschland das bekannteste Entspannungsverfahren überhaupt.

Die Wirksamkeit des AT ist durch zahlreiche Forschungen belegt. Zum Teil wird es von Krankenhäusern angeboten, weil es sich zur Streßreduktion während der Entbindung bewährt hat. Auch viele Firmen setzen es ein, z. B. gegen die Folgen des Jetlag bei Piloten und Flugbegleitern und bei Personalschulungen. In den USA gehört es zum Trainingsprogramm von Astronauten. Das AT wird oft als eine Methode zum »Ausruhen, Entspannen, Erholen« beschrieben, die Leistung und Konzentration optimiert und Streß abbaut.

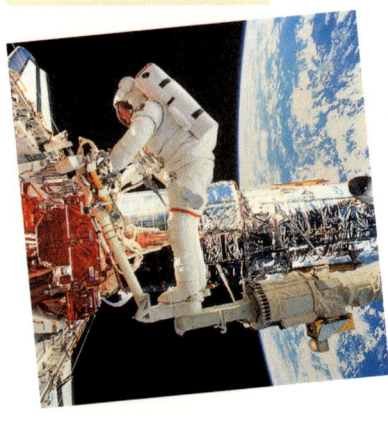

OBEN *US-Astronauten lernen AT, um auch unter schwierigsten Umständen einen ruhigen Kopf und die Leistungsfähigkeit zu bewahren.*

## WAS IST AT?

Gemeinsamkeiten bestehen vor allem mit Entspannungstechniken (s. S. 158–165), Meditation (s. S. 60–67) und Selbsthypnose (s. S. 222/3). Beim AT wird eine »passive Konzentration« hergestellt, bei der das Denken sich angst- und sorgenfrei nacheinander verschiedenen Körperbereichen zuwendet. Die Vorgehensweise ist genau festgelegt, und um AT zu praktizieren, müssen Sie erst die korrekten Körperhaltungen, suggestiven Formeln und konzentrationsförderlichen Methoden erlernen. Unbedingt erforderlich ist auch, daß das AT zwischen den Kursstunden regelmäßig drei Mal täglich etwa 10 Minuten lang geübt wird. Nach ein paar Monaten müßten Sie die passive Konzentration etwa eine halbe Stunde lang halten können.

Einige günstige Wirkungen des Autogenen Trainings – u. a. mehr Kreativität, bessere sportliche Leistungen und gesteigerte Fähigkeiten zur Kommunikation – werden der Tatsache zugeschrieben, daß AT das Gleichgewicht zwischen den beiden Hirnhälften fördert. Die imaginative, intuitive rechte Seite, die im Alltag normalerweise kaum eine Rolle spielt, kann sich so besser äußern.

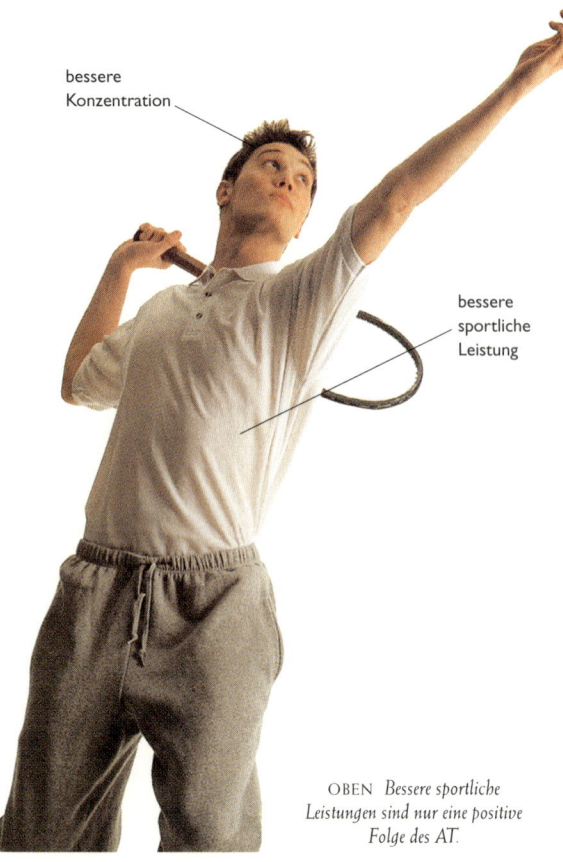

bessere Konzentration

bessere sportliche Leistung

OBEN *Bessere sportliche Leistungen sind nur eine positive Folge des AT.*

## EINEN AT-TRAINER KONSULTIEREN

AT sollte zunächst bei einem qualifizierten Trainer erlernt werden. Ein Kurs besteht normalerweise aus acht wöchentlichen Sitzungen zu 90 Minuten und findet in kleinen Gruppen statt.

Im Vorgespräch erfragt der Trainer Einzelheiten zu Ihrer Gesundheit und Ihrer Lebensweise. Dann werden Ihnen die drei grundlegenden Entspanungshaltungen gezeigt, die Ihnen helfen sollen, die Außenwelt zu vergessen, nämlich:

∗ so entspannt und bequem wie möglich flach mit dem Rücken auf dem Boden liegen

∗ Sitzen in einem bequemen Sessel; die Hände liegen auf den Armlehnen oder den Oberschenkeln.

∗ Mit runden Schultern und herabhängendem Kopf auf der Vorderkante eines harten Stuhls sitzen.

Ziel der Übungen ist nie die Heilung bestimmter Krankheiten. Vielmehr liegt ihnen der Gedanke zugrunde, daß Geist und Körper eventuelle Störungen selbst heilen oder bessern können, wenn sie von den Beschränkungen des aktiven Verstands befreit sind.

Auf diese Grundstufe können weiterführende Übungen folgen. Bei der autogenen Modifikation z. B. konzentriert man sich mit sogenannten Leitformeln auf präzise Themen und Körperbereiche. Bei der autogenen Neutralisierung geht es um die Korrektur von Verhaltensproblemen und eine positive Persönlichkeitsentwicklung; bei der autogenen Meditation um die Erkundung tieferer Bewußtseinsschichten.

**WEGWEISER**

Die Forschung hat gezeigt, daß das AT bei verschiedenen Beschwerden gut wirkt; sehr angenehm ist, daß es nach Anleitung durch einen qualifizierten Trainer täglich als Selbsthilfemaßnahme anwendbar ist.

ANGSTZUSTÄNDE, S. 256/7

ASTHMA, S. 294/5

BLUTHOCHDRUCK, S. 302

DEPRESSION, S. 261

EKZEME/DERMATITIS, S. 273

HIV/AIDS, S. 340/1

KOPFSCHMERZEN, S. 268

RAYNAUD-KRANKHEIT, S. 306

REIZDARM, S. 314/5

SCHLAFLOSIGKEIT, S. 264

STRESS, S. 262/3

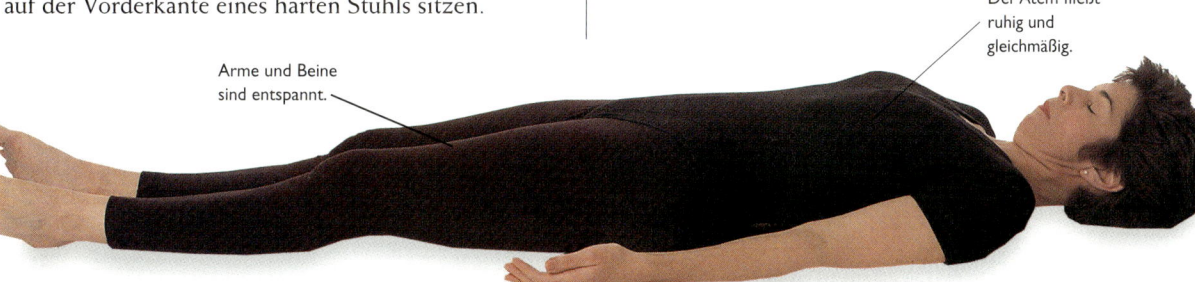

Der Atem fließt ruhig und gleichmäßig.

Arme und Beine sind entspannt.

Ziel ist ein der Meditation ähnlicher veränderter Bewußtseinszustand, der die Selbstheilungskräfte des Körpers aktiviert. Dann folgen verschiedene Übungen:

1 Sie lenken Ihre passive Aufmerksamkeit in Ihre Arme und Beine. Fangen Sie mit dem rechten Arm an. In Gedanken stellen Sie sich vor, daß Ihr rechter Arm schwer ist. Dann wird auch Ihr linker Arm schwer, dann das rechte Bein und schließlich das linke Bein. Danach sollten Arme und Beine entspannt sein.

2 Sie stellen sich vor, daß Ihre Arme und Beine warm sind; wieder fangen Sie mit den Armen an und gehen dann zu den Beinen über.

3 Sie stellen sich vor, wie Ihr Herz ruhig und gleichmäßig schlägt.

4 Sie stellen sich vor, wie Ihr Atem ruhig, gleichmäßig und leicht fließt.

5 Sie konzentrieren sich darauf, daß das Sonnengeflecht (Solar Plexus) und Ihr Bauch ruhig und warm sind.

6 Am Schluß stellen Sie sich vor, daß Ihre Stirn kühl ist, so, als würde eine kühle Hand auf eine fiebrige Stirn gelegt.

**BITTE BEACHTEN**

AT ist weitestgehend unbedenklich und hat keine negativen Nebenwirkungen. Trotzdem ist Unterricht bei einem qualifizierten Lehrer wichtig, denn die Methode kann verdrängte Enttäuschungen oder Wut zutage fördern. Dann ist fachkundige Begleitung wichtig. Wenn Sie in ärztlicher Behandlung sind, z. B. bei psychiatrischen Problemen, Schwangerschaft oder Herzleiden, sollten Sie vor einem AT-Kurs Ihren Arzt fragen und sich vergewissern, daß der Trainer medizinisch qualifiziert ist. Denken Sie daran, daß AT eine ärztliche Behandlung begleiten, aber nicht ersetzen kann. Gelegentlich wurde nach den Übungen von Kopf- oder Brustschmerzen berichtet. Dies sollte medizinisch abgeklärt werden.

OBEN *Die progressive Entspannung soll von Alltagssorgen befreien, damit unsere Gedankenenergie sich auf den Heilungsprozeß konzentrieren kann. Regelmäßiges Üben ist wichtig. Die Technik sollte bei einem qualifizierten Trainer erlernt werden.*

**SELBSTHILFE**

Sobald Sie die Techniken des AT beherrschen, ist es eine der flexibelsten und nützlichsten Methoden, um Streß abzubauen und das Wohlbefinden zu steigern. Weil verschiedene Körperhaltungen möglich sind, läßt AT sich fast überall praktizieren – im Zug, im Büro, zu Hause, am Strand.

Schon zehn Minuten tägliches Üben tun Körper, Geist und Seele merklich gut, und wenn Sie ein bißchen mehr Zeit aufwenden, macht sich das noch mehr bezahlt. Wie bei vielen anderen Selbsthilfetechniken ist die positive Wirkung so groß wie Ihr Einsatz.

# BIOFEEDBACK

Es entbehrt nicht einer gewissen Ironie, daß ausgerechnet eine technologieabhängige Therapieform die Nachfolge alter östlicher Heiltraditionen angetreten hat, aber es ist tatsächlich so: Biofeedback nutzt das gesamte Spektrum der westlichen Apparatemedizin, um Menschen in der Manipulierung physiologischer Funktionen zu unterweisen, deren bewußte Steuerung bis vor kurzem unmöglich erschien. Hirnwellen, Herzfrequenz, Blutdruck und Hauttemperatur werden so beeinflußt. Heute ist Biofeedback als wirksame Entspannungstechnik allgemein akzeptiert, hilft aber auch bei diversen gesundheitlichen Störungen, z. B. streßbedingten Beschwerden, Asthma und Migräne.

Hervorgegangen ist das Biofeedback aus der Arbeit der sogenannten »behavioristischen« Psychologen-Schule in den Jahren vor dem Zweiten Weltkrieg. Anhand der Arbeit mit Ratten und Tauben wollten diese Forscher zeigen, daß die meisten Aspekte des Verhaltens konditioniert sind und erwünschte Verhaltensweisen durch Belohnungen verstärkt werden können (s. S.196/7).

Zunächst nahm man an, daß nur willentlich steuerbares Verhalten auf diese Weise beeinflußbar ist. Ende der 1950er und in den 1960er Jahren zeigte sich jedoch, daß auch Körperprozesse, die man vorher für unwillkürlich gehalten hatte, durch Konditionierung nach Belieben veränderbar waren. Menschen konnten durch entsprechendes Training lernen, entspannende Alpha-Hirnwellen zu produzierten; Ratten trainierte man die Steuerung des Blutdrucks, der Herzfrequenz und der Blutzufuhr zu verschiedenen Körperbereichen an.

Die Wissenschaftler folgerten schnell, daß das, was bei Ratten funktionierte, auch bei Menschen möglich sein müßte. Da hochtechnisierte Meßgeräte zur Verfügung standen, z. B. EEGs (zur Hirnwellenmessung) und EMGs (zur Messung der Muskelspannung), konnten die Forscher ihre Theorie überprüfen. Die Ergebnisse entsprachen den Erwartungen. Östliche Yogis und buddhistische Mönche hätte das nicht überrascht, aber zur gängigen Meinung des skeptischen Westens, daß »unwillkürliche« physiologische Funktionen nicht bewußt steuerbar seien, stand es im Widerspruch.

Das explodierende Interesse an alternativer Medizin in den 1970er und 1980er Jahren erzeugte ein ideales

OBEN Genauso wie viele alte Heilmethoden des Ostens ist Biofeedback aus der Erkenntnis entstanden, daß Körper, Geist und Seele vielfältig miteinander verwoben sind.

Klima für diese Verbindung von Wissenschaft und holistischem Idealismus; Biofeedback fand bald allgemeine Beachtung – nicht zuletzt deshalb, weil es viele hypothetische Grundlagen der ganzheitlichen Medizin zu bestätigen schien. Heute ist Biofeedback in den USA weit verbreitet und auch in anderen westlichen Ländern zunehmend etabliert.

## WAS IST BIOFEEDBACK?

Der Feedback-Begriff stammt aus der Elektronik, wo er sich auf eine Methode bezieht, Systeme dadurch zu steuern, daß ihnen die Ergebnisse ihrer Messungen wieder eingegeben werden. Ein Thermostat z. B. ist ein Feedback-Gerät – in Reaktion auf die Außentemperatur schaltet es eine Heizquelle an oder ab. Biofeedback ist die Anwendung dieses Prinzips auf lebende Organismen, z. B. den menschlichen Körper.

Zum Biofeedback braucht man als erstes ein Gerät, das die zu regulierende physiologische Funktion mißt. Im einfachsten Fall kann das ein Gerät zur Messung der Blutmenge in den Fingerspitzen sein, aber auch kompliziertere Geräte kommen zum Einsatz – per EEG wird die Hirnaktivität, per EMG die Muskelspannung und per EKG der Herzschlag gemessen. Es gibt Kontrollgeräte, die den elektrischen Hautwiderstand, die Schweißbildung und die Hauttemperatur etc. messen. Durch Elektroden ist der Patient mit dem Biofeedback-Gerät verbunden.

Die Informationen über die Veränderungen im Körper müssen dem Patienten sodann in leicht verständlicher Form zurückgemeldet werden. Dazu dienen optische oder akustische Signale (Lämpchen, Summton, Klopfgeräusche). Zunehmend werden die Ergebnisse auch auf einem Monitor graphisch sichtbar gemacht. Im sogenannten »biogenen Training« lernt der Patient erstaunlich schnell, das gewünschte Ergebnis – weniger aufblinkende Lämpchen, einen tieferen Ton – willentlich hervorzurufen. Die meisten Klienten erlernen den dazu erforderlichen speziellen Bewußtseinszustand in ein paar Stunden und sollten dann auch ohne die Hilfe der Kontrollgeräte nach Belieben in ihn hineinkommen können.

Biofeedback galt zunächst als wirksame Entspannungstechnik, und die Streßreduktion ist immer noch ein wichtiger Anwendungsbereich. Vor allem in den USA hält man es jedoch auch für eine ganzheitliche Therapie, die zu mehr Bewußtheit führt und das Erreichen persönlicher Ziele erlaubt.

## BESUCH BEIM BIOFEEDBACK-TRAINER

Nach dem Vorgespräch entscheidet der Trainer – meist ein Arzt –, welche Körperfunktion gesteuert wird, und schließt Sie an das entsprechende Gerät an. Sie werden gebeten, sich auf die – optischen oder akustischen – Signale und deren Veränderung zu konzentrieren.

Dazu müssen Sie in einem Zustand entspannter Bewußtheit sein, der vom Trainer durch verschiedene Techniken gefördert wird, z. B. indem er Ihnen gut zuredet oder Ihnen hilft, angenehme Bilder zu »visualisieren«. Manche Therapeuten verstärken das Training, indem sie diverse »Belohnungen« anbieten.

Mindestens sechs etwa halbstündige Sitzungen sind erforderlich. Obwohl zahlreiche Klienten sehr gute Fortschritte machen, wenn sie beim Trainer an die Geräte angeschlossen sind, verlieren sie ihre Fähigkei-

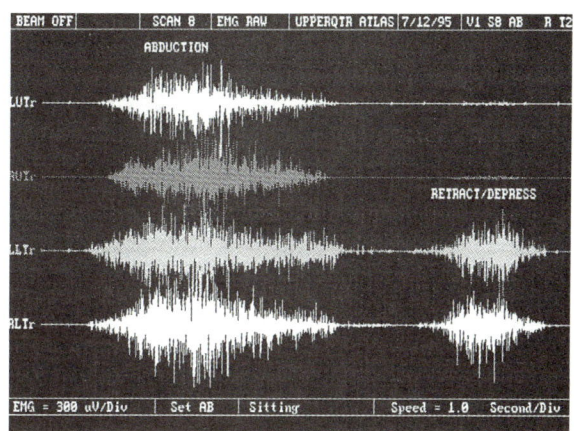

OBEN *Ein Monitor macht die Muskelspannung sichtbar.*

ten zu Hause leider oft wieder – im Alltag fällt es in vielen Fällen schwer, in den richtigen Bewußtseinszustand hineinzukommen. Der Trainer sollte deshalb einen Teil der Zeit auf das Üben ohne Geräte verwenden. Auch Selbsthilfetechniken (s. unten) sind nützlich.

## SELBSTHILFE

Für die Anwendung zu Hause gibt es verschiedene Meßgeräte. Sie reichen vom »Relaxometer«, das den Hautwiderstand mißt, über »Temperaturtrainer«, die die Durchblutung im Gewebe messen, bis zu einfachen EEG- und EMG-Geräten.

Aber auch ohne diese speziellen Geräte sollten Sie die erlernten Biofeedback-Fähigkeiten täglich regelmäßig üben, denn sonst hält die Wirkung der Therapie wahrscheinlich nicht lange an.

### BITTE BEACHTEN

Biofeedback ist ziemlich unbedenklich. Sprechen Sie trotzdem vorher mit Ihrem Arzt, wenn Sie in ärztlicher Behandlung sind. Verwenden Sie Biofeedback nicht als Ersatz für ärztliche Betreuung, denn es kann Symptome von Krankheiten kaschieren.

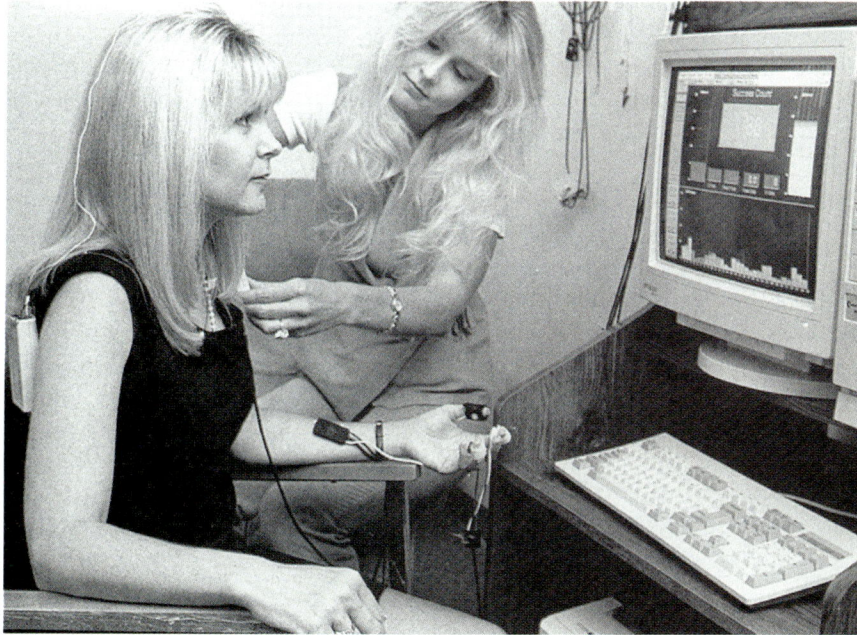

RECHTS *Die Patientin lernt mit Hilfe von Meßgeräten, physiologische Funktionen willentlich zu steuern.*

# VISUALISIEREN

### ALTES GEDANKENGUT

Die alten Römer kannten das Visualisieren, setzten es aber nur bedingt therapeutisch ein. Der römische Dichter Ovid riet einem unglücklich verliebten Jüngling, sich das Objekt seiner Zuneigung in wenig schmeichelhaften Situationen vorzustellen, um seine Schwärmerei zu überwinden.

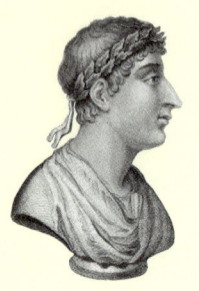

OBEN *Ovid kann als früher Befürworter des Visualisierens betrachtet werden.*

Im Grunde ist Visualisieren eine Form konstruktiven Tagträumens. Es spannt die Vorstellungskraft ein, um ein Gefühl des Wohlbefindens hervorzurufen, negative Einstellungen durch positive zu ersetzen und die natürliche Heilkraft des Körpers zu stärken. Dabei ist Visualisieren eine der angenehmsten und entspannendsten Therapieformen. Im einfachsten Fall beinhaltet es die Erzeugung und Erkundung wohltuender oder befriedigender geistiger Bilder. Bei emotionalen Problemen oder körperlichen Krankheiten werden gezielt passende Bilder eingesetzt. Visualisieren ist ein wichtiger Bestandteil vieler Entspannungs- und Psychotherapien.

Im Westen ist Visualisieren relativ neu, aber die östliche Medizin setzt es seit Tausenden von Jahren ein. Es ist wesentlicher Bestandteil der chinesischen Medizin; bei tibetischen Buddhisten, die sich vorstellen, daß eine heilende Gottheit sie gesund macht, hat es eine ähnlich lange Tradition. Schamanistische Kulturen mit ihren Hexern, Medizinmännern und heilenden Priestern haben zur Heilung (oder Verursachung) von Krankheiten immer die Macht der Vorstellungskraft herangezogen.

Aber auch im Westen war der Wert des Visualisierens nicht ganz unbekannt. Der römische Poet Ovid rät in seinem Text »Heilmittel gegen die Liebe«, ein unglücklich verliebter junger Mann solle seine Schwärmerei dadurch überwinden, daß er sich die Angebetete in wenig schmeichelhaften Situationen vorstellt: Wenn sie schlecht singt, soll er sich vorstellen, wie sie singt; wenn sie schlechte Zähne hat, soll er sich vorstellen, wie sie lächelt. Auch manche Hypnotiseure setzten im 19. und Anfang des 20. Jahrhunderts Visualisierungen ein. Aber erst seit etwa 1960 wird es, teilweise aufgrund der Studien zum Biofeedback (s. S. 212/3), als wertvolle eigenständige Therapieform betrachtet.

Heute wird es von der alternativen Medizin allgemein akzeptiert und oft zusammen mit anderen Psychotherapien eingesetzt, z. B. der Hypnotherapie (s. S. 218–223), dem Autogenen Training (s. S. 210/1) und Entspannungstechniken (s. S. 158–165). In begrenztem Ausmaß wird es auch von der Schulmedizin akzeptiert. Einige Krebsspezialisten, vor allem in den USA, Europa und Austral-Asien, behaupten, es würde die Lebensqualität der Patienten verbessern, und empfehlen es als Teil eines Therapieprogramms. Auch Sportler setzen zur Verbesserung ihrer Leistung das Visualisieren ein.

## AKTIVES UND PASSIVES VISUALISIEREN

Die meisten Menschen können geistige Bilder erzeugen; das können Erinnerungen an Szenen aus der Vergangenheit oder reine Phantasieprodukte sein. Beim Visualisieren werden diese Bilder für positive Ziele eingespannt.

Dabei lassen sich zwei Varianten unterscheiden. Die erste ist das passive bzw. rezeptive Visualisieren. In entspannter Verfassung läßt der Patient ein Bild in sich aufsteigen, das dann in allen Einzelheiten untersucht wird, einschließlich der mit ihm assoziierten Sinneswahrnehmungen wie Düfte und Töne; dies kann Hinweise auf unbewußte emotionale Probleme, aber auch deren Lösung geben und die Selbsterkenntnis fördern.

Die zweite Variante ist das aktive Visualisieren. Dabei wählen Sie ein Bild, das direkt mit einem bestimmten

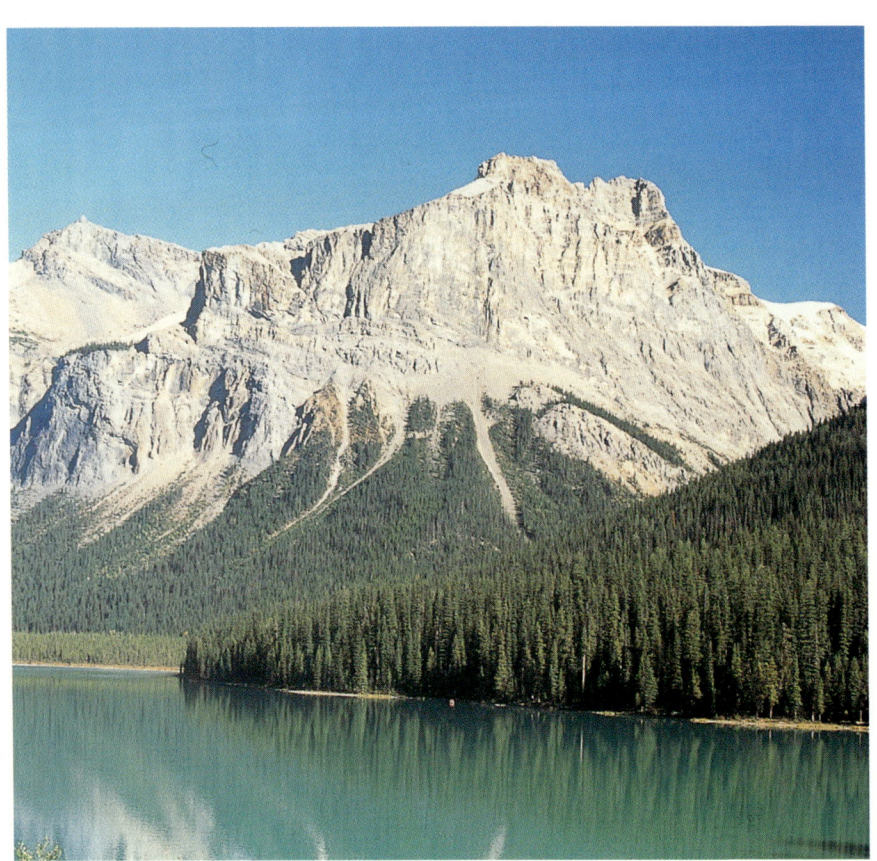

LINKS *Stellen Sie sich eine wunderschöne, friedliche Landschaft vor, wenn Sie Streß abbauen wollen.*

emotionalen oder körperlichen Problem zu tun hat, und konzentrieren sich darauf. Wenn Sie z. B. gestreßt sind, ist es sehr entspannend, sich ruhige, friedliche Szenen auszumalen. Asthmatikern tut es gut, sich einen klaren, lebendigen Bergbach und frische, saubere Luft vorzustellen. Diese Form des Visualisierens wird oft von Autosuggestionen begleitet, z. B. »Wärme durchströmt mich, ich fühle mich wohl, und mein Atem ist tief und gleichmäßig« (s. Selbsthypnose, s. S. 222/3).

Beim aktiven Visualisieren können Sie jedoch noch sehr viel weiter gehen. Sie können sich z. B. vorstellen, daß in Ihrem Körper ein Kampf stattfindet, an dem Sie sich aktiv beteiligen. Krebspatienten etwa können sich als weiße Blutkörperchen sehen, die gegen die Krebszellen zu Felde ziehen und am Schluß triumphierend miterleben, wie der besiegte Feind den Körper verläßt.

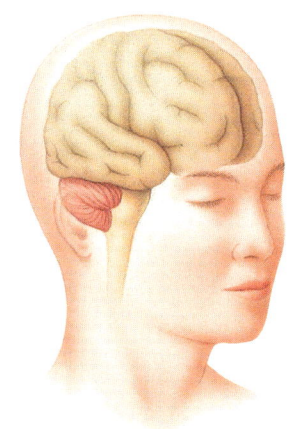

OBEN *Aktives Visualisieren regt die rechte Hirnhälfte an.*

## Wie funktioniert das Visualisieren?

Die Großhirnrinde, die im Gehirn den meisten Platz einnimmt, ist für die Informationsverarbeitung zuständig; sie besteht aus zwei Hälften, die unterschiedliche Funktionen haben. Die dominante Hälfte, im allgemeinen die linke, hat mit Logik, Sprache und Mathematik zu tun; die rechte gilt als Sitz von Imagination, Kreativität und Intuition. Das Visualisieren regt erwiesenermaßen die bei westlichen Menschen oft unzureichend genutzte rechte Hälfte an. Möglicherweise »schickt« das Erzeugen geistiger Bilder Botschaften von der Großhirnrinde zum autonomen Nervensystem – das »unwillkürliche«, automatische Körperprozesse steuert, z. B. Herzschlag, Verdauung, Körpertemperatur – und, via Hirnanhangsdrüse, auch zum Hormonsystem. Wie die Vorstellungskraft diese Prozesse beeinflußt, ist nicht klar.

### BESUCH BEIM THERAPEUTEN

Nachdem im Vorgespräch Ihre Bedürfnisse erfragt und geeignete Bilder ausgewählt wurden, werden Sie gebeten, sich bequem hinzusetzen oder zu legen, sich zu entspannen und die Augen zu schließen. Oft macht der Therapeut mit Ihnen ein paar einfache Entspannungsübungen (s. S. 162/3), um Ihren Körper von Streß zu befreien.

Dann leitet der Therapeut Sie dazu an, vor Ihrem inneren Auge ein Bild entstehen zu lassen. Malen Sie sich die Szene so vollständig wie möglich aus und beschreiben Sie sie in allen Einzelheiten – dazu gehören auch Töne und Gerüche. Konzentrieren Sie sich intensiv auf das Bild in Ihrem Kopf und vergessen Sie alle Ablenkungen und äußeren Ereignisse. Vielleicht fordert der Therapeut Sie auch auf, verschiedene positive Suggestionen bzw. Affirmationen zu wiederholen, die das Therapieziel unterstützen.

Am Ende der Sitzung werden Sie aufgefordert, die Augen wieder zu öffnen und ganz allmählich in die Gegenwart zurückzukommen. In der Regel ermuntert man Sie, das Visualisieren zwischen den Sitzungen mindestens einmal

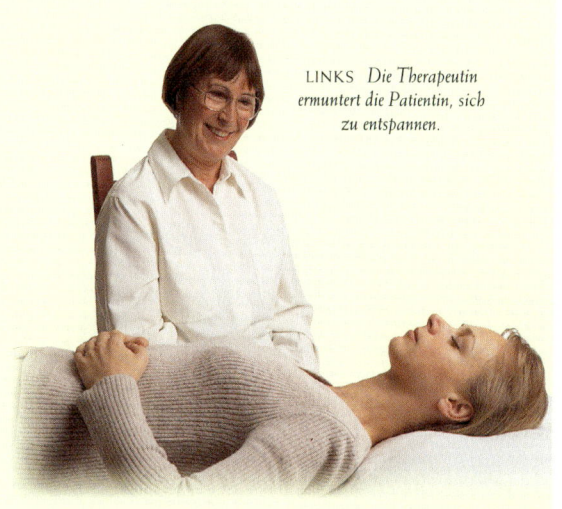

LINKS *Die Therapeutin ermuntert die Patientin, sich zu entspannen.*

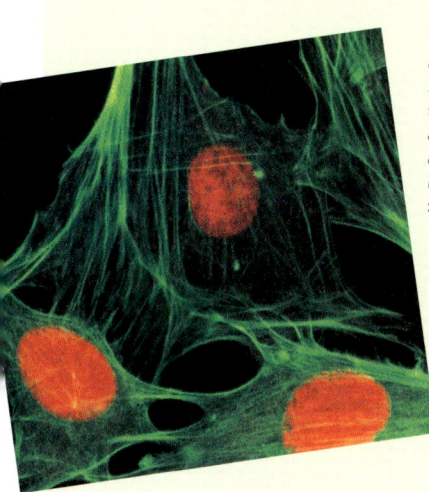

LINKS *Krebspatienten, die im Rahmen ihres Behandlungsprogramms mit dem Visualisieren arbeiten, stellen sich vor, daß ihre weißen Blutkörperchen Krebszellen zerstören.*

täglich zu Hause zu wiederholen, evtl. mit Hilfe einer Kassette. Wiederholtes Visualisieren erzeugt offenbar eine Erwartungshaltung, aufgrund derer der Patient so handelt, als wäre das Bild Realität.

Manchen Menschen fällt es sehr schwer, geistige Bilder zu erzeugen und sich auf sie zu konzentrieren; für sie ist das Visualisieren u. U. nicht die beste Therapieform. Andere spüren die positive Wirkung sofort; bei den meisten dauert es ein paar Sitzungen, bis sich echte Verbesserungen zeigen. Aber sobald die Technik einmal beherrscht wird, kann im Nu ein heilsames Bild erzeugt werden, das hilft, aktuelle Probleme zu bewältigen und z. B. chronische Schmerzen zu lindern.

### SCHULMEDIZINISCHE SICHT

Auch wenn die Geist-Körper-Verbindung wissenschaftlich noch nicht erklärt werden kann, zeigen Studien, daß das Visualisieren eine wertvolle Technik zum Streßabbau ist. Wenn die Vorstellungskraft zur Beeinflussung dieser automatischen Prozesse eingespannt wird, findet der Körper offenbar Möglichkeiten, Schmerzen und Krankheiten zu überwinden. Die meisten Ärzte akzeptieren, daß das Visualisieren der Gesundheit gut tut, weil es die Entspannung fördert und Streß abbaut. Viele geben auch zu, daß eine positive Einstellung zum Krankheitsverlauf die Wirksamkeit anderer Therapien verbessern kann. Deshalb empfehlen manche Spezialisten das Visualisieren parallel zu einer Chemotherapie oder Bestrahlung bei Krebs sowie bei chronischen Schmerzen.

Die meisten Ärzte bezweifeln jedoch, daß geistige Bilder, auch wenn sie noch so plastisch sind, das Fortschreiten organischer Krankheiten direkt beeinflussen können.

## SELBSTHILFE

Suchen Sie sich für das Visualisieren zu Hause einen ruhigen, friedlichen Ort, an dem Sie mindestens 15 Minuten lang nicht gestört werden. Wichtig ist, daß Sie eine bequeme Position finden – ein Sessel mit hoher Rückenlehne und Kopf- und Nackenstütze ist ideal – und entspannen Sie sich. Dabei hilft eine einfache Entspannungstechnik (s. S. 162/3); oder versetzen Sie sich selbst in leichte Trance, wenn Sie mit der Selbsthypnose vertraut sind (s. S. 222/3). Fangen Sie dann an, sich auf das gewählte Bild zu konzentrieren.

Das Visualisieren ist eine sehr persönliche Therapieform. Stellen Sie sich keine Situationen vor, die unangenehme Assoziationen wecken – sehen Sie sich z. B. nicht in einem blühenden Garten, wenn Sie Heuschnupfen haben, oder in einem dunklen Tunnel, wenn Sie unter Klaustrophobie leiden.

Obwohl es besser ist, das Visualisieren bei einem erfahrenen Therapeuten zu lernen, können Sie einfache Übungen ohne Anleitung durchführen und so die in der Therapie vermittelten Lektionen vertiefen. Denken Sie daran, daß das Visualisieren ein kreativer Prozeß ist. Stellen Sie sich eine Szene nicht nur lebensecht vor, sondern nehmen Sie Symbole, persönliche Assoziationen und Erinnerungen dazu. Experimentieren Sie mit den Bildern und Techniken, bis Sie die finden, die am besten wirken.

### Unerwünschte Gewohnheiten ablegen

Das Visualisieren hilft bei der Veränderung unerwünschter Gewohnheiten, z. B. Rauchen, zuviel Alkohol trinken, zuviel essen. Nützlich dabei ist die sogenannte »Swish-Technik«, die aus folgenden Schritten besteht:

1 *Stellen Sie sich vor, Sie würden auf eine große Kinoleinwand schauen, und projizieren Sie darauf ein Bild, das Sie so zeigt, wie Sie jetzt sind. Das Bild sollte so unvorteilhaft wie möglich sein. Wenn Sie z. B. zu dick sind, können Sie sich im schlecht sitzenden Badeanzug am Strand sehen. Sie würden gern zum Schwimmen ins Meer gehen, tun es aber nicht, weil Sie Angst haben, daß die Leute sich über Ihre Speckröllchen lustig machen und Sie – wegen der ungewohnten körperlichen Anstrengung – japsend aus dem Wasser steigen. Sehen Sie, wie Bekannte oder Familienangehörige am Strand herumtollen, und wünschen Sie sich, Sie könnten mitmachen.*

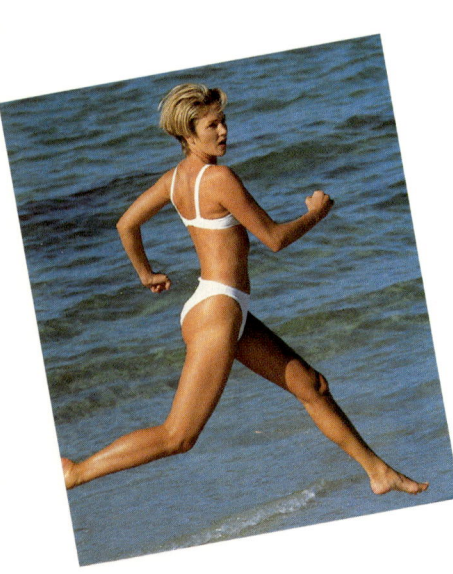
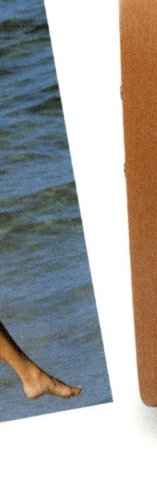

OBEN *Beim Visualisieren entwerfen Sie ein heilsames, positives Bild von sich selbst.*

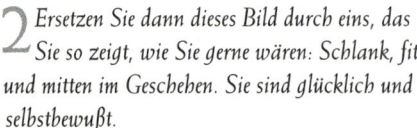

2 *Ersetzen Sie dann dieses Bild durch eins, das Sie so zeigt, wie Sie gerne wären: Schlank, fit und mitten im Geschehen. Sie sind glücklich und selbstbewußt.*

3 *Holen Sie noch einmal das negative Bild hervor, aber plazieren Sie diesmal die positive Darstellung als kleines Bild-im-Bild in die rechte untere Ecke der Leinwand.*

4 *Sehen Sie zu, wie das kleine, positive Bild schnell größer und heller wird, bis es das negative Bild überdeckt. Lassen Sie das negative Bild völlig verschwinden.*

5 *Machen Sie die Leinwand noch einmal leer und wiederholen Sie die Übung fünf oder sechs Mal; nach jedem Durchgang machen Sie die Leinwand leer oder öffnen die Augen.*

6 *Holen Sie vor dem Ende der Sitzung die Bilder noch einmal her. Das positive Bild sollte leichter zu erzeugen, heller und klarer als das negative sein. Wenn nicht, wiederholen Sie die Übung und überlegen Sie, ob Sie die verwendeten Bilder verändern wollen. Machen Sie die Übung mindestens einmal täglich, besser aber zwei oder drei Mal, bis Sie Ihr Ziel erreicht haben.*

## Schmerzen lindern

Durch Schmerzen – ein leichtes Unbehagen oder auch Höllenqualen – zeigt der Körper an, daß etwas nicht stimmt. Die Schmerzen können eine bekannte Ursache haben oder unerklärlich sein. Man nimmt an, daß das Denken unser Schmerzempfinden bestimmt. Wieviel Schmerz Sie wahrnehmen, hängt von der Menge an Endorphinen ab, den natürlichen Schmerzkillern des Körpers. Ihr Pegel wird durch unsere seelische Verfassung beeinflußt: Wer depressiv ist, produziert weniger Endorphine und empfindet daher Schmerzen als schlimmer. Es gibt verschiedene Möglichkeiten, das Visualisieren zur Schmerzkontrolle einzusetzen.

Eine Technik, die sich besonders bei starken chronischen Schmerzen eignet, arbeitet mit dem Bild von einer Wählscheibe. Dieses Bild läßt sich in Verbindung mit den passenden Inhalten auch gut auf andere Situationen anwenden. Sexualprobleme z. B. können manchmal gebessert werden, wenn Sie die Zahlen auf der Wählscheibe als Phasen der sexuellen Erregung betrachten; sie wird stimuliert durch sexuelle Phantasien oder die Vorstellung, daß die Lust wie ein prickelnder Strom durch den Körper pulsiert. Die Reaktion wird immer natürlicher, bis sie automatisch erfolgt und das Problem gelöst ist.

1 *Stellen Sie sich vor, wie Sie den aktuellen Schmerzpegel auf einer Wählscheibe eintragen, die von 1 bis 10 geht; 10 ist der schlimmste Schmerz. Halten Sie dieses Bild fest.*

2 *Sehen Sie sich, wie Sie in einen dunklen Tunnel hineingehen, der ihre Schmerzen repräsentiert. Diese werden etwas schlimmer, wenn Sie den Tunnel betreten, und der Zeiger auf der Wählscheibe rückt ein bißchen vor.*

3 *Wie Sie weiter durch den Tunnel gehen, bemerken Sie ganz weit weg ein winziges Licht. Während Sie darauf zugehen, wird es langsam größer und heller, und Sie spüren, wie Ihre Beschwerden abklingen. Der Zeiger auf der Wählscheibe bewegt sich langsam zurück.*

4 *Gehen Sie im Tunnel weiter, bis die Schmerzen erträglich sind – sagen wir bei 2 oder 3 auf der Wählscheibe. Erwarten Sie nicht, daß die Schmerzen ganz weggehen; das passiert selten, und ein Mißerfolg kann die bisher positive Wirkung unterminieren. Treten Sie an dieser Stelle aus dem Tunnel heraus ins Licht.*

5 *Sagen Sie sich, bevor Sie die Augen öffnen, daß Sie sich jetzt und in Zukunft sehr viel wohler fühlen.*

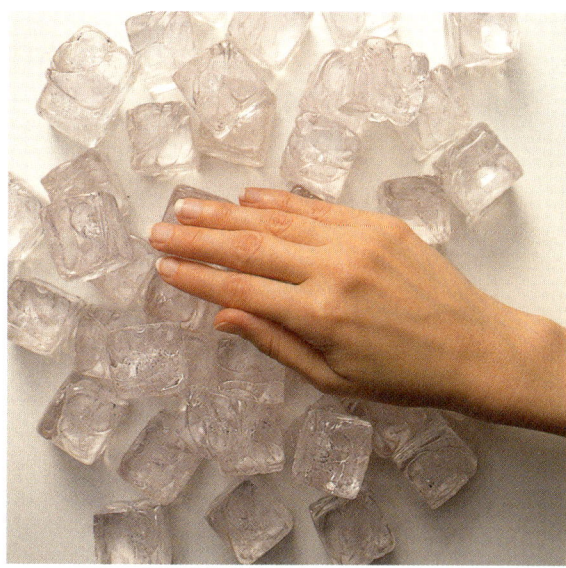

OBEN *Stellen Sie sich den schmerzenden Bereich von Eis umgeben vor.*

Zur Schmerzkontrolle eignet sich auch die Vorstellung von Empfindungslosigkeit: Sehen Sie Ihre Hand von Eis umgeben, und spüren Sie, wie sie allmählich taub wird. Legen Sie dann die Hand über den schmerzenden Bereich und stellen Sie sich vor, wie die Taubheit sich auf diesen Bereich überträgt.

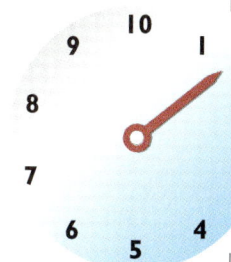

OBEN *Mit der »Wähl-scheiben-Technik« können Sie Schmerzen lindern.*

### BEI GESUNDHEITLICHEN BESCHWERDEN

Die Genesung wird oftmals unterstützt, wenn Sie sich vorstellen, wie der Heilungsprozeß im Körper stattfindet. Dazu brauchen Sie ein paar Grundkenntnisse über die Krankheit, die eine Fachkraft oder Bücher Ihnen vermitteln können.

Bei Ekzemen z. B. können Sie sich vorstellen, daß auf Ihrer Haut herumkrabbelnde Insekten Ihre Beschwerden verursachen. Sehen Sie dann, wie kühles, heilendes Wasser die Insekten wegschwemmt und die Haut besser durchblutet wird, was die Heilung beschleunigt.

Bei Bluthochdruck können Sie sich das Herz als Muskelbeutel und die Arterien als Muskelschläuche vorstellen. Sehen Sie, wie das Herz in Reaktion auf Signale vom Gehirn schneller schlägt und den Blutdruck erhöht, oder langsamer schlägt und den Blutdruck senkt. Sehen Sie dann, wie die »Langsamer«-Signale immer mehr zunehmen die »Schneller«-Signale immer weniger werden, und spüren Sie, wie Ihr Blutdruck sinkt.

Bei einer Infektion können Sie visualisieren, wie die weißen Blutkörperchen die Eindringlinge angreifen, vernichten und aus dem Körper entfernen. Wenn Sie ein Antibiotikum nehmen, können Sie sich ausmalen, wie das Medikament die fremden Bakterien zerstört.

Bei Depressionen und PMS (Prämenstruellem Syndrom) können Sie sich vorstellen, daß Sie all Ihre Probleme in einem Rucksack einen Hügel hinauftragen. Oben angekommen, packen Sie den Inhalt in eine Kiste, die Sie fest verschließen; aller Lasten ledig, genießen Sie nun die wunderschöne Umgebung.

### WEGWEISER

Das Visualisieren wird oft zur Schmerzkontrolle eingesetzt. Auch bei folgenden Beschwerden hilft es:

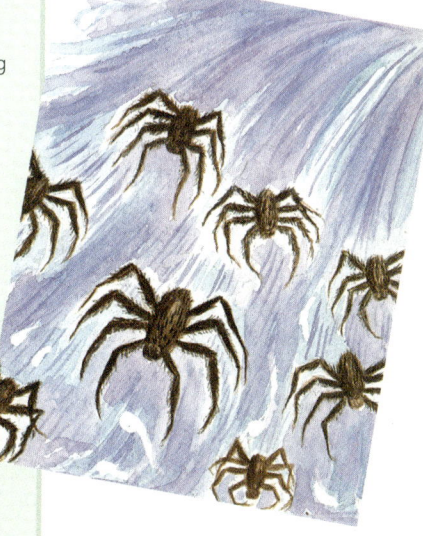

OBEN *Das Visualisieren des Heilungsprozesses hilft bei Hautleiden, z. B. Ekzemen.*

# HYPNOTHERAPIE

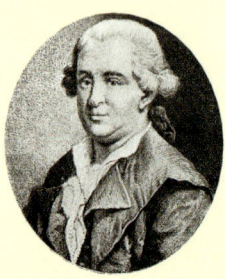
*Hypnose ist ein außergewöhnlicherer, traumähnlicher Bewußtseinszustand und wird seit Jahrhunderten zu Heilzwecken eingesetzt. Am besten erklärt man sie als einen Zustand extremer körperlicher und geistiger Entspannung, durch den der Patient sich der Realität enthoben fühlt und stark beeinflußbar ist. Hypnotherapeuten glauben, daß das Denken direkt auf den Körper einwirkt, und wollen im Unbewußten vorhandene Fähigkeiten zur Problemlösung und Heilkräfte anregen, um geistige, seelische und körperliche Prozesse zu beeinflussen. Die moderne Hypnotherapie hat sich von eher dubiosen Vorläufern distanziert und wird zunehmend als legitime Therapieform akzeptiert.*

Die hypnotische Trance gehört seit Jahrtausenden zum Erfahrungsschatz des Menschen. Zweifellos hat sie bei heidnischen und religiösen Ritualen eine wichtige Rolle gespielt. Bekannt ist, daß die alten Griechen Hypnose gegen Hysterie und die Druiden (die sie als »magischen Schlaf« bezeichneten) gegen Warzen einsetzten. Die Geschichte der Hypnose als Therapieform beginnt jedoch erst im 18. Jahrhundert mit der Arbeit eines umstrittenen österreichischen Arztes namens Franz Anton Mesmer.

Er praktizierte ursprünglich in Wien, wo er feststellte, daß er alle möglichen Krankheiten ohne Operationen oder Medikamente heilen konnte. Er schrieb dies dem Vorhandensein eines im Körper kreisenden »animalischen Magnetismus« zu und machte diverse – oft sehr theatralische – Rituale zur Grundlage seiner Behandlungen, die dieses »magnetische Fluidum« wieder ins Fließen bringen sollten. Seine Erfolge sprachen sich schnell herum, und 1778 lud Ludwig XVI. ihn nach Paris ein. Seine Popularität beunruhigte die etablierte Ärzteschaft, und 1784 wurde eine Kommission zur Überprüfung des »Mesmerismus« eingesetzt. Sie berichtete ordnungsgemäß, daß die Heilungen, die die Methode zweifellos bewirkte, nicht auf Magnetismus, sondern die Einbildung der Patienten zurückzuführen waren. Mesmer und sein »animalischer Magnetismus« gerieten allmählich in Verruf, und man hörte bald nicht mehr viel von ihm.

### Heilsame Phantasien

Der Kommission war jedoch ein wichtiger Punkt entgangen – wenn Einbildungen zur Hei-

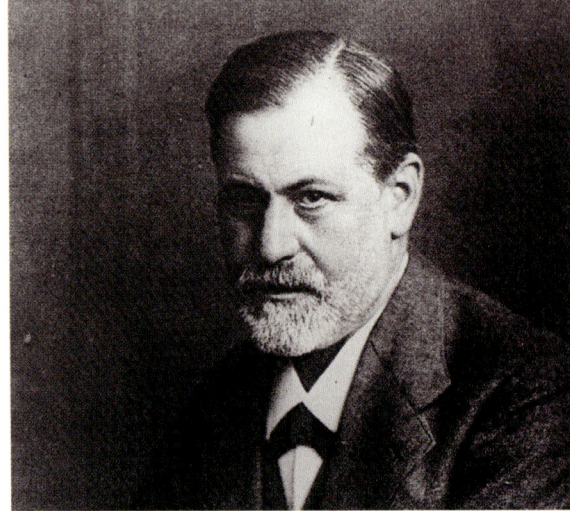

OBEN *Die Hypnose wurde aus einer früheren, umstrittenen Technik entwickelt, dem Mesmerismus; auch Freud setzte sie zu Beginn seiner Karriere ein.*

lung beitragen konnten konnten, warum dann nicht mit ihnen arbeiten? Einige Anhänger Mesmers griffen das Thema auf, und ein paar Ärzte experimentierten weiter. Am University College Hospital in London begann Anfang des 19. Jahrhunderts ein Chirurg namens John Elliotson, Patienten bei Operationen mit Hypnose zu betäuben. Obwohl Elliotson ein sehr angesehener Arzt war, wurde er verspottet und seines Postens enthoben. Ein geachteter schottischer Chirurg, James Baird, interessierte sich ebenfalls für den Mesmerismus; er verschaffte der Methode ein gewisses Ansehen, indem er ihren Namen in Hypnose änderte, vom griechischen »Hypnos« (Schlaf). Der Begriff ist jedoch eher irreführend: Viele Studien haben gezeigt, daß die Hirnaktivität in Hypnose ganz anders ist als im Schlaf.

1891 stimmte ein Komitee des britischen Ärzteverbandes der Verwendung von Hypnose bei bestimmten Therapien verhalten zu. Die traditionell feindselige Haltung der Ärzteschaft konnte dies jedoch nicht beeindrucken, und das Interesse blieb in Großbritannien

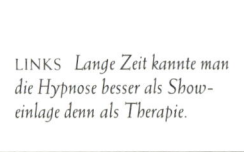

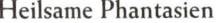

LINKS *Lange Zeit kannte man die Hypnose besser als Showeinlage denn als Therapie.*

in der ganzen ersten Hälfte des 20. Jahrhunderts sehr gering. Die Hypnose verkam zur Bühnenshow, zum Tummelplatz von Entertainern und Scharlatanen.

## Seriöse Wissenschaftler

In Frankreich war der Interesse größer. An der medizinischen Fakultät des Salpêtriére-Hospitals in Paris erforschte Prof. Jean-Martin Charcot das Thema intensiv und vertrat überzeugend die Meinung, die Hypnose solle ernst genommen werden. Seine Thesen wurden von Ambrose Liébeault und Hippolyte Bernheim aufgegriffen, die um 1890 in Nancy eine Hypnoseschule gründeten. Sie waren keine Scharlatane, sondern ernstzunehmende Wissenschaftler, und ihre Ansichten wurden von Kollegen und Öffentlichkeit respektiert.

Auch Sigmund Freud (s. S. 188, 192), der unter Bernheim und Charcot studierte, begann, sich für die Hypnose zu interessieren. Er verwendete sie eine Zeitlang bei der Behandlung psychischer Krankheiten, arbeitete aber lieber mit voll bewußten Patienten und

entwickelte bald eigenständige psychoanalytische Techniken. Es entbehrt nicht einer gewissen Ironie, daß diese sich von den heute in der modernen Hypnotherapie verwendeten Methoden nicht sonderlich unterschieden.

In Amerika geriet die Hypnose nie so in Verruf wie in Großbritannien; in den ersten Jahrzehnten des 20. Jahrhunderts wurde in aller Stille geforscht und experimentiert. 1933 erschien das erste moderne Buch zum Thema:»Hypnosis and Suggestibility« von C. L. Hull. Die heute im Westen weit verbreitete moderne Form der Hypnotherapie wurde dann in den 1950er und 1960er Jahren von dem US-Psychotherapeuten Milton H. Erickson entwickelt. Schon 1953 empfahl der britische Ärzteverband die Hypnotherapie zur Behandlung körperlicher und psychischer Störungen; der amerikanische Ärzteverband zog 1956 nach. Aufgrund des wachsenden Interesses an komplementären Heilverfahren seit den 1980er Jahren nahm die Zahl der Therapeuten stark zu.

### AUTOSUGGESTION

Der französische Apotheker Emile Coué machte diese Hypnosemethode in den 1920er Jahren populär; bei ihr soll die ständige Wiederholung eines Gedankens eine Verhaltensänderung bewirken.

Coués bekanntester Satz lautete: »Jeden Tag geht es mir in jeder Hinsicht immer besser und besser.« Die Methode kann zur Überwindung von unerwünschten Gewohnheiten und Ängsten eingesetzt werden, weil das unablässige Wiederholen den Patienten beruhigt; bald wirken schon wenige Wiederholungen.

---

## WAS IST HYPNOSE?

Im Wachzustand ist unser bewußter Verstand ständig aktiv. Impulse aus dem Unbewußten werden von ihm gefiltert, d. h. zensiert und so umgedeutet, daß sie unserer jeweiligen Weltsicht entsprechen. In der hypnotischen Trance werden Bewußtes und Unbewußtes entkoppelt: Sie laufen getrennt voneinander weiter, wobei der Geist sich zunehmend auf das Unbewußte konzentriert. Tagträume, die intensive Vertiefung in eine Aufgabe unter Ausblendung alles anderen, und der halb wache, halb schlafende Zustand vor und nach »richtigem« Schlaf sind dem hypnotischen Zustand sehr ähnlich oder sogar Beispiele für ihn.

Hypnotherapeuten unterteilen die Hypnose gern in drei Phasen. Die erste ist eine leichte Trance. Dabei sind die Augen geschlossen, aber die Außenwelt und in ihr stattfindende Ereignisse werden bewußt wahrgenommen. Auch in diesem Zustand werden Suggestionen akzeptiert, die ein positiveres Selbstbild und mehr Selbstvertrauen vermitteln.

Die zweite Phase, eine mittlere Trance, kann sehr viel spektakulärer wirken. Die Herzfrequenz und andere physiologische Prozesse werden langsamer, und das Gehirn erzeugt die mit ruhigen, empfangsbereiten Stimmungen einhergehenden Alphawellen. Schmerzen und allergische Reaktionen klingen ab, und der Verstand wird für Suggestionen ausgesprochen empfänglich. Die meisten Hypnotherapie-Sitzungen laufen bei dieser mittleren Trance ab.

### Rückführungen

Die dritte Phase ist eine tiefe Trance. Der Patient ist vollkommen schmerzunempfindlich und er kann sich an lange zurückliegende Ereignisse erinnern. Der Hypnotiseur vermag ihn in die früheste Kindheit, ja bis zur Geburt zurückführen, und er kann sich lebhaft und detailliert an Ereignisse und Szenen erinnern. Mit diesen sogenannten Rückführungen werden verborgene oder verdrängte Erinnerungen aufgedeckt, so daß die von ihnen verursachten psychischen oder physischen Probleme behandelbar werden.

Je tiefer die Hypnose ist, desto näher ist der Schlaf. Da der Patient de facto aber nicht schläft, ist er sich im allgemeinen seiner Umgebung bewußt und erinnert sich an seine Erfahrung. Ein Gedächtnisverlust tritt im allgemeinen nur ein, wenn er in Trance suggeriert wurde.

Die meisten Menschen sind hypnotisierbar; rund 10 % von ihnen sind hochsuggestibel und zu tiefer Trance fähig. Sehr viel hängt von der Bereitschaft ab, sich hypnotisieren zu lassen.

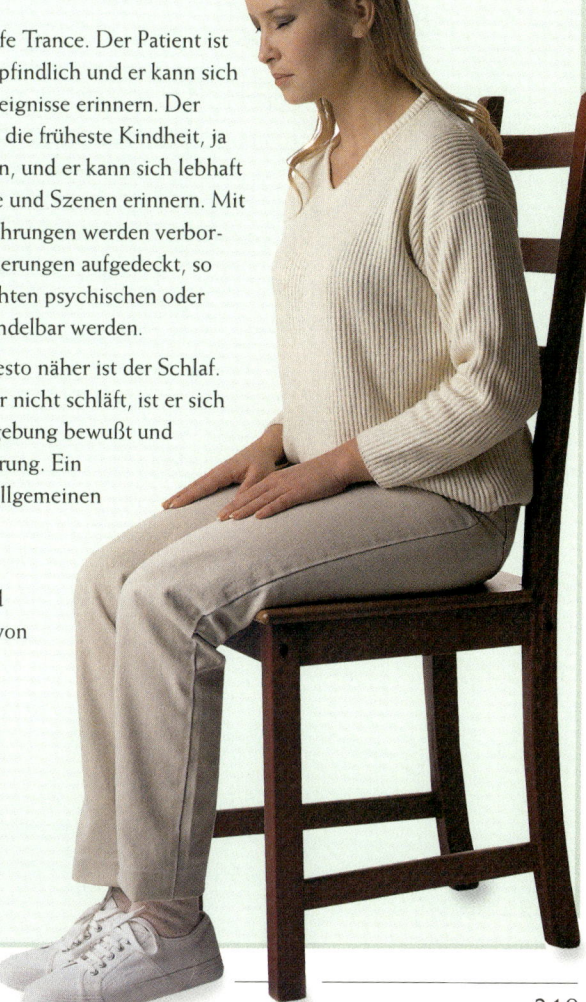

## EINEN HYPNOTHERAPEUTEN KONSULTIEREN

Die meisten Fachleute geben zu, daß Hypnose immer Selbsthypnose ist. Der Hypnotiseur hat die Aufgabe, Sie in Trance zu führen. Sie können nicht gegen Ihren Willen hypnotisiert werden, und Sie können sich jederzeit aus der Trance wecken, wenn Sie das wirklich wollen. Man kann Sie auch nicht dazu veranlassen, in Hypnose etwas zu tun, was Sie unangenehm oder abstoßend finden. Manchmal besteht die Angst, daß man die Kontrolle über Denken und Tun an den Therapeuten abgibt und ein skrupelloser Hypnotiseur das ausnutzen könnte. Das schlimmste, was passieren kann, ist jedoch, daß Sie Ihre Hemmungen verlieren – etwa wie unter Alkoholeinfluß – und dazu überredet werden, etwas zu tun, das Sie später bereuen; deshalb ist die Wahl eines verantwortungsbewußten Therapeuten ganz wichtig.

Eine Hypnotherapie beginnt in der Regel mit einem ausführlichen Gespräch. Der Therapeut fragt detailliert nach Ihrer Krankengeschichte und aktuellen körperlichen oder psychischen Problemen. Er erklärt auch, was in der Hypnose geschieht, und wieviel Sitzungen voraussichtlich nötig sind.

## TECHNIKEN

Eine Hypnotherapie besteht im allgemeinen aus wöchentlichen einstündigen Sitzungen, deren Anzahl von der Problematik abhängt. Die zur Tranceinduktion verwendeten Techniken sind je nach Therapeut verschieden, aber die Grundprinzipien gleichen sich.

### Klassische Induktion

Sie werden gebeten, sich zu entspannen, z. B. indem Sie sich an Ihrem Lieblingsort sehen oder sich an eine Zeit erinnern, in der es Ihnen gut ging. Dann spricht der Therapeut ruhig, bestimmt und entspannend auf Sie ein: Er kann einen bestimmten Satz ständig wiederholen oder beschreiben, wie Sie z. B. an einem sonnigen Strand spazierengehen. Oder Sie werden gebeten, sich auf eine bestimmte Stelle an der Wand zu konzentrieren, oder ein Pendel oder eine Bleistiftspitze zu fixieren.

Nach einer Weile werden Ihre Augenlider schwer, und der Therapeut ermuntert Sie, sie zu schließen, wobei er weiterhin langsam und besänftigend aus Sie einredet. Nach einer Weile haben Sie das Gefühl, die Alltagswelt immer weiter hinter sich zu lassen. Klänge, außer der Stimme des Hypnotiseurs, scheinen von sehr weit weg zu kommen. Sie fühlen sich wohl, zufrieden und entspannt. Nach etwa 15 Minuten sind Sie in leichter Trance. Das kann für manche Zwecke genügen – wer das

*OBEN Bei einer Hypnotherapie wird der Patient gebeten, sich auf einen Gegenstand zu konzentrieren, z. B. ein Pendel, um in Trance zu fallen.*

Rauchen aufgeben will, braucht oft nur eine einzige Sitzung in leichter Trance, damit die Behandlung Erfolg hat. Für die meisten Therapien ist jedoch eine mittlere oder tiefe Trance erforderlich.

Zur Induktion einer tieferen Trance wird oft das Bild von einer Treppe oder einem Aufzug verwendet. Der Hypnotherapeut fordert Sie auf, sich oben an der Treppe zu sehen, und zählt langsam von 1 bis 10, während Sie heruntergehen. Oder er bittet Sie, sich vorzustellen, Sie würden in einem Aufzug nach unten fahren, und zählt beim Passieren der verschiedenen Stockwerke von 10 bis 1. Im weiteren Verlauf werden Sie aufgefordert, »tiefer« in Ihr inneres Selbst hineinzugehen.

### In Hypnose

In dieser Phase kann der Hypnotiseur die erforderlichen Suggestionen in Ihnen verankern – allergische Symptome, z. B. juckende Haut bei Ekzemen, oder die Atemlosigkeit bei Asthma, können oft durch die direkte Suggestion abgestellt werden. Viele Hypnotherapeuten würden dies jedoch als unseriös betrachten. Die meisten physischen und psychischen Störungen haben eine Ursache, die aufgedeckt und bearbeitet werden muß, wenn die Behandlung erfolgreich sein soll. Ein wichtiger Teil der Therapie ist daher das Aufdecken verdrängter Angst oder Wut und ihre Ersetzung durch positivere Gefühle, etwa die Überzeugung, Probleme lösen zu können. Ganz wichtig ist auch, daß die Suggestionen weiterwirken, wenn der Patient aus der Trance erwacht. Solche

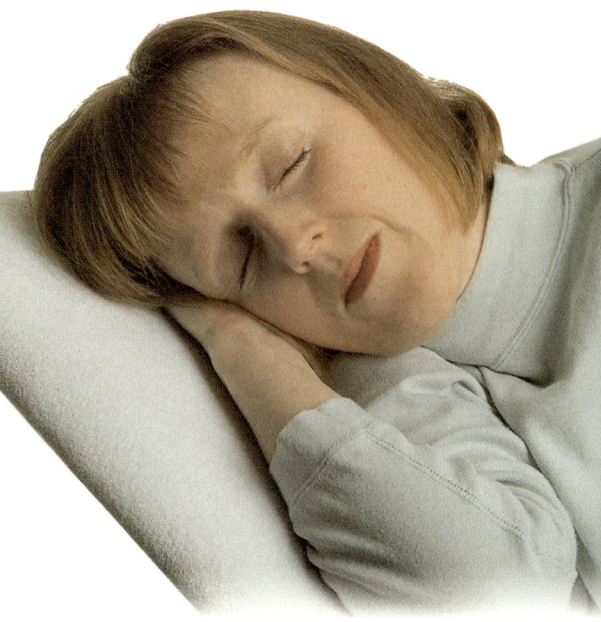

*UNTEN Der Therapeut wird sich vergewissern, ob die Patientin wirklich in Trance ist.*

## REINKARNATIONSTHERAPIE?

Manche Hypno- und Psychotherapeuten verwenden Rückführungstechniken (s. S. 219), damit der Patient Dinge äußern kann, die Erinnerungen an frühere Leben zu sein scheinen: Auf die Aufforderung hin, sich an vergangene Ereignisse zu erinnern, die für die Gegenwart relevant sind, schildert der Patient manchmal Zeiten und Orte, die er bewußt nicht kennt. Obwohl diese

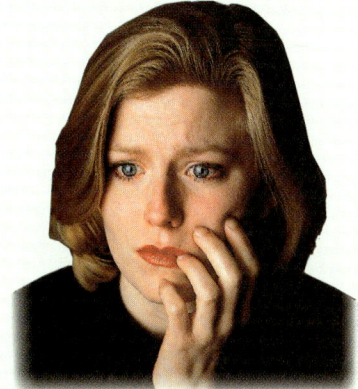

LINKS *Die Hypnose kann tiefe Ängste aufdecken, die die Störung der Patientin verursacht haben.*

Erinnerungen angeblich die Reinkarnation beweisen, sind sie wahrscheinlich eher symbolische Darstellungen verdrängter Gedanken und Gefühle und sollten nicht wörtlich interpretiert werden.

Dennoch können diese »Erinnerungen« zu einer Katharsis führen: Angst oder Anspannung fallen plötzlich ab, weil verdrängte Traumata aufgedeckt wurden. Dies trägt zur Auflösung emotionaler Probleme bei, z. B. Angst oder Phobien.

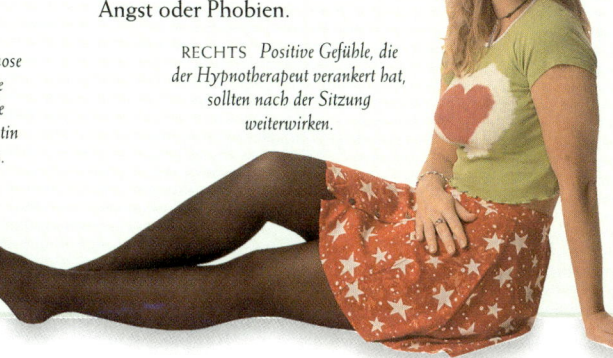

RECHTS *Positive Gefühle, die der Hypnotherapeut verankert hat, sollten nach der Sitzung weiterwirken.*

»posthypnotischen« Suggestionen brauchen u. U. ein bißchen Zeit, bis sie Wurzeln gefaßt haben, und es kann ein paar Sitzungen dauern, bis negative Gefühle in positive verwandelt wurden.

Der Hypnotherapeut verankert in Ihnen auch Suggestionen, die es Ihnen in Zukunft erleichtern, in Trance zu kommen; außerdem unterweist er Sie in Techniken zur Selbsthypnose (s. S. 223/4), die Sie zur Verstärkung der Sitzung beim Therapeuten regelmäßig durchführen sollen. Dies gilt besonders bei chronischen Schmerzen – schwerer Arthritis z. B. –, oder wenn eine veränderte Einstellung zum Schmerz und ein Abklingen der durch chronische Schmerzen verursachten Wut oder Depression erreicht werden soll.

### EINEN THERAPEUTEN AUSWÄHLEN

Es ist immer besser, zu einem qualifizierten Hypnotherapeuten zu gehen, der im Umgang mit allen evtl. auftauchenden psychischen Problemen ausgebildet und erfahren ist. Die Hypnotherapie kann Krankheiten und Störungen wirksam beseitigen helfen, in den falschen Händen aber auch alles noch schlimmer machen. Ein Hypnotiseur, der nur die Symptome behandelt, ohne nach deren Ursache zu suchen, kann den Grundstein für ein neues Symptom legen: Das Ekzem ist weg, dafür haben Sie jetzt fürchterliche Migräne. Ein unkundiger Hypnotiseur erkennt vielleicht auch nicht, wann Symptome Anzeichen für eine schwere körperliche Krankheit sind. Magenschmerzen können streßbedingt sein und durch Hypnose verschwinden, aber auch auf ein Geschwür hinweisen, das unbehandelt lebensgefährlich werden kann.

Generell sollten Sie Hypnotiseure meiden, die mit Anzeigen für sich werben, auch wenn sie nur Behandlungen gegen Rauchen oder Eßstörungen anbieten. Fragen Sie am besten Ihren Arzt um Rat. Viele Ärzte sind selbst in Hypnotherapie ausgebildet, auch wenn nicht alle sie praktizieren, und können Ihnen in der Regel einen guten Hypnotherapeuten in Ihrer Gegend empfehlen.

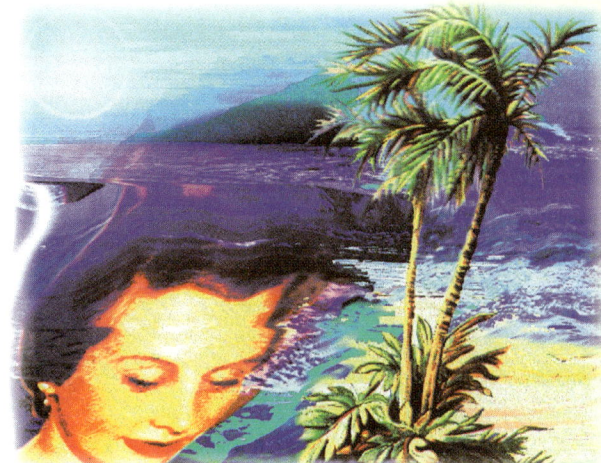

RECHTS *In entspannter Trance wird die hypnotisierte Patientin gebeten, sich eine friedvolle Umgebung vorzustellen.*

## SELBSTHYPNOSE

Die meisten Menschen können lernen, sich selbst in Hypnose zu versetzen. Die Selbsthypnose wird häufig zur Verstärkung der von einem professionellen Hypnotherapeuten verankerten posthypnotischen Suggestionen verwendet. Diese müssen nämlich oft eine Zeitlang graduell verstärkt werden, vor allem wenn Einstellung oder Lebensweise sich drastisch ändern sollen; außerdem sind für den Erfolg der Behandlung Ihre Motivation und Ihre aktive Mitwirkung entscheidend. Wenn Sie im tiefsten Inneren Ihr Verhalten oder eine Gewohnheit nicht ändern wollen oder große Angst davor haben, wird die Selbsthypnose wahrscheinlich nicht wirken.

Erwarten Sie nicht zuviel. Wie andere Therapien auch, wirkt die Hypnose bei jedem anders. Manche Menschen berichten von enormen Verbesserungen nach sehr kurzer Zeit, aber das ist die Ausnahme. Bei den meisten treten die Verbesserungen allmählich und oft kaum merklich ein. Es gibt Menschen. die von einer Hypnose überhaupt nicht profitieren.

Die meisten Therapeuten raten, die Selbsthypnose mindestens täglich 20–30 Minuten lang durchzuführen; wenn Sie mehr Übung darin haben können Sie die Dauer reduzieren. Richten Sie es möglichst so ein, daß die Sitzungen jeden Tag zur gleichen Zeit stattfinden, vorzugsweise dann, wenn minimale Ablenkungen zu erwarten sind. Wählen Sie einen ruhigen Raum mit bequemem Sessel, stöpseln Sie notfalls das Telefon aus und bitten Sie andere Familienmitglieder, Sie nicht zu stören.

### Vorbereitungen

Vor der Selbsthypnose ist es hilfreich, ganz genau zu überlegen, was Sie verbessern wollen und welche Vorteile die Veränderungen haben. Wenn Sie z. B. das Rauchen aufgeben wollen, könnten Sie folgende Vorteile auflisten:
✻ generell besserer Gesundheitszustand, mehr Fitneß
✻ verringertes Risiko für Lungenkrebs, Herzkrankheiten und andere mit dem Rauchen zusammenhängende Beschwerden
✻ mehr Geld für andere Wünsche, z. B. Kleidung oder Urlaub
✻ Kleidung, Haare und Wohnung riechen nicht nach abgestandenem Nikotin
✻ das angenehme Gefühl, sich von einem Suchtverhalten befreit zu haben
Es lohnt sich auch, nach tieferliegenden – sogenannten »sekundären« Vorteilen – des zu ändernden Verhaltens zu suchen. Bringt es Ihnen Aufmerksamkeit oder Sympathie ein, oder ermöglicht es Ihnen, etwas Unangenehmes nicht zu konfrontieren? Wenn ja, werden Sie Ihr Ziel wahrscheinlich nur erreichen, wenn Sie das zugrundeliegende Problem lösen.

OBEN *Schreiben Sie auf, was Sie von der Hypnose erwarten – das kann der erste Schritt zur Erreichung Ihrer Ziele sein.*

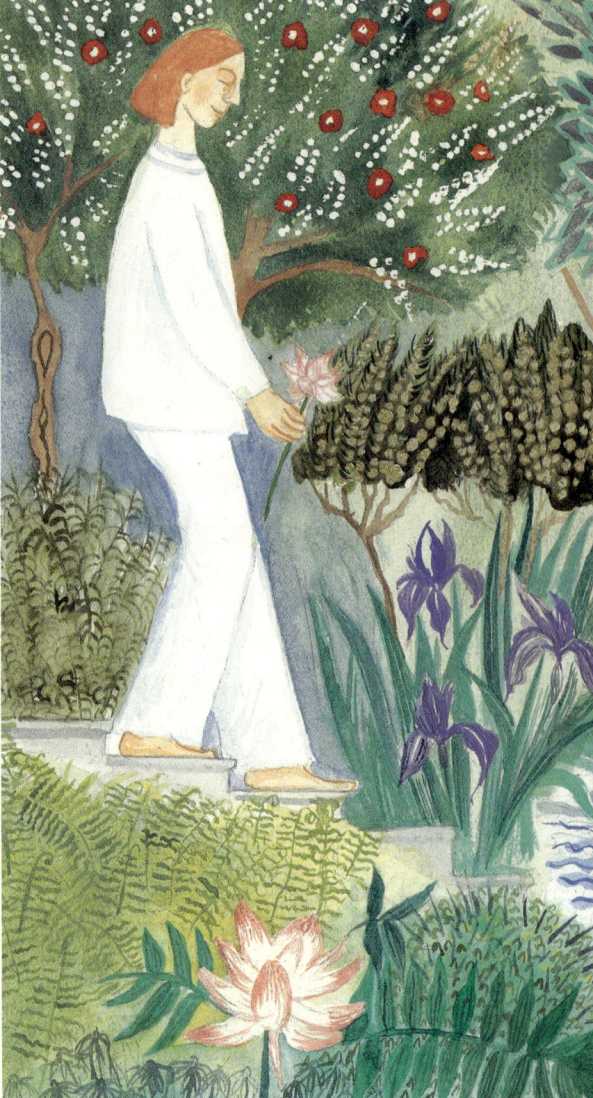

Bereiten Sie auch die zu verankernden Suggestionen genau vor. Sie sollten immer positiv formuliert sein, nicht negativ. Sagen Sie z. B. nicht: »Bei Besprechungen mit Geschäftskollegen bin ich nicht ängstlich und nervös«, denn die Worte »ängstlich« und »nervös« machen Sie nur noch ängstlicher und nervöser. Sagen Sie statt dessen: »Bei Besprechungen mit Geschäftskollegen bin ich entspannt und selbstbewußt.« Wenn in der Suggestion eine bestimmte Besprechung erwähnt wird, kann sie nach der Hypnose weiterwirken. Der Satz »Wenn ich am Montagmorgen in die Besprechung gehe, bin ich entspannt, ruhig und selbstbewußt« löst beim Betreten des Besprechungszimmers diese Gefühle in Ihnen aus.

### Selbsthypnose

Selbsthypnose läßt sich mit Hilfe von Büchern oder Kassetten erlernen, aber ein vorheriger Besuch beim Hypno-

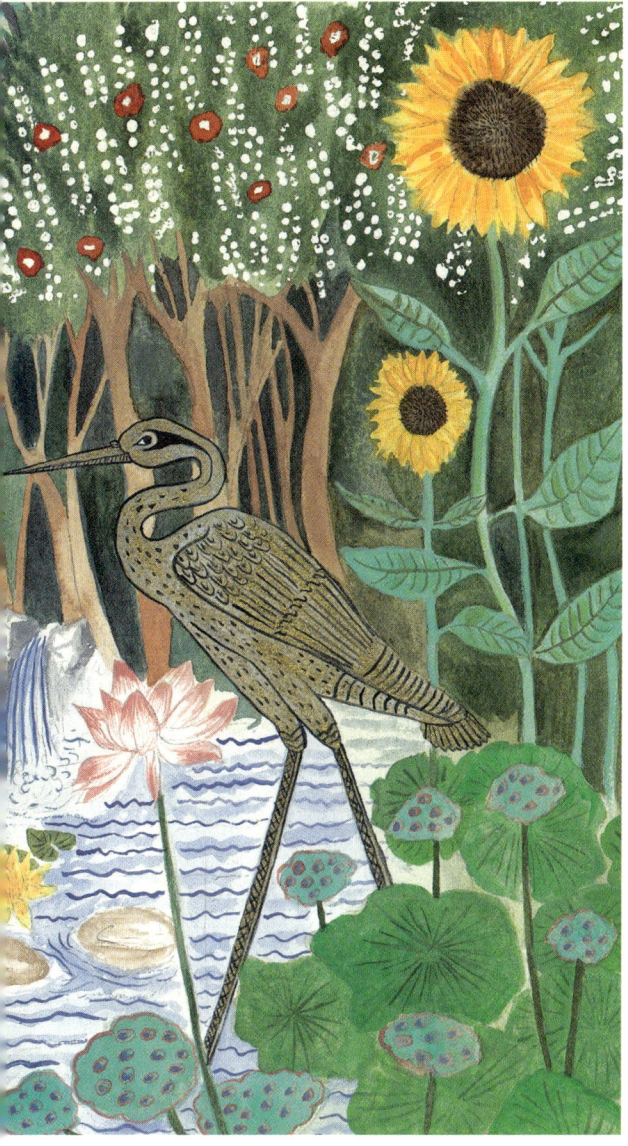

therapeuten kann hilfreich sein. Machen Sie als erstes eine Liste mit den Suggestionen, die Sie in Hypnose wiederholen wollen. Wenn es Ihnen schwer fällt, die Suggestionen beim Abgleiten in tiefere Trance zu wiederholen, kann es sinnvoll sein, die Liste mehrmals durchzulesen. Sie können sich dann suggerieren, daß Ihr Unterbewußtsein die Sätze in Hypnose behält und wiederholt.

Sie können Ihre Suggestionen auch auf eine Kassette aufnehmen, die Sie während der Selbsthypnose ablaufen lassen. Oder Ihr Hypnotherapeut gibt Ihnen eine Kassette, die Sie mit nach Hause nehmen, oder er hat zumindest ein paar Tips zur Zusammenstellung einer eigenen Kassette. Führen Sie, wenn Sie ruhig und entspannt sind, die Trance mit einer der folgenden Techniken herbei, oder kombinieren Sie diese.

Die »Treppentechnik« verwenden in ähnlicher Form auch professionelle Hypnotherapeuten:

✳ Schließen Sie die Augen und stellen Sie sich vor, Sie stünden oben an einer Treppe, die in 10 oder 20 Stufen nach unten zu einem wunderschönen, friedvollen und ruhigen Ort führt.

✳ Gehen Sie langsam die Treppe hinunter und zählen Sie dabei die Stufen. Versuchen Sie, das Zählen auf Ihren Atem abzustimmen – gehen Sie z. B. bei jedem zweiten Ausatmen eine Stufe weiter nach unten.

✳ Sagen Sie sich beim Hinuntergehen, daß Sie sich immer entspannter und wohler fühlen und bei der Ankunft unten vollkommen zufrieden sein werden. Sagen Sie sich, daß Sie tiefer und tiefer in Ihr Selbst hinabsteigen.

✳ Wenn Sie unten angekommen sind, erkunden Sie alle Einzelheiten »Ihres« Ortes, und suchen Sie sich einen Platz, an dem Sie sich hinsetzen. Wiederholen Sie Ihre Suggestionen, damit sie sich tief in Ihrem Unterbewußtsein verankern.

✳ Um aus der Hypnose herauszukommen, drehen Sie den Vorgang um: Sie gehen die Stufen hinauf und zählen von 10 oder 20 bis 1. Bevor Sie die Augen öffnen, sagen Sie sich, daß Sie hellwach und voller Energie sind.

Die »Fixationstechnik« gehört ebenfalls zum Repertoire von Hypnotherapeuten, kann aber auch sehr gut zu Hause angewandt werden:

✳ Setzen Sie sich in einen bequemen Sessel und entspannen Sie sich. Suchen Sie eine Stelle an der Wand oder einen kleinen Gegenstand etwas oberhalb Ihrer Sichtlinie und fixieren Sie ihn.

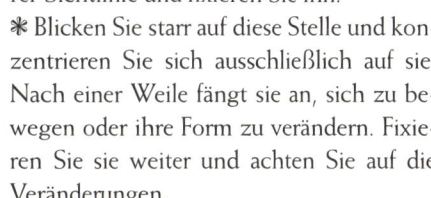

✳ Blicken Sie starr auf diese Stelle und konzentrieren Sie sich ausschließlich auf sie. Nach einer Weile fängt sie an, sich zu bewegen oder ihre Form zu verändern. Fixieren Sie sie weiter und achten Sie auf die Veränderungen.

✳ Nach kurzer Zeit werden Ihre Augenlider schwer, und schließlich können Sie sie nicht mehr offen halten.

✳ Genießen Sie das Gefühl der Entspannung, das sich in Ihnen auszubreiten beginnt. Registrieren Sie, wie Ihr Atem langsamer wird. Wiederholen Sie die Suggestionen, um die Entspannung zu vertiefen, z. B. »Bei jedem Atemzug bin ich entspannter«, und »Bei jedem Atemzug steige ich tiefer und tiefer in mein Selbst hinab«.

✳ Wiederholen Sie Ihre Suggestionen, um positive Gefühle zu erzeugen.

✳ Wenn Sie soweit sind, kommen Sie aus der Hypnose heraus, indem Sie von 3 bis 1 zählen. Bevor Sie die Augen öffnen, sagen Sie sich, daß Sie beim Aufwachen hellwach und voller Energie sind.

---

LINKS *Die von Hypnotherapeuten verwendete »Fixationstechnik« kann auch zu Hause durchgeführt werden.*

# TRAUMARBEIT

Wenn wir träumen, ist das Bewußtsein ausgeschaltet, aber der Geist ist keinesfalls inaktiv. Geistige Bilder, Gefühle von Angst oder Freude und die verschiedensten anderen Empfindungen bilden eine komplexe innere Landschaft. Träume haben Visionen, Offenbarungen, Prophezeiungen und Inspirationen übermittelt. So überrascht es nicht, daß sie die Menschheit seit jeher faszinieren und Wissenschaftler sie als Schlüssel zum Verständnis von Psyche und Persönlichkeit des Menschen betrachten. Traumarbeit ist insofern eine besondere Therapieform, als sie nicht das Wach-Ich, sondern das Traum-Ich als das wahre »Selbst« betrachtet; Traumarbeiter wollen ihre »Ganzheit« – die Integration widersprüchlicher Ich-Anteile – dadurch verwirklichen, daß sie den impliziten Botschaften ihrer Träume folgen.

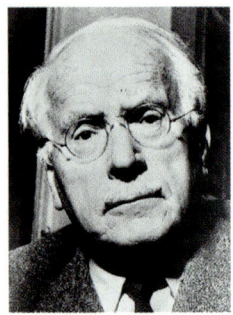

OBEN *Nach Jung sind Träume der wichtigste Kontakt zum »kollektiven Unbewußten«.*

RECHTS *Traumsymbole machen die Motivationen und Lebenserfahrungen des Träumers sichtbar und können nur von ihm selbst gedeutet werden.*

Nahezu alle Formen der Traumarbeit beruhen auf den Theorien des Schweizer Seelenforschers und Freud-Schülers C. G. Jung, des Begründers der Analytischen Psychotherapie (s. S. 194/5). Er glaubte, daß Träume nicht nur das individuelle Unbewußte spiegeln, sondern auf die gemeinsame Vergangenheit aller Menschen – das kollektive Unbewußte – zurückgreifen und die Ziele und Ambitionen des einzelnen in Szene setzen.

Jung meinte, Menschen wären vor allem vom Wunsch nach »Ganzheit« motiviert, einen Prozeß, den er »Individuation« nannte. Erziehung, familiärer Hintergrund und eine Unzahl anderer Erfahrungen haben den bewußten Verstand jedoch so konditioniert, daß er statt dessen andere Ziele verfolgt. Der bewußte Verstand siegt über unsere ureigenen Bedürfnisse, aber zum Preis psychischer Störungen, z. B. Neurosen und Phobien. Diese Konflikte zeigen sich, so die Theorie, in unseren Träumen; ihre Deutung erlaubt, die Ursachen der Konflikte zu erkennen und hilft bei deren Beseitigung.

Jungs Ideen gingen auch in die sogenannte Gestalttherapie (s. S. 200/1) ein, die in den 1960er Jahren vor allem in Kalifornien florierte. Vor allem unter Frederick Perls entwickelte sich die Traumarbeit als Ableger der Gestalttherapie mit besonderer Betonung der Gruppenarbeit. Die Methode wurde im Lauf der Jahre vor allem an der Westküste der Vereinigten Staaten populär, wird inzwischen aber auch in Europa praktiziert.

## WAS IST TRAUMARBEIT?

Die verwendeten Techniken sind je nach Gruppe und Lehrer verschieden, beruhen aber meist auf folgenden Grundannahmen:

✳ Träume sind ein Versuch der Psyche, neue Erfahrungen zu verarbeiten und mit früheren Erfahrungen und im Unbewußten vorhandenen »Archetypen« (s. S. 194) in Einklang zu bringen.

✳ Unsere Träume gehen von einem Integrationszentrum aus, das mit dem »Selbst« gleichgesetzt werden kann. Nicht das bewußte Ich, sondern das Traum-Selbst ist das wahre Selbst; nur wenn wir ihm Ausdruck verleihen, werden wir »ganz« und verwirklichen unser Potential (Individuation).

✳ Es ist nicht die Aufgabe der Träume, Konflikte zu lösen, die im bewußten Ich entstehen. Vielmehr sollte das bewußte Ich dem Traum und der Quelle, aus der es stammt, dienen.

✳ Für die Symbole in unseren Träumen gibt es keine Standarddeutungen. Wir sollten unsere Träume befragen, damit sie für sich selbst sprechen und wir so aus ihnen lernen.

✳ Wir sollten anderen nicht erlauben, unsere Träume für uns zu deuten. Wenn wir versuchen, fremde Träume zu deuten, stülpen wir ihnen leicht unsere eigene unbewußte Persönlichkeit über.

✳ Jeder Traum stellt ein abgeschlossenes Ganzes dar, und jede Komponente eines Traumbildes kann als Projektion von uns selbst gedeutet werden: Das gilt für eine Klippe, einen Baum, einen Hund oder ein Gefühl von Angst genauso wie für das Traum-Ich, das die Szene beobachtet.

✳ Das Selbst besteht aus gegensätzlichen Anteilen: Positiven und negativen, männlichen und weiblichen. Die, die wir für schlecht halten, sollten wir nicht verdrängen, sondern zur Kenntnis nehmen und als Teil von uns akzeptieren und integrieren.

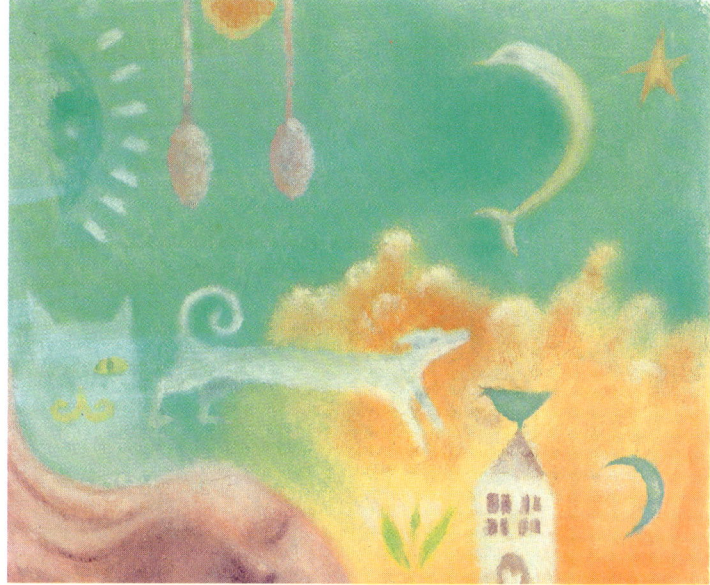

LINKS *Diese
Abbildung eines
Traums wirkt
zusammenhanglos
und konfus, aber
Traumarbeiter
glauben, daß jedes
Detail ein
Ausdruck des
Selbst ist.*

## WEGWEISER

Da nicht behauptet wird,
Traumarbeit könne spezifische Beschwerden heilen,
wird hier nicht auf einzelne
Krankheiten verwiesen.
Traumarbeit kann jedoch
dazu beitragen, den unbe-
wußten Drang nach »Ganz-
heit« zu erkennen, und so
Neurosen und Phobien
lindern. Traumarbeit ist ein
wichtiges Hilfsmittel tiefen-
psychologischer Verfahren.

## DIE TRAUMARBEIT IN DER PRAXIS

Jede Art von Traumarbeit setzt zunächst einmal vor-
aus, daß Sie sich an Ihre Träume erinnern. Bei Tages-
licht verblassen Träume schnell; halten Sie deshalb
Papier und Stift am Bett bereit und schreiben Sie den
Inhalt Ihres Traums sofort nach dem Aufwachen auf.
Nun können Sie konstruktiv mit ihm arbeiten.

In Gruppen- und Einzelsitzungen werden diverse
Techniken verwendet. Ausgangspunkt sind verschiede-
ne Fragen, die Sie zu jedem Traum stellen, z. B.:
* Was tun Sie im Traum? Welche Gefühle verbinden
Sie mit den einzelnen Handlungen?
* Gibt es Ähnlichkeiten oder Gegensätze zwi-
schen den Ereignissen und Objekten im Traum?
* Welchen Bezug hat dieser Traum zu Er-
eignissen in Ihrem realen Leben?
* Was würden Sie in dem Traum am
liebsten verändern?
* Was gefällt Ihnen an dem Traum
am besten?
* Was fasziniert, beängstigt, besorgt
Sie an diesem Traum am meisten?
* Was ist in diesem Traum noch nicht
gelöst oder erledigt?

Anschließend können Sie den Traum
eingehender untersuchen und sich z. B. das
Traum-Ich genauer ansehen. Was tut Ihr
Traum-Ich während des Schlafes, und was
tut es nicht? Warum? Welche Einstellung hat es? Welche Motive? Welche Gefühle? Wie hätte es sich im
Traum sonst noch verhalten können?
Sie können dann den Traum umschreiben. Ent-

OBEN *Das Aufzeichnen der Träume ist
wichtiger Bestandteil jeder Traumarbeit.*

scheiden Sie, wie Ihr Traum-Ich sich hätte verhalten
sollen, und überarbeiten Sie den Traum. Bringt dies unerledigte Themen zum Abschluß? Ist das Ergebnis besser als das Original, und wenn ja, warum?

Eine hilfreiche und unterhaltsame Art, Träume zu
untersuchen, ist das Rollenspiel. Dabei tun Sie so, als
wären Sie eine – beseelte oder unbeseelte –
Traumkomponente. Beschreiben Sie, was Sie
fühlen, und welche Rolle Sie in der Szene
spielen. Spielen Sie die Rolle, wenn möglich.
Inszenieren Sie dann – mit zwei Stühlen, auf
denen Sie abwechselnd sitzen – einen
Dialog zwischen zwei Traumkompo-
nenten, und untersuchen Sie deren Beziehung zum Traum-Ich. Wenn Konflikte entstehen, nehmen Sie einen dritten
Stuhl dazu und besetzen ihn mit dem
»unerledigten Thema«, das ebenfalls
voll an der Debatte teilnimmt.

In Gruppensitzungen oder bei der
Anleitung durch einen Therapeuten
gibt es weitere Möglichkeiten, den
Traum zu untersuchen. Eine ist die
Traumwiederholung, bei der Sie den
Traum in meditativer Verfassung
noch einmal durchleben. Sie können die Reaktionen Ihres Traum-Ich
bewußt so lange verändern, bis der
Traum ein befriedigendes Ergebnis
hat. Beim Traumtheater spielen Mitglieder der Gruppe Rollen aus Ihrem
Traum. Beide Techniken sind intensive,
wirksame Hilfsmittel der Traumarbeit.

# TANZ- UND BEWEGUNGSTHERAPIEN

**Z**u allen Zeiten war der Tanz für Männer und Frauen nicht nur Bestandteil von Ritualen, sondern Möglichkeit zum Selbstausdruck und Sammelpunkt der Gemeinschaft. Tanztherapien erlauben die Umsetzung von Ideen und Gefühlen in Bewegungen. Seit dem Ersten Weltkrieg haben sie sich zu einem Hilfsmittel der Schulmedizin entwickelt, das bei psychiatrischen Störungen und Verhaltensauffälligkeiten, Lernschwierigkeiten und körperlichen Behinderungen anerkannte Vorteile besitzt. Tanz- und Bewegungstherapien werden oft in Kliniken angeboten und zunehmend als wirksame Therapieform akzeptiert.

## HEILENDE BEWEGUNGEN

Tanz als eine Möglichkeit des Selbstausdrucks ist so alt wie die Menschheit, aber erst in den letzten 100 Jahren ist daraus eine Therapie bei psychiatrischen Störungen und Verhaltensauffälligkeiten geworden.

Jung (s. S. 194) war der erste, der ausdrucksstarke Bewegungen als psychotherapeutische Hilfsmittel untersuchte; in den Jahren nach dem Ersten Weltkrieg erdachte der Choreograph Rudolf Laban eine Methode, Bewegungssequenzen schriftlich festzuhalten. In den 1940er Jahren entwickelten amerikanische Tanzlehrer aus seiner Arbeit eine Therapie, die sprachliche und soziale Barrieren durch eine nonverbale Kommunikation abbauen sollte.

Ziel der Tanztherapie ist die Einheit von Körper, Geist und Seele; sie will die Selbsterkenntnis und den Heilungsprozeß fördern. Es geht ihr nicht um die Perfektionierung vorgegebener Tanzfiguren, sondern um authentische, kreative Bewegungen.

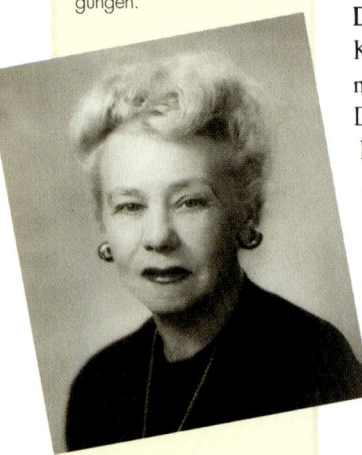

OBEN *Marian Chace entwickelte Rudolf Labans Ideen zur Heilwirkung des Tanzens weiter.*

Ob als komplizierter traditioneller keltischer Tanz oder weniger reglementierter Regen- oder Kriegstanz der amerikanischen Indianer – das Tanzen ist und war eine der elementarsten Formen des Selbstausdrucks. Das erkannte auch der Choreograph Rudolf Laban, der die Verbindung zwischen Volkstanz und moderner Tanztherapie herstellte. Der in Bratislava/Slowenien geborene Laban (1879–1958) machte das, was später »Kunst der Bewegung« genannt wurde, zu seiner Lebensaufgabe.

Laban erfand eine noch heute gebräuchliche »Bewegungsschrift« und regte ganze Gemeinden zur Teilnahme an »Tanzdramen« an, denen er großen Nutzen für Seele und Geist zuschrieb; diese Überzeugung spiegelte die Ideen C. G. Jungs (s. S. 194) zur Verwendung expressiver Bewegungen in der Psychotherapie wider. Laban gründete auch ein Netzwerk von Tanzstudios, in denen seine Grundsätze auch professionellen Tänzern, Sportlern und Therapeuten nahegebracht wurden.

### Die Tanztherapie entwickelt sich

Kurz vor dem Zweiten Weltkrieg mußte Laban aus dem faschistischen Deutschland fliehen, wo er als Ballettdirektor an der Berliner Staatsoper gearbeitet hatte. Er setzte seine Arbeit in Großbritannien fort. In den Vereinigten Staaten stellten Psychiater in den 1940er Jahren fest, daß es Patienten gut bekam, wenn sie den Unterricht der Tanzlehrerin Marian Chace besuchten. Später arbeitete Chace an Kliniken mit Patienten, die zuvor als psychisch zu krank für Gemeinschaftsaktivitäten galten; im weiteren Verlauf arbeitete sie auch mit Schizophrenen. In Kalifornien bot die Tänzerin Trudi Schoop Kurse für Menschen mit schweren psychischen Problemen an.

In den folgenden Jahren gewann die Tanztherapie immer mehr an Popularität, und 1966 wurde der amerikanische Tanztherapieverband (ADTA) gegründet. Er legte eine einheitliche Ausbildung mit universitärem Abschluß fest; zum Lehrplan gehören Theorie und Praxis der Psychotherapie, Kinesiologie (s. S. 126–133), Entwicklungs- und Krankheitsprozesse beim Menschen, Tanz und Bewegung; der Verband hat einen Ethik-Kodex für seine Mitglieder festgelegt. Heute praktizieren viele Tanztherapeuten in psychiatrischen Kliniken in den USA, aber auch in Deutschland.

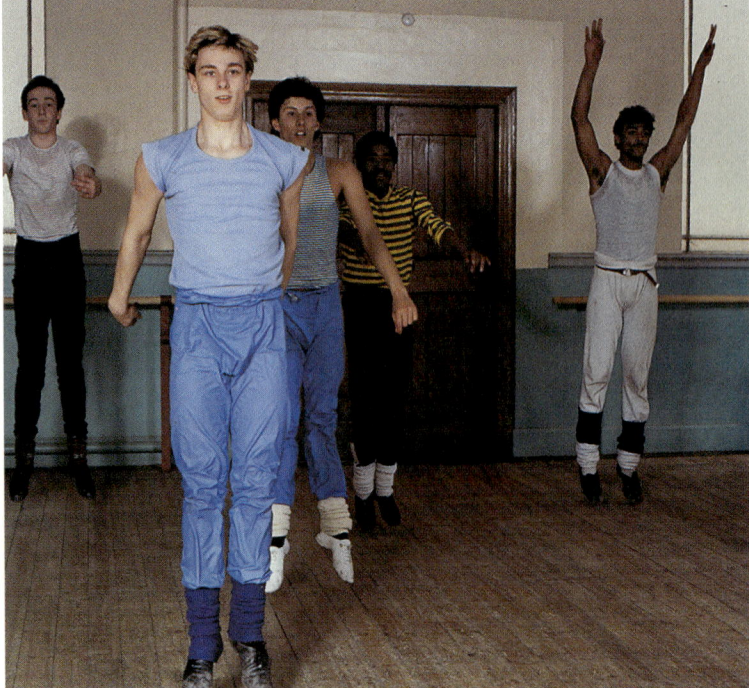

RECHTS *Eine Tanztherapie kann Menschen helfen, die Schwierigkeiten haben, sich verbal zu äußern.*

## DIE TANZTHERAPIE IN DER PRAXIS

Tanztherapie wird definiert als »die psychotherapeutische Verwendung von Bewegung zur Förderung der emotionalen, kognitiven und physischen Integration des Individuums.« Diese Definition basiert auf der Vorstellung, daß die Art, in der ein Mensch sich bewegt, seine Persönlichkeit und seine geistig-seelische Verfassung spiegelt. Durch eine Veränderung der Bewegungsmuster kann der Therapeut daher die Stimmung sowie körperliche und geistige Prozesse des Patienten beeinflussen.

Das klingt zunächst weit hergeholt, aber Kinder sind bekannt für ihre ungezwungenen Bewegungen, die sofort zeigen, ob sie ausgelassen, zufrieden oder traurig sind. Erst die gesellschaftlichen Konventionen blockieren ab der Adoleszenz die spontane Verbindung zwischen Gefühl und Bewegung. Diese besteht jedoch weiter: Die meisten Menschen akzeptieren, daß es eine – vielleicht gänzlich unbewußte, subtile – Körpersprache gibt, und daß diese ein wichtiges Kommunikati-

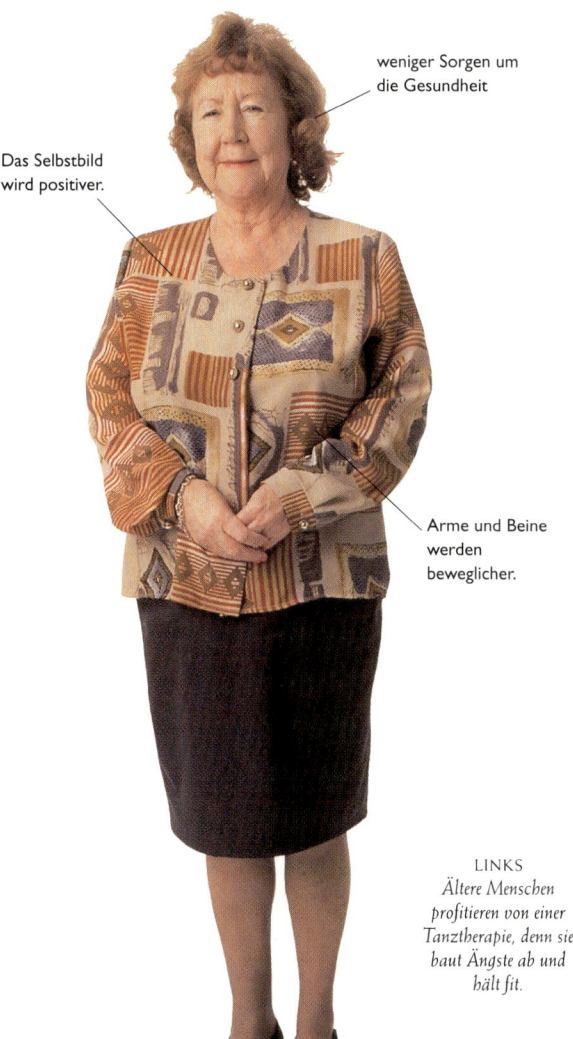

weniger Sorgen um die Gesundheit

Das Selbstbild wird positiver.

Arme und Beine werden beweglicher.

LINKS
*Ältere Menschen profitieren von einer Tanztherapie, denn sie baut Ängste ab und hält fit.*

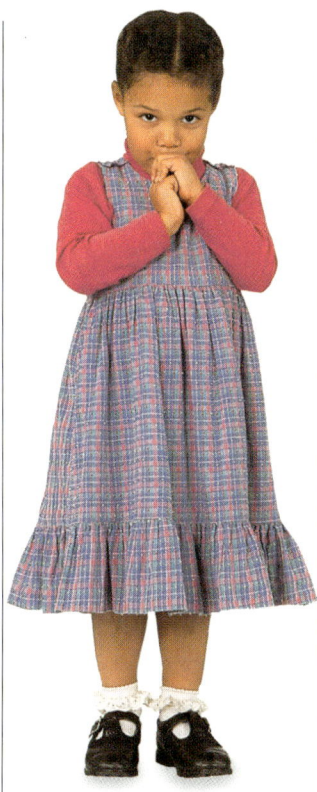

OBEN *In der Kindheit besteht zwischen Gefühl und Körperbewegung kein Bruch.*

### EURHYTHMIE

Der österreichische Wissenschaftler Rudolf Steiner (1861–1925) entwickelte ein als Anthroposophie bezeichnetes philosophisches System, das viele Lebensbereiche umfaßt, z. B. Medizin, Landwirtschaft, Theater, Bewegung und Architektur. Steiner glaubte, daß jeder Mensch außer dem physischen Körper einen »ätherischen«, vegetativen Körper (»vegetativ« bezieht sich auf Funktionen, die Tieren und Pflanzen gemeinsam sind, z. B. Wachstum, Kreislauf und Fortpflanzung), einen »Astral«- bzw. »Seelen«-Körper und einen »Ich«- bzw. »Geist«-Körper hat. Für anthroposophische Mediziner spielt die reibungslose Interaktion dieser Körper für die Gesundheit eine zentrale Rolle. Die Harmonie wird durch anthroposophische Techniken gefördert.

Eine dieser Techniken ist »Eurhythmie«, eine Bewegungstherapie, die für eine bessere Interaktion zwischen physischem Körper und Ich sorgt. Die tanzähnliche Kunstform setzt Musik und Sprache in choreographierte Bewegungen um, deren Bausteine ganz bestimmten musikalischen Noten oder Klängen entsprechen – wegen dieses Merkmals wird die Eurhythmie auch »sichtbare Sprache« bzw. »sichtbarer Gesang« genannt. Kinder, die die von Steiner begründeten »Waldorf-Schulen« besuchen, praktizieren sie regelmäßig.

onsmittel ist, das Informationen sendet und empfängt. Tanztherapeuten verwenden den Rhythmus und die Bewegung des Tanzens, normalerweise begleitet von Musik, um diese Verbindung wieder lebendig zu machen. Die Bewegung umgeht den bewußten Verstand und stellt den Kontakt zum unbewußten, emotionalen Bereich des Gehirns her. Ziel ist es, verborgene Gefühle durch Tanz oder Bewegungen nonverbal zu äußern. Der Therapeut beobachtet, ob die Bewegungen des Patienten unbewußte emotionale Probleme andeuten, und ermuntert ihn, diese offener zu zeigen. Im Lauf der Therapie erkennt und bearbeitet der Patient so seine Probleme und kann sie auf einer bewußten Ebene abschließen. Aber nicht nur bei emotionalen Problemen ist eine Tanztherapie sinnvoll. Sie hilft z. B. älteren Menschen, beweglich und vital zu bleiben und Angst und Kummer zu äußern, und fördert Lern- und Kontaktprozesse bei geistig Behinderten.

Die Tanztherapie wird oft in Verbindung mit Beschäftigungs- oder Physiotherapie zur Verbesserung des Selbstbildes eingesetzt. Auch Körperbehinderte können von ihr profitieren, weil der bewußte Einsatz von Körperhaltung, Gestik, Mimik, rhythmischen Bewegungen und Bewegungsnuancen erlernt wird, was mehr Ausdrucksmöglichkeiten erlaubt.

### SCHULMEDIZINISCHE SICHT

Die seit dem Zweiten Weltkrieg zusammengetragenen Forschungen zur Tanztherapie zeigen recht überzeugend, daß emotionale und psychische Störungen gut auf sie ansprechen und daß sie bei körperlichen Behinderungen und einigen chronischen Krankheiten eine nützliche Begleitmaßnahme darstellt.

Tanz- und Bewegungstherapien werden zur Zeit hauptsächlich im klinischen und pädagogischen Bereich sowie in der Behinderten- und Seniorenarbeit angeboten. Bei einer ambulanten Einzeltherapie ist die Kostenfrage mit den Krankenkassen abzuklären.

## EINEN THERAPEUTEN KONSULTIEREN

Tanz- und Bewegungstherapien werden meist im klinischen Bereich eingesetzt, aber auch von Therapeuten in freier Praxis angeboten.

Die Sitzungen werden als Einzelbehandlung oder in der Gruppe durchgeführt; für Senioren und Patienten mit Lernschwierigkeiten und psychiatrischen Störungen sind letztere oft sinnvoller, weil sie Geselligkeit bieten und soziale Fertigkeiten fördern. Einzelbehandlungen eignen sich eher bei emotionalen Problemen.

Die Therapie, die sechs Wochen oder auch mehrere Jahre dauern kann, fängt – nach einer Aufwärmphase zum Schutz der Muskeln und Sehnen vor Zerrung – damit an, daß der Therapeut beobachtet, wie der Patient sich im Tanz ausdrückt; dabei wird oft die von Rudolf Laban (s. S. 226) entwickelte »Bewegungsschrift« verwendet. Zunächst werden formale Bewegungsabläufe vorgegeben; manche Therapeuten regen den Klienten aber auch dazu an, langsam Bewegungen entstehen zu lassen, z. B. als würde er einen Traum in Szene setzen.

Verschiedene Techniken werden eingesetzt, damit innere Gefühle deutlich werden; die wichtigste ist das auch von Laban verwendete »Spiegeln«. Dabei macht der Therapeut wie ein Spiegel die Bewegungen des Patienten nach und akzentuiert sie, damit dem Patienten die in den Bewegungen zum Ausdruck kommenden Gefühle ganz bewußt werden. Dahinter steht der Gedanke, daß ein Gefühl sich als körperliche Empfindung zeigt; wenn diese nicht mehr zurückgehalten wird, kommt schließlich auch das Gefühl zum Vorschein. Am Schluß der Sitzung werden die beim Tanzen gemachten Erfahrungen besprochen, damit der Patient mit seinem Problem ein Stück weiterkommt.

### EUTONIE

Diese Bewegungstherapie wurde in den 1930er Jahren von Gerda Alexander – die nicht mit F. M. Alexander, dem Urheber der Alexander-Technik (s. S. 146–153), verwandt ist – in Kopenhagen/Dänemark entwickelt. Die Eutonie ist heute vor allem in Kanada, Frankreich, Deutschland und Skandinavien bekannt.

Gerda Alexander konzentrierte sich vor allem auf das Bewußtmachen von Verspannungen mit Hilfe der Eigenempfindung des Körpers; sie hielt es für generell heilsam, zu einem »Meister des Muskelsinns« zu werden. Anhand des Muskeltonus unterschied sie »hypertonische« (zuviel Tonus), »normaltonische« (normal) oder »hypotonische« (zu wenig Tonus) Menschen; ihre Patienten – oder besser »Schüler« – lernten durch bewußte Körperwahrnehmung, blockierte Energien zu lösen. Dadurch sollen nicht nur, wie bei der Alexander-Technik, eine bessere Körper-Koordination und -Haltung erreicht werden, sondern eine ruhige, heitere Spiritualität, die als Teil des kollektiven Unbewußten von jedem erfahrbar ist. Die Eutonie wird von ihren Befürwortern deshalb manchmal auch psychotherapeutisch eingesetzt.

Die Anzahl der 60- bis 90-minütigen Sitzungen hängt von den Bedürfnissen des Patienten ab. Die Eutonie wirkt am besten bei Beschwerden der Muskeln und des Bewegungsapparats und wird von Ärzten, die sie kennen, positiv bewertet.

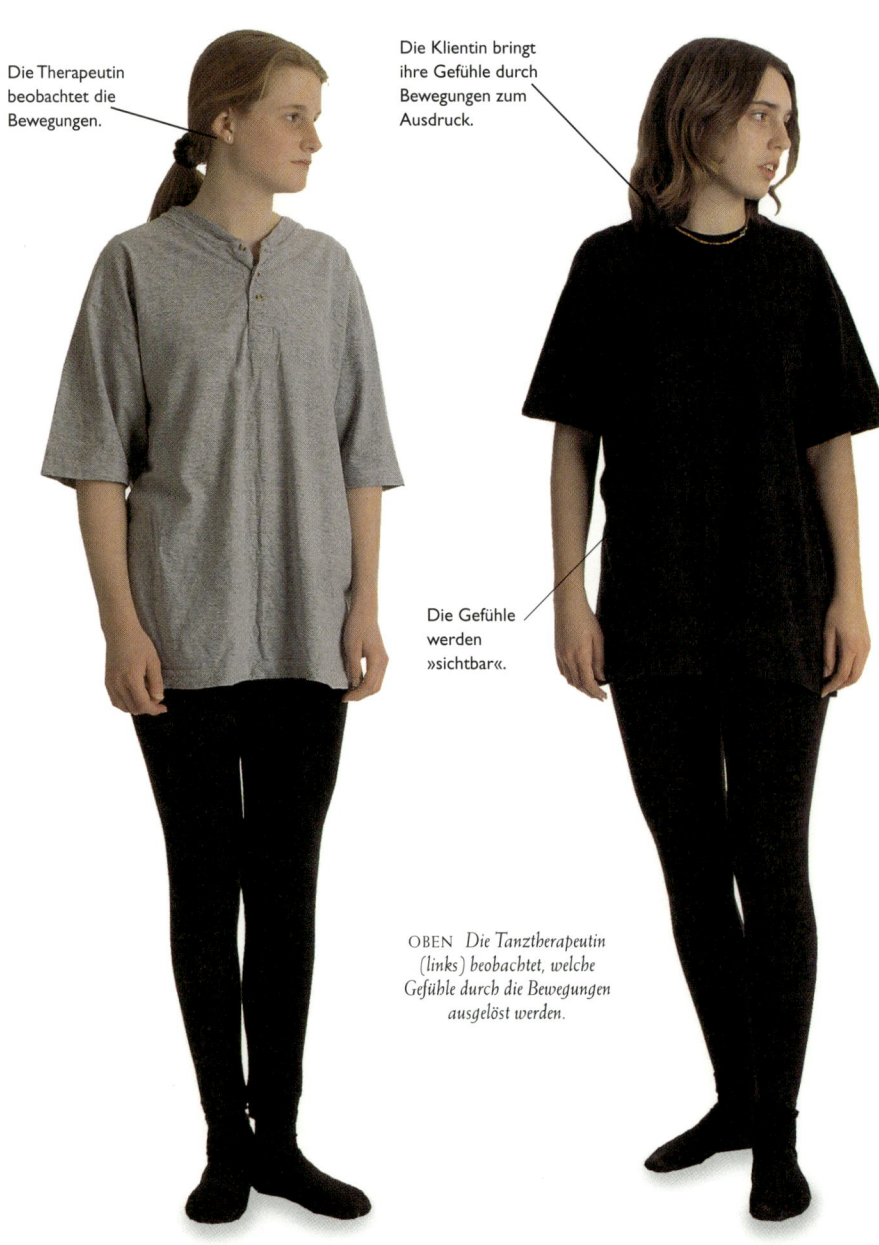

Die Therapeutin beobachtet die Bewegungen.

Die Klientin bringt ihre Gefühle durch Bewegungen zum Ausdruck.

Die Gefühle werden »sichtbar«.

OBEN *Die Tanztherapeutin (links) beobachtet, welche Gefühle durch die Bewegungen ausgelöst werden.*

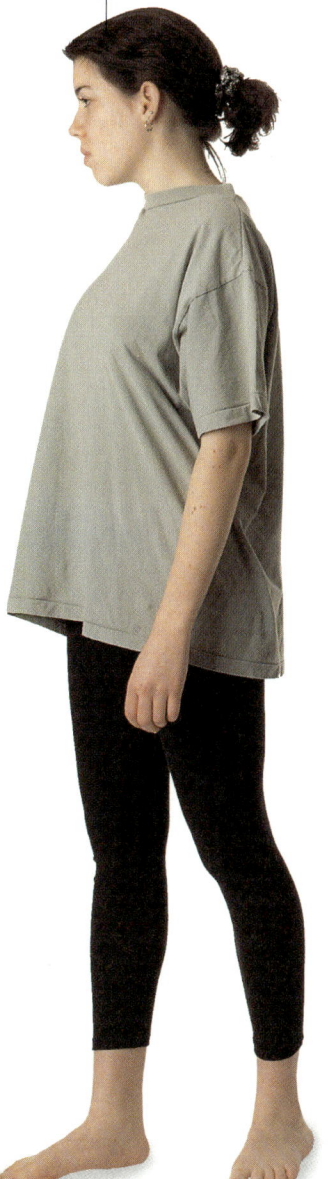

Einzelne Bewegungen werden wiederholt.

## KLIENTENZENTRIERTE EXPRESSIVE THERAPIE

Der amerikanische Psychologe Carl Rogers entwickelte in den 1950er Jahren die klientenzentrierte Psychotherapie, eine der humanistischen Therapien (s. S. 202), die er in den 70er Jahren in Selbsterfahrungsgruppen (s. S. 208) einsetzte. Seine Tochter Natalie Rogers, eine Psychotherapeutin, die in ihrer Praxis Kunst- und Bewegungstherapie einsetzte, begann damals, mit ihm zusammenzuarbeiten, und experimentierte später mit der therapeutischen Anwendung darstellender Künste in Gruppen.

Dabei kombinierte sie das Therapiekonzept ihres Vaters mit Bewegungstherapie, Musik, freiem Schreiben und bildnerischem Gestalten und eröffnete 1985 das Institut für klientenzentrierte expressive Therapie (PCETI) in Kalifornien.

Natalie Rogers arbeitete mit emotional gestörten Kindern, College-Studenten und Erwachsenen mit psychiatrischen Störungen. Ihre Therapie soll Menschen – unabhängig von ihrer aktuellen Situation – helfen, mit Schwierigkeiten besser umgehen zu können und ein erfüllteres Leben zu führen.

Die von Carl und Natalie Rogers entwickelten Methoden fanden Niederschlag in zahlreichen psychotherapeutischen Richtungen und werden heute weltweit eingesetzt.

## BITTE BEACHTEN

Tanz- und Bewegungstherapien sind weitgehend unbedenklich; die Begegnung mit verdrängten emotionalen Problemen kann jedoch schwierig sein und enorme psychische Folgen haben. Fragen Sie im Zweifelsfall vor einer Therapie Ihren Arzt. Das gleiche gilt, wenn Sie gesundheitliche Beschwerden haben, z. B. Kreislaufprobleme oder Beschwerden des Bewegungsapparates, die durch heftige Bewegungen schlimmer werden können.

### WEGWEISER

Tanz-/Bewegungstherapien sind in erster Linie Hilfsmittel der Psychotherapie; sie werden bei emotionalen Problemen oder psychischen Störungen zur Behandlung und Rehabilitation eingesetzt.

Bewährt haben sie sich auch bei der Behandlung von chronischen Schmerzen, Kreislauf- und Sehstörungen, Hör- und Lernschwierigkeiten, geistiger Behinderung, Psychosen, Schizophrenie und sexuellem Mißbrauch. Außerdem sind sie bei folgenden Störungen eingesetzt worden:

ALZHEIMER, S. 356
ARTHRITIS, S. 346/7
ASTHMA, S. 294/5
DEPRESSIONEN, S. 261
ESSSTÖRUNGEN, S. 265
HYPERAKTIVITÄT, S. 351
STRESS, S. 262/3
SUCHTKRANKHEITEN, S. 258

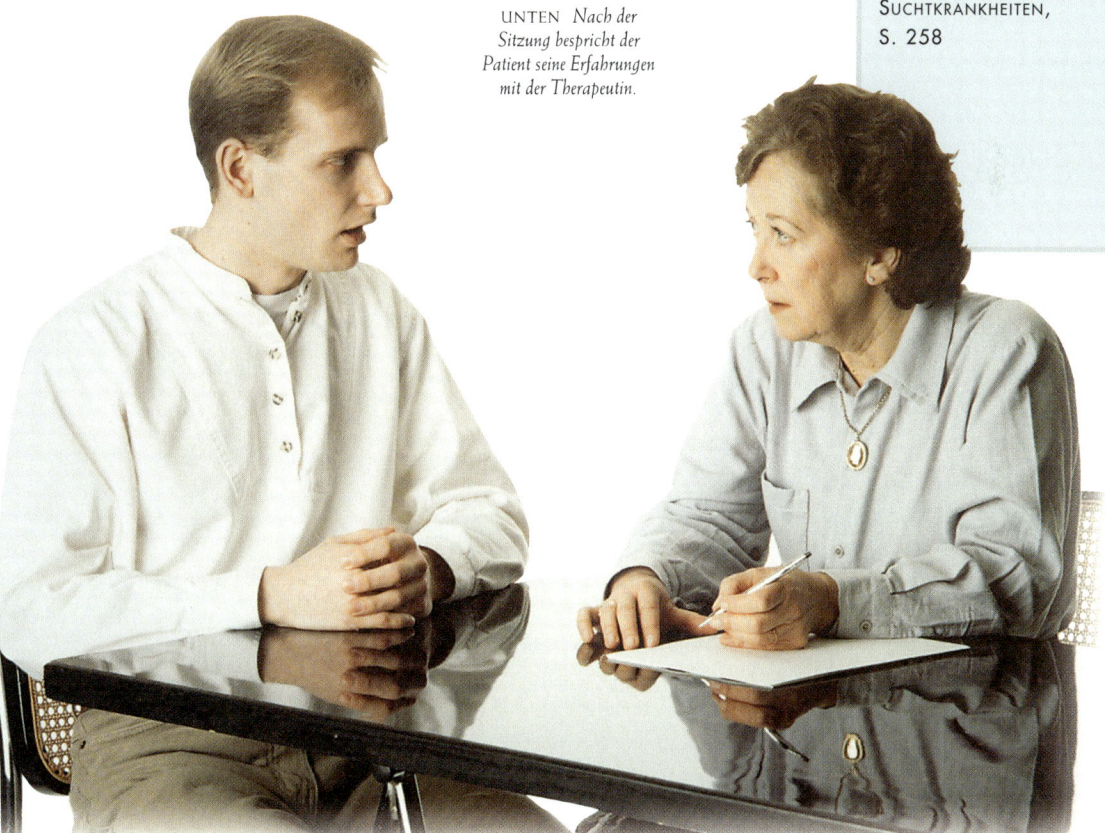

UNTEN *Nach der Sitzung bespricht der Patient seine Erfahrungen mit der Therapeutin.*

# MUSIKTHERAPIE

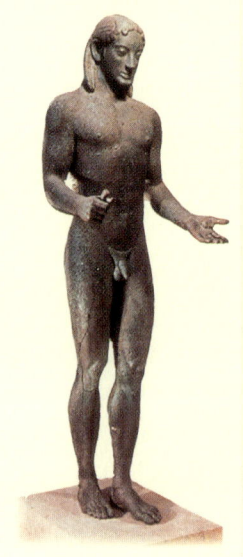

OBEN *Die alten Ägypter und Griechen glaubten an die Heilkraft der Musik, Apoll war der Gott der Musik und der Heilung.*

*Musik ist die reinste Form künstlerischen Ausdrucks und spricht ohne Umwege unsere Stimmungen, Gefühle und Empfindungen an. In allen Religionen der Welt sind Gesänge, Hymnen und Anrufungen wesentlicher Bestandteil von Ritual, Kontemplation und Gebet. Musik ist Harmonie, Rhythmus, Formgebung – Konzepte, die vielen ganzheitlichen Heilverfahren am Herzen liegen. Schul- und Komplementärmediziner betrachten sie deshalb als wertvolle Therapieform; seit den 1940er Jahren wird sie therapeutisch bei psychischen Krankheiten und Behinderungen eingesetzt. Aktives Musikmachen fördert die Beziehungsfähigkeit und den Selbstausdruck und hilft bei Kommunikationsdefiziten. Rezeptives Musikhören hat sich zur Streßreduktion und bei der Behandlung von Depressionen bewährt.*

Musik ist so alt wie die Sprache. Sprechen ist immer auch Musik – Rhythmus, Modulation und Tonfall sind oft wichtiger als die Worte an sich. Mit Musik wurde deshalb wahrscheinlich schon geheilt, als es schriftliche Aufzeichnungen noch gar nicht gab. Bekannt ist, daß die alten Ägypter und Griechen die Heilkraft der Musik sehr schätzten. So war der griechische Gott Apoll für Musik und Heilkunst zuständig; der Grieche Pythagoras formulierte die Regeln der Harmonie und machte sie zur Grundlage seiner Philosophie- und Medizinschule.

Musik und das Vokalisieren musikalischer Klänge waren auch ein zentraler Aspekt der östlichen Medizin. Hindus, Buddhisten, Chinesen, Japaner und Indonesier verwenden beim Meditieren und Beten den Klang »Om«, Christen und Juden haben das lautlich ähnliche »Amen«, und Moslems sagen »Amin«. Das Rezitieren von Mantras ist wesentlicher Bestandteil der indischen ayurvedischen Medizin (s. S. 78–85) und diverser Meditationstechniken wie der Transzendentalen Meditation (s. S. 60–63).

Im Westen wird Musik seit jeher verwendet, aber eher unspezifisch. Mütter auf der ganzen Welt singen einem weinenden Kleinkind zur Beruhigung etwas vor, und das Wehklagen der Frauen am Bett eines Toten ist ein traditionelles Ventil für Trauer und Verlustgefühle. Aber erst im 20. Jahrhundert beschäftigte man sich ernsthaft mit der therapeutischen Anwendung von Musik, und zwar zunächst bei der Behandlung von Soldaten, die traumatisiert aus dem Zweiten Weltkrieg zurückkamen. Heute ist die Musiktherapie eine anerkannte Ergänzung anderer Therapieformen. Genauso wie die Klangtherapie (s. S. 234/5) ist sie auch ein florierender Zweig der ganzheitlichen Komplementärmedizin; Ziel sind vor allem die Integration der Persönlichkeit, die Ganzheit des Selbst und direkte Heilung.

## WAS IST MUSIKTHERAPIE?

Klar ist, daß Musik trösten und beruhigen, die Stimmung heben oder dämpfen kann. Werbeleute, Supermärkte, Filmemacher und viele andere machen sich das zunutze. Auch Krankenhäuser schaffen zunehmend mit Musik eine entspannte Atmosphäre, in der andere Behandlungen leichter und erfolgreicher durchführbar sind.

Viele Musiktherapeuten gehen jedoch sehr viel weiter. Klang ist genauso wie Licht eine Form der Schwingungsenergie (s. S. 234) und hilft, die Organe des Körpers und die Seele in Harmonie zu bringen. Psychotherapeutisch dient Musik der Erinnerung verdrängter Gefühle. Sogar traumatische Erlebnisse aus den ersten Lebensjahren werden durch Klänge und Rhythmen wieder zugänglich. In Kombination mit dem therapeutischen Gespräch wird Musiktherapie zu einer sehr wirksamen Behandlungsform.

LINKS *Auf der ganzen Welt weiß man, daß Singen Babys beruhigt.*

## BESUCH BEIM THERAPEUTEN

Ärzte oder Psychiater überweisen Patienten auf Nachfrage an Musiktherapeuten. Natürlich können Sie auch von sich aus einen Workshop besuchen oder eine Einzeltherapie machen.

Wenn Sie an einer Gruppe teilnehmen, wird in der Regel mindestens einmal wöchentlich eine Stunde oder länger gemeinsam Musik gemacht. Man ermuntert Sie, sich der Gruppe anzuschließen und ein Instrument zu spielen oder zu singen. Ob Sie musikalisch sind, ist dabei nicht wichtig: Das Schütteln eines Tambourins kann genauso befriedigend sein wie Blockflöte spielen. Meist wird unter Anleitung des Therapeuten improvisiert, so daß die Musik den Bedürfnissen der Patienten angepaßt werden kann. Diese »aktive« Musiktherapie eignet sich gut für Menschen mit Ausdrucks- und Kontaktdefiziten und Alzheimer-Patienten; Senioren und Behinderten erhält sie das Interesse am Leben und die Koordination von Geist und Körper.

Die rezeptive Musiktherapie – das Hören von Musik – findet im allgemeinen in Einzelsitzungen statt. Die Musik wird mit Blick auf die Vorlieben des Patienten und das zu behandelnde Beschwerdebild ausgewählt. Emotionale Störungen, z. B. Angst und Depression, sowie Autismus und Entwicklungsstörungen, werden so behandelt.

### DIE TOMATIS-METHODE

Viel Interesse weckt immer noch eine Form der »Musikmedizin«, die von dem französischen Arzt und Klangforscher Alfred Tomatis entwickelt wurde. Er geht davon aus, daß Klänge über verschiedene Kanäle zum zentralen Nervensystem geleitet werden, wo sie die Großhirnrinde beeinflussen. In der Sitzung hört der Patient Musik – im allgemeinen Mozart oder gregorianische Gesänge –, aus der nach und nach, subtil und fast unmerklich, bestimmte Frequenzen herausgefiltert werden. Diese winzigen Modifikationen regen die Aufmerksamkeit und die Hirnaktivität an und schärfen die Wahrnehmung für äußere Stimuli.

Auch in Deutschland gibt es in verschiedenen Städten Tomatis-Institute, die Hörkuren anbieten. Sie sollen wirksam sein bei geistigen Behinderungen, Aufmerksamkeitsdefiziten (Hyperaktivität) und anderen Entwicklungsstörungen, Autismus, Dyslexie, Tinnitus und Schwindel.

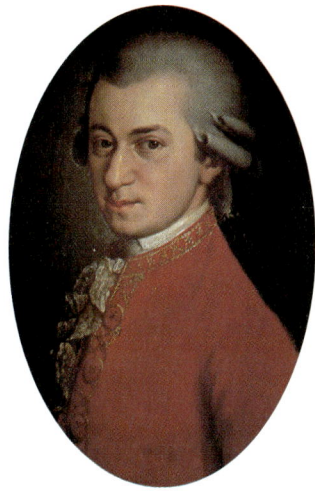

OBEN  *Die Musik Mozarts beeinflußt die Großhirnrinde.*

UNTEN  *Bei Kommunikationsschwierigkeiten ist die Musik ein wichtiges Hilfsmittel zum Selbstausdruck.*

### SCHULMEDIZINISCHE SICHT

Daß die Musiktherapie Streß abbaut, die Entspannung fördert und in der Senioren-Betreuung eine wichtige Rolle spielt, wird allgemein akzeptiert. Studien haben gezeigt, daß Musik den Atemrhythmus, die Herzfrequenz und den Blutdruck beeinflußt. Allerdings scheint es sehr auf die Mitwirkung des Patienten anzukommen: Life-Musik ist offenbar effizienter als Kassetten oder CDs.

Die meisten Ärzte stimmen auch zu, daß Musik für Behinderte ein wertvolles Kommunikationsinstrument ist. Kaum akzeptiert wird jedoch, daß Musik einen direkten Einfluß auf körperliche Krankheiten hat. Die Vorstellung, daß Schwingungsenergie gesundheitliche Störungen beheben kann, ist der Schulmedizin immer noch fremd.

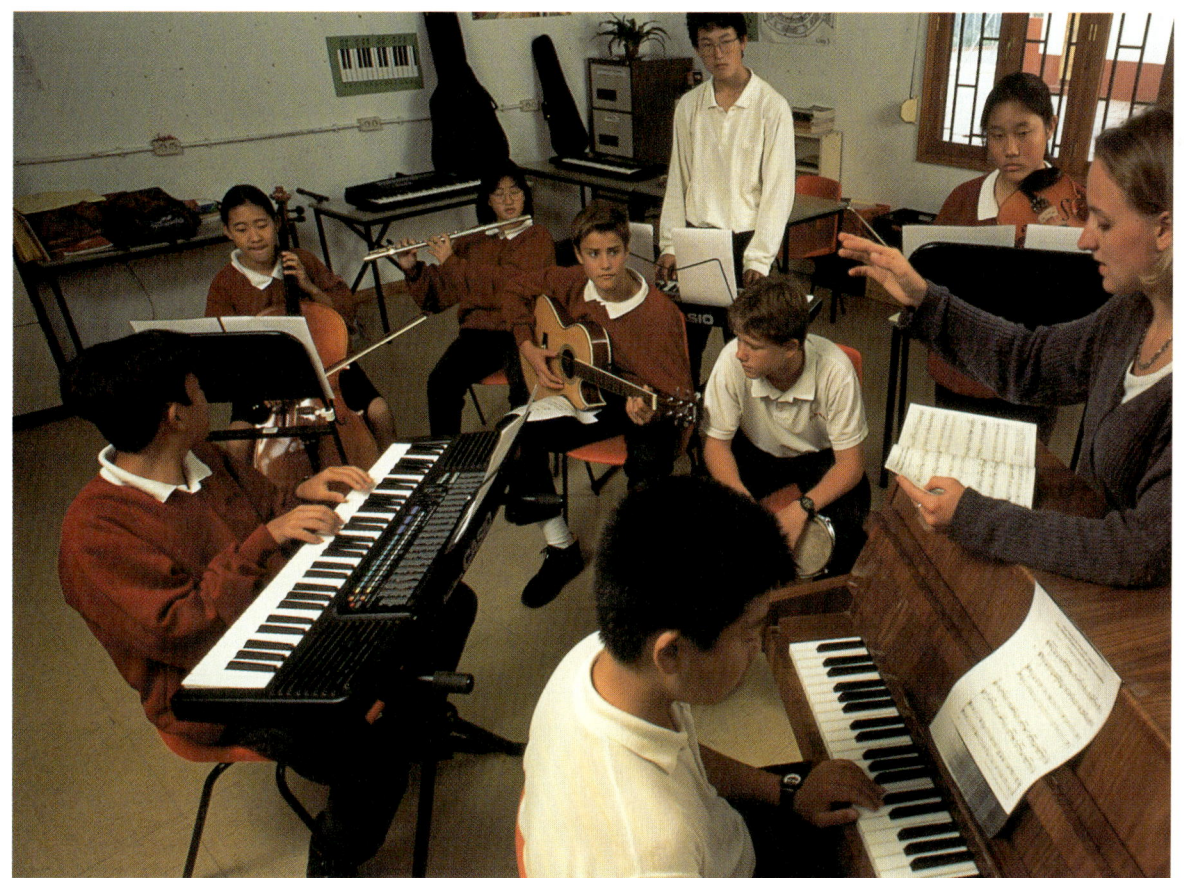

## SELBSTHILFE

Die Musiktherapie eignet sich ideal zur Selbsthilfe. Für die einfachste Version brauchen Sie weder eine spezielle Ausrüstung noch Geld. Mit einem einfachen Klangsystem – Ihrer Stimme – haben Sie enorme Möglichkeiten, und wenn Sie Zeit und Geduld zum Erlernen eines Musikinstruments haben, bereichern Sie Ihr Leben auf eine Weise, die nur indirekt therapeutisch ist. Selbsthilfebücher und Kassetten sind überall erhältlich; in Workshops von anerkannten Therapeuten lernen Sie den bewußten Umgang mit Musik, Atem und Stimme und können mit einfachen Übungen zur eigenen Gesundheit beitragen.

Die Ziele einer Musiktherapie sind nicht musikalischer Art: Sie will Spannungen abbauen, den nonverbalen Ausdruck fördern und Ihre kognitiven, körperlichen, kommunikativen, sozialen und emotionalen Fähigkeiten verbessern. Offenbar baut der Rhythmus der Musik Streß ab, weil er in physiologische Körperprozesse eingreift; außerdem regt er die Herstellung und Ausschüttung von Endorphinen an, den natürlichen Schmerzmitteln des Körpers. Besonders Kinder profitieren von einer Musiktherapie, denn sie reagieren meist spontan und direkt auf sie.

## SINGEN

Benutzen Sie Ihre Stimme. Singen Sie morgens im Bad etwas Schwungvolles, um gut gelaunt in den Tag zu gehen. Singen Sie bei der Haus- oder Gartenarbeit oder im Auto. Lernen Sie die Texte Ihrer Lieblingslieder auswendig, damit Sie sie mitsingen können, wenn Sie sie im Radio hören.

LINKS *Das Singen bei der Hausarbeit ist eine der einfachsten Formen der Musiktherapie.*

## TÖNE MACHEN

Diese Methode hilft, Blockaden und Streß abzubauen. Als Kinder haben wir unseren Gefühlen eine Stimme gegeben. Wir haben geschrien, gekreischt und gesungen. Als Erwachsene haben wir Hemmungen, unsere Gefühle stimmlich zu äußern, so daß sie unterdrückt werden. Töne machen ist Singen auf der primitivsten Ebene: Mit Ächzen und Stöhnen, Schreien und Wimmern lassen wir aufgestauten Gefühlen freien Lauf, so daß sie befriedet werden. Musiktherapeuten zeigen Ihnen, wie Sie Ihre Stimme auf diese Weise einsetzen können.

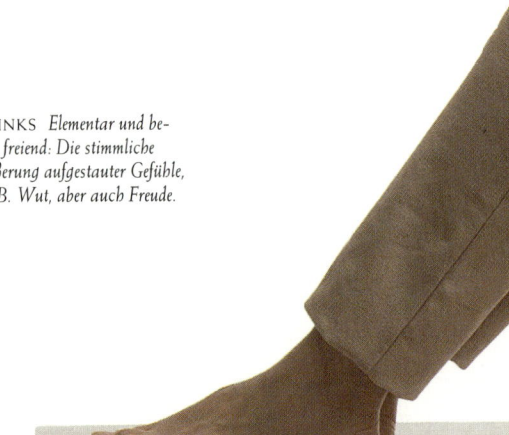

LINKS *Elementar und befreiend: Die stimmliche Äußerung aufgestauter Gefühle, z. B. Wut, aber auch Freude.*

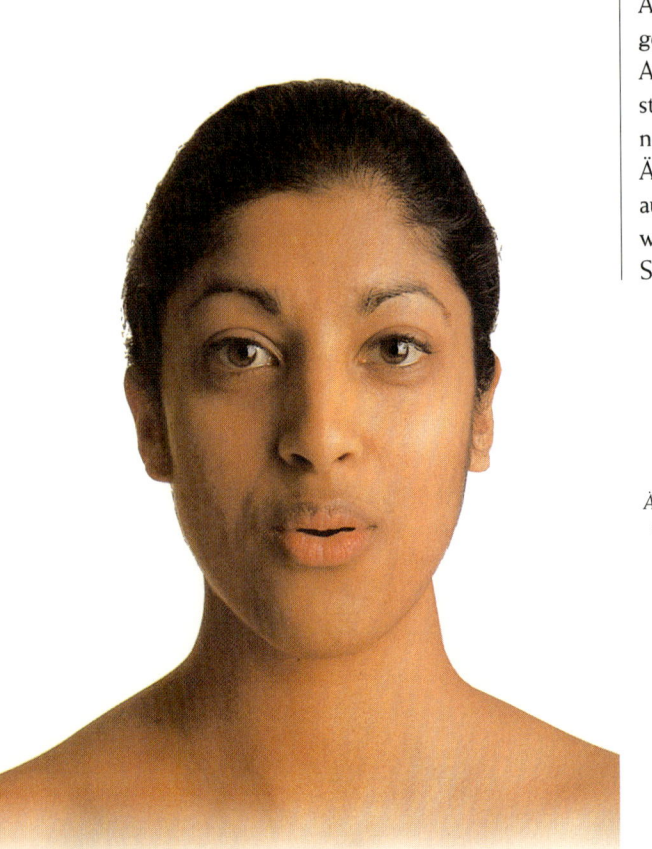

## THERAPEUTISCHE MUSIKPRODUKTE

Therapeutische Musik – die manchmal die aktive Mitwirkung des Hörers erfordert – sind in vielen Buchhandlungen und Kaufhäusern erhältlich. Akustische Musik wirkt natürlicher als elektronisch erzeugte. Bei sorgfältiger Auswahl lohnt es sich: Viele Menschen haben berichtet, daß sie mit ihrer Hilfe tiefe Ruhe und Entspannung gefunden haben.

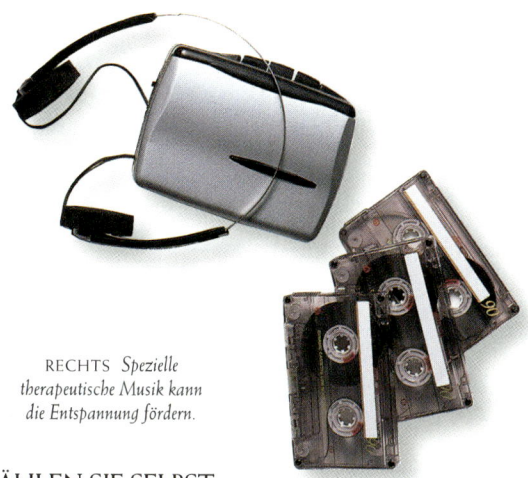

RECHTS *Spezielle therapeutische Musik kann die Entspannung fördern.*

## WÄHLEN SIE SELBST

Wählen Sie aus Ihrer Musiksammlung Stücke, die Ihre aktuelle oder angestrebte Stimmung widerspiegeln, und hören Sie ihnen zu. Das geht am besten, wenn Sie entspannt sind und sich voll auf die Musik konzentrieren können – Kopfhörer sind dabei besser als Lautsprecher. Hören Sie flotte, fröhliche Musik, wenn Sie sich zuversichtlich fühlen wollen; wenn Sie in romantische Stimmung kommen wollen, ist etwas sanftes, melodisches angebracht. Auf diese Weise können Sie Ihre Stimmung nicht nur verändern, sondern auch in sie eintauchen, um sie weiter zu erkunden. Wenn Sie z. B. wütend sind, kann wild dahinbrausende Musik Ihnen helfen, den Grund für Ihre Wut zu finden und aufzulösen.

### THERAPEUTISCHE MUSIK ZUSAMMENSTELLEN

Eine sehr wirksame Form von Musiktherapie »Marke Eigenbau« ist das sogenannte »Entrainment«. Dabei lassen Sie sich zunächst ganz auf ein Musikstück ein und kommen dann schrittweise von einer unerwünschten in eine erfülltere, produktivere Stimmung. Sie brauchen dazu zwei oder drei 30–45 Minuten lange Kassetten und eine passable Auswahl an Kassetten oder CDs.

1 Suchen Sie zuerst Musik aus, die Ihre aktuelle Stimmung widerspiegelt. Wenn Sie z. B. depressiv sind und besserer Laune werden wollen, nehmen Sie zuerst etwa 10 Minuten traurige, getragene Musik auf; das kann Pop, Klassik oder Jazz sein, je nach Ihrem Geschmack.

2 Wählen Sie dann zwei oder drei Stücke, die irgendwo zwischen Ihrer aktuellen und der angestrebten Stimmung liegen. Fangen Sie mit dem trübsinnigsten an und hören Sie mit dem fröhlichsten in dieser Kategorie auf. Die Übergange von einer Stimmung zur nächsten sollten fließend sein, ohne abrupte Tempowechsel.

3 Anschließend nehmen Sie drei oder vier Stücke auf, die die erwünschte Stimmung zum Ausdruck bringen – z. B. Zuversicht und Heiterkeit. Stellen Sie ähnliche Kassetten zusammen, um von Wut oder Streß zur Entspannung zu finden, oder von Unrast zu Ruhe und Konzentration.

Hören Sie diese Kassetten immer dann, wenn Sie Ihre Stimmung verändern wollen. Denken Sie daran, daß die Wirkung um so besser ist, je mehr Sie sich auf die Musik einlassen.

### WEGWEISER

Wie die Kunsttherapie (s. S. 236–239) wird die Musiktherapie oft verwendet bei neurotischen und psychiatrischen Störungen (Psychosen, Alzheimer), bei kindlichen Lern- und Entwicklungsstörungen und bei der Betreuung von chronisch kranken oder älteren Menschen. Zuweilen wird sie zum Streßabbau auf Intensivstationen eingesetzt.
Unspezifischer wird sie zur Verbesserung von sozialen und kommunikativen Fähigkeiten verwendet, vor allem bei Menschen mit sprachlichen Defiziten. Insgesamt kann sie bei folgenden Beschwerden hilfreich sein:

ALZHEIMER, S. 356
ANGSTZUSTÄNDE, S. 256/7
DEPRESSION, S. 261
HYPERAKTIVITÄT, S. 351
KOLIKEN, S. 350
STRESS, S. 262/3
WEHENSCHMERZEN, S. 328

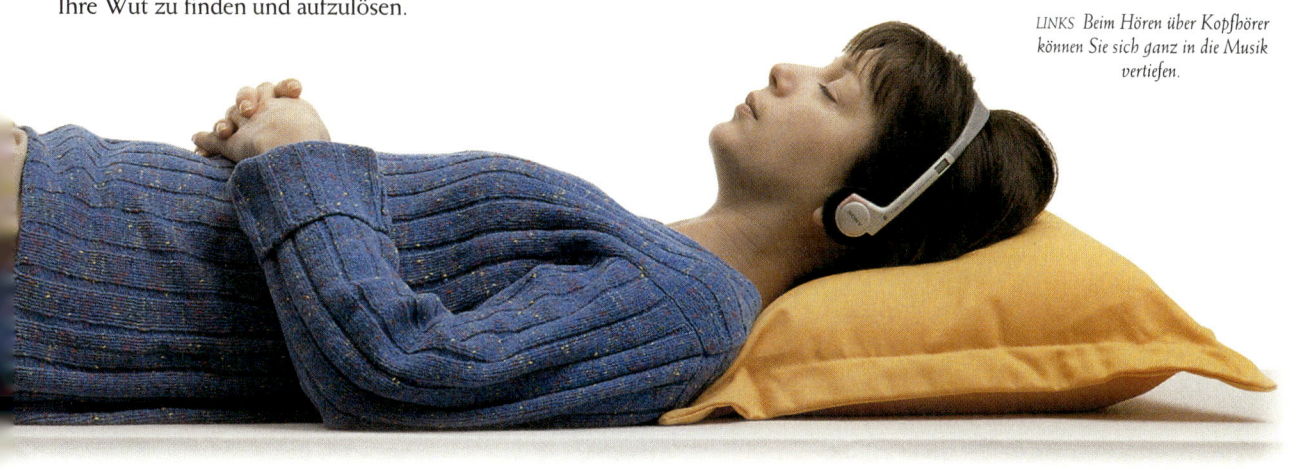

LINKS *Beim Hören über Kopfhörer können Sie sich ganz in die Musik vertiefen.*

# KLANGTHERAPIE

*K*länge lassen sich therapeutisch unterschiedlich anwenden: Man kann ihnen zuhören, sie erzeugen oder gebündelt in bestimmte Körperbereiche schicken. Geht es bei der Musiktherapie um die Wirkung von Melodie, Harmonie und Rhythmus auf Stimmungen und Gefühle, so richtet die Klangtherapie Klänge bestimmter Frequenzen auf Körperbereiche, deren Schwingungsmuster gestört ist. Dies soll das Gleichgewicht wiederherstellen und die körpereigenen Heilungsprozesse beeinflussen. Obwohl die Klangtherapie in der alternativen Medizin relativ neu ist – zumindest in ihrer gegenwärtigen Form –, hat sie sich bereits bewährt, und die meisten Ärzte sagen ihr eine glänzende Zukunft voraus.

Die Verwendung von Klängen als Therapieform fand Ende des 19. Jahrhunderts erstmals im Westen Beachtung. Damals entdeckte man, daß Klänge physiologische Veränderungen im Körper auslösen können, z. B. eine Verbesserung der Blutzirkulation. Das Interesse galt im besonderen der Heilkraft der Musik (s. S. 230–233), hauptsächlich bei psychischen Störungen. Neuerdings ist auch die Anwendung von Klängen in einem nicht-musikalischen Kontext zu einer eigenständigen Therapieform geworden.

Den Anstoß gaben wissenschaftliche Forschungen. 1925 behauptete der französische Physiker de Broglie, das Elektron, das sich im Atom um einen positiv geladenen Kern dreht, sei kein Teilchen, sondern eine nicht-materielle Welle. In kleinste Bausteine zerlegte Materie ist also letztendlich Energie. Das bedeutet, daß alles im Universum in Schwingung ist, auch der menschliche Körper. Ungleichgewichte bzw. Disharmonien in ihm müßten daher auf Klangwellen oder andere Schwingungen ansprechen. Auf der Basis dieser wissenschaftlichen These entwickelte sich die Schwingungsmedizin; sie setzt bereits seit den 1950er Jahren mit Klangwellen arbeitende Geräte zu therapeutischen Zwecken ein.

Der britische Arzt und Osteopath Peter Manners entwickelte eine als Kymatik bezeichnete Schwingungstherapie, die vor allem in den USA bekannt ist, inzwischen aber weltweit Anhänger hat. Eine weitere »junge« Therapieform, die zum Teil Musik, zum Teil Klang ist, ist die Tomatis-Methode (s. S. 231). Anfang der 1990er Jahre wurde in Finnland die

UNTEN *Mit einer Klangtherapie werden v. a. Knochen- und Gelenkbeschwerden behandelt; bei Rückenschmerzen wirkt sie besonders gut.*

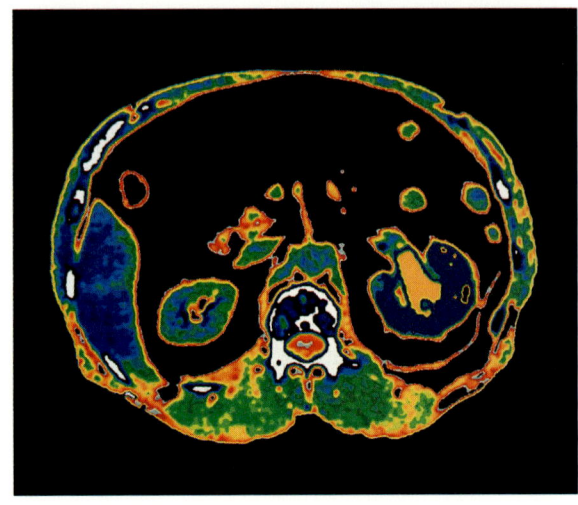

OBEN *In der Schulmedizin zertrümmert man mit Ultraschall sogar Nierensteine.*

sogenannte physio-akustische Methodologie (PAM) entwickelt, bei der computergenerierte Klangwellen, die der Patient über Lautsprecher in einem speziellen Sessel hört, den Blutdruck senken und Muskelverspannungen lösen sollen.

## WAS IST KLANGTHERAPIE?

Klang ist wie Licht eine Form der Schwingung, die als Wellenbewegung den Raum durchquert. Während Licht aus Oszillationen in einem elektromagnetischen Feld besteht, geht Klang auf die Bewegung von Molekülen in der Luft zurück – ein Vakuum überträgt keine Klänge. Hörbarer Klang ist nur ein Teil des gesamten Klangspektrums. Hochfrequente Klänge (Ultraschall) und niedrigfrequente Klänge kann das menschliche Ohr nicht hören.

Ultraschall wird zum Zertrümmern von Nierensteinen ohne Operation eingesetzt; er ist außerdem die Basis für Ultraschallgeräte, die zu den nützlichsten modernen Diagnoseinstrumenten gehören. Üblich ist die Anwendung von Klang auch in der Physiotherapie zur Linderung von Gelenkentzündungen und Muskelschmerzen.

Aber wie in der Licht- und Farbtherapie (s. S. 240/1 und 246–249) ist das nicht alles. Klangtherapeuten sind der Meinung, daß jedes Körpergewebe mit einer ihm eigenen charakteristischen Frequenz schwingt, und daß Krankheiten sich aufgrund von Störungen dieser normalen Schwingungsfrequenz entwickeln. Das natürliche Gleichgewicht der Schwingungsenergie kann wieder hergestellt werden, wenn die betroffenen Organe und Gewebe direkt mit Klängen in der richtigen Frequenz beschallt werden, so daß mit der Harmonie auch die Gesundheit zurückkehrt.

## EINEN THERAPEUTEN KONSULTIEREN

Die von Klangtherapeuten verwendeten Techniken sind sehr unterschiedlich. Sie hängen auch davon ab, ob ein bestimmtes Beschwerdebild behandelt oder ganz generell Streß abgebaut und Wohlbefinden erzeugt werden soll.

Nach dem Vorgespräch schickt der Therapeut Klang in einzelne Körperbereiche. Dazu benutzt er ein spezielles Handgerät, das die benötigten Klangfrequenzen von einer zuvor aufgenommenen Kassette oder CD abspielt. Dieses Verfahren wird in der Kymatik verwendet. Andere Therapeuten ziehen den Klang ihrer eigenen Stimme vor. Sie richten die Klänge – Töne, Anrufungen, Schreie, Seufzer – auf Körperbereiche des Patienten. Die Erfahrung ist außergewöhnlich, offenbar aber wirksam.

## KYMATIK

Dabei wird ein mit der Hand gehaltenes Gerät verwendet, das Klangwellen durch die Haut schickt. Es wird über dem kranken Körperteil plaziert und auf die Frequenz der Zellen in einem gesunden Körper eingestellt.

Die verwendeten Frequenzen können sehr stark variieren und werden speziell auf das kranke Organ oder Gewebe abgestimmt. Daß der Patient während der Behandlung die Schwingungen spürt bzw. die Klänge hört, ist möglich, aber nicht unbedingt erforderlich. Eine Sitzung dauert 10–15 Minuten; für die Gesamtdauer der Therapie gibt es keine festen Vorgaben.

## VOKALE SINGEN

Das in vielen Kulturen übliche Singen von Vokalen wird auch im Westen immer beliebter. In wöchentlichen, einstündigen Sitzungen lernt der Patient, mit der Stimme reine Klänge zu produzieren, die im Körper Resonanz erzeugen und zu körperlichem und seelischem Wohlbefinden führen sollen. Dies stärkt auch das Selbstbewußtsein.

### SELBSTHILFE

Handgeräte und fertige Kassetten/CDs für die Anwendung zu Hause sind im Handel erhältlich. Vor allem bei Zerrungen sowie Muskel- und Gelenkschmerzen können sie sehr nützlich sein. Sie sind eine Alternative zur physiotherapeutischen Behandlung, die oft als schmerzhaft oder unangenehm empfunden wird. Deren Ergebnisse sind aber, wenn ein ausgebildeter Physiotherapeut eine ganze Behandlungsserie durchführt, wahrscheinlich besser.

Tönen und Vokale Singen (s. Musiktherapie, S.232) lassen sich gut zu Hause praktizieren. Die Resonanz, die Ihre Stimme im ganzen Körper erzeugt, soll zu mehr Harmonie, Ganzheit und Wohlbefinden führen.

### WEGWEISER

Die Klangtherapie hat sich besonders bei Beschwerden mit Muskeln, Gelenken, Sehnen und Bändern bewährt. Bei Arthritis und Rheuma wirkt sie schmerzlindernd und entzündungshemmend. Sie reduziert das Unbehagen und die Genesungszeit nach Hüftoperationen. Außerdem wird sie bei folgenden Beschwerden eingesetzt:

ARTHRITIS, S. 346/7
RÜCKENBESCHWERDEN, S. 344/5
FIBROSITIS-SYNDROM, S. 348
WEHEN, S. 328
SEHNENSCHEIDENENTZÜNDUNG, S. 342/3
ISCHIAS, S. 348

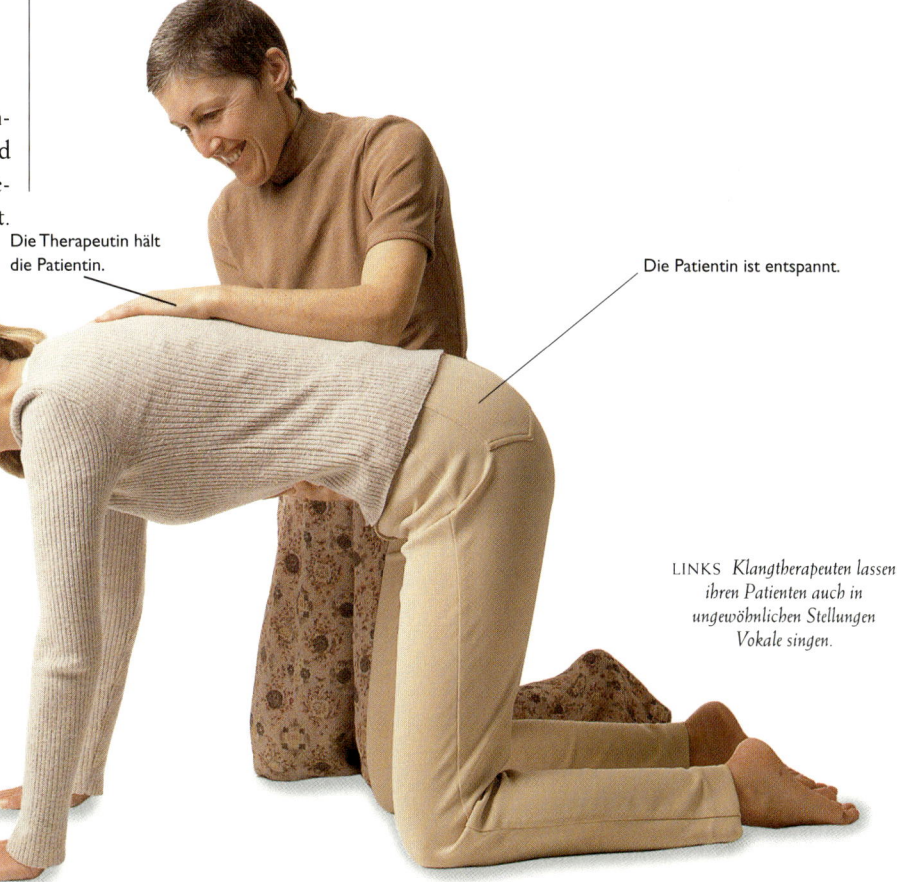

Die Therapeutin hält die Patientin.

Die Patientin ist entspannt.

LINKS *Klangtherapeuten lassen ihren Patienten auch in ungewöhnlichen Stellungen Vokale singen.*

# KUNSTTHERAPIE

**BILDER DER SEELE**

Kunst drückt seit jeher Gefühle aus, die nicht in Worte gefaßt werden können. Aber erst Anfang des 20. Jahrhunderts erkannte man die Bedeutung des künstlerischen Selbstausdrucks und das Potential der Kunst als Instrument der Psychotherapie. Nach dem Zweiten Weltkrieg diente die Kunsttherapie der Behandlung der von den schrecklichen Ereignissen Traumatisierten. Heute ist ihr äußerer Rahmen sehr variabel und reicht vom klinischen bis zum pädagogischen Bereich; besonders hilfreich ist sie, wenn der sprachliche Ausdruck Defizite aufweist, was oft bei Kindern, emotionalen Störungen und Lernschwierigkeiten der Fall ist.

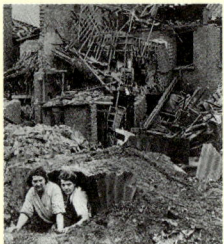

OBEN *Die Kunsttherapie half Menschen, die Schrecken des Zweiten Weltkriegs zu verarbeiten.*

*D*ie kreativen Therapien – Kunst- und Musiktherapie – überbrücken die Kluft zwischen Schul- und Komplementärmedizin. Wie andere Psychotherapien sehen sie Heilung ganzheitlich und individuell und betonen persönliche Entfaltung und Selbstverwirklichung. Gleichzeitig werden sie in Krankenhäusern und Kliniken auf der ganzen Welt bei psychiatrischen und psychosomatischen Krankheiten, Entwicklungsstörungen und der Betreuung alter und schwerstkranker Menschen eingesetzt. Die Kunsttherapie ist anerkanntermaßen auch eine der besten Möglichkeiten, intensive Gefühle, deren Äußerung sonst vielleicht nicht gewagt wird, sichtbar zu machen.

Seit Anfang des 20. Jahrhunderts werden die bildnerischen Künste – Malen, Zeichnen, plastisches Gestalten etc. – zur Behandlung geistig-seelischer Störungen eingesetzt. Rudolf Steiner integrierte sie, genauso wie Musik und Tanz, in sein System der anthroposophischen Medizin (s. S. 227). Steiner war mit Jung (s. S. 194) und Montessori bekannt, mit denen er korrespondierte, und seine pädagogischen und psychologischen Theorien hatten großen Einfluß. Für Freud und Jung (s. S.188, 192) war klar, daß der künstlerische Ausdruck einen Blick ins Unbewußte gewährt; andere Psychoanalytiker und Pädagogen erkannten bald, wie wichtig der künstlerische Selbstausdruck für die normale Entwicklung des Kindes ist.

Nach dem 2. Weltkrieg fand die Kunsttherapie ihren Weg ins Gesundheitswesen; sie half Überlebenden, traumatische Kriegserfahrungen zu verarbeiten und sich im normalen Leben zurechtzufinden. Das geschah im allgemeinen in der Form, daß ein Künstler mit Patienten im Krankenhaus arbeitete. Psychotherapeuten lernten das Potential der Kunsttherapie jedoch schnell schätzen, und viele Therapieformen integrierten sie in ihre Methoden. In den USA fand die Kunsttherapie vor allem durch die Arbeit von Margaret Naumburg in den Jahren nach dem 2. Weltkrieg breite Anerkennung. Heute ist die Kunsttherapie gerade im klinischen Bereich eine etablierte Therapieform.

### WAS IST KUNSTTHERAPIE?

Wir alle haben als Kinder gezeichnet, gemalt und mit Ton, Knete oder Schlamm modelliert. So haben wir die Umwelt erkundet und uns mit ihr vertraut gemacht, gleichzeitig aber auch eine wichtige Möglichkeit gefunden, uns auszudrücken, vor allem als unsere sprachlichen Fähigkeiten noch unvollkommen waren.

Kinder äußern durch Zeichnen und Malen ihre Empfindungen und Gefühle frei und ungehemmt. Die Kunst ist ihr Ventil für Wut oder Enttäuschungen oder auch die schreckliche Angst, von den Eltern verlassen oder nicht mehr geliebt zu werden. Für Kinder mit psychischen Störungen oder Lernschwierigkeiten ist die Kunst u. U. eine der wenigen Möglichkeiten, sich zu äußern.

Ab dem Alter von etwa zehn Jahren geht von dieser kindlichen Spontaneität viel verloren. Das Malen wird formaler, realistischer und zurückhaltender. Die meisten Erwachsenen haben die Fähigkeit zum Selbstausdruck mit Hilfe der Kunst verloren. Hier setzt die Kunsttherapie an.

Wichtig ist, daß Sie sich von einem vermeintlichen oder tatsächlichen Unvermögen nicht vom Zeichnen oder Malen abhalten lassen. Sie brauchen kein Kunstwerk zu fabrizieren, noch nicht einmal etwas, das schön anzusehen ist. Vielmehr sollen Sie dem Unbewußten freien Lauf lassen, damit es sich durch Form und Farbe ausdrücken kann. Das fertige Bild zeigt innere Konflikte, Ängste und andere verdrängte Gefühle und ermöglicht Ihnen, diese zu erkennen und konstruktiv zu verarbeiten.

### »Verschüttete« Gefühle

Die meisten Menschen empfinden es als hilfreich, wenn ein geschulter Therapeut sie bei der Deutung der produzierten Bilder oder Objekte anleitet. Der Therapeut kann auch helfen, wenn die Bilder schrecklich, beängstigend oder schockierend sind. Manche Leute haben Haß, Angst, Wut oder Entfremdung tief in sich vergra-

LINKS *Die Kunsttherapie möchte uns den spontanen Ausdruck zurückgeben, den wir als Kinder hatten.*

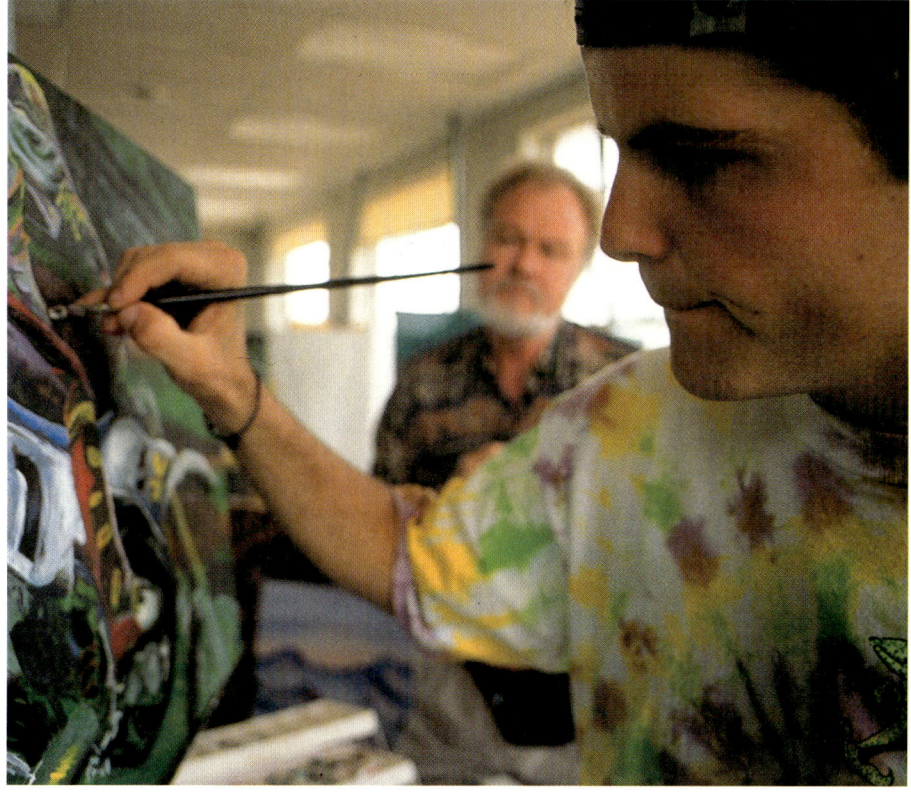

LINKS *Teilnehmer einer Gruppentherapie werden ermuntert, frei und ausdrucksstark zu malen.*

ben, und wenn diese dann durch das künstlerische Schaffen ein Ventil finden, kann es schwierig sein, allein mit ihnen fertig zu werden. Oft macht eine Kunsttherapie Probleme sichtbar, die durch andere Therapieformen, z. B. eine Psychoanalyse, nicht so schnell deutlich geworden wären. Die Probleme können so in einer frühen Phase bearbeitet werden, d. h. bevor sie gravierend werden.

Außer zur Behandlung psychischer Störungen ist die Kunsttherapie zunehmend als Weg zu mehr Bewußtheit und Selbsterfüllung beliebt. In diesem Fall liegt die Betonung auf der Umwandlung negativer Bilder in positive und der Auflösung innerer Konflikte und emotionaler Probleme. Das Verändern der Bilder verändert auch die Persönlichkeit und macht sie flexibler.

### Die Rolle des Therapeuten
Hier werden zwei unterschiedliche Ansichten vertreten. Die erste sieht den Therapeuten nur als anleitenden Helfer. Im Zentrum der Therapie stehen der Patient und das Bild/Objekt, das er erschafft. Aus dieser Sicht behindern Deutungsversuche des Therapeuten den inneren Dialog des Patienten und die absolute Freiheit des Ausdrucks, die für den Erfolg der Therapie notwendig ist. Kunstschaffen an sich gilt als heilsamer Prozeß, weil es dem Patienten erlaubt, innere Konflikte und Gefühle zu äußern und zu befrieden.

Andere Therapeuten nutzen die Kunst nur als Teil einer umfassenderen Psychotherapie. Das Malen ist ein nonverbales Kommunikationsmittel zwischen Therapeut und Patient und wird genauso verwendet wie sprachliche Äußerungen. Es soll dem Therapeuten erlauben, unbewußte Problemursachen zu erkennen, und dem Patienten helfen, sich mit ihnen auseinanderzusetzen.

### Symbole des Unbewußten
Eine weitere Richtung in der Kunsttherapie beruft sich auf die Analytische Psychotherapie Jungs. Diese geht davon aus, daß Bilder ähnlich wie Träume Symbole enthalten, die als Kräfte und Archetypen des Unbewußten gedeutet werden können (s. S. 194). Die Patienten werden dazu angehalten, ihre Bilder selbst zu deuten. Der Therapeut leitet an, nimmt die Deutung aber nie vorweg. Nur Sie haben den Schlüssel zu den Symbolen, die aus Ihrem Unbewußten aufsteigen.

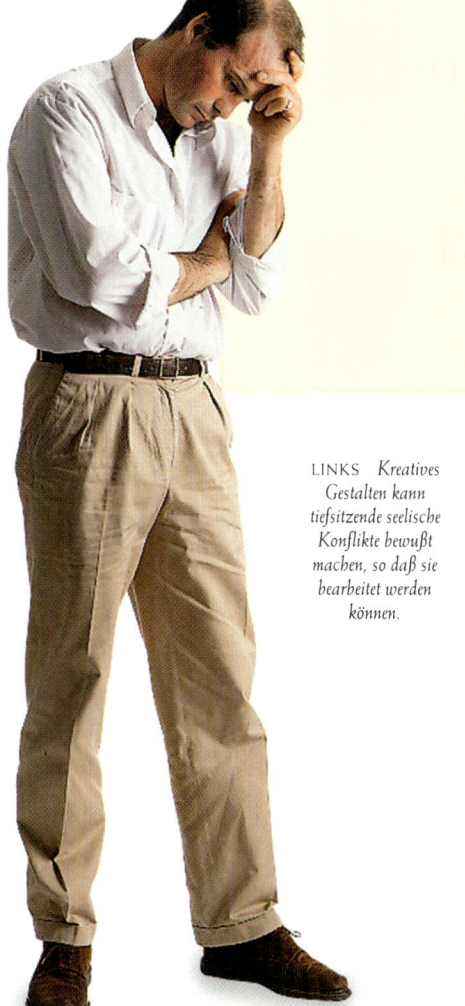

LINKS *Kreatives Gestalten kann tiefsitzende seelische Konflikte bewußt machen, so daß sie bearbeitet werden können.*

## BESUCH BEIM THERAPEUTEN

Die meisten Therapeuten arbeiten in Kliniken sowie psychosozialen oder pädagogischen Einrichtungen. Wenn Sie auf eigene Initiative hin mit einer Therapie beginnen wollen, können Ihr Arzt oder die entsprechenden Verbände Ihnen im allgemeinen einen Therapeuten in Ihrer Gegend nennen.

Im Vorgespräch stellt der Therapeut Ihnen verschiedene Fragen zu aktuellen und früheren ärztlichen Behandlungen, Gewohnheiten, Problemen, Stimmungen und Erwartungen. Und auch Sie haben die Gelegenheit, sich nach dem Ablauf der Therapie zu erkundigen und zu besprechen, mit welchem Medium Sie arbeiten wollen, z. B. Wasserfarben, Buntstifte, Kreide oder Ton.

Die Therapie wird als Einzelbehandlung oder in Gruppen mit acht bis zehn Teilnehmern durchgeführt. Die Sitzungen dauern in der Regel mindestens eine Stunde und finden wöchentlich über einen Zeitraum von mindestens sechs Monaten statt. Zu Beginn der Sitzungen schlägt der Therapeut verschiedene Entspannungstechniken vor; sie sollen dazu beitragen, das bildhafte, intuitive Denken von den Beschränkungen des Normalbewußtseins zu befreien. Dazu wird manchmal das Visualisieren verwendet (s. S. 214–217). Sie werden aufgefordert, sich eine Szene möglichst detailliert vorzustellen und sie dann zu Papier zu bringen, wobei Sie sich auf das Bild in Ihrem Kopf konzentrieren und nicht auf das, was Sie malen. Bei einer anderen Methode wird ein vertrautes Objekt auf ungewohnte Weise gesehen, z. B. indem es auf den Kopf gestellt und dann ganz langsam gezeichnet wird. Dabei konzentrieren Sie sich auf jede Linie, Kurve und Struktur.

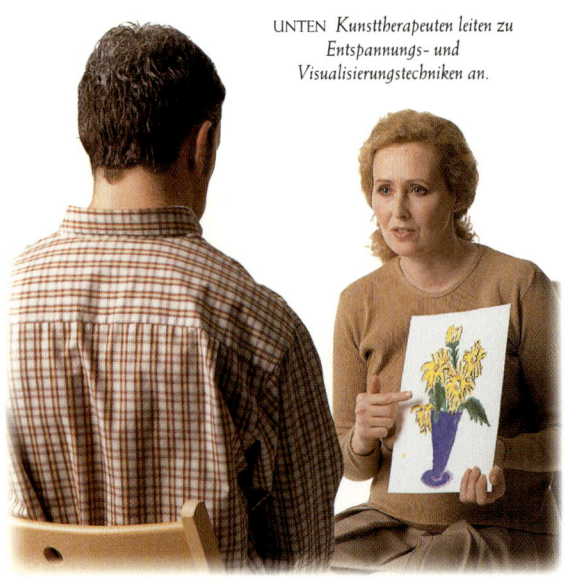

UNTEN *Kunsttherapeuten leiten zu Entspannungs- und Visualisierungstechniken an.*

## SELBSTHILFE

Malen und Zeichnen in Eigenregie wirken ausgesprochen entspannend. Die dazu benötigten Materialien sind einfach, nicht teuer und leicht zu transportieren. Malen oder Modellieren bauen Streß ab und führen zu mehr Bewußtheit und Wohlbefinden. Ein Malkurs – der nicht therapeutisch ausgerichtet sein muß – kann hilfreich sein, ist aber nicht unbedingt notwendig. Denken Sie daran: Sie brauchen kein besonderes Talent. Ziel ist nicht die Produktion eines Kunstwerks, sondern der Abbau innerer Spannungen und mehr seelisches Gleichgewicht; beides erreichen Sie, wenn Sie lernen, mit Ihrem Unbewußten zu kommunizieren.

Sehen Sie sich, wenn Sie fertig sind, Ihr Werk genau an. Dominieren bestimmte Farben oder Formen? Fällt irgendeine Form oder ein Symbol besonders auf? Wenn ja, überlegen Sie, was es in bezug auf Ihre Gefühle und Empfindungen bedeuten könnte.

Bewahren Sie Ihre Malereien und Zeichnungen auf, so daß Sie wiederkehrende Elemente oder Themen erkennen können, auch wenn deren Bedeutung unklar ist. Schwanken Sie extrem zwischen düster und heiter, verzweifelt und lebendig? Welche Beziehung hat dies zu Ihren Stimmungen? Verändern und entwickeln sie sich im Lauf der Zeit, und wenn ja, welche Veränderungen Ihrer Lebensweise oder Ihrer Lebensumstände kommen darin zum Ausdruck?

UNTEN *Eine Malausrüstung ist nicht teuer.*

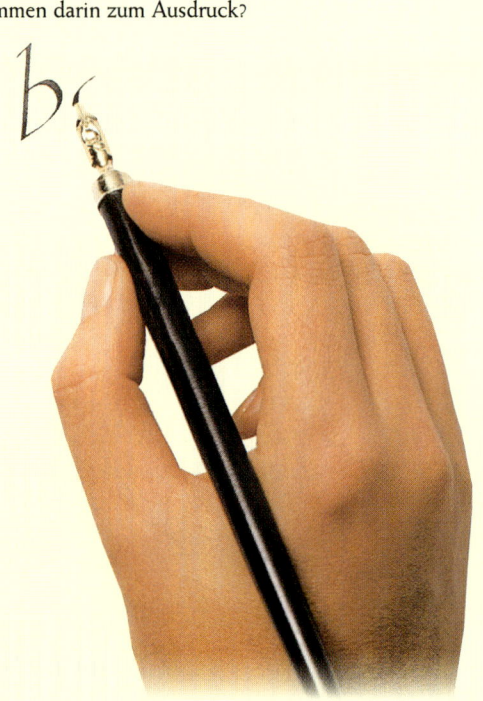

1 *Suchen Sie einen Platz, an dem Sie sicher sein können, daß Sie etwa eine halbe Stunde nicht gestört werden, und seien Sie ganz entspannt. Lassen Sie Ihrer Phantasie und Intuition freien Lauf. Visualisierungs-, Entspannungs- und Meditationstechniken (s. S. 158–165 und S. 60-63) können hilfreich sein.*

2 Versuchen Sie, Ihre Hände von der Steuerung durch den Verstand abzukoppeln, so daß die Bilder direkt aus der Seele aufs Papier fließen. Dazu kann es hilfreich sein, wenn Sie zunächst mit der linken Hand malen, wenn Sie Rechtshänder sind, bzw. mit der rechten Hand, wenn Sie Linkshänder sind. Oder versuchen Sie, ein vertrautes Objekt aus einer ungewohnten Perspektive zu zeichnen, wie oben beschrieben.

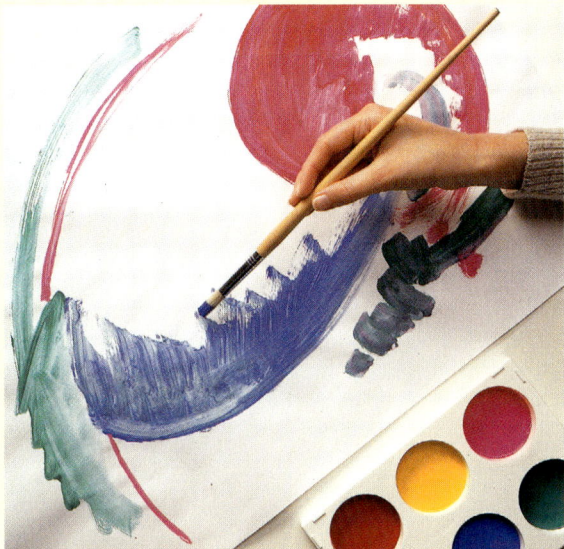

3 Malen oder zeichnen Sie alles, was Ihnen in den Sinn kommt. Sie brauchen sich nicht zu beeilen, aber Sie sollten zwischendurch auch nicht überlegen. Versuchen Sie nicht, Ihre Malerei unter ästhetischen Gesichtspunkten zu beurteilen, und radieren oder korrigieren Sie nichts. Es ist egal, ob das Ergebnis wie ein sinnloses Gekleckse schriller Farben oder ein chaotisches Gekritzel von Kurven und Linien aussieht.

Das Bearbeiten von Ton kann therapeutisch wirken.

## WEGWEISER

Viel eingesetzt wird die Kunsttherapie bei Eßstörungen, Drogen- oder Alkoholmißbrauch. Auch in Reha-Kliniken, der Psychiatrie und Einrichtungen für alte und chronisch kranke Menschen kommt sie zum Einsatz. AIDS- und Alzheimer-Patienten profitieren von ihr. Außerdem ist sie ein wichtiger Bestandteil der Behandlung von Kindern mit Lernschwierigkeiten, emotionalen Problemen oder Verhaltensstörungen.

Die Kunsttherapie wird bei den folgenden Beschwerden eingesetzt:

ALZHEIMER, S. 356
DEPRESSION, S. 261
ESSSTÖRUNGEN, S. 265
HIV/AIDS, S. 340/1
HYPERAKTIVITÄT, S. 351
PHOBIEN, S. 260
STRESS, S. 262/3
SUCHTKRANKHEITEN, S. 258
ZWANGSVERHALTEN, S. 259

## BITTE BEACHTEN

Die Kunsttherapie hat sich bei den verschiedensten seelischen Problemen und psychischen Störungen bewährt. Als Selbsthilfetechnik wirkt sie entspannend und kann die Persönlichkeit und ihre wechselnden Stimmungen verständlicher machen.
Bei psychischen Störungen sollte sie jedoch nicht ohne fachmännische Hilfe verwendet werden. Konsultieren Sie Ihren Arzt oder einen qualifizierten Therapeuten, wenn Sie meinen, entsprechend betroffen zu sein.

4 Wechseln Sie das Arbeitsmittel, wenn Sie sich mit den bisherigen Ergebnissen nicht wohl fühlen. Wenn Malen, Zeichnen oder Modellieren Ihnen keinen Spaß machen, können Sie auch Bilder, die Ihnen gefallen, aus Zeitschriften ausschneiden, oder aus farbigen Papierschnipseln Collagen zusammenstellen.

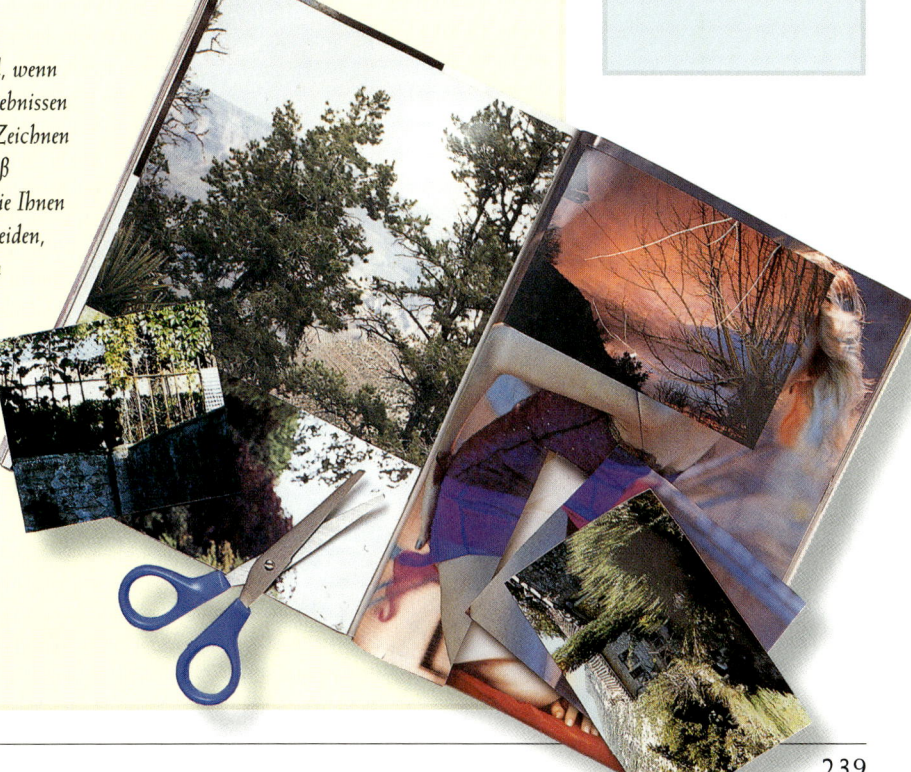

# LICHTTHERAPIE

Licht erhöht nicht nur die Vitalität und das körperliche und seelische Wohlbefinden, es spielt auch eine wichtige Rolle bei der Regulierung der »biologischen Uhr« des Körpers, die den Schlaf-Wach-Rhythmus und die Hormonproduktion steuert. Die Forschung hat gezeigt, daß helles Sonnenlicht Körper und Seele ausgesprochen gut tut. Die Lichttherapie, die natürliches Sonnenlicht oder einen künstlichen Ersatz verwendet, wird heute von Ärzten allgemein gegen Winterdepressionen, diverse Hautleiden und manchmal auch – durch Manipulieren der biologischen Uhr – gegen die Folgen der Zeitverschiebung bei Jetlag eingesetzt.

Aus alten Schriften wissen wir, daß die Ägypter, Griechen und Araber den therapeutischen Wert des Sonnenlichts kannten und wertschätzten. Die moderne Lichttherapie geht auf das 19. Jahrhundert und die Entwicklung der Naturheilkunde zurück. Die Kombination von Sonnenlicht, frischer Luft und Körperertüchtigung galt damals mehr oder weniger als Allheilmittel. Vor allem interessierte man sich für die Anwendung von Licht bei der Behandlung der Tuberkulose bzw. »Schwindsucht«, wie man damals sagte. 1903 erhielt der dänische Arzt Niels Finsen für seine Arbeit über die Wirkung des ultravioletten Lichts auf Tuberkulose den Nobelpreis für Medizin.

Im 20. Jahrhundert wurden die Lichttherapie und ihre Schwesterdisziplin, die Farbtherapie (s. S. 246–249) weiterentwickelt. Da wir heute sehr viel mehr über die Wirkung des Lichts auf die Physiologie des Menschen wissen, nimmt die Lichttherapie im Repertoire der Mediziner inzwischen einen ernstzunehmenden Platz ein.

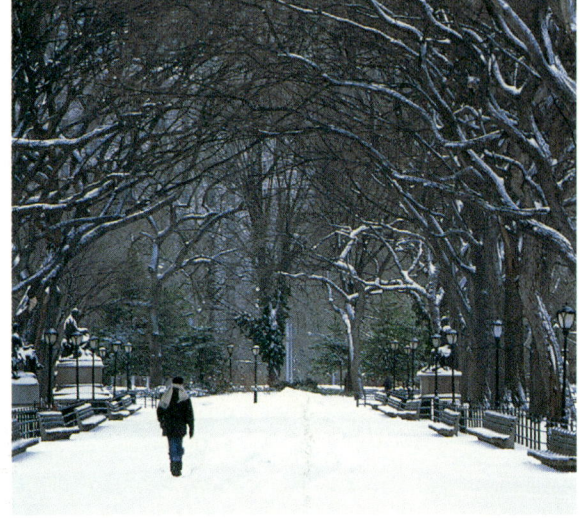

OBEN *Kennzeichen einer Winterdepression sind Erschöpfung und Depressivität; Ursache ist wahrscheinlich der Mangel an Sonnenlicht im Winter.*

### SO FUNKTIONIERT DIE LICHTTHERAPIE

Das Sonnenlicht ist sogenanntes Vollspektrumlicht, d. h. es enthält alle Farben des Spektrums, die zusammen weißes Licht ergeben. Künstliches weißes Licht, z. B. aus Leuchtstoffröhren, hat dieselben Charakteristika. Anders als die Farbtherapie arbeitet die Lichttherapie nur mit Vollspektrumlicht.

Das Sonnenlicht enthält nicht nur sichtbares Licht. Gammastrahlen, Röntgenstrahlen und ultraviolettes (UV-)Licht sind Formen von Strahlung, die kürzere Wellenlängen als das sichtbare Licht haben, während Infrarotstrahlung eine längere Wellenlänge hat.

Daß Sonnenlicht den Körper beeinflußt, liegt zum großen Teil an der Zirbeldrüse, die tief im Gehirn liegt. Jahrhundertelang war ihre Funktion ein Geheimnis. Sie galt als »drittes Auge«, und der französische Philosoph René Déscartes hielt sie für den Sitz der Seele. Heute wissen wir, daß die Zirbeldrüse für die Regulierung des Hormonhaushalts wichtig ist. Sie beeinflußt die Produktion von Serotonin, einem Hormon, das sich auf unsere Stimmungen auswirkt, und produziert selbst Melatonin, vor allem bei Dunkelheit.

Die Verbindung zwischen Melatonin und Licht wurde erst in den 1980er Jahren deutlich, aber die Forscher erkannten bald, daß sich durch die Unterdrückung der Melatoninproduktion mit Hilfe von hellem Licht die als »Winterdepression« bezeichneten rätselhaften Beschwerden sowie die Folgen des Jetlag bessern ließen. Diese Erkenntnis erspart heute vielen Menschen die lethargische Depressivität, zu der es bei längeren Phasen von Dunkelheit oder schlechtem Licht kommt.

Vollspektrumlicht erhöht zudem die Vitamin-D-Produktion des Körpers. Dieses Vitamin ist unentbehrlich für die Resorption bestimmter Mineralstoffe, z. B. Kalzium, Magnesium und Phosphor, die für starke Knochen sorgen. Natürliches Licht kann deshalb bei Arthritis oder Osteoporose hilfreich sein.

Lichttherapie-Patienten haben auch von diversen anderen positiven Wirkungen berichtet: Blutdruck und Cholesterinspiegel sinken, Depressionen und Arthritis-

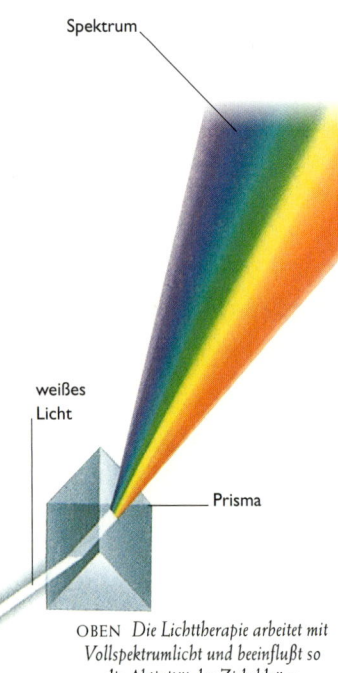

OBEN *Die Lichttherapie arbeitet mit Vollspektrumlicht und beeinflußt so die Aktivität der Zirbeldrüse.*

Spektrum

weißes Licht

Prisma

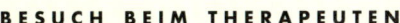

RECHTS *Sonnenlicht beeinflußt Körper und Seele
ausgesprochen positiv.*

schmerzen klingen ab. Natürliches Licht
kann Bakterien töten und wirkt daher günstig bei Hautinfektionen, z. B. Akne. Es bein-
flußt die Libido, belebt den Sexualtrieb und wird mit
guten Erfolgen gegen das prämenstruelle Syndrom sowie als Ersatz für Hormonpräparate in den Wechseljahren eingesetzt. Da die Lichttherapie die Melatoninproduktion reguliert, kann sie gegen Schlaflosigkeit helfen.
Fast jeder fühlt sich durch sie vitaler und allgemein
wohler.

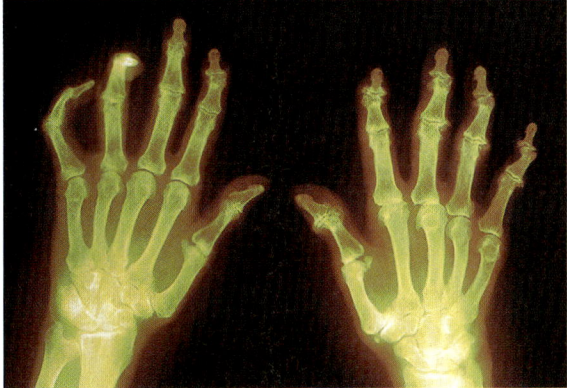

OBEN *Arthritis gehört zu den häufigen Leiden, die durch eine
Lichttherapie günstig beeinflußt werden.*

### SELBSTHILFE

Es gibt verschiedene Möglichkeiten, ein bißchen mehr Licht in Ihr Leben zu bringen.

■ Verbringen Sie im Winter möglichst viel Zeit
draußen. Gehen Sie spazieren, skifahren
oder schaufeln Sie Schnee.

■ Halten Sie sich im Sommer wenigstens
ein paar Minuten ohne Sonnenschutz in
der Sonne auf. Bei längerem Aufenthalt
sollten Sie natürlich einen hauttypgerech-
ten Sonnenschutz auftragen.

■ Für die Lichttherapie zu Hause sind im
Handel spezielle Vollspektrumleuchten erhältlich. Verbringen Sie etwa 20 Minuten
täglich darunter.

■ Nehmen Sie kein zusätzliches Vitamin
D, wenn Sie eine Lichttherapie machen.
Da der Körper dann sowieso mehr Vitamin D produziert, könnte die Konzentration in den Geweben gefährlich hoch
werden.

UNTEN *Hobbys wie
z. B. Gärtnern sind eine
gute Möglichkeit, sich
viel in der Sonne
aufzuhalten.*

### WEGWEISER

Die Lichttherapie wird bei
verschiedenen Störungen
begleitend eingesetzt; die
Wirksamkeit wird allerdings
unterschiedlich beurteilt.

### BESUCH BEIM THERAPEUTEN

Eine Lichttherapie besteht im allgemeinen aus einstündigen
wöchentlichen Sitzungen. Die Gesamtbehandlungsdauer
variiert je nach Einzelfall und Jahreszeit. Licht wird in Lux
gemessen. Durchschnittliches Tageslicht ist 5000 Lux hell; für
eine positive Wirkung auf den Körper sind mindestens 2500
Lux nötig. In Büros stehen im allgemeinen weniger als 1000
Lux zur Verfügung.

Konsultieren Sie vor einer Lichttherapie einen Augenarzt,
wenn Sie Probleme mit den Augen haben.

Legen Sie vor der Behandlung Ihre Brille oder Ihre Kontaktlinsen ab, denn sie verzerren den Lichteinfall ins Auge. Ziehen Sie die Schuhe aus und von Ihrer Bekleidung so viel, wie
Ihnen angenehm ist. Legen Sie sich dann auf den Rücken
unter die Leuchtstoffröhre/n. Die Lampen strahlen Vollspektrumlicht oder helles weißes Licht ab, aus dem die UV-Strah-
lung herausgefiltert wurde, so daß das Risiko einer Hautver-
brennung oder -schädigung nicht besteht. Lassen Sie die
Augen wenigstens zeitweise offen – etwa 20 Minuten –, um
maximal von der Therapie zu profitieren.

Manche Therapeuten bieten während der Sitzung eine
Fußreflexzonenmassage (s. S. 68–73) an. In diesem Fall muß
der Therapeut Ihre Krankengeschichte erfragen, damit die

richtigen Druckpunkte behandelt werden. Die Massage wird
oft als sehr angenehm und meist auch heilsam empfunden.
Zumindest sorgt sie dafür, daß es Ihnen nicht langweilig wird,
wenn Sie eine Stunde untätig auf dem Rücken liegen.

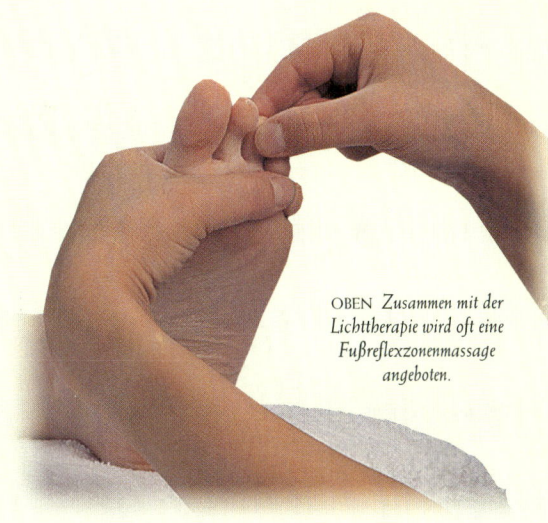

OBEN *Zusammen mit der
Lichttherapie wird oft eine
Fußreflexzonenmassage
angeboten.*

### BITTE BEACHTEN

Eine Lichttherapie ist unbedenklich, solange Sie sie
nicht übertreiben und die
folgenden Vorsichtsmaßnahmen beachten. Bei körperlichen Beschwerden oder
Störungen ist sie kein Ersatz
für eine ärztliche Behandlung.

■ Konsultieren Sie einen
Arzt, wenn Sie Beschwerden
haben.

■ Halten Sie sich nicht
länger in direktem Sonnenlicht auf, als für Ihren Hauttyp
empfohlen wird.

# BIORHYTHMUS

*Es besteht kein Zweifel, daß verschiedene natürliche Rhythmen und biologische Zyklen den menschlichen Körper stark beeinflussen: Beispiele sind der Fortpflanzungszyklus der Frau und der zirkadiane (24stündige) Rhythmus, der in Reaktion auf Licht chemische Veränderungen im Gehirn auslöst und bei Störungen etwa den Jetlag verursacht. Die Biorhythmus-Theorie nimmt darüber hinaus an, daß von Geburt an verschiedene andere Zyklen unser Leben durchziehen und unsere körperlichen, emotionalen, intellektuellen, intuitiven, ästhetischen und spirituellen Fähigkeiten wie ein Uhrwerk steuern. Wenn wir wissen, in welcher Phase eines Zyklus wir uns gerade befinden, können wir – so die Theorie – Probleme vermeiden und Stimmungs- und Fähigkeitsschwankungen erklären.*

Die Biorhythmus-Theorie ist erst etwas über 100 Jahre alt und ging von Europa aus. Merkwürdigerweise können zwei unabhängig voneinander arbeitende Ärzte von sich behaupten, den Biorhythmus entdeckt zu haben: Wilhelm Fleiss und Hermann Swoboda.

## Magische Zahlen

Fleiss war Numerologe – d. h. jemand, der glaubt, daß Zahlen magische Eigenschaften haben – und ein Freund und häufiger Korrespondent von Sigmund Freud (s. S. 192/3). Fleiss arbeitete Ende des 19. Jahrhunderts in Berlin und beobachtete folgendes: Wenn er irgendeine Zahl wählte und in eine bestimmte Gleichung einbaute, kam eben diese Zahl als Ergebnis heraus, wenn die Gleichung außerdem die Zahlen 23 und/oder 28 enthielt.

Fleiss schloß daraus, daß 23 und 28 magische Eigenschaften haben – was leider falsch ist (s. Schulmeinung, ganz rechts). In seinem 1906 veröffentlichten Buch »Der Rhythmus des Lebens – Grundlagen einer exakten Biologie«, das auf seiner Korrespondenz mit Freud basiert, zeigte er, daß diese Zahlen bei den verschiedensten biologischen und physikalischen Phänomenen eine Rolle spielen. Diese Annahme übertrug er auf die Tätigkeit von Geist, Seele und Körper des Menschen und folgerte, daß das Leben zwei Rhythmen folgt, die 23 bzw. 28 Tage lang sind. Da die 28 Tage dem Menstruationszyklus der Frau entsprechen, bezeichnete er diesen Zyklus als den »weiblichen« und den 23tägigen den »männlichen«.

## Synchronizität

Gleichzeitig war – ein schönes Beispiel für das, was Jung (s. S. 194) »Synchronizität« nannte – Dr. Hermann Swoboda an der Universität Wien zu ähnlichen Schlußfolgerungen gekommen. Swoboda analysierte die Stimmungen, Träume und Krankheitsausbrüche seiner Patienten und entdeckte ebenfalls einen Zyklus von 23 und einen von 28 Tagen. Swoboda bezeichnete den ersten als »körperlichen« und den zweiten als »emotionalen« Zyklus. Diese Terminologie hat sich heute durchgesetzt.

## Drei Zyklen

In der 1920er Jahren entwickelte der Innsbrucker Dozent für Ingenieurswissenschaften Alfred Teltscher die Arbeit von Fleiss und Swoboda weiter. Bei seinen Studenten beobachtete er, daß deren intellektuelle Fähigkeiten in einem Zeitraum von 33 Tagen zu schwanken schienen – den er den »intellektuellen Zyklus« nannte.

Damit war die Biorhythmus-Theorie für viele Jahre auf drei Zyklen beschränkt: den körperlichen mit 23 Tagen, den emotionalen mit 28 Tagen und den intellektuellen mit 33 Tagen. In dieser Form wurde sie in den 1970er Jahren von zwei Autoren, Bernard Gittleson und George S. Thommen, unabhängig voneinander populär gemacht. Die Theorie fiel besonders in Japan auf fruchtbaren Boden. Prof. K. Tatai, leitender Verhaltenswissenschaftler an der Universität Tokio, verband die drei Zyklen zu den heute üblichen Standard-Biorhythmus-Diagrammen. Spezi-

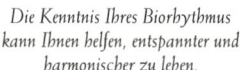

*Die Kenntnis Ihres Biorhythmus kann Ihnen helfen, entspannter und harmonischer zu leben.*

## WAS IST BIORHYTHMUS?

Viele Körperfunktionen, z. B. der Wach-Schlaf-Zyklus, folgen einem periodischen Auf und Ab. Biorhythmen sind Zyklen, von denen man annimmt, daß sie den Verlauf körperlicher, emotionaler, und intellektueller Funktionen wiedergeben. Sie fangen mit der Geburt bei Null an. Graphisch dargestellt, steigt jeder Zyklus wellenförmig zu einem Gipfel an und fällt dann unter die Null-Linie. Da die Zyklen unterschiedlich lang sind, kreuzen die Linien sich ab und zu.

Wenn die Linie eines Zyklus die Null-Linie kreuzt, ist das ein »kritischer« Tag, an dem negative Ereignisse wahrscheinlicher sind. Wenn mehrere Zykluslinien sich an der Null-Linie begegnen, sind Sie angeblich besonders gefährdet.

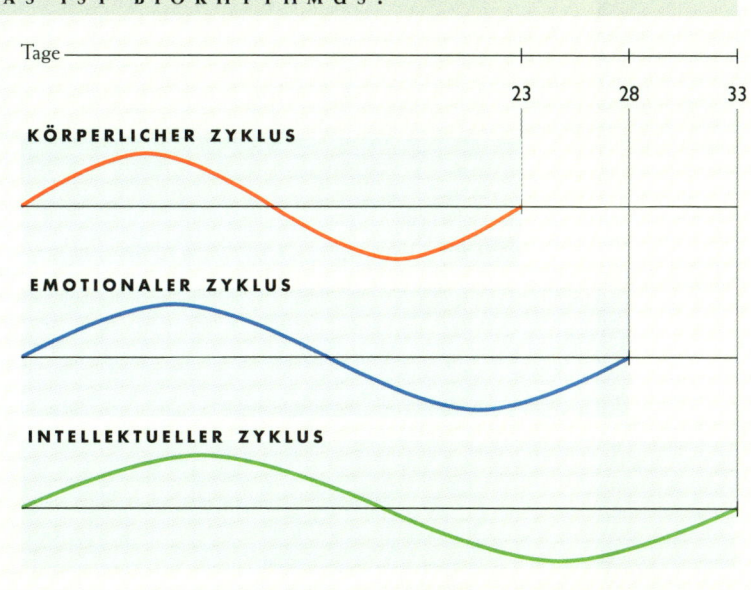

Tage

23  28  33

**KÖRPERLICHER ZYKLUS**

**EMOTIONALER ZYKLUS**

**INTELLEKTUELLER ZYKLUS**

### SCHULMEDIZINISCHE SICHT

Ärzte und Wissenschaftler halten die Biorhythmus-Theorie für grundfalsch. Sie weisen darauf hin, daß die Beobachtung von Fleiss zu den Zahlen 23 und 28 sich auch auf zwei beliebige andere Zahlen anwenden lassen, die keinen gemeinsamen Nenner haben. Außerdem weisen sie darauf hin, daß die Biorhythmus-Theorie trotz ihrer leichten Überprüfbarkeit nur durch ein oder zwei statistisch gültige Untersuchungen erhärtet wurde; die meisten Studien haben sie eher widerlegt.

Wer seinen Biorhythmus kennt, fällt leicht einer sich selbst erfüllenden Prophezeiung zum Opfer – ein Phänomen, das als »subjektive Validierung« bekannt ist. Kurz: Laut Schulmeinung ist die Biorhythmus-Theorie zwar oberflächlich attraktiv und plausibel, wissenschaftlich jedoch unhaltbar.

alisten können diese für Sie berechnen, oder Sie tun das mit einem Computerprogramm selbst.

### Der nächste Schritt

In den letzten Jahren hat das Interesse an den Biorhythmen wieder zugenommen, weitere Zyklen wurden hinzugefügt. Grund für den Aufschwung ist auch die Verbreitung von PCs und das Internet, denn mit ihnen ist das Erstellen der Diagramme relativ einfach. Die Biorhythmen fangen nämlich bei jedem von uns im Augenblick der Geburt bei Null an. (Bei der Drei-Zyklen-Theorie bedeutet das, daß alle Zyklen nach 58 Jahren und 66 Tagen wieder bei Null sind – Biorhythmiker nennen das »Rebirthing«.) Graphisch gleicht der Biorhythmus einer wellenförmigen Kurve. Diese steigt vom Nullpunkt bis zu einem Maximum an, fällt dann ab, kreuzt an einem »Umkehrpunkt« (s. S. 244) die Null-Linie und fällt weiter ab bis zum Tiefststand. Dann steigt die Kurve wieder an, der Zyklus wiederholt sich. An verschiedenen Stellen schneidet die Kurve die Linie anderer Zyklen. Der Tag, an dem eine Linie die Null-Linie kreuzt, gilt als »kritischer Tag«, an dem Unfälle und sonstige Mißgeschicke wahrscheinlicher sind; das gilt verstärkt, wenn mehrere Linien die Null-Linie am selben Tag kreuzen.

Das wiedererwachte Interesse hat zur Entdeckung weiterer Zyklen geführt. An einem 38tägigen »intuitiven« Zyklus läßt sich ablesen, wie vorhersehbar und vorsichtig wir sind; ein 43tägiger »ästhetischer« Zyklus beschreibt unser Interesse an schönen, harmonischen Dingen; und ein 53tägiger »spiritueller« Zyklus zeigt, wie stabil und entspannt wir sind. Manche Biorhythmiker

glauben, daß unterschiedliche Kombinationen der drei Grundzyklen weitere Zyklen ergeben: Beim »Überlegenheits«-Zyklus werden intellektueller und körperlicher Zyklus kombiniert; der »Leidenschafts«-Zyklus verbindet den körperlichen mit dem emotionalen Zyklus zu einer eigenen Kurve; der »Weisheits-Zyklus« faßt emotionalen und intellektuellen Zyklus zusammen.

### Biorhythmik heute

Der Grund für die Attraktivität der Biorhythmus-Theorie ist klar: Die Zukunft eines Menschen läßt sich so scheinbar berechnen. Firmen in den USA, Deutschland und besonders Japan ziehen die Aussagen von Biorhythmus-Diagrammen vermehrt zu Rate. Anfang der 1960er Jahre z. B. veröffentlichte das Institut für öffentliche Gesundheit in Tokio eine Studie, die zeigte, daß Bus- und Taxifahrer an ihren »kritischen« Tagen überdurchschnittlich häufig Unfälle hatten. Eine 1979 von einer englischen Forschungsanstalt für Transport und Straßenwesen durchgeführte Studie konnte dies jedoch nicht bestätigen; sie stellte keine signifikante Korrelation fest. Ein Taxiunternehmen, das seine Fahrer an »kritischen« Tagen warnte, stellte fest, daß die Fahrer 50 % weniger Unfälle hatten. Das kann natürlich daran gelegen haben, daß die Fahrer wegen der Unfallwarnung vorsichtiger fuhren.

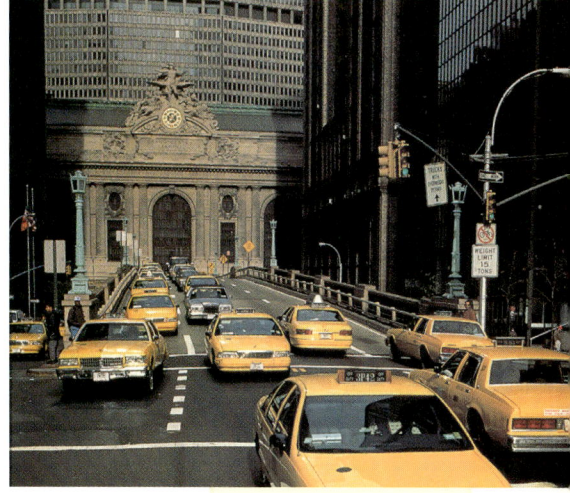

OBEN *Firmen setzen die Kenntnis der Biorhythmen ihrer Mitarbeiter zur Unfallverhütung ein.*

## BIORHYTHMEN INTERPRETIEREN

Die Kenntnis der Biorhythmen kann Unfälle nicht verhindern, aber dazu beitragen, potentiell schwierige Situationen zu vermeiden. Ihr Biorhythmus-Diagramm sagt nicht nur etwas über Ihre Stärken und Schwächen an einem bestimmten Tag aus, sondern kann Ihnen auch helfen, Ihre Termine so zu planen, daß Sie wichtige Aufgaben und schwierige Situationen für die günstigsten Tage vorsehen. Es ist z. B. durchaus sinnvoll, einen wichtigen Geschäftsbericht an einem Tag zu schreiben, an dem Ihre intellektuelle und Ihre emotionale Kurve ein Hoch haben. Entsprechend wäre es nicht ratsam, an einem Tag, an dem Ihr körperlicher Zyklus im Keller ist, ein Autorennen zu fahren. Seien Sie an den kritischen Tagen besonders vorsichtig, um einem Mißgeschick von vornherein keine Chance zu geben.

### Das Biorhythmus-Diagramm

Auf der horizontalen Achse sind die Tage eines Monats aufgeführt; sie wird »Vorsichtslinie« genannt. Die vertikale Achse verläuft ober- und unterhalb der Vorsichtslinie; auf ihr werden die Höhen und Tiefen des Zyklus eingetragen. Die Kurve, die den Zyklus darstellt, schwingt zwischen Hoch- und Tiefstand hin und her und kreuzt dabei ab und zu die anderen Zyklen.

Höchst- und Tiefststand eines Zyklus sind nicht zwangsläufig Gegensätze, sondern eher komplementär.

Die von einem Zyklus repräsentierte Fähigkeit z. B. ist am Höchststand am stärksten; am Tiefpunkt wird sie nicht negativ, sondern passiv. Wenn der Höhepunkt von zwei oder sogar drei Zyklen zusammenfällt – ein »doppeltes« bzw. »dreifaches« Hoch – sind Stimmung, Selbstbewußtsein und Leistungsfähigkeit sehr gut. Bei einem »doppelten« bzw. »dreifachen« Tief dagegen ist Ihre Leistung wahrscheinlich schwach, und Sie sind angespannt und depressiv.

### Der emotionale Zyklus

❋ Hoch: intensive Gefühle; offen für emotionale Erfahrungen; kreativ; positiv; motiviert; interessiert

❋ Tief: oberflächlich und lau; negativ; Mangel an Ideen und Kreativität; uninteressiert an Gefühlen und emotionalen Begegnungen

### Der körperliche Zyklus

❋ Hoch: viel Energie; aktiv; begeistert; gute Reflexe; resistent gegen kleinere Infektionen

❋ Tief: lethargisch; träge; will sich ausruhen und die Batterien wieder aufladen; langsamere Reflexe; geschwächte Abwehrkraft gegen kleinere Infektionen

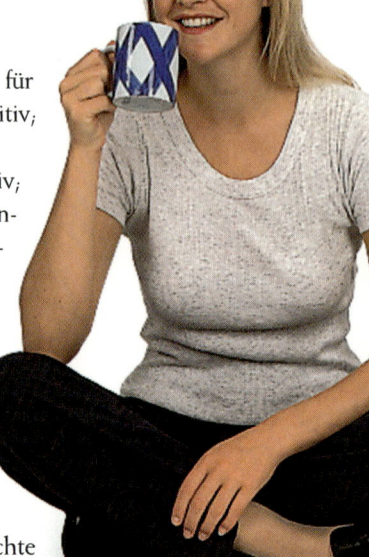

LINKS *Viel Selbstvertrauen und Vitalität zeigen, daß der emotionale Zyklus sich seinem Höhepunkt nähert.*

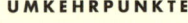

### UMKEHRPUNKTE

Der Punkt, an dem eine Zykluslinie die Null-Linie kreuzt, ist ein sogenannter »Umkehrpunkt«, und der Tag, an dem dies geschieht (und der Tag davor und danach), ein »kritischer Tag«, an dem die Leistung im betreffenden Bereich eher schwach sein wird. Die Anfälligkeit ist erhöht, wenn zwei Zyklen gleichzeitig den Umkehrpunkt erreichen, und extrem, wenn drei Zyklen sich am Umkehrpunkt kreuzen.

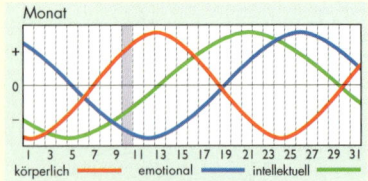

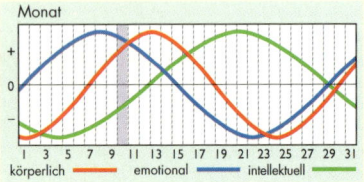

OBEN *An Umkehrpunkten ist die Gefährdung angeblich besonders groß.*

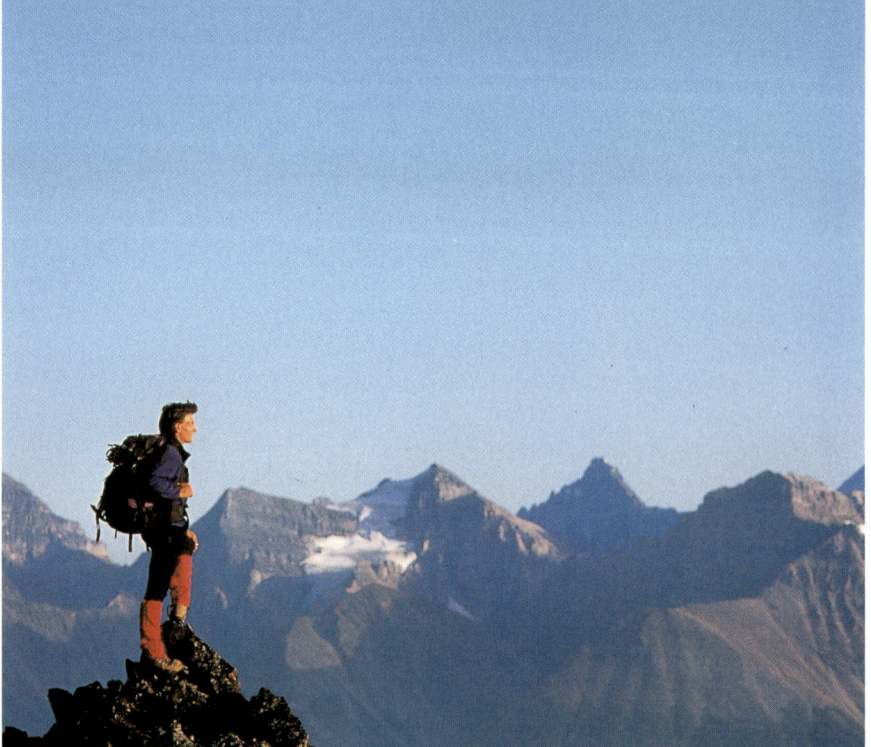

OBEN *Unternehmen Sie anstrengende Herausforderungen, wenn der körperliche Zyklus eine Hochphase hat.*

## BESUCH BEIM THERAPEUTEN

Die Biorhythmus-Theorie dient vor allem der Selbstbeurteilung; aber auch manche Heilpraktiker ziehen sie bei ihren Beratungen heran. In diesem Fall ist der »Therapeut« meist eine Firma, die auf der Basis Ihres Geburtsdatums Ihre Biorhythmen errechnet.

Für den PC zu Hause gibt es relativ preisgünstige Programme, mit denen Sie Biorhythmus-Diagramme erstellen können. Familienangehörige und Freunde profitieren davon. Wenn Sie Zugang zum Internet haben, können Sie Ihre Biorhythmen per Mausklick abrufen – tippen Sie einfach das Stichwort »Biorhythmus« in eine Suchmaschine ein.

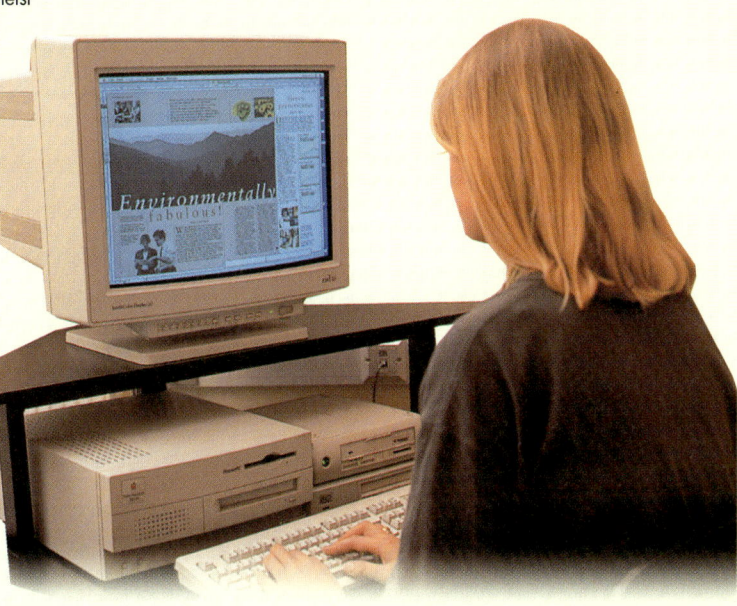

RECHTS *Per Computer und Internet haben Sie sofort einen Überblick über Ihre Biorhythmen.*

### WEGWEISER

Bei der Behandlung körperlicher oder seelischer Störungen hat die Biorhythmus-Theorie keinen Platz. Aber genauso wie Horoskope manche Leute beruhigen, kann die Kenntnis der Biorhythmen Stimmungswechsel erklären. Insofern kann es sinnvoll sein, sie bei leichten Formen von Angst, Depressivität oder Streß heranzuziehen.

ANGST, S. 256/7
(AUCH ANGST VOR DEM
ZAHNARZT, S. 286)
DEPRESSION, S. 261
STRESSBEDINGTE
STÖRUNGEN, S. 262/3

## Der intellektuelle Zyklus

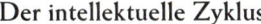

✳ Hoch: gute Problemlösefähigkeiten; sehr rational; geistig wach und klar; kreativ.

✳ Tief: eher intuitiv als rational; geistig unklar und träge Denkprozesse.

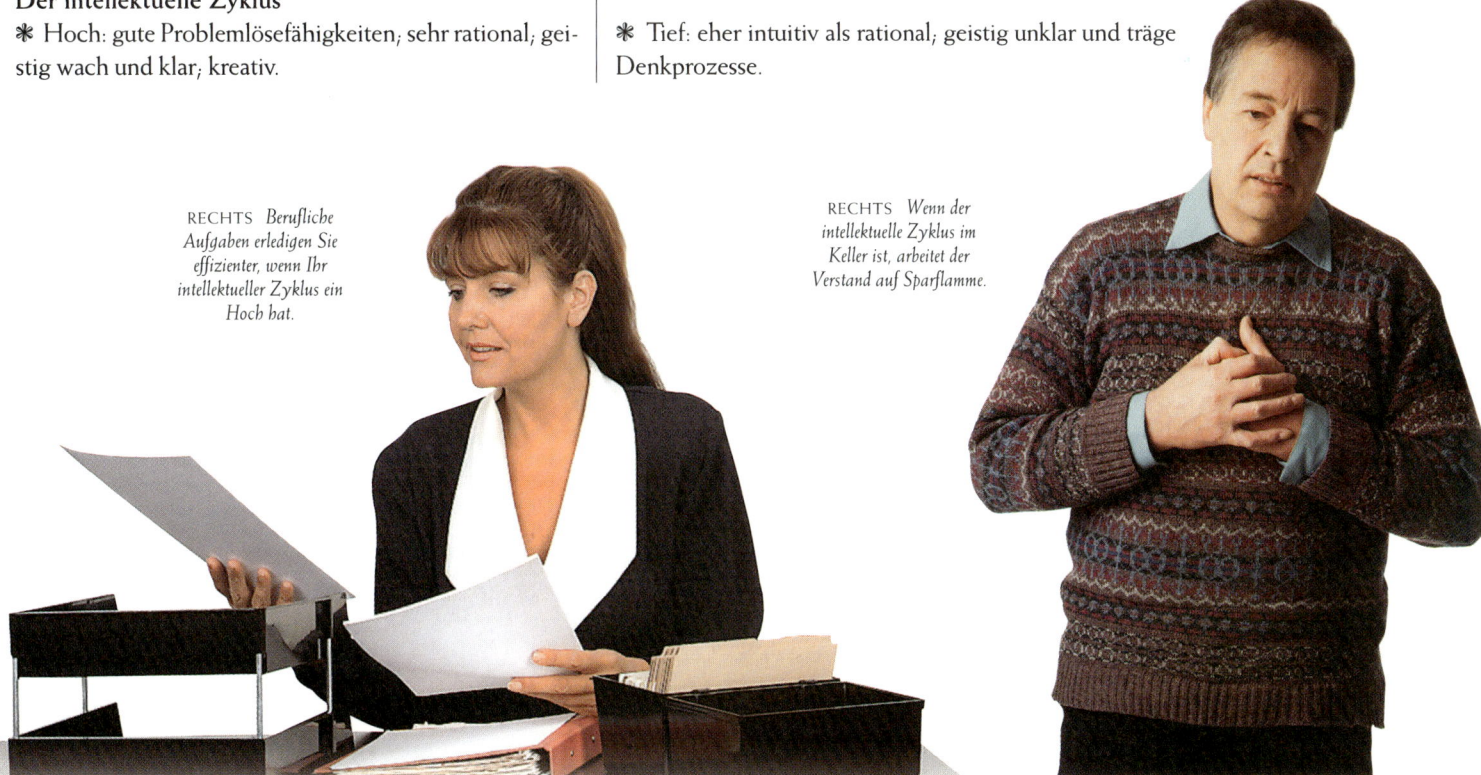

RECHTS *Berufliche Aufgaben erledigen Sie effizienter, wenn Ihr intellektueller Zyklus ein Hoch hat.*

RECHTS *Wenn der intellektuelle Zyklus im Keller ist, arbeitet der Verstand auf Sparflamme.*

# FARBTHERAPIE

Daß Farben unsere Stimmungen und Gefühle beeinflussen, ist nicht nur eine Alltagserfahrung, sondern wissenschaftlich belegt. Die Farbtherapie setzt diese Sensibilität gegenüber Farben ein, um krankheitsverdächtige Störungen der Energiemuster im Körper zu erkennen und zu korrigieren. Farbtherapeuten glauben, daß jedes Organ und jedes Körpersystem eine charakteristische Schwingungsenergie besitzt und Störungen dadurch geheilt werden können, daß dem ganzen Körper oder dem kranken Organ Farbe mit der passenden Schwingungsenergie zugeführt wird.

Farben werden seit langem therapeutisch eingesetzt. Die alten Ägypter und Griechen bauten Tempel, in denen mit Licht und Farbe geheilt wurde. Farben spielten in der chinesischen und indischen Medizin eine wichtige Rolle und sind bis heute ein wesentlicher Bestandteil der ayurvedischen Medizin (s. S. 78–85).

In Europa und USA entwickelte sich das Interesse an der therapeutischen Verwendung von Farben im letzten Drittel des 19. Jahrhunderts. 1878 veröffentlichte Dr. Edwin Babbitt ein Buch über die Grundlagen von Licht und Farbe, in dem er verschiedene Techniken zum Heilen mit Farben empfahl. Aber erst 1933 publizierte der hinduistische Wissenschaftler Dinshah Ghadiali das Standardwerk »The Spectro Chrometry Encyclopedia«. Etwa gleichzeitig wurde die als »Syntonik« bezeichnete Farbtherapie in den USA von Dr. Harry Riley Spitler entwickelt. Er stellte fest, daß es bei Patienten zu enormen physiologischen und psychologischen Veränderungen kam, wenn er die Farbe des in ihre Augen einfallenden Lichts veränderte.

Seitdem hat das Interesse an der Farbtherapie stetig zugenommen. Vor allem in den USA arbeiten heute Hunderte von Therapeuten auf unterschiedlichste Weise mit Farben. In Europa war das Interesse zunächst schwächer, aber angesichts der zunehmenden Kenntnisse und Erfahrungen hat die Farbtherapie heute einen festen Platz im Repertoire der alternativen Medizin.

## SO FUNKTIONIERT FARBTHERAPIE

Farbtherapeuten glauben, daß Energien den Körper negativ oder positiv beeinflussen, weil dieser – wie jede Materie – letztendlich selbst eine Form von Energie ist. Licht ist ebenfalls Energie, und weil es in Farben zerlegbar ist, kann diese Energie präzise dosiert werden. Krankheit bedeutet, daß dem Körper ein oder mehr Farbtypen fehlen. Die Farbtherapie möchte das korrekte Energiegleichgewicht wiederherstellen, indem sie dem Körper die richtigen Farben zuführt. Man nimmt an, daß zwischen Farben und Organen eine Korrelation besteht;

OBEN *Die leuchtenden Farben von abstrakten Gemälden haben einen starken Einfluß auf die Stimmung.*

Gelb scheint manchmal zu einem destruktiveren Verhalten zu führen, was daran denken läßt, daß die Farbe der Straßenbeleuchtung die Kriminalität fördern könnte. Daß Farben den Charakter öffentlicher Gebäude prägen, wird zunehmend anerkannt, und der Wert von Farben bei der Behandlung von autistischen und psychisch gestörten Kindern ist belegt.

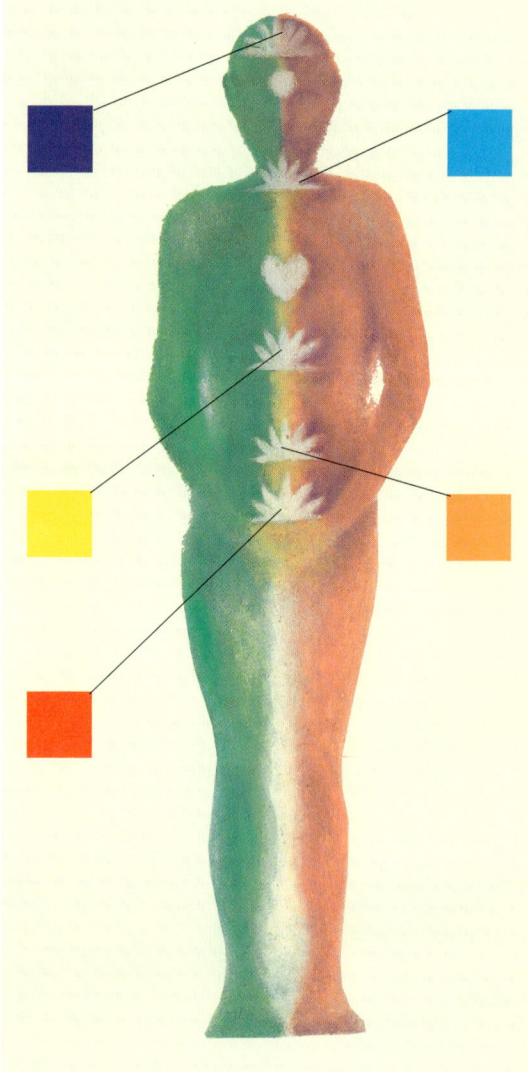

### FARBEN UND IHRE BEDEUTUNG

Jede Farbe wird einem der sieben Chakren im Körper zugeordnet, und jede Farbe besitzt eine Komplementärfarbe. Zur Behandlung von Ungleichgewichten in den Chakren oder der ihnen zugeordneten Körperregion kann eine Farbe allein oder in Kombination mit ihrer Komplementärfarbe verwendet werden.

wenn ein Organ energetisch aus der Balance gerät, dann hilft die passende Farbe.

Viele Farbtherapeuten haben sich alte Überlieferungen der indischen Medizin zu eigen gemacht, wonach die Energie des Körpers sich an sieben Punkten konzentriert, den so genannten »Chakren«, in die das Licht einströmt. Jedes Chakra steht in Verbindung mit bestimmten Organen oder Körpersystemen, und jedem Chakra wird auch eine bestimmte Farbe zugeordnet. Durch verschiedene Tests wird ermittelt, welche Farben nötig sind, damit die Chakren harmonisch zusammenarbeiten.

**Rot:** Wird dem Wurzel-Chakra im Sakralbereich zugeordnet. Fördert Vitalität, Kraft, Sexualität, Willenskraft und Wachheit. Wird verwendet gegen Anämie, Energiemangel, Impotenz, niedrigen Blutdruck. Komplementärfarbe: Türkis.

**Orange:** Wird dem zweiten Chakra zugeordnet, das für Kreislauf und Stoffwechsel zuständig ist. Fördert Glück und Freude. Wird eingesetzt gegen Depressionen und bei Nieren- und Lungenbeschwerden, z. B. Asthma und Bronchitis. Komplementärfarbe: Blau.

**Gelb:** Wird dem Solarplexus-Chakra zugeordnet, das mit dem Intellekt und Urteilskraft zu tun hat. Regt intellektuelle Fähigkeiten und Konzentration an, fördert die Distanzierung. Wird gegen Rheuma und Arthritis sowie bei streßbedingten Krankheiten eingesetzt. Komplementärfarbe: Violett.

**Grün:** Die Farbe des Herz-Chakras. Grün ist die Farbe der Natur und steht für Reinheit und Harmonie. Es wirkt stark heilend, bringt den Körper ins Gleichgewicht und stabilisiert ihn. Komplementärfarbe: Magenta.

**Türkis:** Dieser Farbe wird kein Chakra zugeordnet. Wirkt lindernd, reinigend, beruhigend. Wird gegen entzündliche Erkrankungen und zur Stärkung des Immunsystems eingesetzt. Komplementärfarbe: Rot.

**Blau:** Wird dem Kehlkopf-Chakra zugeordnet, das mit Willenskraft und Kommunikation zu tun hat. Wirkt beruhigend, gut bei Schlaflosigkeit. Kann bei Halsbeschwerden, Asthma, Streß und Migräne eingesetzt werden, verbessert die verbalen Fähigkeiten. Komplementärfarbe: Orange

**Violett:** Die Farbe des Scheitel-Chakras, das mit der Energie des universellen Geistes zu tun hat. Steht für Würde, Ehre, Selbstachtung und Hoffnung. Stärkt das Selbstwertgefühl, wirkt Hoffnungslosigkeit entgegen. Verwendet auch zur Behandlung von psychiatrischen und neurologischen Störungen. Komplementärfarbe: Gelb.

**Magenta:** Eine Farbe höchster Ordnung, verbunden mit Spiritualität, Meditation und Loslassen. Fördert die Veränderung, die Beseitigung alter Einstellungen und Zwänge und den Bruch mit der Vergangenheit. Komplementärfarbe: Grün.

**Schwarz, Weiß, Grau und Braun:** Auch hier sind die Assoziationen bekannt. Schwarz wird in der Farbtherapie nicht eingesetzt, Grau nur sehr selten (bei zuviel Stolz und Arroganz), Braun gelegentlich (in der Bekleidung, gegen Egoismus). Weißes Licht ist die Basis der Farbtherapie (s. S. 246/7).

## Einen Therapeuten konsultieren

Es gibt so viele Richtungen in der Farbtherapie, daß es schwierig ist, im voraus zu sagen, was passiert, wenn Sie einen Therapeuten aufsuchen. Manche behaupten z. B., körperliche Beschwerden dadurch diagnostizieren zu können, daß sie Sie ansehen. Sie haben mediale Fähigkeiten und postulieren, sie könnten die »Aura« (die vielfarbige feinstoffliche Umhüllung) eines Menschen sehen und erkennen, welche Farben gebraucht werden. Die Aura kann auch durch fotografische Techniken sichtbar gemacht werden, z. B. die Kirlian-Fotografie (eine Hochfrequenz-Technik, die in den 1940er Jahren in Russland entwickelt wurde).

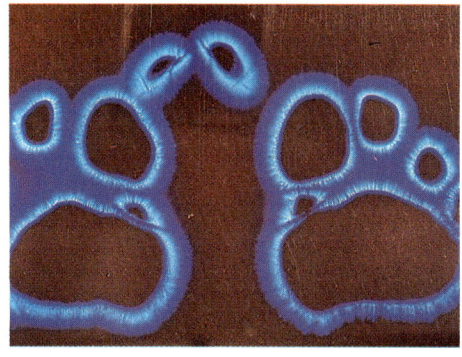

OBEN *Die Kirlian-Fotografie erleichtert es dem Farbtherapeuten, die den Körper des Patienten umgebende »Aura« zu sehen.*

Viele Farbtherapeuten verlassen sich bei der Diagnose nicht auf das Auralesen, sondern auf konventionellere Methoden. Sie fragen z. B. nach Ihrer Krankengeschichte, Ihren Gefühlen und der Art und Geschichte einzelner Beschwerden. Manche erstellen eine Irisdiagnose oder ziehen Ihr Horoskop zu Rate, andere die Farbe Ihres Urins, Ihres Stuhls und Ihrer Fingernägel. Sind diese z. B. leicht rötlich, fehlt Ihnen Blau. Andere lassen den Finger über eine Abbildung von der Wirbelsäule des Patienten gleiten und markieren die Wirbel, bei denen sie ein Stechen oder Prickeln spüren. Jeder Wirbel ist einer bestimmten heilenden Farbe und ihrer Komplementärfarbe zugeordnet, so daß der Therapeut den passenden Behandlungsplan aufstellen kann.

Damit ist die Liste möglicher Diagnoseverfahren aber noch nicht vollständig. Viele Farbtherapeuten glauben, daß wir instinktiv wissen, welche Farben wir brauchen, um unser inneres Gleichgewicht wieder herzustellen. Beim sogenannten Lüscher-Test z. B. sollen Sie die acht Hauptfarben in eine Reihenfolge bringen. Das Ergebnis sagt dem geschulten Therapeuten sehr viel über Ihre Persönlichkeit, Gesundheitszustand, die Arbeitsweise Ihres Bewußtseins und Unterbewußtseins, und über Spannungen und Ungleichgewichte im Körper, die Krankheiten verursacht haben oder in Zukunft verursachen könnten. Noch einfacher ist die Aura-Soma-Methode (s. S. 249), die zur Selbstbehandlung immer beliebter wird.

Nach der Diagnose entscheidet der Therapeut, wieviel von der fehlenden Farbe Sie brauchen und wie oft sie verabreicht werden muß. Auch für die Farbzufuhr gibt es verschiedene Techniken. Meist sollen Sie sich in weißer Kleidung auf den Rücken legen und werden dann in Licht der passenden Farbe gehüllt. Manchmal wird der ganze Körper in Licht getaucht, bei anderen Behandlungen nur

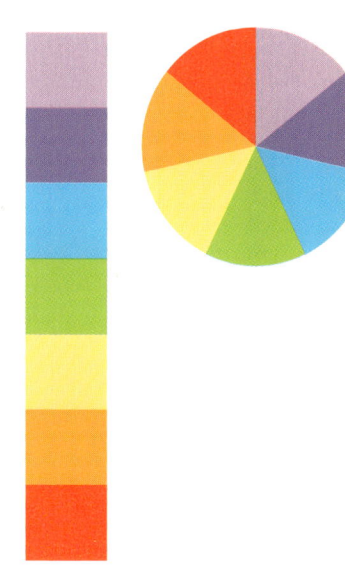

OBEN *Farbtherapeuten verwenden unsere instinktive — negative oder positive — Reaktion auf Farben zur Diagnose.*

ein kleiner Bereich. Normalerweise strahlt die Lampe zwei Farben ab: Die Hauptfarbe und deren Komplementärfarbe – zur Heilung werden beide verwendet. In der Regel werden Sie der Hauptfarbe länger ausgesetzt als der Komplementärfarbe. Manche Schulen wechseln auch rhythmisch zwischen den Farben, um die Ergebnisse zu differenzieren. Oft wird das Licht zu einem Strahl in einer bestimmten Form gebündelt, denn geometrische Formen beeinflussen Körper und Seele stark, vor allem in Verbindung mit Farben. Die Sitzungen dauern meist etwa eine Stunde.

Als Alternative zu solchen Farbtherapien bietet sich ein Entspannungsbad in einem in farbiges Licht getauchten Raum an. Alle Farben sind gut; am häufigsten verwendet werden Blau und dessen Komplementärfarbe Orange, weil sie gut gegen Streß und Muskelverspannungen wirken. Einen ähnlichen Effekt erzielen Sie, wenn Sie sich etwa eine halbe Stunde in ein Stück farbige Seide wickeln und hinlegen.

Es gibt verschiedene weitere Möglichkeiten, dem Körper Farben zuzuführen. In der indischen Medizin werden Edelsteine und Kristalle verwendet, um Farben auf bestimmte Körperbereiche zu lenken. Einige westliche Therapeuten machen Massagen mit Musselinsäckchen, die Chromsalze enthalten. Sie werden vor der Behandlung etwa eine Stunde lang in die Sonne oder unter eine farbige Lichtquelle gelegt. Zur häuslichen Anwendung werden Ihnen wahrscheinlich weitere nützliche Verfahren vorgeschlagen. So können Sie sich Farben gezielt über die Ernährung, Trinken von Wasser, das in einem farbigen Behälter energetisch aufgeladen wurde, »Farbatmen« und Ihre Kleidung oder Einrichtungsgegenstände zuführen.

## BITTE BEACHTEN

■ Die Farbtherapie ist kein Ersatz für die konventionelle Behandlung körperlicher Krankheiten.

■ Sie kann in manchen Fällen eine nützliche Begleitmaßnahme sein, aber fragen Sie vorher immer Ihren Arzt.

■ Informieren Sie sich auch, welche von den vielen verfügbaren Techniken Ihr Therapeut bevorzugt.

LINKS *Manche Farben ergänzen sich, z. B. Blau und Orange.*

## SELBSTHILFE

Für die Farbtherapie zu Hause gibt es verschiedene Möglichkeiten. Verwenden Sie einfach die Farbe, von der Sie glauben, sie würde Sie fröhlicher oder entspannter machen.

### Regenbogenheilung

Dies ist eine einfache und kostengünstige Methode, dem Körper Farbe zuzuführen. Wasser, das in einem farbigen Behälter in die Sonne gestellt wird, nimmt etwas von der Schwingungsenergie dieser Farbe an. Sie können spezielle farbige Behälter kaufen oder mit Hilfe von farbigem Zellophan leicht selbst herstellen. Trinken Sie tagsüber regelmäßig dieses Wasser.

### Farbatmen

Dies ist eine Form des Meditierens oder Visualisierens, bei der Sie sich vorstellen, daß Sie Farben ein- und ausatmen. Das läßt sich gut im Bett vor dem Einschlafen oder nach dem Aufwachen am Morgen durchführen.

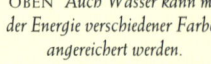

OBEN *Auch Wasser kann mit der Energie verschiedener Farben angereichert werden.*

1 *Setzen oder legen Sie sich bequem hin und entspannen Sie sich.*

2 *Atmen Sie tief, gleichmäßig und ruhig.*

3 *Stellen Sie sich vor, wie Sie vom strahlenden Licht der gewählten Farbe umgeben sind. Denken Sie an die Heilwirkung des Lichts.*

4 *Stellen Sie sich beim Einatmen vor, daß Sie diese Farbe einatmen, und spüren Sie ihr nach, wenn sie sich von der Lunge zum Solarplexus und von da aus durch den ganzen Körper verbreitet.*

5 *Sehen Sie beim Ausatmen, wie die Komplementärfarbe aus Ihnen herausströmt.*

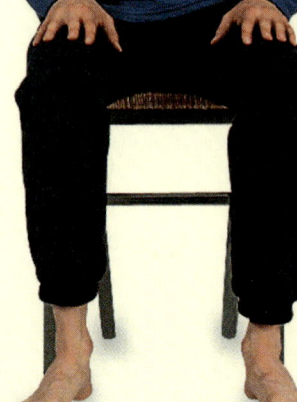

LINKS *Das Farbatmen können Sie gut zu Hause durchführen.*

## Ernährung

Reichern Sie den Speiseplan mit der gewählten Farbe an. Essen Sie gelbes Obst, Mais, Butter, Safranreis etc., wenn Sie Gelb brauchen. Der Therapeut kann Ihnen helfen, eine ausgewogene Ernährung zusammenzustellen.

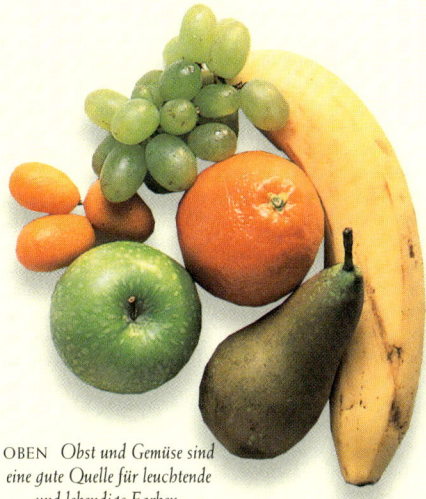

OBEN *Obst und Gemüse sind eine gute Quelle für leuchtende und lebendige Farben.*

## Kleidung und Inneneinrichtung

Oft ziehen wir uns unbewußt farblich so an, wie es dem Befinden entspricht; also können wir auch bewußt Farben wählen, die unsere Stimmung in die gewünschte Richtung verändern. Tragen Sie leuchtende Farben gegen Depressivität, fehlende Zuversicht oder ein schwaches Selbstwertgefühl; wählen Sie beruhigende Farben gegen Gereiztheit und Streß. Dieselben Grundsätze gelten für die Einrichtung Ihres Heims. Schon neue Bettüberwürfe oder Kissenbezüge, andersfarbige Lampenschirme oder Tischdecken machen sehr viel aus.

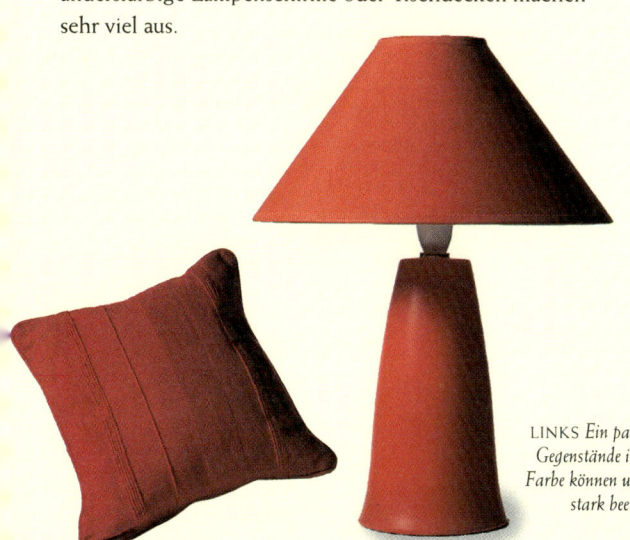

LINKS *Ein paar ausgewählte Gegenstände in der richtigen Farbe können unsere Stimmung stark beeinflussen.*

## AURA SOMA

Die Aura-Soma-Produkte sind eine Sammlung kleiner »Balance«- Fläschchen, in denen über einer Schicht Quellwasser, das mit Pflanzenextrakten angereichert wurde und also farbig ist, eine Schicht farbiges Öl schwimmt. Die meisten Fläschchen enthalten zwei Farben. Insgesamt gibt es etwa 90 Kombinationen, von denen Sie die vier aussuchen sollen, die Ihnen am besten gefallen. Diese Mischungen werden dann nach Anweisung auf die Haut aufgetragen. Das machen Sie solange, wie es Ihnen guttut.

Die Aura-Soma-Mittel wurden 1984 von Vicky Wall entdeckt, einer englischen Fußpflegerin, die nach ihrer Erblindung mediale Fähigkeiten entwickelte. Sie beschrieb die Behandlung als »nicht eingreifende, selbstbestimmte Seelentherapie«. Aura Soma ist zunehmend auch in Deutschland beliebt. Die Fläschchen sind in Esoterik-Geschäften und in naturheilkundlich orientierten Apotheken erhältlich.

RECHTS *Suchen Sie die Balance-Fläschchen aus, die Ihnen am besten gefallen.*

LINKS *Kleidung in der richtigen Farbe kann das Selbstvertrauen aufmöbeln und eine positive Einstellung fördern.*

# 4

VIERTER TEIL

VERBREITETE

BESCHWERDEN

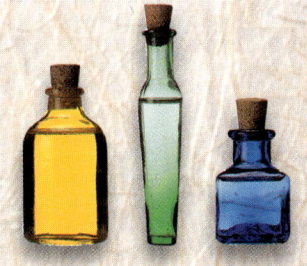

# EINLEITUNG

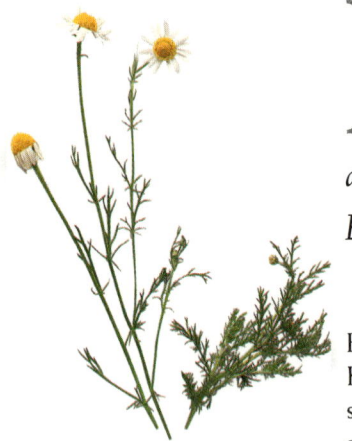

D er folgende Abschnitt enthält Informationen über leichtere und schwerere Krankheiten; er schildert die schulmedizinische Vorgehensweise und die des Heilpraktikers. Darüber hinaus finden Sie hier Tips zur Selbstbehandlung. In einigen Fällen, in denen man sich sicher ist, daß die Symptome keine ernste Ursache haben und vermutlich von selbst wieder verschwinden, z. B. eine Erkältung oder gelegentliche leichte Verdauungsstörungen, gibt es keinen Grund, einen Arzt aufzusuchen.

OBEN *Wildpflanzen und Kräuter werden häufig zusammen mit alternativen Therapien eingesetzt.*

Bei der Mehrzahl der angeführten Beschwerden und Krankheiten sollte der Hausarzt die erste Anlaufstelle sein; er verordnet eine wirksame Behandlung oder schließt eine ernste Erkrankung aus. In jedem Fall sollten Sie eine Diagnose über die Ursache der Beschwerden erhalten, auch wenn dies in einigen Fällen nicht viel mehr sein wird, als eine Beschreibung oder ein medizinischer Begriff. Es kann Fälle geben in denen Ihr Arzt nur wenige konventionelle Behandlungsmethoden vorschlägt. Dies ist häufig u. a. bei Schmerzen im unteren Rücken oder Reizdarm der Fall. Der Arzt kann aber auch auf andere Behandlungsmethoden verweisen.

Selbst wenn Sie sich einer schulmedizinischen Behandlung unterziehen, beispielsweise bei einer chronischen Krankheit wie Arthritis, gibt es zusätzlich noch viele andere Möglichkeiten, die Symptome zu lindern oder erträglicher zu machen. Kein tüchtiger Heilpraktiker oder Therapeut wird Ihnen vorschlagen, eine laufende Behandlung ohne Einwilligung des Arztes abzubrechen oder zu verändern. Auch werden sie in den meisten Fällen keine rasche Heilung versprechen; falls doch, sollte man aufhorchen. Trotzdem wird es im Verlauf der Therapie möglich sein, die Symptome zu lindern oder sogar zu beseitigen, insbesondere wenn Streß, eine schlechte Haltung oder Aspekte der Lebensweise dabei eine Rolle spielen.

**Besuch beim Therapeuten**
Sind Sie bei einem Arzt in Behandlung, ist es sinnvoll, ihn zu informieren, wenn Sie beabsichtigen, einen Heilpraktiker aufzusuchen. Nicht alle Schulmediziner sind diesbezüglich aufgeschlossen, gerade bei neueren oder weniger bekannten Ansätzen. Man kann auf Ablehnung stoßen, wenn man sei-

nem Arzt eröffnet, daß man eine alternative Therapieform erwägt oder bereits praktiziert. Falls dies der Fall ist, sollte man den Arzt nach den Gründen für die Vorbehalte fragen und bei der Antwort aufmerksam zuhören. Der Arzt ist vielleicht der Auffassung, daß die beabsichtigte Therapie keine wissenschaftlich nachgewiesene Wirksamkeit hat oder aber er hat einfach keine Zeit, sich mit alternativen Therapien welcher Art auch immer auseinanderzusetzen. In diesem Fall liegt es an Ihnen, ob Sie den ärztlichen Rat annehmen oder nicht. Andererseits kann der Arzt auch einen guten Grund haben, wenn er von einer bestimmten Therapie abrät. Vielleicht bestehen in Ihrem speziellen Fall Risiken (oder die Beschwerden könnten sich sogar verschlimmern oder die Therapie ist einfach nicht passend). Solche Warnungen muß man natürlich ernst nehmen. Zunehmend mehr Ärzte akzeptieren jedoch inzwischen, daß die Schulmedizin nicht al-

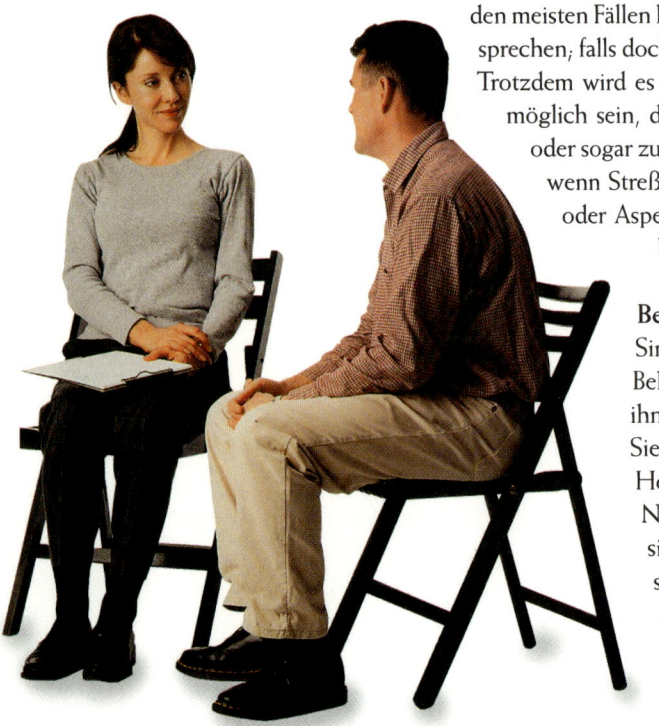

UNTEN *Ein ausführliches Gespräch mit dem Therapeuten kann eventuelle Befürchtungen abbauen.*

# WIE MAN DEN ABSCHNITT »VERBEITETE BESCHWERDEN« NUTZT

*Dies ist eine klar strukturierte, sich einfach erschließende Übersicht über die verbreitetsten Krankheiten, bei der man auf einen Blick die benötigten Informationen für die jeweiligen Beschwerden findet. Neben der Auflistung von allgemeinen Krankheiten, die Menschen jeden Alters und Geschlechts betreffen können, gibt es spezielle Abschnitte zum männlichen und weiblichen Fortpflanzungssystem, zu bekannten Kinderkrankheiten und zu Altersbeschwerden. Die Seiten sind alle gleich aufgebaut, so daß man die gesuchte Information sofort findet. Zuerst wird die Krankheit in der Einleitung genau beschrieben. Unter der*

*Überschrift »Schulmedizinische Behandlung« erfährt man, womit man rechnen muß, wenn man mit seinen Beschwerden zu einem Arzt oder ins Krankenhaus geht. Der Abschnitt »Vorsicht« nennt die Fälle, in denen alternative Therapien ungeeignet sind und nicht eingesetzt werden sollten. Der Abschnitt »Kurzinformation« nennt Risikogruppen und enthält eine Auswahl von Statistiken über die Krankheit. Das Stichwort »Therapien« nennt jede in Frage kommende Therapie mit einem Querverweis auf die Buchseiten, auf denen sie ausführlich vorgestellt wird. Dieser Abschnitt des Buches enthält außerdem aussagekräftige Fotos, die die typischen Symptome und die eingesetzten Therapien zeigen.*

Jede Krankheit wird in der Einleitung beschrieben.

Auflistung der Symptome

Bei »Kurzinformation« findet man aktuelle Statistiken und Entwicklungen im Zusammenhang mit der Krankheit.

»Schulmedizinische Behandlung« beschreibt die konventionelle Vorgehensweise.

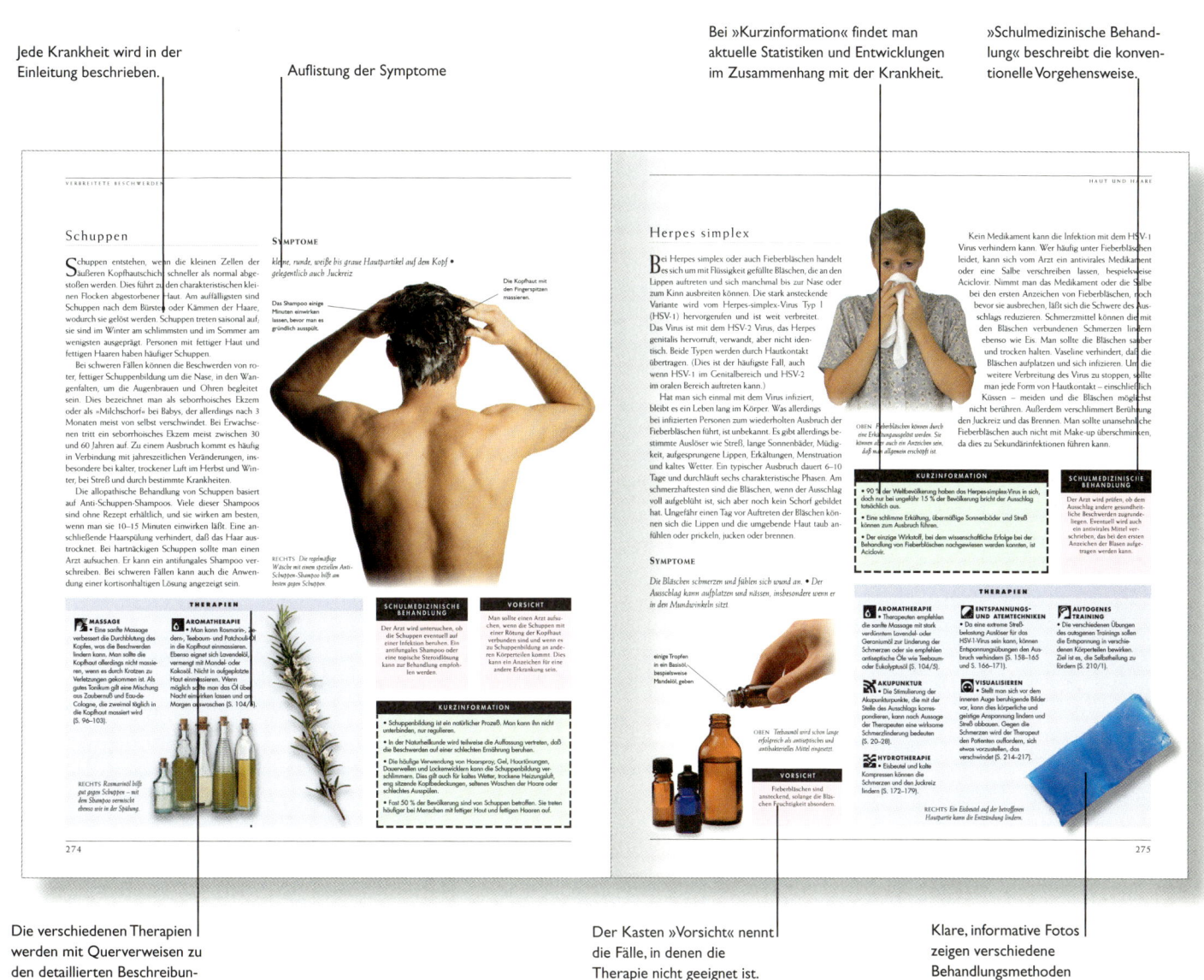

Die verschiedenen Therapien werden mit Querverweisen zu den detaillierten Beschreibungen in den Teilen 1–3 genannt

Der Kasten »Vorsicht« nennt die Fälle, in denen die Therapie nicht geeignet ist.

Klare, informative Fotos zeigen verschiedene Behandlungsmethoden und Symptome.

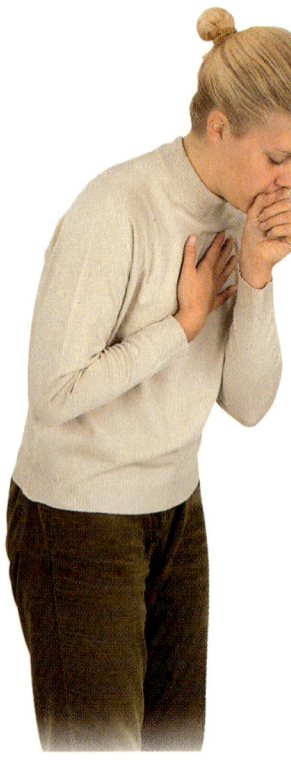

le Antworten kennt und sind einverstanden, wenn ihre Patienten einen Teil der Verantwortung für ihre Gesundheit selbst übernehmen sowohl durch alternative Therapien als auch durch Selbstmedikation.

Gibt es bekannte Gegenanzeigen für bestimmte Therapieformen bei bestimmten Krankheiten, werden diese in den jeweiligen Abschnitten auf den folgenden Seiten erläutert.

Wie aus den Überschriften auf S. 252 hervorgeht, wurden die in diesem Abschnitt behandelten Krankheiten größtenteils nach dem betroffenen Körperteil oder -system geordnet. So findet man Bindehautentzündung in dem Abschnitt über Augen und Ohren und Diabetes in dem Abschnitt über das Hormonsystem. Krankheiten, die in einem bestimmten Alter oder Lebensabschnitt auftreten, werden separat in den Abschnitten über Kinder, Fortpflanzung und Altersbeschwerden behandelt. Meist lassen sich die gesuchten Krankheiten einfach in dem Abschnitt finden, der zu den jeweiligen Symptomen paßt. Übelkeit findet man daher unter »Verdauungstrakt«, Blasenentzündung unter »Nieren und Harnwege«, Allergien unter »Immunsystem« usw. Ist man bei einer bestimmten Krankheit unsicher, kann man auch einfach im Register ab S. 376 nachschlagen.

*OBEN Bei einem Husten unterscheiden Heilpraktiker genau, um welche Art von Husten es sich handelt.*

### Wie man diesen Abschnitt des Buches verwendet

Sobald man die entsprechende Seite gefunden hat, wird man durch eine Beschreibung der Krankheit geführt, einschließlich möglicher Ursachen und Symptome. Dies muß notgedrungen relativ allgemein sein. Wenn Sie nicht sicher sind, die Krankheit richtig erkannt zu haben, sollten Sie eine professionelle Diagnose einholen. In vielen Fällen wird es allerdings keine Zweifel geben, und man kann sich durch die folgenden Informationen und Ratschläge durcharbeiten. Wo angebracht, finden Sie eine kurze Beschreibung der schulmedizinischen Behandlung sowie von Tests und Untersuchungen, die im Vorfeld erforderlich sind.

Die häufigsten Symptome und eventuelle andere Ursachen werden erläutert. Anschließend wird die Aufmerksamkeit auf Symptome gelenkt, die Anzeichen für eine ernsthafte Erkrankung sein können oder sofortige ärztliche Behandlung erfordern. Ein stechender Schmerz im Auge oder eine verschwommene Wahrnehmung, Fieber über 38,9 °C oder ein leichter bis schwerer Schmerz in der Brust sind Beispiele für Beschwerden, bei denen man sofort einen Arzt aufsuchen muß. Bei vielen Krankheiten erhalten Sie in dem Kasten »Kurzinformation« Angaben über die Häufigkeit der Krankheit, Risikofaktoren, Ansteckungsgefahr usw. Es lohnt sich immer, die einfachen

Tips zur Selbstbehandlung auszuprobieren. Ein erhöhtes Kopfende im Bett kann beispielsweise Husten und die Symptome von Sodbrennen lindern, während ein an Vitamin C reiches Getränk zu einer Mahlzeit die Eisenaufnahme fördern kann. Manchmal bringen die Tips zur Selbsthilfe etwas Mühe mit sich. Die richtige, langfristige Umstellung der Ernährung kann bei zahlreichen Beschwerden, u. a. Atherosklerose, Verstopfung und PMS, hilfreich sein. Bei Ärzten mit einem ganzheitlichen Ansatz sind Ratschläge zur Ernährung Teil der Behandlung. Auch Bewegung spielt eine wichtige Rolle bei der Vorbeugung und Linderung einer Vielzahl von gesundheitlichen Beschwerden, insbesondere in Verbindung mit dem Herzen und dem Kreislauf. Bewegung und Sport können bei Diabetes, Depressionen, Fettleibigkeit und Übergewicht und während der Schwangerschaft und in den Wechseljahren helfen, um nur einige Beispiele zu nennen. Wer allerdings gravierende gesundheitliche Probleme hat oder an einer Herzerkrankung oder Angina pectoris leidet, sollte im Vorfeld den Rat eines Arzt oder Heilpraktikers einholen, insbesondere wenn man niemals vorher Sport getrieben hat. Auch zur Veränderung der Lebensweise findet man Tips und Rat-

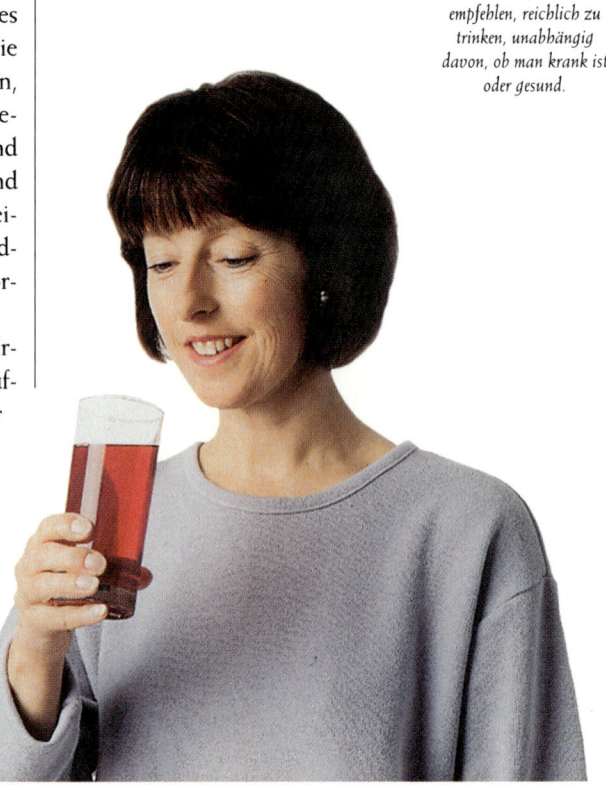

*LINKS Sowohl Ärzte als auch Heilpraktiker empfehlen, reichlich zu trinken, unabhängig davon, ob man krank ist oder gesund.*

schläge in dem Abschnitt über die jeweilige Krankheit. Viele alternative Therapien beinhalten bestimmte Bewegungen oder Übungen – einschließlich Yoga, Tai Chi Chuan, Alexandertechnik und Tanztherapie – und man sollte seinen Therapeuten über eventuelle gesundheitliche Probleme informieren, die in diesem Zusammenhang wichtig sein könnten.

Wie bereits in den vorhergehenden Kapiteln über die verschiedenen alternativen Therapien ausgeführt, ist es häufig wichtig, einen erfahrenen Fachmann zu Rate zu ziehen, der die Bedürfnisse bewertet und eine maßgeschneiderte Behandlung entwirft. Außerdem ist es einfach unmöglich, den vollen Nutzen aus den verschiedenen Behandlungsmethoden zu ziehen ohne die Unterstützung eines ausgebildeten und erfahrenen Therapeuten. Nichtsdestotrotz eignen sich einige Therapien besser als andere für

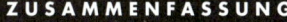

OBEN *Eine gesunde Ernährung mit viel frischem Obst und Gemüse ist für das Wohlbefinden von großer Bedeutung.*

## ZUSAMMENFASSUNG

Die Schulmedizin wird von immer mehr Menschen hinterfragt. Dies liegt daran, daß die moderne Medizin doch nicht so wirksam ist, wie man uns glauben machen will, und oft schädigende Nebenwirkungen nach sich zieht. Aufgrund des wachsenden Interesses an ganzheitlichen Behandlungen wurden Heilverfahren und Volksmedizin aus vielen Kulturen geprüft und so wertvolle Einsichten über Ernährung, Lebensstil, Krankheiten, Gesundheit und Wohlbefinden gewonnen. Dieser Abschnitt des Buches beschäftigt sich mit verbreiteten Krankheiten und Beschwerden und bietet einen Ansatzpunkt für Menschen, die alternative Therapien statt einer schulmedizinischen Behandlung ausprobieren möchten. Man sollte allerdings stets bedenken, daß in einigen Fällen eine konventionelle Behandlung unumgänglich ist. Im Zweifelsfall sollte man immer einen Arzt aufsuchen. Mit Umsicht eingesetzt, bietet dieser Abschnitt Ihnen und Ihrer Familie allerdings etwas, mit dem Sie experimentieren können, z. B. wenn das Kind eine Erkältung oder Halsschmerzen hat. Die alternativen Therapien haben alle dasselbe Ziel: die Abwehr zu stärken, schwere Krankheiten wie Krebs und Herzerkrankungen zu verhindern, seelisches Wohlbefinden und Entspannung zu fördern, den Körper zu kräftigen, seine Funktionen zu erhalten und dem Patienten über ein verändertes Bewußtsein eine verbesserte Lebensqualität zu geben. Alternative Therapien fördern häufig das Wohlbefinden, stärken die Vitalität und die geistige Ausgeglichenheit. Sie haben weniger Nebenwirkungen und beugen aktiv Krankheiten vor. Mit diesem Wissen ist es möglich, den Körper optimal zu unterstützen.

die Selbstanwendung zu Hause. Insbesondere kann man durch einige der einfacheren Techniken eine Linderung der Symptome erreichen, und dies ist zweifelsohne lohnend. Noch wirksamer ist dies, wenn man bereits im Laufe der Therapie in einige Grundelemente eingewiesen wurde, doch die einfachen Anweisungen auf den folgenden Seiten in dem Kasten »Therapien« sind selbst für einen vollkommenen Anfänger einfach umzusetzen. Zu den Therapien, die sich zur Selbstanwendung eignen, gehören Aromatherapie, Hydrotherapie, Akupressur, Shiatsu, Ayurveda, Massage, Visualisierung, Farbtherapie, Entspannungs- und Atemübungen und Yoga. Natürlich kommt beim »Hausgebrauch« der einzelnen Methoden nur ein begrenzter Teil der jeweiligen Therapie zur Anwendung, trotzdem können die Übungen ausgesprochen hilfreich sein.

OBEN *Yoga-Dehnübungen werden bei einer Vielzahl von Beschwerden eingesetzt.*

Neben Hinweisen, welche Therapien man zu Hause anwenden kann und wie, enthält der Kasten »Therapien« auch eine kurze Zusammenfassung über andere Behandlungsformen, die nur von einem ausgebildeten Therapeuten durchgeführt werden können, die aber bei der jeweiligen Krankheit besonders geeignet sind. Bei Interesse kann man dann in dem entsprechenden Abschnitt in einem vorhergehenden Kapitel nachlesen, um weitere Informationen über die Therapie zu erhalten.

Unabhängig von der Art der Krankheit, an der man zu einem bestimmten Zeitpunkt leidet, sind aktive Schritte zur Verbesserung des Gesundheitszustandes immer von großem Nutzen für Körper und Geist. Durch die Anwendung der einfachen Tips zur Selbsthilfe wird sich vermutlich keine akute Krankheit heilen lassen; häufig können jedoch Schmerzen und Beschwerden gelindert werden und manchmal gibt es weniger Rückfälle. Alternative Heilverfahren bieten viele Möglichkeiten bei chronischen Krankheiten, die in einigen Fällen ernsthaft, ja sogar lebensbedrohlich sein können. Bei Beschwerden des Bewegungsapparates und bei streßbedingten Problemen können alternative Heilverfahren mindestens ebenso effektiv sein wie die Schulmedizin und häufig sogar noch wirksamer. Die Informationen in diesem Kapitel zeigen Ihnen, was man unternehmen kann, um das eigene Wohlbefinden zu verbessern, so daß man für Ärzte und Heilpraktiker ein gleichberechtigter Partner in bezug auf die eigene Gesundheit wird.

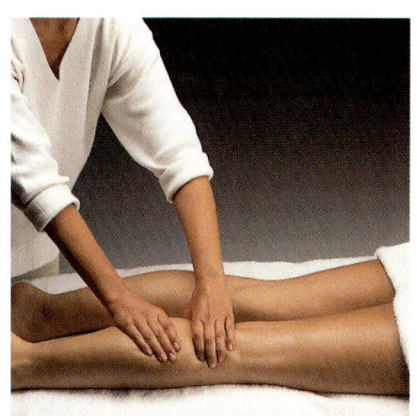

OBEN *Massagen sind eine sowohl schulmedizinische als auch alternative Behandlungsform, die für viele zugänglich ist und bei zahlreichen Beschwerden helfen kann.*

# PSYCHISCHE PROBLEME

## Angstzustände

In bestimmten Situationen sind Angstzustände vollkommen normal und wichtig, da sich der Körper auf Kampf oder Flucht einstellt (s. Streß S. 262/3). Manchmal sind Ängste allerdings akut und ohne offensichtlichen Auslöser ständig vorhanden. Dieser Zustand erfordert eine medizinische Behandlung.

Körperliche Symptome sind starkes Herzklopfen, Atemschwierigkeiten, trockener Mund, Übelkeit, häufiges Wasserlassen, schneller Puls, Kopfschmerzen, Müdigkeit, Schwindel, muskuläre Verspannungen, Schweißausbrüche, Magenprobleme, Durchfall, Zittern, die Haut fühlt sich kalt an. Zu den psychischen Symptomen zählen ein Gefühl der Unsicherheit, Reizbarkeit, Panik, nervöse Vorahnungen, panische Angst, Sorgen um Banalitäten, Konzentrationsschwäche, Einschlafschwierigkeiten und die Unfähigkeit zu entspannen. Angstzustände treten häufig in Verbindung mit Depressionen auf und können von Suizidgedanken begleitet sein. Eine schulmedizinische Behandlung umfaßt die kurzzeitige Verschreibung von Anxiolytika, Antidepressiva oder Schlaftabletten, so daß der Patient eine schwierige Phase überwinden kann.

Der Arzt kann ferner sportliche Betätigung empfehlen, insbesondere Wandern und Schwimmen. Sport fördert die Ausschüttung von Endorphinen, dem natürlichen Schmerzmittel des Körpers, das ein Gefühl der Entspannung und des Wohlbefindens auslöst. Raucher

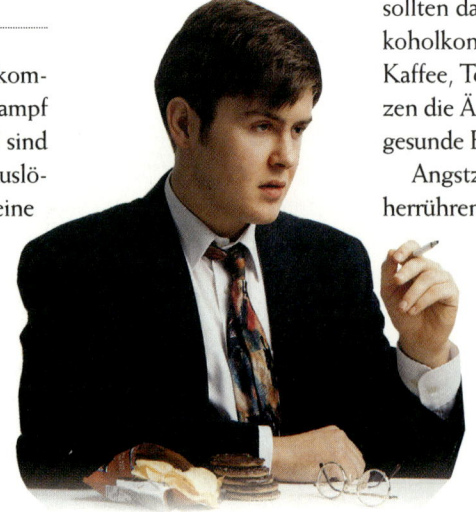

OBEN  *Manche Menschen greifen bei Streß zur Zigarette; es ist jedoch allseits bekannt, daß dies gesundheitsschädlich ist.*

UNTEN  *Antidepressiva und andere konventionelle Medikamente sollten nur eine Übergangslösung darstellen.*

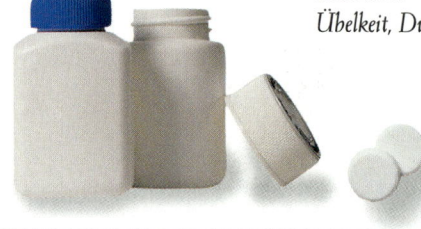
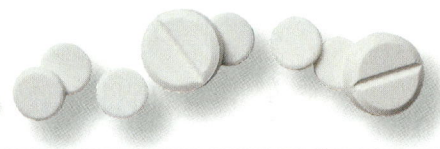

sollten das Rauchen einstellen. Man sollte ferner den Alkoholkonsum reduzieren sowie auf Koffein in Form von Kaffee, Tee und Coca Cola verzichten, da diese Substanzen die Ängste verschlimmern. Ferner sollte man auf eine gesunde Ernährung achten und Fast food vermeiden.

Angstzustände, die von einem bestimmten Problem herrühren, lassen sich effektiv behandeln, indem man das entsprechende Problem löst. Unspezifische Ängste haben ihre Wurzeln häufig in einer geringen Selbstachtung und dem Gefühl der Unzulänglichkeit. In diesem Fall kann ein Psychologe oder Psychotherapeut dem Betroffenen dabei helfen, sich wieder auf sich selbst zu konzentrieren und eine positive Haltung zur eigenen Person und den Leistungen einzunehmen. Heilpraktiker wissen im Allgemeinen, wie man leichtere Angstzustände behandelt.

### SYMPTOME

*Lustlosigkeit und Schwäche • Kopfschmerzen • Anspannung und Reizbarkeit • Depression • unerklärliche Schmerzen • Schwindel • seufzendes Atmen • Panik oder Herzrasen • Übelkeit, Durchfall oder häufiges Wasserlassen • Schlaflosigkeit*

---

## THERAPIEN

### AKUPRESSUR
• Der Therapeut zeigt die Akupressurpunkte, die in dem speziellen Fall am besten bei der Kontrolle der Angst helfen, und wie man sie stimuliert. Sobald man die ersten Symptome einer Angstattacke verspürt, übt man auf die Punkte Druck aus und beugt so einer Angstattacke vor (S. 29–31).

### AROMATHERAPIE
• Massagen mit (stets verdünnten) ätherischen Ölen wirken lindernd, beruhigend und erfrischend. Wohltuend sind Massagen mit einer Mischung aus den ätherischen Ölen Lavendel, Geranium und Bergamotte in Mandel- oder Pfirsichkernöl. Andere geeignete Öle sind Römische Kamille, Weihrauch, Lavendel, Neroli, Rose und Ylang Ylang (S. 104/5).

### ATEMTECHNIKEN
• Eine tiefe, langsame und entspannte Atmung ist entscheidend bei der Kontrolle von Ängsten und der Linderung einer Angstattacke. Ein Therapeut weist den Patienten in die entsprechenden Techniken ein, die man regelmäßig üben sollte (S. 166–171).

### PSYCHOTHERAPIE UND BERATUNG
• Therapeuten können eine kognitive Verhaltenstherapie empfehlen. Dabei lernt man, seine Denkmuster zu verstehen, so daß man in Angst einflößenden Situationen anders reagieren kann (S. 196–199).

### BIOFEEDBACK
• Angstzustände zählten zu den ersten Beschwerden, die von Biofeedback-Therapeuten behandelt wurden. Bei Atmungs-Biofeedbacks hören Patienten ihrem eigenen Atemrhythmus zu und lernen, die Atmung zu regulieren, um Angstsymptome zu lindern (S. 212/3).

### MASSAGE
• Regelmäßige Massagen lindern Muskelverspannungen und reduzieren Streß und Ängste (S. 96–103).

### YOGA
• Yoga ist besonders wirksam gegen Angstzustände, da es Körper und Geist entspannt. Regelmäßige Übungen helfen am besten – 15 Minuten täglich sind das Minimum (S. 52–59).

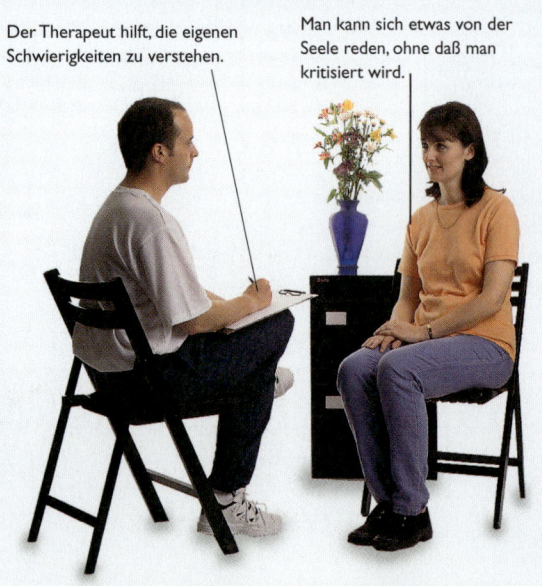

UNTEN  *Schon ein einfaches Gespräch kann vielen Angstpatienten helfen.*

Der Therapeut hilft, die eigenen Schwierigkeiten zu verstehen.

Man kann sich etwas von der Seele reden, ohne daß man kritisiert wird.

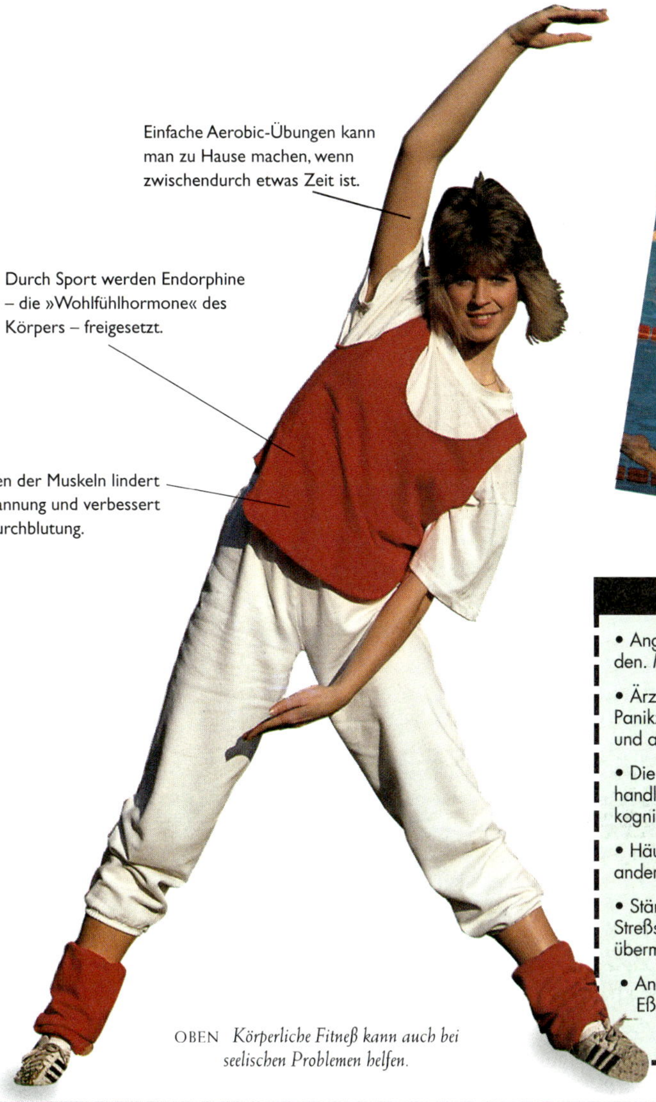

Einfache Aerobic-Übungen kann man zu Hause machen, wenn zwischendurch etwas Zeit ist.

Durch Sport werden Endorphine – die »Wohlfühlhormone« des Körpers – freigesetzt.

Dehnen der Muskeln lindert Verspannung und verbessert die Durchblutung.

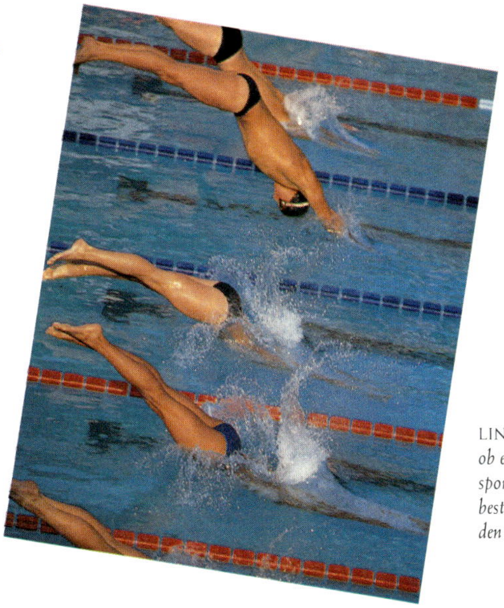

LINKS *Schwimmen – ob eher gemütlich oder sportlich – ist eine der besten Sportarten für den gesamten Körper.*

## KURZINFORMATION

• Angstzustände gehören zu den häufigsten psychischen Beschwerden. Millionen Menschen leiden darunter.

• Ärzte unterscheiden fünf Hauptkategorien von Angstzuständen: Panikzustände, Zwangsneurose, akute Belastungsreaktion, Phobien und allgemeine Angstzustände.

• Die beiden wirksamsten Formen der Psychotherapie bei der Behandlung von Angstpatienten sind die Verhaltenstherapie und die kognitive Verhaltenstherapie.

• Häufig tritt eine Form von Angstzuständen in Verbindung mit einer anderen Form auf.

• Ständige Angst kann durch das Zusammentreffen einer Reihe von Streßsituationen ausgelöst werden, aber auch erblich oder durch eine übermäßige Serotonin-Produktion des Gehirns bedingt sein.

• Angstzustände treten häufig in Verbindung mit Depressionen, Eßstörungen und Alkohol- oder Drogenmißbrauch auf.

OBEN *Körperliche Fitneß kann auch bei seelischen Problemen helfen.*

### FUSSREFLEXZONEN-MASSAGE
• Fußreflexzonenmassage wirkt auf die Reflexzonen (S. 20/1) der Füße, evtl. auch der Hände. Eine Behandlung einmal die Woche über sechs Wochen kann wirksam bei der Linderung von Ängsten sein (S. 66–71).

### HYPNOTHERAPIE
• Durch Hypnotherapie wird man in eine tiefe Entspannung versetzt mit dem zusätzlichen Vorteil, daß der Therapeut während der Hypnose die Ursachen der Ängste ansprechen kann. 6–8 Sitzungen könnten erforderlich sein (S. 218–223).

RECHTS *Eine fachmännische Massage des Nackens und der Schultern lindert Verspannungen.*

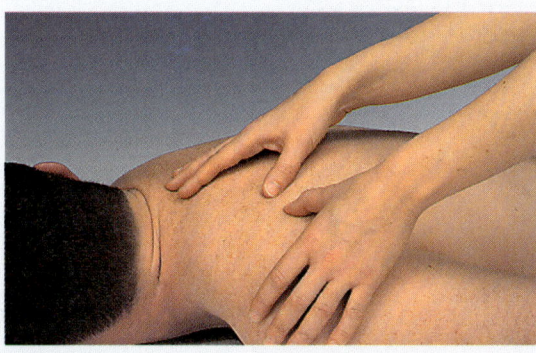

### MEDITATION
• Diese Therapie zielt darauf ab, den Geist zu entspannen und darüber die natürlichen körperlichen Entspannungsreaktionen auszulösen. Man sollte die Technik zweimal täglich für 5–10 Minuten üben (S. 60–63).

### FARBTHERAPIE
• Ein Therapeut wird wohl hauptsächlich blau, violett und weiß zusammen mit den entsprechenden Komplementärfarben einsetzen, um Körper und Geist wieder in Harmonie zu bringen. Vermeiden sollte man die Farben rot und orange (S. 248–251).

### WEITERE THERAPIEN
• Therapeuten sind der Auffassung, daß folgende Therapien Ängste lindern können: Shaolin (S. 42/3), Qigong und Tai Chi Chuan (S. 44/5 und 46–51), Polarity Therapie(S. 64/5), Metamorphische Methode (S. 72/3), Bowen-Methode (S. 72/3), Geistiges Heilen (S. 86/7), Kinesiologie (S. 126–133), Alexandertechnik (S. 146–153), Tragering (S. 154/5), Zero Balancing (S. 156/7), Floating (S. 180/1), Autogenes Training (S. 210/1), Visualisieren (S. 214–217), Musiktherapie (S. 232–235).

### VORSICHT
Halten die Angstzustände über einen längeren Zeitraum an, werden sie akut und schränken die Leistungsfähigkeit ein oder sind sie von suizidalen Tendenzen begleitet, muß man unverzüglich einen Arzt aufsuchen. Eventuell überweist der Arzt den Patienten an einen Psychotherapeuten, einen Psychologen oder einen Psychiater.

### SCHULMEDIZINISCHE BEHANDLUNG
Der Arzt verschreibt möglicherweise Tranquilizer, Beruhigungsmittel oder leichte Schmerzmittel, um den Teufelskreis der übersteigerten Angst zu durchbrechen. Medikamente sind allerdings keine langfristige Lösung des Problems.

# Suchtkrankheiten

Suchtkrankheit ist eine Abhängigkeit von einem Stoff oder in bestimmten Fällen von einer Tätigkeit, die das Leben bestimmt. Es handelt sich um einen körperlichen und psychischen Zustand, der insbesondere mit einer Reihe von Drogen verbunden ist, von denen die häufigsten Koffein, Nikotin, Alkohol, Tranquilizer und Schlaftabletten sind sowie eine Reihe illegaler Drogen. Bei übermäßigem Konsum dieser Substanzen unterscheidet man zwischen Mißbrauch und Abhängigkeit. Bei Mißbrauch können die Betroffenen ihr Verlangen nicht kontrollieren. Obwohl sie wiederholt versuchen, den Drogenkonsum einzustellen, gelingt es ihnen nicht. Bei einer Abhängigkeit zeigen die Betroffenen dieselben Symptome, haben aber zusätzlich eine Toleranz entwickelt, so daß für die gewünschte Wirkung eine immer größere Menge erforderlich ist. In beiden Fällen kann ein Abhängiger unter körperlichen Entzugssymptomen leiden.

Suchtkranke benötigen Unterstützung. Ohne Hilfe von außen sind Bemühungen, den Zustand zu ändern, meist zum Scheitern verurteilt. Sich über das Problem bewußt zu werden, ist ein wichtiger erster Schritt. Das Gespräch mit einem Experten ist sehr hilfreich. Eine flankierende medizinische Maßnahme kann die Verschreibung von Antidepressiva und Schlaftabletten sein und in einigen Fällen von Drogenabhängigkeit, in denen die Droge zu chemischen Veränderungen im Gehirn geführt hat, können auch Ersatzdrogen verordnet werden.

## SYMPTOME

*Reizbarkeit • Irrationalität • Stimmungsschwankungen • Ärger • unregelmäßiger Herzschlag • Zittern • Tremor • Übelkeit • Verlangen nach der Droge • Kopfschmerzen • Depressionen • Ängste • Unruhe • Schweißausbrüche • Bauchschmerzen • Erbrechen • Durchfall • Appetitverlust • Gedächtnisschwund*

### KURZINFORMATION

- Ein Teenager kann durch starken Alkoholkonsum in 6–18 Monaten zum Alkoholiker werden, bei Erwachsenen dauert dies meist länger.

- 1,6 Millionen Deutsche sind Alkoholiker; der volkswirtschaftliche Schaden von Alkoholmißbrauch beträgt 40 Milliarden Mark jährlich.

- Fast 25 % der Deutschen haben mindestens einmal in ihrem Leben Marihuana geraucht.

- Nach dem Rauchen einer Marihuana-Zigarette ist das Fahrvermögen für mindestens 4–6 Stunden beeinträchtigt.

- Trinkt man Alkohol zum Einschlafen, kann dies leicht zur Abhängigkeit führen.

- Wenn jemand gerade einmal 4 Zigaretten geraucht hat, wird er mit hoher Wahrscheinlichkeit zu einem regelmäßigen Raucher.

- Alkohol hat eine schädlichere Wirkung auf Frauen als auf Männer.

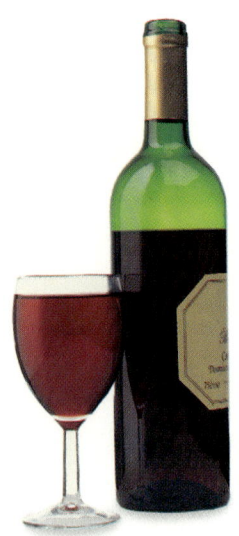

LINKS *Kleine Mengen Rotwein sind anerkanntermaßen gesund, doch ein Übermaß schädigt die Gesundheit, schränkt die Arbeitsleistung ein und hat negative Auswirkungen auf zwischenmenschliche Beziehungen.*

### VORSICHT

Bei Abhängigkeit sollte man einen Arzt aufsuchen. Keine Droge sollte ohne medizinische Unterstützung plötzlich abgesetzt werden.

### SCHULMEDIZINISCHE BEHANDLUNG

Der Arzt kann anraten, sich in Therapie zu begeben oder sich einer Selbsthilfegruppe wie den Anonymen Alkoholikern anzuschließen. Eventuell werden Vitamine und krampflösende Mittel verschrieben.

## THERAPIEN

**FLOATING**
- Floating kann den Blutdruck senken, die Konzentration streßbedingter biochemischer Stoffe im Blut reduzieren, Schmerzen lindern und Anspannung und Streß beseitigen (S. 180/1).

**HYPNOTHERAPIE**
- Studien belegen die Erfolge der Therapie bei Nikotinabhängigkeit. Nach Aussage der Therapeuten werden auch Depressionen gelindert und Ängste reduziert (S. 218–223).

**AUTOGENES TRAINING**
- Diese Entspannungstherapie kann Menschen helfen, die auf Drogen wie Schlaftabletten und Tranquilizer verzichten oder den Konsum einschränken möchten (S. 210/1).

**AKUPUNKTUR**
- Die Akupunktur des Ohres gilt bei einigen Therapeuten als besonders wirksam in der Behandlung schmerzhafter Entzugssymptome, da sie die Produktion von Endorphinen, den körpereigenen Schmerzmitteln, stimulieren kann (S. 20–28).

**YOGA**
- Durch tägliche Yogaübungen kann man Körper und Geist reinigen und tiefe Entspannung erreichen. Therapeuten beobachten, daß Yoga das Selbstbewußtsein fördert, da es ein Gefühl von Disziplin und Leistung vermittelt (S. 52–59).

**ALEXANDERTECHNIK**
- Innere Ruhe kann helfen, sich der Abhängigkeit zu stellen. Lehrer der Alexandertechnik zeigen einem, wie man richtig steht und sitzt, um ein Maximum an körperlichem und geistigen Wohlbefinden zu erreichen (S. 146–153). Entspannungstechniken können ebenfalls hilfreich sein (S. 158–165).

**AROMATHERAPIE**
- Massagen mit einem (stets verdünnten) entgiftenden Öl wie Wacholder sind wohltuend. Im Wechsel mit Kamille, Muskatellersalbei und Ylang Ylang anwenden, die alle antidepressiv wirken (S. 104/5).

**PSYCHOTHERAPIE UND BERATUNG**
- Beide werden häufig in Verbindung mit anderen Behandlungsformen empfohlen. Auch gelten kognitive Verhaltenstherapien und Gruppentherapien als nützlich (S. 196–199, S. 208/9).

**MASSAGE**
- Therapeuten beobachten, daß eine Ganzkörpermassage das Selbstbewußtsein fördert und daß die damit verbundene Berührung für den Patienten Unterstützung signalisiert. Diese Therapie ist in den USA bei der Behandlung von Suchtkranken weit verbreitet (S. 96–103).

**MEDITATION**
- Konzentriert man sich im Geist auf einen Gedanken, ein Geräusch, ein Bild oder einen Gegenstand, fördert dies die psychische Selbstkontrolle. Ein Therapeut kann einem die geeigneten Techniken zeigen (S. 60–63).

**WEITERE THERAPIEN**
- Therapeuten sind der Auffassung, daß folgende Therapien Suchtkrankheiten lindern können: Akupressur (S. 29–31), Kinesiologie (S. 126–133), Tanz-/Bewegungstherapie (S. 226–231), Kunsttherapie (S. 238–241).

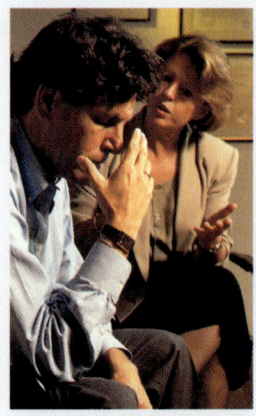

OBEN *Die größte Schwierigkeit bei vielen Suchtkrankheiten ist sich einzugestehen, daß man ein Problem hat und Hilfe braucht. Durch Beratung und Selbsthilfegruppen erkennt der Abhängige, daß er nicht allein ist.*

# Zwangsverhalten

Unter einer Zwangsvorstellung versteht man unrealistische, hartnäckige Gedanken oder Ideen, die den Geist bestimmen. Als Zwangshandlung bezeichnet man den überwältigenden Drang, eine solche Vorstellung auszuführen. Wenn jemand davon bestimmt wird, spricht man in der Medizin von einer Zwangsneurose. Betroffene können z. B. das Haus nicht verlassen, weil sie immer wieder zurückgehen müssen, um nachzusehen, ob die Tür abgeschlossen ist. Auch wiederholtes Händewaschen aus Angst vor Keimen, rastloses Prüfen, ob das Licht ausgeschaltet ist und ein übertriebener Sauberkeitsdrang sind verbreitete Beispiele für die Krankheit.

Eine echte Zwangsneurose ist relativ selten, doch leichtere Symptome sind häufig. Schulmediziner empfehlen zur Lösung des Problems meist eine Verhaltenstherapie manchmal in Verbindung mit der Gabe von Antidepressiva.

## SYMPTOME

*Besessenheit von wiederkehrenden Gedanken über ein Thema, wodurch fast alles andere, einschließlich Familie und Arbeit, vernachlässigt wird • Angst vor Vergiftung • rauhe Haut durch wiederholtes Händewaschen oder ständiges Putzen • aggressive Gedanken und Verhalten • Depressionen*

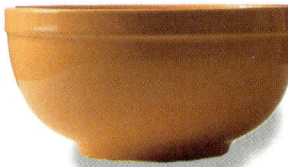

OBEN *Auch Sauberkeit kann zu weit getrieben werden. Der ständige Wunsch, sich die Hände zu waschen, kann ein Symptom für eine tiefer liegende Angst sein.*

### SCHULMEDIZINISCHE BEHANDLUNG

Besteht die Gefahr, daß die Zwangsvorstellungen extrem werden, kann der Arzt Tranquilizer verschreiben und den Patienten an einen Psychiater überweisen.

### VORSICHT

Menschen mit einer Zwangsneurose können das Problem vor anderen Menschen oftmals geheimhalten. Wenn Sie die Vermutung haben, daß jemand darunter leidet, ermuntern Sie ihn, unverzüglich fachliche Hilfe in Anspruch zu nehmen.

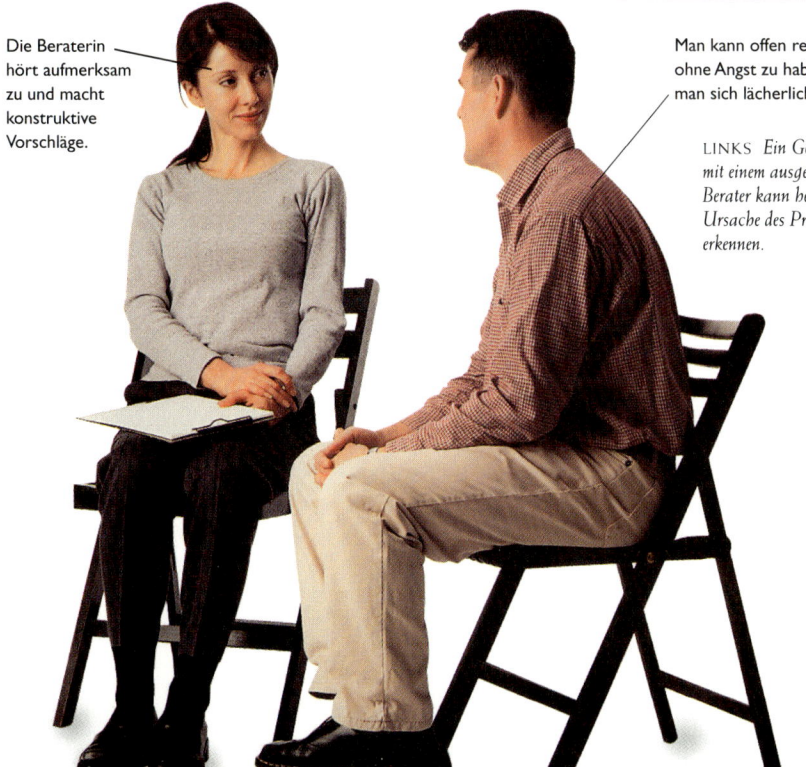

Die Beraterin hört aufmerksam zu und macht konstruktive Vorschläge.

Man kann offen reden, ohne Angst zu haben, daß man sich lächerlich macht.

LINKS *Ein Gespräch mit einem ausgebildeten Berater kann helfen, die Ursache des Problems zu erkennen.*

### HYPNOTHERAPIE
• Ein Hypnotherapeut wird den Patienten in einen Trancezustand versetzen und dann Möglichkeiten suggerieren, das Problem in den Griff zu bekommen. Er kann auch Techniken zur Selbsthypnose empfehlen, die man bei Bedarf selbst anwenden kann (S. 218–223).

### SHIATSU
• Therapeuten sind der Auffassung, daß diese Form der Massage Zwangsvorstellungen lindern kann (S. 32–37 und Do-In S. 38–41).

### YOGA
• Da Yoga das geistige und körperliche Wohlbefinden stärkt, hilft es Menschen, die unter Zwangsvorstellungen oder Zwangshandlungen leiden. Auch fördert Yoga die Entspannung. Ein Lehrer zeigt die geeignetsten Übungen und wie man sie ausführt (S. 52–59).

### KUNSTTHERAPIE
• Die Therapie hilft Patienten, einen Teil der Ängste, Anspannungen und Wut »loszulassen«, die charakteristische Folgen der Erkrankung sind. Besonders geeignet ist die Arbeit mit Ton und anderen formbaren Materialien (S. 238–241).

### AUTOGENES TRAINING
• Ein Therapeut zeigt dem Patienten die sechs geistigen Übungen und die drei Körperstellungen, die die Grundlage dieser wirksamen Entspannungstherapie bilden (S. 210/1).

### FARBTHERAPIE
• Farbtherapeuten sind überzeugt, daß bestimmte Farbtöne die körperliche, geistige und seelische Gesundheit verbessern können. Farbige Beleuchtung mit einem zarten Magenta-Ton erwies sich bei der Behandlung von Zwangsneurosen als wirksam. Die Therapie umfaßt außerdem Beratungen sowie eine Einweisung in geeignete Entspannungstechniken (S. 248–251).

### PSYCHOTHERAPIE UND BERATUNG
• Ein Verhaltenstherapeut wird dem Patienten Möglichkeiten aufzeigen, um mit den mit der Krankheit verbundenen Ängsten besser umgehen zu können. Durch die Vermeidung zwanghafter Reaktionen soll gezeigt werden, daß irrationale Ängste nicht wahr werden (S. 196–199).

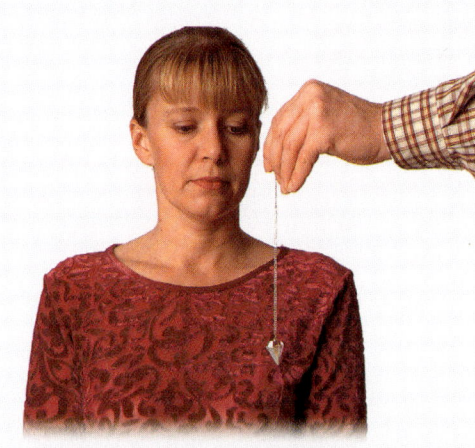

OBEN *Die Hypnotherapie erreicht das Unterbewußtsein, wodurch Ängste und Sorgen angesprochen werden, die einem unbewußt sind.*

# Phobien

Phobien sind tiefe, irrationale Ängste, die schwere Angstzustände, Panikattacken oder Depressionen auslösen können. Die häufigsten Phobien sind Platzangst (Angst vor weiten, offenen Flächen), Klaustrophobie (Angst vor geschlossenen Räumen) und Soziophobie (Angst vor gesellschaftlichen Zusammenkünften). Verbreitet ist auch die krankhafte Angst vor bestimmten Tieren, insbesondere Schlangen und Spinnen.

Antidepressiva und Tranquilizer können zwar kurzfristig Linderung verschaffen, doch sie können zur Abhängigkeit führen. Lieber überweisen Ärzte ihre Patienten an einen Psychologen, der die Phobie mit einer Desensibilisierungstherapie behandeln kann. Dies bedeutet, daß der Patient immer wieder und immer länger der gefürchteten Situation oder dem Gegenstand ausgesetzt ist. Allmählich lernt er, die Ängste zu überwinden und die phobische Reaktion läßt nach.

## SYMPTOME

schneller Herzschlag • Schweißausbrüche • Bluthochdruck • Zittern • Übelkeit • Ohnmacht • Hyperventilation (rasches, flaches Atmen)

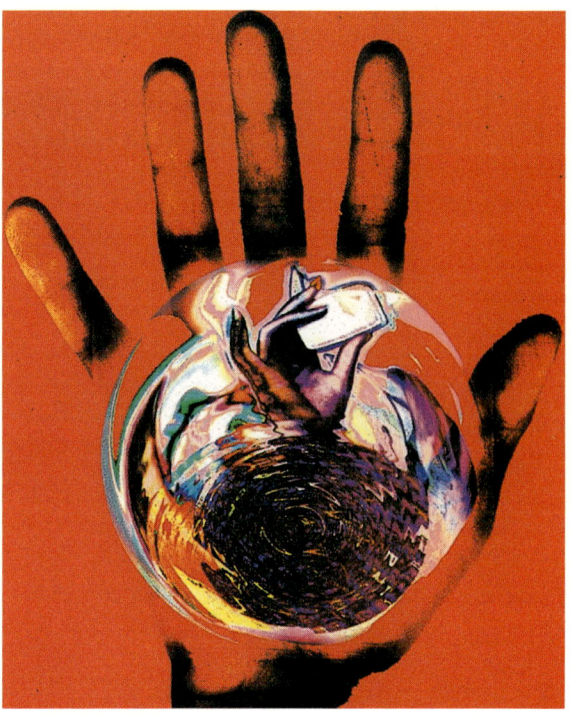

LINKS *Menschen, die unter einer Phobie leiden, fühlen sich häufig in ihren Ängsten gefangen und benötigen Hilfe, um etwas zu kontrollieren, was für andere vollkommen irrational scheint.*

### SCHULMEDIZINISCHE BEHANDLUNG

Kurzfristig können Antidepressiva oder Tranquilizer verschrieben werden. Langfristig wird dem Patienten vermutlich eine Desensibilisierungstherapie empfohlen, bei der der Patient dem Auslöser seiner Phobie für immer längere Zeitspannen ausgesetzt wird.

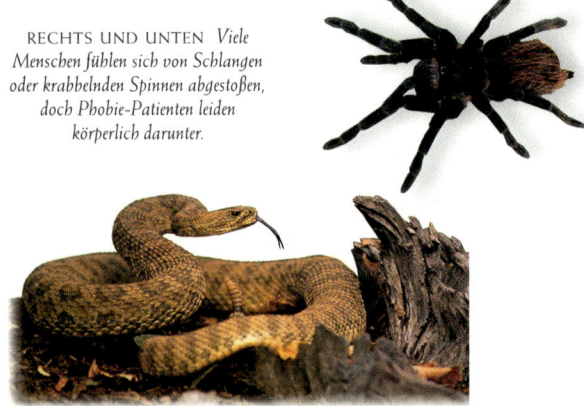

RECHTS UND UNTEN *Viele Menschen fühlen sich von Schlangen oder krabbelnden Spinnen abgestoßen, doch Phobie-Patienten leiden körperlich darunter.*

### KURZINFORMATION

• Man vermutet, daß Phobien von einer Kombination aus psychischen Faktoren und Lebensereignissen ausgelöst werden.

• Ca. 15 % der Deutschen leiden irgendwann in ihrem Leben unter Angstneurosen.

• Panikattacken sind charakterisiert durch wiederholte, plötzliche panische Angstzustände verbunden mit Brustbeklemmung, Herzrasen, Kurzatmigkeit, Schwindel, Schwäche und Schweißausbrüchen. Meist klingen sie schnell ab und dauern nur 10–20 Minuten.

• Die häufigste Phobie ist die Platzangst (Agoraphobie), die Angst vor weiten, offenen Flächen. Eine weitere häufige Phobie ist die Klaustrophobie, die Angst vor Gedränge in Menschenmassen oder vor geschlossenen, kleinen Räumen.

## THERAPIEN

**AROMATHERAPIE**
• Massagen mit verdünnten ätherischen Ölen können bei der Behandlung von Phobien helfen. Zu den wirksamsten Ölen zählen Bergamotte, Kamille, Muskatellersalbei, Geranium, Jasmin, Wacholder, Lavendel, Majoran, Zitronenmelisse und Ylang Ylang (S. 104/5).

**ENTSPANNUNGS-TECHNIKEN**
• Entspannungstechniken sind von unschätzbarem Wert für Menschen, die unter Phobien leiden. Man sollte diese Techniken erlernen und immer dann einsetzen, wenn eine Panikattacke naht, da die Techniken die Symptome, insbesondere Hyperventilation, lindern (S. 158–165).

**ATEMTECHNIKEN**
• Tiefes, regelmäßiges, entspanntes Atmen aus dem Zwerchfell ist entscheidend, will man die körperlichen Reaktionen auf eine subjektive Gefahr – und das ist eine Phobie für den Betroffenen – kontrollieren (S. 166–171).

**HYPNOTHERAPIE**
• Der Therapeut versetzt den Betroffenen in die Zeit, als die Phobie erstmals auftrat und gemeinsam arbeitet man daran, die Angst zu überwinden. Der Therapeut ermuntert den Betroffenen eventuell dazu, die Phobie zu visualisieren, und sie so Schritt für Schritt zu überwinden (S. 218–223).

**KUNSTTHERAPIE**
• Therapeuten sind der Auffassung, daß Phobien ihre Wurzeln häufig in traumatischen Kindheitserlebnissen haben und daß die zeichnerische Darstellung hilft, sie zu überwinden (S. 238–241).

**PSYCHOTHERAPIE UND BERATUNG**
• Neben Desensibilisierungstechniken (s. oben) kann die kognitive Verhaltenstherapie helfen, positivere Denk- und Verhaltensmuster zu entwickeln (S. 196–199).

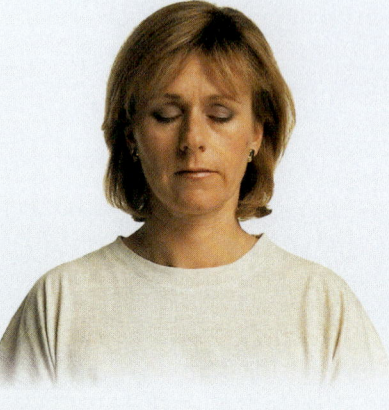

RECHTS *Einfache Atemübungen lassen einen ausreichend entspannen, um die Angst zu überwinden.*

# Depression

Depressionen umfassen Gefühlszustände von vorübergehender Traurigkeit bis zu äußerster Niedergeschlagenheit und Melancholie, begleitet von Hoffnungslosigkeit und Selbstzweifeln. Depressionen können durch einen äußeren Anlaß ausgelöst werden, z. B. Todesfall, Scheidung oder Verlust des Arbeitsplatzes. Oder sie können auf einer Kombination anderer Faktoren basieren wie schwierige Kindheit, Veranlagung oder ein biochemisches Ungleichgewicht. Manchmal können sich Depressionen mit Phasen der Euphorie und Hyperaktivität abwechseln (manisch-depressive Psychose).

Die meisten Menschen leiden irgendwann einmal an Depressionen, doch in einigen Fällen ist eine therapeutische Behandlung erforderlich. Auch sportliche Betätigung, wodurch das Energieniveau gehoben wird, und das offene Gespräch mit einem Freund oder einer Freundin können helfen. Schwere Depressionen müssen eventuell mit Antidepressiva und einer profesionellen Beratung behandelt werden, doch es kann Wochen – sogar Monate – dauern, bis die Behandlung anschlägt.

## KURZINFORMATION

• Depressionen nehmen mit dem Alter zu. 17jährige sind viermal häufiger depressiv als 8–12jährige.

• 10–20 % der Weltbevölkerung leidet mindestens einmal im Leben an schweren Depressionen.

• Einer von 50 Patienten benötigt eine Krankenhausbehandlung. Einer von 20 Patienten leidet an Winterdepressionen, die vermutlich auf eine Überproduktion des Hormons Melatonin zurückgehen. Die Fälle von Winterdepressionen nehmen zu; sie lassen sich aber mit Phototherapie behandeln (helle Bestrahlung mit Licht).

• 50% aller Patienten mit Depressionen leiden unter Rückfällen.

## SYMPTOME

*lang anhaltende Niedergeschlagenheit • überwältigende Schuldgefühle und Versagensängste • suizidale Tendenzen • Verlust der Lebensfreude • langsame Sprache • Verwirrung • ständige Müdigkeit • Appetitverlust • Konzentrationsschwäche • Gliederschmerzen • Schlafstörungen • Aussetzen der Monatsblutungen • allgemeine, unerklärliche Ängstlichkeit • Libidoverlust*

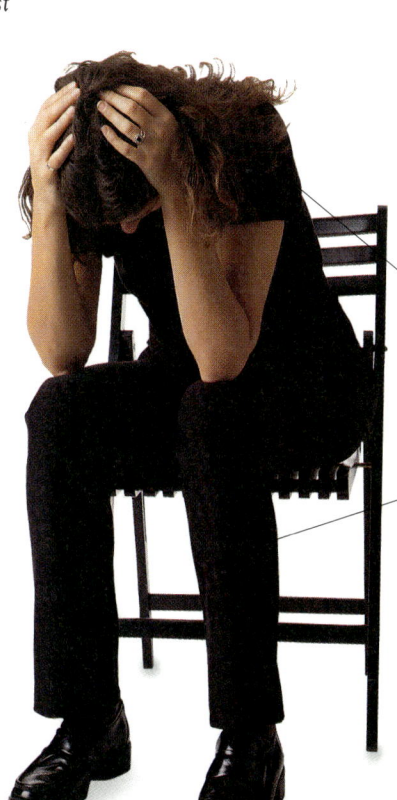

Man hat keinen Elan.

Man fühlt sich körperlich erschöpft und hat keine Lust auf Sport.

LINKS *Eine Depression ist mehr als »ein bißchen niedergeschlagen« zu sein. Die Selbstachtung ist am Boden; man hat Schwierigkeiten, sich zu motivieren und fühlt sich ungeliebt.*

## VORSICHT

Bei schweren oder länger als zwei Wochen anhaltenden Symptomen sollte man einen Arzt konsultieren, bei Selbstmordgedanken umgehend.

## SCHULMEDIZINISCHE BEHANDLUNG

Bei schweren Depressionen werden zur Linderung Antidepressiva verschrieben und der Patient wird an einen Gesprächstherapeuten/Psychiater überwiesen. Leichte Depressionen werden über kurze Zeit mit Tranquilizern und Schlaftabletten behandelt.

## THERAPIEN

**MASSAGE**
• Entspannende Massagen helfen, die Gefühle von Einsamkeit und Isolation zu lindern, die oft mit Depressionen verbunden sind (S. 96–103).

**HYDROTHERAPIE**
• Saunagänge in Verbindung mit kräftigem anschließenden Abfrottieren erwiesen sich als wirksam bei den Symptomen einer Depression (S. 172–179).

**AKUPUNKTUR**
• Ein Arzt stimuliert die Akupunkturpunkte verschiedener Meridiane, von denen man annimmt, daß sie die Stimmung beeinflussen (S. 20–28).

**AROMATHERAPIE**
• Massagen mit folgenden ätherischen Öle können helfen: Neroli, Jasmin, Geranium, Zitronenmelisse und Rose. Ylang Ylang, Lavendel, Muskatellersalbei oder Kamille haben beruhigende und antidepressive Eigenschaften (S. 104/5).

**TANZTHERAPIE**
• Tanzübungen in Verbindung mit Musik in gesellinger Umgebung können den Endorphinspiegel erhöhen und lindern Depressionen (S. 226–229).

**PSYCHOTHERAPIE UND BERATUNG**
• Der Therapeut lehrt den Betroffenen, positiv zu denken, indem er ihm zeigt, wie man negative Gedanken erkennt und sie verändert (S. 196–199).

**YOGA**
• Entspannungs- und Dehnübungen sowie tiefe Atmung können hilfreich sein (S. 52–59).

**WEITERE THERAPIEN**
• Die folgenden Therapien können die Krankheit lindern: Qigong und Tai Chi Chuan (S. 44–45, 46–51), Meditation (S. 60–63), Reiki (S. 74/5), Cranio-Sacraltherapie (S. 116/7), Feldenkrais (S. 142–145), Alexander-Technik (S. 146–151), Entspannungstechniken (S. 158–165), Visualisieren (S. 214–217), Hypnotherapie (S. 218–223), Musiktherapie (S. 232–235), Kunsttherapie (S. 238–241), Lichttherapie (S. 242/3).

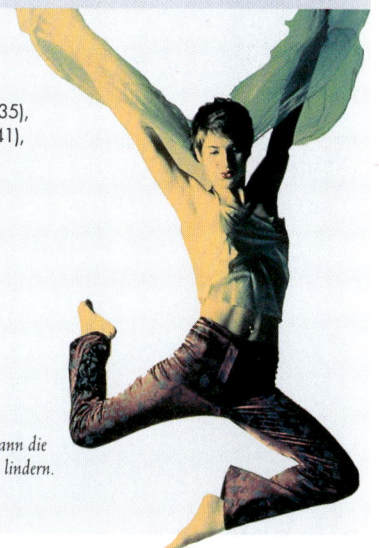

RECHTS *Tanztherapie kann die Symptome einer Depression lindern.*

# Streß

Ein gewisses Maß an Streß ist positiv. Wird Streß zum Problem, ist dies meist die Folge anhaltenden geistigen oder körperlichen Drucks, dem sich die Betroffenen nicht gewachsen fühlen. Manche Menschen blühen bei Streß richtig auf, erkennen jede Schwierigkeit, überwinden sie und betrachten das Leben als Herausforderung. Andere finden es schwierig oder unmöglich, mit Veränderungen umzugehen. Für sie sind Veränderungen eher eine Belastung als eine Herausforderung.

Auch wenn Streß in geringerem Umfang belebend wirken kann, ist er im Übermäß oder über einen längeren Zeitraum hinweg allgemein abträglich für die Gesundheit. In bestimmten Situationen – den Streßauslösern – kann es zu einer Alarmreaktion des Körpers kommen. Der Körper erkennt eine Gefahr, und das Gehirn sendet über chemische Botenstoffe, die sogenannten Neurotransmitter, Alarmsignale aus. Diese Signale führen zur Produktion von Hormonen, durch die der Körper wachsam und auf Schwierigkeiten vorbereitet ist. Der Puls wird schneller, das Herz pocht, die Knie können schlottern und man verspürt Übelkeit. Langfristig kommt es zu einem Mangel an körpereigenen Streßhormonen, wodurch der Körper anfälliger für Krankheiten wird. Häufige Beispiele für streßbedingte Krankheiten sind Rückenschmerzen, Bluthochdruck, Verdauungsbeschwerden.

Hat man das Problem erkannt, gibt es viele Dinge, die man zur Lösung beitragen kann. Fragen Sie sich nach den Hauptursachen von Streß in Ihrem Leben und wie man die Belastung reduzieren kann. Dies ist wichtig für die Gesundheit, sowohl kurzfristig als auch langfristig. Betrachten Sie Ihre Arbeitsbelastung und entscheiden Sie sich gegebenenfalls, sie zu reduzieren. Die Zauberworte

Kopfschmerzen oder eine verspannte Kiefermuskulatur sind Anzeichen von Überlastung.

Der Magen ist ein Zentrum der Gefühle. Verdauungsstörungen sind ein häufiges Symptom von Streß.

Die Muskulatur kann angespannt und verkrampft sein.

### VORSICHT

Niemand kann starken Streß über eine längere Zeit ertragen ohne ernsthafte Risiken für die körperliche und geistige Gesundheit. Die Reduzierung von Streß ist ein entscheidender Teil einer gesunden Lebensweise.

LINKS *Ein gewisses Maß an Streß gilt als positiv – sonst wäre das Leben langweilig; es gibt jedoch Zeiten, in denen die Arbeit einfach zuviel wird und man das Gefühlt hat, nicht mehr alles zu schaffen.*

---

## THERAPIEN

**YOGA**
• Sie erlernen entspannende Übungen, die das Gleichgewicht zwischen Körper und Geist wiederherstellen. Auch Atemtechniken, z. B. abwechselndes Atmen durch die Nasenlöcher, können entspannend wirken (S. 52–59).

**TAI CHI CHUAN**
• Die langsamen, fließenden Bewegungen dieser Therapie lösen körperliche und geistige Anspannung und korrigieren den Energiefluß im Körper. Die Atemtechniken

fördern Entspannung und innere Ruhe (S. 46–51 und Qigong S. 44–45).

**MASSAGE**
• Regelmäßige Massagen lindern die Auswirkungen von Streß. Reibende, knetende und trommelnde Berührungen lockern Verspannungen und setzen Endorphine frei, die stimmungsaufhellende Wirkung haben (S. 96–103).

**AKUPUNKTUR**
• Diese Therapie gilt als besonders erfolgreich bei der Behandlung körperlicher Beschwerden durch

Streß. Die Art der Behandlung hängt von den jeweiligen Beschwerden ab (S. 20–28).

**AROMATHERAPIE**
• Massagen mit verdünnten ätherischen Ölen wirken ausgesprochen streßlindernd. Am besten eignen sich Basilikum, Kamille, Geranium, Lavendel, Neroli und Rose. Stärkende Öle sind Rosmarin, Ingwer und Zitronengras, während Weihrauch eine tiefe, ruhige Atmung bewirkt (S. 104/5).

**ROLFING**
• Die Therapie hat angeblich streßlindernde Wirkung. Man muß aber

berücksichtigen, daß sie körperlich sehr anstrengend ist (S. 134–137 und Hellerwork S. 138–141).

**MEDITATION**
• Nach Ansicht von Therapeuten läßt sich durch regelmäßige Meditation die Streßbelastung deutlich reduzieren. Körperliche Anzeichen dafür sind ein niedrigerer Blutdruck und ein langsamerer Puls. Ein Therapeut hilft einem bei der Auswahl der geeigneten Technik (S. 60–63).

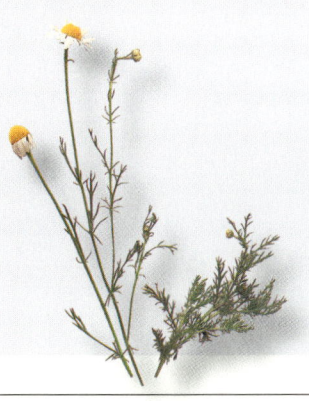

LINKS *Ätherische Öle von Pflanzen werden in der Aromatherapie zur Streßlinderung verwendet.*

sind: Prioritäten setzen, Delegieren und Streichen. Erledigen Sie nur die Aufgaben, die wirklich wichtig für Sie sind. Kann jemand anders die Aufgaben erledigen? Können einige der täglichen Aufgaben einfach gestrichen werden? Um Streß zu reduzieren, sollte man sich auf Problemlösungen konzentrieren. Ungelöste Probleme erzeugen auch weiterhin Streß und der Nutzen einer eventuellen Therapie wird dadurch reduziert.

Mehr sportliche Betätigung hilft; bevor man allerdings ein anspruchsvolles Trainingsprogramm aufnimmt, sollte man mit dem Arzt sprechen. Versuchen Sie es z. B. mit einer Kombination aus Reiten, Yoga, Wandern oder Squash und Tai Chi Chuan. Eine regelmäßige, gesunde Ernährung ist ebenfalls wichtig. Innerhalb von zwei Wochen kann eine Ernährungsumstellung Erfolge bringen: Reduzieren Sie den Koffein-, Alkohol- und Nikotinkonsum und essen Sie viel frisches Obst und Gemüse.

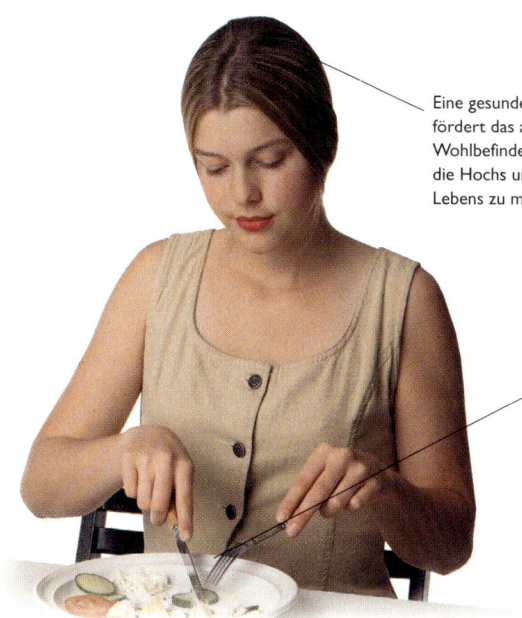

Eine gesunde Ernährung fördert das allgemeine Wohlbefinden und hilft, die Hochs und Tiefs des Lebens zu meistern.

Frische, gesunde Speisen müssen weder langweilig noch zeitaufwendig sein.

LINKS *In Streßsituationen greift man schnell zu Schokolade oder Fast food.*

## SYMPTOME

*Schlafstörungen, kurze Schlafphasen • Schlaflosigkeit • frühes Aufwachen und Müdigkeit während des Tages • veränderter Appetit • Gewichtszunahme oder -abnahme • verminderte Lebensfreude • Reizbarkeit • Verwirrung • Vergeßlichkeit • Angst- oder Panikattacken • Kopfschmerzen • Migräne • Magenschmerzen • Ärger • Schwindel • Impotenz • erhöhter Herzschlag*
*Bei Kindern: Ungezogenheit • Lustlosigkeit • Ruhelosigkeit • Zurückgezogenheit • keine Lust, mit anderen zu spielen • Bettnässen • unkontrollierte Wutausbrüche • Stehlen*

### KURZINFORMATION

• Die drei häufigsten Ursachen für Streß sind Scheidung, Umzug und ein Trauerfall.

• Die am häufigsten verwendete Skala für Streßursachen wurde von den amerikanischen Wissenschaftlern T. Holmes und R. Rahe 1967 entwickelt. Dabei werden einschneidende Erlebnisse, beginnend mit einem Trauerfall, mit bis zu 100 Punkten bewertet. Zur Beurteilung der eigenen Streßbelastung markiert man jedes Ereignis, das sich in den letzten zwei Jahren zugetragen hat und addiert die Punkte. Bei 150 bis 300 Punkten besteht die Gefahr von 50 %, daß es innerhalb eines Jahres zu gravierenden gesundheitlichen Veränderungen kommt. Bei über 300 Punkten erhöht sich das Risiko auf über 80 %.

### SCHULMEDIZINISCHE BEHANDLUNG

Ein Arzt empfiehlt eventuell, sich ein paar Tage frei zu nehmen, um zu entspannen und die Streßbelastung abzubauen. Auch können angstlösende Mittel, Antidepressiva oder Schlaftabletten verschrieben werden, damit man den Streß bewältigt. Es ist allerdings nicht ratsam, diese Mittel über eine längere Zeit zu nehmen.

## THERAPIEN

### FUSSREFLEXZONEN-MASSAGE
• Nach Ansicht der Therapeuten fördert eine umfassende Behandlung die Entspannung. Durch eine spezielle Behandlung der entsprechenden Reflexzonen können ferner die typischen körperlichen Symptome von Streß gelindert werden (S. 66–71).

### TANZTHERAPIE
• Die Tanztherapie ist besonders geeignet, die Stimmung zu heben und die nervöse Energie in Freude und Vergnügen umzuwandeln. Drei halbstündige Sitzungen pro Woche können die Streßbelastung deutlich reduzieren (S. 226–231).

### HYPNOTHERAPIE
• Ihre Vertreter sind der Auffassung, daß Möglichkeiten zur Bewältigung von Problemen, die unter Hypnose suggeriert werden, später bewußt eingesetzt werden können, wenn die Schwierigkeiten auftreten (S. 218–223).

### MUSIKTHERAPIE
• Zu Hause bei Musik zu entspannen ist eine gute Möglichkeit abzuschalten. Auch Therapiesitzungen können die Entspannung fördern. Durch den Austausch mit anderen Teilnehmern lindert sich die empfundene Streßbelastung (S. 232–235).

### AUTOGENES TRAINING
• In Kursen lernt man Programme, die aus Entspannungstechniken, Meditation und Selbsthypnose bestehen. Einige Therapeuten berücksichtigen auch Elemente aus dem Yoga. Indem man die Belastung durch Streß reduziert, schwinden die körperlichen Symptome (S. 210/1).

### PSYCHOTHERAPIE UND BERATUNG
• Ein kognitiver Verhaltenstherapeut hilft, die persönlichen Streßfaktoren herauszufinden. Man lernt, Aspekte der eigenen Persönlichkeit zu verändern, die einen anfällig für Streß machen (S. 196–199).

LINKS *Die Fußeflexzonenmassage ist eine ganzheitliche Therapie. Die Behandlung des ganzen Körpers hat sich bei der Linderung von Streßsymptomen als außerordentlich wirksam erwiesen.*

### BIOFEEDBACK
• Indem man lernt, seine Reaktionen auf Streß zu beobachten, kann man nach Ansicht der Therapeuten besser damit umgehen und sie irgendwann kontrollieren (S. 212/3).

### ENTSPANNUNG UND ATMUNG
• Durch bewußte Entspannung der Muskulatur und tiefes, ruhiges Atmen kann man Streß besser bewältigen (S. 158–165 und S. 166–171).

### WEITERE THERAPIEN
• Folgende Therapien zeigen gute Erfolge bei Streßsymptomen: Shiatsu/Do-In (S. 32–41), Shaolin (S. 42/3), Polarity Therapie (S. 64/5), Metamorphische Methode (S. 72/3), Reiki (S. 74/5), Bowen-Methode (S. 76/7), Cranio-Sacraltherapie (S. 116/7), Kinesiologie (S. 126–133), Feldenkrais (S. 142–145), Alexander-Technik (S. 146–153), Tragering (S. 154/5), Zero Balancing (S. 156/7), Hydrotherapie (S. 172–179), Visualisieren (S. 214–217), Kunsttherapie (S. 238–241), Biorhythmus (S. 244–247) Floating (S. 180/1), und Farbtherapie (S. 248–251).

# Schlaflosigkeit

Wer an Schlaflosigkeit leidet, schläft schwer ein, wacht nachts mehrmals auf oder ist frühmorgens wach, ohne wieder einschlafen zu können. Schlaflosigkeit kann durch Sorgen, Streß, Erschöpfung, Ängste, Depressionen, Fieber, zuviel Alkohol, Alkoholentzug, Jetlag, Schmerzen oder ein Übermaß an Koffein ausgelöst werden. Obwohl die Folgen von Schlaflosigkeit unangenehm sind, haben sie oftmals keine schwerwiegenden Auswirkungen auf die Gesundheit.

Bei der Behandlung von Schlaflosigkeit ist das Wiedererlernen guter Schlafgewohnheiten von äußerster Wichtigkeit. Ein Schlafzimmer ist zum Schlafen da – Radio, Fernseher, Zeitungen, Bücher und alles, was mit Arbeit zusammenhängt, gehören dort nicht hin. Ein Schlafzimmer ist ein Ort zum Schlummern und Träumen nicht zum Arbeiten. Achten Sie darauf, daß das Schlafzimmer dunkel genug ist, damit man morgens nicht durch die Sonne geweckt wird. Das Bett muß so fest sein, daß man nicht einsackt, und trotzdem noch so weich, daß es angenehm ist. Legen Sie Stift und Papier parat, um Sorgen und Ängste aufzuschreiben, die beim Einschlafen hochkommen. Dies ist eine sinnvolle Technik, um die Probleme am nächsten Morgen anzugehen.

Versuchen Sie, jeden Abend zur selben Zeit zu Bett zu gehen und morgens zur selben Zeit aufzustehen. Deutliche Schwankungen dieses Rhythmus können zu Schlafstörungen führen. Ist man nicht müde, sollte man aufstehen, denn sonst verbindet man das »Im-Bett-liegen« mit nicht einschlafen.

Wer häufig müde ist, aber relativ gut schläft, sollte den Koffein-, Nikotin- und Alkoholkonsum einschränken. Vielleicht benötigt man in den ersten zwei Wochen ohne Alkohol Schlaftabletten, aber sobald sich der Körper daran gewöhnt hat, ohne Alkohol einzuschlafen, wird man eine Besserung verspüren. Es gibt keinen Grund zur Besorgnis, wenn man mit zunehmendem Alter weniger schläft. Je älter wir werden, desto weniger Schlaf benötigen wir, und es kann u. U. besser sein, nachts fünf oder

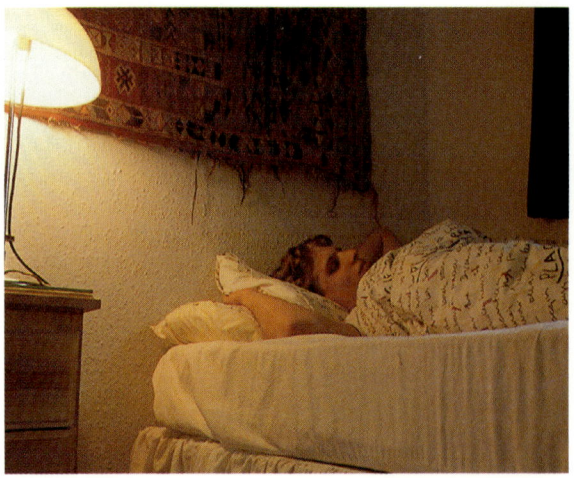

LINKS *Man kann Schlafstörungen lindern, indem man es sich im Bett gemütlich macht. Das Bett sollte warm, aber nicht zu warm und der Raum gut belüftet sein.*

sechs Stunden zu schlafen und im Laufe des Tages ein Nickerchen oder ein Mittagsschläfchen zu machen.

## SYMPTOME

*Ein überaktiver Geist hält vom Schlafen ab. • Alpträume verursachen wiederholtes Aufwachen • Unruhe im Bett • Müdigkeit beim Aufwachen am Morgen*

### VORSICHT

Schlaftabletten und Tranquilizer sind langfristig keine Lösung bei Schlaflosigkeit. Einige können das Problem sogar verschlimmern, weil sie den natürlichen Schlafzyklus beeinträchtigen. Wer zum Schlafen regelmäßig Medikamente benötigt, sollte einen Arzt aufsuchen.

### SCHULMEDIZINISCHE BEHANDLUNG

Der Arzt wird versuchen, die Ursachen der Schlaflosigkeit herauszufinden. Meist sind sie psychisch, z. B. Ängste, doch manchmal können sie auch körperlicher Natur sein wie Nachtschweiß bei TB, Käsevergiftung oder Herzfehler. Schlaftabletten sollten nicht länger als zwei Wochen genommen werden. Eventuell rät der Arzt auch zu einer psychologischen Beratung.

### KURZINFORMATION

• Mehr als 30% der Deutschen haben regelmäßig Nächte, in denen sie schlecht schlafen.

• Treten Schlafstörungen gehäuft auf, haben sie negative Auswirkungen auf die Lebensqualität und die Gesundheit.

• Die richtige Lage beim Schlafen ist gewöhnlich die, in der man aufwacht.

• Schlaflosigkeit kann vorübergehend, langfristig oder chronisch sein und ist möglicherweise ein Anzeichen von Depressionen.

• Tagsüber leidet man unter Müdigkeit, Ängsten, Konzentrations- und Gedächtnisschwäche sowie Reizbarkeit.

• Viele Menschen, die Schlaftabletten nehmen, stellen innerhalb weniger Wochen fest, daß sie nicht mehr ohne sie auskommen.

• Die meisten Menschen schlafen 6,5–8,5 Stunden pro Nacht. Etwa 16 % schlafen mehr als 8,5 Stunden, während 18 % mit weniger als 6,5 Stunden auskommen. Jemand, der mit 30 Jahren 8 Stunden schläft, benötigt mit 60 Jahren wahrscheinlich nur noch 7 Stunden.

## THERAPIEN

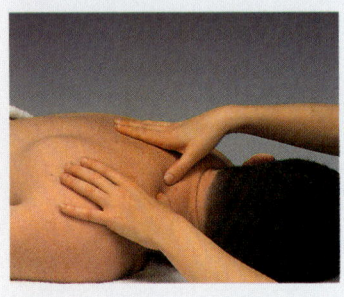

LINKS *Durch Selbst- oder Partnermassage findet man leichter zum Schlaf.*

**MASSAGE**
• Die Massage von Beinen, Bauch, Rücken und Schultern wird zur Schlafförderung empfohlen (S. 96–103). Auch kann eine Aromatherapie-Massage mit verdünntem Lavendelöl hilfreich sein (S. 104/5).

**HYPNOTHERAPIE**
• Die Therapeuten unterrichten Techniken, die zur Schlafförderung sehr wirkungsvoll sein sollen (S. 118–123).

**ENTSPANNUNGS- UND ATEMTECHNIKEN**
• Die Entspannung der Muskeln und tiefe Zwerchfellatmung vor dem Zubettgehen können Schlaflosigkeit lindern (S. 158–165 und S. 166–171).

**WEITERE THERAPIEN**
• Zu den empfohlenen Therapien gehören: Akupunktur (S. 20–28), Shiatsu/Do-In (S. 32–41), Qigong/Tai Chi Chuan (S. 44–51), Shaolin (S. 42/), Yoga (S. 52–59), Polarity Therapie (S. 64/5), Fußreflexzonenmassage (S. 66–71), Autogenes Training (S. 210/1), Biofeedback (S. 212/3).

# Eßstörungen

Eßstörungen sind schwere seelische und körperliche Beschwerden, die lebensgefährliche Folgen haben können. Sie nehmen in der Bevölkerung zu, insbesondere bei Männern und Teenagern. Anorexia nervosa oder auch Magersucht betrifft v. a. Teenager. Sie nehmen immer weiter ab und können sich buchstäblich zu Tode hungern. Bulimia nervosa oder auch Eß-Brech-Sucht ist von heimlichen Eßanfällen gekennzeichnet, denen absichtliches Erbrechen, die Einnahme von Abführmitteln, Diuretika oder übermäßige sportliche Betätigung folgen. Andere Eßstörungen sind Heißhungerattacken ohne anschließendes Erbrechen. Die Betroffenen machen aber gelegentlich eine Fastenkur oder eine Diät.

Magersucht und Bulimie haben ähnliche Ursachen. Zu den Beschwerden kommt es gewöhnlich durch die Familiensituation, seelische Anspannung, Unsicherheit, mangelndes Selbstbewußtsein oder Angst vor Sexualität. Einige Experten meinen, daß die Krankheiten aufgrund eines biochemischen Ungleichgewichts im Körper auftreten. Umgehende medizinische Behandlung ist wichtig, da die Krankheit ansonsten chronisch werden kann. Jede alternative Therapie sollte eine Ergänzung einer schulmedizinischen Behandlung sein. Sie kann sie nicht ersetzen.

## SYMPTOME

*Verweigerung der Nahrungsaufnahme • Abwesenheit bei Mahlzeiten • grundlose Diäten • sofort nach dem Essen Erbrechen herbeiführen • unerklärlicher Gewichtsverlust • Blässe • Müdigkeit • übermäßige sportliche Betätigung*

### VORSICHT

Menschen, die an Magersucht oder Bulimie leiden, sind nur schwer dazu zu bewegen, einen Arzt aufzusuchen, da sie fest entschlossen sind, abzunehmen. Wenn man vermutet, daß eine Freundin oder ein Familienmitglied unter Magersucht oder Bulimie leidet, sollte man über den Hausarzt alles versuchen, um medizinische Hilfe zu bekommen. In der Zwischenzeit sollte man auf eine gute Ernährung achten und das Problem, wenn möglich, offen in der Familie diskutieren.

*RECHTS Patienten mit Eßstörungen haben häufig eine gestörte Wahrnehmung der eigenen Person. Sie empfinden sich als stark übergewichtig, selbst wenn dies absolut nicht der Fall ist. Meist leiden Mädchen im Teenageralter unter Eßstörungen, doch auch immer mehr Jungs sind davon betroffen.*

### SCHULMEDIZINISCHE BEHANDLUNG

Einweisung ins Krankenhaus, wenn der Patient stark untergewichtig ist; auch Nahrungsergänzungen, überwachte Mahlzeiten und psychiatrische Beratung.

### KURZINFORMATION

• Bei 86 % aller Patienten mit Eßstörungen setzen diese mit ungefähr 20 Jahren ein.

• Etwa 10 % aller Betroffenen mit Eßstörungen sind Männer.

• Unfruchtbarkeit und Verlust des Sexualtriebes sind häufige Folgen von Magersucht.

• Die Krankheit kann zwischen einem und 15 Jahren dauern, manchmal sogar länger.

• 6 von 100 weiblichen Teenagern sind magersüchtig.

### THERAPIEN

**AKUPUNKTUR**
• Wenn man seine Krankheit akzeptiert hat, können Akupunktur und Akupressur helfen, den Appetit zu fördern und das Immunsystem zu stärken (S. 20–28 und 29–31).

**ALEXANDER-TECHNIK**
• Diese Therapie hat eine enorme Wirkung bei Menschen, die mit sich selbst uneins sind. Die Technik lehrt ein Bewußtsein für den Körper und die Akzeptierung des eigenen Körpers (S. 146–153).

**PSYCHOTHERAPIE UND BERATUNG**
• Die besten langfristigen Hilfen bieten psychologische und psychiatrische Behandlungen. Die Therapien vermitteln ein positives Körpergefühl, stärken das Selbstbewußtsein und helfen bei selbstzerstörischen Verhaltensmustern. Bei Eßstörungen erweisen sich Gruppen- und Familientherapien als besonders erfolgreich (S. 192–207).

**AROMATHERAPIE**
• Die Massage mit (stets verdünnten) stimmungsaufhellenden, entspannenden ätherischen Ölen kann die Symptome lindern. Empfohlene Öle sind Bergamotte, Lavendel, Neroli und Ylang Ylang (S. 104/5).

**TANZTHERAPIE**
• Die Therapie gilt als gutes Ventil für aufgestaute Emotionen; sie fördert das Gefühl für die eigene Identität und kann dem Leben einen Sinn geben (S. 226–231).

**HYPNOTHERAPIE**
• Durch Suggestion kann der Therapeut der Patientin ein positives Gefühl zum Essen vermitteln (S. 218–223).

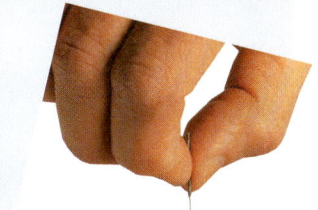

OBEN *Das Setzen einer Nadel an bestimmten Akupunkturpunkten hilft den Körperorganen wie Magen, Leber und Milz, wieder eine harmonische Zusammenarbeit zu entwickeln, und verbessert dadurch ihre Funktion.*

**VISUALISIEREN**
• Durch die Förderung eines positiven Bildes der eigenen Person kann die Therapie das Selbstbewußtsein stärken und so Unsicherheit – eine der Ursachen von Eßstörungen – abbauen (S. 24–27).

**WEITERE THERAPIEN**
• Therapeuten sind der Auffassung, daß folgende Therapien Eßstörungen lindern können: Massage (S. 96–103), Kinesiologie (S. 126–133) und Kunsttherapie (S. 238–241).

# GEHIRN UND NERVEN

## Gürtelrose

Gürtelrose ist eine Entzündung der Rückenmarksganglien. Meist tritt dabei ein schmerzhafter, juckender Ausschlag in der Körpermitte auf, je nach betroffenen Nerven aber auch im Gesicht, an Hals, Armen und Beinen. Gewöhnlich verschwindet der Ausschlag nach zwei bis drei Wochen. Die Schmerzen können wesentlich länger andauern (Post-Herpes-Neuralgie).

Gürtelrose wird vom selben Virus wie Windpocken hervorgerufen, das mehrere Jahre schlafend an den Nervenenden liegen kann und bei einer Schwäche des Immunsystems oder bei akutem Streß reaktiviert wird. Umgehende medizinische Behandlung ist wichtig, um den Krankheitsverlauf zu beschleunigen und die Wahrscheinlichkeit von Post-Herpes-Neuralgie zu reduzieren.

### SYMPTOME

*Empfindlichkeit und Schmerzen • Fieber • Übelkeit • gelber, bläschenförmiger Ausschlag • Schorf • nach Abklingen des Ausschlags Schmerzen und Empfindlichkeit*

### KURZINFORMATION

- Etwa 200 000 Deutsche erkranken jedes Jahr an Gürtelrose.

- Etwa 20 % aller Menschen, die in ihrer Jugend an Windpocken haben, erkranken als Erwachsene an Gürtelrose.

- Schmerzen und Berührungsempfindlichkeit nach einem akuten Anfall können Jahre andauern.

- Gürtelrose tritt meist bei Menschen über 50 Jahre auf.

- Bei 5 % aller Patienten kommt es zu Rückfällen.

- Die Überlieferung, daß der Patient sterben wird, wenn sich der Ausschlag einmal um den Körper erstreckt, ist Humbug.

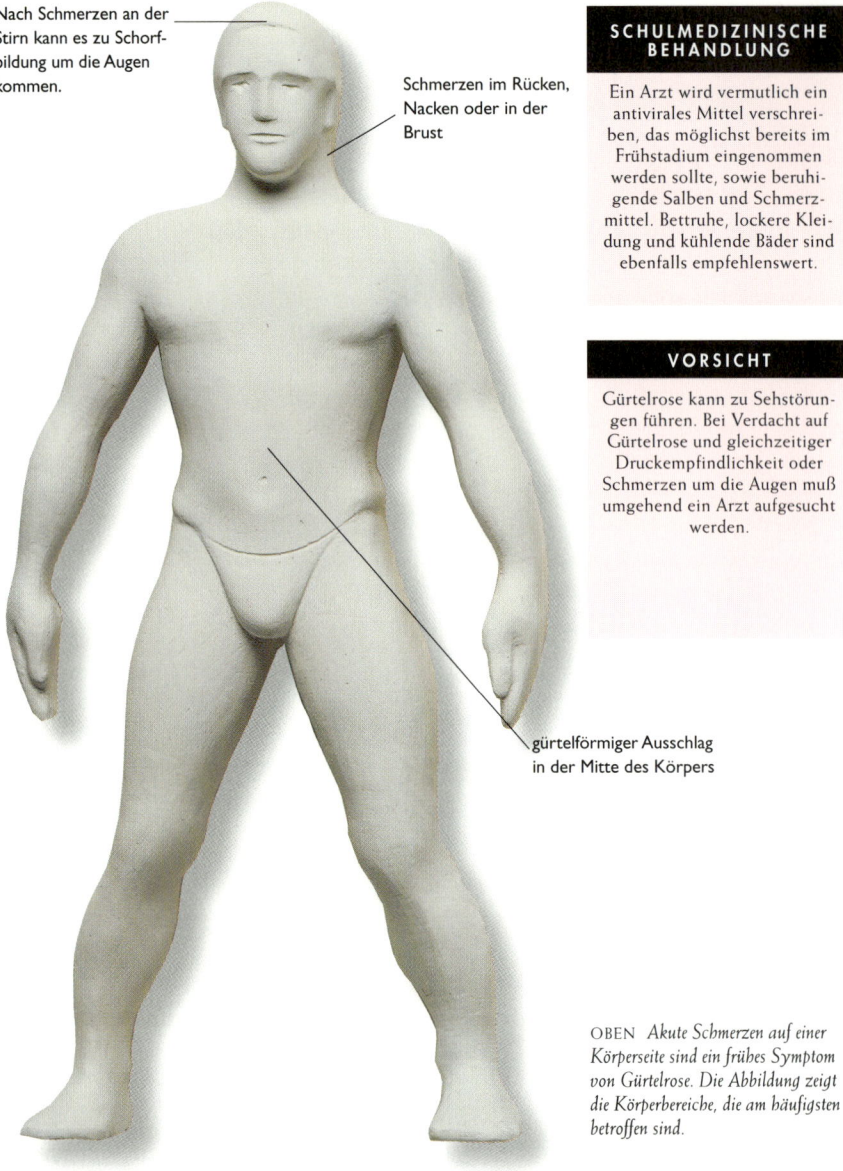

Nach Schmerzen an der Stirn kann es zu Schorfbildung um die Augen kommen.

Schmerzen im Rücken, Nacken oder in der Brust

gürtelförmiger Ausschlag in der Mitte des Körpers

### SCHULMEDIZINISCHE BEHANDLUNG

Ein Arzt wird vermutlich ein antivirales Mittel verschreiben, das möglichst bereits im Frühstadium eingenommen werden sollte, sowie beruhigende Salben und Schmerzmittel. Bettruhe, lockere Kleidung und kühlende Bäder sind ebenfalls empfehlenswert.

### VORSICHT

Gürtelrose kann zu Sehstörungen führen. Bei Verdacht auf Gürtelrose und gleichzeitiger Druckempfindlichkeit oder Schmerzen um die Augen muß umgehend ein Arzt aufgesucht werden.

OBEN *Akute Schmerzen auf einer Körperseite sind ein frühes Symptom von Gürtelrose. Die Abbildung zeigt die Körperbereiche, die am häufigsten betroffen sind.*

---

## THERAPIEN

**AKUPUNKTUR**
• Die Nervenschmerzen der Gürtelrose können behandelt werden, nachdem der Ausschlag abgeklungen ist, indem man die Akupunkturpunkte des Magens, des Dick- und Dünndarms und des Lenkergefäßes stimuliert. Auch können Akupunkturpunkte in der Nähe des Ausschlags stimuliert werden (S. 20–28).

**AROMATHERAPIE**
• Massagen mit einer verdünnten Mischung aus zwei oder mehreren der folgenden ätherischen Öle wirken beruhigend und wohltuend. Man sollte allerdings die betroffenen Hautpartien aussparen: Bergamotte, Kamille, Geranium, Eukalyptus, Zitronenmelisse, Lavendel und Teebaum (S. 104/5).

**FUSSREFLEXZONEN-MASSAGE**
• Ihre Befürworter vertreten die Auffassung, daß die Stimulationen der entsprechenden Reflexzonen an den Füßen den Körper bei der Abwehr des Virus unterstützt und gleichzeitig belebend wirkt (S. 66–71).

**VISUALISIEREN**
• Zur Förderung der Heilung kann ein Therapeut suggerieren, daß die Haut vollkommen geheilt ist und vor Gesundheit strotzt (S. 214–217).

**HYDROTHERAPIE**
• Eisbeutel und kalte Umschläge lindern die Schmerzen und den Juckreiz des Ausschlags (S. 172–177).

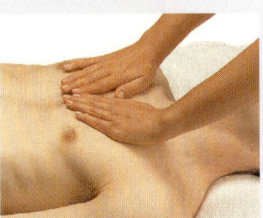

LINKS *Eine Aromatherapie-Massage oder eine Kompresse mit geeigneten ätherischen Ölen kann die Schmerzen von Gürtelrose lindern.*

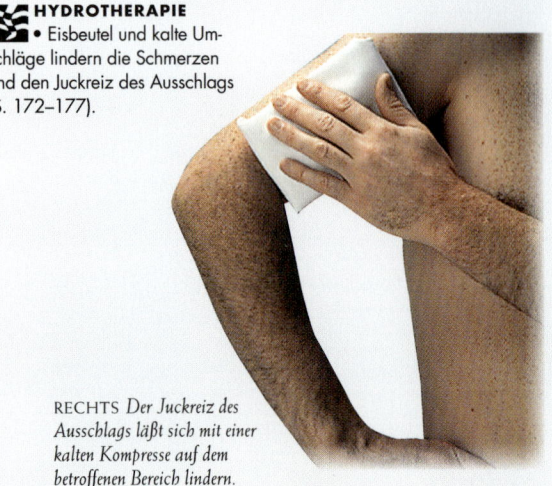

RECHTS *Der Juckreiz des Ausschlags läßt sich mit einer kalten Kompresse auf dem betroffenen Bereich lindern.*

# Neuralgie

Neuralgie ist der Überbegriff für Nervenschmerzen. Die Erkrankung wird je nach betroffenem Nerven noch weiter spezifiziert. Eine Entzündung des Trigeminus, die durch einen starken, krampfartigen Schmerz im Kiefer oder in der Wange gekennzeichnet ist, bezeichnet man als Trigeminusneuralgie. Häufig kommt auch noch die Post-Herpetische Neuralgie vor, die im Anschluß an Gürtelrose auftritt. Die Schmerzen variieren zwischen einem kurzen, leichten Kribbeln bis zu wiederkehrenden oder ständigen Schmerzen. Feuchtigkeit und Kälte verschlimmern häufig die Beschwerden ebenso wie Streß und Ängste.

Die Schulmedizin konzentriert sich darauf, die Ursache der Neuralgie zu finden und verschreibt zusätzlich Schmerzmittel und andere Medikamente. Einige Ärzte empfehlen die Gabe milder elektrischer Impulse, um den betroffenen Nerv zu betäuben. Ein anderes Verfahren ist das Spritzen einer Nervenblockade, um überempfindliche Fasern zu zerstören. Man sollte auf Kaffee und Rauchen verzichten, da Koffein und Nikotin den Zustand verschlimmern können.

## SYMPTOME

*Leichte bis schwere Schmerzen • Je nach betroffenem Nerv unterscheidet sich der Ort der Schmerzen. • Die Schmerzen können kurzzeitig, gelegentlich oder ständig auftreten.*

---

## KURZINFORMATION

• Vielen Krankenhäusern sind Schmerzkliniken angeschlossen, die Patienten mit chronischer Neuralgie beraten und behandeln.

• Der Ort der Schmerzen variiert je nach betroffenem Nerven. Bei der seltenen Glossopharyngeusneuralgie spürt man die Schmerzen im Ohr, Rachen und auf der Unterseite der Zunge.

• Trigeminusneuralgie ist bei Frauen häufiger als bei Männern und tritt selten bei Personen unter 50 Jahren auf.

---

## SCHULMEDIZINISCHE BEHANDLUNG

Zur Linderung der Symptome werden starke Schmerzmittel verschrieben. In schweren Fällen kann der Nerv durch Spritzen abgetötet oder chirurgisch entfernt werden.

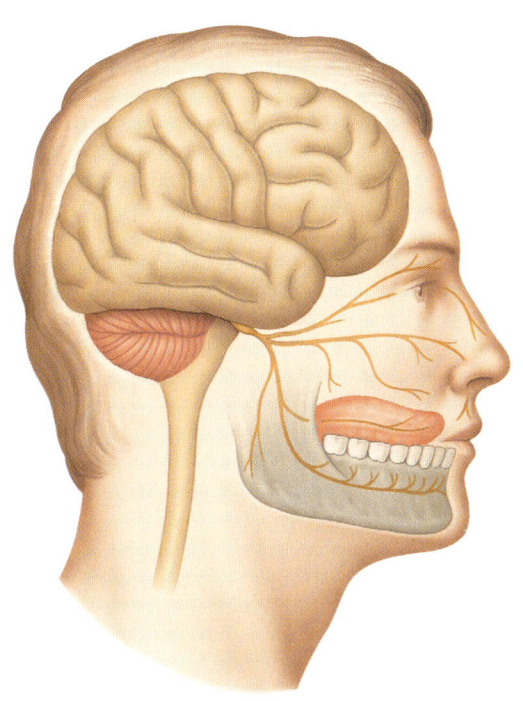

LINKS *Der Trigeminus leitet Botschaften vom Gehirn durch das Gesicht und den Kiefer. Eine Schädigung oder Funktionsstörung führt zu starken Schmerzen, der sogenannten Trigeminusneuralgie.*

---

## THERAPIEN

**FLOATING**
• Während einer Floating-Sitzung ist der Geist vollkommen entspannt, ohne allerdings zu schlafen. Dies ist die optimale Voraussetzung für die körpereigene Heilung, so daß Schmerzen von innen bekämpft werden (S. 180–188).

**FARBTHERAPIE**
• An der Aura kann ein Farbtherapeut den Ursprung der Schmerzen erkennen und weiß somit, wie man sie am besten behandelt (S. 248–251).

**HYDROTHERAPIE**
• Therapeuten empfehlen die Anwendung von heißen und kalten Umschlägen auf dem betroffenen Bereich, um die Schmerzen zu lindern (S. 172–179).

**AROMATHERAPIE**
• Die Massage des betroffenen Bereichs mit verdünnten ätherischen Ölen wie Eukalyptus, Lavendel oder Kamille lindert die Schmerzen ebenso wie eine Massage mit einer Mischung aus Senf- und Pfefferölen gelöst in Traubenkernöl (S. 104/5).

**AKUPUNKTUR**
• Bei Trigeminusneuralgie stimuliert der Therapeut die Akupunkturpunkte der Meridiane von Lenkergefäß, Gallenblase, Blase, Dickdarm und Leber. Eine Stimulation der entsprechenden Punkte auf der den Schmerzen gegenüberliegenden Seite des Körpers ist ebenfalls empfehlenswert (S. 20–28).

**AKUPRESSUR**
• Bei Trigeminusneuralgie kann man lernen, wie man leichten Druck auf die Innenseite der Augenbraue der betroffenen Gesichts- hälfte ausübt. Oder man drückt mit beiden Zeigefingern nahe den Mundwinkeln leicht nach unten (S. 29–31).

**YOGA**
• Tiefes, entspanntes Atmen und die leichteren Anfängerübungen helfen, die Schmerzen zu ertragen (S. 52–59).

**FUSSREFLEXZONEN-MASSAGE**
• Der Therapeut bemüht sich, die Körpersysteme zu aktivieren, so daß die körpereigenen schmerzlindernden Fähigkeiten die Neuralgie beruhigen. Fußreflexzonenmassage kräftigt angeblich auch das Immunsystem, was dazu beiträgt, die Ursache der Neuralgie zu beseitigen (S. 66–71).

**MASSAGE**
• Eine leichte Massage des betroffenen Bereichs lindert die neuralgischen Schmerzen und stimuliert den Körper, um die Ursache zu beheben. Sanfte, streichende Bewegungen sind empfohlen (S. 96–103).

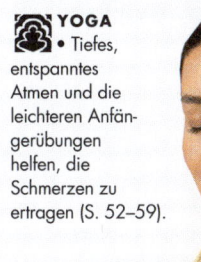

RECHTS *Ein leichter Druck in der Nähe des Mundwinkels lindert die Schmerzen von Trigeminusneuralgie.*

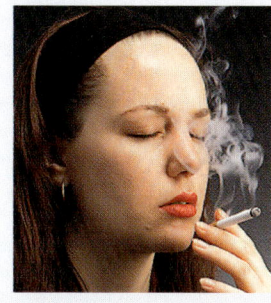

OBEN *Raucher, die unter einer Neuralgie leiden, verspüren fast immer eine Besserung, wenn sie mit dem Rauchen aufhören.*

# Kopfschmerzen

Kopfschmerzen zählen zu den häufigsten gesundheitlichen Beschwerden. Meist gehen sie auf Muskelverspannungen in Kopf, Nacken und Schultern zurück, die von einer Erweiterung und Kontraktion der Blutgefäße im Kopf begleitet sind. Die Schmerzen können überall im Kopf auftreten und verschlimmern sich gewöhnlich gegen Abend. Die Stärke kann zwischen dumpfem und intensivem, stechendem Schmerz variieren.

Kopfschmerzen unterscheiden sich je nach ihrer Ursache. Meist gehen Kopfschmerzen auf Anspannung, Ängste, Streß und Müdigkeit zurück; sie können aber auch Symptome von Astigmatismus (Stabsichtigkeit), Nasennebenhöhlenentzündung, Zahnbeschwerden, Zähneknirschen, Verdauungsbeschwerden, erhöhter Temperatur, Bluthochdruck, Sonnenstich, Nahrungsmittelallergie, Alkoholmißbrauch, zu hohem Kaffeekonsum und Hormonschwankungen sein und in seltenen Fällen von Gehirnschäden wie Meningitis, Subarachnoidalblutung und Hirntumor. Kopfschmerzen treten häufig auch in Folge von Kopfverletzungen auf.

Ca. 75 % aller Kopfschmerzen sind Spannungskopfschmerzen. Meist handelt es sich um einen stetigen, nicht pochenden Schmerz, der beidseitig auftritt. Forschungen belegen, daß Männer und Frauen gleichermaßen davon betroffen sind. Wärme auf dem betreffenden Kopf- oder Nackenbereich kann lindernd wirken. Manchmal hilft auch ein Eisbeutel in einem Handtuch. Eine sanfte Massage des Bereichs vor und über den Ohren mit den Fingerspitzen sowie ein leichter Druck an der Nasenwurzel kann Abhilfe schaffen ebenso wie Hinlegen und Entspannen. Regelmäßige sportliche Betätigung und Entspannungsübungen reduzieren nicht nur den Streß, der Ursache für die Kopfschmerzen sein kann, sondern lindern auch die Stärke der Schmerzen. Ein Arzt verschreibt eventuell Schmerzmittel.

## SYMPTOME

*Schmerzen und Pochen im Kopf • Gefühl, als ob ein enges Band um den Kopf gewickelt ist • Druckgefühl an der Kopfoberfläche • Der Kopf scheint zu zerspringen. • Augen- und Nackenschmerzen • Schwindel*

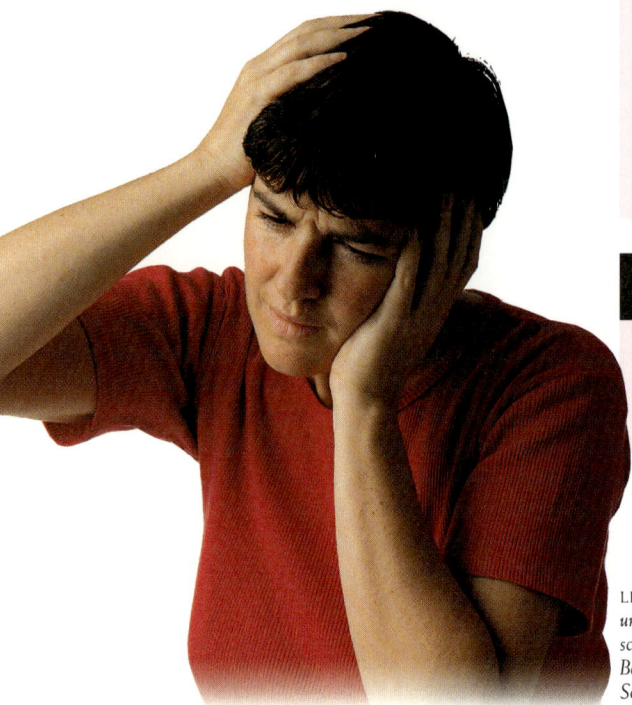

LINKS *Es gibt unzählige Ursachen und Ausprägungen von Kopfschmerzen. Sie können eine leichte Beeinträchtigung, aber auch lähmende Schmerzen mit sich bringen.*

### KURZINFORMATION

• Etwa 15 % der Deutschen leiden unter chronischen Kopfschmerzen, die schwer und manchmal auch einschränkend sind.

• 90 % aller Männer und 95 % aller Frauen hatten mindestens einmal im Leben Kopfschmerzen.

• Meist handelt es sich bei Kopfschmerzen um Spannungskopfschmerzen.

• Cluster-Kopfschmerzen können mehrere Monate andauern. Es trifft Männer sechs- bis neunmal häufiger als Frauen; starke Trinker und Raucher sind besonders anfällig. Häufig sind Cluster-Kopfschmerzen von vegetativen Symptomen wie einer verstopften oder einer triefenden Nase begleitet.

### THERAPIEN

**AKUPUNKTUR**
• Kopfschmerzen gelten als Folge einer Energieblockade im Kopf. Je nach Ursache der Kopfschmerzen stimulieren Therapeuten unterschiedliche Akupunkturpunkte (S. 20–28).

**AKUPRESSUR**
• Therapeuten finden die geeignetsten Akupressurpunkte heraus. Viele Menschen erfahren Linderung, wenn man auf beiden Seiten des Gesichtes neben den Augenhöhlen, kurz unterhalb der Brauen drückt (S. 29–31).

**YOGA**
• Da Kopfschmerzen häufig durch Muskelverspannungen und Streß ausgelöst werden, eignet sich Yoga ausgezeichnet zur Linderung und Vorbeugung. Übungen wie Kopfstand können helfen (S. 52–59).

**MASSAGE**
• Eine Massage des Nackens, des oberen Schultergürtels sowie der Muskulatur auf beiden Seiten der Wirbelsäule kurz unter dem Nacken wirkt lindernd, ebenso wie kräftiges Reiben hinter den Ohren (S. 96–103).

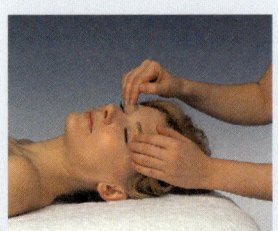

OBEN *Leichter Druck an den Schläfen in Augennähe ist eine wirksame Selbsttherapie, erprobt seit Jahrtausenden im Fernen Osten.*

**OSTEOPATHIE**
• Ein Osteopath kann Korrektionstechniken anwenden, um die Verspannungen im Nacken zu lindern – eine Hauptursache von Kopfschmerzen – und so die Beweglichkeit der Nackengelenke zu fördern (S. 106–113 und Chiropraktik S. 118–125).

**BIOFEEDBACK**
• Man wird in Techniken eingewiesen, die die Muskelanspannungen lockern und lernt mit der Erweiterung der Blutgefäße im Kopf umzugehen, eines der Charakteristika von Kopfschmerzen (S. 212/3).

**SHIATSU**
• Zur Behandlung gehören eine sanfte Dehnung und Massage der Schultern und eine sanfte Massage des Nackens (S. 32–37 und Do-In S. 38–41).

# Migräne

Für Migräne ist pulsierender oder hämmernder Schmerz an Stirn, Schläfen, Ohren, Kiefer oder um die Augen charakteristisch, der meist einseitig auftritt. Man unterscheidet zwischen einfacher und klassischer Migräne, letztere tritt jedoch seltener auf. Ein Migräneanfall kann einige Stunden oder mehrere Tage andauern.

Migräne kann von verschiedenen Faktoren ausgelöst werden, u. a. Streß, hormonellen Veränderungen, hellem Licht, lauter Musik, Antibabypille, Nikotin, Wetter- oder Temperaturschwankungen und bestimmten Nahrungsmitteln wie Schokolade, Käse, Orangen, Weizen und Lebensmittelzusätzen. Viermal mehr Frauen als Männer leiden an Migräne und die Statistik belegt, daß sie in einigen Familien gehäuft auftritt. Die Ursachen sind nicht genau geklärt, doch Veränderungen der Durchblutung des Gehirns scheinen eine wichtige Rolle zu spielen. Bei Migränepatienten zeigen die Blutgefäße in Kopf und Nacken bei bestimmten Schmerzauslösern eine Überreaktion. Vorzeichen eines Anfalls gehen wohl auf eine Verengung der Blutgefäße zurück, während die Schmerzen eines ausgewachsenen Migräneanfalls wahrscheinlich auf der Erweiterung der Blutgefäße beruhen. Es gibt keine Heilung bei Migräne, doch läßt sie sich mindern, wenn man die Auslöser sowie Alkohol, Tabak und Medikamente meidet. Die erfolgreichsten Behandlungen verhindern einen Anfall oder stoppen ihn gleich zu Beginn.

## SYMPTOME

*Einfache Migräne: Langsam entwickeln sich starke Schmerzen, die wenige Stunden bis zwei Tage anhalten können und sich durch die kleinste Bewegung oder Lärm verschlimmern; Übelkeit und Erbrechen. • Klassische Migräne: Den Schmerzen können Sehstörungen (zeitweiser Verlust des Sehvermögens, Doppelsehen, Blitze), Schwäche in den Gliedmaßen, ungewöhnlicher Geschmack oder Geruch, Kribbeln und Schwindel vorausgehen; die Kopfschmerzen sind von Übelkeit, Erbrechen und einer Abneigung gegen Licht und Lärm begleitet.*

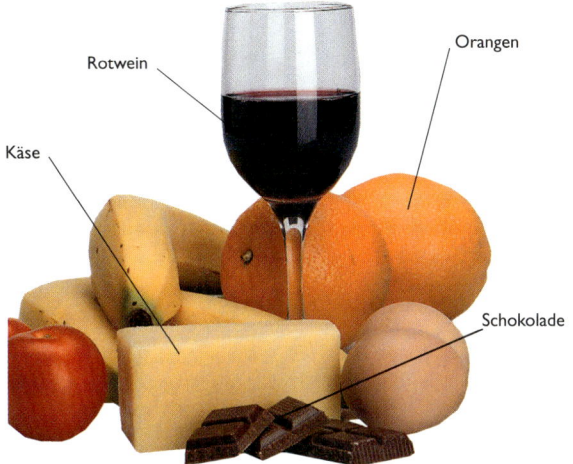

UNTEN *Einige Nahrungsmittel sind bekannt dafür, daß sie Migräne auslösen können. Wer unter Migräne leidet, sollte sie besser meiden. Die hier abgebildeten Nahrungsmittel sind alle reich an Tyramin, eine Aminosäure, die die Blutgefäße zuerst verengt und dann erweitert und dadurch Einfluß auf die Blutversorgung des Gehirns hat.*

Rotwein

Orangen

Käse

Schokolade

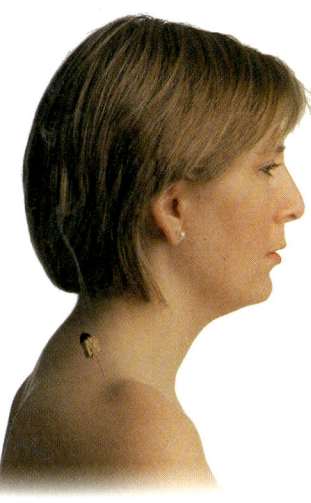

OBEN *Da wir die Ursachen von Migräne nicht genau kennen, kann sie kontrolliert, nicht aber geheilt werden.*

---

**THERAPIEN**

**FUSSREFLEXZONEN-MASSAGE**
• Therapeuten üben an der Spitze der großen Zehen Druck aus; dies ist der Bereich, der mit dem Kopf korrespondiert. Sie können auch Reflexzonen an den Fußseiten stimulieren, die mit dem Nacken und der Wirbelsäule in Verbindung stehen (S. 66–71).

**AROMATHERAPIE**
• Das Einmassieren einiger Tropfen reinen Lavendelöls an den Schläfen und im Nacken kann bei Kopfschmerzen sehr hilfreich sein (S. 104/5).

**HYDROTHERAPIE**
• Heiße Bäder, Saunabesuche, Dampfbäder oder Wechselduschen können die Anspannung lindern. Eisbeutel auf Kopf oder Nacken können ebenfalls effektiv die Schmerzen lindern (S. 172–179).

**ENTSPANNUNGS- UND ATEMTECHNIKEN**
• Beide Techniken eignen sich, um Muskelverspannungen zu lockern (S. 158–165 und S. 166–171).

**WEITERE THERAPIEN**
• Heilpraktiker sind der Auffassung, daß folgende Therapien Kopfschmerzen lindern können: Meditation (S. 60–63), Polarity Therapie (S. 64/5), Metamorphische Methode (S. 72/3), Therapeutic Touch (S. 90/1), Craniosacrale Osteopathie (S. 114/5), Rolfing (S. 134–137), Hellerwork (S. 138–141), Feldenkrais (S. 142–145), Alexandertechnik (S. 146–153), Tragering (S. 154/5), Zero Balancing (S. 156/7), Reiki (S. 74/5).

---

**THERAPIEN**

**AKUPUNKTUR**
• Die Stimulierung der Akupunkturpunkte entlang der Meridiane für Magen sowie Dick- und Dünndarm soll sehr effektiv sein ebenso wie Moxibustion (S. 20–28).

**AKUPRESSUR**
• Die drei wirksamsten Druckpunkte bei Migräne befinden sich an der Hand am Ende der Hautfalte zwischen Zeigefinger und Daumen, am oberen Ende des Nackens unterhalb des Schädels, nahe der Wirbelsäule und an den Füßen zwischen großem und zweitem Zeh (S. 29–31).

**BIOFEEDBACK**
• Die Therapeuten vertreten die Auffassung, daß diese Methode die Häufigkeit und Schwere der Anfälle reduziert (S. 212/3).

**WEITERE THERAPIEN**
• Heilpraktiker sind der Auffassung, daß folgende Therapien Migräne lindern können: Autogenes Training (S. 210/1), Hypnotherapie (S. 218–223), Farbtherapie (S. 248–251).

**DIE FÜR KOPFSCHMERZEN EMPFOHLENEN THERAPIEN LINDERN AUCH MIGRÄNE.**

# Ohnmacht

Eine Ohnmacht ist der plötzliche Verlust des Bewußtseins. Sie kann von Angst, Schock oder Streß ausgelöst werden. Kurzzeitig wird die Blutzufuhr zum Gehirn unterbrochen. Einem Ohnmachtsanfall können Schwindel, Schwäche und Blässe vorausgehen. Nach einer Ohnmacht sollte man flach liegen und sich erholen – es ist gefährlich, die Person aufrecht stehen oder sitzen zu lassen, da dies die Durchblutung des Gehirns verzögert. Schon nach wenigen Minuten hat man sich in der Regel wieder erholt. Ohnmachtsanfälle treten am häufigsten bei ansonsten gesunden jungen Frauen auf.

## SYMPTOME

*Schweißausbruch • Übelkeit • flache, schnelle Atmung • schwacher Puls • getrübtes Sehvermögen • Klingeln im Ohr • Schwäche und Verwirrung • Blässe*

Die Füße hochzulegen, fördert die Blutversorgung des Gehirns.

UNTEN *Die Wirkung der Schwerkraft ist entscheidend, um jemanden nach einem Ohnmachtsanfall wieder zu Bewußtsein zu bringen.*

## KURZINFORMATION

• Ein Ohnmachtsanfall ist häufig die Folge eines durch Überstimulierung des Hirnnervs verlangsamten Herzschlags und damit niedrigem Blutdrucks, durch den die Durchblutung des Gehirns reduziert wird. Diese Anfälle werden häufig durch Schmerzen, Streß, Schock und Angst verursacht oder treten in einem schlecht belüfteten Raum auf.

• Andere Ursachen sind langes Stehen, niedriger Blutdruck, Herzbeschwerden, Verletzung, großer Blutverlust und blutdrucksenkende Medikamente.

## THERAPIEN

**AKUPRESSUR**
• Starker Druck auf den Akupressurpunkt zwei Drittel zwischen Oberlippe und Nase fördert die Erholung (S. 29–31).

**SHIATSU**
• Möglicherweise ist die Durchblutung nicht so gut, wie sie sein könnte. In diesem Fall können regelmäßige Shiatsu-Massagen hilfreich sein und weitere Ohnmachtsanfälle verhindern (S. 32–37 und Do-In S. 38–41).

**YOGA**
• Anspannung und Streß lassen sich sowohl durch die spirituellen Elemente als auch durch die körperlichen Übungen des Yoga abbauen. Regelmäßiges Üben kann weiteren Anfällen vorbeugen (S. 52–59).

**MASSAGE**
• Bei Muskelverspannungen, Streß jedweder Art und schlechter Durchblutung hilft eine Massage. Man sollte verschiedene streichende Bewegungen einsetzen (S. 96–103).

**AROMATHERAPIE**
• Einige Tropfen Rosmarinöl in die Schläfen massiert können einen Ohnmachtsanfall verhindern (S. 104/5).

**OSTEOPATHIE**
• Verspannungen um die Nackenwirbel können Auswirkungen auf die zum Kopf führenden Nerven und Blutgefäße haben. Osteopathie oder Chiropraktik können weiteren Ohnmachtsanfällen vorbeugen, indem sie die zugrundeliegenden Beschwerden beheben (S. 106–113 und S. 118–125).

**ATEMTECHNIKEN**
• Ein Ohnmachtsanfall kann durch zu flache und zu schnelle Atmung hervorgerufen werden, in die viele Menschen bei Streß verfallen. Der Therapeut zeigt einem, wie man sich auf eine tiefe, gleichmäßige Atmung konzentriert (S. 166–171).

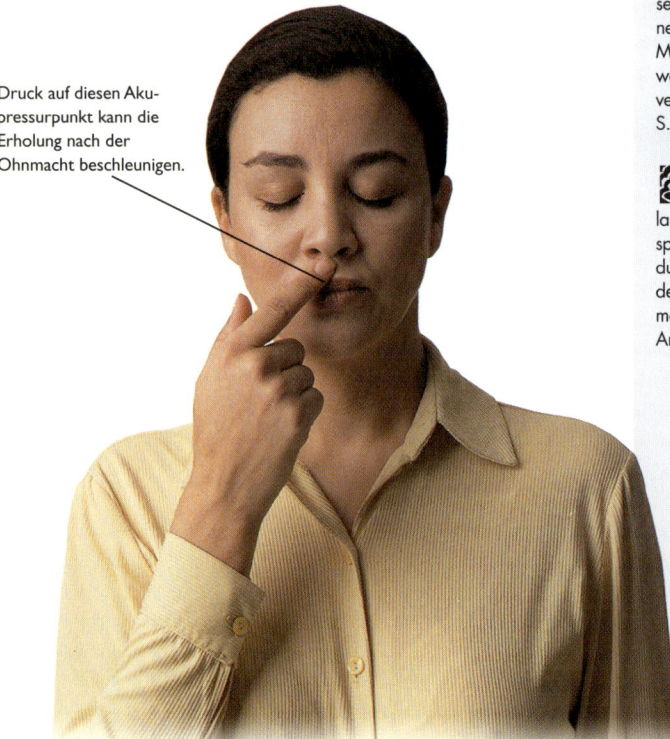

Druck auf diesen Akupressurpunkt kann die Erholung nach der Ohnmacht beschleunigen.

LINKS *Druck auf diesen Akupunkturpunkt kann schneller über eine Ohnmacht hinweghelfen.*

# Schwindel

Schwindel ist ein unspezifischer Begriff, der von Patienten zur Beschreibung verschiedener Empfindungen verwendet werden kann: Ängste, Beinahe-Ohnmacht, Übelkeit oder Vertigo. Bei Vertigo hat man das Gefühl, daß man sich entweder selbst oder daß sich der Raum um einen herum dreht. Meist deutet dies auf Beschwerden des Innenohrs oder des mit dem Innenohr verbundenen Teil des Gehirns hin.

Um die Ursache herausfinden zu können, muß der Arzt wissen, unter welchen Umständen es zum Schwindel kam und welche weiteren Symptome auftraten, beispielsweise Fieber, Erbrechen, Kopfschmerzen, Taubheit, Klingeln im Ohr, verschwommenes Sehen, Schwäche oder Taubheit der Gliedmaßen. Häufige Ursachen für Schwindel sind: Innenohrentzündung (s. S. 283), Beinahe-Ohnmacht, Angstzustände (S. 256/7), Medikamente und Alkohol.

Bei Schwindel sollte man sich hinsetzen oder hinlegen, bis der Anfall vorbei ist. Versuchen Sie nicht, Auto zu fahren oder mit der Arbeit fortzufahren. Bei öfterem oder länger anhaltendem Schwindelgefühl oder wenn dies andere Tätigkeiten beeinträchtigt – insbesondere Arbeiten in der Höhe oder die Bedienung von Maschinen – sollte man einen Arzt aufsuchen.

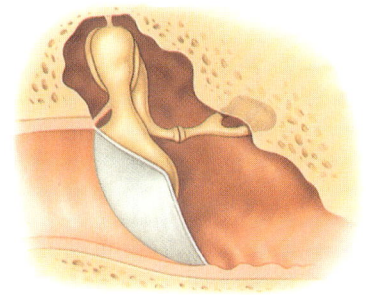

LINKS *Der komplizierte und empfindliche Mechanismus des Innenohrs ist für den Gleichgewichtssinn entscheidend. Eine Ohrentzündung zählt zu den häufigsten Ursachen von Schwindel.*

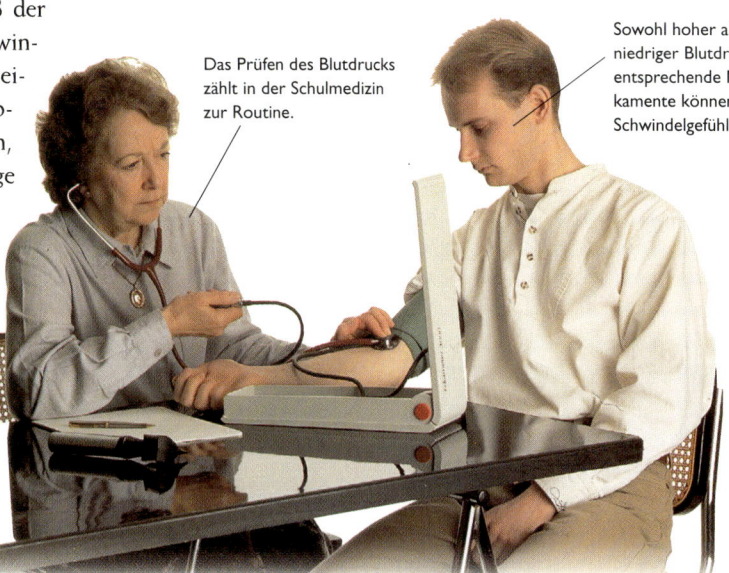

Das Prüfen des Blutdrucks zählt in der Schulmedizin zur Routine.

Sowohl hoher als auch niedriger Blutdruck oder entsprechende Medikamente können zu Schwindelgefühlen führen.

LINKS *Zu hoher oder zu niedriger Blutdruck ist eigentlich ein Symptom und keine Krankheit. Man sollte den Ursachen auf den Grund gehen.*

## VORSICHT

Sind die Schwindelanfälle anhaltend oder einschränkend, häufig oder von Kopfschmerzen mit Übelkeit und Erbrechen begleitet, sollte man möglichst bald einen Arzt aufsuchen.

## SCHULMEDIZINISCHE BEHANDLUNG

Bei Schwindel, aufgrund einer Beinahe-Ohnmacht, sollte sich die Person flach hinlegen oder den Kopf zwischen die Knie nehmen. Die weitere Behandlung hängt von den zugrundeliegenden Ursachen ab. Man sollte einen Arzt aufsuchen.

## THERAPIEN

**AKUPUNKTUR**
• Der Therapeut wird sich nach der Lebensweise u. a. gesundheitlichen Beschwerden erkundigen, um die Ursache herauszukommen und entsprechend zu behandeln (S. 20–28).

**AKUPRESSUR**
• Der Therapeut zeigt einem, wie man die beiden wichtigsten Akupressurpunkte, einer am Fuß und der andere am Hals, kurz unter und hinter der Spitze des Ohrläppchens stimuliert (S. 29–31).

**SHIATSU**
• Die Wahrscheinlichkeit, daß man unter Schwindelgefühlen leidet, ist bei guter Durchblutung geringer. Die Shiatsu-Massage konzentriert sich darauf, die Durchblutung zu fördern und das Immunsystem zu stärken (S. 32–37 und Do-In S. 38–41).

**YOGA**
• Yoga ist eine sanfte Therapie, die eine bessere Kontrolle des Körpers bewirkt. Yoga fördert außerdem die Durchblutung und verhindert so weitere Schwindelanfälle (S. 52–59).

**FUSSREFLEXZONEN-MASSAGE**
• Eine Fußreflexzonenmassage ist entspannend und kräftigend und kann viel dazu beitragen, zukünftige Schwindelanfälle zu verhindern. Der Therapeut wird zuerst versuchen, die Ursache der Schwindelanfälle herauszufinden und dann Ratschläge zur Ernährung und zur Lebensweise geben (S. 66–71).

**MASSAGE**
• Eine ausführliche Ganzkörpermassage stärkt den Körper und verhindert so weitere Schwindelanfälle (S. 96–103).

**OSTEOPATHIE**
• Wenn Schwindelanfälle auf eine Fehlstellung der oberen Nackenwirbel zurückgehen, können Osteopathie oder Chiropraktik enorm wirksam sein, indem sie die Beschwerden lindern und einen weiteren Schwächeanfall verhindern. Dazu werden Manipulationen im oberen Nacken und tiefer entlang der Wirbelsäule angewendet (S. 106–113 und S. 118–125).

**CRANIOSACRALE OSTEOPATHIE**
• Ein Therapeut wird sanfte Manipulationen anwenden, um den sogenannten cranialen Bewegungsrhythmus zu verändern. Da die Therapie ausgesprochen sanft ist, eignet sie sich besonders bei sehr jungen und bei alten Patienten (S. 114/5).

**ATEMTECHNIKEN**
• Man kann lernen, wie man tief und langsam aus dem Zwerchfell atmet, um Schwindelanfälle zu vermeiden. Man sollte vorsichtig beginnen, denn sonst kann das ungewohnte tiefe Atmen seinerseits zu Schwindel führen (S. 166–171).

LINKS *Chiropraktiker meinen, daß eine Fehlstellung von Teilen des Skelettes Druck auf die Nerven ausübt, ihre Funktion beeinträchtigt und zu krankhaften Anomalien führt. Diese können als Schwindel auftreten und durch Chiropraktik behoben werden.*

# HAUT UND HAARE

## Schuppenflechte (Psoriasis)

Schuppenflechte ist eine nicht ansteckende Hauterkrankung, deren Ausprägung und Schwere unterschiedlich ist. Bei der häufigsten Form ist der betroffene Hautabschnitt geschwollen und mit silberweißen Schuppen bedeckt. Andere Formen sind durch eitrige Blasen, verschorfte Haut, tropfenförmige Punkte und eine leichte Entzündung gekennzeichnet. Die Ursachen von Schuppenflechte sind unbekannt, man vermutet aber Vererbung, da sie in einigen Familien vermehrt auftritt. Sobald es zum Ausbruch der Krankheit gekommen ist – Auslöser können Infektionen, Hautverletzungen, Impfungen und manche Medikamente sein –, produziert das Immunsystem des Körpers übermäßig viele Hautzellen. Sehr häufig tritt die Krankheit am Ellenbogen, Knie, Schienbein, Kopf und kurz unterhalb der Brüste auf.

Es gibt keine Heilung für Schuppenflechte. Es handelt sich um eine chronische Krankheit, die immer wieder auftritt. Die einzelnen Ausbrüche können allerdings erfolgreich behandelt werden. Verlegenheit, Frustration, Angst, Depression und mangelndes Selbstbewußtsein sind häufige Begleiterscheinungen von Schuppenflechte. Aus diesem Grund wird Streß-Management in Kombination mit einer gesunden Ernährung und einer Reduzierung des Alkoholkonsums empfohlen.

Die Behandlung der Schuppenflechte unterscheidet sich je nach Art, Ausmaß und Schwere, Krankengeschichte, Lebensweise, Alter, Geschlecht und dem betroffenen Körperteil. Bei leichter bis mittelschwerer Schuppenflechte verwendete man traditionell Kohlenteer. Eine Feuchtigkeitscreme hält die Haut geschmeidig. Eine Lichttherapie mit ultraviolettem Licht kann ebenfalls helfen. Schlägt die Behandlung nicht an, könnten stärkere Medikamente wie Steroidcremes angezeigt sein.

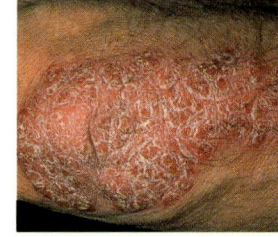

OBEN *Das wichtigste Symptom einer Schuppenflechte ist das entzündete, schuppige Aussehen der Haut, das auf einer Überproduktion neuer Hautzellen beruht.*

### SCHULMEDIZINISCHE BEHANDLUNG

Anfangs verschreibt der Arzt eventuell eine Dithranol-Salbe. Bei einem schweren Anfall kann eine kortisonhaltige Creme angezeigt sein. Ultraviolettes Licht kann helfen.

### VORSICHT

Verschreibt der Arzt zur Behandlung einer Schuppenflechte Steriodcremes, muß man ständig unter ärztlicher Aufsicht sein, da die Medikamente sehr stark sind und eine Überdosierung zu Nebenwirkungen führen kann.

## SYMPTOME

*Schmerzen, wenn die trockene Haut an Händen und Füßen aufplatzt • Pusteln an Handflächen und Fußsohlen • glänzende, schuppige Flecken an den Körperschleimhäuten • in einigen Fällen verformte Nägel mit Dellen*

### KURZINFORMATION

• Etwa 1–1,5 % aller Deutschen leiden unter Schuppenflechte, Tendenz steigend.

• Die Beschwerden treten etwas häufiger bei Frauen als bei Männern auf. Das Durchschnittsalter des Krankheitsausbruchs liegt bei 28 Jahren, doch Schuppenflechten können bereits bei der Geburt oder auch erst im Alter von 90 Jahren auftreten.

• 10–15 % aller Psoriasispatienten sind unter 10 Jahren.

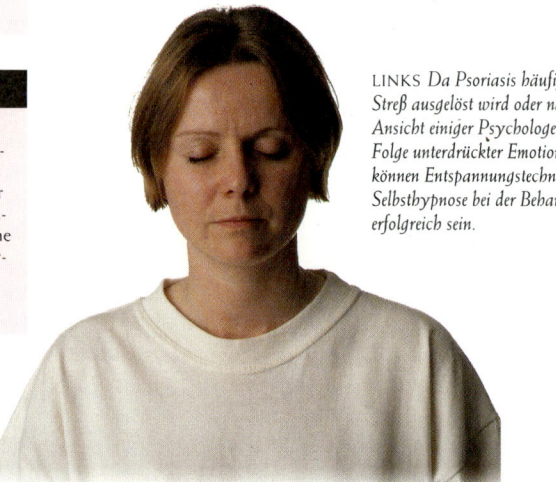

LINKS *Da Psoriasis häufig von Streß ausgelöst wird oder nach Ansicht einiger Psychologen eine Folge unterdrückter Emotionen ist, können Entspannungstechniken wie Selbsthypnose bei der Behandlung sehr erfolgreich sein.*

---

### THERAPIEN

**HYDROTHERAPIE**
• Ein Therapeut empfiehlt eventuell heiße Bäder mit Bittersalz zur Förderung der Durchblutung und um die Ansammlung von Giftstoffen im Körper zu verhindern. Viele Therapeuten der Komplementärmedizin glauben, daß diese zum Ausbruch der Krankheit beitragen (S. 172–179).

**LICHTTHERAPIE**
•Sowohl Schulmediziner als auch alternative Therapeuten sind sich über den Nutzen von ultraviolettem Licht einig. Bei einer kurzfristigen Behandlung sind die Hautkrebs- und Hautalterungsrisiken minimal. Neuere Untersuchungen belegen sogar, daß die Behandlung mit ultraviolettem Licht ungefährlicher als Sonnenbäder ist (S. 242/3).

**AKUPUNKTUR/ AKUPRESSUR**
• Nach Auffassung der Therapeuten kann die Stimulation der entsprechenden Punkte entlang der Meridiane die Symptome von Psoriasis lindern (S. 20–28 und S. 29–31).

**HYPNOTHERAPIE**
• Selbsthypnose kann als wertvolle Entspannungstechnik eingesetzt werden (S. 218–223).

**PSYCHOTHERAPIE UND BERATUNG**
• Sorgen, Ängste und andere psychologische Probleme zählen zu den Faktoren, die einen akuten Psoriasis-Anfall auslösen können. Therapeuten versuchen, Ängste aufzulösen, indem sie dem Patienten Wege aufzeigen, mit diesen umzugehen (S. 188–191).

**VISUALISIEREN**
• Ein geistiges Bild der Krankheit und der Behandlung kann die Selbstheilungskräfte des Körpers stärken. Visualisieren ist auch eine gute Möglichkeit, Ängste und Sorgen zu bekämpfen (S. 214–217).

**FUSSREFLEXZONEN-MASSAGE**
• Die Massage der entsprechenden Reflexzonen an den Füßen soll bei entzündlichen Hautbeschwerden hilfreich sein (S. 66–71).

# Ekzeme und Dermatitis

Ekzeme sind Entzündungen der Haut, die in Verbindung mit ständigem Juckreiz und häufig mit nässenden Blasen auftreten, die später trockenen Schorf und Krusten bilden. Die beiden häufigsten Formen sind das Kontaktekzem, das sich innerhalb weniger Minuten entwickelt und durch eine allergische Reaktion hervorgerufen wird, und das atopische Ekzem, das vermutlich erblich ist, insbesondere wenn in der Familie auch Asthma und Heuschnupfen auftreten.

Ekzeme treten v. a. im Kindesalter auf und bessern sich oder verschwinden in der Pubertät oder im Erwachsenenalter. Die schulmedizinische Behandlung konzentriert sich auf die Verwendung von Feuchtigkeitscremes und Badeölen bei gleichzeitiger Vermeidung der Auslöser, wie sie in Seifen, Waschmitteln und anderen Allergenen vorkommen. Kortisonhaltige Salben können bei leichten bis schweren Ekzemen verschrieben werden, um den Kreislauf von Jucken, Kratzen und Verdickung der Haut zu durchbrechen. Bei Sekundärinfektion der Haut können Antibiotika angezeigt sein. Bei schweren Fällen sollte man einen Hautarzt aufsuchen, der die Behandlung überwacht und eventuell spezielle Allergietests durchführt, damit die Allergene zukünftig vermieden werden können. Spielt Streß beim Ausbruch oder bei der Verschlimmerung des Ekzems eine Rolle, können streßabbauende Maßnahmen helfen.

Von Dermatitis befallene Haut ist kaum von einem Ekzem zu unterscheiden. Doch der Begriff »Dermatitis« ist allergischem Hautausschlag durch äußere Ursachen vorbehalten. Bei empfindlicher Haut kann fast jede Substanz zu Dermatitis führen; häufige Auslöser sind allerdings Nickel in Uhren und Schmuck, Kosmetika, Reinigungs- und Waschmittel, Haustiere und Topfpflanzen.

## SYMPTOME

*Kontaktekzeme: rosa oder roter Ausschlag, der jucken kann ● Ein atopisches Ekzem führt zu Juckreiz, Schuppenbildung, Schwellungen und manchmal Blasenbildung der Haut.*

Die Haut kann rot und entzündet sein.

Einige Ekzeme können extrem jucken.

RECHTS *Kontaktekzeme oder Kontaktdermatitis können durch eine allergische Reaktion auf Haushaltsreiniger oder Waschmittel hervorgerufen werden.*

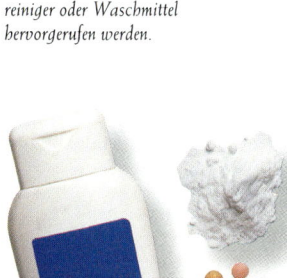

OBEN *Die Beschwerden können durch Feuchtigkeitscremes gelindert werden; der Juckreiz geht durch Natriumbikarbonat im Badewasser zurück und durch die Einnahme von Vitaminen und Mineralpräparaten.*

### KURZINFORMATION

● Ekzeme treten in Familien gehäuft auf, bei denen gleichzeitig Allergien, Asthma und Streß vorkommen.

● Das Tragen von Gummihandschuhen, ungewaschenen neuen Kleidungsstücken oder Modeschmuck kann Kontaktekzeme auslösen ebenso wie Waschmittel, Seife, einige Kunststoffe, Deos und Nagellackentferner.

● Wer an Neurodermitis leidet, reagiert wahrscheinlich auch allergisch auf Nickel in Modeschmuck oder leidet im Winter unter trockener Haut.

● Ekzeme können einmalig auftreten oder chronisch werden.

● Um Ausschlag durch die Berührung einer giftigen Pflanze wie dem Giftsumach vorzubeugen, sollte man die betreffenden Hautpartien möglichst schnell mit Seife und Wasser waschen.

● Bei Kindern werden Ekzeme häufig durch eine Allergie auf bestimmte Proteine in Weizen, Milch und Eiern hervorgerufen.

● Man kann in jedem Alter und an allen Hautpartien ein Ekzem entwickeln. Meist sind jedoch Kopf, Hände, Füße und Beine betroffen.

## THERAPIEN

OBEN *Während einer Fußreflexzonenmassage soll der Hautausschlag über eine allgemeine Stärkung der Konstitution und der Gesundheit des Patienten geheilt werden.*

**AKUPUNKTUR**
● Die Therapeuten sind der Auffassung, daß ein Ekzem in Verbindung mit Hitze, Feuchtigkeit und Wind auftritt. Bei der Behandlung wirkt man diesen Elementen entgegen und korrigiert einen eventuell auftretenden Blut- oder Energiemangel. Dafür werden die Akupunkturpunkte der entsprechenden Meridiane stimuliert (S. 20–28).

**FUSSREFLEXZONEN-MASSAGE**
●Eine Massage der Reflexzonen der befallenen Bereiche sowie der des Solarplexus, der Nebennieren

und Hirnanhangsdrüse, der Leber, des Verdauungssystem, der Nieren und der an der Fortpflanzung beteiligten Drüsen wird empfohlen (S. 66–71).

**AROMATHERAPIE**
● Eine Massage mit stark verdünntem Lavendel-, Bergamotte- und Geraniumöl kann die Entzündung lindern und den Juckreiz abklingen lassen. Eine solche Behandlung muß von einem erfahrenem Therapeuten durchgeführt werden, denn bei unzureichender Verdünnung kann sich die Entzündung verschlimmern statt abzuklingen (S. 104/5).

**PSYCHOTHERAPIE UND BERATUNG**
● Therapeuten bemühen sich, die streßbedingten Veränderungen zu reduzieren. Sie meinen, daß diese psychischen Veränderungen den Juckreiz bedingen, der typisch für Ekzeme ist (S. 188–191).

**HYPNOTHERAPIE**
● Hypnotherapie kann nach Aussage der Therapeuten den Juckreiz lindern, insbesondere bei einem atopischen Ekzem bei Kindern (S. 218–223).

**AUTOGENES TRAINING**
● Mit den erlernten Entspannungsübungen des autogenen Trainings kann der Körper willentlich entspannen und seine eigenen Heilkräfte mobilisieren. Die Therapie gilt als besonders wirksam bei Ekzemen (S. 210/1).

**WEITERE THERAPIEN**
● Auch mit folgenden Therapien kann man gute Erfolge gegen Ekzeme und Dermatitis erzielen: Entspannungstechniken (S. 158–165), Atemtechnik (S. 166–171) und Visualisieren (S. 214–217).

# Schuppen

Schuppen entstehen, wenn die kleinen Zellen der äußeren Kopfhautschicht schneller als normal abgestoßen werden. Dies führt zu den charakteristischen kleinen Flocken abgestorbener Haut. Am auffälligsten sind Schuppen nach dem Bürsten oder Kämmen der Haare, wodurch sie gelöst werden. Schuppen treten saisonal auf; sie sind im Winter am schlimmsten und im Sommer am wenigsten ausgeprägt. Personen mit fettiger Haut und fettigen Haaren haben häufiger Schuppen.

Bei schweren Fällen können die Beschwerden von roter, fettiger Schuppenbildung um die Nase, in den Wangenfalten, um die Augenbrauen und Ohren begleitet sein. Dies bezeichnet man als seborrhoisches Ekzem oder als »Milchschorf« bei Babys, der allerdings nach 3 Monaten meist von selbst verschwindet. Bei Erwachsenen tritt ein seborrhoisches Ekzem meist zwischen 30 und 60 Jahren auf. Zu einem Ausbruch kommt es häufig in Verbindung mit jahreszeitlichen Veränderungen, insbesondere bei kalter, trockener Luft im Herbst und Winter, bei Streß und durch bestimmte Krankheiten.

Die allopathische Behandlung von Schuppen basiert auf Anti-Schuppen-Shampoos. Viele dieser Shampoos sind ohne Rezept erhältlich, und sie wirken am besten, wenn man sie 10–15 Minuten einwirken läßt. Eine anschließende Haarspülung verhindert, daß das Haar austrocknet. Bei hartnäckigen Schuppen sollte man einen Arzt aufsuchen. Er kann ein antifungales Shampoo verschreiben. Bei schweren Fällen kann auch die Anwendung einer kortisonhaltigen Lösung angezeigt sein.

## SYMPTOME

*kleine, runde, weiße bis graue Hautpartikel auf dem Kopf • gelegentlich auch Juckreiz*

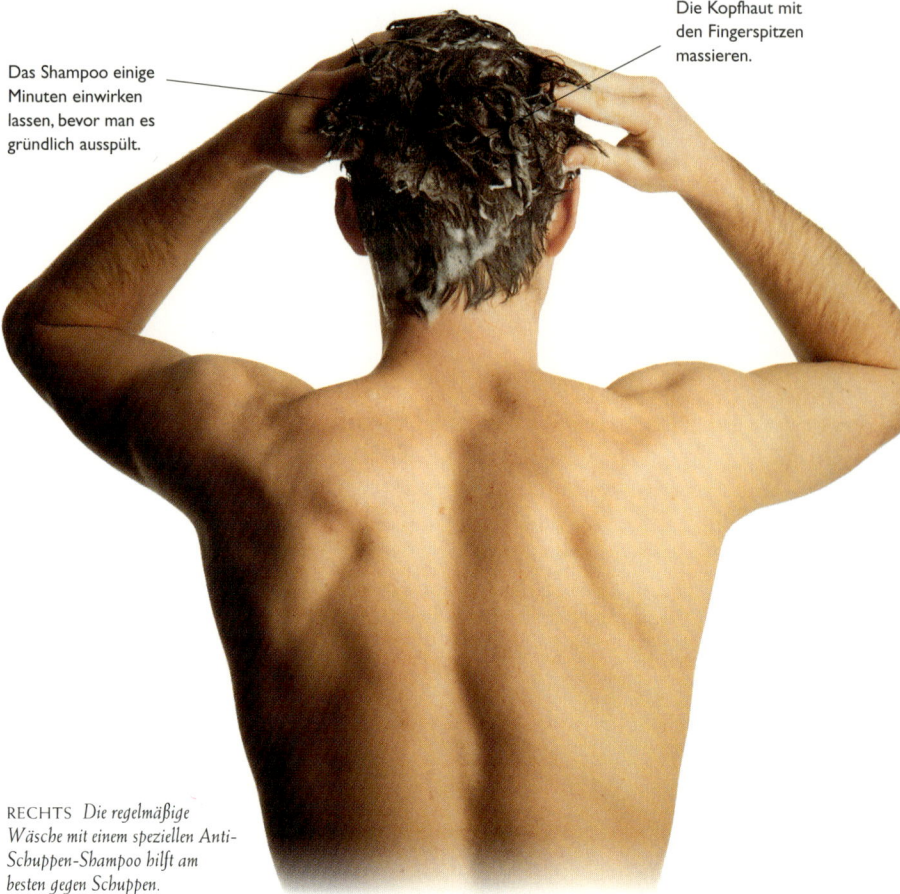

Das Shampoo einige Minuten einwirken lassen, bevor man es gründlich ausspült.

Die Kopfhaut mit den Fingerspitzen massieren.

RECHTS *Die regelmäßige Wäsche mit einem speziellen Anti-Schuppen-Shampoo hilft am besten gegen Schuppen.*

## THERAPIEN

### MASSAGE

• Eine sanfte Massage verbessert die Durchblutung des Kopfes, was die Beschwerden lindern kann. Man sollte die Kopfhaut allerdings nicht massieren, wenn es durch Kratzen zu Verletzungen gekommen ist. Als gutes Tonikum gilt eine Mischung aus Zaubernuß und Eau-de-Cologne, die zweimal täglich in die Kopfhaut massiert wird (S. 96–103).

### AROMATHERAPIE

• Man kann verdünntes Rosmarin-, Zedern-, Teebaum- und Patchouli-Öl in die Kopfhaut einmassieren. Ebenso eignet sich Lavendelöl, vermengt mit Mandel- oder Kokosöl. Nicht in aufgeplatzte Haut einmassieren. Wenn möglich sollte man das Öl über Nacht einwirken lassen und am Morgen auswaschen (S. 104/5).

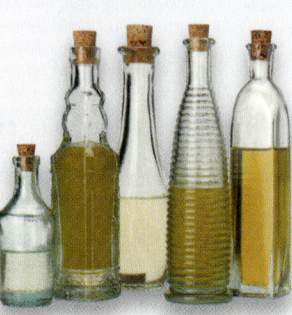

RECHTS *Rosmarinöl hilft gut gegen Schuppen – mit dem Shampoo vermischt ebenso wie in der Spülung.*

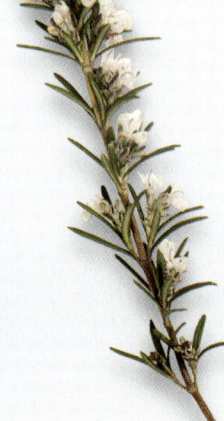

### SCHULMEDIZINISCHE BEHANDLUNG

Der Arzt wird untersuchen, ob die Schuppen eventuell auf einer Infektion beruhen. Ein antifungales Shampoo oder eine topische Steroidlösung können zur Behandlung empfohlen werden.

### VORSICHT

Man sollte einen Arzt aufsuchen, wenn die Schuppen mit einer Rötung der Kopfhaut verbunden sind und wenn es zu Schuppenbildung an anderen Körperteilen kommt. Dies kann ein Anzeichen für eine andere Erkrankung sein.

### KURZINFORMATION

• Schuppenbildung ist ein natürlicher Prozeß. Man kann ihn nicht unterbinden, nur regulieren.

• In der Naturheilkunde wird teilweise die Auffassung vertreten, daß die Beschwerden auf einer schlechten Ernährung beruhen.

• Die häufige Verwendung von Haarspray, Gel, Haartönungen, Dauerwellen und Lockenwicklern kann die Schuppenbildung verschlimmern. Dies gilt auch für kaltes Wetter, trockene Heizungsluft, eng sitzende Kopfbedeckungen, seltenes Waschen der Haare oder schlechtes Ausspülen von Haarshampoo.

• Fast 50 % der Bevölkerung sind von Schuppen betroffen. Sie treten häufiger bei Menschen mit fettiger Haut und fettigen Haaren auf.

# Herpes simplex

Bei Herpes simplex oder auch Fieberbläschen handelt es sich um mit Flüssigkeit gefüllte Bläschen, die an den Lippen auftreten und sich manchmal bis zur Nase oder zum Kinn ausbreiten können. Die stark ansteckende Variante wird vom Herpes-simplex-Virus Typ 1 (HSV-1) hervorgerufen und ist weit verbreitet. Das Virus ist mit dem HSV-2 Virus, das Herpes genitalis hervorruft, verwandt, aber nicht identisch. Beide Typen werden durch Hautkontakt übertragen. (Dies ist der häufigste Fall, auch wenn HSV-1 im Genitalbereich und HSV-2 im oralen Bereich auftreten kann.)

Hat man sich einmal mit dem Virus infiziert, bleibt es ein Leben lang im Körper. Was allerdings bei infizierten Personen zum wiederholten Ausbruch der Fieberbläschen führt, ist unbekannt. Es gibt allerdings bestimmte Auslöser wie Streß, lange Sonnenbäder, Müdigkeit, aufgesprungene Lippen, Erkältungen, Menstruation und kaltes Wetter. Ein typischer Ausbruch dauert 6–10 Tage und durchläuft sechs charakteristische Phasen. Am schmerzhaftesten sind die Bläschen, wenn der Ausschlag voll aufgeblüht ist, sich aber noch kein Schorf gebildet hat. Ungefähr einen Tag vor Auftreten der Bläschen können sich die Lippen und die umgebende Haut taub anfühlen, prickeln, jucken oder brennen.

## SYMPTOME

*Die Bläschen schmerzen und fühlen sich wund an. • Der Ausschlag kann aufplatzen und nässen, insbesondere wenn er in den Mundwinkeln sitzt.*

OBEN *Fieberbläschen können durch eine Erkältung ausgelöst werden. Sie können aber auch ein Anzeichen sein, daß man allgemein erschöpft ist.*

Kein Medikament kann die Infektion mit dem HSV-1 Virus verhindern. Wer häufig unter Fieberbläschen leidet, kann sich vom Arzt ein antivirales Medikament oder eine Salbe verschreiben lassen, bespielsweise Aciclovir. Nimmt man das Medikament oder die Salbe bei den ersten Anzeichen von Fieberbläschen, noch bevor sie ausbrechen, läßt sich die Schwere des Ausschlags reduzieren. Schmerzmittel können die mit den Bläschen verbundenen Schmerzen lindern ebenso wie Eis. Man sollte die Bläschen sauber und trocken halten. Vaseline verhindert, daß die Bläschen aufplatzen und sich infizieren.

Um die weitere Verbreitung des Virus zu stoppen, sollte man jede Form von Hautkontakt – einschließlich Küssen – strikt meiden und die Bläschen möglichst nicht berühren. Außerdem verschlimmert Berührung den Juckreiz und das Brennen. Man sollte unansehnliche Fieberbläschen auch nicht mit Make-up überschminken, da dies zu Sekundärinfektionen führen kann.

### KURZINFORMATION

• 90 % der Weltbevölkerung haben das Herpes-simplex-Virus in sich, doch nur bei ungefähr 15 % der Bevölkerung bricht der Ausschlag tatsächlich aus.

• Eine schlimme Erkältung, übermäßige Sonnenbäder und Streß können zum Ausbruch führen.

• Der einzige Wirkstoff, bei dem wissenschaftliche Erfolge bei der Behandlung von Fieberbläschen nachgewiesen werden konnten, ist Aciclovir.

### SCHULMEDIZINISCHE BEHANDLUNG

Der Arzt wird prüfen, ob dem Ausschlag andere gesundheitliche Beschwerden zugrundeliegen. Eventuell wird auch ein antivirales Mittel verschrieben, das bei den ersten Anzeichen der Blasen aufgetragen werden kann.

### THERAPIEN

**AROMATHERAPIE**
• Therapeuten empfehlen die sanfte Massage mit stark verdünntem Lavendel- oder Geraniumöl zur Linderung der Schmerzen oder sie empfehlen antiseptische Öle wie Teebaum- oder Eukalyptusöl (S. 104/5).

**AKUPUNKTUR**
• Die Stimulierung der Akupunkturpunkte, die mit der Stelle des Ausschlags korrespondieren, kann nach Aussage der Therapeuten eine wirksame Schmerzlinderung bedeuten (S. 20–28).

**HYDROTHERAPIE**
• Eisbeutel und kalte Kompressen können die Schmerzen und den Juckreiz lindern (S. 172–179).

**ENTSPANNUNGS- UND ATEMTECHNIKEN**
• Da eine extreme Streßbelastung Auslöser für das HSV-1-Virus sein kann, können Entspannungsübungen den Ausbruch verhindern (S. 158–165 und S. 166–171).

**VISUALISIEREN**
• Stellt man sich vor dem inneren Auge beruhigende Bilder vor, kann dies körperliche und geistige Anspannung lindern und Streß abbauen. Um den Schmerz zu reduzieren, kann man sich z. B. einen Gegenstand vorstellen, der langsam verschwindet (S. 214–217).

**AUTOGENES TRAINING**
• Die verschiedenen Übungen des autogenen Trainings sollen die Entspannung in verschiedenen Körperteilen bewirken. Ziel ist es, die Selbstheilung zu fördern (S. 210/1).

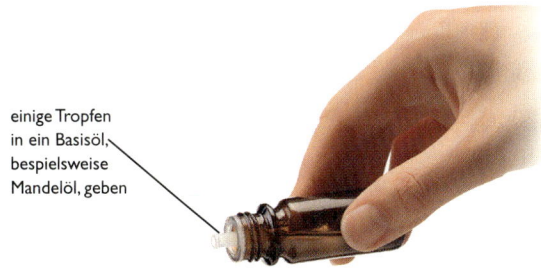

einige Tropfen in ein Basisöl, bespielsweise Mandelöl, geben

OBEN *Teebaumöl wird schon lange erfolgreich als antiseptisches und antibakterielles Mittel eingesetzt.*

### VORSICHT

Fieberbläschen sind ansteckend, solange die Bläschen Feuchtigkeit absondern.

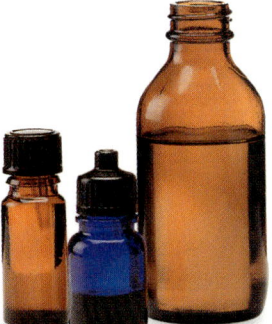

RECHTS *Ein Eisbeutel auf der betroffenen Hautpartie kann die Entzündung lindern.*

# Akne

Akne ist eine Hautentzündung, die durch Mitesser und Pusteln gekennzeichnet ist und häufig bei Teenagern in der Pubertät aufgrund hormoneller Schwankungen auftritt. Akne kann auch Erwachsene treffen, die unter Streß leiden. Neben hormonellen Schwankungen spielen nach Ansicht der meisten Hautärzte auch Veranlagung, Ernährung und Hygiene eine Rolle.

Auslöser ist eine Zunahme der körpereigenen Sexualhormone während der Pubertät, durch die übermäßig Talg produziert wird, ein fettiges Öl, das die Haut feucht hält. Als Folge verstopfen die Drüsen und entzünden sich, Talg und Eiter sammeln sich unter der Haut und bilden größere Pickel oder Zysten, die Narben oder Dellen hinterlassen können. Am häufigsten sind Gesicht, Nacken, Schultern, Brust und Rücken befallen.

Eine leichte Akne, die wahrscheinlich nicht zu Narben führt, wird mit Gesichtswasser und Reinigungslotionen behandelt. Bei mittelschwerer Akne können in Apotheken freiverkäufliche Cremes und Lotionen helfen. In schweren Fälle wird mit örtlich aufgetragenen oder oral verabreichten Antibiotika behandelt oder mit Isotretinoin (ein Wirkstoff, der aus Vitamin A gewonnen wird). Der Arzt wird empfehlen, die betroffenen Hautpartien häufig und gründlich zu waschen; ein übermäßiges Schrubben sollte allerdings vermieden werden, da dies zu weiteren Reizungen führt. Man sollte auf die Haut kein Öl oder Make-up auf Ölbasis auftragen. Einige Ärzte raten zu einer Nahrungsumstellung und zur Vermeidung fettiger Speisen, andere Ärzte glauben allerdings, daß die Ernährung wenig mit den Beschwerden zu tun hat. Naturheilkundler empfehlen häufig, auf Zucker und raffinierte Kohlenhydrate zu verzichten. Außerdem raten einige zu einer täglichen Rubbelmassage der nicht betroffenen Hautpartien sowie zu zweimal wöchentlichen Rumpfwickeln, um den Zustand der Haut insgesamt zu verbessern. Ein Aufguß aus Beinwellblättern fördert die Heilung der Haut und eignet sich ausgezeichnet zum Waschen.

---

**KURZINFORMATION**

• Mehr als 50 % der Teenager leiden unter Akne.

• Bei Mädchen tritt Akne früher auf, bei Jungen ist sie allerdings meist schwerer.

• Pommes frites und Schokolade werden oft für Akne verantwortlich gemacht. Doch die Hauptursache liegt in einer erhöhten Hormonproduktion, die nur bedingt mit der Ernährung in Zusammenhang steht.

• Knoblauch ist ein natürliches Antibiotikum und kann helfen, wenn man ihn auf die Pickel aufträgt.

• Akne tritt nicht nur bei Jugendlichen auf.

---

## SYMPTOME

*Mitesser und kleine Pickel im Gesicht, an Schultern, Rücken oder Brust • Die Pickel enthalten Eiter. • bei schweren Fällen entzündete, schmerzhafte Zysten tief in der Haut • oftmals dauerhafte Narben oder Dellen*

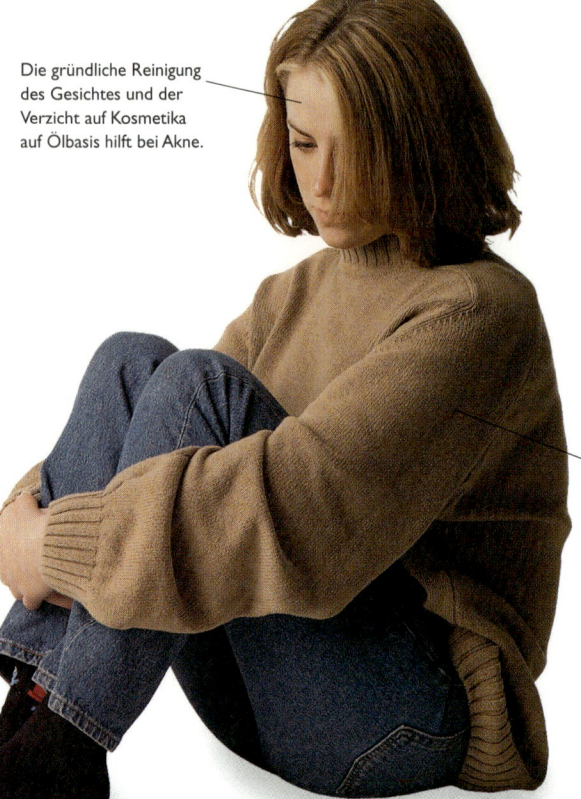

Die gründliche Reinigung des Gesichtes und der Verzicht auf Kosmetika auf Ölbasis hilft bei Akne.

Akne kann überall am Oberkörper auftreten.

LINKS *Akne führt bei Teenagern häufig zu Schüchternheit.*

---

**SCHULMEDIZINISCHE BEHANDLUNG**

Zur Behandlung von Akne kann der Arzt eine Lotion, eine Antibiotikabehandlung, eine UV-Lichttherapie oder eine kosmetische Behandlung empfehlen, um die Hauterscheinungen zu lindern und Narbenbildung zu verhindern.

---

**VORSICHT**

Aknepickel dürfen weder angestochen noch ausgedrückt werden, da sie dadurch größer werden und sich noch stärker entzünden. Auch kann es dadurch zu Narben kommen. Der Besuch des Solariums oder lange Sonnenbäder sollten nur nach Absprache mit dem Arzt erfolgen, da eine übermäßige UV-Bestrahlung die Haut schädigen kann.

---

**THERAPIEN**

**HYDROTHERAPIE**
• Eine Dampfbehandlung des Gesichtes wird empfohlen, um verstopfte Hautporen zu öffnen und von Talg zu befreien. Vielleicht wird Ihnen auch zu Bittersalzbädern geraten. Eine Thalasso-Therapie mit Meerwasser kann ebenfalls wirksam sein (S. 172–179).

**ENTSPANNUNGS-UND ATEMTECHNIKEN**
• Therapeuten vertreten die Auffassung, daß Aknepatienten nur wirklich profitieren, wenn die Streßbelastung reduziert wird. Der Patient lernt, besser zu atmen, und wird in Entspannungsübungen eingewiesen (S. 158–165 und S. 166–171).

**LICHTTHERAPIE**
• Eine Therapie mit UV-Licht kann helfen, sollte allerdings nur unter Aufsicht eines erfahrenen Therapeuten erfolgen (S. 242/3).

UNTEN *Eine gesunde Ernährung ist die beste Voraussetzung für eine gesunde Haut.*

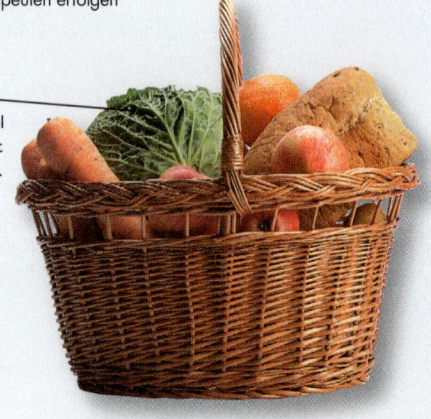

Essen Sie möglichst viel frisches Obst und Gemüse.

# Frostbeulen

Frostbeulen – kleine, juckende, rote Schwellungen der Haut – treten meist an Zehen und Fingern auf, können aber auch an den Ohrläppchen und anderen Körperteilen vorkommen. Es kommt zu Frostbeulen, wenn sich die Blutgefäße aufgrund einer schlechten Durchblutung so stark zusammenziehen, daß die Versorgung der Haut mit Blut und Sauerstoff stark beeinträchtigt ist. Eine feuchte oder zugige Umgebung, Diät und hormonelle Schwankungen, Erbanlagen, Fehlernährung, Diabetes und schlecht sitzende Schuhe können zum Auftreten beitragen.

Zur Vermeidung von Frostbeulen sollte man Körper und Füße warm halten, insbesondere bei einer schlechten Durchblutung. Beginnen Sie den Tag mit einem warmen Bad, das die Durchblutung anregt, meiden Sie Kälte und cremen Sie die Hautpartien, die leicht verkühlen könnten, regelmäßig mit Feuchtigkeitscreme ein. Außerdem sollte man nicht rauchen und regelmäßig Sport treiben.

Frostbeulen verschwinden auch ohne Behandlung meist nach 2–3 Wochen. Man sollte Frostbeulen nicht aufkratzen. Sie verschlimmern sich dadurch. Statt dessen empfiehlt sich eine beruhigende Zaubernuß- oder Galmeilotion. Nachts kann man die Füße mit Lanolinsalbe eincremen, durch die die Wärme gehalten wird. Eitern die Frostbeulen, sollte man einen antiseptischen Verband anlegen. Bei Diabetes oder anderen Erkrankungen muß ein Arzt aufgesucht werden.

## SYMPTOME

*Schmerzen und Juckreiz • entzündete Hautschwellungen • Hitzegefühl in den betroffenen Hautregionen*

OBEN *Ein warmes Fußbad fördert die Durchblutung der betroffenen Bereiche.*

### SCHULMEDIZINISCHE BEHANDLUNG

Der Arzt wird sich die Schwellungen ansehen, um andere Ursachen auszuschließen und eine Creme zur Linderung der Reizung verschreiben. Befinden sich die Frostbeulen an den Zehen und treten als Folge einer schlechten Durchblutung auf, müssen eventuell die Nerven operiert werden, die die Blutversorgung kontrollieren.

### THERAPIEN

**HYDROTHERAPIE**
• Therapeuten empfehlen tägliche Wechselbäder für Hände und Füße. Diese fördern die Durchblutung. Man badet Hände oder Füße 3 Minuten in warmem Wasser und taucht sie anschließend 1 Minute in kaltes. 20 Minuten fortfahren und mit kaltem Wasser aufhören. Den Händen helfen auch heiße und kalte Kompressen, die abwechselnd zwischen die Schulterblätter und am Nackenansatz aufgelegt werden, für die Füße eignet sich der untere Rücken am besten (S. 172–179).

**MASSAGE**
• Regelmäßige Massagen von Händen und Füßen können Frostbeulen verhindern, da sie die Durchblutung der Haut fördern (S. 96–103).

**AKUPRESSUR**
• Therapeuten raten zu Akupressur, da dadurch die Schmerzen und Beschwerden von Frostbeulen gelindert werden können (S. 29–31).

**AROMATHERAPIE**
• Eine Fußmassage in einem Fußbad mit Heißwasser und etwas Senföl lindert die Symptome. Verdünntes Zitronen-, Lavendel-, Kamillen-, Zypressen-, Pfefferminz- oder Pfefferöl eignen sich ebenfalls für eine Massage (S. 104/5).

# Abszesse und Furunkel

Bei Abszessen und Furunkeln handelt es sich um lokale, bakterielle Infektionen der Haut. Der Körper reagiert auf Bakterien, indem er die Blutversorgung des infizierten Bereichs erhöht (wodurch es zu Rötung, Hitze und Schwellung kommt). Spezielle weiße Blutkörperchen verlassen in dem betroffenen Gewebe die Blutgefäße und umschließen die Bakterien. Eiter ist eine Mischung aus totem Gewebe, weißen Blutkörperchen und lebenden sowie toten Bakterien. Kleine Eitermengen können vom Blut wieder aufgenommen werden, doch sobald ein Abszeß eine bestimmte Größe überschritten hat, wird der Eiter nach außen abgesondert. Häufig werden Abszesse aufgeschnitten, so daß der Eiter abfließen kann. Eine heiße Kompresse kann die natürliche Absonderung von Eiter fördern.

Ein großer Abszeß führt dazu, daß eine Vielzahl von Bakterien in den Blutstrom gelangt, was zu Fieber und Krankheiten führt. In diesen Fällen muß der Abszeß operativ geöffnet werden, und dem Patienten werden Antibiotika verschrieben. Treten Abszesse wiederholt auf, kann dies ein Hinweis auf chronische Beschwerden wie Diabetes oder Nierenfunktionsstörungen sein.

## SYMPTOME

*Furunkel: schmerzhafte rote Schwellungen, die eventuell eitern • Furunkel/Abszeß mit Bakteriämie und Blutvergiftung: hohes Fieber, Erbrechen, Muskelschmerzen, Kopfschmerzen*

### SCHULMEDIZINISCHE BEHANDLUNG

Der Arzt wird den Abszeß aufschneiden, um Druck und Schmerzen zu lindern, kann aber zusätzlich untersuchen, um welche Bakterien es sich handelt und Antibiotika verschreiben, um die weitere Ausbreitung der Infektion zu verhindern. Eventuell werden auch Urin und Blut analysiert, um herauszufinden, ob eine andere Krankheit wie Diabetes die körpereigene Abwehr schwächt.

### THERAPIEN

**HYDROTHERAPIE**
• Ist der Abszeß am Rumpf oder an den Oberschenkeln, können Bittersalz-bäder helfen. An anderen Körperteilen schafft man Linderung mit abwechselnd heißen und kalten Kompressen (S. 172–179).

**FUSSREFLEXZONEN-MASSAGE**
• Die Stimulierung der entsprechenden Reflexzonen an den Füßen durch einen erfahrenen Therapeuten soll bei Abszessen helfen (S. 66–71).

# AUGEN UND ÖHREN

## Bindehautentzündung

Eine Bindehautentzündung oder Konjunktivitis tritt auf, wenn sich die Haut entzündet, die das Weiße des Auges sowie die Innenseite der Augenlider bedeckt. Zu den Symptomen gehören Rötung und Brennen der Augen, Ausfluß und starke Lichtempfindlichkeit. Insbesondere nach dem Aufwachen sind die Augen verklebt. Eines oder beide Augen können erkrankt sein.

Meist wird eine Bindehautentzündung durch eine Bakterien- oder Virusinfektion hervorgerufen, doch Allergien wie Heuschnupfen und Fremdkörper im Auge und Reizstoffe wie Tabakrauch können ebenfalls dazu führen. Handelt es sich um eine Infektion, dann ist die Bindehautentzündung stark ansteckend. In diesem Fall sollte

man die Augen möglichst nicht berühren und vorher und hinterher gründlich die Hände waschen. Auch sollte man darauf achten, daß niemand anders die Handtücher und Waschlappen benutzt, und jede Nacht sollte das Kopfkissen frisch bezogen werden. Empfindet man Tageslicht als unangenehm, kann man eine Sonnenbrille tragen. Ein Augenbad mit lauwarmem, abgekochten Wasser mit etwas Salz kann lindern. Blinzeln Sie dabei mehrmals im Wasser, damit das Auge vollständig benetzt ist.

Ärzte heilen eine durch Bakterien oder Viren hervorgerufene Bindehautentzündung innerhalb einer Woche. Eventuell verschreibt der Arzt antibiotische Augentropfen oder Salbe. Eine allergische Bindehautentzündung klingt ab, sobald das Allergen entdeckt und gemieden wird. Hier können auch Antihistaminika angezeigt sein.

### SYMPTOME

*empfindliche, rotunterlaufene, trockene und »sandige« Augen •*
*wäßriger bis eitriger Ausfluß, je nach Ursache der Bindehaut-*
*entzündung • geschwollene und verquollene Augenlider*

---

**KURZINFORMATION**

• Häufige Augenleiden bei Kindern sind Astigmatismus, bei dem eine zusätzliche Krümmung der Hornhaut oder Linse das Fokussieren erschwert, Weitsichtigkeit, Kurzsichtigkeit und Strabismus oder Schielen, zu dem es kommt, wenn sich ein Auge unabhängig von dem anderen nach innen, außen, oben oder unten bewegt.

• Grüner Star ist die häufigste Ursache für Erblinden.

---

**VORSICHT**

Treten Sehschwierigkeiten auf oder ist die Entzündung sehr schmerzhaft, muß man einen Arzt aufsuchen. Die Symptome sollten ohne Behandlung innerhalb von 48 Stunden abklingen, ansonsten sollte man den Arzt konsultieren.

---

**THERAPIEN**

**HYDROTHERAPIE**
• Legt man 3–4 mal täglich für 10–15 Minuten kalte, feuchte Kompressen auf die Augen, lindert dies den Juckreiz, reduziert die Schwellung und die Beschwerden insgesamt. Eine Gesichtswäsche mit reichlich Kaltwasser kann ebenfalls einige Symptome lindern (S. 172–179).

**AROMATHERAPIE**
• Einige Tropfen Lavendel-, Kamillen- oder Rosenöl auf eine warme Kompresse geben und diese auf den betroffenen Bereich legen. Dies zieht die Infektion heraus und fördert die Heilung (S. 104/5).

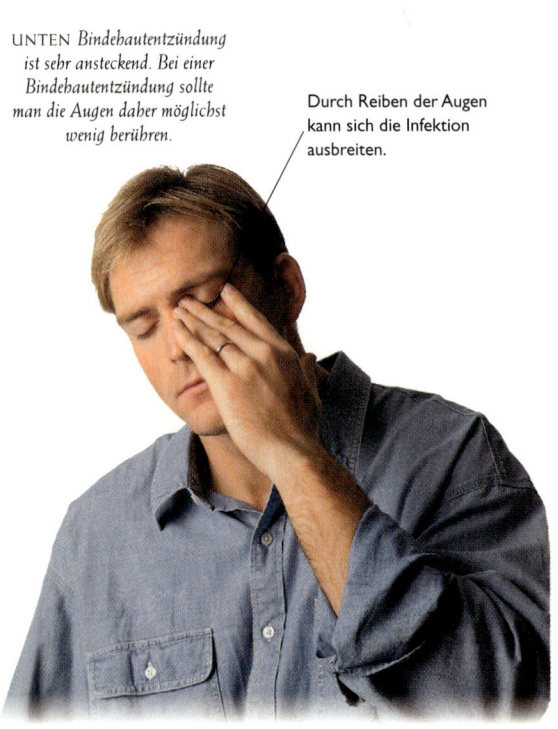

UNTEN *Bindehautentzündung ist sehr ansteckend. Bei einer Bindehautentzündung sollte man die Augen daher möglichst wenig berühren.*

Durch Reiben der Augen kann sich die Infektion ausbreiten.

OBEN *Ein Augenbad mit Kamille fördert die Heilung.*

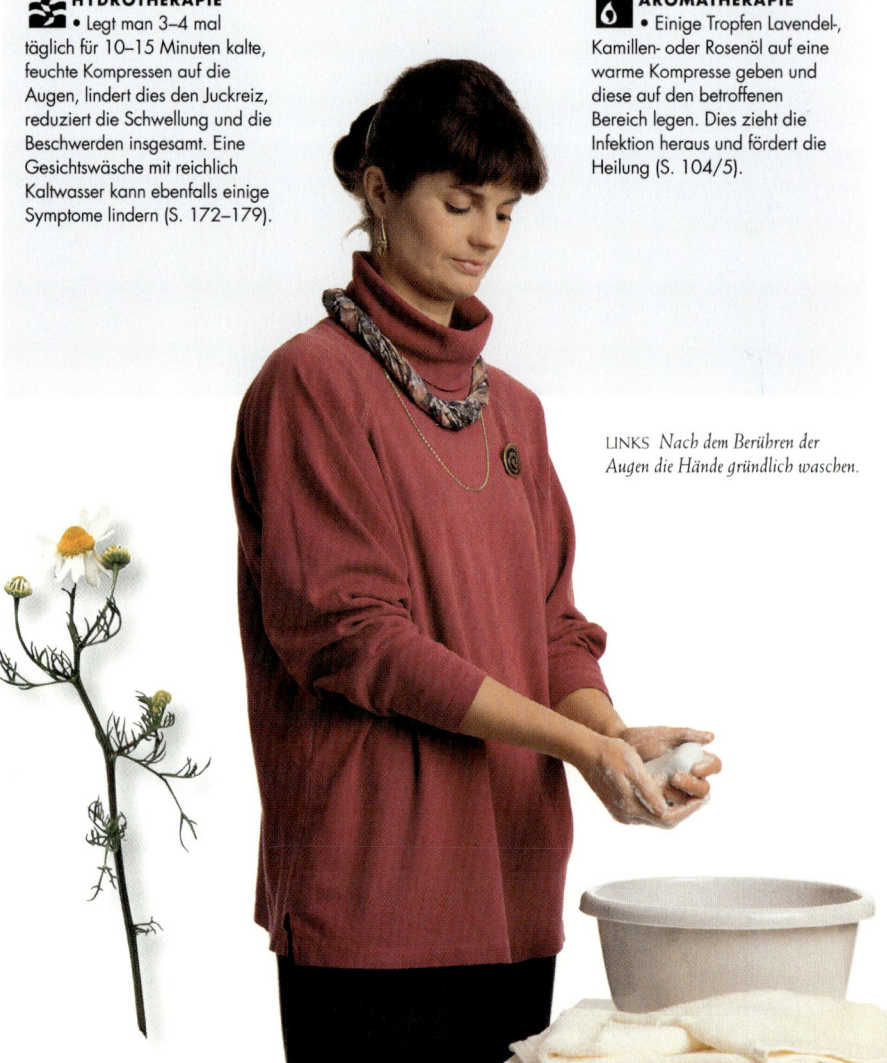

LINKS *Nach dem Berühren der Augen die Hände gründlich waschen.*

# Glaukom (Grüner Star)

Es kommt zu Grünem Star, wenn der Augendruck so stark ansteigt, daß er die Nervenfasers des Sehnervs schädigt. Aus bisher unbekannten Ursachen sind dann die Passagen, durch die die Flüssigkeit der Augen abfließt, blockiert. In der Folge kommt es zu einer Schädigung des Sehvermögens, die ohne medizinische Behandlung zur Erblindung führen kann.

Grüner Star tritt häufiger bei älteren Personen auf. Weitere Risikogruppen sind Personen, in deren Familie Grüner Star bereits vorkommt, stark Kurzsichtige und Diabetiker. Die chronische Form des grünen Stars, die man erst nach Monaten, vielleicht sogar Jahren bemerkt, ist am häufigsten. Eine schnelle Diagnose und Behandlung sind wichtig. Die Diagnose erfordert eine umfassende Untersuchung der Augen. Anschließend werden meist Augentropfen oder Medikamente zur Senkung des Augendrucks verschrieben. In einigen Fällen ist auch eine Laserbehandlung oder ein operativer Eingriff zur Senkung des Drucks angezeigt.

Folge ist eine Schädigung des Sehnervs, wodurch visuelle Botschaften nicht korrekt an das Gehirn weitergeleitet werden; das Sehvermögen ist beeinträchtigt.

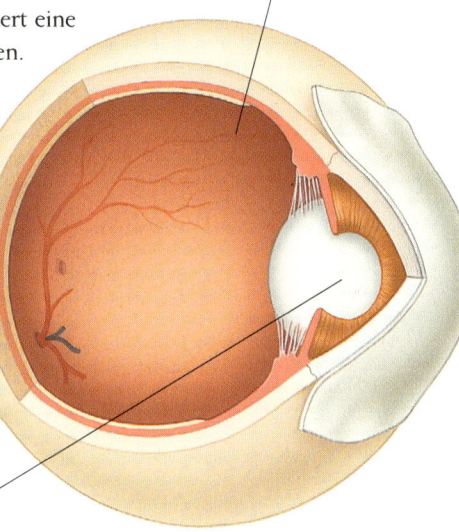

Durch den erhöhten Augendruck bei Grünem Star kann die Flüssigkeit nicht richtig abfließen.

Bei Grauem Star wird die Linse geschädigt und muß in besonders schweren Fällen ersetzt werden.

## SYMPTOME

*Chronischer Grüner Star: entwickelt sich langsam, ist schmerzlos und symptomfrei • Akuter Grüner Star: eine plötzliche verschwommene Wahrnehmung; die äußeren Bereiche können nicht mehr gesehen werden; farbige Ringe erscheinen um Lichtquellen; Schmerzen oder Rötung der Augen.*

### SCHULMEDIZINISCHE BEHANDLUNG

Die chronische und die akute Form des Grünen Stars werden mit Augentropfen, Schmerzmitteln und gegebenenfalls einer Operation behandelt. Ziel ist es, den Augendruck zu senken, der zu der Erkrankung führt.

# Katarakt (Grauer Star)

Grauer Star ist eine Trübung der Linse des Auges durch die chemische Veränderung von Proteinen. Grauer Star kann zwar angeboren sein, tritt allerdings häufiger mit zunehmendem Alter auf. Es gibt womöglich eine Verbindung zwischen der Krankheit und der Gesamtmenge an UV-Licht, die die Augen im Laufe des Lebens bekommen haben, da Grauer Star häufiger in tropischen Ländern vorkommt. Er kann in Verbindung mit chronischen Erkrankungen auftreten, insbesondere Diabetes und Nierenversagen, aber auch bei starker Kurzsichtigkeit und nach Einnahme von Kortison.

Meist trifft Grauer Star Personen über 55 Jahren. Es gibt keine Warnsignale wie Schmerzen oder andere Beschwerden, die auf eine beginnende Erkrankung hinweisen, doch andere Symptome können sich zeigen. Dazu zählen verschwommenes Sehen, Punkte vor den Augen, eine gesteigerte Lichtempfindlichkeit und das Gefühl, daß ein Film über den Augen liegt. Es gibt auch keine Behandlungsform, die die Entwicklung von Grauem Star verhindern kann. Augenärzte können allerdings die Brille oder Kontaktlinsen anpassen, um die Folgen zu lindern. Erreicht die Krankheit einen Punkt, bei dem das Sehvermögen stark beeinträchtigt ist, kann die Linse operativ entfernt und durch eine Kunststofflinse ersetzt werden.

## SYMPTOME

*Verschwommenes Sehvermögen • veränderte Farbwahrnehmung • Punkte vor den Augen • erhöhte Lichtempfindlichkeit • milchiger »Film« über den Augen*

### SCHULMEDIZINISCHE BEHANDLUNG

Das Sehvermögen wird getestet und durch eine entsprechende Brille oder Kontaktlinsen korrigiert. Irgendwann kann eine operative Entfernung der Linse erforderlich werden.

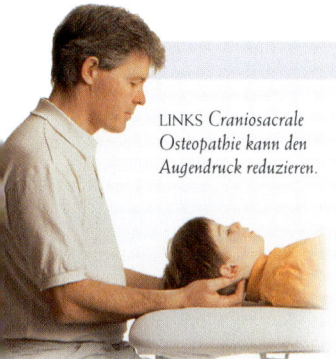

LINKS *Craniosacrale Osteopathie kann den Augendruck reduzieren.*

## THERAPIEN

**CRANIOSACRALE OSTEOPATHIE**
• Die Therapeuten sind der Auffassung, daß durch eine sanfte Massage des Schädels, die Flüssigkeit im Kopf besser abfließen kann und es folglich nicht zu einem erhöhten Augendruck kommt (S. 115/6).

**BATES-METHODE**
• Die entspannenden Sehübungen, die Teil dieser Methode sind, wirken nach Ansicht der Therapeuten einer Verschlechterung des Sehvermögens entgegen; sie können Grünen Star allerdings nicht heilen (S. 182/3).

## THERAPIEN

**AKUPRESSUR**
• Eine Massage des Akupressurpunktes an dem Knochen unterhalb der Pupille kann die Beschwerden zeitweilig lindern (S. 29–31).

**BATES-METHODE**
• Nach Ansicht der Therapeuten der Bates-Methode kann grauer Star mit schlechten Sehgewohnheiten zusammenhängen. Man lernt eine Reihe von Übungen, um dem entgegenzuwirken (S. 182/3).

# Überanstrengung der Augen

Man kann eine Überanstrengung z. B. als Brennen, scharfen oder dumpfen Schmerz, tränende Augen, Verschwommenheit, Doppelsehen oder Kopfschmerzen wahrnehmen. Eine Hauptursache ist die Arbeit am Computer. Auch ein langer Aufenthalt in mit künstlichem Licht erhellten Räumen, Lesen bei schlechter Beleuchtung und stundenlanges Fernsehen bei mangelnder Beleuchtung strengen die Augen an.

Wer am Computer arbeitet, sollte nicht länger als zwei Stunden vor dem Bildschirm sitzen und dann eine mindestens einstündige Pause einlegen. Augenärzte raten, die Augen mindestens einmal im Jahr testen zu lassen. Ihrer Ansicht nach führt die Arbeit am Computer zwar nicht zu Augenerkrankungen, eine bestehende Kurzsichtigkeit kann dadurch aber verstärkt werden. Um den Arbeitsplatz »augenfreundlich« zu gestalten, sollte man alle Lampen entfernen, die auf den Bildschirm gerichtet sind. Gegebenenfalls sollte man sich auch einen Bildschirmfilter anschaffen. Ein weißer Bildschirm mit dunklen Buchstaben ist am besten. Der Bildschirm muß regelmäßig gereinigt werden.

Beim Lesen sollte man immer auf ausreichendes Licht achten, und wer abends fernsieht, sollte mindestens eine Lampe im Raum einschalten. Außerdem sollte man die Augen entspannen, indem man sie regelmäßig einige Sekunden vom Buch oder vom Fernseher löst. Bei einer ausgeprägten Überanstrengung der Augen empfiehlt der Arzt vermutlich ein Augenbad und Augentropfen zur Linderung. Es hilft auch, wenn man Wattepads in einen abgekühlten Mutterkraut-Aufguß taucht und bis zu 20 Minuten auf die Augenlider legt.

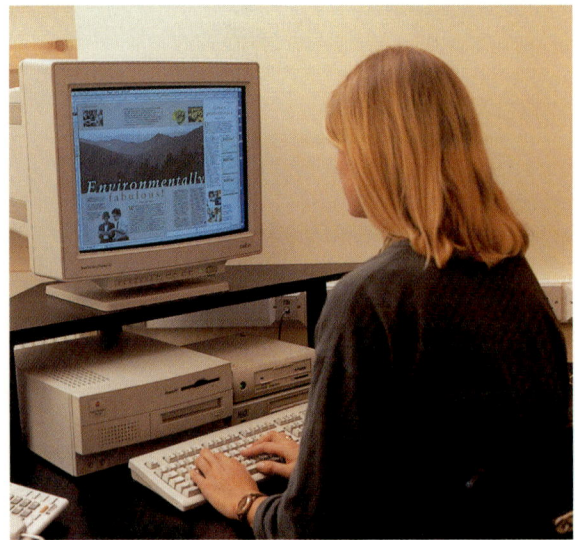

LINKS *Die ständige Arbeit am Computer ist heutzutage die Hauptursache für überanstrengte Augen. Machen Sie jede Stunde mindestens 10 Minuten Pause.*

## SYMPTOME

*Spannungsgefühl um die Augen • Schwierigkeiten beim Fokussieren • wiederkehrende Kopfschmerzen, insbesondere an der Stirn und hinter den Augen*

### VORSICHT

Wer am Computer arbeitet, sollte regelmäßige Pausen machen und seine Augen mindestens einmal im Jahr prüfen lassen, insbesondere wenn man bereits eine Brille oder Kontaktlinsen trägt.

### SCHULMEDIZINISCHE BEHANDLUNG

Der Arzt wird dem Patienten Augenbäder empfehlen und Augentropfen zur Linderung der Schmerzen und anderer Symptome verordnen. Außerdem wird ein regelmäßiger Sehtest empfohlen, um zu prüfen, ob man eine Brille oder stärkere Gläser benötigt.

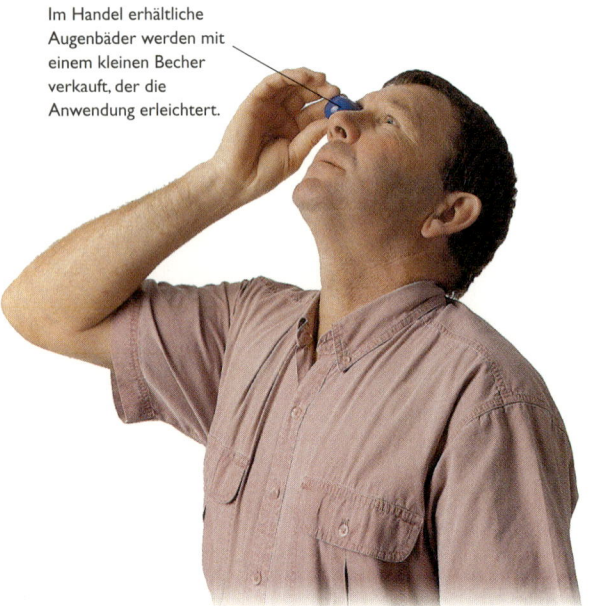

Im Handel erhältliche Augenbäder werden mit einem kleinen Becher verkauft, der die Anwendung erleichtert.

LINKS *Ein einfaches Augenbad, das in Apotheken erhältlich ist, lindert die Ermüdung der Augen. Man kann aber auch bereits aufgegossene Teebeutel mit Grünem oder Kamillentee auf die Augen legen.*

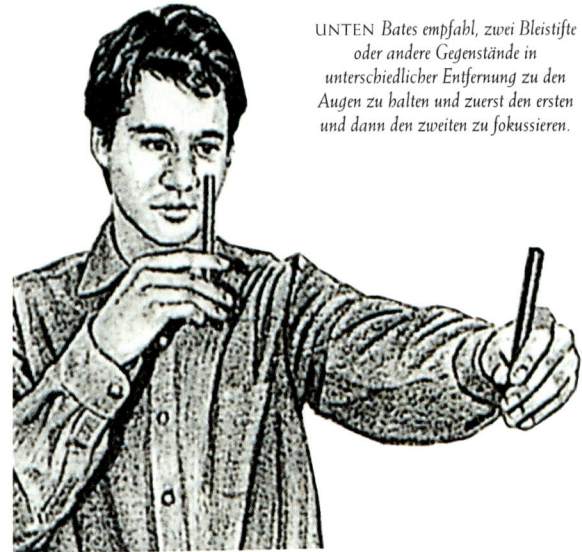

UNTEN *Bates empfahl, zwei Bleistifte oder andere Gegenstände in unterschiedlicher Entfernung zu den Augen zu halten und zuerst den ersten und dann den zweiten zu fokussieren.*

### THERAPIEN

**BATES-METHODE**
• Bates-Therapeuten empfehlen einige einfache Übungen, die die Augen »wieder erziehen« und mit schlechten Gewohnheiten Schluß machen, die zur Überanstrengung der Augen führten (S. 182/3).

**AROMATHERAPIE**
• Verdünnen Sie einen Tropfen Zitronen- oder Rosenöl mit 30 ml eines Trägeröls und massieren Sie die Mischung in die Schläfen ein (S. 104/5).

**AKUPRESSUR**
• Die Massage der wichtigsten Akupressurpunkte im Gesicht kann die Beschwerden lindern. Massieren Sie den Nasenrücken mit Daumen und Zeigefinger einer Hand. Anschließend massieren Sie mit beiden Daumen die Nasenwurzel, während die anderen Finger flach auf der Stirn liegen. Zum Schluß massiert man mit den Zeigefingern den Bereich gleich unterhalb der Wangenknochen (S. 29–31).

# Tinnitus

Als Tinnitus bezeichnet man Beschwerden, bei denen der Betroffene regelmäßig ein Klingeln, Summen oder Pfeifen in einem oder beiden Ohren hört. Es gibt eine Reihe möglicher Ursachen. Eine Ansammlung von Ohrenschmalz, eine Mittelohrentzündung und eine Schädigung des Innenohrs zählen zu den häufigsten Ursachen. Tinnitus tritt häufig in Verbindung mit Bluthochdruck, Anämie und Arteriopathie auf und kann durch psychologische Probleme wie Ängste und Depression verschlimmert werden sowie durch Überdosen an Medikamenten wie Aspirin und Chinin, ständige laute Musik, Nikotin und Alkoholmißbrauch. Häufig treten die Beschwerden auch in Verbindung mit altersbedingter Schwerhörigkeit auf.

Abgesehen von Fällen mit einfacher Ursache – z. B. Ohrenschmalz, das aufgelöst oder herausgespült werden kann – gibt es keine Heilung für Tinnitus und häufig bleibt die Ursache unbekannt. Manchmal läßt sich die Stärke der Ohrgeräusche durch Medikamente lindern. Vielleicht empfiehlt der Arzt auch einen Masker, den man wie ein Hörgerät in das Ohr setzt und der die Tinnitus-Geräusche mit sogenanntem »weißen Rauschen« überdeckt.

## SYMPTOME

• *Klingeln, Summen oder Pfeifen im Ohr*

UNTEN *Liegt keine Nervenschädigung vor, kann eine verbesserte Durchblutung des Gehirns Tinnitus lindern.*

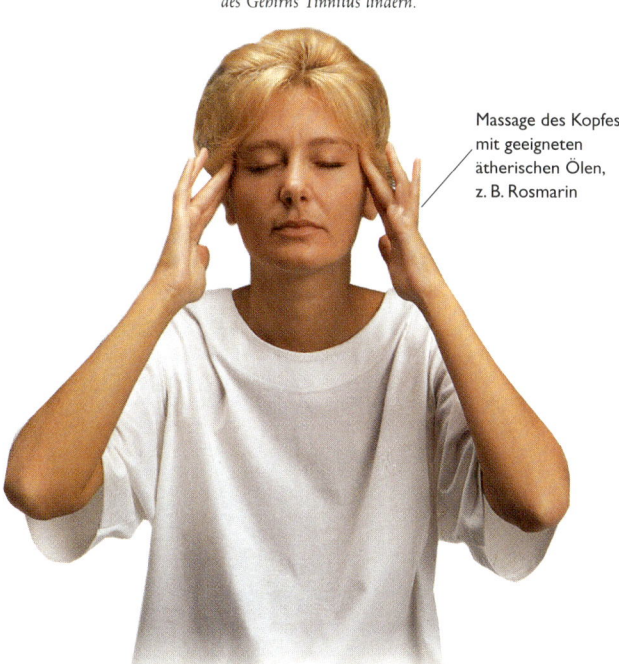

Massage des Kopfes mit geeigneten ätherischen Ölen, z. B. Rosmarin

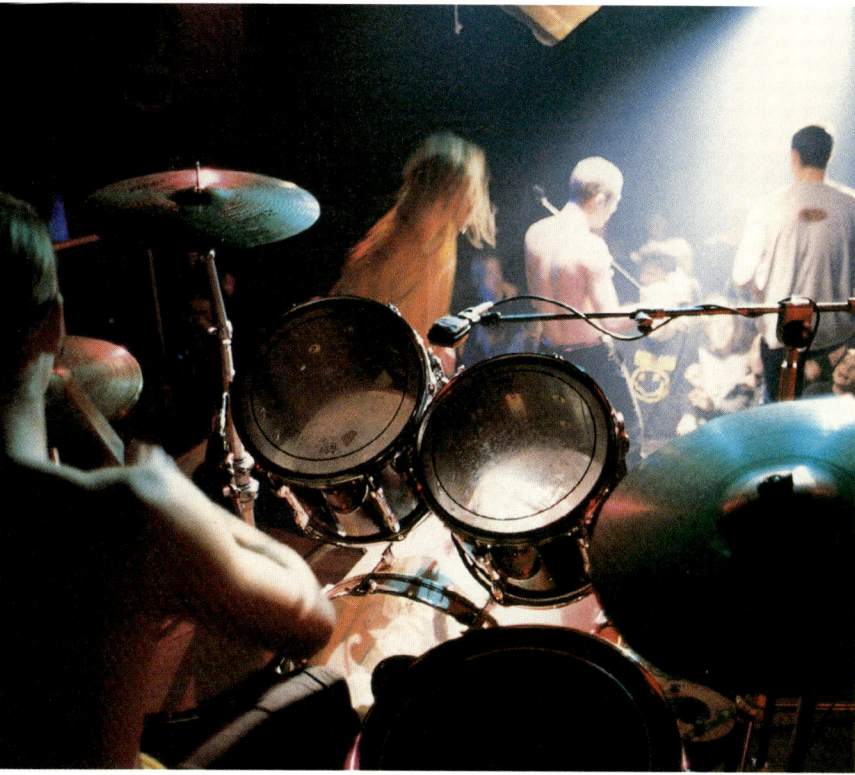

OBEN *Ein lauter Arbeitsplatz oder übermäßige Beschallung mit lauter Musik kann die Hörnerven schädigen und zu Tinnitus führen.*

### SCHULMEDIZINISCHE BEHANDLUNG

In einigen Fällen läßt sich die Intensität der Ohrengeräusche bei Tinnitus durch Medikamente lindern oder man setzt einen Masker in das betroffene Ohr.

### KURZINFORMATION

• Die Lautstärke eines typischen Popkonzerts kann das Hörvermögen in weniger als einer halben Stunde beeinträchtigen.

• Nach Ansicht von Kräuterheilkundigen eignet sich Mutterkraut zur Behandlung von Tinnitus; bei täglicher Anwendung kann es helfen, Tinnitus-Attacken vorzubeugen.

## THERAPIEN

### AKUPUNKTUR
• Für Akupunkteure deuten tiefe Töne im Ohr auf eine Nierendisharmonie hin, während hohe Töne auf eine Leberdisharmonie hinweisen. Es werden die Akupunkturpunkte der entsprechenden Meridiane behandelt (S. 20–28).

### CRANIOSACRALE OSTEOPATHIE
• Nach Aussage der Therapeuten lindert die Behandlung der Knochennähte des Kopfes die Beschwerden bei Tinnitus; Schulmediziner bezweifeln die Wirkung allerdings (S. 114/5).

### ENTSPANNUNGS- UND ATEMTECHNIKEN
• Betroffene können Techniken lernen, die Anspannung lindern und die Symptome von Ängsten und Streß abbauen, wodurch die Ohrgeräusche insgesamt besser ertragen werden (S. 158–165 und S. 166–171).

### BIOFEEDBACK
• Indem man lernt, die Stirnmuskulatur zu entspannen, wird nach Ansicht der Therapeuten die Streßbelastung gesenkt, was wiederum das Ertragen der Tinnitus- Geräusche erleichtert. In Kalifornien berichteten 80 % der Teilnehmer eines sechswöchigen Versuchs mit 12 Sitzungen von einem Rückgang der Lautstärke der Geräusche (S. 212/3).

### PSYCHOTHERAPIE UND BERATUNG
• Der Berater hilft den Betroffenen, die Krankheit zu akzeptieren. Dadurch wird verhindert, daß sich der Teufelskreis der chronischen Angst entwickelt (S. 188–191).

# Ohrenschmerzen

Ohrenschmerzen können relativ leicht, aber auch sehr schmerzhaft sein. Häufigste Ursache ist eine Entzündung des Mittelohrs. Diese geht ihrerseits häufig auf eine Verstopfung der Ohrtrompete zurück, die den Nasenrachen mit dem Mittelohr verbindet und Sekrete aus dem Mittelohr in die Nase und den Rachen abfließen läßt. Verstopft die Röhre, sammelt sich Flüssigkeit an, der Druck steigt, das Mittelohr schmerzt und entzündet sich häufig. Zu den Symptomen einer akuten Entzündung zählen starke, pochende Schmerzen und Fieber; Anzeichen für eine chronische Entzündung sind unregelmäßige Schmerzen und Eiterausfluß. Andere Ursachen für Ohrenschmerzen sind Veränderungen des Luftdrucks (z. B. beim Fliegen), ein Fremdkörper im Ohr, zuviel Ohrenschmalz, Zahnbeschwerden, eine chronische Ansammlung von Flüssigkeit im Mittelohr bei Kindern und Taubheit.

Bei akuten Ohrenschmerzen sollte man einen Arzt aufsuchen. Gewöhnlich wird der Arzt ein Schmerzmittel zur Linderung verschreiben sowie im Falle einer Entzündung eine Antibiotikabehandlung. Gehen die Beschwer-

*OBEN Pressen Sie die drei mittleren Finger sanft auf einen Punkt kurz vor dem Ohr.*

den auf eine Verstopfung der Nasennebenhöhlen oder der Nase zurück, kann die Gabe von Antihistaminika oder eines Dekongestionsmittels angezeigt sein. Zur Linderung der Schmerzen kann man eine warme Kompresse auf das Ohr legen. Um die Ohrtrompete zu öffnen und abtrocknen zu lassen, sollte man beim Schlafen seinen Kopf etwas höher legen. Ferner helfen ein Diffusionsgerät, insbesondere nachts, und das vorsichtige, aber feste Ausatmen durch die Nase, während man die Nasenlöcher zuhält, bis man im Ohr ein »Pop«-Geräusch hört. Dies kann man mehrmals am Tag wiederholen. Kinder zwischen sechs Monaten und drei Jahren sind besonders anfällig für Ohrenschmerzen und -entzündungen. Mit zunehmendem Alter beginnt sich die Ohrtrompete nach unten zu drehen, wodurch die Flüssigkeit des Mittelohrs besser abfließen kann.

## SYMPTOME

*Schmerzen • Fieber • Weiches Ohrenschmalz oder Eiter können aus dem Ohr austreten. • Hörbeschwerden*

*UNTEN Ohrenschmerzen treten besonders häufig bei Kindern auf und können sehr unangenehm sein. Zusätzlich zu den Schmerzen – die meist von einer Entzündung in Verbindung mit einer Erkältung herrühren – werden das Hörvermögen und das Gleichgewicht beeinträchtigt.*

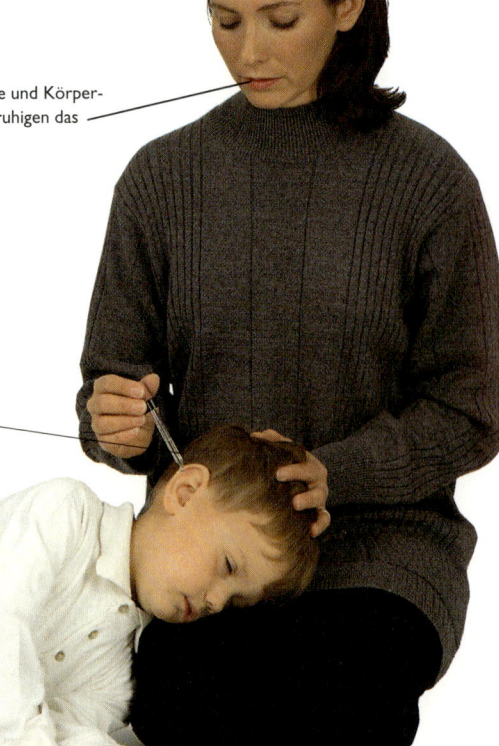

---

### THERAPIEN

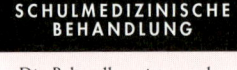

**CRANIOSACRALE OSTEOPATHIE**
• Vorsichtige Manipulation der Schädelknochen und anderer ausgewählter Punkte lindert den Druck aufgrund von Flüssigkeitsansammlung und fördert das Abfließen (S. 114/5).

**CHIROPRAKTIK**
• In einigen Fällen immer wieder auftretender Ohrentzündungen kann die Chiropraktik das Abfließen der Flüssigkeiten unterstützen (S. 118–125 und Osteopathie S. 106–113).

**MASSAGE**
• Viele Fachleute sind der Ansicht, daß eine Massage des betroffenen Ohres die Ohrtrompete offen halten kann. Dafür übt man leichten Druck aus und beschreibt eine Linie entlang der Rückseite des Ohres und des Kiefers; dann drückt und zieht man vorsichtig mehrmals die Haut vor dem Ohr. Oder man legt den fleischigen Teil der Handfläche kurz unterhalb des Daumens

(die Maus) auf das Ohr und dreht sie (S. 96–103).

**AKUPRESSUR**
• Liegt keine Entzündung vor, kann man die Schmerzen lindern, indem man fest mit drei Fingern auf den Bereich vor dem Ohr drückt und vorsichtig mit den Mittelfingern Druck auf die Vertiefung hinter den Ohrläppchen ausübt (S. 29–31).

---

### SCHULMEDIZINISCHE BEHANDLUNG

Die Behandlung ist von der Ursache der Ohrenschmerzen abhängig, umfaßt aber gewöhnlich die Verschreibung von Antibiotika und Dekongestionsmitteln. Ist die Ohrtrompete ständig verstopft, kann operativ eine druckausgleichende Röhre durch das Trommelfell eingesetzt werden, durch die die Flüssigkeit besser abfließt.

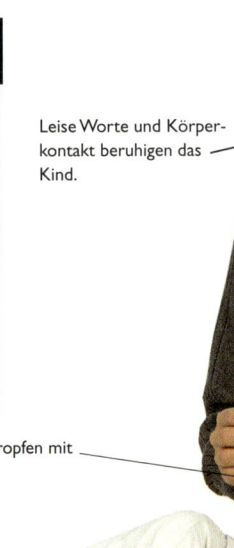

Leise Worte und Körperkontakt beruhigen das Kind.

Verabreichen Sie Tropfen mit einer Glaspipette.

# Innenohrentzündung

Bei einer Innenohrentzündung entzünden sich die mit Flüssigkeit gefüllten Kammern des Innenohrs, was zu einer Störung des Gleichgewichtssinns führt. Neben Vertigo führt dies zu Übelkeit, Erbrechen, ungewöhnlichen, ruckartigen Augenbewegungen und einem Klingeln, Zischen und Summen in den Ohren (s. S. 281). Ursache ist häufig eine Entzündung, eventuell in Verbindung mit Mumps oder Grippe, oder es handelt sich um die Folgen von Ménière-Krankheit oder Otosklerose.

Bis zum Abklingen des Schwindelgefühls ist Bettruhe angezeigt. Man sollte allerdings erst eine Woche nach dem vollständigen Abklingen der Symptome wieder Auto fahren. Wurde die Entzündung durch ein Virus ausgelöst, empfehlen einige Therapeuten eine Ernährungsumstellung und den vermehrten Verzehr von öligem Fisch zur Stärkung des Immunsystems.

Je nach Ursache kann der Arzt Mittel gegen die Übelkeit oder Diuretika verschreiben, die die Flüssigkeitsansammlung im Innenohr lindern. Gehen die Beschwerden auf Bakterien zurück, ist eine Behandlung mit Antibiotika angezeigt. In diesem Fall ist eine sofortige Behandlung nötig, da das Innenohr dauerhaft geschädigt werden kann.

Malleus (Hammer)

Gehörgang

Trommelfell

knöcherne Bogengänge

Cochlea (Schnecke)

Stapes (Steigbügel)

## SYMPTOME

*Schwindelgefühl, Ohnmacht und eventuell Hinfallen • Übelkeit und Erbrechen • teilweiser Verlust des Hörvermögens • Klingeln, Summen oder Zischen in den Ohren*

**THERAPIEN**

**HYDROTHERAPIE**
• Nach Ansicht mancher Spezialisten lindert die abwechselnde Auflage warmer und kalter Kompressen die Symptome, kann allerdings nicht die Ursachen der Beschwerden heilen (S. 172–179).

**AKUPUNKTUR**
• Die Stimulierung der entsprechenden Akupunkturpunkte fördert den Fluß von Qi, stärkt die lokale Durchblutung und bekämpft damit die Erkrankung (S. 20–28).

**SCHULMEDIZINISCHE BEHANDLUNG**

Der Arzt kann Tropfen oder Salben verschreiben oder den Gehörgang mit einem antibakteriellen oder antifungalen Mittel auspinseln.

**VORSICHT**

Rufen Sie den Arzt, wenn Sie das Hörvermögen in einem Ohr verlieren, sich ständig erbrechen, Ohnmachtsanfälle oder erhöhte Temperatur haben oder wenn neue, unerklärliche Symptome auftreten.

OBEN  *Das Ohr ist ausgesprochen kompliziert aufgebaut. Entzündungen können zu einer Reihe unangenehmer Symptome führen.*

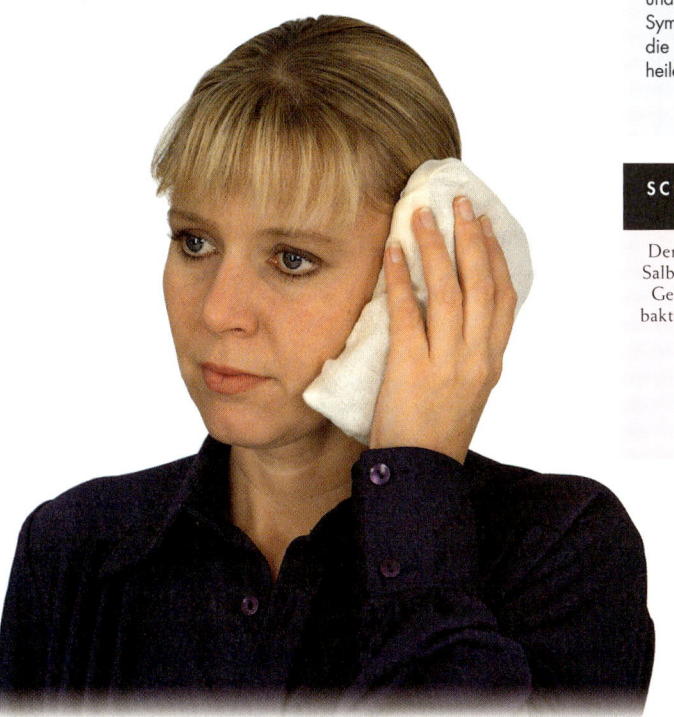

LINKS  *Das abwechselnde Auflegen warmer und kalter Kompressen auf den betroffenen Bereich kann Ohrenschmerzen lindern.*

# NASE

## Nebenhöhlenentzündung

Die Nasennebenhöhlen sitzen in den Wangenknochen hinter und um die Nase. Manchmal sind auch die Stirnhöhlen betroffen. Die Nebenhöhlenentzündung (Sinusitis) wird meist durch einen schlechten Abfluß der Höhlen aufgrund einer Allergie, Infektion oder Verstopfung der Nasenhöhle hervorgerufen. Es bildet sich Schleim, der zu starkem Druck und Schmerzen führt.

Akute Sinusitis kann durch eine Allergie oder eine Bakterieninfektion hervorgerufen werden, meist in Verbindung mit einer Erkältung. Eine chronische Nebenhöhlenentzündung tritt immer wieder auf. Sie kann ebenfalls von Bakterien hervorgerufen werden, kann aber auch auf ein schwaches Immunsystem oder eine Verstopfung der Nasenhöhle, beispielsweise durch Polypen, zurückgehen. Tabakrauch, trockene Luft und andere Schadstoffe können beide Formen auslösen.

Symptome sind eine verstopfte Nase mit grüngelber Schleimabsonderung, die manchmal blutdurchzogen ist; ein Druckgefühl im Kopf; Kopfschmerzen, die morgens am schlimmsten sind; Wangenschmerzen, die Zahnschmerzen ähneln; Müdigkeit, mangelnde Energie und Augenschmerzen. Unter ärztlicher Behandlung klingt eine akute Nebenhöhlenentzündung meist innerhalb von drei Wochen ab; eine chronische Sinusitis kann drei bis vier Wochen andauern.

Es gibt zahlreiche Dinge, die man selbst zur Heilung beitragen kann. Warme, feuchte Luft kann die Verstopfung lösen, deshalb eignen sich Diffusionsgeräte oder Dampfbäder. Warme Kompressen lindern die Schmerzen in Nase und Nebenhöhlen. Eine heiße Zitrone lockert den Schleim. Knoblauch, Zwiebeln und Meerrettich reduzieren die Schleimproduktion. Geben Sie Senf und aromatische Kräuter wie Oregano an das Essen. In einigen Fällen kann die Einnahme von Zink und Vitamin C die körpereigene Abwehr stärken.

### SYMPTOME

*Verstopfung der Nase mit dickem, zähem Schleim • Nasenbluten und Niesen • Verlust des Geruchssinns • Kopfschmerzen • Druckgefühl im Kopf • starke Schmerzen um die Augen und in den Wangen, die Zahnschmerzen ähneln*

OBEN *Das Einatmen der Dämpfe von Lavendelöl, das mit Warmwasser verdünnt wurde, kann die Schmerzen einer Nebenhöhlenentzündung lindern.*

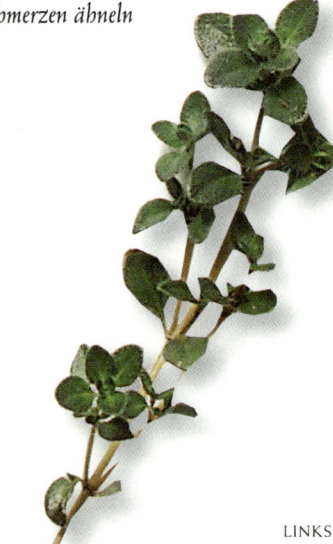

LINKS *Auch Pfefferminze hilft bei einer verstopften Nase.*

### SCHULMEDIZINISCHE BEHANDLUNG

Zum Abklingen der Schwellung kann der Arzt Nasensprays, Nasentropfen oder orale Dekongestionsmittel verschreiben. Bei bakteriellen Infektionen sind Antibiotika angezeigt und ein Antihistaminikum bei Allergien. Zur Beseitigung einer Blockade ist manchmal ein chirurgischer Eingriff notwendig.

### VORSICHT

Suchen Sie einen Arzt auf, wenn Sie unter Fieber, Nasenbluten, starken Kopfschmerzen, Gesichtsschwellungen, oder Augenbeschwerden leiden.

---

### THERAPIEN

**SHIATSU**
• Druck auf den Punkt zwischen dem Daumen und dem Zeigefinger im fleischigsten Teil der Hand, auf den Punkt zwischen dem 11. und 12. Wirbel und auf den Punkt seitlich der Nasenwurzel auf der Höhe der Pupillen kann bei Nebenhöhlenentzündung helfen (S. 32–37 und Do-In S. 38–41).

**FUSSREFLEXZONEN-MASSAGE**
• Zum Abklingen der Verstopfung und zur Linderung der Schmerzen wird der Therapeut die Nasenpunkte an den einzelnen Zehen stimulieren. Dabei streicht der Daumen langsam über jeden Zeh vom Ansatz zur Spitze (S. 66–71).

**AKUPRESSUR**
• Der Therapeut stimuliert eventuell die Akupressurpunkte des Dickdarm-Meridians rechts und links der Nasenlöcher (S. 29–31).

**AKUPUNKTUR**
• Nadel an den geeigneten Akupunkturpunkten fördern den Fluß von Qi und bringen Yin und Yang wieder ins Gleichgewicht. Bei Nebenhöhlenentzündung werden Nadeln in die Akupunkturpunkte des Lenkergefäßes und der Meridiane des Dick- und Dünndarms gestochen; bei Vorliegen einer Allergie in die Akupunkturpunkte des Milz-Meridians (S. 20–28).

**AROMATHERAPIE**
• Eine Gesichtsmassage mit einer stark verdünnten Mischung aus Lavendel-, Thymian-, Eukalyptus-, Pfefferminz-, Kiefern- und Teebaumöl lindert die Schmerzen, beseitigt die Verstopfung und wirkt antiseptisch (S. 104/5).

**HYDROTHERAPIE**
• Das abwechselnde Auflegen heißer und kalter Kompressen am Schädelansatz und auf der Stirn lindert die Beschwerden ebenso wie ein tägliches kaltes Sitzbad. Fußwechselbäder können ebenfalls helfen (S. 172–179).

**CRANIOSACRALE OSTEOPATHIE**
• Diese Therapie kann durch Förderung des Abflusses der Nebenhöhlenflüssigkeit die Beschwerden lindern (S. 214–215).

# Katarrh

Beim Katarrh liegt eine Überproduktion von dickem Schleim als Reaktion auf eine Entzündung oder eine Reizung der Schleimhaut von Hals, Nase und Lungen vor. Symptome sind Niesen, verstopfte oder laufende Nase, Husten oder Ohrenschmerzen und ein Verlust des Geschmacks- und Geruchssinns. Ein Katarrh wird häufig durch eine Erkältung oder Grippe hervorgerufen; andere Auslöser sind Rauchen, Einatmen von Staub, chronische Nebenhöhlenentzündung, Infektion der oberen Atemwege und Allergien. Mehrere Erkältungen in rascher Folge können ebenfalls zu chronischem Katarrh führen.

In der Schulmedizin werden eventuell Antibiotika verschrieben, wenn der Katarrh auf eine bakterielle Infektion zurückgeht, oder ein Antihistaminikum, wenn es sich um eine allergische Reaktion handelt. Zur Linderung der Symptome können auch abschwellend wirkende Nasentropfen verschrieben werden. Auch Dampfinhalationen können helfen (Vorsicht bei Asthma). Außerdem sollte man darauf achten, daß die Räume gut belüftet sind und den Verzehr von Milchprodukten, Zucker und Süßspeisen einschränken und frisches Obst, Salate, Gemüse, Fisch, Nüsse, Honig und Vollkorngetreide vorziehen.

Meiden Sie stark zuckerhaltige Speisen und reduzieren Sie den Verzehr von Milchprodukten.

Essen Sie viel frisches Obst, Gemüse und Vollkornprodukte.

OBEN *Eine gesunde Ernährung ist eine ausgezeichnete Medizin bei Katarrh; man sollte allerdings auf Milchprodukte verzichten.*

## SCHULMEDIZINISCHE BEHANDLUNG

Suchen Sie einen Arzt auf, wenn die Beschwerden länger als zwei bis vier Wochen dauert oder wenn der Schleim blutdurchzogen ist. Je nach Ursache verschreibt der Arzt bei schweren Symptomen Antibiotika oder ein Antihistaminikum.

## VORSICHT

Sitzbäder, Saunabäder, Dampfbäder und heißes Duschen sollten während der Schwangerschaft vermieden werden.

## SYMPTOME

verstopfte, eventuell triefende Nase • Husten • Ohrenschmerzen • eventuell Nasenbluten • An der Nasenscheidewand können sich wunde Stellen bilden.

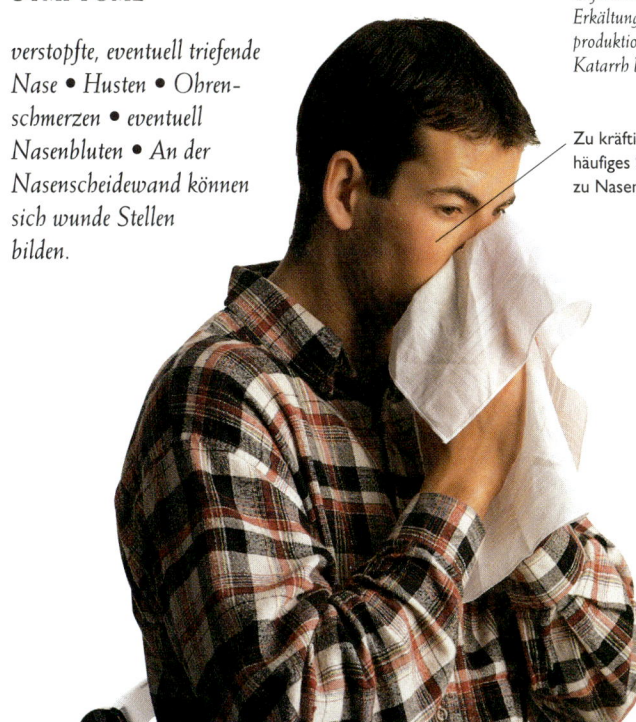

UNTEN *Eine Ursache für das dumpfe Gefühl im Kopf, das man mit einer Erkältung verbindet, ist die Überproduktion von Schleim, die als Katarrh bezeichnet wird.*

Zu kräftiges oder zu häufiges Schneuzen kann zu Nasenbluten führen.

## THERAPIEN

**AKUPRESSUR**
• Zur Linderung der Symptome wird Druck auf die Akupressurpunkte an der Rückseite un den beiden Seiten des Schädels sowie auf die Fingerzwischenhäute ausgeübt (S. 29–31).

**AKUPUNKTUR**
• Ein Therapeut wird die Akupunkturpunkte des Dickdarm-, Magen- und Lungen-Meridians stimulieren (S. 20–28).

**MASSAGE**
• Zur besseren Drainage der Nebenhöhlen kann eine Gesichtsmassage von Nutzen sein. Hat sich der Schleim in den Bronchien festgesetzt, empfiehlt sich eine Streichung des oberen Rückens sowie eine Knetung der Schultermuskulatur und eine Reibung des unteren Endes des Brustbeines (S. 96–103).

**HYDROTHERAPIE**
• Bei Katarrh können Behandlungen wie Senffußbäder, Sitzbäder, lange heiße Duschbäder, Saunabäder, Dampfbäder, heiße und kalte Kompressen und Rubbelmassagen empfohlen werden (S. 172–179).

**FUSSREFLEXZONEN-MASSAGE**
• Ein Therapeut empfiehlt vermutlich die Massage der Reflexzonen, die mit den Nebenhöhlen und der Nase korrespondieren. Zusätzlich rät er eventuell zur Massage der Bereiche, die mit dem Kopf, den Augen, den oberen Lymphknoten und dem Verdauungssystem verbunden sind (S. 66–71).

UNTEN *Die Akupressur der Hand kann den Katarrh lösen.*

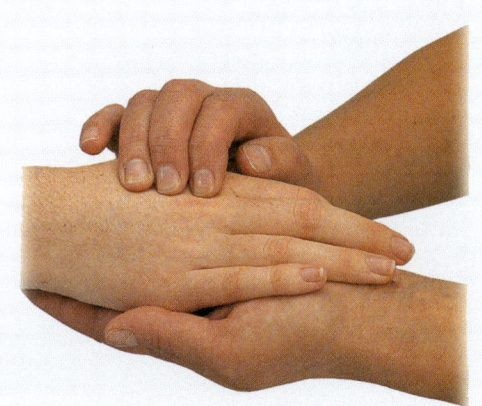

# MUND UND RACHEN

## Angst vor dem Zahnarzt

Viele Menschen haben Angst vor dem Zahnarztbesuch. Bei den Betroffenen kommt es zu ausgeprägten Angst- und Panikattacken. Sie fühlen sich dem Zahnarzt ausgeliefert, empfinden ihn als ungeduldig und ignorant den eigenen Leiden gegenüber. Besonders häufig sind Kinder betroffen, insbesondere wenn sie spüren, daß ihre Eltern ebenfalls Angst haben.

Die meisten Zahnärzte wissen um die Nervosität, die ihre Patienten befällt. Sie können Hausbesuche, Beruhigungs- oder Betäubungsmittel anbieten und den Patienten zur Bewältigung des Problems Ratschläge bezüglich Hypnose und anderer Entspannungstechniken geben.

### SYMPTOME

*schneller Puls • Schweißausbruch • erhöhter Blutdruck • Zittern • Übelkeit*

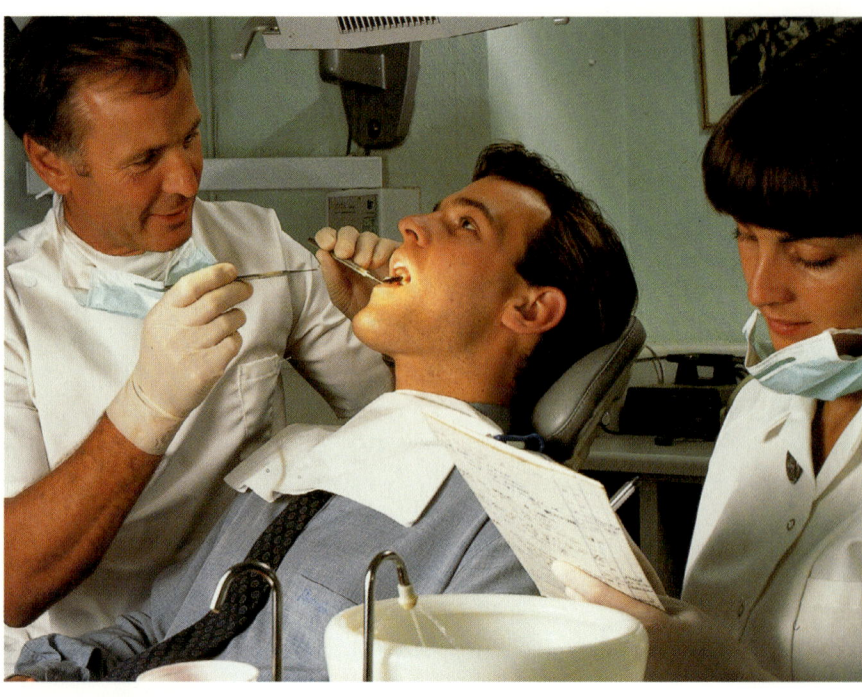

OBEN *Ein guter Zahnarzt sagt dem Patienten, was er als nächstes tun wird und unterbricht die Arbeit, wenn der Patient offensichtliche Schmerzen hat.*

### KURZINFORMATION

• Die Mehrheit der Deutschen hat Angst vor dem Zahnarzt. Der Besuch beim »Zahnklempner« wird oft unsinnigerweise hinausgezögert, was zu sehr teuren Spätschäden führen kann.

### SCHULMEDIZINISCHE BEHANDLUNG

Zur Bekämpfung der Angst können Hausbesuche, Beruhigungs- oder Betäubungsmittel angeboten werden. Kognitive Verhaltenstherapien, Hypnose und Entspannungstechniken sind ebenfalls empfehlenswert.

RECHTS *Bestimmte Arten von Musik haben nachweislich einen therapeutischen Effekt bei der Linderung von Angst.*

---

## THERAPIEN

### AROMATHERAPIE
• Die beruhigenden Öle Bergamotte, Kamille, Muskatellersalbei, Geranium, Jasmin, Wacholder, Lavendel, Majoran, Zitronenmelisse und Ylang Ylang eignen sich besonders gut. Man sollte sie zur Massage in Verbindung mit einem leichten Trägeröl wie Mandelöl einsetzen. Nehmen Sie ein Fläschchen des verdünnten Öls mit und tragen Sie es kurz vor der Behandlung auf Schläfen und Puls auf (S. 104/5).

### AYURVEDA
• Eine individuelle Behandlung wird den Bedürfnissen des Einzelnen angepaßt (S. 78–85).

### BIOFEEDBACK
• Therapeuten lehren, wie man 16 der größeren Muskeln des Körpers über einen Zeitraum von 15 bis 20 Minuten systematisch anspannt und entspannt, während man auf dem Behandlungsstuhl sitzt. Während dieser Zeit wird die Muskelanspannung elektronisch aufgezeichnet und

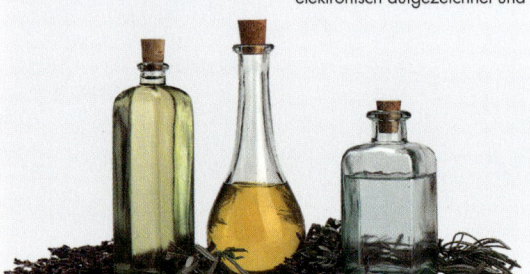

angezeigt, so daß man den Entspannungszustand überwachen kann. Ziel ist es, stärkere Kontrolle über die körperlichen Reaktionen zu erhalten (S. 212/3).

### PSYCHOTHERAPIE UND BERATUNG
• Ein kognitiver Verhaltenstherapeut fordert den Betroffenen auf, sich den Ängsten zu stellen, indem er offen darüber spricht und sogenannte negative Wahrnehmungen in Worte faßt. Dann wird man angeleitet, Probleme neu zu formulieren. Dafür werden sie in Einzelprobleme unterteilt, die nacheinander angesprochen werden (S. 196–199).

LINKS *Beruhigende Öle vor einem Zahnarztbesuch können entspannend wirken.*

### HYPNOTHERAPIE
• Die Hypnose wird eingesetzt, um die Art des Denkens neu zu programmieren und so die Angst vor einer zahnärztlichen Behandlung zu überwinden. Wählen Sie einen angesehenen Therapeuten, wenn Sie mit dieser Methode ihre Phobie überwinden wollen (S. 218–223).

### BIORHYTHMUS
• Auf persönlicher Ebene gibt es drei wichtige Kreisläufe, die unser Leben beeinflussen – der emotionale Kreislauf dauert 28 Tage, der körperliche 23 Tage und der intellektuelle 33 Tage. Die Kreisläufe und die einzelnen Phasen in jedem Kreislauf können genutzt werden, um die Tage zu bestimmen, an denen Betroffene am besten mit ihrer Phobie umgehen können (S. 244–247).

### MUSIKTHERAPIE
• Einige Zahnärzte spielen inzwischen beruhigende Hintergrundmusik während der Behandlung. Man glaubt, dies hilft dem Patienten zu entspannen und Ängste abzubauen (S. 232–235).

### ENTSPANNUNGS- UND ATEMTECHNIKEN
• Das Erlernen und Praktizieren schneller und einfacher Entspannungsübungen sowie eine tiefe Atmung beruhigen die Nerven und lindern Streß (S. 158–165 und S. 166–171).

# Zahnbeschwerden
(nach einer zahnärztlichen Behandlung)

Beschwerden nach einer Behandlung gehen zumeist auf eine Verletzung – eventuell am Nerv – oder auf einen Bluterguß am behandelten Zahn zurück. Schmerzen können sofort nach Beendigung der Behandlung auftreten oder nachdem die Wirkung des Betäubungsmittels nachläßt. Es kann auch zu Zahnfleischbluten kommen.

Bei anhaltenden Schmerzen sollte man umgehend den Zahnarzt aufsuchen, da es sich um ein Anzeichen einer Entzündung handeln kann. Der Arzt wird den betroffenen Zahn röntgen und eine Entzündung entsprechend behandeln.

## SYMPTOME

*Schmerzen • Zahnfleischbluten • im Falle einer Entzündung geschwollenes Zahnfleisch*

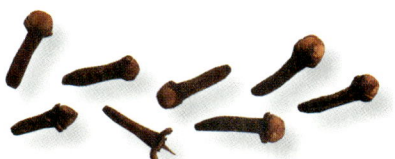

OBEN *Das vorsichtige Auftragen von Nelkenöl auf den betroffenen Bereich wirkt lindernd.*

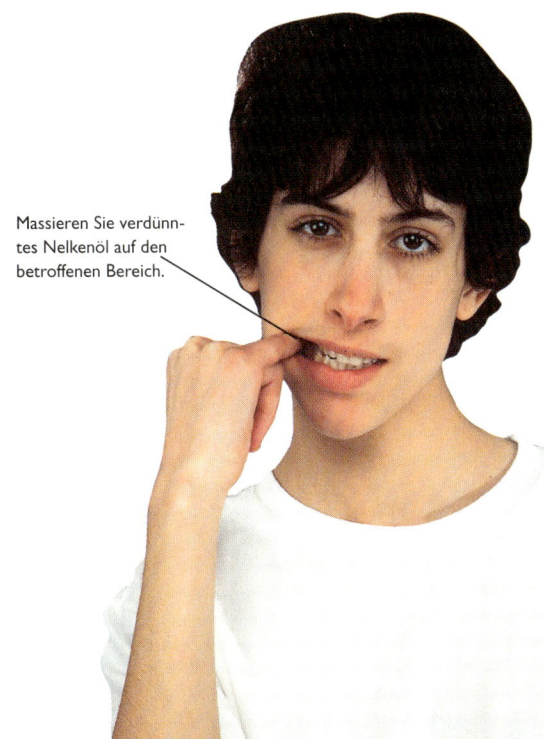

Massieren Sie verdünntes Nelkenöl auf den betroffenen Bereich.

LINKS *Starke Schmerzen nach einer Behandlung sind ungewöhnlich; deshalb sollte man den Zahnarzt aufsuchen. Bei der Behandlung könnte ein Nerv verletzt worden sein.*

---

**SCHULMEDIZINISCHE BEHANDLUNG**

Langanhaltende Zahnbeschwerden im Anschluß an eine Behandlung sollten vom Arzt untersucht werden, um sicher zu gehen, daß keine Infektion vorliegt.

**THERAPIEN**

**AROMATHERAPIE**
• Nelkenöl oder zerkleinerte Gewürznelken können vorsichtig in und um den betroffenen Bereich massiert werden. Dies verhindert eine Infektion, lindert die Entzündung und die Beschwerden (S. 104/5).

**AKUPUNKTUR**
• Die Weltgesundheitsorganisation empfiehlt Akupunktur als Therapie für diese Beschwerden (S. 20–28).

---

# Zähneknirschen

Unwillkürliches Zähneknirschen oder Zusammenbeißen der Zähne wird in der Medizin als Bruxismus bezeichnet. Das Phänomen ist bei älteren Menschen und Kindern am stärksten verbreitet und tritt meist im Schlaf auf. Dies kann mit Ängsten und Alkoholkonsum verbunden sein. Zähneknirschen ist schlecht für die Zähne, verletzt und reizt das Zahnfleisch und kann sogar zum Absterben von Nerven führen, wenn es nicht behandelt wird. Die Angewohnheit läßt sich mit dem ständigen Rütteln eines in den Boden eingelassenen Pfahls vergleichen, den man irgendwann gelockert hat. Dies gilt insbesondere, wenn Zähneknirschen nicht behandelt wird.

Zahnärzte haben dagegen die sogenannte Knirscherschiene entwickelt, die man zum Schlafen einsetzt. Sie verhindert Zähneknirschen, fühlt sich nicht unangenehm an und schützt Zähne und Zahnfleisch.

UNTEN *Vielleicht glaubt man, ruhig zu schlafen, doch langfristig kann Knirschen zur Schädigung der Zähne führen.*

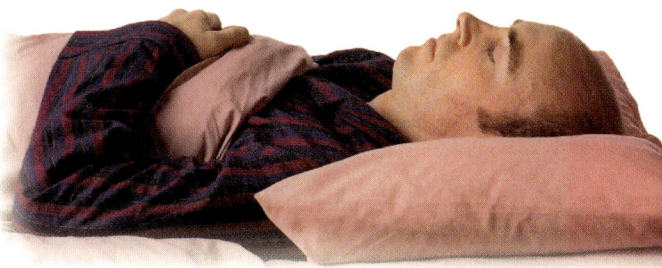

**SCHULMEDIZINISCHE BEHANDLUNG**

Der Zahnarzt wird die Zähne und den Biß prüfen und gegebenenfalls korrigierende Maßnahmen einleiten. Bei starken Schmerzen können entzündungshemmende Schmerzmittel verschrieben werden.

OBEN *Durch eine Knirscherschiene treffen die Zahnreihen nicht direkt aufeinander.*

**THERAPIEN**

**AKUPUNKTUR**
• Die Stimulierung der entsprechenden Akupunkturpunkte lindert die Schmerzen und wirkt beruhigend (S. 20–28).

**AKUPRESSUR**
• Druck auf die Akupressurpunkte unterhalb der Wangenknochen kann die Beschwerden lindern (S. 29–31).

**AUTOGENES TRAINING**
• Die Therapie soll helfen, eine übermäßige Muskelanspannung im Gesichtsbereich abzubauen (S. 210/1).

**WEITERE THERAPIEN**
• Osteopathie (S. 106–113) und Chiropraktik (S. 118–125) können helfen.

# Zahnschmerzen

Zahnschmerzen sind gewöhnlich Folge von Zahnfäule oder Karies. Karies entsteht, wenn Bakterien des Zahnbelags – ein weicher, klebriger, fast unsichtbarer Film, der sich jeden Tag auf den Zähnen bildet – mit stärke- oder zuckerhaltigen Speisen reagieren und sich Säuren bilden. Diese Säuren fressen den Zahnbelag und die Wurzeloberfläche weg. Ohne Behandlung werden aus kleinen Löchern große Löcher, wodurch eine winzige Schädigung des Zahns letztendlich den ganzen Zahn zerstören kann.

Ist ein Zahn kälteempfindlich, reagiert er auf Hitze oder Süßes und dauern die Schmerzen länger als ein paar Minuten an, können die Nerven des Zahns durch fortgeschrittene Karies und anschließende bakterielle Entzündung geschädigt sein. Unbehandelt kann diese Entzündung auf den Knochen übergreifen, und es bilden sich eitrige Abszesse. In diesem Fall ist neben der zahnärztlichen Behandlung auch eine Antibiotikabehandlung angezeigt. Treten Schmerzen nur beim Kauen auf, können der Zahn oder die Füllung gebrochen sein. So oder so sollte man umgehend einen Termin beim Zahnarzt vereinbaren. Damit Zahnschmerzen gar nicht erst auftreten, sollte man alle sechs Monate eine Kontrolluntersuchung vornehmen lassen.

UNTEN *Menschen mit verstärkter Zahnbelagbildung (Plaque) sollten drei- bis viermal jährlich eine Zahnreinigung machen lassen.*

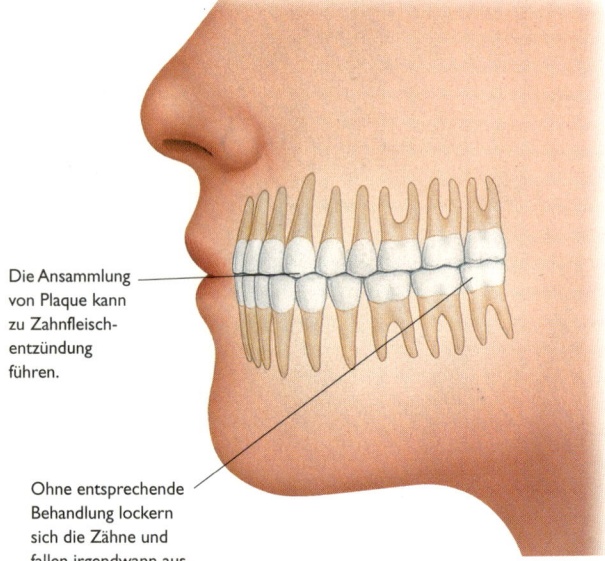

Die Ansammlung von Plaque kann zu Zahnfleischentzündung führen.

Ohne entsprechende Behandlung lockern sich die Zähne und fallen irgendwann aus.

## SYMPTOME

*Die Zähne reagieren empfindlich auf Kälte, Hitze und Süßes. • Schmerzen beim Kauen deuten darauf hin, daß ein Zahn oder eine Füllung gebrochen sind. • Das angrenzende Zahnfleisch ist geschwollen und entzündet und kann bluten.*

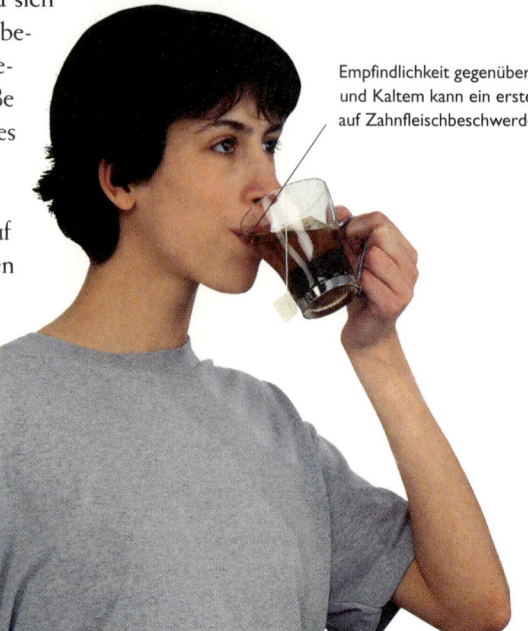

Empfindlichkeit gegenüber Heißem und Kaltem kann ein erster Hinweis auf Zahnfleischbeschwerden sein.

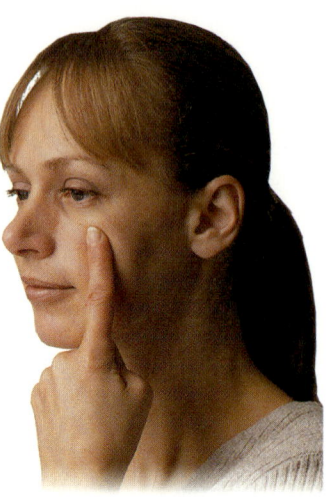

OBEN *Ein Akupressurpunkt zur Linderung von Zahnschmerzen sitzt kurz unterhalb des Wangenknochens.*

## VORSICHT

Zahnschmerzen sind ein Symptom von kariösen Zähnen. Sie können nur durch einen Zahnarztbesuch behoben werden. Man sollte möglichst schnell zum Zahnarzt gehen, da sich die Beschwerden ansonsten verschlimmern.

Ein Zahnarzt wird den Kariesbefall prüfen und behandeln. Bei Verdacht auf Zahnfleischerkrankungen werden Röntgenaufnahmen gemacht, um die Diagnose zu bestätigen.

## KURZINFORMATION

• Über 80 % aller Deutschen haben Löcher in den Zähnen.

• Nur etwas mehr als die Hälfte der Bundesbürger geht regelmäßig zum Zahnarzt.

• Jedes Jahr werden Milliarden Mark für Zahnpasta, Mundspülungen, Zahnseide und andere Zahnpflegeprodukte ausgegeben.

• Über 60 % der Deutschen leiden unter Zahnfleischproblemen.

## THERAPIEN

**AKUPRESSUR**
• Das Ausüben von Druck auf den Akupressurpunkt auf dem Handrücken zwischen Daumen und Zeigefinger kann Zahnschmerzen lindern. Weitere Punkte sind die Unterseite der Wangenknochen direkt unter den Pupillen und der Punkt direkt vor dem Ohr in der Delle, die sich beim Öffnen des Mundes vertieft. Es gibt zwei weitere hilfreiche Akupressurpunkte direkt über und unter diesem (S. 29–31).

**AROMATHERAPIE**
• Pfefferminz-, Cajeput- und Nelkenöl wirken, wenn sie direkt auf den betroffenen Bereich aufgetragen werden, als natürliches Schmerzmittel, während Koriander zusätzlich Entzündungen hemmt. Etwas Lavendelöl auf Gesicht und Wangen verrieben kann die Beschwerden lindern (S. 104/5).

**AKUPUNKTUR**
• Akupunkteure vertreten die Ansicht, daß eine Stimulierung der entsprechenden Punkte Schmerzen vorübergehend lindern kann (S. 20–28).

**HYDROTHERAPIE**
• Das Lutschen von Eiswürfeln oder eine Eispackung auf der Wange werden häufig zur Schmerzlinderung eingesetzt (S. 172–179).

**CRANIOSACRALE OSTEOPATHIE**
• Sanfte Manipulation des Schädelknochens kann bei der Behandlung von Zahnschmerzen helfen (S. 114/5).

# Zahnfleischentzündung

Zahnfleischentzündung ist eine der Hauptursachen von Zahnausfall bei Erwachsenen. Sie entsteht durch Zahnbelag, einem klebrigen, bakteriellen Film, der sich ständig auf den Zähnen bildet. Die Bakterien produzieren Gifte, die das Zahnfleisch schädigen und letztendlich auf den Knochen übergehen. Zahnstein unter dem Zahnfleisch kann ebenfalls zu einer Entzündung führen.

Im Anfangsstadium ist das Zahnfleisch rot, geschwollen und empfindlich. Es kann bluten, insbesondere beim und nach dem Zähneputzen. Andere Anzeichen sind ein Rückgang des Zahnfleisches, Mundgeruch, Eiter zwischen Zähnen und Zahnfleisch, lockere Zähne und eine Veränderung des Bisses. Bei solchen Symptomen sollte man umgehend einen Zahnarzt aufsuchen, da die Beschwerden im Frühstadium noch reversibel sind.

Man sollte täglich Zahnseide verwenden und die Zähne morgens und abends putzen. Vielleicht lohnt die Anschaffung einer elektrischen Zahnbürste. Außerdem sollte man die Zähne regelmäßig in einer Zahnpraxis reinigen und kontrollieren lassen. Stark gewürzte und extrem zuckerhaltige Speisen sollten gemieden werden. Der freie Speichelfluß und das Streichen von Zunge und Lippen über Zähne und Zahnfleisch sind wichtig für die Hygiene. Die Speichelproduktion ist bei Dehydration reduziert, daher sollte man ausreichend Wasser trinken.

Eine Mundspülung aus Warmwasser und einem Eßlöffel Aloe-Vera-Gel beruhigt und heilt entzündetes Zahnfleisch. Man kann das Gel auch direkt auf dem betroffenen Bereich auftragen.

Da Zahnfleischerkrankung anfangs schmerzlos sind, erkennt man eventuell nicht, daß man darunter leidet. Läßt man sie allerdings unbehandelt, können sie sich verschlimmern und zu einer anderen schweren Form, der Parodontose, fortschreiten. Erfolgt keine umgehende Behandlung durch einen Zahnarzt können das Zahnfleisch und die Knochen, in denen die Zähne sitzen, ernsthaft geschädigt werden mit der Folge, daß die Zähne gezogen werden müssen.

## SYMPTOME

*rotes, geschwollenes und empfindliches Zahnfleisch, das beim Zähneputzen leicht blutet • Mundgeruch • Das Zahnfleisch zieht sich zurück. • lockere Zähne*

### SCHULMEDIZINISCHE BEHANDLUNG

Der Zahnarzt wird eine geeignete Zahnbürste empfehlen und den Patienten gegebenenfalls in der richtigen Putztechnik und in der Verwendung von Zahnseide unterweisen. Zahnsteinentfernung und eine Zahnreinigung sollten zu jedem Zahnarztbesuch gehören.

### VORSICHT

Zahnfleischentzündung sollte umgehend behandelt werden. Ansonsten schreitet sie fort und kann zu ernsthafteren Zahnfleischerkrankungen wie Parodontose führen.

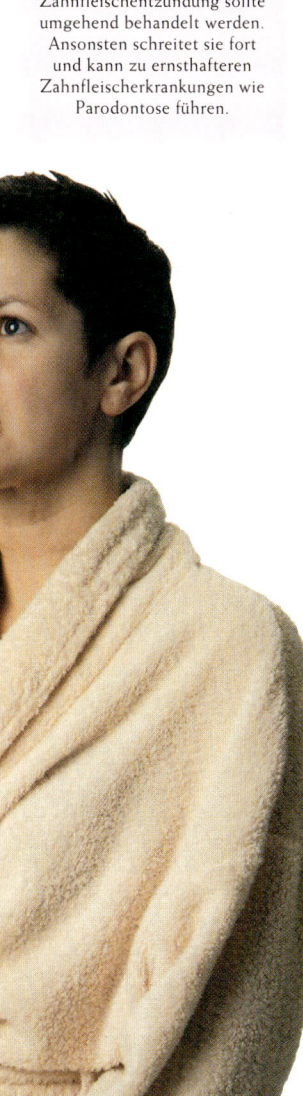

RECHTS *Es ist wichtig, die Zähne richtig und regelmäßig zu putzen. Zu kräftiges Putzen kann das Zahnfleisch verletzen und die Beschwerden verschlimmern.*

---

## THERAPIEN

**◉ AYURVEDA**
• Ayurvedische Ärzte empfehlen, verdünnten Zitronensaft zu trinken und das Zahnfleisch mit Kokosnußöl zu massieren. Es hilft auch, blutendes Zahnfleisch mit dem gerbstoffreichen Extrakt der Akazie zu betupfen (S. 78–85).

**⚡ AKUPUNKTUR**
• Gingivitis (Zahnfleischentzündung) zählt zu den Beschwerden, bei denen laut Weltgesundheitsorganisation Akupunktur helfen kann (S. 20–28).

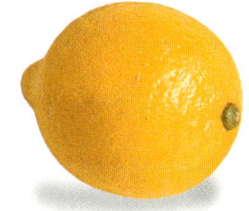
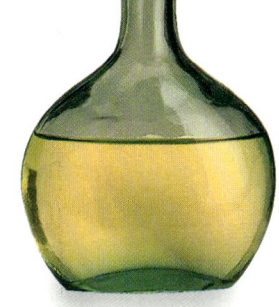

RECHTS *Im Ayurveda wird Zahnfleischentzündung mit stark verdünntem Zitronensaft behandelt oder man massiert das Zahnfleisch mit Kokosnußöl. Zitronensaft kann allerdings den Zahnschmelz schädigen; sprechen Sie daher zuerst mit Ihrem Zahnarzt.*

# Mandelentzündung

Bei den Mandeln handelt es sich um zwei kleine Ansammlungen von Lymphgewebe im hinteren Bereich des Rachens. Besonders häufig treten Mandelentzündungen während der Kindheit auf. Erstkläßler sind besonders anfällig, da sie durch die Schule mit einer großen Anzahl von Viren in Kontakt kommen.

Mandelentzündung ist ansteckend, benötigt drei bis fünf Tage bis sie ausbricht und wird entweder durch Viren oder Bakterien hervorgerufen (häufig durch Streptokokken). Entzündete Mandeln werden rot und schwellen an. Manchmal bildet sich auch weißer oder gelber Eiter auf der Oberfläche. Die Entzündung kann auch auf die Adenoide, Gewebewucherungen im hinteren Bereich der Nase, übergreifen. In seltenen Fällen können Komplikationen wie Peritonsillarabszeß (ein Abszeß, der sich um die Mandel bildet), Nierenentzündung oder rheumatisches Fieber auftreten.

Im Normalfall ist das Schlimmste binnen 48 Stunden überstanden. Während dieser Zeit ist Bettruhe angezeigt; man sollte sehr viel trinken und das Essen erst mal vermeiden. Schwarzer-Johannisbeer-Tee, heißer Johannisbeersaft, heiße Zitrone oder Honiggetränke sowie Apfelessig mit Honig können Halsschmerzen lindern. Lebertrantabletten, Vitamin C und Knoblauch unterstützen ebenfalls den Heilungsprozeß.

Man sollte einen Arzt aufsuchen, wenn die Symptome, insbesondere hohes Fieber, länger als zwei Tage andauern; wenn der ausgeworfene Schleim grün oder gelb ist; wenn im Nacken roter Ausschlag auftritt; wenn das Kind blaß und lustlos ist und nicht genügend trinkt, um zu urinieren; oder wenn die Symptome bei Personen über 40 Jahre auftreten. Der Arzt kann Schmerzmittel verschreiben und Antibiotika, die allerdings nur bei Bakterienbefall helfen; sie haben keine Wirkung bei Viren. Die operative Entfernung der Mandeln ist heutzutage nicht mehr üblich, es sei denn, es kommt im Erwachsenenalter immer wieder zu ernsthaften, hartnäckigen Entzündungen.

## SYMPTOME

*Halsschmerzen • Schluckbeschwerden • geschwollene und druckempfindliche Lymphknoten • erhöhte Temperatur • Kopfschmerzen, Ohrenschmerzen, allgemeine Schwäche und Unwohlsein • Mundgeruch und weißer Zungenbelag • manchmal Fieber*

## THERAPIEN

### AROMATHERAPIE
• Sanfte Massage mit verdünntem Eukalyptusöl kann die Beschwerden lindern. Thymianöl ist ein starkes Antiseptikum und hat beruhigende Wirkung. Man kann es mit einem leichten Trägeröl verdünnen und in den Nacken massieren. Gegen die Entzündung kann man unverdünntes Teebaumöl auf ein Wattestäbchen geben und auf die Mandeln auftragen (S. 104/5).

### AYURVEDA
• Therapeuten empfehlen Senföl, da es Pitta und Kapha reduziert und eine ausgleichende Wirkung auf Vata hat (S. 78–85).

### HYDROTHERAPIE
• Manche Therapeuten empfehlen einen Raumbefeuchter, da trockene Luft die Beschwerden verstärken kann. Außerdem helfen kalte Halskompressen und Magenwickel (S. 172–179).

LINKS *Warmer schwarzer Johannisbeersaft schmeckt Kindern (und Erwachsenen) nicht nur gut, sondern beruhigt auch einen entzündeten Hals.*

### SCHULMEDIZINISCHE BEHANDLUNG

Bettruhe, viel Flüssigkeit und Halstabletten in der empfohlenen Dosierung. Dauern die Symptome länger als drei Tage an, kann der Arzt im Falle einer Infektion mit Bakterien Antibiotika verschreiben. Bei schwerer, hartnäckiger, immer wieder auftretender Mandelentzündung kann ein operativer Eingriff angezeigt sein.

### VORSICHT

Suchen Sie einen Arzt auf, wenn binnen zwei Tagen keine Besserung der Symptome, insbesondere des Fiebers, eintritt.

### KURZINFORMATION

• Mandelentzündung tritt häufiger bei Kindern als bei Erwachsenen auf.

• Lange Zeit herrschte der Irrglaube, die Mandeln seien ein nutzloser Teil des Körpers – sie schützen den Körper jedoch vor Infektionen.

• Eine Mandelentzündung tritt meist plötzlich infolge einer Streptokokken-Infektion auf, kann aber auch durch Viren hervorgerufen werden.

• Häufig verschwindet eine Mandelentzündung ohne Behandlung.

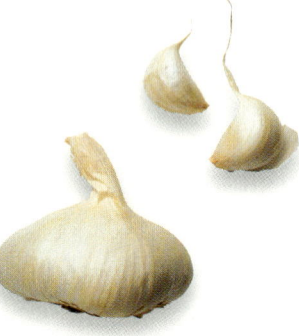

OBEN *Knoblauch besitzt zahlreiche medizinische Eigenschaften und hilft bei Mandelentzündung.*

# Halsschmerzen

Halsschmerzen können von verschiedenen infektiösen Organismen ausgelöst werden, meist von Viren, die restlichen Fälle gehen auf Bakterien zurück. Virusinfektionen sind meist milder und treten häufig zusammen mit Husten auf. Hohes Fieber und eitrige Mandeln deuten auf eine Bakterieninfektion hin. Antibiotika können die Dauer einer Bakterieninfektion etwas verkürzen.

Scharlach und rheumatisches Fieber sind Komplikationen von bakteriellen Halsentzündungen, die von Streptokokken der Gruppe A hervorgerufen werden. Sie sind heutzutage in den Industrieländern wesentlich seltener als früher, doch die meisten Ärzte werden trotzdem einen Bakterientest machen und gegebenenfalls Antibiotika verschreiben. Pfeiffersches Drüsenfieber ist eine Viruserkrankung, bei der Halsschmerzen das wichtigste Symptom sind. Die Schmerzen sind meist stark; die Mandeln sind entzündet und dick mit weißlichem Eiter überzogen. Das Virus breitet sich weiter im Körper aus und kann zu einer Vergrößerung der Lymphdrüsen, der Leber und der Milz führen.

Normalerweise verschwinden Halsschmerzen binnen weniger Tage. Dauert die Entzündung länger an und ist sie von hohem Fieber und starkem Unwohlsein begleitet, sollte man einen Arzt aufsuchen.

Heilpraktiker zielen einerseits darauf ab, die Schmerzen der Entzündung zu lindern und wollen andererseits die körpereigene Abwehr unterstützen, indem sie das Immunsystem kräftigen. Gurgeln mit Salzwasser lindert die Symptome und läßt die Entzündung abklingen; Gurgeln mit Honigwasser fördert die Heilung ebenso wie heiße Zitrone mit Honig oder das Gurgeln mit Weißkohlsaft. In der Schulmedizin werden dagegen Schmerzmittel, antiseptisch wirkende Pastillen und Gurgelmittel zur Linderung eingesetzt.

Man sollte verschmutzte Luft meiden, da diese die Reizung verstärkt, ebenso wie kalte und trockene Luft. Die Stimme sollte geschont und der Hals warm gehalten werden. Verschwinden die Halsschmerzen nicht innerhalb von vier Tagen, sollte man einen Arzt aufsuchen. Bei einer bakteriellen Infektion wird er eventuell ein Antibiotikum verschreiben und so verhindern, daß sich die Bakterien weiter im Körper ausbreiten.

## SCHULMEDIZINISCHE BEHANDLUNG

Schmerzmittel, antiseptisch wirkende Pastillen, Halssprays und Gurgellösungen lindern die Entzündung. Bei einer bakteriellen Infektion ist eine Antibiotikabehandlung als Schutz vor rheumatischem Fieber angezeigt.

## VORSICHT

In der Schwangerschaft sollte man den hier beschriebenen zweiten Shiatsu-Druckpunkt nicht stimulieren. Suchen Sie einen Arzt auf, wenn eine unbehandelte Streptokokkeninfektion zu Scharlach oder rheumatischem Fieber führt, was schwerwiegende Folgen für die Gesundheit haben kann.

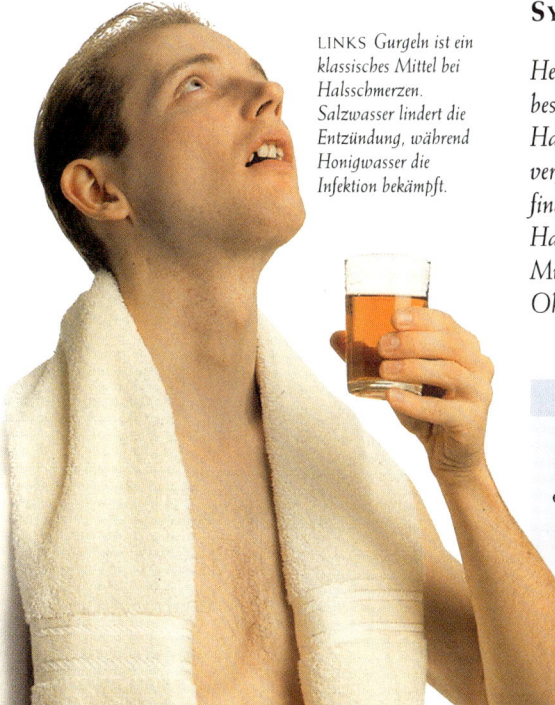

LINKS *Gurgeln ist ein klassisches Mittel bei Halsschmerzen. Salzwasser lindert die Entzündung, während Honigwasser die Infektion bekämpft.*

## SYMPTOME

*Heiserkeit, Durst • Schluckbeschwerden • Brennen im Hals • leichtes Fieber • vergrößerte und druckempfindliche Lymphdrüsen am Hals • Schwäche und Müdigkeit • eventuell Ohrenschmerzen*

## KURZINFORMATION

• Ursache nichtinfektiöser Halsschmerzen können eine anhaltende Reizung durch übermäßigen Gebrauch der Stimme, stark gewürzte Speisen, eine staubige Arbeitsumgebung, industrielle Abgase, übermäßiger Alkoholkonsum und Rauchen sein.

• Am häufigsten sind leichte Virusinfektionen, deren Behandlung gewöhnlich unproblematisch ist.

• Bakterieninfektionen, beispielsweise durch Streptokokken, sind wesentlich ernster und benötigen ärztliche Behandlung, insbesondere bei Kindern, da das Risiko von rheumatischem Fieber besteht. Eine unkomplizierte Virusinfektion sollte innerhalb von drei bis sechs Tagen auch ohne spezielle Behandlung abklingen.

## THERAPIEN

### AROMATHERAPIE
• Etwas Lavendelöl mit einem leichten Trägeröl verdünnen und den Hals damit massieren. Lavendelöl besitzt antiseptische, antibakterielle und schmerzlindernde Eigenschaften. Etwas verdünntes Teebaumöl auf ein Wattestäbchen geben und damit den Rachen betupfen. Teebaumöl wirkt schmerzstillend und bekämpft die Infektion, was die Symptome lindert und die Ursache behandelt. Stark verdünntes Eukalyptusöl ist eine Alternative (S. 104/5).

### SHIATSU
• Man konzentriert sich darauf, die Druckpunkte zwischen den Rippen und an den Händen zu massieren. Der erste Druckpunkt befindet sich zwischen der ersten und der zweiten Rippe, 2,5 cm unterhalb der Mitte des Schlüsselbeins. Mit dem Daumen 7–10 Sekunden lang darauf drücken. Der zweite Druckpunkt ist in der Mitte zwischen Daumen und Zeigefinger im fleischigsten Teil der Hand. Auch hier drückt man mit dem Daumen der anderen Hand 7–10 Sekunden (S. 32–37 und Do-In S. 38–41).

### HYDROTHERAPIE
• Die Verwendung eines Luftbefeuchters kann helfen, da trockene Luft Halsschmerzen verschlimmert. Kalte Bauchwickel und Halskompressen können das Immunsystem stimulieren und die Durchblutung fördern (S. 172–179).

# Kehlkopfentzündung

Die akute Kehlkopfentzündung ist ansteckend, tritt plötzlich auf und dauert meist nur einen Tag; die chronische Kehlkopfentzündung kann Tage oder Wochen dauern und tritt in Abständen immer wieder auf.

In beiden Fällen schwellen Kehlkopf und Stimmbänder an und sind wund; Heiserkeit oder der Verlust der Stimme sind die Folge. Akute Kehlkopfentzündung ist zumeist eine Komplikation von Halsschmerzen, einer Erkältung oder anderer Infektionen der oberen Atemwege. Sie sollte binnen weniger Tage abklingen. Es kann sich auch um eine allergische Reaktion auf Pollen handeln. Chronische Kehlkopfentzündung ist hartnäckiger und kann durch langanhaltende Reizung aufgrund von Tabakrauch, Staub oder anderen Schmutzstoffen hervorgerufen werden sowie durch Überanstrengung der Stimme, starken Husten und emotionalen Streß.

Die schulmedizinische Behandlung ist einfach. Zuallererst sollte man die Stimme schonen und möglichst wenig reden, nicht schreien und nicht rauchen. Außerdem sollte man möglichst viel trinken und wenn man sich krank fühlt, ins Bett gehen. Schmerztabletten, Halssprays, Lutschpastillen und Gurgelmittel lindern die Symptome. Besteht bei einer akuten Kehlkopfentzündung die Gefahr, daß sich die Infektion im Körper ausbreitet, kann der Arzt Antibiotika verschreiben. Konsultieren Sie einen Arzt, wenn das Fieber länger als drei bis vier Tage andauert oder wenn die Stimme länger als drei Wochen heiser ist oder wenn es zum Auswurf von gelbem oder grünem Schleim oder Blut kommt. Bei chronischer Kehlkopfentzündung sollte man den Arzt aufsuchen, wenn die Hei-

serkeit länger als drei Wochen andauert oder wenn Schmerzen in Hals oder Ohren auftreten.

Alternative Therapien zielen auf die Linderung der Symptome. Das Gurgeln mit Salzwasser oder ein Glas heiße Zitrone mit Honig oder Apfelessig mit Honig können die Entzündung und die Infektion lindern. Eine Dampfinhalation mit Sandelholz oder Thymian hat ebenfalls heilende Wirkung. Meiden Sie Alkohol, da Alkohol die Widerstandsfähigkeit herabsetzt.

## SYMPTOME

*Akute Entzündung: entzündeter, mit Schleim überzogener Rachen, schmerzhafter, trockener Husten ohne Schleimauswurf; Heiserkeit, evtl. Schmerzen beim Sprechen • Chronische Entzündung: Die Oberfläche des Kehlkopfes ist trocken und entzündet; geschwollene Stimmbänder; dauerhafter Reizhusten.*

### KURZINFORMATION

• Es gibt zwei Formen von Kehlkopfentzündung: die akute und die chronische.

• Akute Kehlkopfentzündungen klingen meist in ein bis zwei Tagen ab.

• Bei einer chronischen Kehlkopfentzündung kommt es zu Heiserkeit, man hat einen »Frosch im Hals« und die Schmerzen halten längere Zeit an.

• Das Schonen der Stimme ist eine der besten Therapien bei Kehlkopfentzündung.

• Bilden sich aufgrund einer Überlastung der Stimme Knoten und Polypen auf den Stimmbändern, können diese entfernt werden. Sie sind nicht bösartig.

### SCHULMEDIZINISCHE BEHANDLUNG

Schmerzmittel, Hustensaft, Halspastillen, Sprays und Aufgüsse lindern die Symptome. Besteht die Gefahr, daß die Infektion auf die Lunge übergreift, werden vermutlich Antibiotika verschrieben. Bei anhaltender Heiserkeit sollte man einen HNO-Arzt aufsuchen, der die Stimmbänder auf Knoten und Polypen untersucht. Diese lassen sich operativ entfernen und gehen auf eine Überlastung der Stimme zurück. Sie sind nicht karzinogen.

### VORSICHT

Ein Arztbesuch ist angezeigt, wenn Heiserkeit in Verbindung mit akuter Bronchitis länger als drei bis vier Tage anhält. Bei chronischer Bronchitis sollte man einen Arzt aufsuchen, wenn die Symptome länger als 21 Tage andauern. Kinder mit akuter Kehlkopfentzündung sollten aufmerksam beobachtet werden, da der Schleim die schmale Kehlkopföffnung verstopfen und zu Krupp führen kann. Einige Heuschnupfenpatienten und Asthmatiker können allergisch auf Lavendel reagieren (siehe Therapien).

### THERAPIEN

**AROMATHERAPIE**
• Geben Sie drei bis vier Tropfen (Kinder: zwei Tropfen) Lavendel- oder Teebaumöl in einen mit Trägeröl gefüllten Eierbecher. Massieren Sie damit den Hals (S. 104/5).

**ENTSPANNUNGS-TECHNIKEN**
• Ist Streß die Ursache für die chronische Bronchitis, können ein bis zwei kurze Entspannungsphasen am Tag sehr beruhigend sein. Vorrangiges Ziel ist es dabei, die Muskelverspannungen zu lockern (S. 158–165).

**ATEMTECHNIKEN**
• Man kann seine Entspannungsfähigkeit erweitern, wenn man Techniken erlernt, durch die man besser atmen kann. Die meisten Menschen nutzen zum Atmen nur die halbe Lungenkapazität. Durch diese Techniken wird die Atmung effizienter und die Symptome der Erkrankung werden gelindert (S. 166–171).

UNTEN *Heißes Wasser mit Zitrone und Honig ist ein Hausmittel bei Halsschmerzen. Der Vitamin-C-Gehalt der Zitrone stärkt das Immunsystem; außerdem besitzt die Zitrone antibakterielle und entzündungshemmende Eigenschaften.*

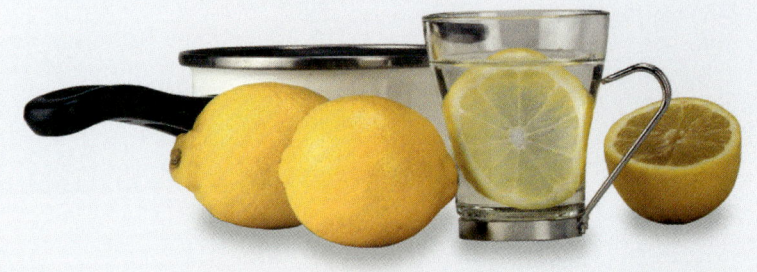

# Wunde Stellen im Mund

Wunde Stellen im Mund sind kleine, flache, runde bis ovale Flecken, die eine weiße, graue oder gelbe Färbung sowie einen rötlich entzündeten Rand aufweisen. Sie treten in der Mundschleimhaut auf und können von Viren, zu energischem Zähneputzen, Druckstellen durch schlecht sitzenden Zahnersatz und dadurch Beißen auf die Wange oder durch zu scharfe Speisen hervorgerufen werden. Auch Streß und Erschöpfung können Auslöser sein. Außerdem zählen sie zu den Symptomen von Crohnscher Krankheit, Zöliakie und Nahrungsmittelallergie. Frauen neigen während der Menstruation verstärkt zu wunden Stellen.

Antiseptische oder schmerzstillende Pastillen und Mundspülungen lindern die Schmerzen ebenso wie das Einreiben der betroffenen Hautpartien mit etwas Aloe-Vera-Gel. Auch ist es hilfreich, mit einem Stück frischem Ingwer über die Zunge zu streichen. Bei hartnäckigen oder immer wiederkehrenden Wunden sowie wenn die wunden Stellen in den Rillen am Gaumen auftreten sollte man einen Arzt aufsuchen. In schweren Fällen können Kortisol-Mikrodragées, Pasten oder Antibiotika verschrieben werden. Gehen die Beschwerden auf ein schlecht sitzendes Gebiß oder scharfe Zahnkanten zurück, sollte man den Zahnarzt aufsuchen.

## SYMPTOME

*Schmerzen, häufig schon vor Auftreten der wunden Stellen • wunde Stellen und Empfindlichkeit gegenüber scharf gewürztem Essen • Beschwerden beim Kauen und Schlucken • trockener Mund • eventuell Mundgeruch*

## THERAPIEN

**ENTSPANNUNGS-TECHNIKEN**
• Das Auftreten von wunden Stellen kann streßbedingt sein. In diesen Fällen können Entspannungsübungen die Beschwerden lindern (S. 158–165).

**WEITERE THERAPIEN**
• Streßbedingte wunde Stellen können durch die Therapien behandelt werden, die zur Streßlinderung empfohlen wurden (S. 262–263).

### VORSICHT

Suchen Sie einen Arzt auf, wenn eine Schwellung im Mund – insbesondere wenn sie hart ist – länger als zwei Wochen anhält oder wenn weiße Flecken in Mund und Rachen auftreten.

### SCHULMEDIZINISCHE BEHANDLUNG

Sollte die Selbstbehandlung nicht anschlagen, verschreibt der Arzt evtl. stärkere Salben oder Tabletten, die auf die Wunden gelegt werden können und so die Schmerzen lindern und die Heilung beschleunigen. Eine Blutuntersuchung kann nötig sein, um der Ursache nachzugehen. Außerdem können Vitaminpräparate verschrieben werden.

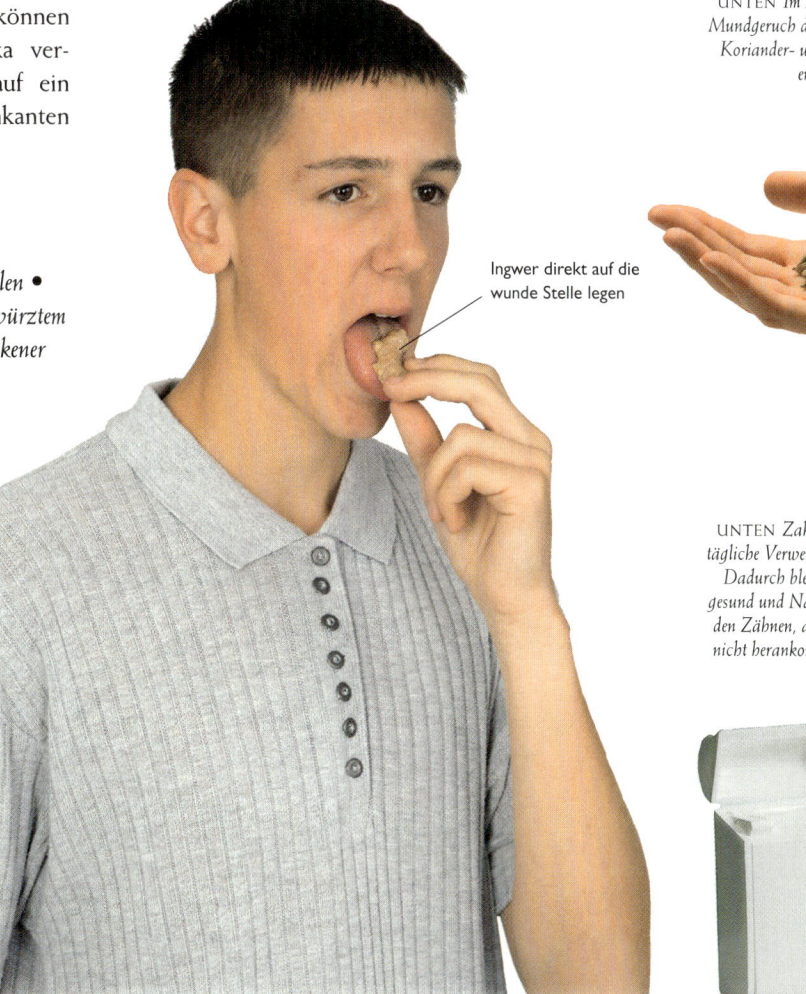

Ingwer direkt auf die wunde Stelle legen

UNTEN *Im Ayurveda wird gegen Mundgeruch das Kauen von frischen Koriander- und Kardamomsamen empfohlen.*

UNTEN *Zahnärzte empfehlen die tägliche Verwendung von Zahnseide. Dadurch bleibt das Zahnfleisch gesund und Nahrungsreste zwischen den Zähnen, an die die Zahnbürste nicht herankommt, werden entfernt.*

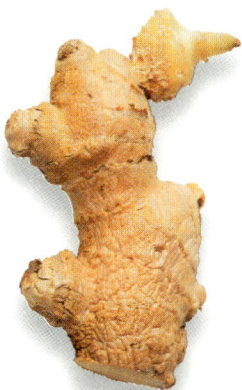

OBEN UND RECHTS *Ingwer wird seit Jahrtausenden überall auf der Welt in der Volksmedizin verwendet. Er ist antiseptisch und lindert Reizungen.*

# LUNGE UND ATEMWEGE

## Asthma

Beim Asthma ziehen sich die Muskeln der Bronchien krampfartig zusammen und verursachen Kurzatmigkeit, Husten und pfeifenden Atem. Bei den meisten Betroffenen handelt es sich um eine Allergie. Häufige Allergene sind Pollen, Tabakrauch, Hausstaub, Tierhaare und Nahrungsmittel. Es gibt allerdings auch andere Auslöser wie Streß, Virusinfektionen, Umweltverschmutzung, körperliche Anstrengung oder das Einatmen sehr kalter Luft. Bei Asthmapatienten sind die Bronchien chronisch entzündet und überempfindlich. Der Körper schüttet außerdem chemische Stoffe wie Histamine aus, um die Allergene zu bekämpfen. Dies führt zu einem Hustenreflex, der die Bronchien noch weiter zusammenzieht und der Kreislauf beginnt von vorn. Bei einigen Asthmapatienten haben die Anfälle keinen offensichtlichen Auslöser.

Einige Formen von allergischem Asthma können durch Desensibilisierung geheilt werden; in anderen Fällen kann man Asthma unter Kontrolle bringen. Der Arzt wird ein Bronchospasmolytikum verschreiben, das die Symptome eines akuten Anfalls lindert, sowie ein entzündungshemmendes Mittel um die Entzündung der Lunge zu lindern. Ein RAST-Test (Radio-Allergen-Sorbent-Test) kann ebenfalls angezeigt sein. Mit diesem Test werden die Allergieauslöser bestimmt, so daß sie in Zukunft so gut als möglich vermieden werden können. Ein häufiges Allergen, die Hausstaubmilbe, läßt sich kontrollieren, indem man das Haus möglichst staubfrei hält. Als Allergiker sollte man ein synthetisches Oberbett wählen und auf dicke Teppiche und schwere Gardinen verzichten. Regelmäßiges Staubsaugen und das Wechseln der Bettwäsche einmal pro Woche tun ihr übriges. Außerdem sollte man keine Haustiere halten und in der Wohnung nicht rauchen. Pollenallergiker sollten nicht durch hohes Gras gehen und die Fenster an heißen Sommertagen geschlossen halten.

### SYMPTOME

*Kurzatmigkeit • erhöhter Pulsschlag und Schweißausbrüche • pfeifender Atem, insbesondere beim Ausatmen • Auswurf von Schleim beim Husten • Beklemmungen in der Brust*

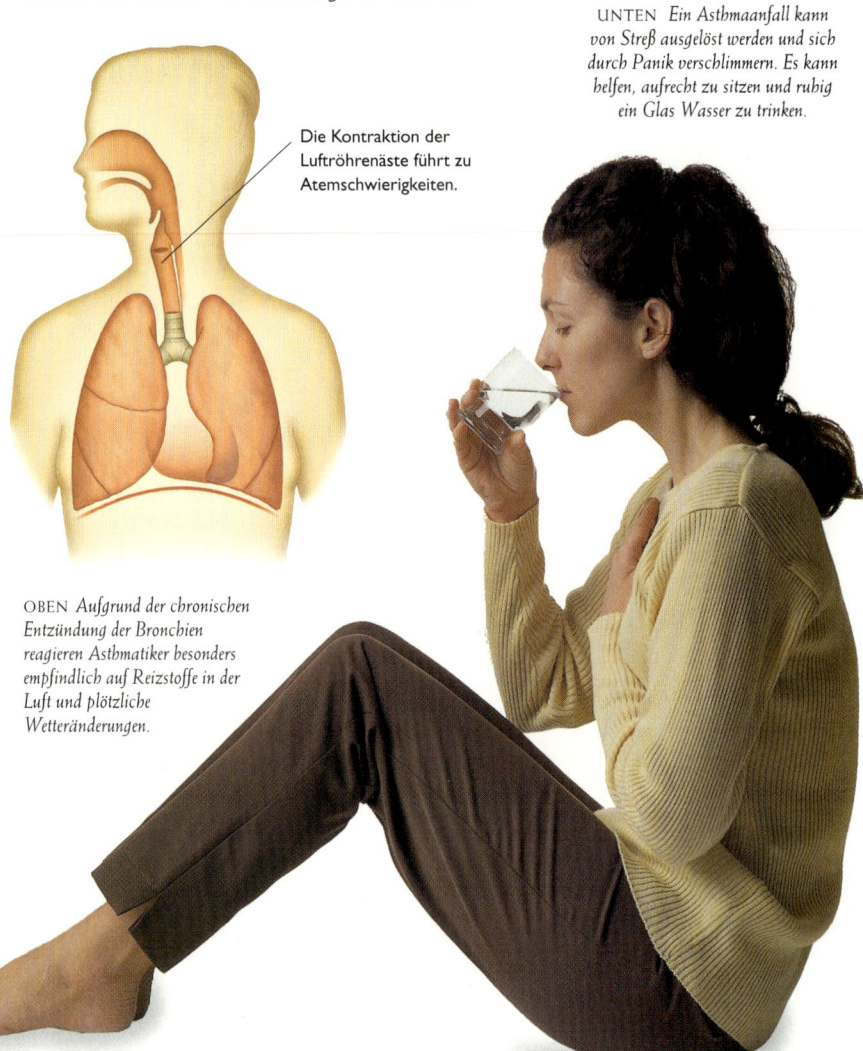

Die Kontraktion der Luftröhrenäste führt zu Atemschwierigkeiten.

OBEN *Aufgrund der chronischen Entzündung der Bronchien reagieren Asthmatiker besonders empfindlich auf Reizstoffe in der Luft und plötzliche Wetteränderungen.*

UNTEN *Ein Asthmaanfall kann von Streß ausgelöst werden und sich durch Panik verschlimmern. Es kann helfen, aufrecht zu sitzen und ruhig ein Glas Wasser zu trinken.*

---

## THERAPIEN

**AKUPRESSUR**
• Die Akupressur fördert den Fluß des Qi (»Lebensenergie«) und kann Asthmasymptome lindern (S. 29–31).

**MASSAGE**
• Eine Rückenmassage mit langen, fließenden Streichungen und das Kneten der Schultern können helfen. Auch das Schröpfen des mittleren und unteren Rückens ist eine geeignete Technik (S. 96–103).

**AKUPUNKTUR**
• Nadeln am Ende der Meridiane von Lunge, Niere, Blase, Magen und Milz können nach Aussage der Therapeuten Asthmasymptome lindern. Auch sollen zwei Punkte am Rücken und ein Punkt am oberen Ende des Brustbeins helfen; Ohrakupunktur gilt ebenfalls als wirksam (S. 20–28).

**MEDITATION**
• Meditation kann bei starker körperlicher Anspannung helfen, da sie innere Ruhe verleiht (S. 60–63).

**ALEXANDERTECHNIK**
• In Kursen lernt man, wie man aufrecht steht und seine Haltung optimiert. Dadurch kann sich die Lunge voll ausdehnen, Anspannungen gehen zurück und die Atmung wird verbessert. Die Technik kann auch bei der Reinigung der Atemwege helfen (S. 146–153).

**AROMATHERAPIE**
• Man kann nachts verdünntes Eukalyptus-, Wacholder- und Wintergrünöl auf der Brust einreiben (S. 104/5).

**CHIROPRAKTIK**
• Ein Asthmaanfall kann die Position der oberen Thoraxwirbel negativ verändern, wodurch Druck auf die Lunge ausgeübt wird, was einen erneuten Anfall zur Folge hat. Eine regelmäßige Massage der Weichteile, insbesondere zwischen den Schulterblättern, und chiropraktische Manipulationen der Wirbel werden empfohlen (S. 118–125 und Osteopathie S. 106–113).

Für über 40 % der Asthmatiker kann Sport oder körperliche Anstrengung ein Auslöser sein. Im Gegensatz zum allergischen Asthma führt dies nicht zu einer anhaltenden und intensiven Bronchokonstriktion und schädigt die Lungen nicht dauerhaft. Im Gegenteil, regelmäßige sportliche Betätigung wie Schwimmen vergrößert die Lungenkapazität. Gutes Aufwärmen ist entscheidend. Außerdem sollte man an kalten, trockenen Tagen und an Tagen mit hohem Ozongehalt auf Sport verzichten.

Viele Asthmaattacken sind kurz; sie können sich aber auch mehrere Tage hinziehen. Der Anfall beginnt meist wenige Minuten nach dem Kontakt mit dem Allergen, kann aber auch bis zu acht Stunden später auftreten. Bei einigen Menschen treten Asthmasymptome periodisch auf. Meist handelt es sich um Reaktionen auf veränderte Allergene in der Umgebung oder auf eine Virusinfektion.

Bei einem schweren Anfall ist es wichtig, ruhig zu bleiben. Man sollte sich aufrecht hinsetzen, enge Kleidung lockern und versuchen, langsam und tief zu atmen. Eine Tasse Warmwasser und eine Dosis des Bronchospasmolytikums helfen ebenfalls. Klingen die Symptome nicht rasch ab, sollte man einen Arzt rufen.

## SCHULMEDIZINISCHE BEHANDLUNG

Alle Asthmatiker bedürfen einer regelmäßigen medizinischen Beobachtung. Der Arzt wird eine Kombination aus einer lang- und kurzfristigen medikamentösen Behandlung verschreiben. Ein entzündungshemmendes Mittel, gewöhnlich ein Steroid, soll die Entzündung der Bronchien lindern und ein Bronchospasmolytikum (meist in Form eines Aerosols oder Inhalators) öffnet die Atemwege während eines akuten Asthmaanfalls. Mit einem Peak-Flow-Meter, mit dem gemessen wird, wie stark man ausatmet, kann man den Zustand der Lunge überwachen. Außerdem kann es Hinweise auf einen bevorstehenden schweren Anfall geben.

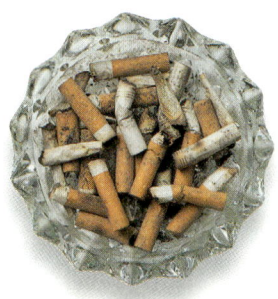

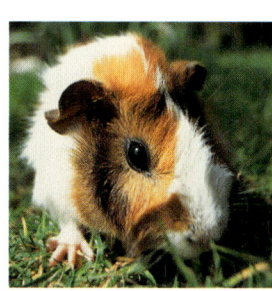

OBEN *Ein Asthmaanfall kann von einer allergischen Reaktion auf verschiedene Substanzen ausgelöst werden, u. a. Tierhaare und Zigarettenrauch. Wer seinen persönlichen »Auslöser« kennt, sollte ihn soweit es geht vermeiden.*

## THERAPIEN

### FARBTHERAPIE
• Probieren Sie während eines Asthmaanfalls die folgende Farbkombination aus: Lila im Gesicht, am Hals und auf der Brust zur Verlangsamung der Herzfrequenz, Scharlachrot auf den Nieren zu deren Stimulierung, Orange auf Hals und Brust zur Krampflösung. Nach einem Anfall sollte man Gelb auf der Körpervorderseite auftragen, um Blutgerinnsel zu lösen, und Magenta auf Lunge und Nieren. Magenta wirkt ausgleichend auf die Gefühle und fördert die Energie (S. 248–251).

### HYDROTHERAPIE
• Legen Sie ein heißes, ausgewrungenes Tuch über Brust und Rücken, so daß sich die Atemmuskulatur entspannen kann. Zwischendurch kalte Kompressen auflegen. Füllen Sie eine Schüssel mit Heißwasser und geben Sie einige Tropfen Eukalyptus-, Lavendel- oder Kamillenöl in das Wasser. Dann den Dampf einatmen; wenn man spucken oder husten muß, sollte man aufhören. Probieren Sie heißes Wasser mit dem Saft einer Knoblauchzehe (S. 172–179).

### PSYCHOTHERAPIE UND BERATUNG
• Kognitive Verhaltenstherapie kann bei Kindern die Häufigkeit von Anfällen reduzieren und hilft bei damit verbundenen Problemen wie Bettnässen. Bei Erwachsenen kann eine Therapie zur Bekämpfung der Ängste dazu beitragen, Schwere und Häufigkeit der Anfälle zu reduzieren. Man lernt auch, Streß zu kontrollieren und mit der Panik umzugehen, die mit Asthmaanfällen verbunden ist (S. 296–299).

### ENTSPANNUNGS- UND ATEMTECHNIKEN
• Wenn man lernt, die Muskeln im Schulter- und Bauchbereich zu entspannen und aus dem Zwerchfell zu atmen, kann dies die Lungenfunktion verbessern. Man sollte darauf achten, langsam durch die Nase einzuatmen, den Atem kurz anzuhalten und dann langsam auszuatmen (S. 158–165 und 166–171).

### ROLFING
• Eine tiefe Massage des Gewebes löst verkrampfte Nerven- und Muskelstrukturen, die bei chronischem Asthma entstehen (S. 134–137 und Hellerwork S. 138–141).

### WEITERE THERAPIEN
• Folgenden Therapien wird eine Wirkung nachgesagt: Shiatsu/Do-In (S. 132–141), Hypnotherapie (S. 218–223), Tanztherapie (S. 226–229), Autogenes Training (S. 210–222).

### VISUALISIEREN
• Man wird angeleitet, sich vorzustellen, wie sich die Bronchien während eines Anfalls verengen. So lernt man, die Lunge und folglich auch die Symptome in einem gewissen Umfang zu kontrollieren. Andere Visualisierenstechniken fördern die Entspannung und lindern die Ängste (S. 210/1).

### YOGA
• Studien haben belegt, daß Yoga die Lungenfunktion und die körperliche Belastbarkeit von Asthmatikern steigern kann. Die Kombination aus Dehnungen und kontrollierter Atmung kräftigt die Muskulatur, fördert eine entspannte Atmung und reinigt die Atemwege. Während eines Anfalls können die Atemtechniken des Yoga die Panik reduzieren und den Pulsschlag verlangsamen (S. 52–59).

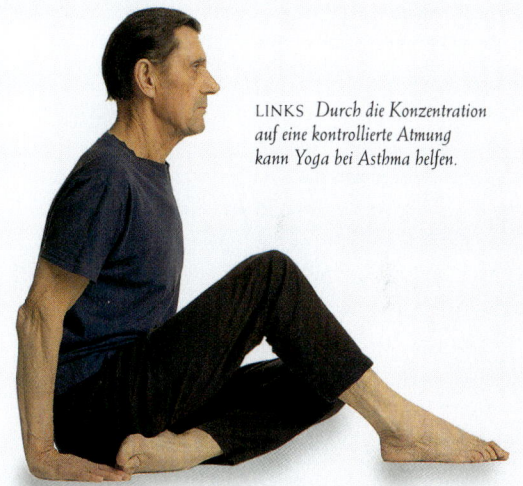

LINKS *Durch die Konzentration auf eine kontrollierte Atmung kann Yoga bei Asthma helfen.*

## VORSICHT

Asthmamedikamente sollten immer griffbereit sein. Sprechen die Symptome nicht auf die Behandlung an, sollte man umgehend einen Arzt aufsuchen. Asthmatiker sollten ebenfalls einen Arzt konsultieren, wenn Husten länger als zehn Tage anhält oder er in Verbindung mit Fieber, Atemschwierigkeiten, blauen Lippen und Schwindel auftritt.

## KURZINFORMATION

• Weltweit leiden über 250 Millionen Menschen an Asthma. Die Erkrankungen sind seit 1980 um 75 % angestiegen, bei kleinen Kindern sogar um 160 %.

• Asthma tritt häufiger in Industrie- als in Entwicklungsländern auf.

• Eine Tasse starker Kaffee kann einen leichten Asthmaanfall abwehren. Man vermutet, daß Koffein die Luftröhrenäste öffnet.

• Kakerlaken sind ein weiteres häufiges Allergen, insbesondere in den Innenstädten.

# Lungenentzündung (Pneumonie)

Eine Lungenentzündung wird von Bakterien oder Viren hervorgerufen. Die Krankheit kann entweder einen Lungenflügel befallen – Lobärpneumonie – oder beide. Bronchopneumonie, ein allgemeiner Begriff für die Infektion beider Lungenflügel, kann von einer Vielzahl von Organismen hervorgerufen werden. Sie tritt häufiger bei älteren Menschen auf und bei Personen, die bereits unter Erkrankungen wie Asthma und Bronchitis litten.

Pneumonie beginnt zumeist mit einer Entzündung der oberen Atemwege, z. B. einer Erkältung. Der Ausbruch der eigentlichen Krankheit kann plötzlich und unerwartet sein und setzt mit starkem Schüttelfrost, hohem Fieber und Schweißausbrüchen ein. Es folgen schmerzhafter Husten und schnelles, keuchendes Atmen. Plötzliche Schmerzen in der Brust werden durch Atmen und Husten verschlimmert; manchmal treten sie nur einseitig auf.

Eine Lungenentzündung ist eine schwere Erkrankung, die umgehender medizinischer Behandlung bedarf. In der Schulmedizin wird eine erste Diagnose durch eine Röntgenaufnahme bestätigt; die anschließende Behandlung richtet sich nach den Ursachen. Wurde die Lungenentzündung von Bakterien hervorgerufen, werden meist Antibiotika verordnet; sie können auch bei einer viralen Pneumonie verschrieben werden, allerdings nur bei Verdacht auf eine Sekundärinfektion. Eine bakterielle Lungenentzündung, die mit Antibiotika behandelt wird, dauert gewöhnlich eine Woche bis 10 Tage. Eine virale Lungenentzündung ist meist weniger schwer und benötigt eine Woche zum Heilen. In beiden Fällen dauert die vollkommene Genesung bis zu drei Wochen.

Zusätzlich zu den vom Arzt verschriebenen Medikamenten kann man selbst die Heilung fördern. Zuoberst steht absolute Bettruhe. Trinken Sie reichlich frische Säfte und Wasser, um den Körper durchzuspülen. Verschiedene Aufgüsse und Dampfinhalation helfen, die Lunge von den Flüssigkeiten zu befreien, die sie blockieren.

Eine Lungenentzündung ist normalerweise keine lebensgefährliche Erkrankung für Jugendliche und Menschen mittleren Alters, solange sie körperlich fit sind. Bei Senioren, Babys und Kleinkindern kann die Krankheit jedoch tödlich sein. Dies gilt auch für Menschen, die bereits durch andere Krankheiten geschwächt sind. Deshalb ist umgehende medizinische Behandlung wichtig.

## SYMPTOME

*schnelles, flaches Atmen • Schmerzen in der Brust, häufig einseitig • Fieber, Schweißausbrüche und Schüttelfrost • hartnäckiger Husten mit Schleim, der blutdurchzogen sein kann • Hals- und Kopfschmerzen*

abwechselnd heiße und kalte Kompressen auf Stirn und Nacken legen

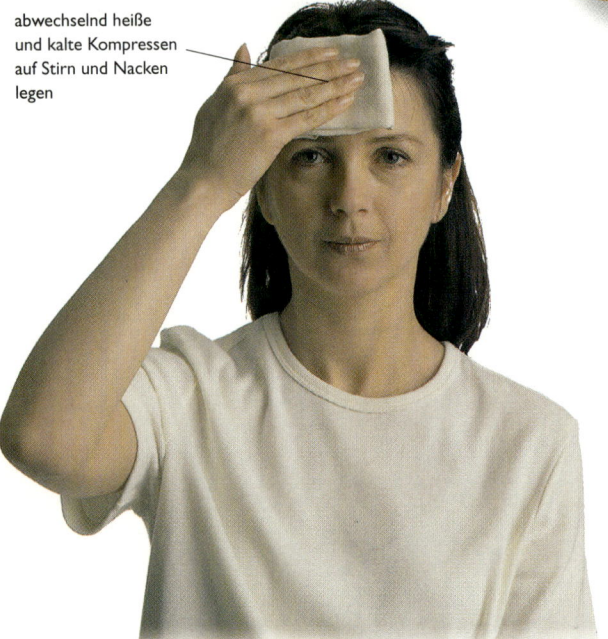

## KURZINFORMATION

• Vermutlich gehen mehr als die Hälfte aller Lungenentzündungen auf Viren zurück.

• Kinder unter einem Jahr, Personen über 60, Diabetiker, Raucher und Alkoholiker sind besonders anfällig für die Krankheit.

• Bei etwa 2 % der Erkrankten verläuft die Pneumonie tödlich; dies trifft v. a. durch andere Krankheiten geschwächte (auch HIV) oder ältere Patienten.

• Die häufigste Form einer bakteriellen Lungenentzündung ist eine Pneumokokkeninfektion. Aber es gibt über 50 andere Ursachen.

• Menschen, die sich verausgaben und erschöpft sind, sind anfälliger für Lungenentzündung.

OBEN *Ginseng wird in China seit Jahrtausenden zur Stärkung der Lebenskraft eingesetzt.*

## THERAPIEN

**OSTEOPATHIE**
• Sanfte Manipulationen (Korrektionen) der Weichteile können den Schleim lösen und den Selbstheilungsprozeß des Körpers fördern. Wählen Sie einen gut ausgebildeten und erfahrenen Therapeuten (S. 106–113 und Chiropraktik S. 118–125).

**HYDROTHERAPIE**
• Eine Wärmflasche auf Brust und Rücken für jeweils eine halbe Stunde am Tag befreit die Atemwege. Der Wechsel zwischen heißen und kalten Kompressen am Nacken und auf der Stirn kann die Kopfschmerzen lindern (S. 172–179).

**AROMATHERAPIE**
• Massagen mit Niauli und Cajeput lindern die Symptome. Sie sind allerdings bei Fieber ungeeignet (S. 104/5).

**MASSAGE**
• Rücken- und Brustmassagen helfen, den Schleim zu lösen (S. 96–103).

LINKS *Massage mit ätherischen Ölen lindert die Symptome.*

# Husten

Krankheiten, bei denen Husten auftritt, sind Nebenhöhlenentzündung, Krupp, Bronchitis, Lungenentzündung, Grippe, Masern, Asthma, Keuchhusten und ein übermäßiger Katarrh der Nase oder Nebenhöhlen in Folge einer Reizung oder Infektion.

Trockener Husten wird durch eine Entzündung der Bronchien hervorgerufen, die ihrerseits Folge einer Infektion oder einer Allergie ist. Lockerer Husten kann von dem Schleim einer Infektion oder einer Erkältung hervorgerufen werden oder als Reaktion auf Schadstoffe in der Atmosphäre, einen Fremdkörper oder eine nervöse Verengung des Rachens auftreten. Ständiges Husten in der Nacht oder ein hartnäckiger Husten, der bei jeder Erkältung auftritt, kann ein Hinweis auf Asthma sein. Starke Raucher müssen häufig morgens abhusten.

Hartnäckiger Husten, der von Schmerzen in der Brust und anderen Symptomen wie Fieber begleitet ist, kann auf eine ernsthafte Erkrankung der Atemwege hindeuten. Konsultieren Sie einen Arzt. Ansonsten kann man Husten gut mit Hausmitteln behandeln. Nächtlicher Husten läßt sich durch Hochstellen des Kopfendes des Bettes, durch Inhalieren von Jasmin- oder Kieferaromen oder durch eine Duftlampe mit ätherischen Ölen lindern. Karottensaft mit etwas Honig und ein wenig Warmwasser ist ein bewährtes Hausmittel, das den ganzen Tag über teelöffelweise eingenommen werden kann.

*RECHTS Es gibt viele Arten von Husten, die meist gut auf Hausmittel ansprechen.*

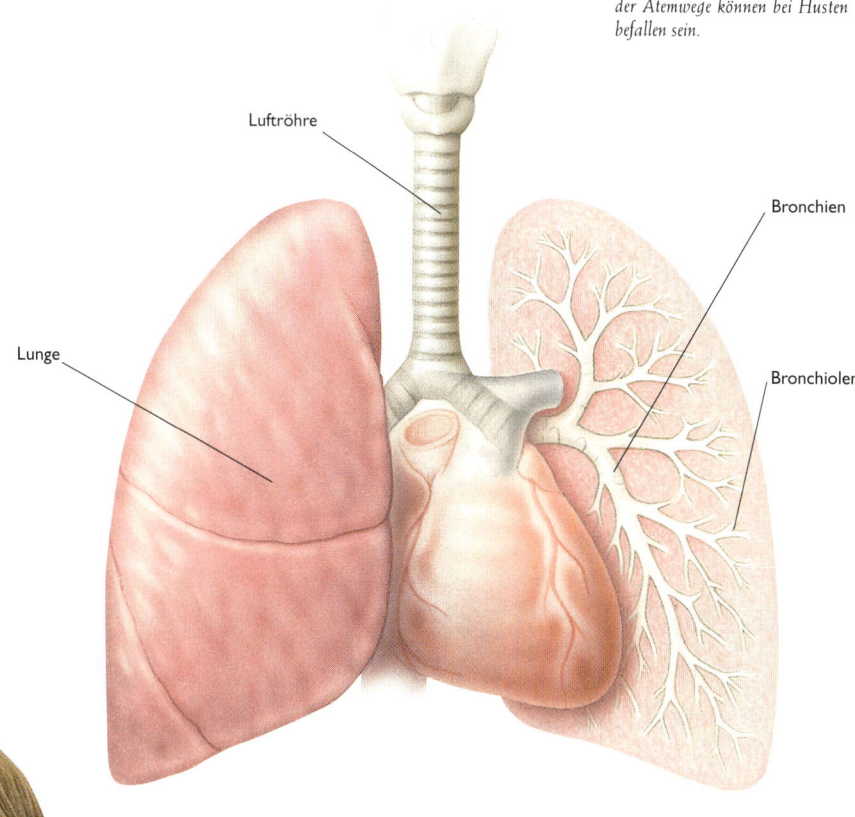

UNTEN *Verschiedene Bereiche der Atemwege können bei Husten befallen sein.*

Luftröhre

Bronchien

Lunge

Bronchiolen

Trockener Husten ist die Folge eines Entzündungsherdes im Lungenbereich.

Lockerer Husten kann die Reaktion auf einen Fremdkörper sein.

### SCHULMEDIZINISCHE BEHANDLUNG

Der Arzt untersucht, ob der Husten ein Symptom einer anderen zugrundeliegenden Krankheit ist. Ist dies nicht der Fall, empfiehlt er wahrscheinlich, sich warm zu halten und bis zum Abklingen der Symptome einen Hustensirup zu nehmen.

### VORSICHT

Treten neben dem Husten auch Fieber, Atemschwierigkeiten und blaue Lippen auf, fühlt man sich schwindelig oder hat Schwierigkeiten zu sprechen, sollte man einen Arzt aufsuchen. Man sollte ebenfalls zum Arzt gehen, wenn der Husten länger als zehn Tage andauert.

### THERAPIEN

**AROMATHERAPIE**
• In einem Trägeröl gelöstes Weihrauch- oder Sandelholzöl, auf Brust und Rücken aufgetragen, kann die Symptome lindern. Letzeres Öl eignet sich gut bei trockenem Husten (S. 104/5).

**HYDROTHERAPIE**
• Heiße und kalte Kompressen auf Brust und Rücken helfen (S. 172–179).

**AKUPUNKTUR**
• Akupunkteure sind der Auffassung, daß Husten durch ein Ungleichgewicht des Energieflusses in der Lunge hervorgerufen wird. Dieses Ungleichgewicht wird durch Stimulation der Akupunkturpunkte entlang des Lungen-Meridians in den Armen korrigiert (S. 20–28).

**WEITERE THERAPIEN**
• Folgenden Therapien wird ebenfalls eine Wirkung nachgesagt: Ayurveda (S. 78–85), Osteopathie (S. 106–113), Chiropraktik (S. 118–125), Atemtechniken (S. 166–171), Entspannungstechniken (S. 158–165).

# Grippe

**B**ei Grippe oder auch Influenza handelt es sich um eine Virusinfektion der Atemwege, die durch Tröpfchen, insbesondere beim Niesen und Husten, übertragen wird. Die Inkubationszeit beträgt ein bis zwei Tage. Während dieser Zeit ist das Virus infektiös und verbreitet sich rasch. Die Schwierigkeiten mit den Grippeviren bestehen darin, daß sie wie Chamäleons sind und sich schnell veränderten Bedingungen anpassen können. Daher sind Grippeimpfungen auch nicht 100 % wirksam, denn sie können nur vor bestimmten Virenstämmen schützen. Mit zunehmendem Alter sinkt die Wirksamkeit dieser Impfungen. Impfungen werden für alte Menschen, Frauen, die beabsichtigen schwanger zu werden, Diabetiker, Bronchitispatienten und Menschen mit einem geschwächten Immunsystem empfohlen.

Eine Grippe dauert gewöhnlich eine Woche. Die Symptome ähneln einer Erkältung sind allerdings stärker ausgeprägt. Neben Niesen, Husten und Fieber leiden die Betroffenen unter Glieder- und Kopfschmerzen, Schweißausbrüchen und Schüttelfrost, Halsschmerzen und Schmerzen beim Atmen sowie an Übelkeit und mangelndem Appetit.

Ärzte empfehlen Bettruhe, verstärkte Flüssigkeitsaufnahme und Schmerzmittel. Antihistamine und Dekongestionsmittel können den Schleim reduzieren. Einige Ärzte empfehlen eine »Überdosis« Vitamin C, sobald die Infektion bemerkt wird. Es ist zwar erwiesen, daß Vitamin C die Heilung fördert, Infektionen bekämpft und das Immunsystem kräftigt, doch für die Wirksamkeit einer solchen Überdosis gibt es noch keine Beweise.

In einigen Fällen kommt es nach der Grippe zu Sekundärinfektionen wie Bronchitis. Die Bekämpfung sekundärer Infektionen fordert einen hohen Tribut vom Körper und der Patient kann sich in Folge mehrere Wochen müde und leicht depressiv fühlen.

---

**KURZINFORMATION**

• Es gibt drei Klassen von Viren – A, B und C. Gegenüber C-Viren kann man eine Immunität entwickeln. A- und B-Viren können ihre Struktur jedes zweite oder dritte Jahr verändern, so daß der Körper keine Resistenz aufbauen kann.

• Neue Virenstämme breiten sich rasant auf der Welt aus, infizieren Millionen von Menschen und führen zu vielen Todesfällen. Zu Epidemien kommt es ungefähr alle zehn Jahre.

• Antibiotika nützen bei Virusinfektionen wie Grippe nicht. Sie helfen aber bei sekundären Infektionen wie bakterieller Bronchitis.

• Kinder sind am stärksten gefährdet, da sie Viren noch nicht so stark ausgesetzt waren.

• An der Grippeepidemie des Jahres 1918 starben mehr Menschen als auf den Schlachtfeldern des Ersten Weltkrieges.

---

## SYMPTOME

*Fieber, manchmal Schüttelfrost • Halsschmerzen und Husten • Tropfnase und Niesen • Kurzatmigkeit und Schwäche • Kopfschmerzen, Glieder- und Muskelschmerzen • Übelkeit und mangelnder Appetit • Schlaflosigkeit und Depressionen*

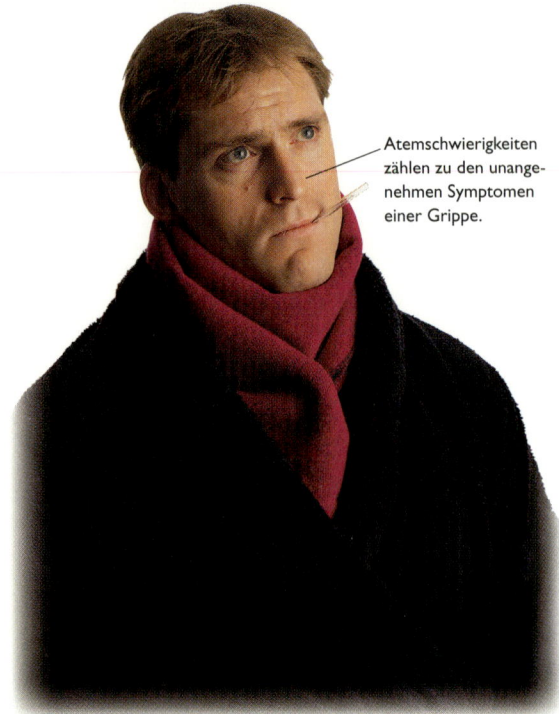

Atemschwierigkeiten zählen zu den unangenehmen Symptomen einer Grippe.

LINKS *Auch wenn sich die Symptome ähneln, ist eine Grippe mehr als eine schwere Erkältung. Sie kann zu Muskelschmerzen, Schweißausbrüchen und Schüttelfrost führen.*

---

**VORSICHT**

Geben Sie Kindern und Jugendlichen bei einer Grippe kein Aspirin. Die Kombination aus Aspirin und Virusinfektion kann möglicherweise zum Reye-Syndrom führen, einer Krankheit, die Gehirn und Leber befällt. Verabreichen Sie statt dessen kleine Dosen Paracetamol. Auch Schwangere sollten kein Aspirin nehmen.

**SCHULMEDIZINISCHE BEHANDLUNG**

Bettruhe, viel Flüssigkeit, Schmerzmittel wie Aspirin oder Paracetamol, Antihistamine und Dekongestionsmittel werden zur Reduzierung des Schleims empfohlen. Liegt eine Sekundärinfektion vor, verschreibt der Arzt eventuell Antibiotika.

---

**THERAPIEN**

**AKUPRESSUR**
• Die Akupressurpunkte der Blase links der Wirbelsäule säubern die Atemwege und bringen sie ins Gleichgewicht. Dickdarm 4 befreit die Atemwege und lindert Kopfschmerzen: Drücken Sie den rechten Daumen und Zeigefinger zusammen, so daß auf der Hand über dem Daumen eine Aufwölbung entsteht. Der Druckpunkt ist in der Mitte dieser Aufwölbung kurz über der Falte zwischen Daumen und Zeigefinger. Lunge 7 am Handgelenk kurz unter der Maus beseitigt Infektionen der oberen Atemwege (S. 29–31).

**AKUPUNKTUR**
• Therapeuten empfehlen Moxibustion. Moxa wird entzündet und über die Akupunkturpunkte gehalten, so daß Hitze entsteht und das Qi besser fließt (S. 20–28).

**AROMATHERAPIE**
• Das Einmassieren von Teebaum- und Geraniumöl (in einem Trägeröl gelöst) in Brust und Kopf lindert und bekämpft Infektionen (S. 104/5).

**AYURVEDA**
• Befeuchten Sie ein Tuch mit einer Mischung aus 1 Teil Senföl und 40 Teilen Alkohol. Drücken Sie das Tuch zur Fiebersenkung fest auf die Stirn. Man kann auch Sonnenblumen-, Koriander- und Pomeranzenöl ausprobieren (S. 78–85).

**MASSAGE**
• Eine Massage des Nasenrückens mit dem Daumen befreit die Nebenhöhlen. Eine Fußmassage kann ebenfalls wohltuend sein. Nach Ansicht von Heilpraktikern sinkt so die Energie im Kopf, was die Heilung unterstützt (S. 96–103).

**HYDROTHERAPIE**
• Zur Linderung der Gliederschmerzen in Verbindung mit Grippe kann man unter der Dusche den Warmwasserstrahl einige Minuten auf die Waden richten, dann kurz mit Kaltwasser abspülen. Gibt man einige Tropfen Eukalyptusöl auf einen Schwamm und reibt den Körper damit unter der Dusche oder in der Badewanne ab, entwickeln sich beruhigende Dämpfe (S. 172–179).

# Bronchitis

Bronchitis ist eine Entzündung der Schleimhaut der Bronchien (Luftröhrenäste der Lunge). Bronchitis kann von Viren oder Bakterien hervorgerufen werden. Doch nur Bakterien, die den Körper nach Ausbruch einer Virusinfektion befallen, führen zu dickem, gelbgrünen Schleim. Eine akute Bronchitis tritt meist in Folge einer Grippe oder Erkältung auf, häufig in Verbindung mit einer kalten, feuchten oder unhygienischen Umgebung. Chronische Bronchitis kann die Folge wiederholter akuter Erkrankungen sein, entwickelt sich aber gewöhnlich langsam, hauptsächlich bei Rauchern und älteren Menschen. Die Schleimhaut ist permanent verdickt und verengt die Atemwege, was zu Kurzatmigkeit und hartnäckigem Husten führt. Auch das Einatmen von Staub, Rauch und Schadstoffen kann langfristig zu chronischer Bronchitis führen.

Beide Formen der Bronchitis bedürfen medizinischer Versorgung, um zu klären, ob es sich um eine Bakterien- oder Virusinfektion handelt und ob der Zustand chronisch ist. Antibiotika werden nur im Falle einer Bakterieninfektion verschrieben; dafür muß eventuell Schleim untersucht werden. Eine einfache Bronchitis dauert ungefähr eine Woche. Während dieser Zeit sind Bettruhe, reichlich Flüssigkeit und Schmerzmittel wie Paracetamol angezeigt, um Schmerzen und Fieber zu lindern. Der Husten kann etwas länger andauern.

## SCHULMEDIZINISCHE BEHANDLUNG

Gegen Fieber und Schmerzen sind Bettruhe und Schmerzmittel angezeigt. Auswurffördernde Mittel lösen den Schleim und befreien die Lungen. Ein Arzt kann Antibiotika verschreiben, wenn es sich um eine Bakterieninfektion handelt oder zum Schutz vor sekundären Bakterieninfektionen. Patienten mit chronischer Bronchitis wird eine jährliche Grippeimpfung empfohlen, außerdem sollten sie überschüssiges Gewicht loswerden und nicht rauchen.

## VORSICHT

Rufen Sie einen Arzt, wenn das Fieber über 39 °C steigt oder wenn der Patient Blut hustet.

## KURZINFORMATION

• Wer mit dem Rauchen aufhört, reduziert sein Bronchitisrisiko enorm. Raucher erkranken 50mal häufiger an Bronchitis als Nichtraucher.

• Akute Bronchitis wird gewöhnlich von demselben Virus hervorgerufen, das auch eine Erkältung oder einer Grippe auslöst.

• Zehnmal mehr Männer als Frauen erkranken an Bronchitis.

## SYMPTOME

*anfangs trockener Husten • später Abhusten gelbgrünen Schleims • Brustschmerzen • Fieber • Kurzatmigkeit und pfeifender Atem*

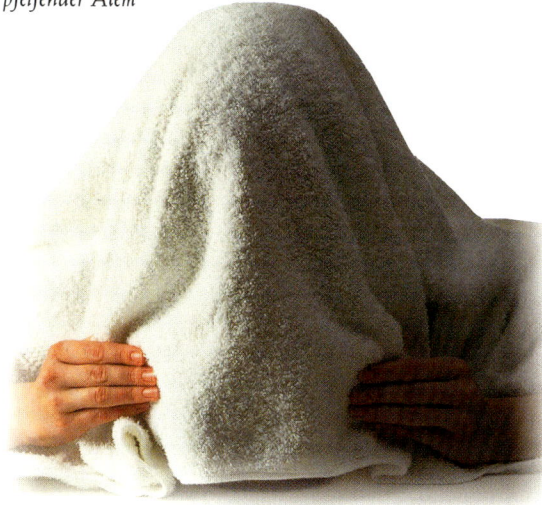

OBEN *Auch zu Hause kann man inhalieren. Geben Sie einige Tropfen Eukalyptusöl in eine Schüssel mit Heißwasser, legen Sie ein Handtuch über Kopf und Schüssel und atmen Sie die Dämpfe ein.*

## THERAPIEN

### AKUPUNKTUR
• Akupunktur kann die Muskulatur lockern, wodurch das restliche Lungengewebe besser funktioniert. Chinesische Therapeuten behaupteten kürzlich, daß 50 % ihrer Bronchitispatienten von einer Akupunkturbehandlung profitierten. Bei chronischem Leiden muß die Therapie regelmäßig wiederholt werden, um die Wirkung zu erhalten (S. 20–28).

### AKUPRESSUR
• Verschränken Sie Ihre Hände, so daß der Zeigefinger die Oberseite des Handgelenks berührt. Der Akupressurpunkt befindet sich auf der Höhe des Daumens in einer kleinen Vertiefung. Lösen Sie die Hände und üben Sie Druck auf diesen Punkt aus. Ein anderer Punkt liegt in der Falte der Innenseite des Ellenbogens auf der Daumenseite (S. 29–31).

### AYURVEDA
• Tränken Sie ein Tuch in verdünntem Senföl (1 Teil Senföl, 40 Teile Alkohol) und legen Sie es zur Fiebersenkung auf die Stirn (S. 78–85).

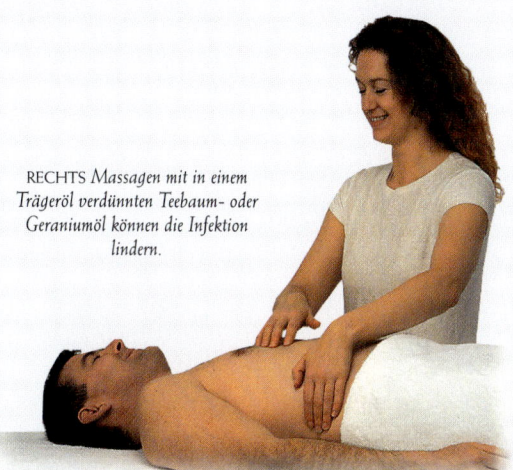

RECHTS *Massagen mit in einem Trägeröl verdünnten Teebaum- oder Geraniumöl können die Infektion lindern.*

### MASSAGE
• Das Klopfen auf Rücken und Brust kann helfen, Schleim zu lockern und verbessert die Atmung bei chronischer Bronchitis (S. 96–103).

### OSTEOPATHIE
• Die Massage der Weichteile von Nacken, Schultern, Brust und Rücken fördert die Entspannung und erleichtert die Atmung (S. 106–113 und Chiropraktik S. 118–125).

### HYDROTHERAPIE
• Dampf in Form von Saunabädern, Dampfbädern oder durch einen Inhalator (Vorsicht bei Asthma) befreit die Atemwege. Geben Sie einige Tropfen eines ätherischen Öls auf ein Stück Stoff und nehmen es mit in die Sauna oder ein Dampfbad oder geben Sie einige Tropfen in einen Inhalator. Eukalyptus (auswurffördernd), Teebaum (antiseptisch) oder Thymian (antiseptisch und auswurffördernd) oder Lavendel (entspannt die Muskeln und verbessert die Atmung) (S. 172–179).

### ENTSPANNUNGS- UND ATEMTECHNIKEN
• Man kann Techniken zur Steigerung der Lungenkapazität und zur besseren Atmung erlernen. Atemübungen des Ayurveda und Yoga (S. 52–59) sind besonders hilfreich. Patienten mit chronischer Bronchitis profitieren bei den Ängsten in Verbindung mit Kurzatmigkeit von Entspannungstechniken und tiefer Atmung (S. 158–165 und 166–171).

# Erkältung

Eine Erkältung ist eine stark ansteckende Virusinfekti-on. Sie kann von verschiedenen Viren hervorgerufen werden, von denen man bisher 200 identifiziert hat. Da Viren ständigen Veränderungen unterliegen, ist es prak-tisch unmöglich, eine komplette Immunität zu erreichen; Erwachsene sind jedoch zumeist weniger anfällig. Beson-ders gefährdet sind Kleinkinder, Babys und Menschen, die bereits unter einer anderen Krankheit leiden.

Das Virus befällt die gesamten oberen Atemwege, die Wände schwellen an und produzieren ein Übermaß an Schleim, wodurch es zu den typischen Symptomen einer verstopften oder laufenden Nase, Halsbeschwerden, Kränklichkeit und Husten kommt. Der Schleim ist ange-füllt mit Viren, so daß beim Ausatmen, Husten oder Nie-sen Personen der Umgebung infiziert werden können.

Eine Erkältung benötigt ein bis drei Tage, bis sie aus-bricht und dauert dann meist drei bis sieben Tage. Kinder und ältere Menschen sind anfällig für Sekundärinfektio-nen wie Nebenhöhlenentzündung, Ohrentzündung und Bronchitis. Es gibt kein Heilmittel. Am besten gönnt man sich viel Ruhe, trinkt viel Flüssigkeit wie Ingwertee und heiße Zitrone mit Honig und nimmt gegebenenfalls ein Schmerzmittel. Nasentropfen werden meist nicht emp-fohlen. Sie können zwar sofortige Linderung bewirken, langfristig kann die Nase aber noch stärker verstopft sein.

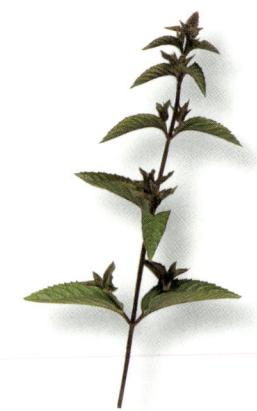

OBEN *Pfefferminze befreit die Atemwege und lindert die Symptome einer Erkältung.*

## SYMPTOME

*Niesen • laufende Nase • erhöhte Temperatur • Hals-schmerzen • trockener Husten • Kopfschmerzen • Mangel an Appetit und Energie*

### THERAPIEN

**AROMATHERAPIE**
• Eine Massage von Ge-sicht und Hals mit verdünntem Teebaum-, Pfefferminz- oder Ros-marinöl lindern die Symptome einer Erkältung (S. 104/5).

**AKUPRESSUR**
• Mehrere Akupressur-punkte können Erkältungs-symptome lindern. Versuchen Sie es mit dem Punkt in der Mitte der Fußsohle kurz hinter dem Ballen und dem Punkt unter der Augenbraue nahe der Nasenwurzel (S. 29–31).

**HYDROTHERAPIE**
• Dampfinhalation (Vor-sicht bei Asthma) mit antiviralen ätherischen Ölen wie Eukalyp-tus, Lavendel und Teebaum helfen. Das Inhalieren von Pfefferminzöl kann die Atemwege befreien und Husten lindern (S. 172–179).

**YOGA**
• Yogalehrer sind über-zeugt, daß Yoga das Immun-system stärkt und die Anfälligkeit für Erkältungskrankheiten redu-ziert. Atemtechniken können die Widerstandskraft der Atemwege fördern. Yoga-Dehnübungen sollte man bei Fieber meiden. Wählen sie entspannende Übungen und Pranayama-Atmung (S. 52–59).

**ENTSPANNUNGS-TECHNIKEN**
• Entspannungsübungen ver-bessern die Atmung, wodurch eine Erkältung besser zu ertra-gen ist. Legen Sie sich auf den Rücken und strecken Sie die Arme und Beine leicht weg. Schließen Sie die Augen und entspannen Sie den Körper Schritt für Schritt, von den Zehen beginnend bis zum Kopf. Atmen Sie tief (S. 158–165).

### KURZINFORMATION

• Die Anfälligkeit für Erkältungsviren steigt bei starkem Streß.

• Erkältungen werden durch Tröpfcheninfektion übertragen. Halten Sie Abstand zu Personen, die schnupfen und niesen, und waschen Sie sich häufig die Hände.

• Eine gute Ernährung, regelmäßiger Sport und reichlich Schlaf stärken die natürliche Abwehr.

### VORSICHT

Suchen Sie einen Arzt auf, wenn Fieber über 38,5 °C länger als 72 Stunden anhält oder wenn Symptome einer sekundären Infektion in Lun-ge, Ohren oder Nebenhöhlen auftreten. Geben Sie Kindern und Teenagern kein Aspirin. Man sollte ferner einen Arzt aufsuchen, wenn ein Kind weint und nicht zu beruhigen ist, wenn es sich schwindelig fühlt und nicht reagiert, wenn es sich mehr als zweimal erbricht und offensichtlich Atembeschwerden hat.

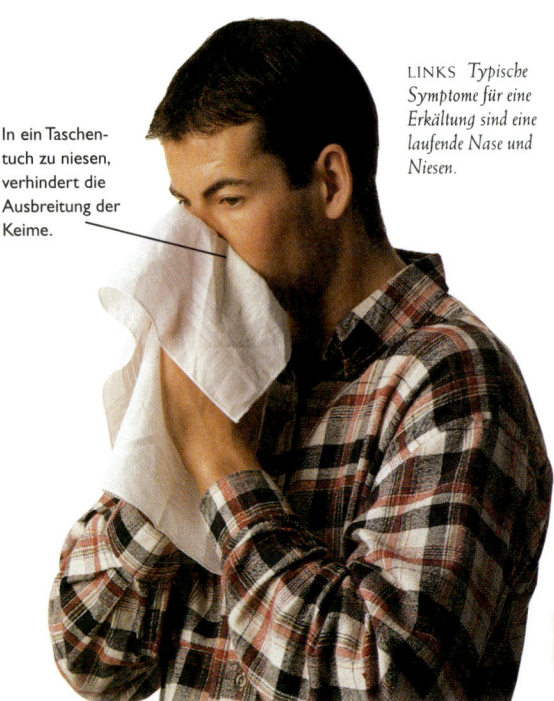

In ein Taschen-tuch zu niesen, verhindert die Ausbreitung der Keime.

LINKS *Typische Symptome für eine Erkältung sind eine laufende Nase und Niesen.*

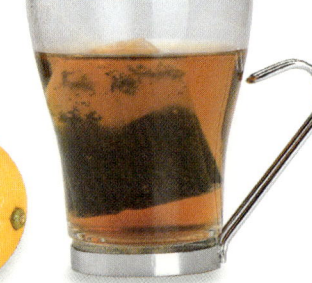

UNTEN *Ebenso wie bei Halsschmerzen lassen sich die Symptome einer Erkältung mit einer heißen Zitrone oder Ingwertee lindern.*

### SCHULMEDIZINISCHE BEHANDLUNG

Bei erhöhter Temperatur Bettruhe sowie die Aufnahme von viel Flüssigkeit; Antihista-mine können gegen die Ent-zündung verschrieben werden. Auch können abschwellende Mittel und Hustensaft verord-net werden.

# Hyperventilation

Als Hyperventilation bezeichnet man schnelles und flaches Atmen. Dadurch sinkt der Gehalt an Kohlendioxid im Blut, was zu Ohnmacht, Taubheitsgefühlen und Muskelkrämpfen führt. Ein akuter Anfall kann durch ein emotionales oder körperliches Trauma ausgelöst werden, aber auch durch Ängste, körperliche Anstrengung und den Aufenthalt in großer Höhe. Bei Hyperventilation kann es sich ferner um eine Reaktion des Körpers auf einen erhöhten Säuregehalt im Blut handeln, beispielsweise als Folge einer Überdosis Aspirin, um eine Reaktion auf unbehandelte Diabetes oder Nierenversagen.

Bei Hyperventilation ist es wichtig, ruhig zu bleiben. Bedecken Sie Nase und Mund locker mit einer Papiertüte, atmen Sie langsam in die Tüte und atmen Sie die Luft dann ungefähr zehnmal wieder ein, damit sich der Kohlendioxidgehalt erhöht. Atmen Sie einige Minuten normal weiter und wiederholen Sie gegebenenfalls.

## SYMPTOME

*Mangel an Luft • taube Arme, Beine und Mund • Veränderung der optischen Wahrnehmung • Muskelanspannung in Unterarmen und Waden • Bewußtlosigkeit*

### SCHULMEDIZINISCHE BEHANDLUNG

Zu den empfohlenen Therapien zählt die kognitive Verhaltenstherapie; Betablocker sollen die körperlichen Symptome kontrollieren.

### VORSICHT

Konsultieren Sie einen Arzt, wenn Schmerzen im Brustkorb auftreten und/oder Schmerzen in den Arm, Nacken oder Kiefer ausstrahlen.

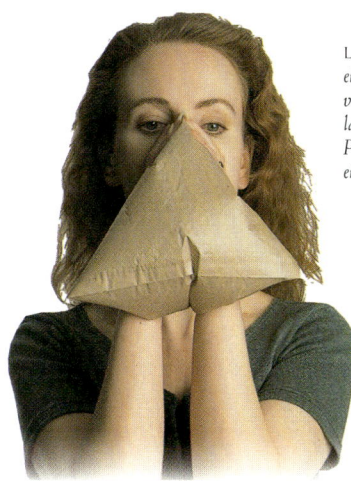

LINKS *Zur Linderung eines Anfalls von Hyperventilation sollte man langsam zehnmal in eine Papiertüte aus- und einatmen.*

### THERAPIEN

**ATEMTECHNIKEN**
• Mit Atemtechniken läßt sich die Angst vor streßbeladenen Ereignissen mildern (S. 166–171).

**PSYCHOTHERAPIE UND BERATUNG**
• Kognitive Verhaltenstherapie lindert die Angst, die mit Hyperventilation und Panikattacken verbunden ist. Humanistische und transpersonale Therapien werden ebenfalls empfohlen (S. 196–205).

**MEDITATION**
• Tägliche Meditation lindert Streß und fördert positive Gedanken (S. 60–63).

**ENTSPANNUNGS-TECHNIKEN**
• Hyperventilation wird häufig durch Ängste ausgelöst. Bei Streß können tägliche Muskelentspannungsübungen helfen (S. 158–165).

# Schluckauf

Eine Reizung der Nerven des Zwerchfells kann zu plötzlichem Einatmen führen. Das Zwerchfell zieht sich zusammen und die Stimmbänder schließen sich, wodurch das charakteristische Geräusch entsteht. Ein Schluckauf kann die Folge von zu hastigem Essen, zu vielen kohlensäurehaltigen Getränken, Alkoholkonsum, Streß, Aufregung, Magenreizung, Giften, Temperaturveränderungen oder Schwangerschaft sein. In seltenen Fällen kann es sich um Symptome von Hiatushernie, Lungenentzündung und Rippenfellentzündung handeln.

Zu den besten Hausmitteln zählt das langsame Herunterschlucken eines Teelöffels trockenen Zuckers. Man kann auch langsam ein Stück trockenes Brot essen, eine Zitronenspalte auslutschen, ein Glas Wasser schnell trinken, eine kleine Menge feingehacktes Eis schlucken, die Zunge zwischen Daumen und Zeigefinger nehmen und vorsichtig nach vorn ziehen oder einen Freund bitten, einen zu erschrecken, so daß man wieder normal atmet.

## SYMPTOME

*Geräusch durch Kontraktion des Zwerchfells und dem Verschluß der Stimmbänder • möglicherweise Brustschmerzen*

### THERAPIEN

**ENTSPANNUNGS- UND ATEMTECHNIKEN**
• Bei tiefem, langsamen Atmen verschwindet ein Schluckauf am schnellsten. Halten Sie eine Papiertüte über Nase und Mund und atmen Sie langsam ein und aus. Auch das Spielen langer Töne auf einem Blasinstrument kann helfen. Legen Sie den Kopf in den Nacken, halten Sie die Luft an und zählen Sie bis zehn. Dann ausatmen und ein Glas Wasser trinken (S. 166–171).

**MASSAGE**
• Massage des Gaumens und des hinteren Bereichs des Mundes mit einem Tupfer (S. 96–103).

### VORSICHT

Rufen Sie den Notarzt, wenn der Schluckauf in Verbindung mit Bauchschmerzen, dem Spucken von Blut oder Blut im Stuhl auftritt.

### SCHULMEDIZINISCHE BEHANDLUNG

Ein Schluckauf bedarf keiner medizinischen Hilfe, es sei denn er dauert bei Erwachsenen länger als acht Stunden und bei Kindern länger als drei Stunden. Ein langanhaltender Schluckauf kann zu Erschöpfung führen.

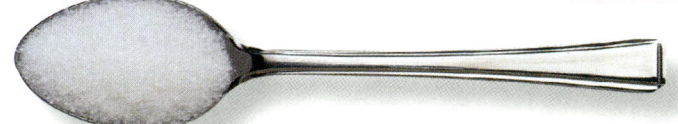

OBEN *Ein bewährtes Mittel bei Schluckauf besteht darin, einen Teelöffel mit trockenem Zucker langsam herunterzuschlucken.*

### KURZINFORMATION

• Ein amerikanischer Farmer litt 65 Jahre unter Schluckauf – der längste bekannte Fall in der Geschichte.

• Einige Wissenschaftler sind der Meinung, daß Schluckauf automatisch von einem »Schluckauf-Zentrum« im Gehirn ausgelöst wird, damit man sich nicht an Essen oder Getränken verschluckt.

# HERZ UND KREISLAUF

## Bluthochdruck

Der Blutdruck ist erhöht, wenn der vom Blut auf die Arterienwände ausgeübte Druck größer als normal ist. Dies zeigt an, daß das Herz stärker als gewöhnlich arbeitet. Bei gesunden Menschen fällt der Blutdruck bei Ruhe und steigt als Reaktion auf Streß, körperliche Anstrengung oder eine vermeintliche Gefahr. Ständig erhöhter Blutdruck (Hypertonie) selbst im Ruhezustand kann das Herz-Kreislauf-System schädigen, wodurch das Risiko eines Schlaganfalls, einer koronaren Herzerkrankung und Herzversagens steigt. Außerdem können Gehirn, Nieren und Augen geschädigt werden.

Es ist schwer, einen leichten Bluthochdruck zu diagnostizieren, da keine Symptome auftreten. Daher wird empfohlen, ab 40 Jahren regelmäßig den Blutdruck prüfen zu lassen, gerade wenn in der Familie Bluthochdruck vorkommt oder wenn andere Risikofaktoren wie Nierenerkrankung, Diabetes oder Übergewicht vorliegen.

Ein leicht erhöhter Blutdruck läßt sich durch eine gesunde Lebensweise in den Griff bekommen. Man sollte die Ernährung auf fettarme, ballaststoffreiche Nahrungsmittel umstellen, viel Obst und Gemüse essen und auf das Gewicht achten. Zigaretten sollten tabu sein und der Konsum an Alkohol, Salz und Koffein sollte eingeschränkt werden. Einige Therapeuten empfehlen Kalium-, Kalzium- und Magnesium-Nahrungsergänzungen. Regelmäßige sportliche Betätigung und Entspannungstechniken helfen ebenfalls.

### SYMPTOME

*leicht erhöhter Blutdruck – keine Symptome • Bluthochdruck – Kopfschmerzen, Kurzatmigkeit, Schwindel und Sehstörungen, Müdigkeit, Schlaflosigkeit*

### VORSICHT

Bei Einnahme von Medikamenten gegen Bluthochdruck sollte man vor Einnahme von Nahrungsergänzungen oder Kräuterheilmitteln und vor Aufnahme eines Sportprogramms den Arzt konsultieren.

### SCHULMEDIZINISCHE BEHANDLUNG

Der Arzt empfiehlt vermutlich Änderungen in der Lebensweise und Ernährung (kein Übergewicht, keine Zigaretten, regelmäßig Sport). Zu den verschriebenen Medikamenten können Betablocker, Diuretika und gefäßerweiternde Substanzen gehören.

### THERAPIEN

**AROMATHERAPIE**
• Eine langsame, streichende Massage mit beruhigenden ätherischen Ölen wie Majoran, Lavendel, Geranium, Sandelholz, Rose oder Muskatellersalbei senkt über die Entspannung der Muskulatur einen zu hohen Blutdruck (S. 104/5 und Massage S. 96–103).

**BIOFEEDBACK**
• In der Therapie beobachtet man seinen Blutdruck, während man sich entspannt. Man lernt, Entspannung bewußt herbeizuführen (s. S. 212/3).

**ATEMTECHNIKEN**
• Langsames, gleichmäßiges Atmen entspannt und senkt die Streßbelastung (S. 166–171).

**QIGONG**
• Man sagt, Meditation und sanfte Übungen senken den Blutdruck, da sie den Fluß von Qi verbessern. Tai Chi Chuan wirkt ähnlich (S. 44/5 und S. 46–51).

**VISUALISIEREN**
• Patienten lernen, Bilder von beruhigenden, angenehmen Szenen vor dem inneren Auge entstehen zu lassen, die Ruhe und Entspannung erzeugen und Streß mildern (S. 214–217).

**WEITERE THERAPIEN**
• Gute Erfolge werden erzielt mit: Akupunktur (S. 20–28), Meditation (S. 60–63), Fußreflexzonenmassage (S. 66–71), Geistiges Heilen (S. 86/7), Therapeutic Touch (S. 90/1), Autogenem Training (S. 210/1), Hypnotherapie (S. 218–223), Farbtherapie (S. 248–251).

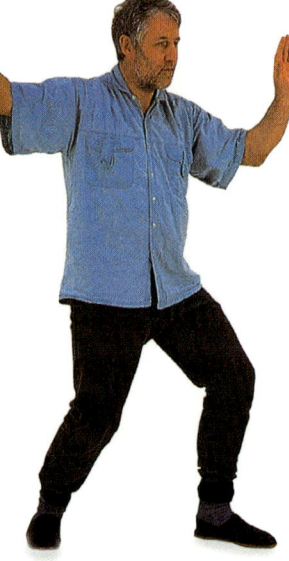

OBEN *Qigong und Tai Chi Chuan gelten als ausgesprochen erfolgreich bei Bluthochdruck. Durch die Übungen lernt man, mit weniger Anstrengung mehr zu erreichen.*

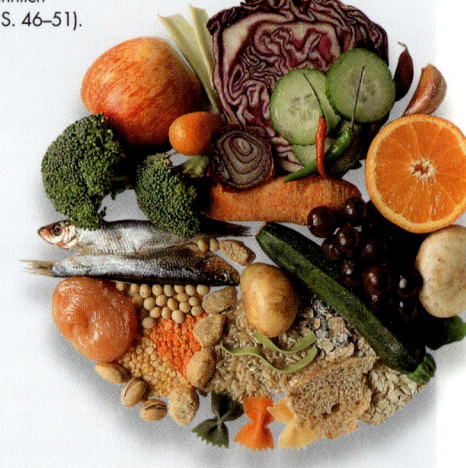

UNTEN *Eine gesunde, fettarme Ernährung spielt bei der Kontrolle des Blutdrucks eine wichtige Rolle. Übergewicht ist eine häufige Ursache für Bluthochdruck.*

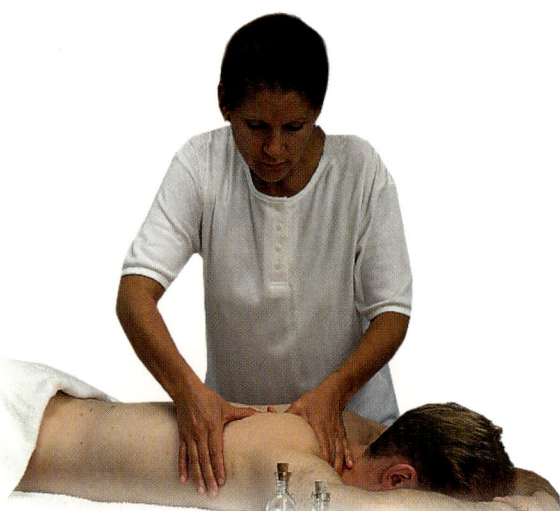

LINKS *Die beruhigende Wirkung einer Aromatherapie-Massage kann den Blutdruck senken.*

### KURZINFORMATION

• Etwa 20 Millionen Deutsche leiden an Bluthochdruck. Man schätzt, daß jeder dritte Betroffene nichts von seiner Krankheit weiß.

• Einige Therapeuten empfehlen zur Senkung des Blutdrucks, rohen Knoblauch zu essen.

• Der »Normalwert« ist kein absoluter Wert sondern ein Bereich, der von Geschlecht, Alter und der körperlichen Fitneß des Patienten abhängt. Die meisten Ärzte empfehlen eine Änderung der Lebensweise, wenn der Blutdruck ständig bei 140 zu 90 oder darüber liegt.

• Bluthochdruck tritt am häufigsten bei Personen mittleren Alters (ca. 10 % sind betroffen) und bei Männern auf.

# Niedriger Blutdruck

Niedriger Blutdruck (Hypotonie) kann zu einer Unterversorgung des Gehirns mit Blut führen, was Schwindel und Ohnmacht zur Folge haben kann. Ursache kann eine Herzerkrankung sein, Flüssigkeitsverlust des Kreislaufs, Schwangerschaft, schlechter Gesundheitszustand, Diabetes, zu wenig gegessen, Hitzeerschöpfung, Antidepressiva oder eine Überdosis blutdrucksenkender Mittel, Magen-Darm-Entzündung, Verbrennungen oder schwere Blutungen. Ein plötzlicher Abfall des Blutdrucks beim Stehen wird als orthostatische Hypotonie bezeichnet. In so einem Fall sollte man langsam die Stellung wechseln. Bei ständig zu niedrigem Blutdruck sollte ein Arzt die Ursache herausfinden.

## SYMPTOME

*Schwindel und Ohnmacht* • *erweiterte Pupillen*

### THERAPIEN

**HYDROTHERAPIE**
• Kalte Duschen oder Bäder fördern die Durchblutung, da sich die Blutgefäße zuerst zusammenziehen und dann erweitern, wenn das Blut wieder normal durch den Körper fließt. Auch Sitzbäder können helfen, es sei denn, man leidet an einer Herzerkrankung. Umschläge mit Handtüchern werden bei Durchblutungsstörungen ebenfalls empfohlen (S. 172–179).

**AROMATHERAPIE**
• Regelmäßige Massagen mit stimulierenden Ölen wie schwarzer Pfeffer, Zitrone oder Salbei fördern die Durchblutung (S. 104/5).

**WEITERE THERAPIEN**
• Folgende Therapien können die Beschwerden lindern: Therapeutic Touch (S. 90/1) und Farbtherapie (S. 248–251).

### SCHULMEDIZINISCHE BEHANDLUNG

In schweren, hartnäckigen Fällen verschreibt der Arzt eventuell Medikamente, die den Blutdruck heben.

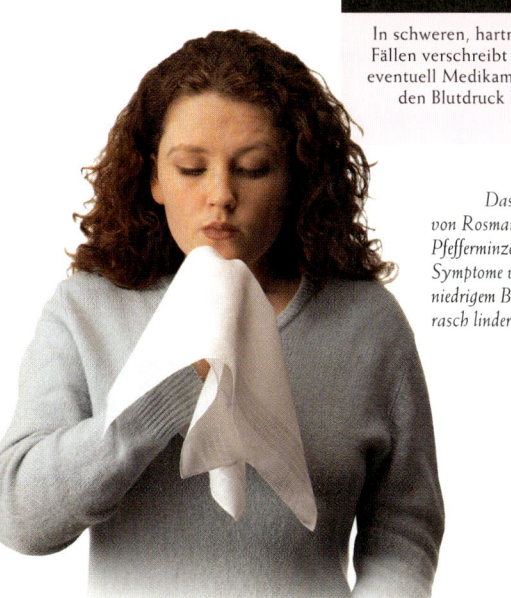

*Das Inhalieren von Rosmarin- und Pfefferminzöl kann die Symptome von zu niedrigem Blutdruck rasch lindern.*

# Anämie

Anämie ist die eingeschränkte Fähigkeit des Blutes, Sauerstoff zu transportieren. Dies beruht auf einem geringen Gehalt an Hämoglobin (die Moleküle, an die der Sauerstoff gebunden wird) oder man hat zu wenig rote Blutkörperchen. Mit dem Fortschreiten der Erkrankung sind die Betroffenen häufig blaß, müde, fühlen sich schwindelig oder werden ohnmächtig. Schwere Anämie kann zu einer unregelmäßigen oder erhöhten Herzfrequenz führen, da das Herz mehr Blut pumpen muß, um den Sauerstoffmangel zu kompensieren.

Bei den meisten Fällen von Anämie liegt Eisenmangel vor, den man mit Eisenpräparaten oder durch eine eisenreiche Nahrung beheben kann. Eine Schwangerschaft, Stillen und ein Blutverlust des Magen-Darm-Traktes durch ein Geschwür oder Krebs kann ebenfalls die Eisenspeicher leeren. Anämie kann auch durch Alkoholmißbrauch, Infektionen, Antibiotika oder entzündungshemmende Medikamente, Mangel an Folsäure oder Vitamin B12 hervorgerufen werden oder vererbt sein.

## SYMPTOME

*Schwäche und Müdigkeit* • *Kurzatmigkeit* • *Haut und Lippen sind blaß* • *Kopfschmerzen und Schwindel* • *Ohnmacht* • *Reizbarkeit* • *wiederkehrende Infektionen* • *Konzentrationsschwäche* • *Appetitverlust*

### KURZINFORMATION

• Eisen ist ein entscheidender Baustein von Hämoglobin.

• Frauen im gebärfähigen Alter leiden vermehrt an Anämie durch Eisenmangel, häufig aufgrund starker Menstruationsblutungen.

• Überdosen von Aspirin können zu Magenblutungen führen, welche Eisenmangel nach sich ziehen und Anämie auslösen können.

**AYURVEDA**
• Im Ayurveda ist Anämie Folge eines Ungleichgewichts von Pitta, einer der drei Energien. Ayurvedische Ärzte empfehlen Reinigung oder Panchakarma durch Ernährung, Massage und Entschlackung mit einem milden, eisenreichen Abführmittel (Punarnava Mandura) (S. 78–85).

**HYDROTHERAPIE**
• Starke Wasserdüsen können zur Stimulierung der inneren Organe empfohlen werden (S. 172–179).

**SHIATSU**
• Therapeuten versuchen, die Energien entlang der Meridiane von Milz und Magen wieder ins Gleichgewicht zu bringen, um Anämie und die ursächlichen Menstruationsbeschwerden zu behandeln (S. 32–37 und Do-In S. 38–41).

**YOGA**
• Bei hormonellem Ungleichgewicht, das zu starken Menstruationsblutungen führt, kann Yoga ausgleichend wirken. Während der Menstruation sollte man nur Atem- und Entspannungsübungen machen, Dehnungen und umgekehrte Stellungen (z. B. Kopfstand) dagegen vermeiden (S. 52–59).

**AKUPUNKTUR**
• Punkte an Rücken, Unterleib, Armen und Beinen werden stimuliert, eventuell auch durch Moxibustion (S. 20–28).

### VORSICHT

Suchen Sie bei dem Verdacht auf Anämie immer einen Arzt auf, da die Krankheit nur erfolgreich behandelt werden kann, wenn man die Ursache kennt. Umgekehrte Yoga-Stellungen sind in der Schwangerschaft und bei Bluthochdruck ungeeignet.

### SCHULMEDIZINISCHE BEHANDLUNG

Ein Arzt kann zur regelmäßigen Untersuchung des Blutes raten, Ernährungstips geben und Eisen-, Folsäure- oder Vitamin-B12-Präparate empfehlen sowie die Ursache behandeln, z. B. Hormone bei schweren Monatsblutungen verabreichen.

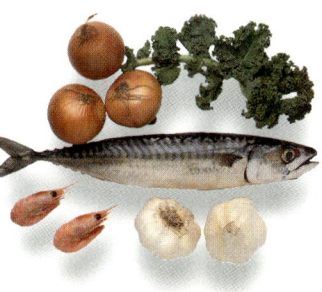

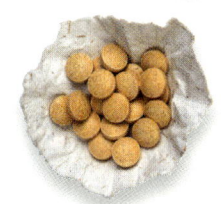

OBEN *Bei Anämie werden häufig eine eisenreiche Ernährung und Eisenpräparate empfohlen.*

# Angina pectoris (Herzenge)

Angina pectoris ist ein beengender, krampfartiger Herzschmerz als Folge eines verminderten Blutflusses durch die Herzkranzgefäße, die das Herz versorgen.

Die Schmerzen werden mit dem Gefühl verbunden, als ob etwas auf der Brust säße oder ein enges Band sei um die Brust gezogen. Meist beginnen sie im oberen Teil der Vorderseite des Brustkorbs; von dort breiten sie sich in den Kiefer aus, ziehen in den linken Arm und manchmal auch in den rechten. Am häufigsten treten die Schmerzen nach einer üppigen Mahlzeit, nach sportlicher Betätigung, bei Kälte und in Folge starker Gefühle nach einem Streit oder einem plötzlichen Schock auf. Zu den Risikogruppen zählen Raucher, Übergewichtige und Diabetiker. Die Anfälle dauern gewöhnlich nur wenige Minuten. Wird Angina nicht behandelt, tritt sie meist wieder auf. Bei entsprechender Behandlung kann die Häufigkeit der Anfälle gesenkt werden; im besten Fall hören die Anfälle ganz auf. Bei einem Anfall sollte man sich umgehend hinsetzen und ausruhen oder, wenn man sich auf der Straße befindet, ruhig stehen bleiben. Stehen die Anfälle in Zusammenhang mit seelischen Belastungen, sollte man diese möglichst reduzieren. Treten die Anfälle bei sportlicher Betätigung auf, sollte man sofort aufhören, denn sportliche Betätigung während eines Anfalls kann ausge-sprochen schädlich sein. Wenn griffbereit, kann ein leichtes Beruhigungsmittel helfen. Man sollte die Auslöser herausfinden und diese Situationen vermeiden. Zigaretten sollten gestrichen werden, üppige, schwere Mahlzeiten die Ausnahme sein. Versuchen Sie, Ihr Normalgewicht zu halten oder zu erreichen.

Da die Gefahr eines Herzinfarkts steigt, wenn sich die Arterien weiter verengen, sollten Betroffene nach einem ersten Anfall umgehend einen Arzt aufsuchen. Nach Bestätigung der Diagnose muß man immer dann einen Arzt aufsuchen, wenn die Schmerzen länger als gewöhnlich andauern. Schmerzen, die länger als zehn Minuten anhalten, sind ein medizinischer Notfall. In der Schulmedizin werden Medikamente zur Erweiterung der Arterien verschrieben, damit das Herz besser mit Blut versorgt wird. Es können auch Medikamente zur Senkung des Blutdrucks verabreicht werden. Der Arzt kann ferner zu leichtem Sport raten, durch den das Herz gekräftigt wird. In schweren Fällen kann eine Operation angezeigt sein.

## SYMPTOME

*beklemmende Schmerzen in der oberen Brust, die in den Nacken, in den linken und manchmal auch in den rechten Arm ausstrahlen können • Schmerzen werden häufig von einem Gefühl der Erschöpfung, des Erstickens und der Übelkeit begleitet.*

### SCHULMEDIZINISCHE BEHANDLUNG

Wirkstoffe wie Glyceroltrinitrat oder Betablocker können Anfälle verhindern oder lindern. Aspirin kann die Gefahr einer Blutgerinselbildung in den verengten Herzkranzgefäßen reduzieren. Eventuell wird auch eine fettarme Ernährung empfohlen. Besteht die Gefahr, daß die Herzkranzgefäße verstopfen, kann eine Bypass-Operation erforderlich werden.

### VORSICHT

Schmerzen in der Brust sollten erst alternativ behandelt werden, nachdem ihre Ursache geklärt wurde. Langanhaltende oder schwere Fälle von Angina pectoris können die Vorboten eines Herzinfarktes sein und bedürfen sofortiger Versorgung.

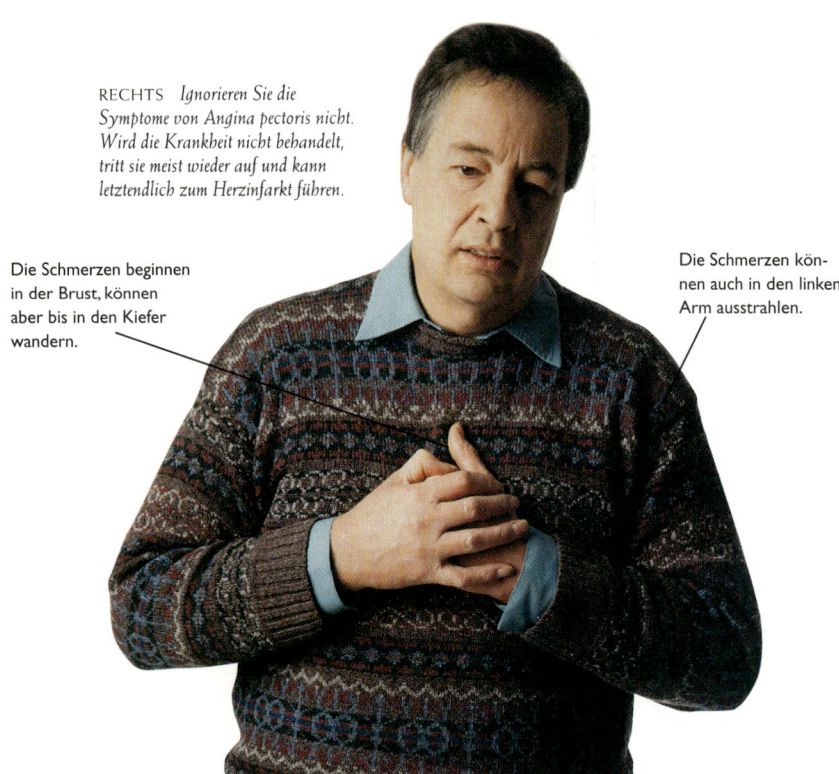

RECHTS *Ignorieren Sie die Symptome von Angina pectoris nicht. Wird die Krankheit nicht behandelt, tritt sie meist wieder auf und kann letztendlich zum Herzinfarkt führen.*

Die Schmerzen beginnen in der Brust, können aber bis in den Kiefer wandern.

Die Schmerzen können auch in den linken Arm ausstrahlen.

### THERAPIEN

**AKUPUNKTUR**
• Angina pectoris ist häufig auf zuviel Yang im Körper zurückzuführen. Die Behandlung zielt darauf ab, das Gleichgewicht zwischen Yin und Yang wiederherzustellen, Schmerzen zu lindern und die Entspannung zu fördern (S. 20–28).

**OSTEOPATHIE**
• Verspannungen in Nacken, Schultern und Rücken können Brustschmerzen verschlimmern. Osteopathie und Chiropraktik können diese muskulären Verspannungen lindern (S. 106–113 und Chiropraktik S. 118–125).

**ENTSPANNUNGS-TECHNIKEN**
• Einfache Entspannungstechniken helfen zur Ruhe zu kommen und den Streß und andere Anspannungen hinter sich zu lassen, die den Anfall ausgelöst haben (S. 158–165). Andere empfohlene Entspannungsmethoden bieten Yoga (S. 52–59), Meditation (S. 60–63), Alexandertechnik (S. 146–153) und Autogenes Training (S. 210/1).

**QIGONG**
• Diese leichten körperlichen Übungen werden zur Entspannung und zur Kontrolle der Atmung empfohlen. Es konnte wissenschaftlich nachgewiesen werden, daß Qigong das Herz-Kreislauf-System, das Nervensystem und die Atemwege kräftigt (S. 44/5 und Tai Chi Chuan S. 46–51).

**FUSSREFLEXZONEN-MASSAGE**
• Die Massage der entsprechenden Reflexzonen der Füße senkt einen erhöhten Blutdruck und unterstützt so die Behandlung von Angina pectoris (S. 66–71).

# Atherosklerose

Atherosklerose ist eine degenerative Erkrankung der Arterien. Dabei verhärten und vergrößern sich Fettablagerungen an den Arterienwänden zu erhöhten runden Bereichen, den sogenannten Plaques. Wird die Krankheit nicht behandelt, blockieren die Plaques die Arterien ganz oder teilweise. Die Krankheit tritt bereits bei jungen Erwachsenen auf und nimmt mit dem Alter zu. Atherosklerose ist zusammen mit Thrombose (bei der das Blut fest wird und Klumpen bildet) eine der Hauptursachen für Herzerkrankungen und Schlaganfall. Folgende Faktoren fördern die Krankheit: Rauchen, Bluthochdruck, Streß, genetische Veranlagung, Diabetes und nach Ansicht einiger Experten ein hoher Cholesterinspiegel.

Atherosklerose ist symptomfrei, bis die Verengung tatsächlich die Durchblutung beeinträchtigt. Was dann geschieht, ist davon abhängig, wo die Atherosklerose auftritt. Sind die Herzkranzgefäße betroffen, kommt es zu einer Unterversorgung des Herzens mit Sauerstoff und Nährstoffen. Unbehandelt kann dies zu Herzenge und irgendwann zu einem Herzinfarkt führen. Atherosklerose im Gehirn kann einen Schlaganfall auslösen.

Der Arzt kann Medikamente verschreiben, um die Durchblutung zu verbessern, das Risiko von Blutgerinseln, den Cholesterinspiegel und die Überanstrengung des Herzens zu reduzieren. Sind die Herzkranzgefäße stark betroffen, kann eine Bypass-Operation erforderlich sein. Eine fettarme Ernährung, Nichtrauchen und das Erlernen von Techniken zum Streßabbau sind Maßnahmen, wie man selbst zur Besserung beitragen kann. Auch die Einnahme von Aspirin in den angegebenen Dosierungen wird empfohlen. Aspirin reduziert die Klebrigkeit der Blutplättchen, was die Wahrscheinlichkeit einer Gerinselbildung reduziert. Vermeiden Sie es, zuviel zu essen: Ein Teil der überschüssigen Nahrung wird als Fett in den Arterien abgelagert. Sportliche Betätigung kann helfen. Vor Beginn sollte man aber einen Arzt aufsuchen, insbesondere wenn man längere Zeit keinen Sport betrieben hat.

## SYMPTOME

*Verengte Herzkranzgefäße: Brustschmerzen bei Anstrengung • Verstopfte Herzkranzgefäße: plötzliche, starke und andauernde Brustschmerzen • Verengte Hirnarterien: vorübergehende Störung des Gleichgewichts, des Sehvermögens, der Sprache und der Koordination von Armen und Beinen • Verstopfte Hirnarterien: Sprachbeeinträchtigung, eingeschränkte Verwendung der Gliedmaßen, Bewußtlosigkeit*

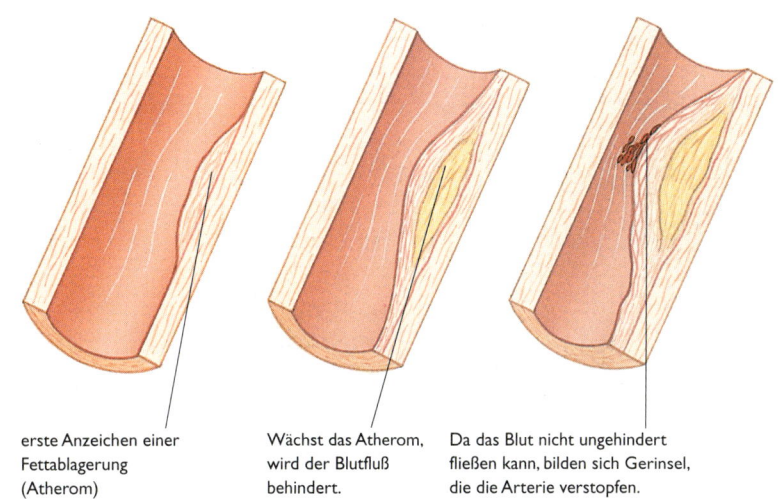

erste Anzeichen einer Fettablagerung (Atherom)

Wächst das Atherom, wird der Blutfluß behindert.

Da das Blut nicht ungehindert fließen kann, bilden sich Gerinsel, die die Arterie verstopfen.

### VORSICHT

Atherosklerose ist aufgrund ihrer Folgen eine potentiell lebensbedrohliche Erkrankung, wenn sie nicht behandelt wird. Stellt man bei sich einige dieser Symptome fest, sollte man umgehend einen Arzt aufsuchen.

### SCHULMEDIZINISCHE BEHANDLUNG

Blutuntersuchungen, Röntgenaufnahmen und andere Untersuchungen, um festzustellen, welche Gefäße betroffen sind. Gerinnungshemmende Mittel können das Risiko von Blutgerinseln reduzieren und in Verbindung mit anderen Medikamenten den Blutfluß verbessern und den Cholesterinspiegel senken. In schweren Fällen kann eine Bypass-Operation erforderlich sein.

LINKS *Wird Atherosklerose nicht behandelt, verschlimmert sie sich immer mehr und kann zu einem Herz- oder Schlaganfall führen. Häufig werden gerinnungshemmende Medikamente verabreicht.*

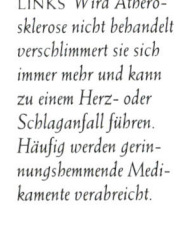

### THERAPIEN

**AROMATHERAPIE**
• Regelmäßige Massagen mit Wacholder und Zitrone können die Fettablagerungen im Körper auflösen. Massagen mit Pfefferminz-, Lavendel-, Rosen- und Majoranöl kräftigen das Herz. Verzichten Sie in der Schwangerschaft auf Majoran (S. 104/5).

**TAI CHI CHUAN**
• Die langsamen Übungen belasten das Herz nicht noch zusätzlich. Tai Chi Chuan fördert den gleichmäßigen Fluß von Qi im Körper (S. 46–51 und Qigong S. 44–45).

**YOGA**
• Einfache Yogaübungen helfen zu entspannen und Anspannung und Streß abzubauen (S. 52–59).

**MEDITATION**
• Die Konzentration während der Meditation kann eine tiefe Ruhe verleihen und so einer ständigen, überhöhten Streßbelastung entgegenwirken (S. 60–63).

**BIOFEEDBACK**
• Durch eine Biofeedback-Schulung erkennt man, wann die Streßbelastung zunimmt, und man kann überwachen, ob man sich erfolgreich entspannt (S. 212/3).

**MASSAGE**
• Regelmäßige Massagen können die Streßbelastung reduzieren und die Durchblutung fördern (S. 96–103).

### KURZINFORMATION

• Atherosklerose kann zu Angina pectoris und Herzschlag führen, wenn die Herzkranzgefäße, die das Herz mit Blut versorgen, betroffen sind.

• Atherosklerose kann zu transitorischen ischämen Attacken (TIA) und zu Schlaganfall führen, wenn die Hirnarterien betroffen sind.

• Ist die Oberschenkelschlagader betroffen, kann Atherosklerose beim Gehen Wadenschmerzen verursachen oder plötzliche starke Schmerzen im betroffenen Bein, das kalt und blaß wird.

# Raynaud-Krankheit

Durch Kälte verengen und verkrampfen sich bei der Raynaud-Krankheit die Blutgefäße, die die Finger und manchmal auch die Zehen versorgen. Die Krankheit kommt häufiger bei Frauen als bei Männern vor, tritt meist zu Beginn des Erwachsenenalters auf und die Anfälle dauern oft nur 15–30 Minuten. Mit zunehmendem Alter verbessert sich der Zustand. Eine verwandte Krankheit, das Raynaud-Phänomen, ist ernsthafter und kann das Symptom einer anderen Krankheit sein.

Bei einem Anfall werden die betroffenen Körperteile plötzlich weiß und taub. In schweren Fällen können sie anschließend blau und dann rot werden. Schmerzen und Brennen können auftreten. Man sollte Hände und Füße vor Kälte schützen und nicht rauchen. Sind die Symptome sehr ausgeprägt oder tritt mit Wärme keine Besserung ein, empfiehlt es sich, einen Arzt aufzusuchen.

## SYMPTOME

*prickelndes, brennendes Gefühl und Taubheit in Fingern und Zehen • Betroffene Bereiche werden weiß, blau und dann rot. • In schweren Fällen kann Gangrän auftreten.*

### SCHULMEDIZINISCHE BEHANDLUNG

Um eine andere Krankheit auszuschließen, werden möglicherweise Blutuntersuchungen und Röntgenaufnahmen gemacht. Gefäßerweiternde Mittel können zur Verbesserung der Durchblutung verschrieben werden.

### THERAPIEN

**AYURVEDA**
• Massage von Händen und Füßen mit einer Mischung aus warmem Senf- und Sesamöl. Dies fördert die Durchblutung (S. 78–85).

**AROMATHERAPIE**
• Öle wie schwarzer Pfeffer, Zitrone und Rosmarin können in die betroffenen Hautpartien massiert werden. Sie fördern die Durchblutung und sind wärmend (S. 104/5).

**OSTEOPATHIE**
• Eine vorsichtige Manipulation der Wirbelsäule und des Nackens kann die Durchblutung der Körperperipherie fördern (S. 106–113). Chiropraktik kann zu demselben Ergebnis führen (S. 118–125).

**HYDROTHERAPIE**
• Warmwasser öffnet die Blutgefäße, erhöht den Blutfluß und fördert die Durchblutung. Ein Therapeut wird geeignete Behandlungsmethoden empfehlen (S. 172–179).

**BIOFEEDBACK**
• Konzentriert man sich im Geiste auf das Aufwärmen von Fingern und Zehen, kann man dies auch tatsächlich erreichen, was mit einem Temperaturfühler meßbar ist (S. 212/3). Beim autogenen Training lernt man eine Reihe von Übungen, durch die man positiver über sich selbst denkt (S. 210/1).

UNTEN *Das Öl von schwarzem Pfeffer fördert die Durchblutung.*

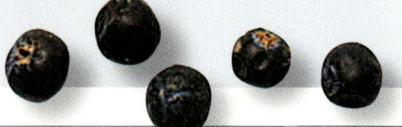

# Krampfadern

Krampfadern sind geschwollene, verlängerte und verdrehte Venen kurz unter der Hautoberfläche. Sie sind häufig schmerzhaft; oft kommt es zu einer Verschlimmerung am Abend. Krampfadern treten vermehrt ab Ende Zwanzig auf; bei Frauen bilden sie sich häufig während der Schwangerschaft. Weitere Risikofaktoren sind Fettleibigkeit, Verstopfung, langes Stehen oder Sitzen, wenig Bewegung und Veranlagung. Krampfadern treten meist an den Beinen auf, doch auch Venen im Enddarm (Hämorrhoiden), um die Vulva (während der Schwangerschaft), um den Hodensack und die Speiseröhre können varikös sein.

Hauptursache für Krampfadern ist eine Blockierung des Blutflusses. Die Folge ist ein erhöhter Druck auf die Venen, was zur Ausdehnung führt. Tritt dies in Verbindung mit einer Schwangerschaft auf, kann sich der Zustand nach der Geburt bessern, ansonsten kann es immer wieder zu Beschwerden kommen. Betroffenen wird empfohlen, viel Sport zu treiben, langes Stehen zu vermeiden und die Beine zwischendurch immer mal kurz hochzulegen. Bei Übergewicht sollte man abnehmen, Stützstrümpfe können ebenfalls helfen, am besten zieht man sie gleich morgens an, bevor sich die Venen mit zuviel Blut füllen können. Krampfadern sind nicht unbedingt schmerzhaft. Die meisten Menschen, die Krampfadern operativ entfernen lassen, tun dies aus kosmetischen Gründen.

## SYMPTOME

*extrem wunde, geschwollene und druckempfindliche Venen • blaue Flecken und Verfärbungen • Brennen • gereizte, schuppige Haut • Geschwüre • geschwollene Beine und schmerzende Waden*

### THERAPIEN

**AROMATHERAPIE**
• Eine Massage der Beine mit Rosmarinöl verdünnt mit einem leichten Trägeröl fördert die Durchblutung. Die ätherischen Öle Wacholder und Lavendel können ebenfalls verdünnt und in die umgebenden Hautpartien massiert werden (S. 104/5).

**HYDROTHERAPIE**
• Heiß-kalte Wechselbäder können die Durchblutung fördern ebenso wie warme und kalte Kompressen. Linderung kann 2mal tägliches Besprühen oder Abreiben der Beine mit Kaltwasser bringen (S. 172–179).

**YOGA**
• Umgekehrte Stellungen können helfen, den Blutdruck in den Beinen zu senken. Bei Schwangerschaft und bei Bluthochdruck sind sie allerdings ungeeignet (S. 52–59).

### VORSICHT

Bei Verletzungen können Krampfadern heftig bluten. In so einem Fall sollte man einen Arzt aufsuchen. Hydrotherapie ist bei Vorliegen von Herzbeschwerden ungeeignet.

### SCHULMEDIZINISCHE BEHANDLUNG

Ein Arzt kann Medikamente in die Venen spritzen, wodurch sie sich zusammenziehen oder schließen. In schweren Fällen kann man die Venen operativ entfernen.

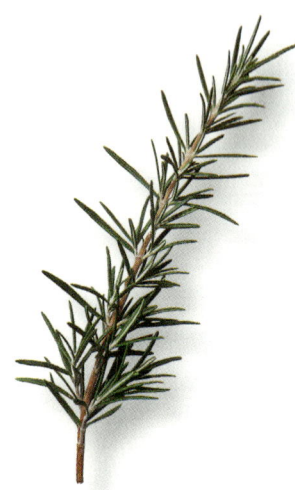

OBEN *Eine Massage der Beine mit Rosmarinöl kann helfen. Die stimulierenden Eigenschaften von Rosmarin fördern die Durchblutung.*

UNTEN *Langes Stehen ist eine häufige Ursache von Krampfadern. Entspannen Sie ein paar Minuten und legen Sie die Beine hoch.*

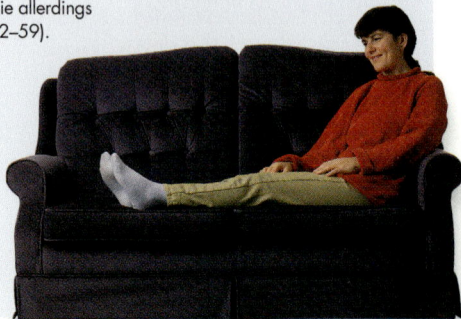

# Herzklopfen (Palpitation)

Häufig wird Palpitation durch starke Belastung ausgelöst, wenn man z. B. einem Bus hinterherläuft oder Treppen schnell hinaufgeht sowie durch Angst, Furcht, Schock oder Ärger. Andere Auslöser sind zuviel Nikotin, zuviel Alkohol, Kaffee oder Tee, Virusinfektionen, eine Überfunktion der Schilddrüse, Herzerkrankungen, Hyperventilation und Verdauungsstörungen.

Palpitationen sind häufig, zumeist ungefährlich und verschwinden in der Regel von selbst. Bei dem »Aussetzen des Herzschlags«, worunter Betroffene häufig leiden, handelt es sich ganz und gar nicht um ein Aussetzen. Ärzte bezeichnen es als eine ektopische Erregungsbildung, die früher als normal erfolgt, wodurch eine längere Zeitspanne bis zum nächsten Herzschlag entsteht. Eine ektopische Erregungsbildung ist meist ungefährlich. Tritt sie allerdings häufig oder in Verbindung mit anderen Symptomen wie Schwindel, Ohnmacht, Brustschmerzen oder Kurzatmigkeit auf, sollte man einen Arzt aufsuchen.

Häufige oder lang anhaltende Palpitationen sollten immer von einem Arzt untersucht werden, da sie Symptom für eine Schilddrüsen- oder Herzerkrankung sein können. Bei entsprechendem Verdacht wird der Arzt ein Elektrokardiogramm (EKG) machen und Bluttests, um eine Funktionsstörung der Schilddrüse zu diagnostizieren. Palpitationen aufgrund von Herzerkrankungen reagieren meist auf Betablocker und Antiarrhythmika. Sind starke Gefühle die Auslöser, kann eine Psychotherapie oder die Unterweisung in Entspannungstechniken helfen.

## SYMPTOME

*Pochen in der Brust nach Anstrengungen • Bei Angst wird der schnelle Herzschlag als unangenehm wahrgenommen. • Gefühl, als ob das Herz kurz aussetzt*

UNTEN *Raucher, die unter Palpitation leiden, sollten sofort mit dem Rauchen aufhören.*

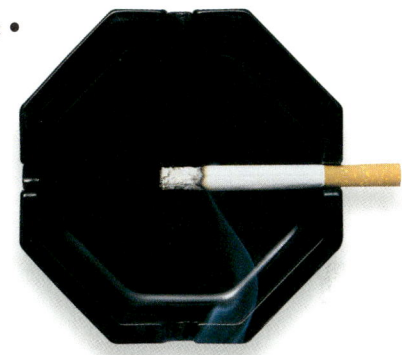

Eventuell leidet man unter Kurzatmigkeit.

Ungewohnte sportliche Betätigung kann das Herz unangenehm stark schlagen lassen.

Das abrupte Aufhören mit der Belastung kann zu Übelkeit führen.

LINKS *Während und sofort nach einer Anstrengung schlägt das Herz schneller und kräftiger. Von Palpitation spricht man nur, wenn das Klopfen schmerzhaft ist und einige Minuten nach der Belastung nicht abgeklungen ist.*

## THERAPIEN

**MASSAGE**
• Regelmäßige langsame Streichungen der Gliedmaßen können Palpitation lindern, indem sie Streß vermindern, Bluthochdruck senken und die Entspannung fördern (S. 96–103).

**AROMATHERAPIE**
• Haben die Palpitationen emotionale Ursachen, kann eine regelmäßige Massage mit beruhigenden Ölen wie Ylang Ylang, Majoran, Lavendel und Mandarine helfen. Andere geeignete Öle sind Pfefferminze, Anissamen, Zitronenmelisse, Rosmarin und Neroli entweder einzeln oder als Mischung in einem guten Trägeröl (S. 104/5).

**AKUPRESSUR**
• Druck auf den Meridian des Herzbeutels und des Herzens an den Handgelenken soll eine beruhigende Wirkung haben (S. 29–31).

**AUTOGENES TRAINING**
• Wird Palpitation durch Angstzustände oder andere psychische Ursachen ausgelöst, können die Übungen des autogenen Trai-

nings helfen, den Zustand unter Kontrolle zu bringen. Autogenes Training ist eine allgemein akzeptierte Entspannungstherapie (S. 210/1). Biofeedback kann helfen, Palpitationen aufgrund von Streß und Ängsten zu kontrollieren (S. 212/3).

**YOGA/ENTSPANNUNGSTECHNIKEN**
• Die richtige Atmung hat eine Schlüsselfunktion zur Förderung der Entspannung. Yoga-Atemübungen sind ausgesprochen hilfreich (S. 52–59). Therapeuten können auch helfen, Streß durch Muskelentspannung abzubauen (S. 158–165).

**PSYCHOTHERAPIE UND BERATUNG**
• Wird die Palpitation durch Gefühle ausgelöst, ist eine Psychotherapie empfehlenswert (S. 188–191).

UNTEN *Die Massage der Beine kann den Blutdruck senken und die Muskeln nach sportlicher Betätigung lockern.*

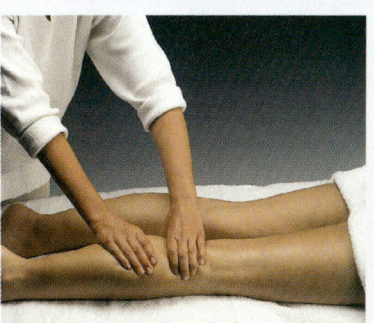

# VERDAUUNGSTRAKT

## Übelkeit und Erbrechen

Erbrechen ist eine natürliche Reaktion des Körpers auf schädliche Substanzen oder Giftstoffe, die von Krankheiten oder Medikamenten und Drogen hervorgerufen werden. Übelkeit ist das Gefühl, daß man sich gleich übergeben muß. Ursachen für Erbrechen sind u. a. Magen-Darm-Entzündungen, Schock, Kopfverletzungen, Migräne, Lebensmittelvergiftung, Gallensteine, ein Übermaß an Essen und Trinken, Störungen des Innenohrs beispielsweise während einer Reise, ein emotional belastender Anblick und unangenehme Gerüche. Hormonelle Umstellungen während der Schwangerschaft und Menstruation können ebenfalls zu Übelkeit und Erbrechen führen. Des weiteren kann Erbrechen ein Anzeichen für eine schwerere Erkrankung sein wie Blinddarmentzündung, Grüner Star, Magengeschwüre, Hepatitis und Hirnhautentzündung. Bei Übelkeit in Verbindung mit Kopf- und Bauchschmerzen aber ohne Erbrechen ist die Ursache vermutlich eher psychologischer als körperlicher Natur. Ständige Übelkeit kann allerdings auch ein Anzeichen für eine Lebererkrankung sein.

Ist eine Lebensmittelvergiftung die Ursache des Erbrechens, wird der Arzt wahrscheinlich empfehlen, 24 Stunden nichts zu essen und den Flüssigkeitshaushalt mit einer Salz-Zucker-Lösung wieder aufzufüllen. Bei schweren Fällen können auch Antiemetika verschrieben werden, die den Brechreiz unterdrücken. Gegen Reisekrankheit gibt es zahlreiche Mittel in der Apotheke. Hausmittel gegen Übelkeit sind das Kauen rohen oder kandierten Ingwers sowie Ingwer-, Pfefferminz- und Nelkentee. Morgenübelkeit wird angeblich durch das Schlucken zerkleinerter Eiswürfel gelindert.

### SCHULMEDIZINISCHE BEHANDLUNG

Bei Erbrechen muß man keinen Arzt aufsuchen, es sei denn, es tritt wiederholt auf. Dann wird der Arzt prüfen, ob eine andere Krankheit zugrundeliegt. In einigen Fällen sind Antiemetika angezeigt. Einige Ärzte empfehlen auch die Einnahme von Vitamin B6 zur Linderung von Morgenübelkeit und Reisekrankheit.

### VORSICHT

Man muß einen Arzt aufsuchen, wenn sich der Patient – v. a. Kinder – länger als zwölf Stunden erbricht, das Erbrochene Blut enthält oder wenn gleichzeitig Bauchschmerzen, hohes Fieber, Schwindel, Kopfschmerzen oder eine verstärkte Lichtempfindlichkeit auftreten. Nehmen Sie keine Medikamente gegen Übelkeit und Erbrechen im ersten Drittel der Schwangerschaft. Ingwer und Ingwertee sind bei peptischem Ulkus kontraindiziert.

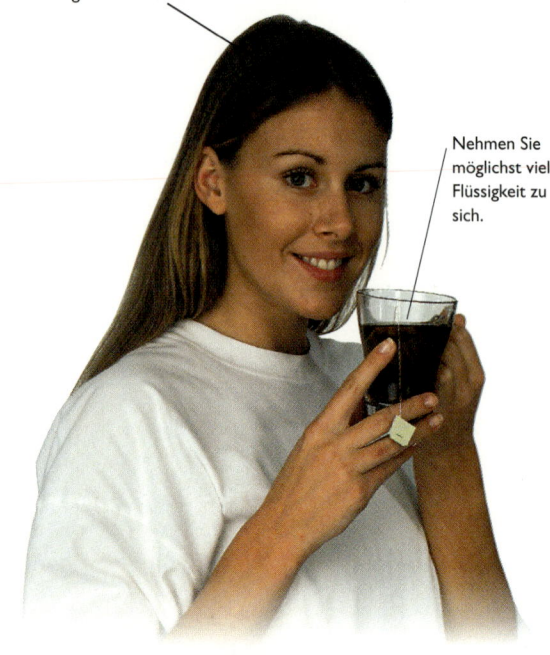

UNTEN *Ingwer-, Pfefferminz- und Nelkentee können Übelkeit lindern. Ingwer wird besonders bei Morgenübelkeit empfohlen, Nelken sollten nicht zu Beginn der Schwangerschaft genommen werden.*

Kopfschmerzen treten häufig bei Übelkeit auf.

Nehmen Sie möglichst viel Flüssigkeit zu sich.

### KURZINFORMATION

• Ständige Übelkeit kann ein Symptom von Leberbeschwerden sein, die umgehend ärztlicher Versorgung bedürfen.

• Übelkeit nach einem Sturz oder einem Schlag auf den Kopf ist ein Anzeichen einer Gehirnerschütterung.

• Eine Tasse Ingwertee beruhigt Übelkeit in Verbindung mit Erkältungen und Grippe und bekämpft Infektionen.

• Aromatherapeuten empfehlen gegen Reisekrankheit eine Massage mit Orangenöl.

• Eine britische Fachzeitung berichtete von einer Studie, die zu dem Ergebnis kam, daß Ingwer bei Reisekrankheit wirksamer ist als Antihistamine.

## THERAPIEN

### AKUPRESSUR
• Der klassische Akupressurpunkt zur Linderung von Übelkeit und Erbrechen ist Perikard 6, das an der Innenseite des Handgelenks drei Fingerbreit vom Übergang zur Hand zwischen den beiden Sehnen liegt. Diesen Punkt 3 Minuten fest mit dem Daumen drücken. Wer ständig unter Reisekrankheit leidet, für den empfiehlt sich eventuell ein spezielles Armband, ein elastisches Gummiband mit einem kleinen Plastikball, der auf P6 drückt (S. 29–31).

### HYPNOTHERAPIE
• Frauen, die zu Morgenübelkeit neigen, können vor einer weiteren Schwangerschaft eine Hypnotherapie machen, was Morgenübelkeit beseitigt oder zumindest die Häufigkeit reduziert. Studien belegen, daß Hypnotherapie auch die Übelkeit in Zusammenhang mit einer Chemotherapie verhindern kann (S. 228–233).

### ENTSPANNUNGS-TECHNIKEN
• Wird die Übelkeit durch Streß und Ängste hervorgerufen, können Entspannungsübungen Ruhe spenden. Die Therapie kann auch die Panik in Zusammenhang mit langanhaltendem und starkem Erbrechen lindern (S. 158–165).

### FARBTHERAPIE
• Therapeuten sind überzeugt, daß die Farbe grün nervliche Anspannung – eine häufige Ursache ständiger Übelkeit – lindert. Die Behandlung erfolgt mit farbigem Licht oder farbiger Seide. Außerdem lernt man Techniken, die man selbst anwenden kann, beispielsweise Farbvisualisieren (S. 248–251).

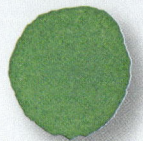

LINKS *Die Farbe grün kann bei ständiger Übelkeit helfen.*

# Magen-Darm-Entzündung

Eine Magen-Darm-Entzündung oder Gastroenteritis ist eine häufig vorkommende Reizung und Entzündung des Verdauungssystems. Meist wird sie durch Viren, Bakterien oder Parasiten ausgelöst. Andere mögliche Ursachen sind Allergien, Reaktionen auf Medikamente, Streß und Anspannung und ein Übermaß an Alkohol.

Die Symptome einer Magen-Darm-Entzündung variieren stark. Sie umfassen Übelkeit, Erbrechen, Durchfall, Bauchschmerzen, Kopfschmerzen, leichtes Fieber und Muskelschmerzen. Eine virale Gastroenteritis dauert 24 bis 48 Stunden. Infektionen durch Bakterien oder Parasiten können über eine Woche andauern und bedürfen einer Antibiotikabehandlung. Bei leichten Fällen empfehlen Ärzte Bettruhe und den Verzicht auf feste Nahrung. Sobald das Erbrechen aufhört, sollte man kleine Mengen Flüssigkeit aufnehmen. Ist man 24 Stunden symptomfrei, kann man mit einer Suppe wieder vorsichtig mit dem Essen anfangen. In den nächsten Tage sollte man aber noch auf Obst, Alkohol und fette Speisen verzichten.

LINKS *Lebende Joghurtkulturen werden häufig nach einer Magen-Darm-Entzündung empfohlen.*

## KURZINFORMATION

• Gastroenteritis führt alljährlich zu 5–10 Millionen Todesfällen weltweit.

• Meist wird Gastroenteritis von Viren hervorgerufen.

• Mangelnde Sauberkeit im Umgang mit Lebensmitteln ist eine häufige Ursache. Meiden Sie schlecht zubereitete oder unzureichend gekühlte Speisen, insbesondere im Sommer.

## SCHULMEDIZINISCHE BEHANDLUNG

Bettruhe und das Trinken kleiner Mengen Flüssigkeit zur Vermeidung der Gefahr von Dehydration. Ärzte können Antiemetika gegen starkes Erbrechen verschreiben und andere Medikamente bei hartnäckigem Durchfall. Eventuell wird auch der Stuhl untersucht, um die Möglichkeit einer Darminfektion wie Amöbenruhr auszuschließen.

## VORSICHT

Konsultieren Sie einen Arzt, wenn der Durchfall länger als 72 Stunden andauert (24 Stunden bei Babys oder auch kürzer, wenn das Baby nicht trinkt und teilnahmslos wirkt) oder wenn Schleim oder Blut im Stuhl sind.

RECHTS *Eine Bauchmassage mit ätherischen Ölen kann die Symptome von Gastroenteritis lindern.*

## SYMPTOME

*Fieber • Bauchschmerzen • Übelkeit/Erbrechen • Durchfall • Schock und Bewußtlosigkeit in schweren Fällen*

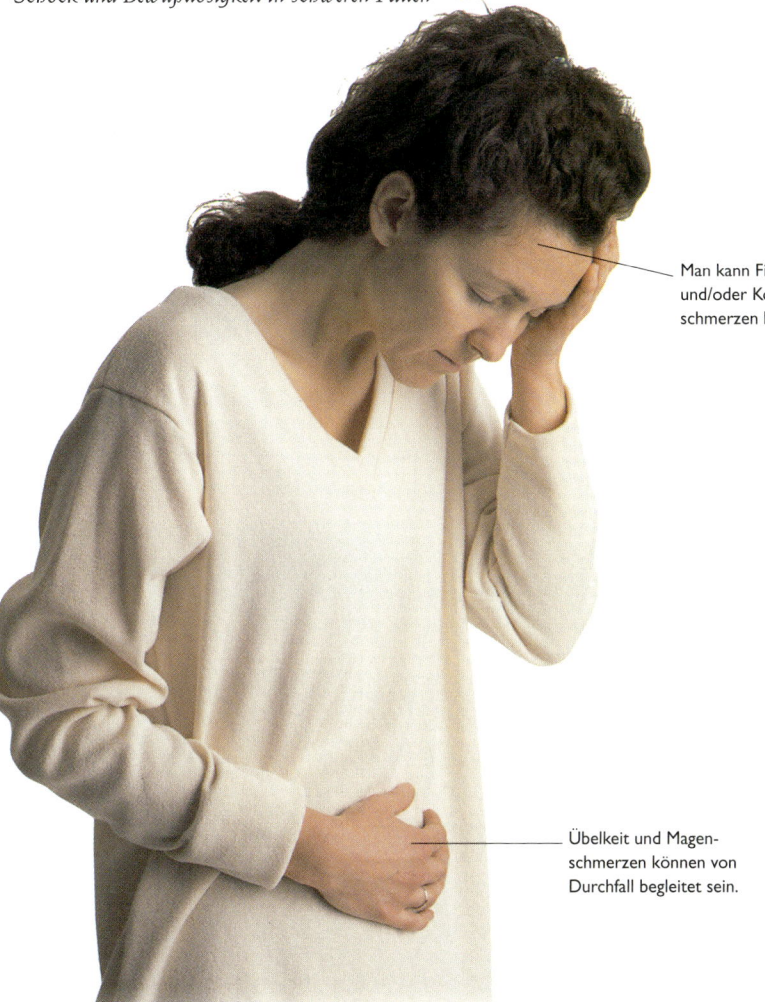

Man kann Fieber und/oder Kopfschmerzen haben.

Übelkeit und Magenschmerzen können von Durchfall begleitet sein.

## THERAPIEN

**AROMATHERAPIE**
• Therapeuten empfehlen die Massage des Bauchs mit einer Mischung aus 5 Tropfen Kamillen-, 3 Tropfen Dill-, 2 Tropfen Ingwer- und 2 Tropfen Pfefferminzöl in 30 g Trägeröl. Dies wirkt beruhigend und lindert die Schmerzen (S. 104/5).

**ENTSPANNUNGS-TECHNIKEN**
• Gastroenteritis aufgrund psychischer Ursachen kann verhindert werden, indem man die Streßbelastung reduziert und lernt, sich zu entspannen (S. 158–165). Geeignete Techniken sind Visualisieren (S. 214–217), Tiefenatmung (S. 166–171) und Meditation (S. 60–63).

**YOGA**
• Bestimmte Körper- und Atemübungen sowie Reinigungspraktiken fördern den Tonus und die Funktion des Verdauungstraktes und helfen bei Gastroenteritis aufgrund von Streß. Umgekehrte Stellungen sollen sich insbesondere bei Apana (dem Fluß nach unten) eignen und so bei Durchfall helfen. Diese Stellungen eignen sich allerdings nicht, wenn man an Bluthochdruck leidet, menstruiert oder schwanger ist (S. 52–59).

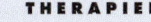

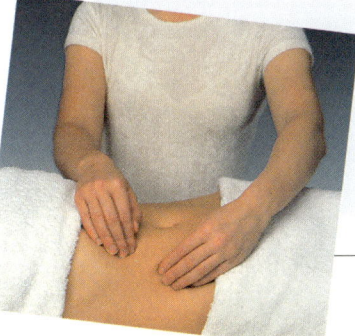

# Verdauungsstörungen

Verdauungsstörung oder Indigestion ist ein Überbegriff für eine Reihe von Symptomen, u. a. Bauchschmerzen, Übelkeit, Sodbrennen, Schluckauf, Rülpsen und Blähungen. Häufigste Ursachen für diese Beschwerden sind zu üppige Mahlzeiten, zu schnelles Essen, zu gehaltvolle, fette oder scharfe Speisen. All dies kann die Produktion von Magensäure steigern, was zu einer Reizung der Magenschleimhaut führt. Zu Sodbrennen kommt es, wenn Magensäure in die Speiseröhre zurückfließt. Nikotin- und Alkoholkonsum, Schwangerschaft, Übergewicht und eine hohe Streßbelastung sind weitere Risikofaktoren. Ständige Verdauungsstörungen können ein Hinweis auf eine andere Krankheit sein wie peptisches Ulkus, Gallensteine, Magen-Darm-Entzündung. In so einem Fall sollte man den Arzt aufsuchen.

Es gibt viele säureneutralisierende Mittel, die kurzfristig Linderung verschaffen können. Diese Medikamente enthalten eine basische Substanz, die die Magensäure neutralisiert. Bei schweren Fällen kann der Arzt auch H2-Blocker verschreiben, um die Konzentration der Magensäure zu reduzieren. Natürliche Heilmittel sind Tees aus Kamille, Süßholz oder Pfefferminze. Die Beschwerden lassen sich am besten vermeiden, wenn man regelmäßig kleine Portionen an Nahrung zu sich nimmt und langsam ißt. Außerdem sollte man darauf achten, welche Speisen und Getränke die Beschwerden hervorrufen und diese meiden.

## SYMPTOME

*Bauchschmerzen • Übelkeit • Sodbrennen • Schluckauf • Flatulenz (Blähungen)*

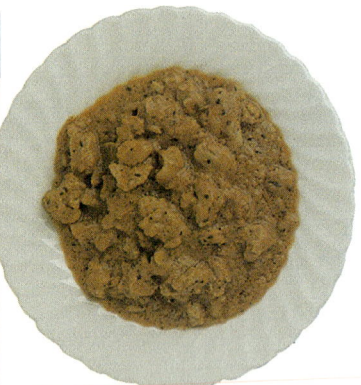

OBEN *Ungesunde Eßgewohnheiten sind die häufigste Ursache für Verdauungsstörungen. Sie treten verstärkt nach zu reichhaltigen Mahlzeiten und zuviel Alkohol auf.*

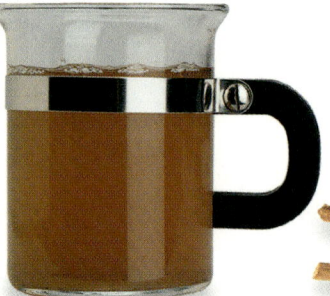

UNTEN *Süßholz hat beruhigende Eigenschaften. Der Tee ist sehr wirksam bei Verdauungsstörungen.*

**SCHULMEDIZINISCHE BEHANDLUNG**

Neben säureneutralisierenden Medikamenten ist eine Umstellung der Ernährung und der Lebensweise angezeigt, z. B. durch Verzicht auf scharfe Speisen, Alkohol oder Nikotin. In schweren Fällen können Medikamente zur Reduzierung der Magensäure verschrieben werden. Eventuell sind Untersuchungen nötig, um herauszufinden, ob eine andere Krankheit besteht.

**VORSICHT**

Langanhaltende, wiederkehrende Beschwerden können Symptome einer ernsteren Erkrankung sein. Konsultieren Sie den Arzt, wenn die Beschwerden nicht in relativ kurzer Zeit verschwinden.

**KURZINFORMATION**

• Durch weniger Nikotin und Koffein erfahren viele Betroffene einer Besserung der Verdauungsstörungen.

• Langsames Essen und gründliches Kauen fördern die Verdauung.

• Nicht zuviel zu den Mahlzeiten trinken. Im Ayurveda und in der Traditionellen Chinesischen Medizin wird von eisgekühlten Getränken zum Essen abgeraten.

• Wer nachts unter Sodbrennen leidet, sollte das Kopfende des Bettes hochstellen.

---

## THERAPIEN

**AKUPRESSUR**
• Therapeuten empfehlen bestimmte Akupressurpunkte zur Linderung von Magen- und Verdauungsbeschwerden einschließlich Sodbrennen. Legen Sie sich auf den Bauch und legen die Handfläche der rechten Hand auf den Solarplexus. Legen Sie die Handfläche der linken Hand zwischen Schambein und Bauchnabel. Drehen Sie den Kopf auf eine Seite und atmen Sie lang und tief (S. 29–31).

**AKUPUNKTUR**
• Akupunkteure sind der Auffassung, daß die Stimulierung der Meridiane von Magen, Dickdarm und Milz die Magensäure reduziert und die Bildung des schützenden Schleims fördert. Akupunktur gilt als besonders effektiv bei streßbedingten Verdauungsbeschwerden. Therapeuten berichten, daß ca. 60 % ihrer Patienten langfristige Besserung durch Akupunktur erfahren. Gegebenenfalls muß die Behandlung nach sechs bis zwölf Monaten wiederholt werden (S. 20–28).

**CHIROPRAKTIK**
• Die Behandlung konzentriert sich auf die Manipulation der unteren Wirbelsäule, um die Blut- und Nervenversorgung der Verdauungsorgane zu verbessern (S. 118–125 und Osteopathie S. 106–113).

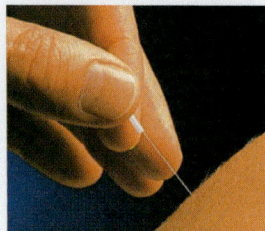

**YOGA**
• Yoga-Anhänger meinen, daß ein Übermaß an Essen den Körper überfordert. Deshalb nehmen sie bei einer Mahlzeit nur zwei doppelte Handvoll Speisen und zwei doppelte Handvoll Flüssigkeit zu sich, so daß der Magen am Ende der Mahlzeit nur zwei Drittel gefüllt ist. Durch Yogaübungen und Atemtechniken wird die Streßbelastung reduziert und der Körper gelangt ins Gleichgewicht (S. 52–59).

LINKS *Ein Akupunkteur kann Verdauungsbeschwerden durch Reduzierung der Magensäure und Förderung der Schleimproduktion behandeln.*

# Peptisches Ulkus

Ein peptisches Ulkus ist eine flache, runde Wunde in der Auskleidung des Verdauungstrakts, die in der Magenwand (Magengeschwür) oder im ersten Abschnitt des Dünndarms (Zwölffingerdarmgeschwür) auftreten kann. Die Symptome eines Geschwürs sind Schmerzen und Unbehagen (insbesondere in Verbindung mit Essen), Übelkeit und Erbrechen. In schweren Fällen kann das Geschwür die Wand des Verdauungstraktes perforieren. Dann tropft der Inhalt des Verdauungstraktes in die Bauchhöhle und führt zu einer Bauchfellentzündung, die lebensbedrohlich sein kann. Ein perforierendes Geschwür muß gewöhnlich operiert werden. Bei chronischen Blutungen des Geschwürs (ein Hinweis ist schwarzer, teerartiger Stuhl) kann Anämie auftreten.

Die Ursache eines peptischen Ulkus war lange unbekannt, es gibt jedoch Hinweise, daß die Krankheit häufig von dem Bakterium Helicobacter pylori hervorgerufen wird. Andere Ursachen sind nicht-steroidale Antirheumatika (NSAR) wie Ibuprofen, Alkohol, ein Übermaß an Aspirin und extremer Streß z. B. durch ein Trauma.

Antibiotika können gegen Helicobacter pylori wirken. Säureneutralisierende Mittel lindern die Symptome und Medikamente (H2-Blocker) reduzieren die Produktion von Magensäure. Wer zu Geschwüren neigt, sollte nicht rauchen und den Alkoholkonsum einschränken. Meidet man ferner Speisen, die die Symptome hervorrufen, können die Rückfälle verringert werden.

### SYMPTOME

*nagende und brennende Schmerzen • Rülpsen • aufgeblähter Leib • Anämie • Erbrechen • Gewichtsverlust*

RECHTS *Kamillenöl kann die Symptome lindern.*

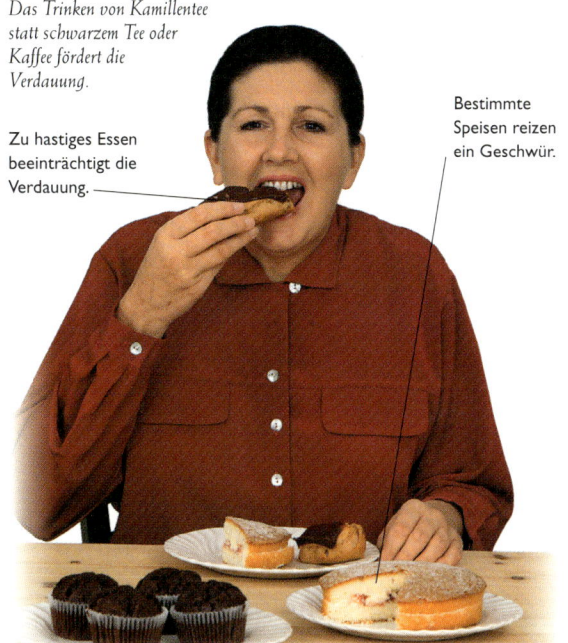

UNTEN *Auch wenn Geschwüre des Verdauungstraktes primär durch Streß hervorgerufen werden, können schlechte Eßgewohnheiten ebenfalls dazu beitragen. Das Trinken von Kamillentee statt schwarzem Tee oder Kaffee fördert die Verdauung.*

Zu hastiges Essen beeinträchtigt die Verdauung.

Bestimmte Speisen reizen ein Geschwür.

## SCHULMEDIZINISCHE BEHANDLUNG

Die Behandlung umfaßt freiverkäufliche säureneutralisierende Medikamente, Wismut und Antibiotika, wenn Helicobacter pylori Ursache ist. Auch können Medikamente verabreicht werden, die die Säureproduktion einschränken. Umstellungen der Lebensweise wie der Verzicht auf Tabak und stark gewürzte Speisen sind ebenfalls angezeigt.

## VORSICHT

Suchen Sie bei Verdacht auf ein peptisches Ulkus einen Arzt auf, insbesondere wenn der Stuhl blutig ist oder teerartig aussieht; wenn man Blut erbricht oder unter starken Bauchschmerzen leidet. Dies sind Hinweise, daß das Geschwür bluten kann oder perforiert ist.

## THERAPIEN

### AKUPUNKTUR
• Untersuchungen chinesischer Ärzte belegen, daß Akupunktur den Säuregehalt des Magens reduzieren kann, eine der Hauptursachen für ein peptisches Ulkus. Die Ergebnisse waren sowohl für Magen- als auch Zwölffingerdarmgeschwüre positiv (S. 20–28).

### AROMATHERAPIE
• Bauchmassagen mit Kamillen-, Weihrauch-, Geranium- und Majoranöl können die Symptome eines Geschwürs lindern (S. 104/5).

### FUSSREFLEXZONEN-MASSAGE
• Therapeuten konzentrieren sich zur Behandlung des Bauchs und anderer innerer Organe auf den Innenbereich der Füße. Die Reflexzonen für Gallenblase, Nebenniere, Mastdarm und die Ileozökalklappe liegen ebenfalls in diesem Bereich (S. 66–71).

### SHIATSU
• Druck auf den Blasen-Meridian, der entlang der Wirbelsäule verläuft und Verbindung zu den inneren Organen hat, kann positive Auswirkungen auf den Verdauungstrakt haben (S. 32–37 und Do-In S. 38–41).

### YOGA
• Yogalehrer empfehlen die grundlegenden Gleichgewichtsübungen (Asanas), raten aber von Übungen im Sitzen ab. Eine Bauchübung wird für Beschwerden durch Übersäuerung empfohlen. Beugen Sie sich vor und atmen Sie durch den Mund aus, dann den Mund schließen, so daß keine Luft eintreten kann. Dehnen Sie den Brustkorb wie beim Einatmen und ziehen Sie den Bauch ein, so daß eine Vertiefung entsteht. Dabei sollten die Muskeln entspannt sein. Die Stellung so lange halten, bis man atmen muß, dann lockern und langsam einatmen (S. 52–59).

### ALEXANDERTECHNIK
• Durch die Korrektur einer schlechten Haltung und chronischer Muskelverspannungen kann die Technik nach Ansicht der Therapeuten die Belastung des Verdauungstraktes vermindern (S. 146–153).

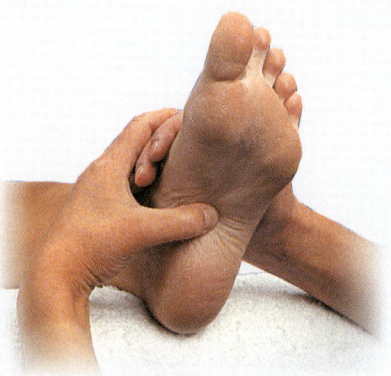

LINKS *In der Fußreflexzonenmassage konzentriert man sich auf die Belastungen und Ungleichgewichte, die zu dem Geschwür führten. Es gibt auch bestimmte Reflexzonen, die mit dem Magen korrespondieren.*

# Durchfall

Durchfall ist die häufige Ausscheidung von lockerem oder flüssigem Stuhl; es besteht ein starker Stuhldrang, der nicht kontrollierbar ist und der von Magenkrämpfen und Blähungen begleitet sein kann. Zu Durchfall kommt es, wenn im Darm zu wenig Wasser aus dem Kot resorbiert wird. Eine Infektion wie Ruhr führt dazu, daß der Körper zuviel Verdauungssäfte produziert, die später im Dickdarm nicht mehr resorbiert werden. Entzündungen des Verdauungstraktes wie Colitis ulcerosa beeinträchtigen ebenfalls die Funktion des Kolon.

Dies sind nur zwei Krankheiten einer langen Liste möglicher Ursachen für Durchfall. Die Aufnahme großer Mengen an Speisen mit abführenden Eigenschaften, z. B. reifes Obst oder Hülsenfrüchte, kann ebenfalls zu Durchfall führen. Auch Streß und Ängste haben Auswirkungen auf die Verdauung, und Durchfall wird häufig durch streßbeladene oder beängstigende Situationen ausgelöst;

## SYMPTOME

*flüssiger, wäßriger Kot und krampfartige Darmentleerung • Magenkrämpfe • gelegentlich begleitet von Erbrechen und Blähungen*

bei einigen Menschen führen Medikamente wie Antibiotika oder Vitaminpräparate dazu. Bakterien, Parasiten, Viren und Lebensmittelallergien können Durchfall sowie Erbrechen auslösen, um die Eindringlinge loszuwerden.

Bei den meisten Erwachsenen besteht bei kurz andauerndem Durchfall kein Grund zur Besorgnis. Der Verlust an Flüssigkeit und Mineralien kann allerdings zur Dehydration führen, die lebensgefährlich sein kann. Deshalb ist es wichtig, möglichst viel zu trinken. Um die verlorenen Elektrolyte zu ersetzen sollte man Fruchtsaft trinken oder einen halben Teelöffel Salz und acht gestrichene Teelöffel Zucker auf einen Liter Wasser geben. Babys mit anhaltendem Durchfall können sehr schnell dehydrieren, insbesondere wenn sie sich gleichzeitig erbrechen. Man sollte dem Baby viel abgekühltes, abgekochtes Wasser geben und einen Arzt aufsuchen. Langanhaltender oder häufig wiederkehrender Durchfall, insbesondere wenn Blut oder Schleim im Stuhl ist, kann Anzeichen einer ernsteren Erkrankung sein.

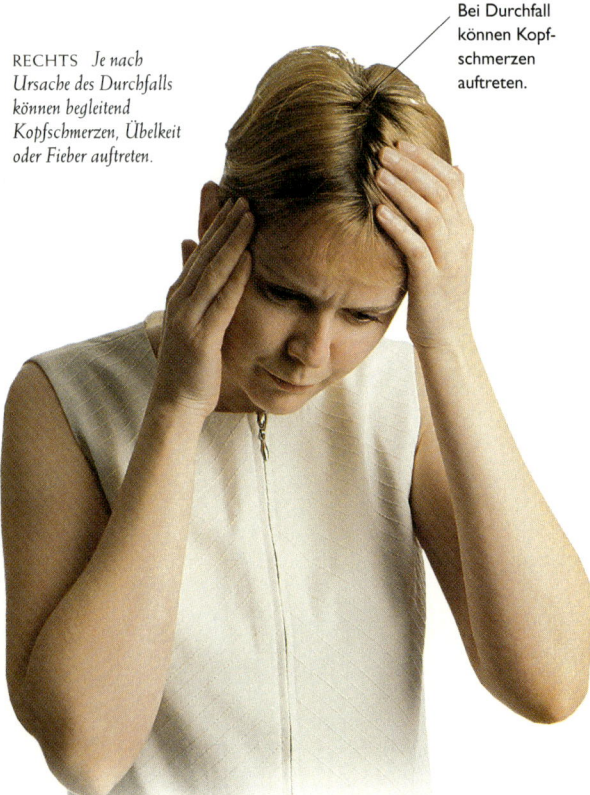

RECHTS *Je nach Ursache des Durchfalls können begleitend Kopfschmerzen, Übelkeit oder Fieber auftreten.*

Bei Durchfall können Kopfschmerzen auftreten.

## SCHULMEDIZINISCHE BEHANDLUNG

Während einer Durchfallerkrankung sollte man zur Vorbeugung von Dehydration reichlich Wasser trinken. Vielleicht empfiehlt der Arzt auch eine Salz-Zucker-Lösung, um den Verlust an Mineralien und Flüssigkeit wieder aufzufüllen. Bei hartnäckigem Durchfall, der von Krämpfen und Erbrechen begleitet wird, insbesondere wenn man kürzlich aus einem Urlaub zurückgekommen ist, kann es ratsam sein, den Stuhl untersuchen zu lassen. Sind Bakterien oder Parasiten die Ursache, ist eine Antibiotikabehandlung angezeigt. Bei schweren Fällen kann der Arzt eine Darmspiegelung oder einen Bariumeinlauf machen, um Reizdarm oder eine entzündliche Darmerkrankung als Ursache auszuschließen.

## KURZINFORMATION

• 90 % der Betroffenen suchen keinen Arzt auf.

• In den Industrieländern ist Durchfall eine der häufigsten Ursachen für Fehltage am Arbeitsplatz; in den Entwicklungsländern ist Durchfall eine der führenden Todesursachen.

• Durchfallerkrankungen können bei schlechten sanitären Einrichtungen und mangelnder Hygiene epidemieartige Ausmaße annehmen.

• Ernsthafte Nebenwirkung von Durchfall ist Dehydration. Daher sollte man viel Wasser trinken.

## VORSICHT

Suchen Sie einen Arzt auf, wenn der Durchfall länger als 48 Stunden anhält oder wenn ein Baby ständig unter Durchfall leidet, insbesondere in Verbindung mit Erbrechen. Wer regelmäßig unter Durchfall mit Blut oder Schleim im Stuhl leidet oder abwechselnd Durchfall und Verstopfung hat, sollte einen Arzt aufsuchen, damit ernsthafte Ursachen ausgeschlossen werden können.

## THERAPIEN

### AKUPRESSUR
• Zur Behandlung von Durchfall wird Druck auf Punkte entlang des Magen- und des Milz-Meridian ausgeübt. Krümmen Sie die Finger, greifen Sie mit den Fingerspitzen unter den Rand der Rippen direkt unter der Brustwarze. Spüren Sie die Vertiefungen am unteren Ende des Brustkorbs, während Sie eine Minute tief atmen (S. 29–31).

### AKUPUNKTUR
• Chinesische Studien belegen, daß Akupunktur die Genesung nach einer Darminfektion beschleunigt und das Risiko von Komplikationen mindert. Einige Forscher sind der Auffassung, daß durch Akupunktur die Produktion von Chemikalien angeregt wird, die eingedrungene Bakterien töten (S. 20–28).

### ATEMTECHNIKEN
• Gefühle wie Ängste und Sorgen können zu plötzlichem Durchfall führen. Entspannungs- und Atemübungen können scheinbar die Konzentration an Streßhormonen reduzieren. Der Gehalt an Streßhormonen steigt bei negativen Emotionen an. Außerdem fördern Atem- und Entspannungsübungen die Funktion des Verdauungssystems (S. 166–171 und Entspannung S. 158–165).

### YOGA
• Spezielle Körper- und Atemübungen sowie Reinigungspraktiken unterstützen den Tonus und die Funktion des Verdauungstraktes (S. 52–59).

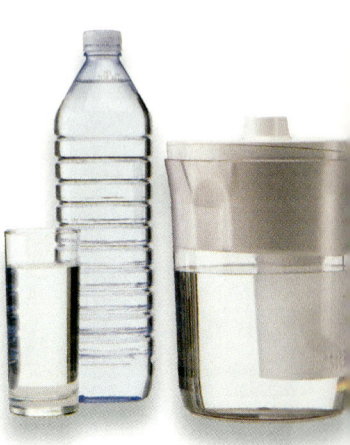

UNTEN *Bei Durchfall kann man leicht dehydrieren. Deshalb sollte man reichlich Wasser trinken.*

# Verstopfung

Bei Verstopfung bleibt der Stuhl mehrere Tage im Enddarm, wodurch er austrocknet und hart wird und nur unter Schwierigkeiten ausgeschieden werden kann (und eventuell zu Hämorrhoiden und Rissen führt). Häufige Ursachen sind das Unterdrücken des Stuhldrangs, zu geringe Flüssigkeitsaufnahme, unzureichend Ballaststoffe in der Nahrung, zu wenig Bewegung sowie Ängste. Verstopfung kann auch mit zunehmendem Alter durch den Verlust des Muskeltonus oder im Zusammenhang mit einer Schwangerschaft auftreten. Einige Medikamente wie Schmerzmittel, Herzmedikamente, Antihistamine und Antidepressiva sowie die regelmäßige Einnahme von Abführmitteln oder Eisentabletten können ebenfalls zu Verstopfung führen. Gehen Sie zum Arzt, wenn Sie bei sich eine Veränderung der Stuhlgewohnheiten beobachten, insbesondere wenn gleichzeitig andere Symptome wie Blut im Stuhl auftreten.

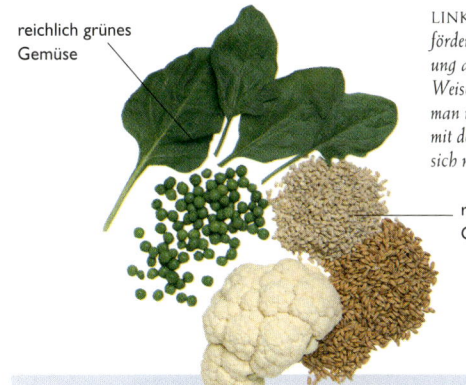

LINKS *Ballaststoffe fördern die Verdauung auf natürliche Weise, deshalb sollte man möglichst viele mit der Nahrung zu sich nehmen.*

reichlich grünes Gemüse

reichlich Getreide

## SYMPTOME

*unregelmäßige, schwierige Darmentleerung • Schmerzen beim Stuhlgang • Gewichtsverlust • geschwollener Bauch • Manchmal kommt es zu Kopfschmerzen, Lethargie, Appetitverlust, einer belegten Zunge und Blähungen.*

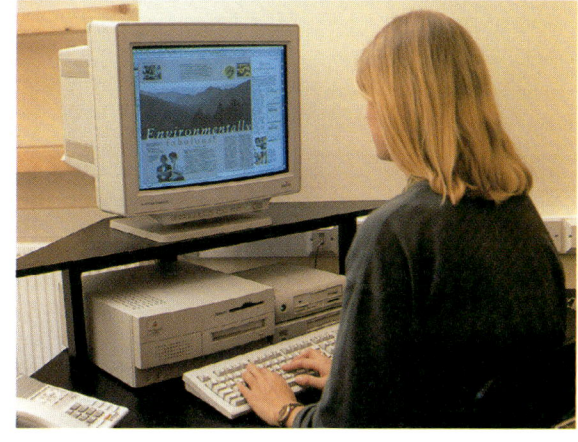

### KURZINFORMATION

• Die Langzeiteinnahme von Abführmitteln kann zu Verstopfung führen. Der Körper funktioniert nicht mehr ohne das Mittel.

• Die normale Häufigkeit für eine Darmentleerung schwankt zwischen zweimal am Tag und zweimal in der Woche. Von Verstopfung spricht man, wenn es eine Woche oder länger nicht zum Stuhlgang kommt.

• Verstopfung ist die häufigste chronische Erkrankung des Verdauungssystems. Wissenschaftler vermuten, daß 15 % der Bevölkerung in den Industrieländern unter Verstopfung leiden.

### VORSICHT

In seltenen Fällen kann Verstopfung ein Indiz für eine andere Krankheit sein wie Reizdarm, Divertikelentzündung oder Krebs. Man sollte einen Arzt aufsuchen, wenn die Verstopfung länger als zwei Wochen andauert, wenn sich Verstopfung und Durchfall abwechseln oder wenn Blut im Stuhl ist.

LINKS *Eine sitzende Tätigkeit ist eine häufige Ursache für Verstopfung. In diesem Fall sollte man einen Ausgleich durch Sport schaffen.*

### SCHULMEDIZINISCHE BEHANDLUNG

Der Arzt wird vermutlich empfehlen, mehr Sport zu treiben und mehr Ballaststoffe und Flüssigkeit aufzunehmen. Bei unregelmäßig auftretender Verstopfung kann auch ein mildes Abführmittel verschrieben werden.

## THERAPIEN

**AKUPUNKTUR**
• Therapeuten stimulieren Akupunkturpunkte entlang der Meridiane von Dickdarm und Leber. Dies soll die Funktion des Darmtrakts fördern (S. 20–28).

**AROMATHERAPIE**
• Man kann eine Bauchmassage (siehe Massage, rechts) durch ätherische Öle, verdünnt in Trägerölen, ergänzen. Therapeuten empfehlen bei Verstopfung einige Tropfen Majoran-, Rosmarin- oder Fenchelöl in Traubenkernöl zu verdünnen (S. 104/5).

**AYURVEDA**
• Ayurvedische Ärzte empfehlen Einläufe bei einem Vata-Ungleichgewicht, beispielsweise Verstopfung, das sich im Mastdarm widerspiegelt. Zu einer umfassenden Entschlackungsbehandlung gehören auch

Massagen und Dampfbäder. Einläufe sollten bei Hämorrhoiden vermieden werden (S. 78–85).

**MASSAGE**
• Eine Massage des Bauchs regt die Darmfunktion an und kann eine Linderung bewirken. Man legt sich auf den Rücken; der Oberkörper wird durch mehrere Kissen abgestützt; ein Kissen wird unter die Knie gelegt. Dann streicht man fest mit der flachen Hand die rechte Bauchseite hinauf, über den Brustkorb und auf der linken Seite hinab. Anschließend folgen kleine Kreisbewegungen entlang dieser Linie. Die Massage zehn Minuten fortsetzen (S. 96–103).

**YOGA**
• Bei Verstopfung wird der halbe Schulterstand in Verbindung mit schneller Bauchatmung empfohlen. Durch letztere wird die Bewegung des Bauchs genutzt, Luft aus- und einzuatmen. Anschließend sollte man auf der Stelle laufen und die Embryohaltung einnehmen, bei der man auf dem Rücken liegt und die Knie zur Brust zieht (S. 52–59).

RECHTS *Majoran und Rosmarin sind zwei ätherische Öle, die Therapeuten zur Behandlung von Verstopfung empfehlen.*

**FUSSREFLEXZONEN-MASSAGE**
• Es werden die Reflexzonen des Dick- und des Dünndarms massiert sowie die Bereiche, die mit Nebennieren, Leber, Solarplexus und der unteren Wirbelsäule korrespondieren (S. 66–71).

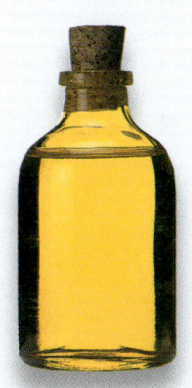

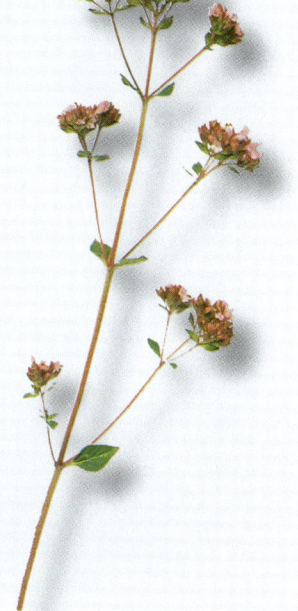

# Reizdarm

Bei dieser häufigen Erkrankung arbeiten die Muskeln des Darms nicht richtig und verkrampfen sich in unregelmäßigen Abständen. Dadurch passiert der Darminhalt den Dickdarm entweder zu schnell, was zu Durchfall führt oder zu langsam mit dem Ergebnis von Verstopfung. Häufig treten bei Reizdarm abwechselnd Durchfall und Verstopfung auf. Betroffene leiden auch unter Bauchschmerzen und Aufblähung durch eine übermäßige Produktion von Gasen, beides Folgeerscheinungen eines schlecht funktionierenden Verdauungssystems. Weitere körperliche Symptome sind Blähungen, Übelkeit, Appetitlosigkeit und übermäßig viel Schleim im Stuhl. Viele Betroffene berichten auch über psychologische Symptome wie Depression, Angstzustände und Nervosität. Dies liegt zum Teil sicherlich an den unangenehmen und peinlichen Symptomen der Krankheit. Einige Ernährungswissenschaftler sehen eine weitere Ursache in der schlechten Resorption von Mineralstoffen und Vitaminen, die für die Funktion des Gehirns entscheidend sind.

Die möglichen Ursachen für die Reizung und die Krämpfe des Kolon sind zahlreich. Es gibt Hinweise, daß Nahrungsmittelunverträglichkeit und Allergien beteiligt sein können. Auch ein Übermaß an bestimmten Darmorganismen wie dem Hefepilz Candida albicans kann Ursache sein. Ein bakterielles Ungleichgewicht kann manchmal durch Einnahme von Medikamenten wie Antibiotika ausgelöst werden und zu den Symptomen eines Reizdarms führen. Stimulanzien wie Koffein, Nikotin, Zucker und Alkohol sind weitere häufige Auslöser. Es gibt ferner eine enge Beziehung zwischen der Funktion des Darms und der Psyche, da Streß die Symptome auslösen und verstärken kann.

Die Symptome von Reizdarm ähneln denen anderer Krankheiten des Verdauungssystems, deshalb ist es wichtig, mögliche andere Krankheiten wie Divertikulitis, Crohn'-Krankheit und Colitis ulcerosa auszuschließen.

*LINKS Das Verdauungssystem ist lang und kompliziert, und es gibt reichlich Gelegenheit für Funktionsstörungen. Streß, eine ungesunde Ernährung und ein Übermaß an Stimulanzien können zu Verdauungsbeschwerden führen.*

Speiseröhre

Magen

Leber

Zwölffingerdarm

Kolon (Dickdarm)

Dünndarm

Enddarm

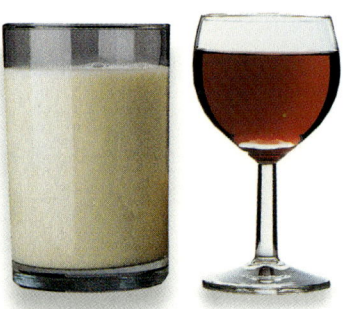

*RECHTS UND OBEN Milch, Alkohol und Süßigkeiten können bei empfindlichen Personen allergische Reaktionen auslösen, die zur Krankheit führen.*

## THERAPIEN

### HYDROTHERAPIE
• Einige Heilpraktiker empfehlen zur Linderung der Symptome eine entgiftende Darmspülung. Dafür wird eine Röhre in den Enddarm eingeführt und der Darm wird unter leichtem Druck mit gefiltertem Wasser geflutet. Das Wasser bleibt ca. 2 Minuten im Dickdarm, bevor es zusammen mit dem Kot ausgeschieden wird. Einige Ärzte halten eine Darmspülung bei Reizdarm allerdings für unangebracht. Deshalb sollte man vorher mit dem Arzt sprechen. Darmspülungen sind ungeeignet, wenn man unter Hämorrhoiden leidet (S. 172–179).

### HYPNOTHERAPIE
• Die britische medizinische Fachzeitschrift »The Lancet« berichtete, daß mit Hypnotherapie erfolgreich Fälle von Reizdarm behandelt werden konnten, die mit anderen medizinischen Mitteln nicht zu heilen waren. Der Therapeut versetzt den Patienten in einen allgemeinen Entspannungszustand, dann konzentriert sich die Arbeit auf den Bauchbereich, um durch Wärme die Symptome zu lindern (S. 218–223).

### YOGA
• Yogalehrer sehen in der Krankheit eine Störung des Flusses der Lebensenergie Prana. Man unterscheidet einen aufwärts gerichteten Fluß (Udana), einen abwärts gerichteten Fluß (Apana) und eine ausgleichende Bewegung um den Bauchnabel (Samana). Durchfall wird von einem Übermaß an Apana ausgelöst, der Wechsel zwischen Durchfall und Verstopfung von Samana. Allgemein werden umgekehrte Stellungen (bei Schwangerschaft und Bluthochdruck ungeeignet) zum Ausgleich von Apana empfohlen und Atemübungen zur Stabilisierung von Samana (S. 52–59).

Der Arzt wird eine umfassende Untersuchung durchführen und gegebenenfalls eine Darmspiegelung oder einen Bariumeinlauf und eine Röntgenaufnahme des Darms vorschlagen. Es gibt keine Standardbehandlung für Reizdarm. Der Arzt rät wahrscheinlich zu einer ballaststoffreichen Ernährung und kann ein krampflösendes Medikament gegen den Durchfall verschreiben oder ein Mittel, das den Stuhl voluminöser macht und die Ausscheidung erleichtert. Zum Streßabbau kann eine Beratung hilfreich sein. Heilpraktiker empfehlen häufig, die Nahrungsmittel herauszufinden, auf die der Körper empfindlich oder allergisch reagiert und diese Auslöser zukünftig zu meiden. Häufig gibt es eine Verbindung zwischen einer Unverträglichkeit von Milchprodukten, Weizen oder Zucker einschließlich Fruchtzucker und den Symptomen von Reizdarm. Viele Heilpraktiker raten auch, auf Stimulanzien wie Koffein und Alkohol zu verzichten und den Verzehr von rotem Fleisch und Fett zu reduzieren. Wie in der Schulmedizin wird die verstärkte Aufnahme von Ballaststoffen empfohlen, insbesondere durch Bohnen, Samen, Früchte und Gemüse

## SYMPTOME

*abwechselndes Auftreten von Durchfall und Verstopfung • angeschwollener Bauch • Bauchschmerzen • Blähungen und Magengrummeln • Kopfschmerzen • Kränklichkeit • Depression und Ängste*

*UNTEN Streß kann Reizdarm auslösen oder verstärken. Die Krankheit ist besonders häufig bei jungen Frauen, Symptome sind Appetitmangel und schnelles Ermüden.*

Rückenschmerzen

Sodbrennen

Magenschmerzen

Blähungen

### KURZINFORMATION

• Man schätzt, daß bis zu 15 % der Bevölkerung in Industrieländern an Reizdarm leidet.

• Die Mehrheit der Betroffenen sind Frauen von 20 bis 45 Jahren.

• Bis zu 50 % der Überweisungen an Gastroenterologen stehen in Verbindung mit Reizdarm.

• Naturheilkundler empfehlen Betroffenen, Kaffee durch Kamillen- oder Pfefferminztee zu ersetzen, die beide krampflösende Eigenschaften besitzen.

• Einige Ballaststoffe wie Weizenkleie können die Symptome von Reizdarm verstärken.

### SCHULMEDIZINISCHE BEHANDLUNG

Nach der Diagnose können die Symptome durch die Gabe von Mitteln gegen Durchfall und Muskelkrämpfe gelindert werden sowie durch Medikamente, die den Stuhl voluminöser machen und die Ausscheidung erleichtern. Ernährungsexperten können helfen, einen passenden Speiseplan aufzustellen, der Allergien und Unverträglichkeiten sowie ausreichend Ballaststoffe berücksichtigt und die Menge an rotem Fleisch und Fett reduziert. Gegebenenfalls empfiehlt der Arzt auch eine Beratung, um die psychologischen Aspekte der Krankheit in den Griff zu bekommen.

### VORSICHT

Suchen Sie einen Arzt auf, wenn sich Blut im Stuhl befindet oder wenn der Durchfall chronisch ist oder wenn Sie über 40 Jahre sind und eine plötzliche Veränderung der Stuhlgewohnheiten beobachten.

## THERAPIEN

### AKUPRESSUR
• Zur Linderung von chronischem Durchfall, Verstopfung und Blähungen legt man sich auf den Rücken, die Knie gebeugt und die Füße flach auf dem Boden. Legen Sie die Fingerspitzen beider Hände zwischen das Schambein und den Bauchnabel. Lang und tief einatmen und die Finger ca. 5 cm in dem Bauch eindrücken. Ungefähr 1 Minute drücken, dabei weiter tief atmen (S. 29–31).

### AROMATHERAPIE
• Therapeuten empfehlen die Massage des Bauchs mit Lavendel- oder Kamillenöl, die

beide krampflösend wirken. Auch ohne Öle kann die Massage die Funktion des Darms regulieren (S. 104/5, Massage S. 96–103).

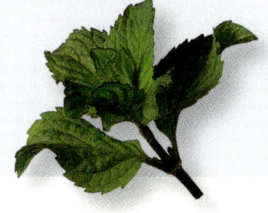

*UNTEN Lavendel ist ein ungefährliches und vielseitiges Öl, das man zur Linderung der schmerzhaften Krämpfe einsetzen kann.*

### AYURVEDA
• Der Therapeut wird eine entgiftende Reinigung, das Panchakarma, empfehlen, um Organismen wie Candida albicans auszuscheiden, die die Krankheit hervorrufen können. Weiterhin können Kräuter zur Stärkung der körpereigenen Abwehr verschrieben werden (S. 78–85).

### AUTOGENES TRAINING
• Diese Form der Meditation hilft bei Symptomen, die auf Streß und Angst beruhen. Man erlernt Techniken, Geist und Körper zu entspannen, sobald

man einen Anstieg der Streßbelastung wahrnimmt (S. 210/1).

### BIOFEEDBACK
• Die Symptome von Reizdarm treten häufig als Reaktion auf bestimmte Situationen auf. Psychologen empfehlen ein Biofeedback der Darmgeräusche, um die Kontrolle über die Funktion des Darms zu erlernen und wieder zu erlangen (S. 212/3).

### QIGONG
• Man erlernt Übungen, die den Fluß der Lebenskraft Qi fördern und die Funktionsweise des Verdauungssystems ver-

bessern (S. 44/5 und Tai Chi Chuan S. 46–51).

### ENTSPANNUNGS-TECHNIKEN
• Die bewußte Lockerung verspannter Muskeln kann bei der Bewältigung von Streß und Ängsten helfen, die Ursachen für diese Erkrankung sind (S. 158–165 und Atmung S. 166–171).

### MEDITATION
• Meditationstechniken können die geistige und körperliche Anspannung lindern (S. 60–63).

# NIEREN UND HARNWEGE

## Blasenentzündung

Blasenentzündung oder Zystitis ist eine Entzündung der Auskleidung der Blase. Häufigste Ursache ist eine Infektion durch Escherichia coli, bei der die Bakterien vom Anus über die Harnröhre zur Blase wandern. Nahrungsmittelallergien, Verletzungen während des Geschlechtsverkehrs, Empfindlichkeit gegenüber Chemikalien und eine Hefepilzinfektion der Vagina können die Wahrscheinlichkeit einer Blaseninfektion erhöhen. Frauen sind bedeutend anfälliger dafür, weil die Harnröhre kürzer ist und ihre Öffnung nahe dem Anus liegt, wodurch die Bakterien leichter übertreten können.

Symptome sind brennende Schmerzen beim Wasserlassen, wobei der Urin einen unangenehmen Geruch hat; Harndrang, bei dem nur wenige Tropfen ausgeschieden werden; sowie Schmerzen im Unterleib. Manchmal verschwindet eine Blasenentzündung binnen weniger Stunden; sie kann sich aber auch mehrere Wochen hinziehen.

Man kann die Symptome lindern, indem man sich viel ausruht und reichlich Flüssigkeit trinkt. Wasser oder milde Kräutertees wie Kamillentee eignen sich am besten. Man sollte versuchen, alle 24 Stunden vier Liter zu trinken. Trinkt man regelmäßig Preiselbeersaft, reduziert dies die Wahrscheinlichkeit einer bakteriellen Infektion der Harnwege. Bei einer Blasenentzündung sollte man auf Fleisch, Eier, Fisch, Käse, essighaltige Speisen sowie auf Zitrusfrüchte und saure Früchte verzichten. Einige Therapeuten empfehlen, 48 Stunden vollständig zu fasten und dann mit einer Rohkostdiät wieder zu beginnen. Meiden Sie Schaumbäder, parfümierte Seifen und Intimdeos. Bei hartnäckigen Schmerzen helfen Schmerzmittel.

Wenn Blut im Urin ist und die Beschwerden immer wieder auftreten, sollte man einen Arzt aufsuchen, da die Gefahr eines Übergreifens auf die Nieren besteht. Wurde die Blasenentzündung durch Bakterien ausgelöst, helfen Antibiotika gewöhnlich gut. Bei Rückfällen sind weitere Untersuchungen und Tests erforderlich. Es kann z. B. empfehlenswert sein, einen Allergietest durchzuführen und Nahrungsmittel zu vermeiden, die eine positive Reaktion auslösten.

### SCHULMEDIZINISCHE BEHANDLUNG

Die Bestätigung der Diagnose erfolgt durch eine Untersuchung der Vagina und des Urins. Bei einer bakteriellen Infektion werden Antibiotika verschrieben. Bei chronischer Blasenentzündung müssen weitere Untersuchungen durchgeführt werden, um ein Übergreifen beispielsweise auf die Nieren zu verhindern oder zu behandeln.

### VORSICHT

Eine Antibiotikabehandlung muß immer bis zum Ende durchgeführt werden. Beendet man sie zu früh, weil die Symptome nachlassen und man sich besser fühlt, kann sich eine chronische Blasenentzündung entwickeln.

### KURZINFORMATION

- Wegen der Nähe von Harnröhre, Vagina und After tritt Blasenentzündung häufiger bei Frauen als bei Männern auf.

- Es gibt zwei Arten von Blasenentzündung: akute, bei der die Entzündung nur kurze Zeit andauert, und chronische, bei der die Blase ständig entzündet sein kann.

- Unvollständiges Entleeren der Blase beim Urinieren kann die Anfälligkeit für Blasenentzündung erhöhen, da sich der in der Blase verbleibende Urin schnell entzündet.

- Häufig bei Frauen im gebärfähigen Altern, insbesondere während der Schwangerschaft.

- Streß, Antibabypille und eine schlechte Ernährung setzen die Widerstandsfähigkeit gegenüber Infektionen herab.

### SYMPTOME

*brennender Schmerz beim Wasserlassen • häufiger Harndrang, doch nur wenige Tropfen werden ausgeschieden • Schmerzen im Unterleib und im unteren Rücken • Übelkeit und eventuell Erbrechen • unangenehm riechender, flockiger Urin, der Blut enthalten kann*

RECHTS *Reichliches Trinken lindert Blasenentzündung. Meist werden Wasser, Preiselbeersaft und Kamillentee empfohlen.*

UNTEN *Der Verzehr von Naturjoghurt und die Massage der Beine mit Rosmarinöl lindern die Symptome von Blasenentzündung.*

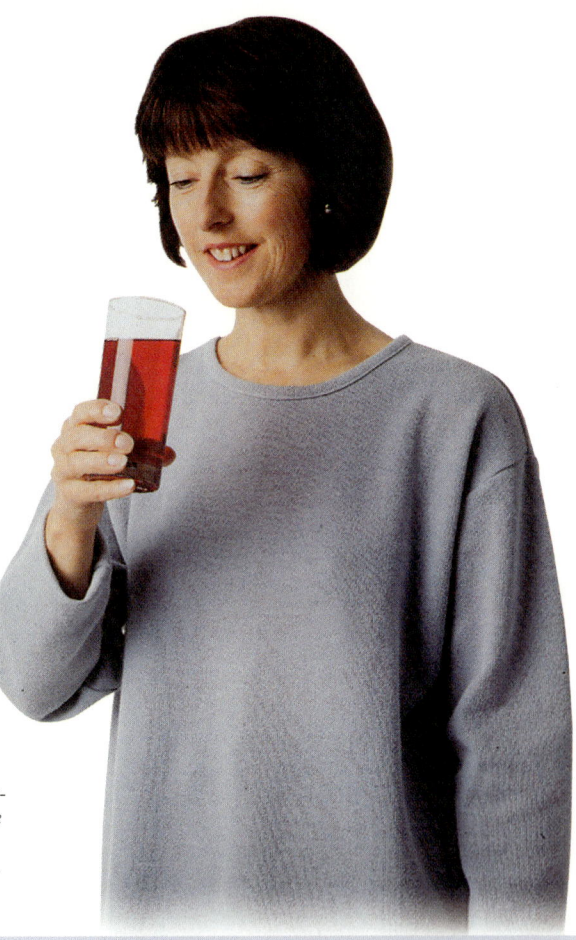

### THERAPIEN

**AROMATHERAPIE**
- Zur Schmerzlinderung kann man in einem leichten Trägeröl verdünntes Rosmarinöl in die Beine massieren. Ebenso können Wacholder- und Lavendelöl verdünnt und in die umgebenden Bereiche massiert werden (S. 104/5).

**HYDROTHERAPIE**
- Wechselbäder und Wechselduschen sowie heiße und kalte Kompressen werden zur Verbesserung der Durchblutung empfohlen. Linderung kann auch das mehrminütige, zweimal tägliche Abreiben der Beine mit kaltem Wasser bringen (S. 172–179).

**YOGA**
- Eine Rückenlage, bei der die Beine im 45 ° Winkel an die Wand gedrückt werden, kann Linderung bewirken (S. 52–59).

**AKUPRESSUR**
- Die Stimulierung der geeigneten Akupressurpunkte des Magen-Meridians kann Zystitis lindern (S. 29–31).

# Harninkontinenz

Als Harninkontinenz bezeichnet man den unfreiwilligen Urinabgang. Dies kann von wenigen Tropfen bis zum vollkommenen Verlust der Kontrolle über die Blase reichen. Man unterscheidet Streßinkontinenz, Dranginkontinenz und paradoxe Harninkontinenz.

Streßinkontinenz resultiert aus einem plötzlichen Anstieg des Drucks im Bauch z. B. durch Husten, Lachen, Heben, Springen oder als Folge der Anstrengungen beim Stuhlgang. Streßinkontinenz tritt häufiger bei Frauen als bei Männern auf und geht oft auf Verletzungen oder Beanspruchungen der Beckenbodenmuskulatur beim Gebären zurück. Bei der Dranginkontinenz, die häufig auf einer Blaseninfektion oder auf einer hyperaktiven oder »Krampf« Blase beruht, folgt dem unkontrollierbaren Harndrang die vollständige Blasenentleerung. Bei der paradoxen Harninkontinenz ist der Abgang des Urins nach außen blockiert, meist durch eine vergrößerte Prostata.

In den meisten Fällen ist das Problem heilbar, nachdem die Ursache der Inkontinenz bestimmt wurde. Entweder wird Inkontinenz vom Hausarzt diagnostiziert und behandelt oder der Patient wird an einen Urologen überwiesen. Medikamente, Kollagenspritzen bei bestimmten Formen von Streßinkontinenz oder eine Operation können erforderlich sein. Zur Behandlung können auch Übungen zur Kräftigung der Beckenbodenmuskulatur gehören. Bei Inkontinenz sollte man Koffein meiden. Außerdem sollte man den Verzehr kohlensäurehaltiger Getränke, Alkohol, Zitronensaft und fettiger, stark gewürzter Speisen einschränken sowie von Nahrungsmitteln mit künstlichen Süßstoffen, da diese die Blase reizen können. Trinken Sie täglich ein bis zwei Liter Wasser. Außerdem sollte man häufig zur Toilette gehen und versuchen, die Blase vollständig zu entleeren, selbst wenn man keinen Harndrang verspürt. Es sind zahlreiche Produkte erhältlich, u. a. Einlagen, die Betroffenen helfen, mit den unvermeidlichen Mißgeschicken zu leben.

## SYMPTOM

- *unfreiwilliger Harnabgang*

**THERAPIEN**

**ENTSPANNUNGS-TECHNIKEN**
- Bei Übungen zur Kräftigung des Beckenbodens spannt man die Muskulatur abwechselnd drei Sekunden an und entspannt sie anschließend. Beginnen Sie mit drei Übungsreihen pro Tag, steigern Sie langsam bis auf drei Folgen von jeweils zehn Kontraktionen, wobei jede Kontraktion zehn Sekunden gehalten wird. Andere Entspannungs-techniken können ebenfalls helfen (S. 158–165).

**BIOFEEDBACK**
- Man lernt die Muskeln zur Kontrolle der Blase kennen und kontrollieren (S. 212/3).

**HYDROTHERAPIE**
- Heiße und kalte Sitzbäder können helfen ebenso wie heiße und kalte Kompressen auf Unterleib und Rücken. Dies fördert sowohl die lokale Durchblutung als auch den Muskeltonus (S. 172–179).

**AKUPUNKTUR**
- Die Stimulierung der entsprechenden Akupunkturpunkte soll Inkontinenz lindern (S. 20–28).

**AKUPRESSUR**
- Akupressur kann die Beschwerden von Inkontinenz lindern. Dazu wird starker Druck oberhalb der Vertiefung zwischen Sprungbein und Achillessehne ausgeübt (S. 29–31).

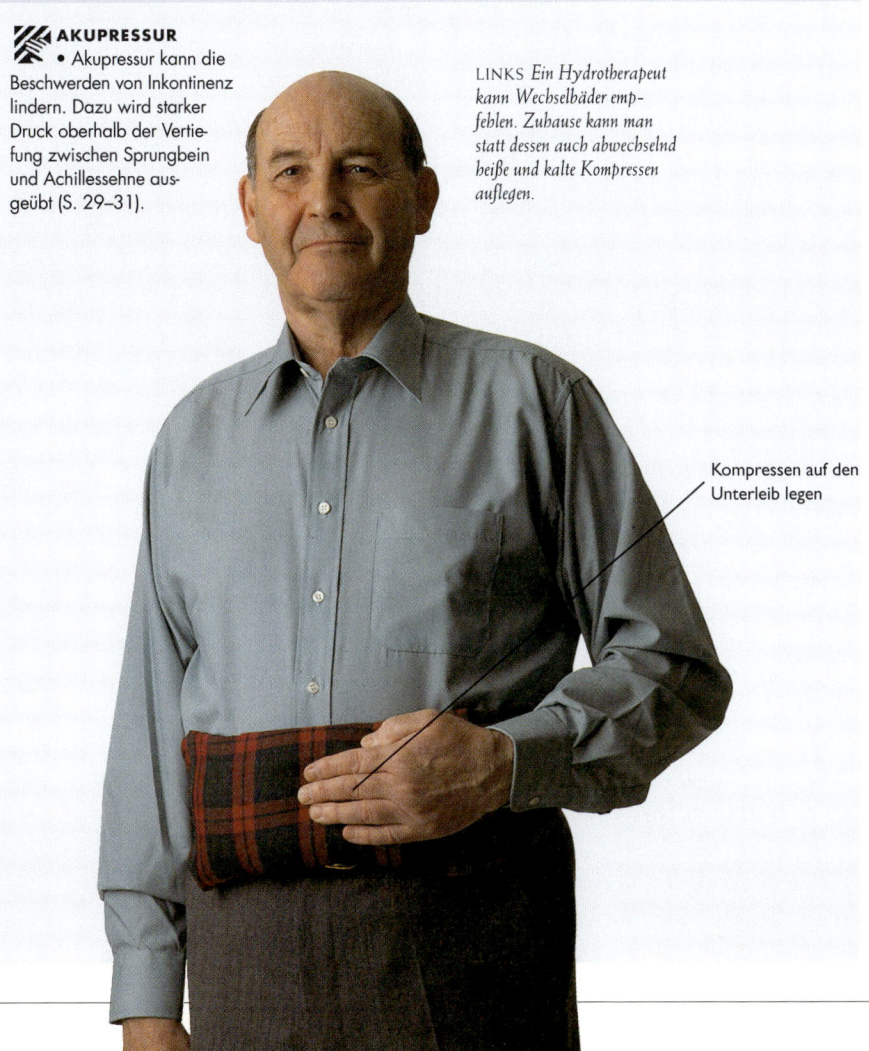

LINKS *Ein Hydrotherapeut kann Wechselbäder empfehlen. Zuhause kann man statt dessen auch abwechselnd heiße und kalte Kompressen auflegen.*

Kompressen auf den Unterleib legen

# Nierenbeschwerden

Es kommt zu Nierensteinen, wenn Mineralien im Urin zu kleinen Steinen kristallisieren. Dies kann in den Nieren der Fall sein oder im Harnleiter, durch den der Urin zur Blase transportiert wird. Meist sind Nierensteine Folge einer Infektion. Solange die Steine in den Nieren sind, sind sie in der Regel schmerzlos. Sie können aber zu starken Rückenschmerzen führen, wenn sie sich lösen und zu wandern beginnen oder die Harnwege blockieren. Manchmal können die Schmerzen in den Bauch und die Genitalien ausstrahlen und das Urinieren kann schmerzhaft sein. Der Urin kann Blut enthalten. Weitere Nierenbeschwerden sind Pyelonephritis, die meist in Folge einer Blasenentzündung auftritt, und Glomerulonephritis, eine seltenere, aber schwere Erkrankung.

Bei Verdacht auf Nierenbeschwerden sollte man einen Arzt aufsuchen, da sie ohne ärztliche Behandlung schwere Folgen haben können. Es ist wichtig, den Arzt über frühere Nierenbeschwerden zu informieren, da viele Medikamente in solchen Fällen mit Vorsicht verabreicht werden sollten. Bei Nierensteinen sollte man Speisen meiden, die reich an Kalzium sind, sollte den Zucker- und Salzkonsum reduzieren, viel Gemüse essen und kalziumarmes Mineralwasser oder gefiltertes Leitungswasser trinken.

Ein Schulmediziner wird vermutlich einen Urintest machen und den Bauch abtasten, um zu sehen, ob die Nieren vergrößert oder druckempfindlich sind. Blutuntersuchungen, ein Nieren-Szintigramm, Röntgenaufnahmen und manchmal eine Nierenbiopsie können erforderlich werden. Die Behandlung richtet sich nach der Ursache und der Art der Beschwerden. Nierensteine können durch Ultraschall zerstört werden; bei Infektionen sind Antibiotika angezeigt.

## SYMPTOME

*starke Schmerzen, die bis in den Unterleib und in die Genitalien ausstrahlen können, durch Muskelkontraktion • Blut im Urin • starke Einschränkung der Nierenfunktion, wenn die Harnwege blockiert sind*

---

### THERAPIEN

**AKUPUNKTUR**
• Akupunkturpunkte liegen auf den Meridianen von Lenkergefäß, Blase, Dickdarm, Niere und Milz. Moxibustion wird ebenfalls empfohlen. Die Akupunktur soll einem Ungleichgewicht von Yin und Yang entgegenwirken. Moxibustion kräftigt die Nieren (S. 20–28).

**AKUPRESSUR**
• Ein Therapeut wird Druck auf die entsprechenden Akupressurpunkte von Nieren, Milz und Blase ausüben (S. 29–31).

**TAI CHI CHUAN**
• Laut Aussage seiner Anhänger löst Tai Chi Chuan körperliche Anspannungen und wirkt ausgleichend auf den Energiefluß von Körper und Geist. Außerdem werden die Nieren von innen massiert, die Zirkulation der Körperflüssigkeiten wird verbessert und Abfallprodukte werden ausgeschieden (S. 46–51 und Qigong S. 44–45).

**FUSSREFLEXZONEN-MASSAGE**
• Es werden die Reflexzonen der Füße massiert, die mit Nieren, Blase, Hirnanhangsdrüse und Nebennieren korrespondieren. Ferner werden die Reflexzonen des Lymphsystems massiert (S. 66–71).

**AROMATHERAPIE**
• Geeignete ätherische Öle zur Behandlung von Nierensteinen sind Fenchel, Geranium, Wacholder und Zitrone. Diese können mit einem leichten Trägeröl verdünnt und in die Blasenregion massiert werden (S. 104/5).

OBEN *Häufig bemerkt man Nierensteine erst, wenn sie sich lösen. Dann führen sie zu kurzen, sehr schmerzhaften Beschwerden im unteren Rücken.*

**SCHULMEDIZINISCHE BEHANDLUNG**

Eine gründliche Untersuchung und ein Urintest stehen am Anfang der Diagnose. Anschließende Tests und Behandlungen hängen von der Ursache der Beschwerden ab.

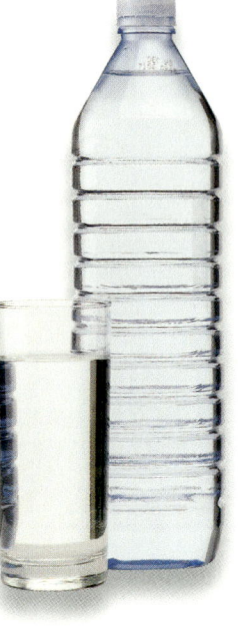

UNTEN *Spülen Sie die Nieren, indem Sie viel Mineralwasser oder gefiltertes Leitungswasser trinken.*

UNTEN *Manche Übungen aus dem Tai Chi Chuan konzentrieren sich auf bestimmte Körperregionen und können helfen, Abfallprodukte aus den Nieren abzutransportieren.*

Die Atmung ist gleichmäßig.

Die körperliche Anspannung läßt nach.

# Blasensteine

Blasensteine treten hauptsächlich bei Männern auf. Meist bestehen sie aus Kalziumoxalat- bzw. Harnsäurekristallen, dem sogenannten Harngrieß, und bilden sich durch die Ausfällung von Mineralstoffen, die im Urin gelöst sind. Die Steine können die Harnwege blockieren, was zu Infektionen führen kann, doch meist bleiben sie unbemerkt und symptomfrei. Die schulmedizinische Behandlung ähnelt der bei Nierensteinen. Zur Vermeidung von Blasensteinen sollte man auf eine ballaststoffreiche Ernährung, regelmäßige sportliche Betätigung und ausreichende Flüssigkeitsaufnahme achten. Preiselbeersaft soll die Ansammlung von Harngrieß in der Blase verhindern. Die Reduzierung des Salz- und Zuckerkonsums kann ebenfalls das Wiederauftreten der Beschwerden verhindern.

## SYMPTOME

*Schwierigkeiten beim Wasserlassen* • *Inkontinenz* • *brennende Schmerzen beim Wasserlassen* • *Der Urin kann flockig sein und unangenehm riechen.* • *geringe Mengen an Urin* • *Fieber* • *dumpfer Unterleibsschmerz*

UNTEN *Eine gesunde, fettarme Ernährung beugt der Bildung von Steinen vor. Häufig wird auch Preiselbeersaft empfohlen.*

### SCHULMEDIZINISCHE BEHANDLUNG

Eventuell werden die Steine mit Ultraschall zerstört. Sind sie dafür zu groß, müssen sie operativ entfernt werden.

### VORSICHT

Wer unter den Symptomen von Blasensteinen leidet, sollte umgehend einen Arzt aufsuchen.

### THERAPIE

**AROMATHERAPIE**
• Ätherische Öle mit einer Wirkung auf die Harnwege sind Teebaum-, Sandelholz-, Wacholder- und Eukalyptusöl. Sie sollten wiederholt auf heiße Kompressen gegeben und auf den Unterleib gelegt werden (S. 104/5).

UNTEN *Preiselbeersaft und eine ballaststoffreiche Ernährung beugen Blasensteinen vor.*

### KURZINFORMATION

• Bis zu 80 % aller Nierensteine bestehen hauptsächlich aus Kalzium.

• Einer von 1000 Deutschen leidet unter Nierensteinen – davon sind 10 % Männer und 3 % Frauen.

• Der Durchmesser von Nierensteinen schwankt zwischen 0,5 cm und über 3 cm.

• Ernährung und Art und Menge der Getränke können Auswirkungen auf die Bildung von Nierensteinen haben.

• Einige Naturheilkundler sind der Auffassung, daß das Trinken von frischem Zitronensaft mit etwas Heißwasser am Morgen die Nieren durchspült und Nierensteine auflöst.

# GESCHLECHTSORGANE

## Brustbeschwerden

Zu den häufigsten Beschwerden zählen Schmerzen, Schwellungen und Druckempfindlichkeit, meist in Verbindung mit dem Menstruationszyklus oder einer bakteriellen Infektion; Hautbeschwerden wie Ekzeme und Akne; Zysten, Knoten und Tumore, die zu einem geringen Prozentsatz karzinogen sind.

Viele Frauen leiden vor oder während der Menstruation unter geschwollenen und druckempfindlichen Brüsten. Treten die Schmerzen nur in einer Brust auf und sind nicht zyklusabhängig, kann die Ursache eine Muskelzerrung, ein Wechsel der Antibabypille oder eine Zyste sein. Dauern die Schmerzen länger als einen Monatszyklus an, sollte man den Arzt aufsuchen.

Viele Frauen haben Flecken allergiebedingter Ekzemen auf ihren Brüsten und teilweise auch Pickel. Einige Frauen leiden auch unter Infektionen, durch die die Brüste rot, heiß und geschwollen sind. Diese lassen sich mit medikamentös behandeln. Man sollte den Frauenarzt aufsuchen, wenn die Haut plötzlich heiß wird und anschwillt, wenn sich Dellen bilden oder wenn sich die Brustwarzen zurückziehen, da dies Anzeichen eines Tumors sein können. Brustwarzen, die ständig schuppen und jucken, sollten ebenfalls ärztlich untersucht werden.

Knoten in der Brust zu bemerken, kann zu Krebsängsten führen. Jedoch sind 80–90 % aller Knoten in Brüsten nicht karzinogen, sondern gutartige Tumore wie Fibroadenome und Zysten. Durch Untersuchungen, z. B. Ultraschall oder Mammographie, kann man feststellen, ob der Knoten karzinogen ist.

Tasten Sie Ihre Brüste jeden Monat einige Tage nach der Menstruation ab, um gegebenenfalls Veränderungen frühzeitig zu bemerken. Stellen Sie sich dafür vor den Spiegel und tasten Sie mit der flachen Hand vorsichtig alle Bereiche der Brust ab. Achten Sie auf Verdickungen, harte Schwellungen und Knoten. Heben Sie anschließend die Arme über den Kopf. Prüfen Sie, ob Veränderungen der Form, Schwellungen, Dellen oder Veränderungen der Brustwarzen aufgetreten sind. Legen Sie sich auf den Rücken mit einem Kissen unter der rechten Schulter. Legen Sie die rechte Hand hinter den Kopf. Tasten Sie dann mit den flachen Fingern der linken Hand vorsichtig

in kreisförmigen Bewegungen die Brust im Uhrzeigersinn ab. Jede Brust hat eine normale Begrenzung aus festerem Gewebe. Bewegen Sie die Hand Richtung Brustwarze. Mit kreisenden Bewegungen wird jeder Teil der Brust abgetastet. Dasselbe mit der linken Brust wiederholen. Zum Schluß wird die Brustwarze vorsichtig zwischen Daumen und Zeigefinger gedrückt.

Bemerkt man neue Zysten oder Schwellungen, Gewebeveränderungen oder Ausfluß der Brustwarzen, sollte man den Arzt aufsuchen. Außerdem sollte man seine Brust jährlich vom Frauenarzt untersuchen lassen.

### SYMPTOME

*schmerzende, geschwollene Brüste • Ausfluß aus den Brustwarzen • aufgeplatzte Brustwarzen • eingesunkene Brustwarzen • Ausschlag oder Hautinfektionen • Dellen in der Haut • Knoten und Zysten*

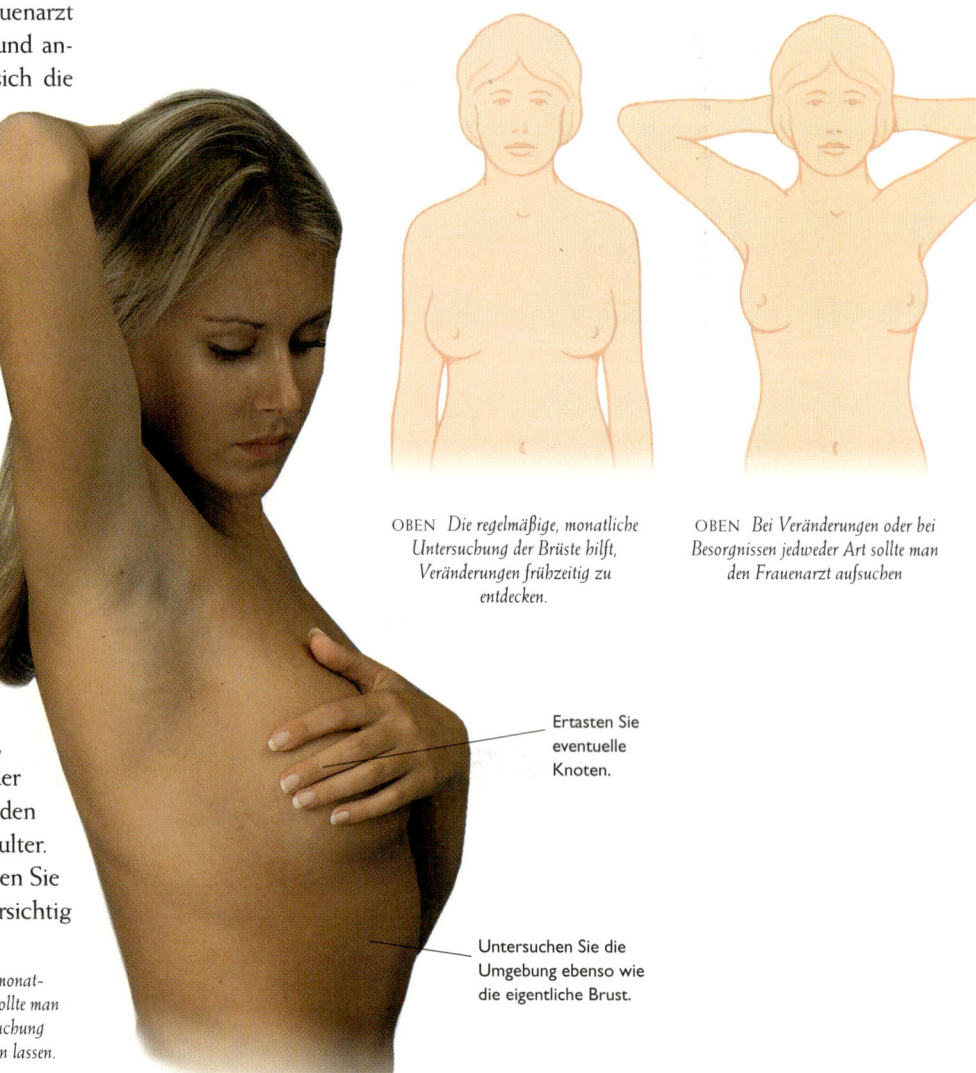

OBEN *Die regelmäßige, monatliche Untersuchung der Brüste hilft, Veränderungen frühzeitig zu entdecken.*

OBEN *Bei Veränderungen oder bei Besorgnissen jedweder Art sollte man den Frauenarzt aufsuchen*

Ertasten Sie eventuelle Knoten.

Untersuchen Sie die Umgebung ebenso wie die eigentliche Brust.

RECHTS *Zusätzlich zur monatlichen Selbstuntersuchung sollte man einmal im Jahr eine Untersuchung vom Frauenarzt durchführen lassen.*

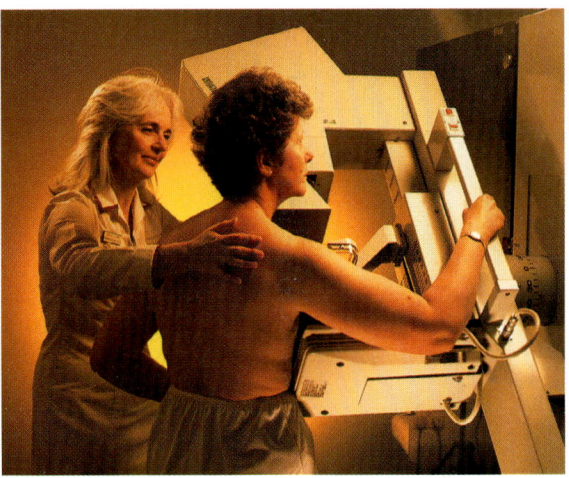

OBEN *Durch regelmäßige Untersuchungen der Brüste können gutartige und bösartige Knoten frühzeitig entdeckt werden.*

## SCHULMEDIZINISCHE BEHANDLUNG

Der Arzt kann Diuretika verschreiben, um die Schwellungen durch Flüssigkeitsansammlung abklingen zu lassen und die Symptome von Zysten zu lindern. Medikamente können den Östrogenspiegel ausgleichen, wodurch Schwellungen zurückgehen. Entzündungshemmende Mittel können Schwellungen lindern. Bei Krebsverdacht werden Ultraschalluntersuchungen, Nadelaspiration, Biopsie oder eine Mammographie durchgeführt. Zysten können angestochen werden und gutartige Tumore werden entfernt. Krebs kann durch Hormon-, Strahlen- und Chemotherapie behandelt werden; außerdem wird das betroffene Gewebe gegebenenfalls operativ entfernt.

## VORSICHT

Suchen Sie Ihren Arzt auf, wenn Sie einen Knoten, Ausfluß der Brustwarzen oder Schmerzen in einem Teil der Brust feststellen; wenn sich ein Knoten unregelmäßig, hart und unbeweglich anfühlt; wenn ein neuer Knoten nicht mit Beginn der Monatsblutung verschwindet oder wenn ein alter Knoten wächst oder sich verändert; wenn es ständig zu blutigem Ausfluß aus den Brustwarzen kommt; wenn eine Hautinfektion nicht abheilt; wenn die Haut Dellen aufweist oder die Brustwarzen einsinken. Man sollte die Brüste jährlich vom Frauenarzt untersuchen lassen und jeden Monat selbst abtasten.

## KURZINFORMATION

- Bis zu 40 % aller Frauen leiden an Zysten in der Brust, die größtenteils nicht karzinogen sind.

- Weltweit ist Brustkrebs nach Lungenkrebs die zweithäufigste Krebstodesursache.

- 1 von 9 Frauen erkrankt an Brustkrebs. Jedes Jahr kommt es zu 180 000 Neuerkrankungen und 45 000 Todesfällen.

- Rund 300 Männer sterben jedes Jahr an Brustkrebs.

- Frauen in Industrieländern erkranken fünfmal häufiger an Brustkrebs als Frauen in asiatischen Ländern.

- Mit zunehmendem Alter wächst das Brustkrebsrisiko.

- Viele Therapeuten empfehlen zur Vermeidung von Brustbeschwerden eine gesunde, fettarme Ernährung und den weitgehenden Verzicht auf Salz und Alkohol. Außerdem sollte Koffein möglichst gemieden werden, da es die Bildung von Zysten fördern kann.

## THERAPIEN

### AKUPRESSUR
- Akupunkteure sind der Auffassung, daß der Magen-Meridian den Brustkanal spült und so bei Brustbeschwerden helfen kann. Einige sind auch der Meinung, daß zu viel Essen das Magen-Qi (»Lebensenergie«) blockiert und zu Beschwerden im Brustbereich führt (S. 29–31).

### AROMATHERAPIE
- Geraniumöl mit etwas Trägeröl mischen und in empfindliche, geschwollene Brüste einmassieren. Einige Therapeuten empfehlen eine Ganzkörpermassage mit Geraniumöl einige Tage vor dem Einsetzen der Menstruation zur Verbesserung der Durchblutung und zur Vermeidung von Flüssigkeitsansammlungen (S. 104/5).

### HYDROTHERAPIE
- Die Entgiftung durch Dampfbad und Sauna soll die Körpersysteme reinigen und den Körper mit seinen Brüsten gesund erhalten. Dieser Ratschlag basiert auf Studien, die zu dem Ergebnis kamen, daß Aerobic-Übungen und die damit verbundene Schweißbildung durch die Lymphdrainage und das Ausschwemmen von Giftstoffen aus den Geweben eventuell das Krebsrisiko reduzieren können (S. 172–179).

### ENTSPANNUNGS-TECHNIKEN
- Viele Heilpraktiker sind der Auffassung, daß Entspannung eine Schlüsselfunktion im Schutz vor ernsten Erkrankungen hat. Die Verbindung aus einer gesunden Ernährung, sportlicher Betätigung und Entspannung garantiert, daß das Immunsystem sein maximales Potential erreicht. Entspannungstechniken sind ebenfalls hilfreich in Verbindung mit Schmerzen in der Brust und den damit verbundenen Ängsten, z. B. wenn man über eine Zyste oder einen Knoten besorgt ist und auf die Diagnose wartet (S. 158–165).

### MASSAGE
- Manuelle Lymphdrainage stimuliert das Lymphsystem und hilft so, Giftstoffe aus dem Körper auszuschwemmen. Leidet man unter druckempfindlichen, schmerzenden Brüsten während der Menstruation, kann eine Brustmassage entspannend sein. Eine sanfte Massage vor dem monatlichen Abtasten der Brust kann Ängste lindern (S. 96–103).

### MEDITATION
- Meditationstechniken helfen zu entspannen. Einige wissenschaftliche Studien lassen vermuten, daß es einen Zusammenhang zwischen dem Auftreten von Zysten in der Brust und Streß gibt, da Streß die Hormonspiegel des Körpers durcheinanderbringt (S. 60–63).

### TAI CHI CHUAN
- Tai Chi hält den Körper elastisch und gesund. Die Bewegungen gewährleisten nach Ansicht der Tai-Chi-Lehrer einen guten Energiefluß durch den Körper. In der Traditionellen Chinesischen Medizin hat stagnierendes Qi negative Auswirkungen auf die Gesundheit, einschließlich der Gesundheit der Brüste (S. 46–51 und Qigong S. 44–45).

### FUSSREFLEXZONEN-MASSAGE
- Therapeuten raten zur Stimulierung der 2.–5. Reflexzone auf der Fußoberseite zur Behandlung von Zysten in der Brust (S. 66–71).

UNTEN *Yoga-Entspannungstechniken helfen beim Streßabbau, wenn man sich Sorgen über eine eventuell ernsthafte Erkrankung macht.*

UNTEN *Eine Brustmassage mit Geraniumöl in einem Trägeröl kann die Durchblutung verbessern und Flüssigkeitsretention verhindern.*

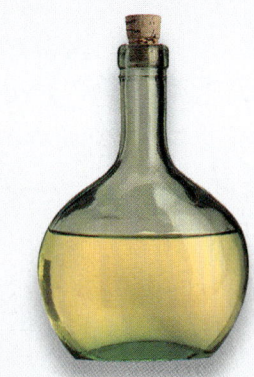

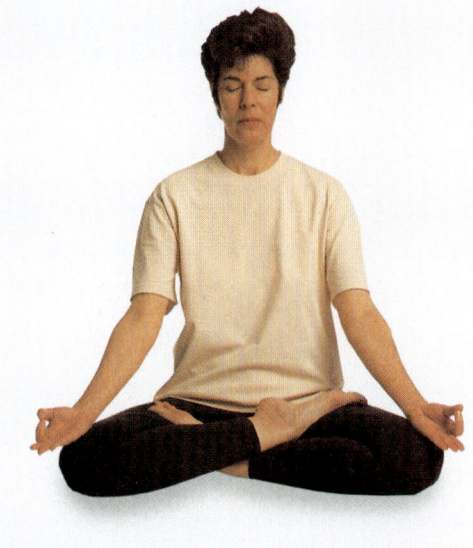

# Menstruationsbeschwerden

Die häufigsten Beschwerden sind schmerzhafte (Dysmenorrhoe), starke (Menorrhagie), unregelmäßige oder ausbleibende Blutungen (Amenorrhoe).

Die meisten Frauen leiden irgendwann im Leben unter schmerzhaften Blutungen. Die charakteristischen Menstruationskrämpfe im Becken und im unteren Rücken können in ihrer Stärke von Monat zu Monat und von Jahr zu Jahr schwanken. Sie können von Kopfschmerzen, Übelkeit, Erbrechen, Durchfall und Herzklopfen begleitet sein sowie von Müdigkeit und Reizbarkeit. Menstruationskrämpfe beruhen wohl auf der Freisetzung von Prostaglandinen, hormonähnlichen Stoffen, wodurch sich die Gebärmuttermuskulatur verkrampft.

Primäre Dysmenorrhoe beginnt gewöhnlich mit der ersten Monatsblutung und verschwindet häufig, nachdem die Frau ein Kind bekommen hat oder die Antibabypille nimmt. In schwereren Fällen werden Medikamente verschrieben, die die Gebärmutterkrämpfe lösen und ausgleichend auf den Hormonspiegel wirken. Von sekundärer Dysmenorrhoe spricht man, wenn die Monatsblutungen plötzlich schmerzhaft werden. Ursache können Bindegewebsgeschwulste, Endometriose, Tumore, Beckenentzündungen, Streß, emotionaler Schock oder Schilddrüsenprobleme sein. Der Gynäkologe wird die Ursache diagnostizieren und eine geeignete Behandlung wählen, z. B. Antibiotika gegen eine Entzündung.

Menorrhagie (übermäßige Monatsblutung) kann viele Ursachen haben, u. a. Streß, Beckenentzündungen und die Verwendung einer Spirale zur Empfängnisverhütung. Blutuntersuchungen zeigen, ob die Ursache hormoneller Natur ist. Der Arzt verschreibt dann gegebenenfalls Hormone oder eine »Pille« auf Progesteron-Basis. Er wird auch die Vagina und die Gebärmutter untersuchen, um mögliche andere Ursachen auszuschließen.

Tritt die Menstruation nicht bis zu einem Alter von 18 Jahren ein, spricht man von primärer Amenorrhoe. Ursache ist meist Untergewicht; es können jedoch auch Mißbildungen von Vagina oder Gebärmutter sowie Nebennierenhyperplasie vorliegen. Bei sekundärer Amenorrhoe setzt die Menstruation für mehr als sechs Monate aus, z. B. durch Stillen, Menopause und die Antibabypille.

## SYMPTOME

*Amenorrhoe: unregelmäßige/ausbleibende Monatsblutungen • Menorrhagie: starke Monatsblutungen • Dysmenorrhoe: schmerzhafte Monatsblutungen evtl. verbunden mit Kopfschmerzen, Übelkeit, Durchfall, Müdigkeit und Reizbarkeit*

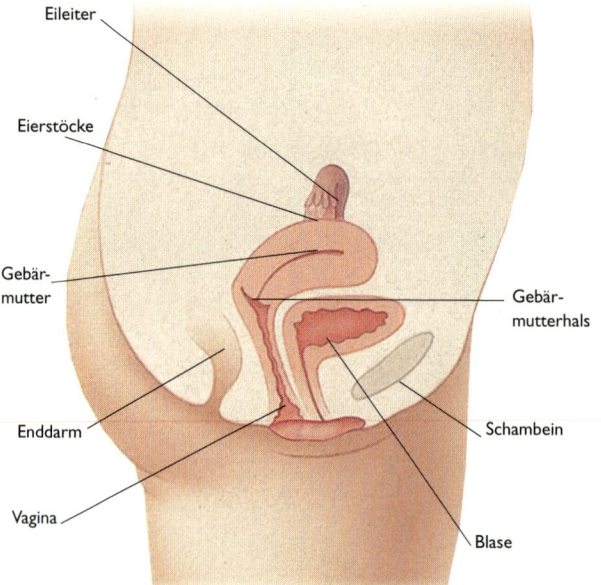

Labels: Eileiter, Eierstöcke, Gebärmutter, Enddarm, Vagina, Gebärmutterhals, Schambein, Blase

OBEN *Ursache schmerzhafter Monatsblutungen sind meist Prostaglandine, die Krämpfe in der Gebärmutter hervorrufen.*

## VORSICHT

Suchen Sie den Arzt auf, wenn die Monatsblutungen plötzlich aussetzen oder schmerzhaft werden; wenn die Monatsblutungen stärker als normal sind oder wenn Zwischenblutungen auftreten.

## THERAPIEN

### SHIATSU
• Therapeuten dehnen die Beine und üben Druck auf sie aus. Darüber erreichen sie die Meridiane von Nieren, Leber und Milz, die das Blut kontrollieren. Sie sind der Meinung, daß man so eine Reihe von Menstruationsbeschwerden von Krämpfen bis hin zu unregelmäßigen Blutungen am wirksamsten lindern kann (S. 32–37 und Do-In S. 38–41).

### YOGA
• Yoga hilft bei Menstruationsbeschwerden, weil dadurch Streß gelindert wird, der Hormonspiegel ausgeglichen und der Tonus der Beckenregion gesteigert werden. Yogalehrer empfehlen bestimmte Übungen, um die Durchblutung des Beckens zu fördern. Praktizieren Sie während der Menstruation nur Entspannungs- und Atemübungen (S. 52–59).

### VISUALISIEREN
• Visualisieren kann helfen, dem Mangel an Energie, unter dem Frauen während ihrer Menstruation leiden, entgegenzuwirken. Setzen Sie sich bequem hin, die Arme locker an der Seite. Atmen Sie tief ein und visualisieren Sie einen großen Ballon über Ihrem Kopf gefüllt mit leuchtend roter heilender Energie. Stellen Sie sich vor, Sie stechen diesen Ballon an und lassen die Energie frei (S. 214–217).

### THERAPEUTIC TOUCH
• Indem sie heilende Energie auf die betroffenen Körperbereiche richten, glauben Therapeuten, daß sie die Symptome vieler Menstruationsbeschwerden lindern können (S. 90/1).

UNTEN *Ein entspannendes Wannenbad mit einigen Tropfen Lavendel- oder Majoranöl kann die Anspannung und die Symptome schmerzhafter Blutungen lindern*

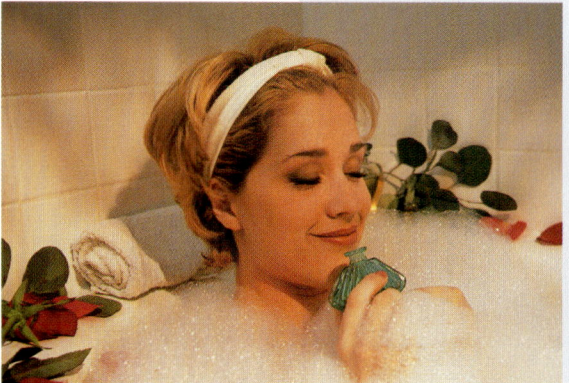

# Prämenstruelles Syndrom (PMS)

Der Begriff deckt ein großes Spektrum an Symptomen ab. Am häufigsten sind Ängste, Reizbarkeit, Depression, Kopfschmerzen, aufgeblähter Bauch, Müdigkeit und Verlangen nach bestimmten Nahrungsmitteln. Die Symptome können jederzeit in den zwei Wochen vor Einsetzen der Menstruationsblutung auftreten und verschwinden mit deren Beginn. Bei einigen Frauen verschlimmern sich während dieser Phase auch die Symptome von anderen Erkrankungen, beispielsweise Arthritis und Depressionen.

Die Ursache von PMS ist unbekannt. Einige Ärzte vertreten die These, daß die Symptome auf hormonellen Schwankungen eventuell in Zusammenhang mit einem Vitamin-B6-Mangel beruhen und verschreiben Progesteron oder Östrogene. Ansonsten werden in der Schulmedizin Diuretika verschrieben zur Linderung von Flüssigkeitsansammlungen, Antidepressiva, Nachtkerzenöl, Vitaminpräparate und Schmerzmittel. Viele Frauen stellen fest, daß eine veränderte Lebensweise mit sportlicher Betätigung und eine Änderung der Eßgewohnheiten, z. B. regelmäßige kleine Mahlzeiten, die Symptome lindern können.

## SYMPTOME

*Kopfschmerzen • druckempfindliche, schmerzende Brüste • aufgeblähter Leib • Depression • Müdigkeit • Reizbarkeit • Verlangen nach bestimmten Speisen*

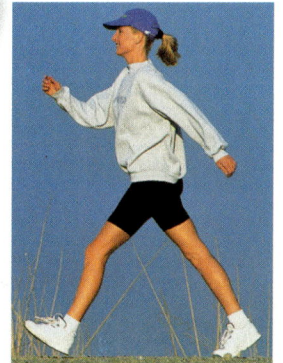

LINKS UND UNTEN
*Man konnte nachweisen, daß Vitamin-B-Präparate und leichte körperliche Betätigung die Symptome von PMS lindern.*

**SCHULMEDIZINISCHE BEHANDLUNG**

Es gibt verschiedene schulmedizinische Behandlungen, u. a. Antidepressiva, Hormonbehandlungen, Diuretika und Vitaminpräparate. Viele Fachleute empfehlen leichte sportliche Betätigung dreimal die Woche sowie eine Reduzierung von Salz, Fett, Koffein und Alkohol. Vitaminpräparate, insbesondere Vitamin B6, sowie Nachtkerzenöl werden besonders empfohlen.

---

**KURZINFORMATION**

• Vitamin B6 zweimal täglich eingenommen kann Krämpfen und starken Monatsblutungen vorbeugen. Sprechen Sie allerdings vorab mit dem Arzt, da es in hohen Dosen schädlich sein kann.

• Eine plötzliche Veränderung der Lebensweise, beispielsweise starke Gewichtsabnahme, kann zum Ausbleiben der Monatsblutungen führen. Vorausgesetzt, man hat kein Untergewicht, wird die Periode wieder einsetzen, wenn sich das Gewicht stabilisiert hat.

• 70–80 % aller Frauen finden, daß die Antibabypille schmerzhafte Monatsblutungen lindert.

• Sportliche Betätigung während der Menstruation fördert den Blutfluß und reduziert Schmerzen im Beckenbereich.

• Ein warmes Bad oder eine Wärmflasche auf dem Rücken und Unterleib können Krämpfe lindern.

## THERAPIEN

**AKUPRESSUR**
• Druck auf verschiedene Punkte des Kreuzbeins soll nach Aussage der Therapeuten Menstruationskrämpfe lindern. Legen Sie sich auf den Rücken; dabei sollen die Hände übereinander am Ansatz der Wirbelsäule liegen. Üben Sie hier 2 Minuten Druck aus (S. 29–31).

**ALEXANDERTECHNIK**
• Frauen haben die Tendenz, bei Menstruationsbeschwerden den Körper noch weiter anzuspannen, was die geistigen und körperlichen Beschwerden verstärkt. Bei der Alexandertechnik lernt man, die körperliche Anspannung, insbesondere im Unterleib und im unteren Rücken, durch Entspannungstechniken und Übungen zu lockern (S. 146–153).

**AROMATHERAPIE**
• Eine Massage des unteren Rückens mit Muskatellersalbei, Basilikum und Fenchel kann auf Hormone und Menstruationszyklus ausgleichend wirken. Therapeuten empfehlen bei starken Blutungen eine Massage des Unterleibs mit Zypressen-, Rosen- oder Geraniumöl sowie krampflösende Öle wie Lavendel, Zypresse und Muskatellersalbei bei Menstruationskrämpfen (S. 104/5).

**CHIROPRAKTIK**
• Die Manipulation und die Behandlung des unteren Rückens und des Kreuzbeins können helfen, die Schmerzen während der Menstruation zu lindern (S. 118–125 und Osteopathie S. 106–113).

**HYDROTHERAPIE**
• Warmwasser ist eine traditionelle Form, Körper und Geist zu entspannen. Lassen Sie sich ein warmes Bad ein und geben Sie eine Tasse Meersalz und eine Tasse Natriumbikarbonat hinein. Zur Linderung der Krämpfe, Reizbarkeit und der Ängste sollte man 20 Minuten in der Wanne entspannen. Bei starken Menstruationsblutungen sollte das Wasser nicht ganz so warm sein, da ansonsten die Blutungen noch verstärkt werden (S. 172–179).

**HYPNOTHERAPIE**
• Dies ist eine anerkannte Form zur Linderung der Schmerzen und zur Reduzierung von Streß- und Angstzuständen (S. 218–223).

## THERAPIEN

**AKUPRESSUR**
• Zwei Akupressurpunkte am Milz-Meridian gelten als besonders effektiv. Setzen Sie sich aufrecht hin, mit den Fußsohlen aneinander. Legen Sie beide Daumen an die Innenseite der Fußknöchel vier Fingerbreit über dem Knöchel, wo eine kleine Vertiefung spürbar ist. Drücken Sie den Punkt eine Minute. Dann werden die Daumen auf den Spann gelegt, bewegen Sie die Zehen hin und zurück und erspüren Sie den Muskel, der sich dabei bewegt. Drücken Sie den Muskel eine Minute (S. 29–31).

**AKUPUNKTUR**
• Die Therapie konzentriert sich auf den freien Fluß von Qi entlang des Leber-Meridians und beginnt gewöhnlich nach dem Eisprung, einige Tage vor Einsetzen der Symptome. Manchmal wird Moxibustion verwendet. Die Behandlung wird über drei aufeinanderfolgende Zyklen empfohlen (S. 20–28).

**AROMATHERAPIE**
• Eine Ganzkörpermassage mit Muskatellersalbei, Neroli, Jasmin oder Ylang Ylang wird bei PMS empfohlen. Massagen des unteren Rückens und des Unterleibs mit Grapefruit-, Karottensamen- oder Wacholderöl können die Beschwerden aufgrund von Flüssigkeitsansammlungen lindern. Man sollte die Massagen einige Tage vor Einsetzen der Symptome durchführen (S. 104/5).

**MEDITATION**
• Entspannungstechniken wie Meditation können Ängste und Reizbarkeit lindern. Viele Therapeuten glauben, daß Streß eine Ursache von PMS ist, daher kann Meditation präventiv wirken (S. 60–63).

**YOGA**
• Therapeuten empfehlen in der Woche vor Einsetzen der Menstruation tägliche Yogaübungen mit Entspannungstechniken (S. 52–59).

**WEITERE THERAPIEN**
• Auch Fußreflexzonenmassage (S. 66–71), Therapeutic Touch (S. 90/1) und Visualisieren (S. 214–217) wirken hilfreich.

# Unfruchtbarkeit bei Frauen

Unfruchtbarkeit, d. h. die Unfähigkeit nach mindestens einem Jahr regelmäßigem Geschlechtsverkehr ohne Verhütungsmittel schwanger zu werden, ist ein verbreitetes Problem, das 10–15 % aller Paare betrifft. Meist liegen körperliche Ursachen bei einem der Partner vor (Unfruchtbarkeit bei Männern, S. 332).

Unfruchtbarkeit kann hormonelle Ursachen haben, weil sich die Frau den Wechseljahren nähert oder weil sie in den vorhergehenden drei Monaten die Antibabypille absetzte. Selbst wenn ein Ei herangereift ist, erreicht es eventuell nicht die Gebärmutter, weil die Eileiter verklebt sind oder aufgrund einer Infektion eine Mißbildung vorliegt. Andere Ursachen für Unfruchtbarkeit sind Prolaps, Eierstockzysten, Narben am Gebärmutterhals und Mißbildungen der Gebärmutter. Manchmal schädigt der Schleim, der den Gebärmutterhals bedeckt, die Spermien, bevor sie das Ei befruchten können. Bei einigen Fällen liegt keine offensichtliche körperliche Ursache vor; hier kann die Unfruchtbarkeit auf eine schlechte Ernährung, Müdigkeit, Rauchen oder Streß zurückgehen.

Der Arzt wird den Hormonspiegel untersuchen und die Patientin bitten, regelmäßig Temperatur zu messen, um zu prüfen, ob ein regelmäßiger Eisprung vorliegt. Kurz vor dem Eisprung ist die Temperatur etwas niedriger als normal, danach steigt sie Temperatur an. Zur Behandlung gehören Medikamente, die den Eisprung oder die Produktion der Eier fördern, eine Operation bei blockierten Eileitern und Befruchtung »im Reagenzglas«.

## SYMPTOM

• *Unfähigkeit, nach zwölf Monaten ungeschütztem Geschlechtsverkehr schwanger zu werden*

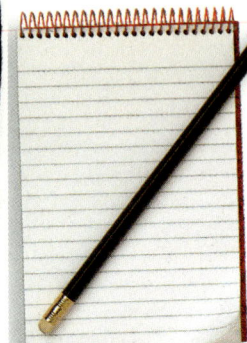

LINKS *Unfruchtbarkeit bei Frauen kann körperliche oder seelische Ursachen haben. Die Frau hat keinen Eisprung, ist gestreßt oder die Eileiter sind verklebt, was durch Mikrochirurgie zu beheben ist.*

LINKS *Wer Schwierigkeiten hat, schwanger zu werden, sollte seine Körpertemperatur aufzeichnen, um den Zeitpunkt des Eisprungs zu bestimmen.*

## SCHULMEDIZINISCHE BEHANDLUNG

Mit Bluttests kann der Hormonspiegel bestimmt werden und aus den Aufzeichnungen über die morgendliche Temperatur kann man erkennen, ob ein Eisprung stattfindet. Der Arzt kann weitere Untersuchungen durchführen. Zu den Behandlungsmethoden zählen Operationen um verklebte Eileiter zu öffnen, Medikamente um Eiproduktion und Eisprung anzuregen und In-vitro-Fertilisation (»im Reagenzglas«), bei der die Eier aus dem Eierstock entnommen werden, außerhalb des Körpers befruchtet und dann in die Gebärmutter eingesetzt werden.

## KURZINFORMATION

• Medikamente gegen Unfruchtbarkeit und In-vitro-Fertilisation können zu Mehrlingsgeburten führen.

• Vitamin-E-Präparate können die männliche und weibliche Fruchtbarkeit steigern. Kalzium, Magnesium und Vitamin A sollen ebenfalls die Wahrscheinlichkeit einer Befruchtung erhöhen.

• Die Fruchtbarkeit geht bei Frauen über 35 zurück.

• Forschungen belegen, daß die Fruchtbarkeit bei Raucherinnen zwei Drittel geringer ist.

• Diäten und starke Gewichtsabnahme können die Fruchtbarkeit herabsetzen.

## THERAPIEN

### AKUPRESSUR
• Der Akupressurpunkt drei Fingerbreit unter dem Nabel kräftigt den Unterleib und fördert die Fruchtbarkeit (S. 29–31).

### AKUPUNKTUR
• Die Therapeuten sind der Auffassung, daß Unfruchtbarkeit eine Folge der Stagnation des Leber-Qi ist. Akupunktur zum richtigen Zeitpunkt des Menstruationszyklus (möglichst über mehrere Monate) kann die Stagnation beseitigen (S. 20–28).

### AROMATHERAPIE
• Aromatherapie kann nach Meinung ihrer Befürworter die Fruchtbarkeit fördern. Eine Rücken- oder Unterleibsmassage mit Neroli, Rose oder Jasmin fördert das natürliche hormonelle Gleichgewicht, während Muskatellersalbei die Gebärmutter reinigt und beruhigt (S. 104/5).

### CHIROPRAKTIK
• Zur Förderung der Durchblutung und zur Verbesserung der Funktion der Fortpflanzungsorgane lehren einige Therapeuten Becken- und Atemübungen. Außerdem wenden sie an Unterleib Manipulationen an (S. 118–125 und Osteopathie S. 106–113).

### QIGONG
• Sanfte Bewegungstherapien wie Qigong und Tai Chi Chuan fördern einen gleichmäßigen Fluß von Qi im Körper und bringen dadurch natürliche Kreisläufe wie den Eisprung wieder ins Gleichgewicht (S. 44/5 und 46–51).

### ENTSPANNUNG
• Unfruchtbarkeit kann stark belasten, doch auch Streß an sich kann sie verursachen. Entspannungstechniken für Geist und Körper sind daher empfehlenswert (S. 158–165). Meditation, Atmung und Visualisieren können ebenfalls helfen (S. 60–63, 166–171 und 214–217).

### PSYCHOTHERAPIE
• Unfruchtbarkeit kann neben körperlichen auch seelische Ursachen haben, insbesondere wenn man sich unterbewußt unsicher ist, ob man eine Familie gründen oder noch ein weiteres Kind haben möchte. In einer Therapie kommen diese Sorgen hoch und können entsprechend verarbeitet werden (S. 206/7).

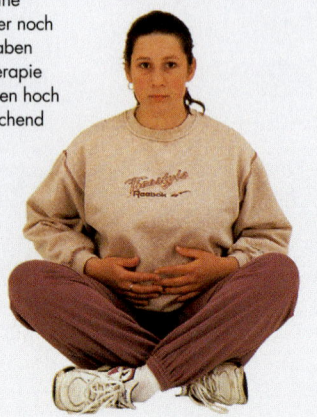

RECHTS *Sind die Probleme streßbedingt, können Entspannungsübungen helfen.*

# Fehlgeburt

Der spontane Abort vor der 20. Schwangerschaftswoche wird als Fehlgeburt bezeichnet. Nach der 20. Woche spricht man von Totgeburt. Eine große Zahl von Fehlgeburten bleibt unerkannt, da sie auftreten, bevor die Schwangerschaft erkannt wurde. Ungefähr 20 % aller erkannten Schwangerschaften enden mit einer Fehlgeburt, meist zwischen der 6. und der 10. Woche. Meist entwickelt sich der Fötus nicht normal oder er kann sich nicht in der Gebärmutterschleimhaut einnisten. Manchmal ist die Ursache auch unbekannt. Einige Frauen sind jedoch gefährdeter als andere. Risikofaktoren sind ein Alter von über 40, schlecht eingestellte Diabetes, Mehrlingsschwangerschaft und Zigarettenkonsum.

Man sollte den Arzt aufsuchen, wenn man Blutungen, Blutklumpen oder dunklen Ausfluß bemerkt in Verbindung mit krampfartigen Schmerzen und Rückenbeschwerden. Dies können Anzeichen einer Fehlgeburt sein. Einige Ärzte empfehlen Bettruhe. Bei Anhalten der Symptome kann eine genaue Untersuchung auch mit Ultraschall erforderlich werden. Bei Fehlgeburt kommt es zu starken Blutungen, die bis zu zehn Tagen dauern können. Ein Abort bei fortgeschrittener Schwangerschaft kann mit wehenähnlichen Schmerzen verbunden sein. Totgeburten sind seelisch extrem belastend.

UNTEN *Bei der Gefahr einer Fehlgeburt wird generell möglichst viel Ruhe verordnet.*

## SCHULMEDIZINISCHE BEHANDLUNG

Die meisten Frauen werden bei Beschwerden ins Krankenhaus eingewiesen, wo untersucht wird, ob eine Fehlgeburt stattgefunden hat und ob sie vollständig war. Eventuell sind eine Dilatation und eine Ausschabung erforderlich, um die Überreste des Fötus zu entfernen, damit es zu keiner Infektion kommt und damit die Blutungen nicht zu lange anhalten. Bei mehr als zwei Fehlgeburten kann die Ärztin zusätzliche Untersuchungen anraten, um sicherzugehen, daß keine körperliche Ursache vorliegt.

## SYMPTOME

*Blutungen, Blutklumpen oder dunkler Scheidenausfluß • krampfartige Unterleibsschmerzen • Rückenschmerzen • ständige Blutungen*

### VORSICHT

Bei starken Bauchschmerzen zwischen der fünften und der zehnten Schwangerschaftswoche sollte man unbedingt einen Arzt aufsuchen, da dies ein Hinweis auf eine ektopische Schwangerschaft sein kann, die lebensbedrohlich werden kann.

### KURZINFORMATION

• Nach der achten Schwangerschaftswoche geht das Risiko einer Fehlgeburt stark zurück.

• Eine von fünf Schwangerschaften endet mit einer Fehlgeburt.

• Die Ursache von 40 % aller Fehlgeburten sind chromosomale Anomalien des Fötus.

• Ursache späterer Fehlgeburten ist meist eine Erkrankung oder Beschwerden der Gebärmutter oder des Gebärmutterhalses.

## THERAPIEN

**AKUPUNKTUR**
• Therapeuten halten es für wichtig, nach einer Fehlgeburt das Qi (die »Lebensenergie«) und die Blutversorgung der Frau wieder ins Gleichgewicht zu bringen. Mit Moxibustion und Akupunktur werden die Meridiane von Leber und Nieren behandelt (S. 20–28).

**KUNSTTHERAPIE**
•Eine Fehlgeburt kann tiefe Trauer und Verlustgefühle auslösen. Zeichnen, Töpfern und Malen hilft diesen Frauen, ihre Gefühle auszudrücken und zu verarbeiten (S. 238–241).

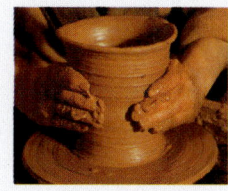

LINKS *Durch Kunsttherapie können trauernde Mütter ihren Verlust verarbeiten.*

**FARBTHERAPIE**
• Therapeuten vertreten die Ansicht, daß die Farbe rot den Energiefluß fördert und bei der Produktion von Hämoglobin für neue rote Blutzellen hilft. Farbtherapie kann auch die Traurigkeit und Depression nach einer Fehlgeburt lindern (S. 258–261).

**MASSAGE**
• Paare können sich nach einer Fehlgeburt stark voneinander entfremden und unfähig sein, ihre Gefühle und insbesondere ihre Trauer zu besprechen. Durch Massagen können die Partner wieder körperliche Nähe entwickeln (S. 96–103).

**PSYCHOTHERAPIE UND BERATUNG**
•Einige Menschen empfinden Gespräche mit einem Therapeuten hilfreich, um die Trauer nach einer Fehlgeburt zu verarbeiten. Es ist wichtig für die Patientinnen, daß ihre Gefühle ernst genommen werden (siehe Familientherapie und Paarberatung S. 206/7).

UNTEN *Die Farbe Rot hilft bei Depressionen.*

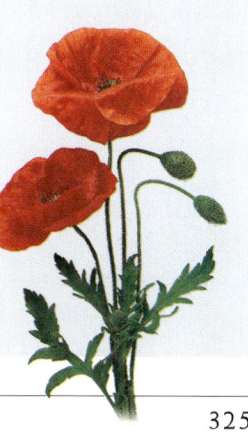

# Schwangerschaftsbeschwerden

Eine Schwangerschaft dauert typischerweise 40 Wochen ab dem ersten Tag der letzten Monatsblutung. Sie wird häufig in drei Trimester eingeteilt. Das erste Trimester dauert bis zur zwöften Woche, das zweite von der 13. bis zur 27. Woche und das dritte von der 28. bis zur 40. Woche. In jedem Trimester werden Mutter und Kind gründlich untersucht, um u. a. die Entwicklung zu überwachen, Blutdruck und das Wachstum der Plazenta zu kontrollieren. Sowohl Schulmediziner als auch alternative Therapeuten raten schwangeren Frauen zu einer möglichst gesunden Lebensweise, nicht zu rauchen, Streß zu meiden, sich ausgewogen zu ernähren und regelmäßig Sport zu treiben.

Der Körper der Frau erfährt gravierende Veränderungen im ersten Trimester. Viele Frauen fühlen sich erschöpft, weil das Herz stärker arbeitet, um den Fötus mit Blut zu versorgen. Ein regelmäßiges Mittagsschläfchen und sportliche Betätigung können die Energie steigern. Frauen sollten auf eine gesunde Ernährung mit ausreichend Eiweiß und Eisen achten. Anämie ist eine häufige Begleiterscheinung einer Schwangerschaft. Hormonelle Veränderungen können zu Übelkeit und Erbrechen führen, worunter ungefähr die Hälfte aller Schwangeren leidet. Durch kleine kohlenhydratreiche Zwischenmahlzeiten können die Symptome gelindert werden. Einige Ärzte raten zu Vitamin-B6-Präparaten; große Dosen können jedoch toxisch sein. Weiterhin verspüren viele Frauen im ersten Trimester einen verstärkten Harndrang. Diesem sollte jedes Mal nachgegeben werden.

Aufgrund der Hormonumstellungen im ersten Trimester können die Brüste druckempfindlich und wund sein. Das Tragen eines guten, stützenden Büstenhalters gegebenenfalls auch nachts kann hier helfen. Vermutlich sind die Hormone auch für Müdigkeit, Kopfschmerzen und Schwindelgefühle verantwortlich, die zu Beginn einer Schwangerschaft auftreten, wenngleich auch Streß eine Rolle spielen kann. Man sollte während der Schwangerschaft möglichst keine Medikamente nehmen; sprechen Sie mit dem Arzt, bevor Sie Kopfschmerztabletten nehmen. Häufig lagern Frauen Flüssigkeit ein, insbesondere in Händen, Beinen und Füßen. Dies sollte vom Arzt überwacht werden, da es ein Symptom einer zugrundeliegenden ernsthafteren Erkrankung sein kann.

Viele Frauen empfinden das zweite Trimester als die schönste Zeit ihrer Schwangerschaft. Die Übelkeit ist größtenteils abgeklungen; die Frauen fühlen sich energiereicher und schlafen besser. Es gibt jedoch andere Symptome, mit denen man sich abfinden muß. Durch das Wachstum der Gebärmutter werden die inneren Organe zur Seite gedrückt. Aufgrund von Hormonen werden die umgebenden Muskeln und Bänder elastischer, was zu Schmerzen des Bewegungsapparates führen kann. Rückenschmerzen können durch Kräftigung der Bauchmuskulatur und durch eine gute Haltung minimiert werden. Die Gebärmutter kann auch auf die untere Hohlvene drücken, was zum Auftreten von Krampfadern an den Beinen führen kann. Häufig treten Schmerzen im Becken und Bauch sowie Wadenkrämpfe auf.

Während des zweiten Trimesters verlangsamt sich durch die hormonellen Einflüsse die Funktion des Verdauungssystems, was Sodbrennen und Verstopfung verursachen kann. Ärzte empfehlen zur Linderung der Verstopfung regelmäßige, leichte sportliche Betätigung sowie die Aufnahme von reichlich Ballaststoffen und Flüssigkeit. Vor Einnahme säureneutralisierender Mittel

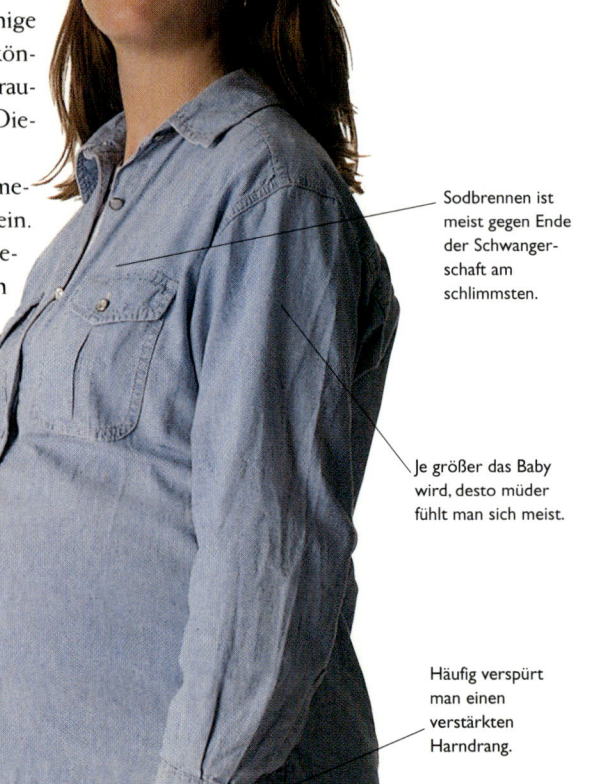

LINKS *Die meisten Frauen genießen ihre Schwangerschaften und haben nur leichte Beschwerden.*

Sodbrennen ist meist gegen Ende der Schwangerschaft am schlimmsten.

Je größer das Baby wird, desto müder fühlt man sich meist.

Häufig verspürt man einen verstärkten Harndrang.

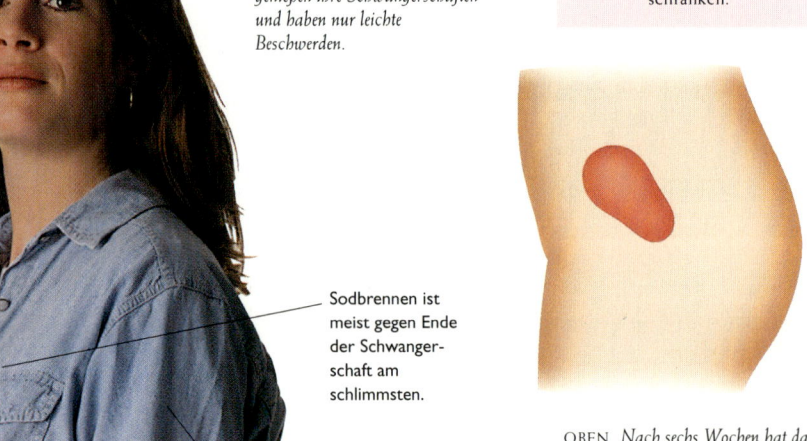

OBEN *Nach sechs Wochen hat das Baby eine Größe von ca. 8 cm; Gliedmaßen, ein Geschlecht und ein schemenhaftes Gesicht sind erkennbar.*

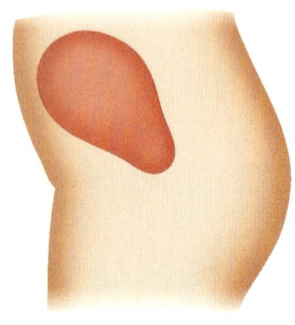

OBEN *Nach vier bis fünf Monaten hat sich die Größe verdoppelt und die wichtigsten Organe sind angelegt.*

gegen Sodbrennen sollte man den Arzt konsultieren. Viele Frauen Hautveränderungen an sich, u. a. dunkle Flecken an den Brustwarzen, rote und juckende Handflächen und Fußsohlen, Flecken, Muttermale und brüchige Fingernägel. Meist verschwinden diese Symptome nach der Geburt. Schwangerschaftsstreifen sind dünne, rote Linien, die an Brust, Unterleib und Oberschenkeln durch die Dehnung der Haut auftreten. Die Farbe kann mit der Zeit verblassen, aber die Streifen können dauerhaft sein.

Mit dem Wachstum der Gebärmutter steigt auch der Druck auf die inneren Organe, daher verschlimmern sich im dritten Trimester oft Rückenschmerzen und Sodbrennen. Viele Frauen haben Schwierigkeiten, eine bequeme Position zum Schlafen und zum Sitzen zu finden. Im dritten Trimester kommt es auch am häufigsten zu medizinischen Komplikationen wie Schwangerschaftsdiabetes, Präeklampsie (schwangerschaftsbedingter Bluthochdruck), Plazentabeschwerden und Wachstumsverzögerung der Babys.

## SYMPTOME

*Anämie • Übelkeit und Erbrechen • schmerzende Brüste • Müdigkeit • Schlaflosigkeit • Rückenschmerzen • Verstopfung • Sodbrennen • Blähungen • Hämorrhoiden • Schwangerschaftsstreifen • Hautbeschwerden • Krampfadern*

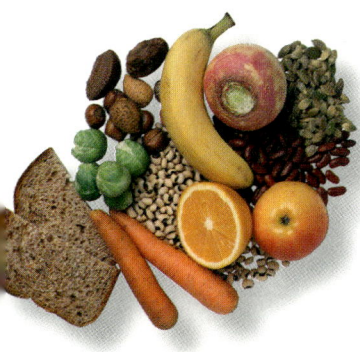

OBEN *Gesunde Ernährung in der Schwangerschaft ist entscheidend, wenn das Baby den bestmöglichen Start ins Leben haben soll.*

### VORSICHT

Suchen Sie umgehend den Arzt auf, wenn starke Schwindelgefühle auftreten oder wenn Schwindelgefühle in Verbindung mit Unterleibsschmerzen oder Blutungen auftreten; wenn die Übelkeit lange anhält; wenn man über zwei Tage häufig urinieren muß; wenn Grippesymptome auftreten oder wenn die Flüssigkeitsretention nicht nach drei Tagen nachgelassen hat. Frauen, die nicht gegen Röteln geimpft wurden, sollten den Kontakt mit der Krankheit vermeiden.

### KURZINFORMATION

• Während der Schwangerschaft nimmt die Blutmenge im Körper um ca. 40 % zu und die Gebärmutter erreicht das 150fache ihrer Größe.

• Frauen sollten während der Schwangerschaft 11–15 kg zunehmen. Im ersten Trimester sollte die Frau mit ungefähr 2,5 kg am wenigsten zunehmen.

• Meist spüren Frauen die ersten Bewegungen des Babys zwischen der 16. und der 20. Schwangerschaftswoche.

• 90 % aller Frauen beobachten, daß bestimmte Hautpartien, insbesondere um die Brustwarzen, während der Schwangerschaft dunkler werden.

• Der Anstieg an Progesteron während des ersten Trimesters der Schwangerschaft führt zu einem verstärkten Schlafbedürfnis.

## THERAPIEN

### AKUPRESSUR
• Akupressur des Perikard-6-Punktes kann die Übelkeit während des ersten Trimesters lindern. Ein anderer Punkt, der eine Daumenbreite unter der Innenseite des Sprungbeins sitzt, kann Flüssigkeitsretention, insbesondere geschwollene Knöchel, mindern. Bestimmte Akupressurpunkte, dürfen in der Schwangerschaft nicht stimuliert werden, da dies zu einer Fehlgeburt führen kann (S. 29–31).

### ALEXANDERTECHNIK
• Der Schwerpunkt einer Frau verlagert sich im Laufe der Schwangerschaft nach vorn, da Gebärmutter und Brüste größer und schwerer werden. Daher krümmen viele schwangere Frauen den Rücken, was zu Schmerzen führt. Die Alexandertechnik zeigt den Frauen die richtige Haltung beim Sitzen, Stehen, Heben von Gegenständen und beim Gehen (S. 146–153).

### ATEMTECHNIKEN
• Durch das Anwachsen der Gebärmutter wird die Lunge hochgedrückt und die Atmung kann sich gegen Ende der Schwangerschaft verändern. Die Zwerchfellatmung ist die effizienteste und am wenigsten ermüdende Form der Atmung. In der Schwangerschaft wird viel über die Rippen und Schultern geatmet, da das Zwerchfell von der Gebärmutter hochgedrückt wird. Durch Atemübungen kann man lernen, trotzdem über das Zwerchfell zu atmen (S. 166–171).

### CHIROPRAKTIK
• Chiropraktiker vertreten die Auffassung, daß durch eine Behandlung schwangerschaftsbedingte Fehlstellungen der Wirbelsäule und Rückenschmerzen korrigiert und die Wirbel in ihre normale Position zurückgebracht werden können. Dadurch bleibt der Körper beweglich und die Geburt wird einfacher (S. 118–125 und Osteopathie S. 106–113).

### MASSAGE
• Massagen während der Schwangerschaft haben viele positive Wirkungen. Sie reduzieren seelische Anspannungen und Streß und entspannen den Körper. Eine Partnermassage kann Paare während der Schwangerschaft einander näherbringen. Die Massage des Bauches im Uhrzeiger- sinn fördert die Verdauung. Verwendet man dazu ein Öl oder eine Creme mit Vitamin E, z. B. durch Zusatz von Weizenkeimöl, kann dies gleichzeitig Schwangerschaftsstreifen vorbeugen. Während der ersten drei Monate sollten Bauch, Beine und Füße nicht massiert werden (S. 96–103).

### MUSIKTHERAPIE
• Laute können ausgesprochen entspannend sein, sowohl für die schwangere Frau als auch – nach Meinung einiger Therapeuten – für das ungeborene Kind. Therapeuten empfehlen langsame klassische Musik, wenn man sich ängstlich oder angespannt fühlt. Dadurch werden Puls und Herzfrequenz herabgesetzt, der Blutdruck und das Niveau an Streßhormonen gesenkt. Naturgeräusche wie Ozeanwellen und Walgesang können Frieden und Entspannung vermitteln (S. 232–235).

### HYDROTHERAPIE
• Viele schwangere Frauen lieben es, in duftenden Wannenbädern zu entspannen. Im Wasser ist das zusätzliche Gewicht nicht spürbar und die Wärme lindert die Schmerzen. Entspannungsübungen in der Badewanne sind sehr hilfreich, z. B. das Anspannen und anschließende Entspannen verschiedener Körperteile. Man sollte langsam aus der Badewanne kommen, um Ohnmachtsanfälle zu vermeiden (S. 158–165 und Hydrotherapie S. 172–179).

### YOGA
• Durch Yoga wird die Beckenmuskulatur gedehnt, die Beweglichkeit verbessert und es lindert die alltäglichen Beschwerden. Durch Tiefenatmung kann man auch während der Schwangerschaft entspannt und streßfrei sein. Schwangere sollten Vorwärtsbeugen, umgekehrte Stellungen und Übungen, bei denen man auf dem Bauch liegt, vermeiden. Man sollte sich von seinem Yogalehrer geeignete Übungen für die Schwangerschaft zeigen lassen (S. 52–59).

### AKUPUNKTUR
• Die Stimulation der entsprechenden Akupunkturpunkte kann die typische Morgenübelkeit lindern (S. 20–28).

UNTEN *Eine Massage wirkt beruhigend und entspannend. Auch unterstützt sie die Verdauung und schützt vor Schwangerschaftsstreifen.*

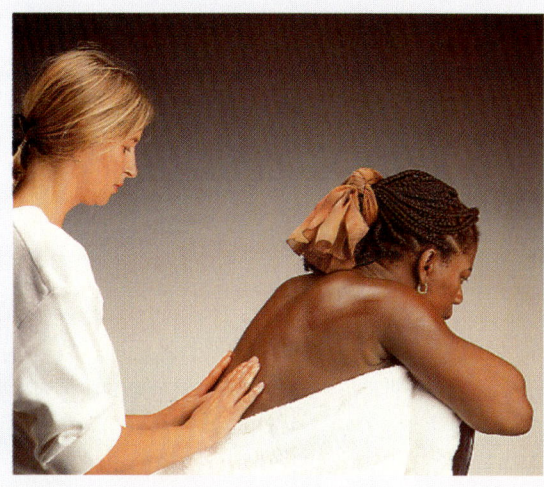

# Wehen

Die erste Phase der Wehen beginnt mit dem Austreten des Fruchtwassers und regelmäßigen Kontraktionen der Gebärmutter. Sie endet, wenn sich der Gebärmutterhals vollständig geöffnet hat, so daß das Baby in den Geburtskanal gleiten kann. Diese Phase dauert 7 bis 13 Stunden. Während dieser Zeit werden die Wehen immer rhythmischer und stärker. Dann muß die Frau auf Anweisung pressen und mit der Atmung die Bewegungen des Kindes durch den Geburtskanal kontrollieren. Dies ist die zweite Phase der Wehen. Sie kann zehn Minuten, aber auch mehrere Stunden dauern. Die dritte Phase ist die eigentliche Geburt.

Zu Beginn der Wehen werden die Frauen ermuntert, zur Linderung der Schmerzen Atem- und Entspannungsübungen durchzuführen. Werden die Wehen stärker, gibt es weitere Möglichkeiten zur Schmerzlinderung, u. a. Schmerzmittel. Einige Frauen empfinden eine aufrechte Position bei der Geburt – stehen, sitzen oder hocken – geeigneter, um die Schmerzen zu ertragen.

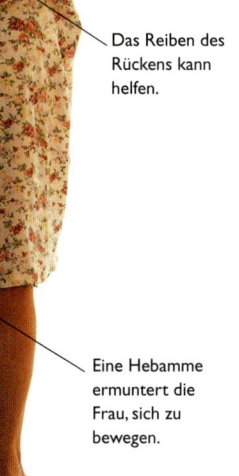

*LINKS Insbesondere bei der ersten Schwangerschaft haben einige Frauen über mehrere Stunden vereinzelte Wehen, die aber noch nicht stark genug sind, um die Hebamme zu rufen. Sind die Wehen stark und folgen sie in kurzen Abständen, ist es Zeit, sich auf die Geburt vorzubereiten.*

Das Reiben des Rückens kann helfen.

Eine Hebamme ermuntert die Frau, sich zu bewegen.

## SCHULMEDIZINISCHE BEHANDLUNG

Schmerzlindernde Spritzen oder Epiduralanästhesie sind die wichtigsten Behandlungsformen. Dauern die Wehen sehr lange an, kann eine Zangengeburt eingeleitet oder eine Episiotomie (Dammschnitt) gemacht werden, um zu verhindern, daß das Gewebe reißt. Bei Schwierigkeiten kann auch ein Kaiserschnitt vorgenommen werden.

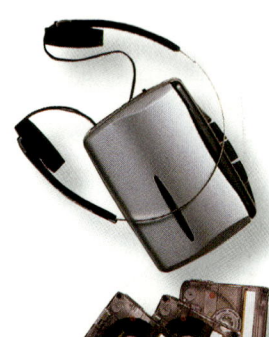

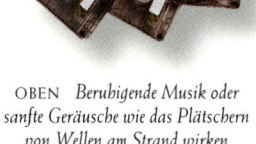

*OBEN Beruhigende Musik oder sanfte Geräusche wie das Plätschern von Wellen am Strand wirken während der Wehen entspannend.*

### KURZINFORMATION

• Neuere Untersuchungen zeigten keinen Zusammenhang zwischen Rückenschmerzen nach der Geburt und einer Epiduralanästhesie.

• Sobald das neugeborene Baby zu saugen beginnt, schüttet der Körper der Frau Hormone aus, wodurch sich die Gebärmutter zusammenzieht und die Plazenta ausgestoßen wird.

• Wannen für Wassergeburten wurden vom Arzt Michel Odent erfunden, um das Geburtstrauma des Babys abzumildern.

• Babys reagieren bereits im Mutterleib auf Licht. Einige Ärzte versuchen, Babys mit Steißlage durch Leuchten einer Taschenlampe auf den Unterleib der Mutter zum Drehen zu bewegen.

## THERAPIEN

### AKUPUNKTUR
• Es gibt zahlreiche Untersuchungen über die Wirksamkeit von Akupunktur bei Schmerzen, und einige Krankenhäuser bieten Akupunktur zur Schmerzlinderung der Wehen an. In China wird Akupunktur häufig bei Kaiserschnitten angewandt. Moxibustion über dem Akupunkturpunkt am kleinen Zeh bringt den Fötus in die richtige Geburtsposition (S. 20–28).

### AKUPRESSUR
• Druck auf die obere Schultermuskulatur und auf das Kreuzbein am Ende der Wirbelsäule kann Schmerzen und Anspannung lindern. Sanfter Druck auf den Akupressurpunkt in der Hautfalte zwischen Daumen und Zeigefinger beschleunigt die Schmerzlinderung (S. 29–31).

### MASSAGE
• Massagen und Berührungen können in vielerlei Hinsicht bei der Geburt helfen. Einige Therapeuten raten zur Massage des Damms vor den Wehen, um die Muskeln um die Vagina zu dehnen und ein Reißen des Gewebes zu verhindern. Die sanfte Massage auf Höhe der Gebärmutter führt zur Ausschüttung von Oxytozin und kann die Wehen auslösen. Die Massage von Rückens und Po zwischen den Wehen kann entspannen, Schmerzen lindern und Nähe vermitteln (S. 96–103).

### PYSCHOTHERAPIE
• Es kann hilfreich sein, die Ängste in Verbindung mit der Geburt mit einem Therapeuten zu besprechen. Eine positive Einstellung zur Geburt erleichtert die Entspannung und dadurch die Schmerzen (S. 188–191).

### ENTSPANNUNG
• Anspannung und Ermattung verstärken die Schmerzen, daher ist Entspannung das Schlüsselwort für eine angenehme Geburt. Therapeuten können einem zeigen, welche Entspannungstechniken sich während der Geburt eignen. Eine tiefe und kontrollierte Atmung fördert ebenfalls die Entspannung (S. 158–165 und Atmung S. 166–171).

### KLANGTHERAPIE
• Das Hören von Musik oder sanfter Naturgeräusche während der Geburt kann beruhigend und entspannend auf die Frau wirken (S. 236/7).

### VISUALISIEREN
• In der Phase vor der Geburt bauen Therapeuten mit den Frauen ein positives Bild der Geburt auf. Die Frau soll sich vorstellen, daß die Kontraktion der Gebärmutter nicht schmerzhafter als die Kontraktion des Bizeps ist. Sie wird ferner ermuntert, die Wehen als natürlich und notwendig anzusehen und sich vorzustellen, daß die Geburt langsam und ruhig fortschreitet (S. 214–217).

### HYDROTHERAPIE
• Ein warmes Bad zu Beginn der Wehen kann die Entspannung fördern und die Schmerzen lindern. Einige Therapeuten empfehlen ein Geburtsbecken (S. 172–179).

*UNTEN Durch Visualisieren kann man eine positive Einstellung zu beängstigenden Dingen bekommen.*

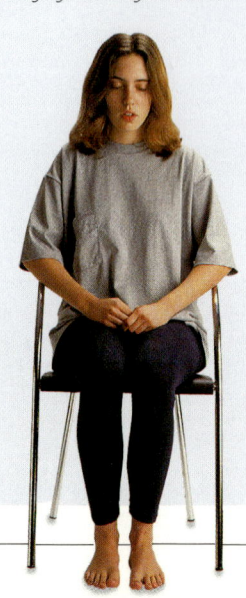

# Postnatale Beschwerden

Viele Frauen leiden noch nach der Geburt an Schmerzen, wenn sich die Gebärmutter wieder auf ihre normale Größe zusammenzieht. Auch können Rückenschmerzen aufgrund der Anstrengungen während der Geburt, Hämorrhoiden, Wundschmerzen nach einem Kaiserschnitt sowie Schmerzen im Genitalbereich aufgrund eines Dammschnitts oder genähter Risse auftreten. Viele Frauen fühlen sich nach einer langen oder schwierigen Geburt erschöpft; bei starkem Blutverlust können sie unter Anämie leiden.

Viele postnatale Beschwerden stehen in Zusammenhang mit hormonellen Veränderungen. Dazu gehören Haarausfall, Akne, geringe Libido und eine Verstärkung des prämenstruellen Syndroms. Der Rückgang von Östrogen und Progesteron ist vermutlich auch die Ursache für die Traurigkeit und Depressionen, unter denen viele Mütter leiden. Dieser »Babyblues« beginnt ungefähr drei Tage nach der Geburt und dauert nur wenige Tage. Richtige postnatale Depressionen beginnen einige Wochen nach der Geburt und können ein Jahr oder länger dauern. Wochenbettpsychose, die durch manische Depressionen und Halluzinationen gekennzeichnet ist, tritt in seltenen, extremen Fällen auf.

Andere Faktoren wie Müdigkeit, körperliches Unbehagen, Angst vor der neuen Rolle und das Gefühl der Isolation können die nachgeburtlichen Beschwerden noch verstärken. Die Probleme sind bei vielen jungen Müttern dieselben und man muß sich ihrer nicht schämen. Bei länger anhaltenden Depressionen kann der Arzt Antidepressiva oder Hormone verschreiben oder eine Gesprächstherapie empfehlen.

## SYMPTOME

*Schmerzen durch Kaiser- oder Dammschnitt • Müdigkeit • Anämie • Kopfschmerzen • Haarausfall • Akne • psychische Beschwerden (geringe Libido, geringe Selbstachtung, Reizbarkeit, Depressionen) • Schwierigkeiten beim Stillen (entzündete Brustwarzen, blockierte Milchgänge, zu wenig Milch)*

### KURZINFORMATION

• Durch das Stillen kann die Menstruation zwischen sechs Wochen und zwei Jahren ausbleiben; man kann in dieser Phase aber trotzdem schwanger werden.

• Eine Epiduralanästhesie kann gelegentlich zu starken Kopfschmerzen führen, die bis zu 48 Stunden andauern können.

• Zu wenig Milch kann ihre Ursache in einer zu geringen Flüssigkeitsaufnahme haben.

• Der »Babyblues« oder Stimmungsschwankungen nach der Geburt sind verbreitet; dauern sie mehrere Wochen an, sollte man den Arzt aufsuchen.

• Babymassage kann nach Aussage von Therapeuten die Beziehung zwischen Mutter und Baby fördern.

### SCHULMEDIZINISCHE BEHANDLUNG

Der Arzt kann Schmerzmittel bei postoperativen Schmerzen verschreiben. Er kann auch die Ursache von Stillbeschwerden herausfinden und kontrollieren, daß die Haltung beim Stillen richtig ist. Bei einer Entzündung der Milchgänge können Antibiotika verschrieben werden. Gegen postnatale Depressionen helfen Antidepressiva, Schlaftabletten oder Hormone.

### THERAPIEN

**AROMATHERAPIE**
• Gegen Schmerzen nach der Geburt empfehlen Therapeuten die Massage des Unterleibs und des Rückens mit Kamillenöl. Lavendel- und Kamillenöl, verdünnt in Aprikosenkern-öl, können direkt auf die wunden Stellen gegeben werden. Eine Massage mit stimmungsaufhellenden Ölen wie Muskatellersalbei oder Jasmin kann Depressionen oder Ängste lindern (S. 104/5).

**AKUPRESSUR**
• Der Punkt vier Fingerbreit unter der Kniescheibe und einen Fingerbreit neben dem Schienbein soll die Erholung nach der Geburt fördern. Druck auf den Akupressurpunkt auf dem Fußrükken zwischen großem und zweitem Zeh lindert Schweißausbrüche, die nach der Geburt auftreten können (S. 29–31).

**HYDROTHERAPIE**
• Therapeuten empfehlen sobald wie möglich, Eis auf eventuelle Risse zu legen, so daß Schwellungen abklingen können. Auch Sitzbäder sollen die Heilung fördern (S. 172–179).

**MASSAGE**
• In den Wochen nach der Geburt sollten sich die Partner gegenseitig massieren. Regelmäßige Massagen fördern den Muskeltonus der Frau und lindern die Beanspruchungen durch die Geburt. Die geistige Entspannung einer Massage kann den seelischen Streß in Zusammenhang mit dem neuen Kind lindern (S. 96–103).

**ENTSPANNUNGS-TECHNIKEN**
• Postnatale Beschwerden sind häufig mit Streß, Ängsten und Müdigkeit verbunden. Entspannungstechniken und viel Ruhe helfen (S. 158–165).

**VISUALISIEREN**
• Diese Therapie kann bei Stillproblemen helfen. Man läßt eine ruhige, friedliche Umgebung mit einem glücklichen, trinkenden Kind vor dem inneren Auge entstehen. Dadurch ist man entspannter (S. 214–217).

**PSYCHOTHERAPIE**
• Eine Beratung kann helfen, den emotionalen Druck und die Veränderungen zu akzeptieren, die ein neues Baby mit sich bringt (s. Familientherapie S. 206/7).

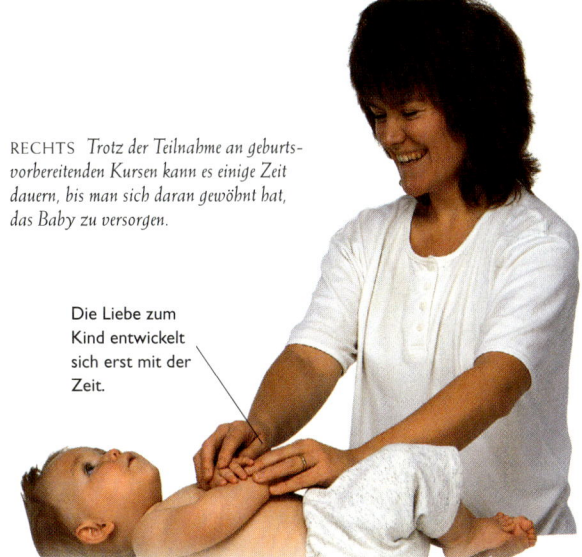

RECHTS *Trotz der Teilnahme an geburtsvorbereitenden Kursen kann es einige Zeit dauern, bis man sich daran gewöhnt hat, das Baby zu versorgen.*

Die Liebe zum Kind entwickelt sich erst mit der Zeit.

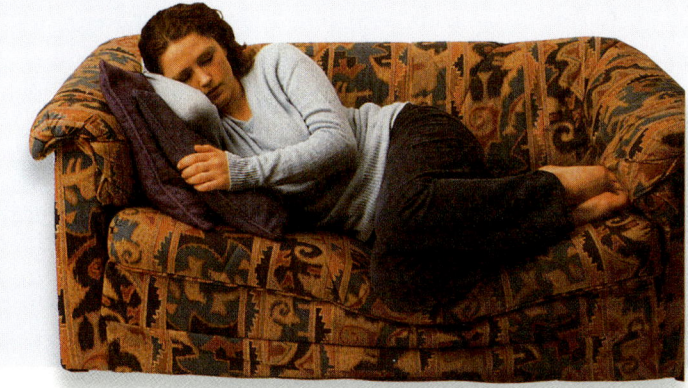

UNTEN *Hormonschwankungen nach der Geburt können zu Erschöpfung und Depressionen führen.*

# Wechseljahresbeschwerden

Das Ausbleiben der Menstruation bezeichnet man als Wechseljahre oder Menopause. Bei den meisten Frauen liegt diese »Veränderung des Lebens« zwischen dem 48. und 52. Lebensjahr, bei einigen Frauen bleibt die Menstruation jedoch bereits zehn Jahre früher aus. Die Hormonumstellungen, die zur Menopause führen, beginnen vier bis sechs Jahre vor der letzten Menstruationsblutung. Die Östrogenproduktion der Eierstöcke geht zurück, was zu einem Ungleichgewicht zwischen Progesteron und Östrogen führt. Irgendwann wird so wenig Östrogen produziert, daß die Monatsblutungen unregelmäßig werden und letztendlich ganz ausbleiben.

Für viele Frauen ist es eine schwierige Zeit, die von unangenehmen Symptomen begleitet wird. Die Schwere der Symptome ist scheinbar von der Biochemie der einzelnen Frau sowie von ihrer Lebensweise abhängig. Frauen, die unter starkem seelischem Streß stehen oder große Mengen Koffein, Zucker oder Alkohol konsumieren, leiden unter stärkeren Symptomen.

Körperliche Symptome sind unregelmäßige Monatsblutungen, schlechte Durchblutung, eine knotige Brust, Schmerzen, Hitzewallungen, Nachtschweiß, Hautbeschwerden, Ausdünnen des Kopfhaars, verstärkte Gesichts- und Körperbehaarung. Durch Absinken des Östrogenspiegels geht auch die Knochenmasse des Körpers zurück und das Osteoporoserisiko steigt. Viele Frauen leiden unter psychischen Symptomen wie Ängstlichkeit, Konzentrationsschwierigkeiten, Stimmungsschwankungen, Depression und Gedächtnisschwund. Diese Symptome werden durch die Tatsache verschlimmert, daß Frauen dieses Alters häufig gleichzeitig noch mit anderen Streßfaktoren zu

LINKS *Übermäßiger Kaffee- und Alkoholkonsum verschlimmert die Beschwerden der Menopause.*

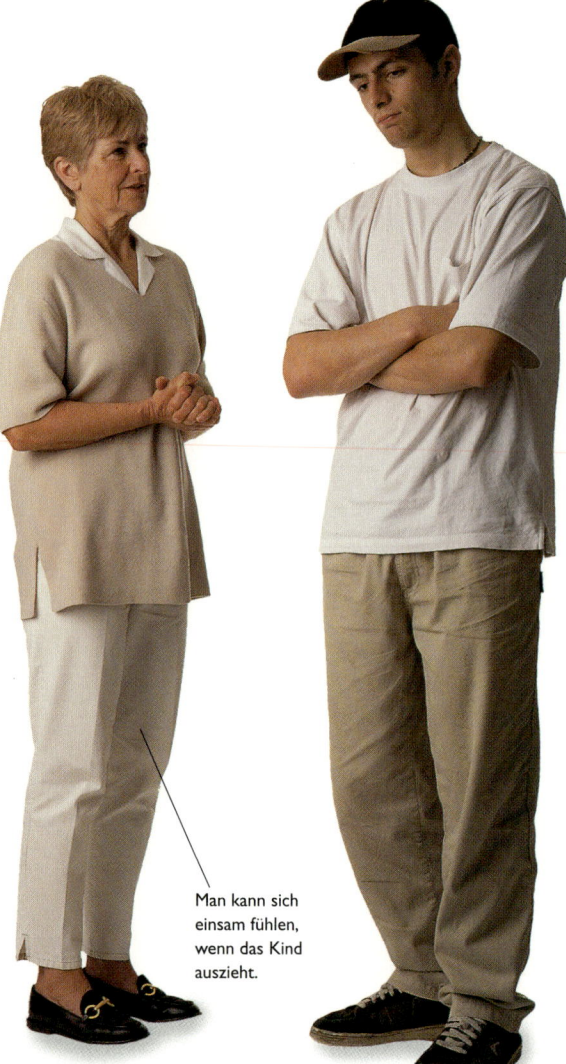

Man kann sich einsam fühlen, wenn das Kind auszieht.

## VORSICHT

Suchen Sie Ihren Arzt auf, wenn Blutungen auftreten, nachdem die Periode bereits ausblieb; wenn die Monatsblutungen sehr lang oder schwer sind; wenn der Bauch anschwillt und schmerzt oder wenn sich die Stuhlgewohnheiten ständig ändern.

LINKS *Die körperlichen und hormonellen Umstellungen der Menopause ereignen sich häufig zu einer Zeit, wenn das Leben auch in anderer Hinsicht schwierig ist. Die Kinder sind erwachsen, ziehen aus und hinterlassen eine Lücke, die schwer zu schließen ist.*

UNTEN *Ylang-Ylang-Öl kann die Libido fördern, die während der Menopause häufig einen Tiefstand erreicht.*

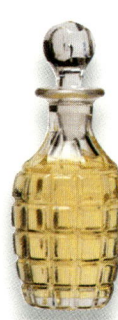

## KURZINFORMATION

• Japanische Frauen leiden weniger unter den Symptomen der Menopause; möglicherweise liegt dies an einem höheren Anteil an pflanzlichem Östrogen in der Nahrung, z. B. in Tofu, Soja und Miso.

• 80 % der Frauen leiden unter der Menopause.

• 20–25 % aller Frauen leiden während der Menopause unter Schmerzen beim Geschlechtsverkehr, da die Scheidenhaut aufgrund des Östrogenmangels dünner und trockener wird.

• Bei einem Vorherrschen von Östrogen während der Menopause fühlen sich die Frauen meist ängstlich; bei einem Vorherrschen von Progesteron fühlen sie sich allgemein depressiv und müde.

• Frauen kommen durchschnittlich mit 50 Jahren in die Menopause. Dieses Alter blieb seit dem Mittelalter unverändert.

### THERAPIEN

#### ⊞ ENTSPANNUNGS-TECHNIKEN
• Frauen, die während der Menopause unter Ängsten und Wut leiden, neigen zu Muskelverspannungen. Die Lockerung der Muskeln steigert die Energie und befreit unterdrückte und blockierte Gefühle. Legen Sie sich mit den Armen an der Seite auf den Rücken. Atmen Sie tief ein und aus. Ballen Sie die Hände zu Fäusten und halten Sie diese 25 Sekunden angespannt. Entspannen Sie sich. Stellen Sie sich vor, wie ein warmes Licht durch den Körper fließt und die Muskeln entspannt. Spannen Sie nacheinander Gesicht, Schultern, Rücken, Magen, Becken, Beine, Füße und Zehen an und entspannen Sie sie anschließend (S. 158–165).

#### ⊞ TAI CHI CHUAN
• Tai Chi Chuan fördert nach Ansicht der Therapeuten innere Fröhlichkeit und Gelassenheit. Die sanften Dehnübungen und die kontrollierten Bewegungen halten den Körper beweglich (S. 46–51 und Qigong S. 44–45).

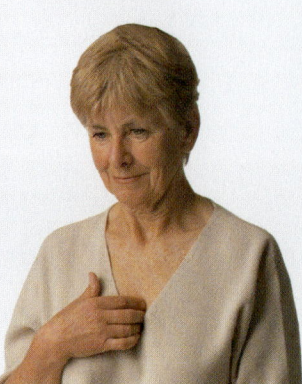

#### ◊ AROMATHERAPIE
• Mit ätherischen Ölen lassen sich zahlreiche Symptome der Menopause lindern. Eine Massage mit einem stimmungsaufhellenden Öl wie Muskatellersalbei oder Rose kann Reizbarkeit und Depressionen lindern; Kamillenöl wirkt ausgleichend auf den Hormonspiegel und verhindert Nachtschweiß und Hitzewallungen; Geranium- oder Ylang-Ylang-Öl fördert die Libido (S. 104/5).

LINKS *Druck auf den Punkt in der Vertiefung neben dem Brustbein kann Hitzewallungen lindern.*

kämpfen haben wie Kindern im Teenageralter, dem Auszug der Kinder oder ihren anhaltenden Verbleib im Elternhaus, das Älterwerden der eigenen Eltern, Trauer, Veränderungen in der Partnerschaft etc.

Es gibt viele Möglichkeiten, die seelischen und körperlichen Auswirkungen zu lindern. Körperliche Beschwerden wie eine dünnere Haut und Hitzewallungen lassen sich durch eine Hormontherapie lindern. Diese Behandlung setzt gleichzeitig das Risiko von Herzerkrankungen und Schlaganfällen herab. Es gibt allerdings Hinweise, daß eine Hormontherapie das Risiko für bestimmte Krebsarten erhöht. Augenblicklich werden Studien durchgeführt, die den Zusammenhang zwischen Langzeithormontherapien und Brustkrebs untersuchen. Eine Hormontherapie senkt auch das Osteoporoserisiko. Man kann Osteoporose jedoch auch durch eine gesunde Ernährung, Vitamin-D-Präparate und Sport vorbeugen.

Der Arzt kann Antidepressiva, Beruhigungsmittel, oder Schlaftabletten verschreiben, um Symptome wie Ängste und Ermattung zu lindern. Einige Frauen berichten, daß die Symptome durch eine Hormonbehandlung gelindert werden. Schulmediziner und Heilpraktiker empfehlen zur Linderung der Symptome sportliche Betätigung, eine gesunde Ernährung, eine erhöhte Kalziumaufnahme und Maßnahmen zum Streßabbau.

## SYMPTOME

unregelmäßige Monatsblutungen (besonders schwer oder leicht), die irgendwann ganz aufhören • Rückenschmerzen • trockene Vagina, die zu Schmerzen beim Geschlechtsverkehr führt • Hautbeschwerden • Hitzewallungen • Nachtschweiß • Juckreiz • Inkontinenz • Haarwuchs im Gesicht, auf Bauch oder Brust • Konzentrationsschwäche • Gedächtnisverlust • Depressionen • Schlaflosigkeit • geringe Libido

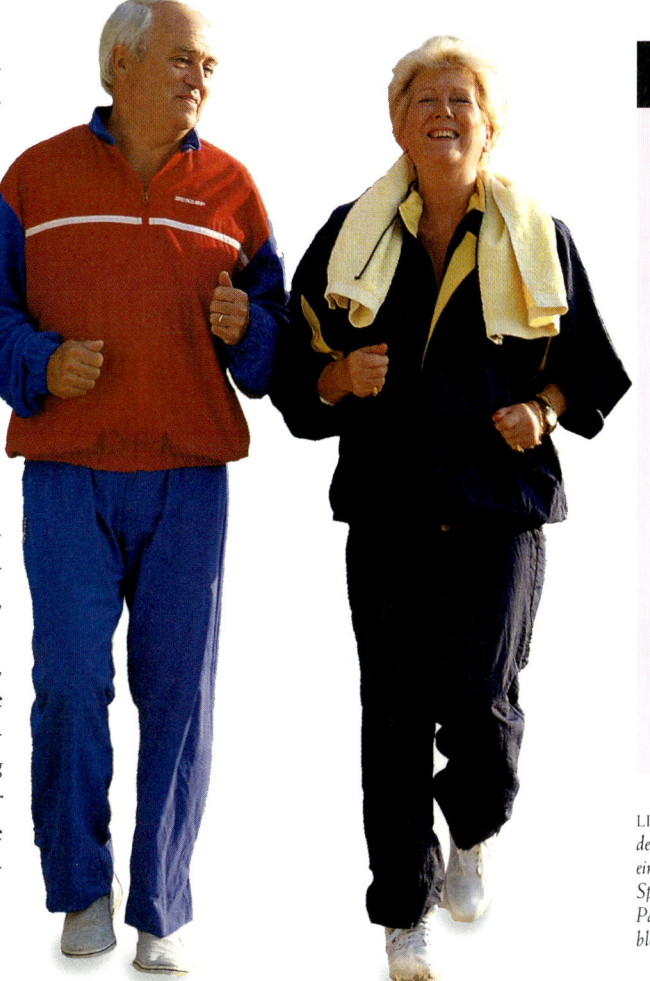

### SCHULMEDIZINISCHE BEHANDLUNG

Eine Hormonbehandlung mit Tabletten, Implantaten, Pflastern und Scheidencreme kann sowohl die körperlichen als auch die seelischen Beschwerden, beispielsweise Ängste, lindern. Der Arzt kann gegen die psychischen Auswirkungen auch Antidepressiva, Beruhigungsmittel oder Schlaftabletten verschreiben. Vielleicht empfiehlt sie auch eine Beratung oder eine Psychotherapie. Vielen Frauen hilft ein Gleitgel gegen Schmerzen beim Geschlechtsverkehr. Schulmediziner und Heilpraktiker empfehlen regelmäßige sportliche Betätigung, Streßabbau und eine gesunde Ernährung mit wenig Alkohol, Zucker und Koffein.

LINKS Es gibt keinen Grund, mit dem Sport aufzuhören, nur weil man ein »bestimmtes Alter« erreicht hat. Sport kann man gemeinsam mit dem Partner genießen und dadurch jung bleiben.

## THERAPIEN

**AKUPRESSUR**
• Therapeuten empfehlen 1–4mal pro Tag Druck auf bestimmte Punkte auszuüben, um den Körper ins Gleichgewicht zu bringen und Hitzewallungen zu vermeiden. Die Punkte liegen am Ansatz des Fußballens; in der Vertiefung unter dem Schlüsselbein gleich neben dem Brustbein; in der Mitte des Brustbeins drei Daumenbreit über dem Knochenansatz und zwischen den Augenbrauen (S. 29–31).

**PSYCHOTHERAPIE**
• Eine Beratung kann helfen, die negativen Gefühle über die Menopause abzubauen, indem ein positiveres Selbstbild gefördert wird. Die Beratung kann auch helfen, sich damit abzufinden, daß die Kinder flügge geworden sind (S. 188–191).

**FARBTHERAPIE**
• Therapeuten glauben, daß die Farbe Blau eine beruhigende Wirkung hat und behandeln damit Fiebererkrankungen und Hitzewallungen. Blau fördert die Gelassenheit und lindert Anspannung, Streß und Kopfschmerzen. Zusätzlich zu einer professionellen Beratung sollte man zur Linderung der Symptome der Menopause ein blaues Nachthemd und einen blauen Bademantel tragen und nachts ein blaues Licht brennen lassen (S. 248–251).

**MEDITATION**
• Meditation entspannt den Körper, reduziert Anspannung und lindert die Ängste, indem streßbeladene und unangenehme Gedanken verscheucht werden. Setzen Sie sich bequem hin und schließen Sie die Augen. Tief einatmen. Konzentrieren Sie sich auf die Atmung und beobachten Sie die Bewegung des Bauches. Alle anderen Gedanken werden verscheucht. Beim Einatmen sollte man das Wort »Ruhe« und beim Ausatmen das Wort »Frieden« sprechen. Fortsetzen, bis man vollständig entspannt ist (S. 60–63).

**FUSSREFLEXZONEN-MASSAGE**
• Die Behandlung der Fortpflanzungsorgane erfolgt über Punkte am Sprungbein, die Behandlung des endokrinen Systems über dem Ballen des großen Zehs. Eine Reflexzone für das Sexualleben der Patientin befindet sich gleich unter dem Ballen des vierten Zehs (S. 66–71).

RECHTS Die Reflexzonen für die Fortpflanzungsorgane liegen um das Sprungbein.

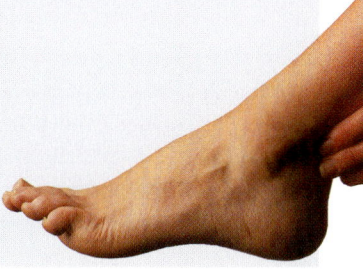

# Männerkrankheiten

Es gibt zahlreiche Erkrankungen der männlichen Fortpflanzungsorgane. Neben denen, die im direkten Zusammenhang mit der Fruchtbarkeit und dem Sexualverhalten stehen, treten auch Prostataerkrankungen, Geschlechtskrankheiten und Krebs auf. Wird eine Frau nicht schwanger, liegt dies in 40 % aller Fälle am Mann. Ursachen können eine geringe Spermienzahl, eine schlechte Qualität oder Beweglichkeit der Spermien oder eine Mißbildung des Penis sein. Viele Faktoren haben Einfluß auf die Qualität und Quantität der Spermien z. B. Umweltverschmutzung, geringer Hormonspiegel, Rauchen, übermäßiger Alkoholkonsum, erhöhte Temperatur der Hoden (z. B. durch enge Kleidung), Streß, Medikamente oder unzureichende Versorgung mit Vitaminen und Mineralstoffen. Der Arzt wird die Spermien untersuchen, den Hormonspiegel des Blutes bestimmen und eine gründliche Untersuchung durchführen. Ist die Ursache einer geringen Spermienzahl weiterhin unbekannt, sollten Ernährung und Lebensstil verändert werden, um die Wahrscheinlichkeit einer Schwangerschaft zu erhöhen.

Impotenz, d. h. die Unfähigkeit zu einer länger anhaltenden Erektion, ist ein häufiges Problem. Die Ärzte glauben, daß dies in 85 % aller Fälle körperliche Ursachen hat. Diabetes, Anämie, schlechte Durchblutung oder Leberbeschwerden sowie verschiedene Drogen wie Alkohol, Antihistamine und Nikotin können zu Impotenz führen. Psychologische Faktoren wie Ängste können ebenfalls Teil des Problems sein. Der Arzt kann Tests durchführen, um körperliche Ursachen herauszufinden. Er kann auch Medikamente verschreiben, die die Blutversorgung des Penis verbessern. Diese Behandlung eignet sich nicht bei Herz-Kreislauf-Erkrankungen.

Erkrankungen der Prostata können ebenfalls das Sexualleben einschränken. Die Drüse, die normalerweise die Größe einer Walnuß hat, sitzt unter der Blase und umgibt die Harnröhre, die Verbindung zwischen Blase und Penis. Eine vergrößerte Prostata, die häufig bei Männern über 50 Jahren auftritt, führt zu ständigem Harndrang und dem Gefühl unvollständiger Entleerung. Schwierigkeiten beim Urinieren können auch ein Symptom von Prostatakrebs sein, meist treten dann auch Blut im Urin oder Sperma und Schmerzen in Extremitäten und Rücken auf. Eine jährliche Vorsorgeuntersuchung wird für Männer über 40 Jahre empfohlen.

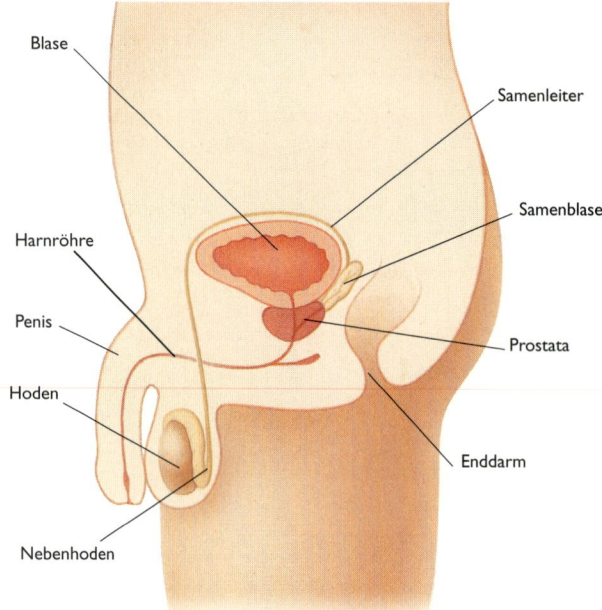

Blase
Samenleiter
Samenblase
Harnröhre
Penis
Prostata
Hoden
Enddarm
Nebenhoden

LINKS *In ca. 40 % aller Fälle liegt Unfruchtbarkeit am männlichen Partner. Erkrankungen der Fortpflanzungsorgane können aber auch aufgrund von Infektionen, einer vergrößerten Prostata und anderen Ursachen auftreten.*

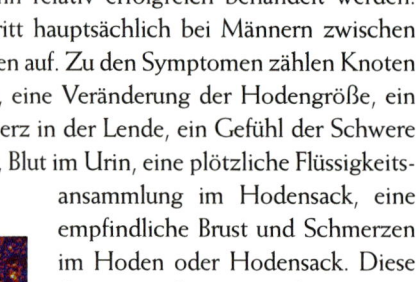

OBEN *Ein Mann kann aufgrund mangelnder Spermienquantität oder -qualität unfruchtbar sein. Ein verstopfter Samenleiter läßt sich öffnen, in anderen Fällen kann künstliche Befruchtung nötig sein.*

Prostatakrebs, der bei Männern über 55 Jahren häufig vorkommt, kann relativ erfolgreich behandelt werden. Hodenkrebs tritt hauptsächlich bei Männern zwischen 15 und 35 Jahren auf. Zu den Symptomen zählen Knoten in den Hoden, eine Veränderung der Hodengröße, ein dumpfer Schmerz in der Lende, ein Gefühl der Schwere im Hodensack, Blut im Urin, eine plötzliche Flüssigkeitsansammlung im Hodensack, eine empfindliche Brust und Schmerzen im Hoden oder Hodensack. Diese Symptome können auch von einer Reihe anderer Beschwerden hervorgerufen werden, z. B. einer Bakterieninfektion, daher sollte man umgehend einen Arzt aufsuchen. Ärzte empfehlen, ab einem Alter von 15 Jahren die Hoden einmal im Monat abzutasten, um eventuelle Veränderungen möglichst schnell zu bemerken. Bei frühzeitiger Diagnose ist Hodenkrebs fast immer heilbar.

Penisinfektionen können durch Viren, Parasiten oder Bakterien hervorgerufen werden. Unzureichende Hygiene spielt dabei eine Rolle. Dieses Problem kann von einer sehr eng sitzenden Vorhaut verstärkt werden. Die Prostata kann sich durch eine Harnröhrenentzündung, Geschlechtskrankheit oder Infektionen entzünden. Je nach Art der Infektion wird ein Antibiotikum oder ein Antimykotikum verschrieben. Kondome und Sauberkeit können das Auftreten der meisten Geschlechtskrankheiten und Infektionen verhindern.

## SCHULMEDIZINISCHE BEHANDLUNG

Zur Behandlung von Infektionen wird der Arzt ein Antibiotikum oder Antimykotikum verschreiben. Eine vergrößerte Prostata kann medikamentös verkleinert, mit Laser behandelt oder operativ entfernt werden. Regelmäßiges Abtasten und ärztliche Untersuchungen gewährleisten eine frühe Diagnose von Prostata-, Penis- und Hodenkrebs. Behandlungsmethoden umfassen Hormontherapie, Operation und Chemotherapie.

## VORSICHT

Wird Blut im Sperma oder Urin festgestellt, muß ein Arzt aufgesucht werden.

## SYMPTOME

*Prostatabeschwerden: Probleme beim Urinieren, Schwellungen, Schmerzen in Rücken und Extremitäten • Penisinfektion: Juckreiz, entzündeter Penis und Vorhaut, Ausfluß • Hodenkrebs: Knoten, dumpfe Schmerzen in der Lende, Blut im Urin*

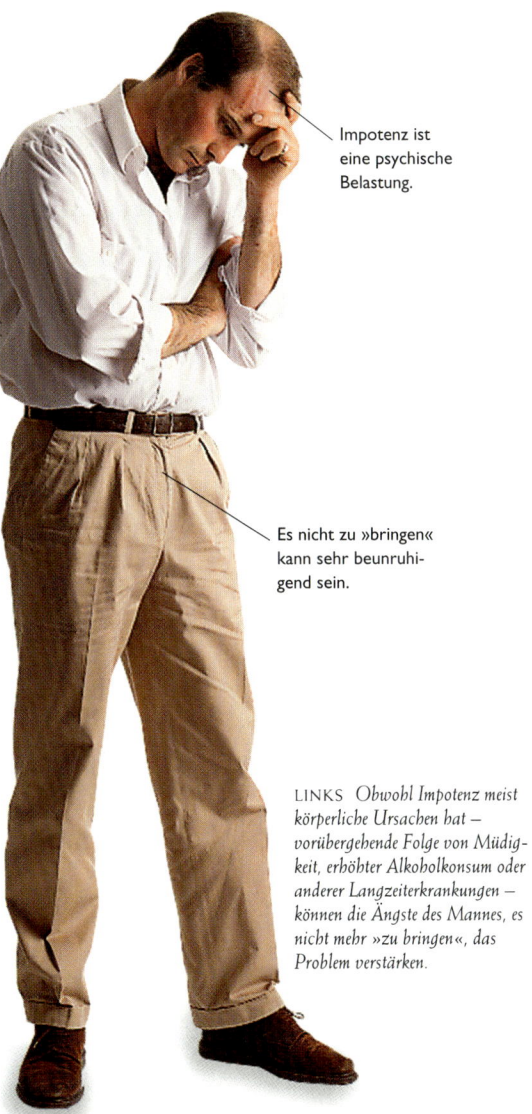

Impotenz ist eine psychische Belastung.

Es nicht zu »bringen« kann sehr beunruhigend sein.

LINKS *Obwohl Impotenz meist körperliche Ursachen hat – vorübergehende Folge von Müdigkeit, erhöhter Alkoholkonsum oder anderer Langzeiterkrankungen – können die Ängste des Mannes, es nicht mehr »zu bringen«, das Problem verstärken.*

### KURZINFORMATION

• Bei Unfruchtbarkeit eines Paares liegt die Ursache in 40 % der Fälle beim Mann, zu 40 % bei der Frau, und 20 % der Fälle haben eine unbekannte Ursache.

• Anzahl und Qualität der Spermien ändern sich im Laufe des Jahres; am besten sind sie zum Ende des Winters.

• Prostatakrebs ist der zweithäufigste Krebs bei Männern. Einer von acht Amerikanern erkrankt daran.

• 5 Millionen Männer in den Deutschland leiden an Impotenz.

• Hodenkrebs ist die häufigste Krebsform bei Männern zwischen 15 und 35 Jahren.

• Die Größe eines durchschnittlichen Penis schwankt zwischen 7,5 und 15 cm. Während der Erektion vergrößert er sich um 5 cm.

### THERAPIEN

**AKUPUNKTUR**
• Akupunktur scheint ein geeignetes Mittel zu sein, die Spermienanzahl zu erhöhen. Die Therapie erstreckt sich über mehrere Monate, da es 70 Tage dauert, neue Spermien zu produzieren (S. 20–28).

**AKUPRESSUR**
• Druck auf den Punkt am unteren Rücken, 2–4 Fingerbreit von der Wirbelsäule auf Höhe des Bauchnabels soll Beschwerden der Geschlechtsorgane lindern. Druck auf den Akupressurpunkt 4 Fingerbreit unter der Kniescheibe und einen Fingerbreit neben dem Schienbein soll Impotenz lindern (S. 29–31).

**AROMATHERAPIE**
• Rosenöl soll Qualität und Quantität der Spermien verbessern, außerdem wirkt es als mildes Aphrodisiakum. Eine sanfte Massage mit 2–3 Tropfen Rosenöl in Mandelöl entspannt beide Partner und minimiert Ängste und Streß während des Liebesaktes. Prostatabeschwerden können durch eine Ganzkörpermassage mit östrogenartigen Ölen wie Geranium und Muskatellersalbei gelindert werden (S. 104/5).

**ATEMTECHNIKEN**
• Es besteht eine Beziehung zwischen Unfruchtbarkeit und der Streßbelastung, die für viele Männer zum Alltag gehört. Atemtechniken, Meditation und Entspannungstechniken helfen einem, nach einem anstrengenden Tag loszulassen. Sie können auch die Ängste reduzieren, durch die der Geschlechtsverkehr ansonsten noch schwieriger wird (S. 166–171; S. 60–63 und S. 158–165).

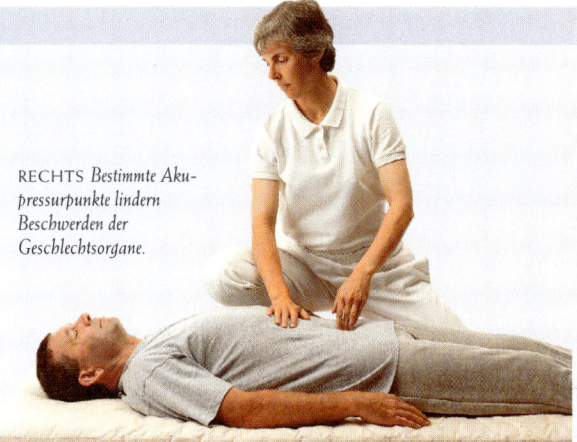

RECHTS *Bestimmte Akupressurpunkte lindern Beschwerden der Geschlechtsorgane.*

**QIGONG**
• Therapeuten sind der Auffassung, daß Qigong den Fluß von Qi im Körper fördert. Außerdem soll Qigong die Versorgung des Gehirns und anderer wichtiger Organe mit Blut verbessern. Die Übungen erfordern keine große Beweglichkeit oder körperliche Kraft und eignen sich daher für viele Beschwerden in Zusammenhang mit dem Alterungsprozeß, u. a. Prostatabeschwerden (S. 44/5 und Tai Chi Chuan S. 46–51).

**PSYCHOTHERAPIE UND BERATUNG**
• Eine Beratung kann angezeigt sein, wenn keine körperliche Ursache für eine Erektionsstörung gefunden wird. In der Beratung wird über die Gefühle und die Entstellung zur Sexualität und zum Körper und damit verbundene Probleme gesprochen (S. 206/7).

**YOGA**
• Yoga reduziert Streß, kräftigt den Körper, wirkt ausgleichend auf den Energiefluß und kann helfen, sexuelle Probleme wie vorzeitigen Samenerguß und Impotenz zu überwinden. Auch Prostatabeschwerden lassen sich durch Yoga lindern (S. 52–59).

**HYPNOTHERAPIE**
• In Sitzungen mit einem qualifizierten Therapeuten können versteckte Ängste und Zweifel an die Oberfläche kommen, die zur Impotenz beitragen können (S. 218–223).

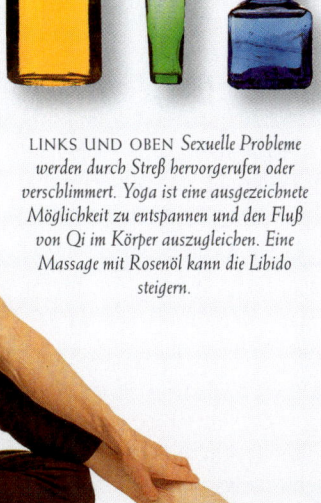

LINKS UND OBEN *Sexuelle Probleme werden durch Streß hervorgerufen oder verschlimmert. Yoga ist eine ausgezeichnete Möglichkeit zu entspannen und den Fluß von Qi im Körper auszugleichen. Eine Massage mit Rosenöl kann die Libido steigern.*

# HORMONSYSTEM

## Fettleibigkeit

Genaugenommen ist Übergewicht ein Zuviel an Körpergewicht, zu dem alle Gewebe, d. h. Fett, Knochen und Muskeln, gehören. Fettleibigkeit bezieht sich explizit auf einen Überschuß an Körperfett, per Definition 25 % Fett bei Männern und über 30 % Fett bei Frauen. Fettleibigkeit stellt ein großes Gesundheitsrisiko dar. Ein Fettüberschuß am Bauch, der normalerweise bei fettleibigen Männern vorkommt, ist mit Bluthochdruck, Diabetes, Herzerkrankungen und einigen Krebsarten verbunden. Fettleibige Frauen haben ein höheres Risiko an Eierstock-, Gebärmutter- und Brustkrebs zu erkranken. Das zusätzliche Gewicht kann zu Krampfadern, Fertilitätsstörungen, Schlafapnoe (unregelmäßige Atmung im Schlaf), degenerativen Gelenkerkrankungen und zu Depressionen führen.

Ursache von Fettleibigkeit ist zumeist zuviel Essen und zuwenig Bewegung. Wer mehr Kalorien aufnimmt, als er verbrennt, lagert den Überschuß als Körperfett ein. Weitere Gründe für Fettleibigkeit sind hormonelle Schwankungen oder Medikamente, beispielsweise Insulin. Auch psychologische Faktoren können eine Rolle spielen. Das Problem tritt in manchen Familien gehäuft auf. Kinder, deren Eltern zu dick sind, sind zehnmal häufiger fettleibig als andere Kinder. Neben einer Veranlagung spielt hier aber auch die Ernährung eine Rolle.

Es gibt keine schnelle Möglichkeit abzunehmen. Nur eine Kombination aus realistischen Zielen, veränderten Eßgewohnheiten und ausreichend sportlicher Betätigung kann langfristig das Problem lösen. Wer beabsichtigt abzunehmen, sollte mit seinem Arzt sprechen. Er kann ausschließen, daß eventuell andere zugrundeliegende Krankheiten Ursache des Problems sind, kann realistische Ziele beim Abnehmen setzen und Ratschläge über Art und Umfang der sportlichen Betätigung geben. Bei einer Reduktion der täglichen Kalorienaufnahme um 300–500 Kalorien nehmen die meisten Menschen ein bis zwei Pfund pro Woche ab. Eine Nulldiät oder die operative Verkleinerung des Magenvolumens sind Fällen extremer Fettleibigkeit vorbehalten.

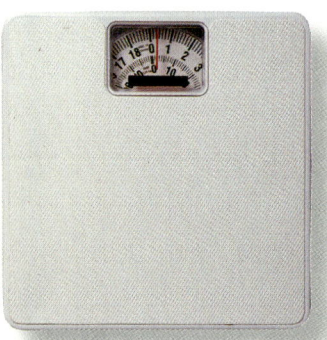

LINKS *Realistische Ziele helfen beim Durchhalten der Diät.*

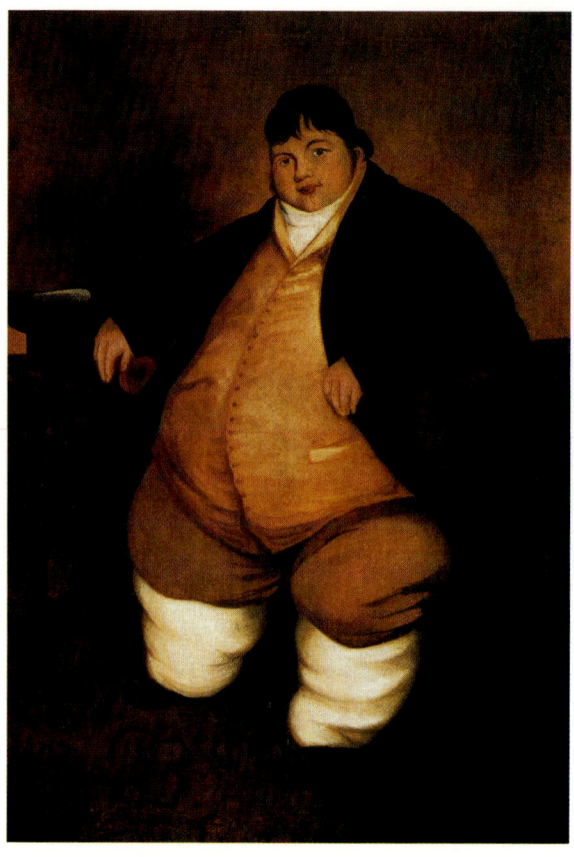

OBEN *Fettleibigkeit kann die Gesundheit ernsthaft schädigen, da das Herz enorm belastet wird und Gelenke und Muskeln überanstrengt werden.*

## SYMPTOME

*Übermaß an Körperfett • Ermattung • Bluthochdruck • geringe Selbstachtung • Depression*

## THERAPIEN

### AKUPRESSUR
• Druck auf den Akupressurpunkt in der Mitte der Furche, die zwischen Nase und Oberlippe verläuft, soll das Verlangen nach Nahrung unterdrücken (S. 29–31).

### AKUPUNKTUR
• Akupunktur soll den Endorphinspiegel heben können und Entzugssymptome von Suchtmitteln wie Nikotin verschwinden lassen. Einige Therapeuten vertreten die Auffassung, daß der Drang zuviel zu essen, ebenfalls durch den Endorphinspiegel kontrolliert wird. Gewöhnlich wird das Ohr elektrisch stimuliert oder eine kleine Nadel oder ein Knopf werden eingeführt. Verspüren die Patienten ein Verlangen zu essen, drücken sie einfach auf den Akupunkturpunkt (S. 20–28).

### PSYCHOTHERAPIE
• Therapeuten können helfen, neue Verhaltensmuster zu entwickeln, indem negative oder selbstzerstörerische Gedanken erkannt, hinterfragt und verändert werden. Ein Ansatz bei zuviel Essen ist »reframing«. Der Therapeut fordert den Patienten auf, Hungerattacken als Schreie des inneren Kindes anzusehen, das Liebe und Aufmerksamkeit sucht, die man ihm nur selbst geben kann (siehe Verhaltens- und kognitive Therapien S. 196–199 und transpersonale Therapien S. 204/5).

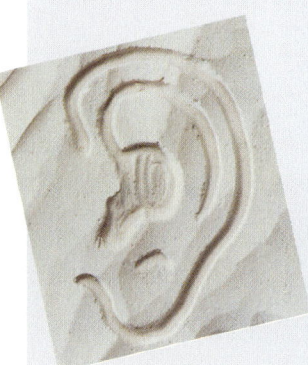

LINKS *Die Stimulierung eines Akupunkturpunktes am Ohr kann den Appetit zügeln.*

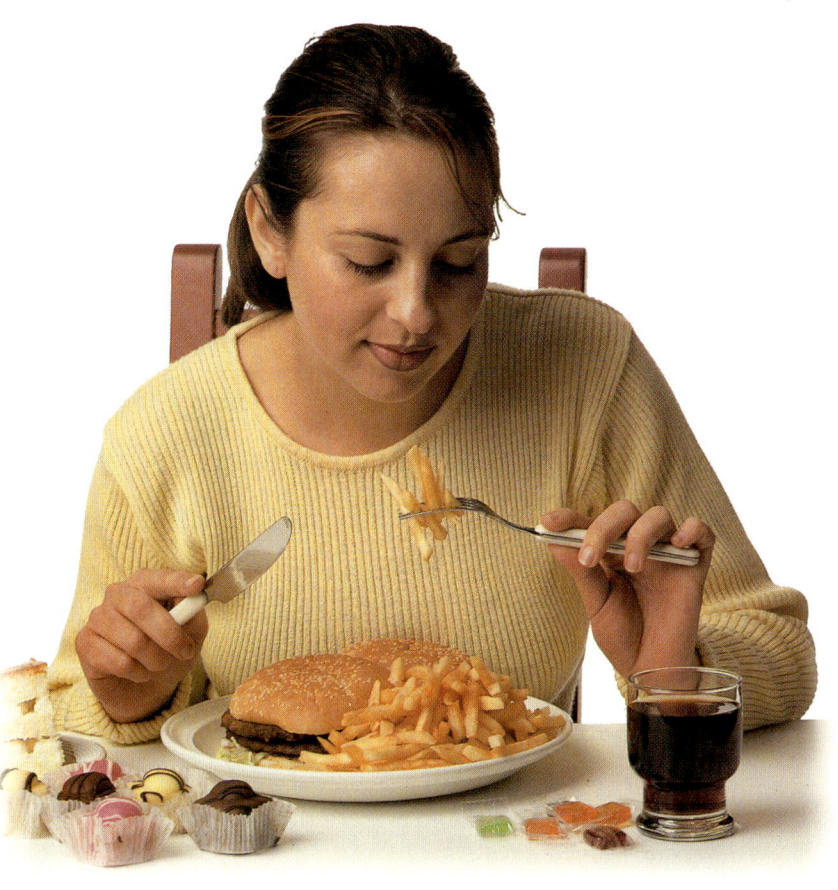

LINKS *Viele Menschen, die zuviel essen, essen gleichzeitig ungesund und greifen häufig zu fettem Fast food. Eine Ernährung, der es an frischem, energiespendendem Obst und Gemüse fehlt, macht müde und trübsinnig und führt häufig zu Heißhunger auf Schokolade und Pommes frites.*

UNTEN *Sich selbst als schlank zu visualisieren kann beim Kampf gegen die Pfunde helfen.*

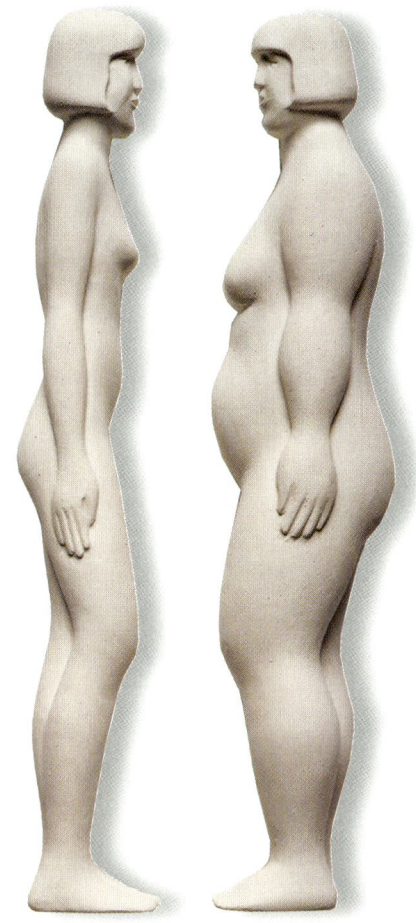

## THERAPIEN

**HYPNOTHERAPIE**
• Die Hypnotherapie kann die Überzeugung stärken, daß es möglich und wünschenswert ist abzunehmen. Vor Beginn der Hypnose wird eventuell die eigene Einstellung zum Essen besprochen. Dann versucht der Therapeut, während sich der Patient im Trance befindet, die geistige und emotionale Verknüpfung von Essen und Belohnung zu durchbrechen (S. 218–223).

**MEDITATION**
• Viele Menschen fallen in Streßsituationen wieder in ihre alten, ungesunden Eßgewohnheiten zurück. Ein schlechter Tag bei der Arbeit sieht z. B. mit einem Schokoladenriegel gleich viel besser aus. Therapeuten empfehlen dagegen eine Reihe von Techniken zum Streßabbau, beispielsweise Atem- und Ent-

spannungstechniken (S. 60–63, Entspannung S. 158–165 und Atmung S. 166–171).

**MASSAGE**
• Eine Ganzkörpermassage fördert die Entspannung, stärkt das Selbstbewußtsein und kräftigt das körperliche und geistige Wohlbefinden. All diese Bereiche sind entscheidend, wenn man abnehmen will. Sich eine Massage zu gönnen, kann ebenfalls eine Belohnung sein, wenn man sich an den gesunden Ernährungsplan gehalten hat (S. 96–103).

**VISUALISIEREN**
• Ein Therapeut kann Techniken zum Visualisieren und zur Beruhigung aufzeigen, mit denen man schlechte Eßgewohnheiten verändern kann. Während der Visualisierung lernt man die

Formulierung positiver Aussagen wie »Ich kann abnehmen und bin schlank«. Einige Therapeuten arbeiten auch mit Bildern der schlanken Person, die man werden möchte (S. 214–217).

**YOGA**
• Yoga hilft nach Aussage seiner Anhänger beim Abnehmen, weil es Geist und Körper stärkt. Das meditative Element des Yoga hilft zu entspannen und Kontrolle über den Geist zu gewinnen, wodurch der Körper und die Eßgelüste kontrolliert werden. Yoga ist bei Fettleibigkeit auch eine geeignete sportliche Betätigung, da es feine Abstufungen gibt. Bei Bluthochdruck sollte man auf umgekehrte Stellungen verzichten (S. 52–59).

# Diabetes

Diabetes ist eine Erkrankung des endokrinen (Hormon-)Systems, die zu starkem Durst und großen Mengen Urin führt. Meist bezieht sich die Bezeichnung auf Diabetes mellitus und nicht auf den wesentlich selteneren Diabetes insipidus. Bei Diabetes ist der Körper nicht in der Lage, den Blutzuckerspiegel zu kontrollieren, weil die Bauchspeicheldrüse nicht das erforderliche Insulin produziert. Normalerweise wird Insulin ausgeschüttet, wenn der Blutzuckerspiegel steigt. Bei fallendem Blutzuckerspiegel wird die Sekretion reduziert oder eingestellt. Bei Diabetes liegt ein Mangel an Insulin vor oder das von der Bauchspeicheldrüse produzierte Insulin funktioniert nicht richtig, wodurch der Blutzuckerspiegel ansteigt. Ohne ärztliche Behandlung kann ein stark überhöhter Blutzuckerspiegel zum Koma und sogar zum Tod führen. Die genaue Ursache von Diabetes ist unbekannt. Einige Ärzte glauben, daß es sich bei Diabetes um eine Erbkrankheit handelt, während andere Ärzte von einer Virusinfektion ausgehen.

Man unterscheidet zwei Formen – insulinabhängiger Diabetes oder Typ-I-Diabetes und nicht insulinabhängiger Diabetes oder Typ-II-Diabetes. Die erstere Form entsteht bei einem starken Insulinmangel im Körper, da alle oder zumindest die meisten Zellen, die Insulin herstellen, zerstört wurden. Bei der Typ-II-Diabetes reicht das von den Zellen produzierte Insulin nicht aus oder es kann vom Körper nicht richtig verwertet werden. Beide Formen sind unheilbar, können aber durch Medikamente

eingestellt werden. Schwangerschaftsdiabetes ist eine weitere Form von Diabetes mellitus, die nach der Geburt des Kindes wieder verschwindet.

Typ-I-Diabetes tritt häufiger bei Menschen unter 40 auf und manifestiert sich meist während der Pubertät. Die Krankheit entwickelt sich relativ schnell, meist über einige Wochen und die Symptome sind in der Regel relativ ausgeprägt. Neben häufigem Wasserlassen verspürt man einen übermäßigen Durst und Müdigkeit. Um diese Form von Diabetes unter Kontrolle zu halten, müssen die Patienten täglich Insulin spritzen.

Die Typ-II-Diabetes ist die häufigere Form, meist tritt sie bei Personen über 40 Jahre auf. Personen mit Übergewicht sowie Personen, in deren Familie Diabetes vorkommt, sind besonders gefährdet. Symptome sind Durst, ein trockener Mund, Ausscheidung großer Mengen von Urin, Müdigkeit, juckende Genitalien, Gewichtsverlust, getrübte Wahrnehmung, langsame Heilung von Schnitten und Prellungen sowie Prickeln und Taubheit in Händen oder Füßen. Häufig treten aber auch gar keine Symptome auf. Die Typ-II-Diabetes kann durch Ernährungsumstellung, einer Kombination aus Insulintabletten und Ernährung sowie durch Insulinspritzen behandelt werden.

Es ist wichtig, die Krankheit möglichst frühzeitig zu erkennen, da sie unbehandelt lebensbedrohlich sein kann. Zur Diagnose gehört die Untersuchung des Urins auf überhöhte Glukosewerte und die regelmäßige Untersuchung des Blutes. Der Arzt zeigt einem, wie man seine Krankheit selbst überwachen kann. Die eigentliche Be-

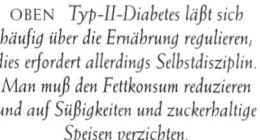

OBEN *Typ-II-Diabetes läßt sich häufig über die Ernährung regulieren, dies erfordert allerdings Selbstdisziplin. Man muß den Fettkonsum reduzieren und auf Süßigkeiten und zuckerhaltige Speisen verzichten.*

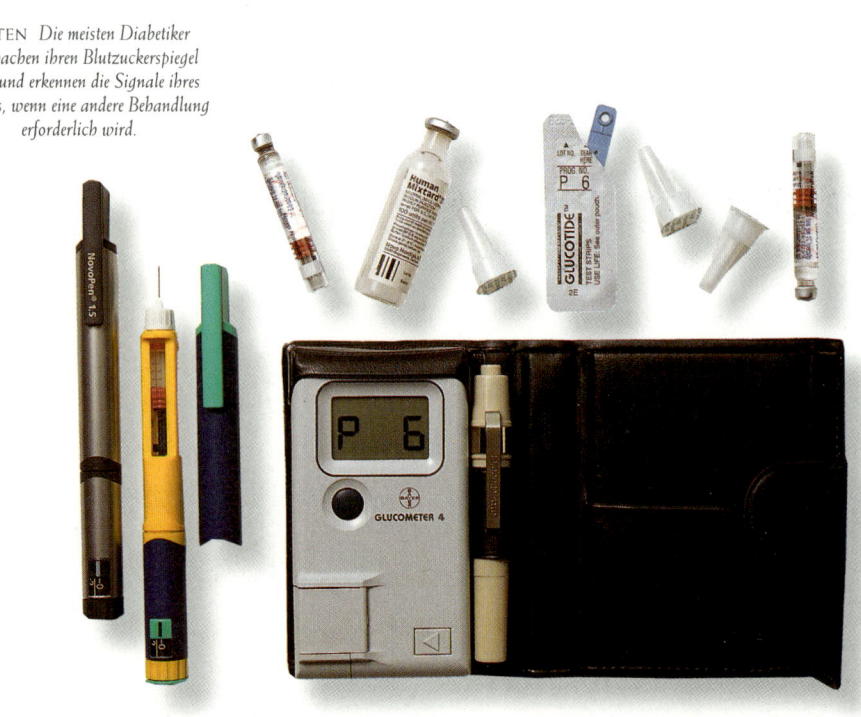

UNTEN *Die meisten Diabetiker überwachen ihren Blutzuckerspiegel selbst und erkennen die Signale ihres Körpers, wenn eine andere Behandlung erforderlich wird.*

Durch bestimmte Yogaübungen wird die Energie auf die wichtigsten Organe konzentriert, wodurch das Verdauungssystem gekräftigt wird.

Da man sich insgesamt besser fühlt, ist es leichter, sich beim Essen zu disziplinieren.

RECHTS *Dies ist eine Yogaübung, die bei Diabetes empfohlen wird.*

handlung zielt darauf ab, möglichst normale Blutzuckerwerte zu erhalten. In Verbindung mit einer gesunden Lebensweise kann dies das Wohlbefinden verbessern und das Risiko von Langzeitschäden der Augen, Nieren, Nerven, des Herzens und der wichtigsten Arterien reduzieren. Aus diesem Grund ist es wichtig, regelmäßig Sport zu treiben und das Gewicht im empfohlenen Rahmen zu halten. Man sollte mehr Kohlenhydrate und Ballaststoffe essen und weniger Zucker und Fett verbrauchen. Außerdem sollte man wenig Salz zu sich nehmen und nur stark

eingeschränkt Alkohol konsumieren. In Ergänzung der regelmäßigen ärztlichen Untersuchungen kann der Arzt den Patienten an einen Diätassistenten überweisen, der dabei hilft, die bisherige Ernährung umzustellen und dadurch gesünder zu machen. Jährliche Untersuchungen der Augen, Nerven und Blutgefäße sind erforderlich, um Schäden zu erkennen.

## SYMPTOME

*übermäßiger Durst • große Mengen Urin • Gewichtsverlust • Müdigkeit • Hunger • Mundgeruch*

## THERAPIEN

**YOGA**
• Yoga kann die Einhaltung der Diät erleichtern und die Funktion der Bauchspeicheldrüse verbessern. Yoga lindert Streß, was positive Auswirkungen auf den Blutzuckerspiegel hat, und ist gleichzeitig eine entspannende Form der körperlichen Betätigung. Einige Übungen des Hatha-Yoga sollen eine ausgleichende Wirkung auf die natürlichen Prozesse des Körpers haben (S. 52–59).

**BIOFEEDBACK**
• Ein Therapeut zeigt einem, wie man Streß erkennt und reduziert. Visualisieren unter Anleitung fördert die Entspannung, indem friedliche Bilder vor dem inneren Auge entstehen. Nach Aussage der Therapeuten können Diabetiker dadurch auch eine positive Einstellung zu ihrer Krankheit entwickeln (S. 212/3).

**AROMATHERAPIE**
• Rückenmassagen mit einer Mischung aus Kampfer-, Eukalyptus-, Geranium-, Wacholder-, Zitronen- und Rosmarinöl wirken ausgleichend auf die Sekretion der Bauchspeicheldrüse. Es gibt allerdings keine wissenschaftlichen Untersuchungen, die dies bestätigen (S. 104/5).

**ENTSPANNUNGS- UND ATEMTECHNIKEN**
• Jede Therapie, die die Entspannung fördert, hilft dabei, die Krankheit zu kontrollieren und mit ihr zu leben (S. 158–165 und S. 166–171).

## KURZINFORMATION

• Ein Drittel der etwa 4 Millionen deutschen Diabetiker weiß nichts von seiner Krankheit.

• Wer an unerkannter Diabetes leidet, hat ein größeres Risiko zu erblinden, Nieren-, Nerven- oder Herzerkrankungen zu bekommen und einen Schlaganfall zu erleiden.

• Fast die Hälfte aller Diabetes-Erkrankungen tritt bei Personen über 55 Jahren auf.

• Ein Indianerstamm, die Pimas aus Arizona, hat die höchste Diabetesrate der Welt.

• Regelmäßige Mahlzeiten sind wichtig, damit der Blutzuckerspiegel nicht von einem Extrem ins andere übergeht.

• Es gibt keinen Grund, spezielle Diätprodukte für Diabetiker zu kaufen. Sie sind teuer und bringen für die Krankheit an sich keine Besserung.

• Als Betroffener sollte man immer einen Diabetiker-Ausweis bei sich tragen.

UNTEN  *Eine gesunde Lebensweise ist bei der Kontrolle von Diabetes entscheidend. Regelmäßige sportliche Betätigung ist unverzichtbar und hilft auch bei eventuellen Gewichtsproblemen.*

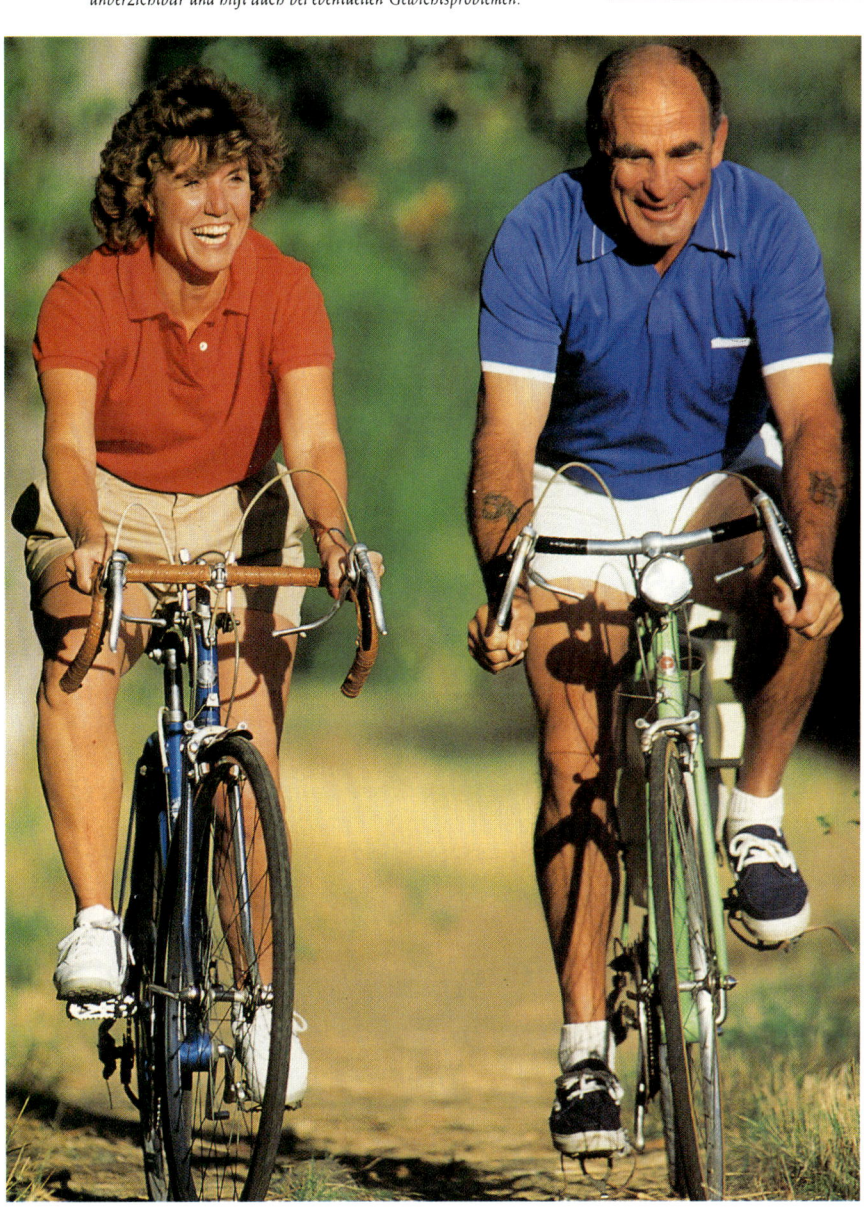

# IMMUNSYSTEM

## Allergien

Bei einer Allergie reagiert das Immunsystem auf eine bestimmte Substanz, als sei sie schädlich. Manche Menschen reagieren auf viele verschiedene Substanzen allergisch, daher ist es manchmal schwierig, den tatsächlichen Auslöser zu bestimmen. Als Allergiker ist man das Opfer eines Kampfes, der sich im Körper abspielt. Dieser Kampf wird durch eine eindringende Substanz – dem Allergen – ausgelöst, die eigentlich ungefährlich ist, die das Immunsystem aber irrtümlicherweise als potentiell gefährlich erkennt. Das Immunsystem schüttet daher Antikörper aus, die das Antigen angreifen. Der sich entspinnende Konflikt führt zur Ausschüttung von Histaminen und anderen Chemikalien der umgebenden Zellen. Diese chemischen Stoffe rufen dann die eigentliche allergische Reaktion hervor.

Die allergischen Reaktionen umfassen u. a. Rhinitis (Heuschnupfen), Bindehautentzündung, Asthma, Ekzem, Dermatitis und Nesselausschlag. Charakteristische Symptome einer allergischen Rhinitis, die durch Allergene in der Luft ausgelöst wird, sind Niesen, Jucken von Nase und Rachen, eine verstopfte Nase und Husten. Hat man zusätzlich juckende, tränende, rote Augen, leidet man gleichzeitig an allergischer Bindehautentzündung. Treten beide Symptomkomplexe gemeinsam in Verbindung mit pfeifendem Atmen und Kurzatmigkeit auf, kann sich die Allergie zu Asthma entwickelt haben. Bei einigen Personen mit Nahrungsmittelallergie kann die Reaktion auf das Jucken von Nase und Rachen beschränkt sein. Andere entwickeln einen Ausschlag, der von Übelkeit, Erbrechen oder Durchfall begleitet ist, da der Körper versucht, die Reizstoffe loszuwerden. Eine Allergisierung liegt vor, wenn der erste Kontakt mit einem Allergen eine leichte Reaktion auslöst, den Körper jedoch sensibilisiert, so daß der zweite Kontakt einen allergischen Schock zur Folge haben kann, welcher potentiell lebensgefährlich ist. Wer weiß, daß er sensibilisiert ist (z. B. für Nüsse), sollte immer ein Notfallmedikament bei sich tragen.

Die Behandlung konzentriert sich meist darauf, die Ursache der Allergie herauszubekommen. Hauttests mit den häufigsten Umwelt- und Nahrungsmittelallergenen werden zuerst durchgeführt. Gegebenenfalls können auch Blutuntersuchungen gemacht werden. Bei Verdacht auf eine Nahrungsmittelaller-

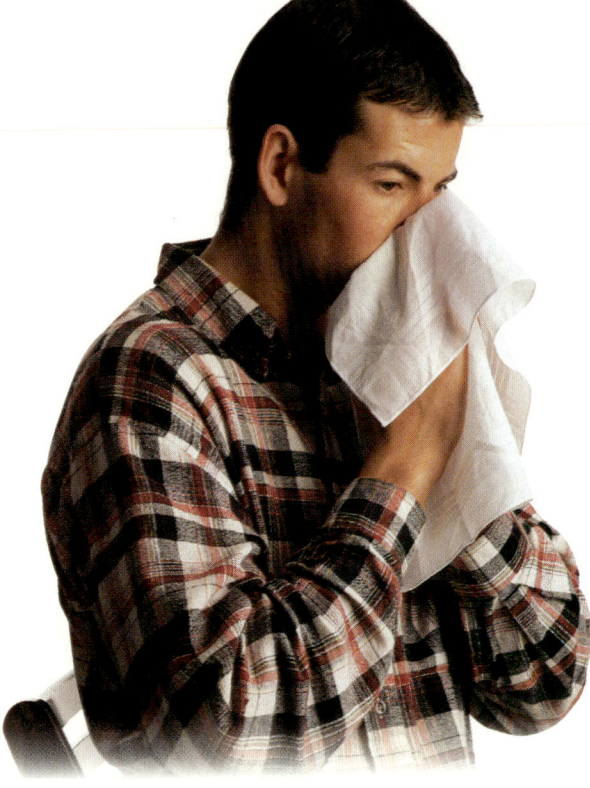

OBEN *Wer unter Nahrungsmittelallergie leidet, sollte vermutete Allergene meiden. Lesen Sie bei Fertigprodukten immer das Etikett.*

### SYMPTOME

*Niesen • juckende Nase • juckender Rachen • verstopfte Nase • Husten • juckende, tränende, rote Augen • pfeifendes Atmen und Kurzatmigkeit • juckender Mund und Rachen • Hautausschlag • Übelkeit, Erbrechen und Durchfall • Quaddeln*

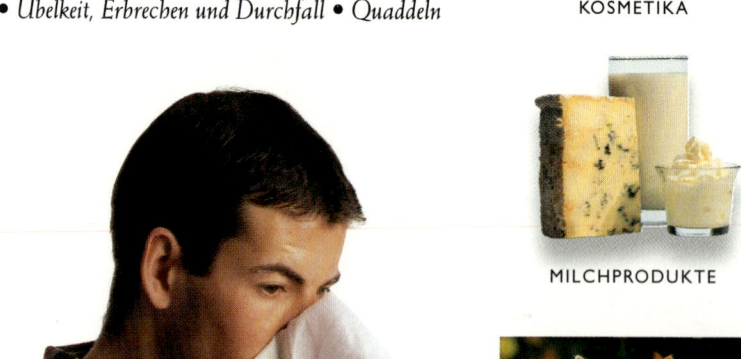

OBEN *Niesen, tränende Augen und eine laufende Nase sind allseits bekannte Symptome einer Allergie, die von Kosmetika, Nahrungsmitteln, Tierhaaren und am häufigsten von der Hausstaubmilbe ausgelöst werden kann.*

gie rät der Arzt, auf die vermuteten Auslöser einzeln nacheinander für eine bestimmte Zeit zu verzichten und die Wirkung zu beobachten. Sobald man die Ursache kennt, können u. a. Antihistamine, Nasentropfen, Kortisonspray und -creme verschrieben werden.

Man sollte darauf achten, sich möglichst wenig dem Allergen auszusetzen. Eine vernünftige Ernährung, Ruhe und der achtsame Umgang mit der eigenen Person helfen, mit allergischen Reaktionen umzugehen und diese zu minimieren. Bei Verdacht auf Nahrungsmittelallergie sollte man die Etiketten aufmerksam lesen und möglichst frische, unverarbeitete Lebensmittel essen. Wer an Ekzem leidet sollte bei Waschmitteln, Haushaltsreinigern oder Chemikalien besonders achtsam sein. Durch tägliches Staubsaugen lassen sich Tierhaare und Hausstaubmilben entfernen.

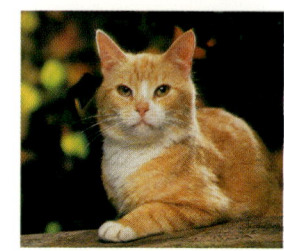

**KOSMETIKA**

**MILCHPRODUKTE**

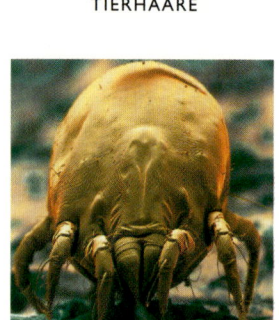

**TIERHAARE**

**HAUSSTAUBMILBEN**

OBEN *Die obigen Übeltäter können bei manchen Personen eine allergische Reaktion auslösen.*

### SCHULMEDIZINISCHE BEHANDLUNG

Der Arzt kann eine Desensibilisierung durchführen oder antiallergische Medikamente verschreiben, um den Symptomen vorzubeugen. Dazu gehören Antihistamine und Bronchospasmolytika für Asthmatiker.

## THERAPIEN

### BIOFEEDBACK
• Therapeuten können den Patienten schulen, die Reaktionen des Körpers auf ein Allergen zu erkennen und zu erahnen (S. 212/3).

### HYPNOTHERAPIE
• Hypnotherapie soll erfolgreich zum Streßabbau und zur Desensibilisierung eingesetzt worden sein, wodurch allergische Beschwerden gelindert wurden (S. 218–223).

### KINESIOLOGY
•Therapeuten vertreten die Auffassung, daß man durch Messen der Muskelreaktion auf eine Substanz die Allergene bestimmen kann (S. 126–133).

### HYDROTHERAPIE
• Das Spülen von Augen und Gesicht mit Kaltwasser kann die Symptome lindern, während ein Sitzbad Entzündungen beruhigt (S. 172–179).

### AKUPUNKTUR
• Allergische Rhinitis gilt in der Akupunktur als Folge eines Mangels an Nieren-, Milz- und Lungen-Qi in Verbindung mit dem Zurückhalten des Windteufels in der Nase (S. 20–28).

### AKUPRESSUR
• Die Folgen einer allergischen Reaktionen können gelindert werden, wenn man den Akupressurpunkt in der Mitte der Hautfalte zwischen Daumen und Zeigefinger 2 Minuten drückt und dies anschließend an der anderen Hand wiederholt (S. 29–31).

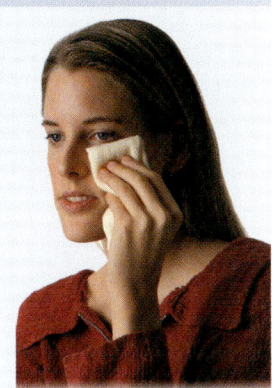

OBEN *Das Spülen müder, roter Augen mit Kaltwasser lindert Reizungen.*

### AROMATHERAPIE
• Verdünnt man Lavendelöl in einem leichten Trägeröl und massiert damit den Brustkorb, kann dies die Schwere einiger Allergieanfälle lindern. Dies gilt auch für die Massage der Nebenhöhlen unter den Augen (S. 104/5).

### POLARITY THERAPIE
•Viele Beschwerden, so auch Allergien, können nach Aussage der Therapeuten erfolgreich behandelt werden, indem man den Energiefluß im Körper wieder ins Gleichgewicht bringt. Körperarbeit, sportliche Betätigung, Ernährung und Beratung spielen hierbei eine Rolle (S. 64/5).

### VISUALISIEREN
• Macht man sich ein Bild von dem Problem und löst es, kann man mit der entsprechenden Situation im richtigen Leben besser umgehen (S. 210/1).

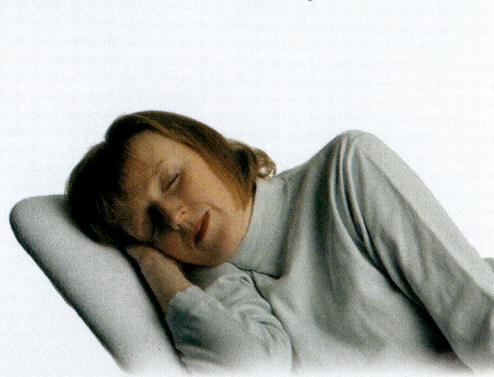

OBEN *Die Hypnotherapie hat beachtliche Erfolge in der Behandlung von Allergien, da der Betroffene aufhört, eine allergische Reaktion auf einen bekannten Auslöser zu erwarten.*

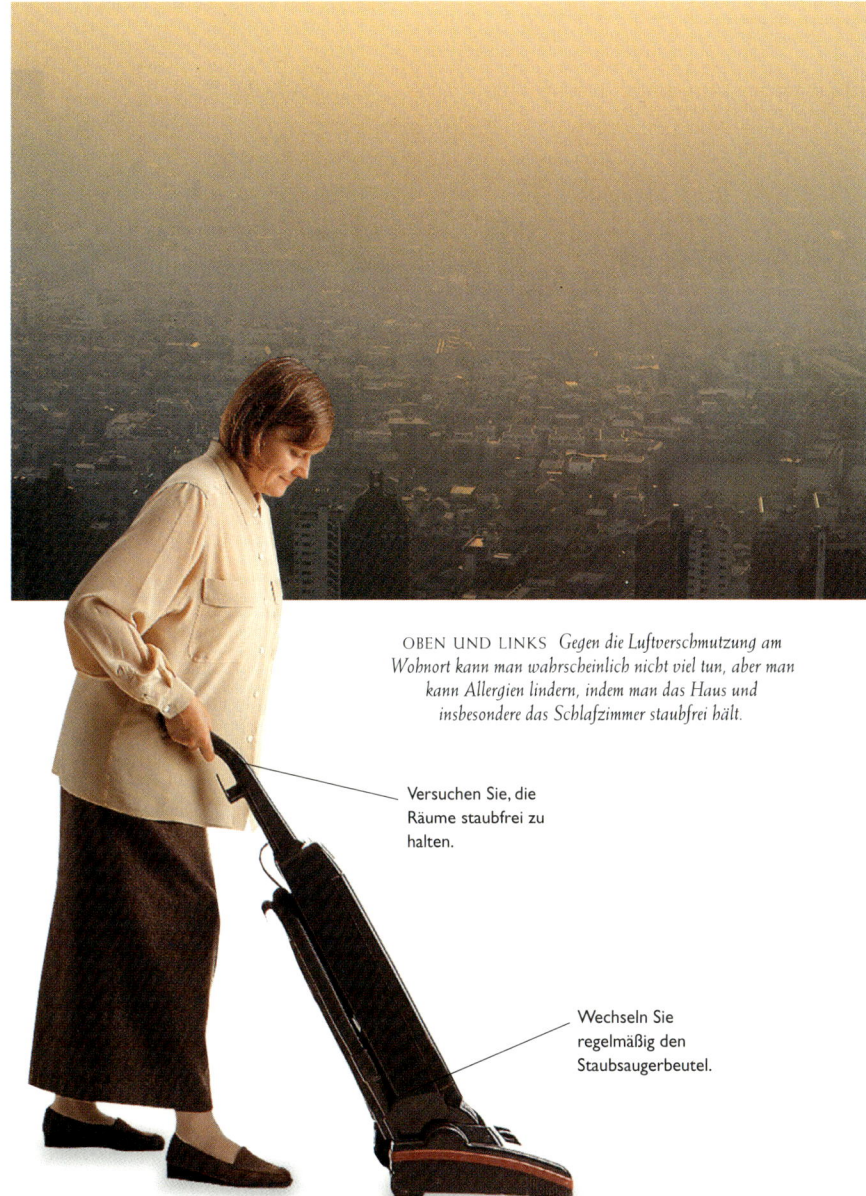

OBEN UND LINKS *Gegen die Luftverschmutzung am Wohnort kann man wahrscheinlich nicht viel tun, aber man kann Allergien lindern, indem man das Haus und insbesondere das Schlafzimmer staubfrei hält.*

Versuchen Sie, die Räume staubfrei zu halten.

Wechseln Sie regelmäßig den Staubsaugerbeutel.

### KURZINFORMATION

• Ist ein Elternteil Allergiker, wird das Kind mit einer Wahrscheinlichkeit von eins zu vier ebenfalls unter Allergien leiden.

• Wer allergisch auf eine Substanz reagiert, wird mit großer Wahrscheinlichkeit auch allergisch auf andere Substanzen reagieren.

• Die Pollendichte ist morgens und bei warmem, trockenem und windigem Wetter höher. Am wenigsten Pollen sind in der Luft, wenn es kalt ist und regnet.

• Erdnüsse zählen zu den gefährlichsten Nahrungsmittelallergenen. Aufgrund von Allergisierung sind sie oft tödlich. Weitere Nahrungsmittel, die häufig Allergien auslösen sind Kuhmilch, Soja, Eiweiß, Weizen und Meeresfrüchte.

• Die drei Allergietests, die gewöhnlich in der Schulmedizin verwendet werden, sind die Hautprobe, der Patch-Test und der Radio-Allergen-Sorbet-Test (RAST), ein Bluttest. RAST ist am zuverlässigsten bei Nahrungsmittelallergien.

### VORSICHT

Starke Symptome oder Reaktionen auf Allergene bedürfen umgehender medizinischer Versorgung. Sprechen Sie mit dem Apotheker, wenn Sie freiverkäufliche Heuschnupfenpräparate kaufen. Einige Produkte können schwere Reaktionen in Verbindung mit Grapefruit-Saft oder anderen Medikamenten hervorrufen.

# HIV und Aids

Das erworbene Immundefektsyndrom oder Acquired Immune Deficiency Syndrome (AIDS) wird wahrscheinlich vom HIV-Virus hervorgerufen, das die T-Zellen des Körpers zerstört, die beim gesunden Menschen Infektionen bekämpfen. Mit zunehmender Schwächung des Immunsystems befallen »opportunistische« Organismen wie Bakterien, Viren und Pilze den Körper und führen zu Krankheiten. Lungenentzündung, Herpes, Magen-Darm- und Hirnhautentzündung sind vier häufigere Krankheiten im Spätstadium von HIV und AIDS. Karzinogene Tumore wie Sarkom und Lymphom sind ebenfalls charakteristisch für die Krankheit. Im Spätstadium greift das HIV-Virus das zentrale Nervensystem an, was zu seelischen und neurologischen Beschwerden führt. Besonders verbreitet ist die Infektion in Afrika südlich der Sahara und in Teilen Asiens.

Das HIV-Virus wird durch Körperflüssigkeiten wie Spermien, Muttermilch und Blut übertragen. Das Virus wird meist beim Geschlechtsverkehr ohne Kondome weitergegeben, durch die gemeinsame Benutzung einer Nadel beim Spritzen von Drogen oder durch Bluttransfusionen, wenn das Blut nicht auf das Virus untersucht wurde. Frauen können das Virus während der Schwangerschaft und Geburt an das Baby weitergeben. Blutspenden oder alltägliche Körperkontakte wie Händeschütteln sind kein Übertragungsweg von AIDS. Man sollte allerdings niemals persönliche Gegenstände wie Rasierer, die Blutspuren haben könnten, mit anderen teilen und sollte beim Zahnarzt und bei der Akupunktur darauf achten, daß die Geräte sterilisiert sind. Nehmen Sie einen Satz steriler Nadeln mit, wenn Sie in Entwicklungsländer reisen, für den Fall, daß Sie eine Spritze benötigen.

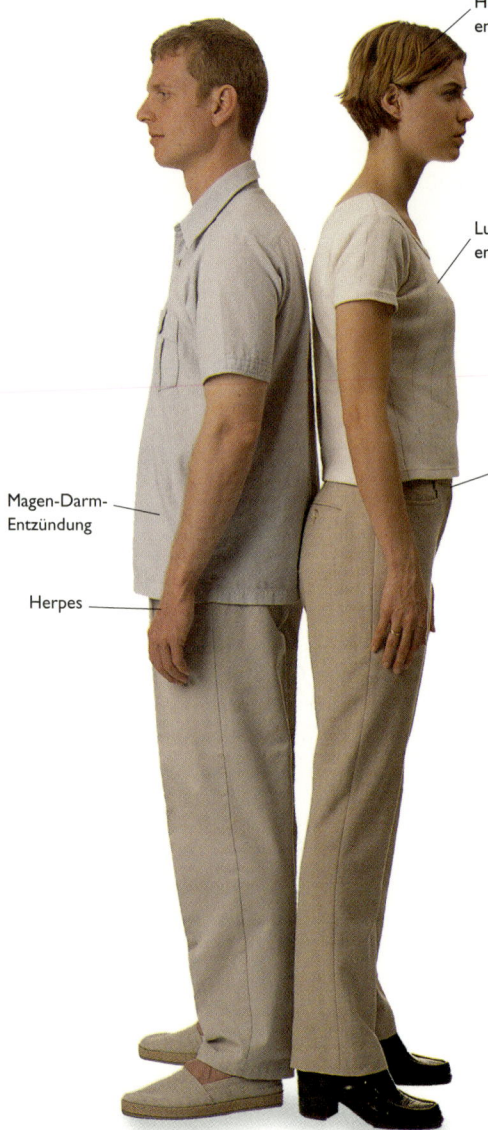

Hirnhaut-entzündung

Lungen-entzündung

Übertragung des Virus auf das ungeborene Kind

Magen-Darm-Entzündung

Herpes

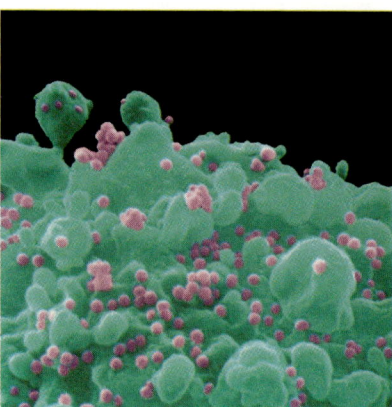

OBEN UND LINKS *Das HIV-Virus schwächt das menschliche Immunsystem, wodurch die Patienten anfälliger für Infektionen und Krankheiten sind.*

---

**THERAPIEN**

**AKUPUNKTUR**
• Die Stimulierung verschiedener Akupunkturpunkte soll das Immunsystem stärken und die körpereigenen Heilungsmechanismen fördern (S. 20–28).

**AKUPRESSUR**
• Chronischer Durchfall und Magenentzündung sind häufige Folgen von HIV, was zu Unterernährung führt. Therapeuten sind der Auffassung, daß diese Beschwerden durch Druck auf Punkte entlang der Meridiane von Magen und Milz gelindert werden kann. Druck auf die Akupunkturpunkte nahe der Wirbelsäule auf der Höhe der Schulterblätter und auf den Akupressurpunkt in der Mitte des Brustbeines soll die Widerstandskraft gegen Infektionen stärken (S. 29–31).

**AROMATHERAPIE**
• Eine Massage des Lymphsystems mit antiviralen Ölen wie Teebaum-, Eukalyptus- oder Thymianöl kann das Immunsystem stimulieren. Stimmungsaufhellende Öle wie Bergamotte, Lavendel und Ylang Ylang können bei den seelischen Folgen von HIV und AIDS helfen (S. 104/5).

**ATEMTECHNIKEN**
• Flache Atmung hängt zusammen mit einer Verschlechterung des Gesundheitszustands der Patienten. Eine tiefe Atmung fördert die Entspannung, verbessert die Sauerstoffaufnahme und die Durchblutung (S. 166–171 und Entspannungstechniken S. 158–165).

**PSYCHOTHERAPIE UND BERATUNG**
• Einige Studien deuten darauf hin, daß bei Patienten nach einer Beratung und dem Gespräch über die seelischen Probleme die T-Zellen-Dichte wieder gestiegen ist. Weinen und das Formulieren von Gefühlen sollen angeblich ebenfalls das Immunsystem kräftigen. Eine positive Einstellung und die Konzentration auf Lebensziele kann äußerst positiv für AIDS-Patienten sein (S. 188–191).

UNTEN *Besprechen von Problemen und eine positive Einstellung hilft AIDS-Patienten.*

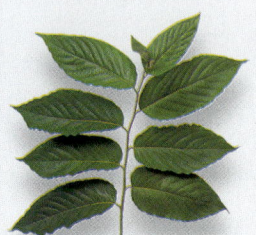

LINKS *Ylang Ylang ist ein sehr positives Öl; es hilft bei Depressionen und Mutlosigkeit.*

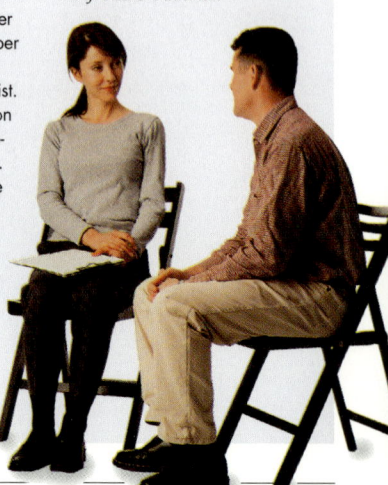

Wer besorgt ist, er könne sich infiziert haben, sollte von einem Arzt oder einer Klinik einen AIDS-Test durchführen lassen. Eventuell muß man bis zu 3 Monaten warten, bevor ein Test durchgeführt werden kann, denn so lange dauert es, bis sich Antikörper gegen das HIV-Virus im Blut bilden. Aufgrund der seelischen Belastung wird während dieser Zeit häufig eine Beratung empfohlen. Ein zweiter Bluttest zeigt dann, ob man HIV-positiv ist oder nicht. Die ersten Symptome einer AIDS-Erkrankung treten eventuell aber erst 7–11 Jahre nach Übertragung des Virus auf. Dazu gehören Müdigkeit, Gewichtsverlust, chronischer Durchfall, Fieber, geschwollene Lymphknoten, Kaposi-Sarkom (bösartiger Hauttumor) und Nachtschweiß. Einige Menschen, die HIV-positiv sind, entwickeln niemals die Symptome von AIDS. Forscher glauben, daß diese Menschen ein besonders robustes Immunsystem haben.

Es gibt keine Heilung bei AIDS. Inzwischen glaubt man allerdings, daß die Krankheit kontrollierbar sein wird. Gegen die Infektionen werden antibiotische, antivirale und antifungale Medikamente verabreicht. Ferner sollen HIV-Patienten das Immunsystem über eine gesunde Ernährung, viel Ruhe, Streßabbau und Vitaminpräparate kräftigen.

## SYMPTOME

*Im Frühstadium von HIV: grippeähnliche Symptome • Spätstadien von HIV: Müdigkeit, mangelnder Appetit, chronischer Durchfall, Gewichtsverlust, ständiger trockener Husten, Fieber, Nachtschweiß, geschwollene Lymphknoten • Beschwerden in Zusammenhang mit AIDS: Hautinfektionen, Pilzinfektionen, Tuberkulose, Lungenentzündung, Krebs und Nervenleiden*

### KURZINFORMATION

• Auch wenn sie keinen 100%igen Schutz bieten, reduzieren Kondome das Risiko einer HIV-Infektion enorm. Ein spermienabtötendes Gel kann das Risiko noch weiter reduzieren.

• Die Mehrheit der HIV-positiven Kinder wurden von ihren Müttern infiziert. Eines von 12 Kindern HIV-positiver Mütter wird ebenfalls HIV-positiv sein. Es ist allerdings möglich, das Übertragungsrisiko während der Geburt zu reduzieren.

• Zwischen 26 und 46 % aller HIV infizierten Personen erkranken innerhalb von 7 Jahren an AIDS.

• Nach der Infektion mit dem HIV-Virus dauert es 3–6 Monate, bis im Blut Antikörper nachweisbar sind. Bis dahin wird ein HIV-Test negativ ausfallen.

• Zink besitzt scheinbar antivirale Eigenschaften und kann das Immunsystem kräftigen.

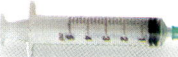

OBEN *Lassen Sie sich niemals eine Spritze mit einer nicht sterilen Nadel verabreichen. Ärzte und Zahnärzte verwenden Nadeln, die einzeln steril verpackt sind und entsorgen sie hinterher.*

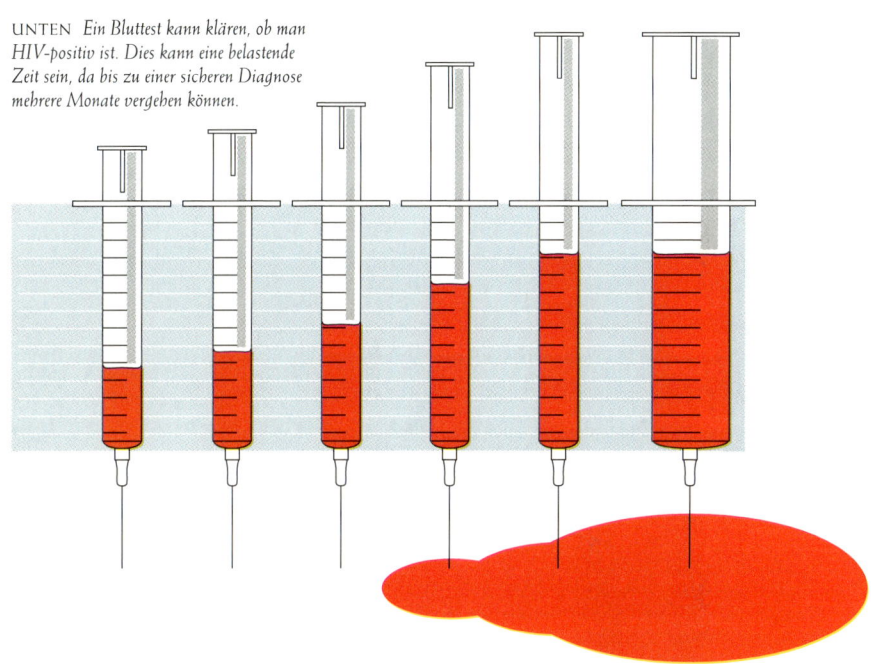

UNTEN *Ein Bluttest kann klären, ob man HIV-positiv ist. Dies kann eine belastende Zeit sein, da bis zu einer sicheren Diagnose mehrere Monate vergehen können.*

### THERAPIEN

**HYDROTHERAPIE**
• Therapeuten sind der Auffassung, daß für ein gesundes Immunsystem die Giftstoffe aus dem Körper ausgeschieden werden müssen. Sie empfehlen die Aufnahme von reichlich Wasser, wodurch die Giftstoffe ausgespült werden, und regelmäßige warme Wannen- und Saunabäder (S. 172–179).

**MASSAGE**
• Eine Massage hilft AIDS-Patienten in vielerlei Hinsicht. Die Berührung fördert das Selbstbewußtsein, reduziert Streß und verbessert die Durchblutung und die Bewegung. Außerdem werden durch Massagen auch Giftstoffe über das Lymphsystem ausgeschieden (S. 96–103).

**MEDITATION**
• Durch Streßabbau läßt sich der Krankheitsverlauf von AIDS verlangsamen. Verschiedene Entspannungstechniken wie Visualisieren und Meditation können die Herzfrequenz herabsetzen und Geist und Körper entspannen (S. 60–63 und Visualisieren S. 214–217).

**SHIATSU**
• Die Behandlung des mittleren Rückens hilft dem Patienten, Körper und Geist zu entspannen. Durch die Behandlung wird den inneren Organen – insbesondere dem Verdauungssystem – nach Aussage der Therapeuten Energie verliehen (S. 32–37 und Do-In S. 38–41).

**QIGONG**
• Therapeuten vertreten die Auffassung, daß der freie Fluß von Qi das Immunsystem kräftigt. Dies erreicht man durch Übungen des Qigong und des Tai Chi Chuan (S. 44/5 und S. 46–51).

**WEITERE THERAPIEN**
• Weitere Therapien, die eventuell bei HIV und AIDS helfen können, sind: Kunsttherapie (S. 238–241), Fußreflexzonenmassage (S. 66–71), Hypnotherapie (S. 218–223), Autogenes Training (S. 210/1) und Therapeutic Touch (S. 90/1).

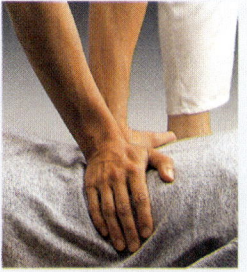

LINKS *Eine Shiatsu-Massage soll die Selbstheilung des Körpers fördern. Sie hat allerdings auch eine wichtige psychologische Wirkung, da der Patient am Heilungsprozeß beteiligt wird.*

# BEWEGUNGSAPPARAT

## Sehnenscheidenentzündung

Dies ist eine Entzündung der Sehnenscheiden der Bänder, die auftritt, wenn dieselbe Bewegung immer und immer wieder gemacht wird. Meist tritt eine Sehnenscheidenentzündung in Nacken, Schultern, oberem Rücken, Handgelenken und Ellenbogen auf; die unteren Extremitäten können allerdings auch betroffen sein. Am häufigsten erkranken Personen, die am Fließband oder am Computer arbeiten oder ein Musikinstrument spielen. Durch schlechte Haltung wird das Auftreten der Krankheit noch begünstigt. Durch extreme oder kraftvolle Bewegungen kann die Krankheit schneller auftreten.

Die wichtigsten Symptome einer Sehnenscheidenentzündung sind Ermüdung des betroffenen Körperteils, Schwellung, Taubheit und Schmerzen, hauptsächlich im Unterarm, im Handgelenk und in der Hand. Häufig strahlen die Schmerzen in andere Körperteile wie Nacken und Rücken aus. Anfänglich verschwinden die Schmerzen, nachdem der Betroffene die Tätigkeit einge-

stellt hat. Doch bei fortschreitender Schädigung können Schmerzen und Schwäche chronisch werden.

Rasche Behandlung ist entscheidend bei einer Sehnenscheidenentzündung, daher sollte man bei den ersten Symptomen einen Arzt aufsuchen. Wie bei allen Verletzungen des Bewegungsapparates lautet die Devise Ruhe, Eis gegen die Entzündung, bandagieren und hochlegen. Entzündungshemmende Schmerzmittel und eine Manschette für das Gelenk können die Symptome lindern.

Nachdem die Symptome unter Kontrolle sind, muß die Wahrscheinlichkeit eines Rückfalls reduziert werden. Wer viel an der Computertastatur arbeitet, sollte den Stuhl auf die richtige Höhe einstellen und darauf achten, daß der Rücken gut abstützt wird. Verwenden Sie eine Unterarmstütze, damit die Hände beim Tippen im richtigen Winkel sind. Machen Sie alle 20 Minuten eine Pause und massieren und bewegen Sie Handgelenke, Hände und Arme. Wer weitere Hilfe benötigt, sollte einen Physiotherapeuten aufsuchen, der dabei hilft, Haltung und Arbeitsweise zu analysieren und zu verbessern.

### SYMPTOME

*Schmerzen, Steifheit, Schwellungen und Schwäche in Nacken, Schultern, im oberen Rücken, Handgelenken und Unterarmen*
* *Prickeln der Nerven in Handflächen und Fingern*

### KURZINFORMATION

* Erkrankungen der Handgelenke und Hände zählen zu den am schnellsten anwachsenden und am weitesten verbreiteten Berufskrankheiten.

* Viele große Unternehmen beauftragen Ergonomen mit dem Entwurf und der Planung optimaler Arbeitsplätze, von der Tischhöhe bis zum Winkel des Bildschirm, um Beschwerden wie Sehnenscheidenentzündung zu vermeiden.

* Einige Experten sind der Meinung, daß die Mehrzahl aller Sehnenscheidenentzündungen auf eine schlechte Haltung und nicht auf die Auslegung des Arbeitsplatzes zurückgeht.

* Spracherkennungsprogramme können die Zeit, die man an der Tastatur verbringt, reduzieren.

* Wechselt man mehrmals am Tag seine Arbeitshaltung, verhindert dies eine Überanstrengung von Muskeln und Gelenken.

### VORSICHT

Suchen Sie den Arzt auf, wenn sich Hände und Finger – insbesondere während der Nacht – ständig taub anfühlen.

### SCHULMEDIZINISCHE BEHANDLUNG

Durch Schmerzmittel und entzündungshemmende Medikamente lassen sich die Symptome lindern. Außerdem wird der Arzt Ruhe, Eiskompressen und Bandagen oder Manschetten empfehlen, durch die die Verletzung ruhig gestellt wird. Gehen die Beschwerden auf die Arbeit am Computer zurück, sollte man beim Tippen eine Manschette um das Handgelenk tragen. Auch sollte man den Arbeitsplatz von einem Fachmann begutachten lassen, damit Stuhl, Tisch und Tastatur im richtigen Winkel zueinander stehen, wodurch die Belastungen minimiert werden. Regelmäßig Pause machen (am besten alle 30 Minuten für fünf Minuten).

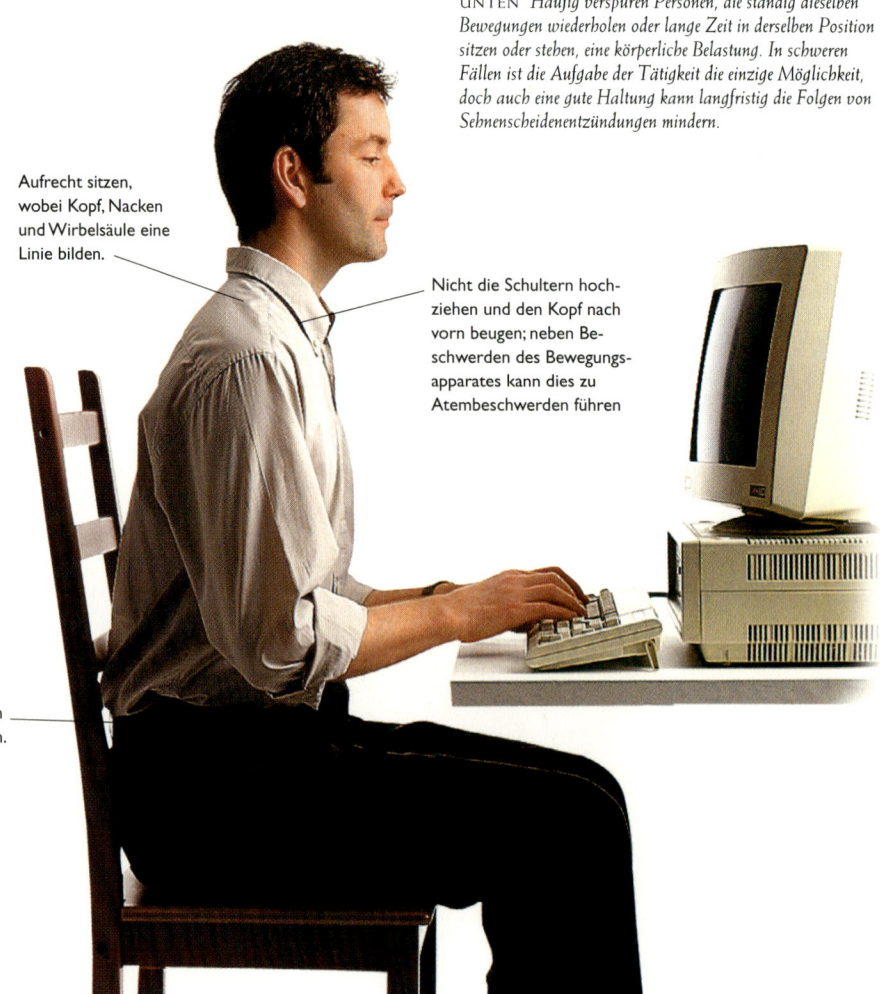

UNTEN *Häufig verspüren Personen, die ständig dieselben Bewegungen wiederholen oder lange Zeit in derselben Position sitzen oder stehen, eine körperliche Belastung. In schweren Fällen ist die Aufgabe der Tätigkeit die einzige Möglichkeit, doch auch eine gute Haltung kann langfristig die Folgen von Sehnenscheidenentzündungen mindern.*

Aufrecht sitzen, wobei Kopf, Nacken und Wirbelsäule eine Linie bilden.

Nicht die Schultern hochziehen und den Kopf nach vorn beugen; neben Beschwerden des Bewegungsapparates kann dies zu Atembeschwerden führen

Der Stuhl muß den Rücken gut stützen.

## THERAPIEN

### FELDENKRAIS
• Körpertherapien wie Feldenkrais und Alexandertechnik können Betroffenen helfen, ihre Haltung zu verbessern und so die Belastung von Händen und Armen zu reduzieren, was wiederum die Wahrscheinlichkeit eines Rückfalls minimiert (S. 142–145 und S. 146–153).

### MASSAGE
• Wer ständig dieselben Bewegungsabläufe ausführt, sollte regelmäßig Pause machen und die Handgelenke bewegen und massieren. Dies beugt Sehnenscheidenentzündung vor, weil der Blutfluß verbessert wird und die Muskulatur entspannt. Auch eine Rückenmassage kann die Verspannungen lindern, die durch schlechte Haltung verschlimmert werden können (S. 96–103).

### MEDITATION
• Meditation kann die Streßbelastung abbauen, die scheinbar zur Sehnenscheidenentzündung beiträgt. Die Therapie eignet sich auch zur Schmerzlinderung (S. 60–63).

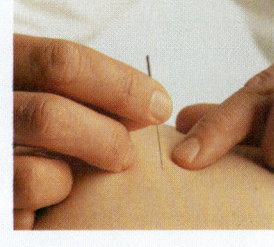

OBEN *Eine Akupunkturbehandlung ist ganzheitlich und fördert das allgemeine Wohlbefinden. Sie kann aber auch bei lokalen Schwellungen und Schmerzen eingesetzt werden.*

### OSTEOPATHIE
• Manipulationen der Osteopathie und der Chiropraktik machen den oberen Rücken, Nacken, Hände und Arme beweglicher. Die Behandlung kann die Durchblutung der betroffenen Bereiche verbessern und die Nerven befreien, die vom Rücken in die Arme laufen. Therapeuten können auch Fehlhaltungen korrigieren, die zu den Beschwerden beitragen (S. 106–113 und S. 118–125).

### YOGA
• Yoga kann nach Aussage seiner Befürworter helfen, Muskelverspannungen im Körper zu lockern, sich zu entspannen und den Körper zu dehnen und zu bewegen. Die meisten Betroffenen verspüren weniger Schmerzen, nachdem ihr Körper beweglicher geworden ist (S. 52–59).

### AKUPUNKTUR
• Durch Setzen der Nadeln sowohl an dem Ort der Schmerzen als auch an deren Meridianen können die Probleme reduziert und Muskelverspannungen und Krämpfe sowie bestimmte Nervenschmerzen gelindert werden (S. 20–28).

### AKUPRESSUR
• Druck auf den Punkt 5 cm oberhalb des Handgelenks am äußeren Unterarm zwischen Elle und Speiche lindert die Schmerzen eines Tennisarms (Tendinitis) und des Handgelenks. Massage des Akupressurpunktes in der Hautfalte zwischen Daumen und Zeigefinger kann die Entzündung und Schmerzen im Handgelenk reduzieren (S. 29–31).

### PSYCHOTHERAPIE UND BERATUNG
• Schmerzkliniken setzen kognitive Verhaltenstherapie ein, durch die man lernen kann, mit den Schmerzen umzugehen und zukünftig Überanstrengung zu vermeiden. Durch die Therapie verstehen die Betroffenen ihre Schmerzen besser und entwickeln Strategien im Umgang damit (S. 196–199).

### ENTSPANNUNGS- UND ATEMTECHNIKEN
• Therapeuten unterweisen die Betroffenen in Techniken, die die geistige und körperliche Entspannung und eine tiefe, gleichmäßige Atmung fördern. Dies unterstützt den Abbau von Streß, der vermutlich zu den Beschwerden beiträgt (s. S 158–165 und S. 166–171).

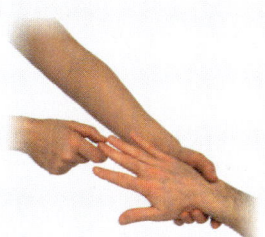

OBEN *Eine Massage von Hand und Handgelenk hilft Menschen, die viel Tippen oder eine andere sich ständig wiederholende Tätigkeit mit ihren Händen ausüben. Man kann dies selbst machen, indem man während einer Arbeitspause die Finger streckt und die Handgelenke reibt.*

### WEITERE THERAPIEN
• Weitere Therapien zur Linderung der Beschwerden sind: Shaolin (S. 42/3), Bowen-Methode (S. 76/7), Cranio-Sacral-Therapie (S. 116/7), Kinesiologie (S. 126–133), Alexandertechnik (S. 146–153) und Klangtherapie (S. 236/7).

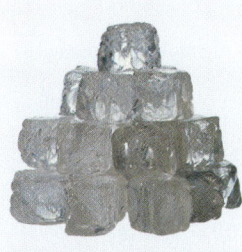

LINKS *Durch Yogaübungen wird der gesamte Körper, insbesondere die Gelenke flexibler. Dies kann die Symptome einer Sehnenscheidenentzündung lindern, ihr aber auch gleichzeitig vorbeugen.*

OBEN UND UNTEN *Ruhe, Eis, Bandagen und Hochlegen lindern Verletzungen des Bewegungsapparates. Bei einer Knieverletzung hilft z. B. ein Eisbeutel auf dem betroffenen Bereich; das Knie anschließend bandagieren und das Bein hochlegen.*

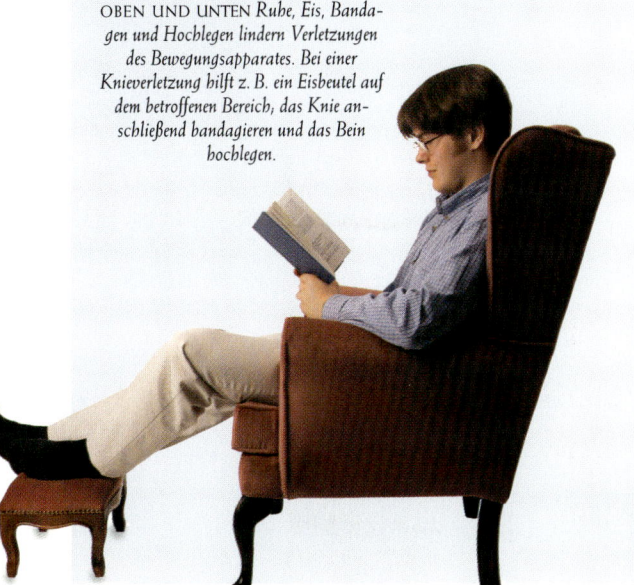

# Rückenbeschwerden

Rückenbeschwerden sind nach Kopfschmerzen die zweithäufigste Ursache für körperliche Schmerzen. Vier von fünf Erwachsenen leiden irgendwann in ihrem Leben unter Rückenschmerzen. Diese sind für die meisten Fehlzeiten in der Arbeit verantwortlich. Die Schmerzen können ohne offensichtlichen Grund an jedem Punkt des Rückens auftreten. Sie sind allerdings im unteren Rücken, der das Hauptgewicht trägt, häufiger.

Bei Rückenschmerzen handelt es sich meist um Muskelschmerzen oder -krämpfe, die durch eine schlechte Haltung, das Heben schwerer Gegenstände, Schwangerschaft oder Verspannungen ausgelöst werden. Der »Hexenschuß« kann sofort auftreten oder man verspürt später einen dumpfen Schmerz und Steifheit. Muskelkrämpfe verhindern, daß man sich weiter bewegt und reduzieren so das Risiko weiterer Schäden.

Die zweithäufigste Ursache von Rückenschmerzen ist Osteoarthrose, eine Gelenkerkrankung, die durch Degeneration der schützenden Knorpelschicht der Wirbelsäule auftritt und einen natürlichen Alterungsprozeß darstellt. Andere Ursachen von Rückenschmerzen sind Ischiassyndrom (durch Druck auf den Ischiasnerv), Osteoporose (bei der die Abnahme des Kalziumgehalts die Knochenstruktur schwächt) und Bandscheibenvorfall. Angeborene oder erworbene Fehlstellungen der Wirbelsäule, die zu Lordose (ein übermäßiges Hohlkreuz), Kyphose (eine übermäßige Krümmung der Wirbelsäule nach außen) und Skoliose (eine seitliche Abweichung der Wirbelsäule) führen, können ebenfalls Rückenschmerzen verursachen. Manchmal nimmt das Gehirn auch Signale aus anderen Körperteilen als übertragene Rückenschmerzen wahr. Diese können ein Hinweis auf Beschwerden von Nieren, Gebärmutter oder Prostata sein oder darauf hindeuten, daß irgendwo im Körper ein Krebsherd sitzt.

Die meisten Rückenbeschwerden sprechen gut auf Hausmittel an und verschwinden nach ca. 14 Tagen. Eine Wärmflasche auf dem betroffenen Bereich kann vorübergehende Linderung bringen ebenso wie zerkleinerte Eiswürfel oder eine Packung Tiefkühl-Erbsen in einem Handtuch. Letztere sollten allerdings nicht länger als 20 Minuten angewendet werden. Nach einigen Tagen kann ein Wechsel zwischen warmen und kalten Kompressen sehr wirkungsvoll sein. Bei länger anhaltenden Rückenschmerzen kann mit Röntgenaufnahmen und anderen Tests die Ursache der Beschwerden herausgefunden werden. Anfangs kann der Arzt eine ein- bis zweitägige Bettruhe empfehlen, allerdings nicht länger, da Bettruhe die eigentliche Genesung behindern kann. Möglicherweise sind freiverkäufliche Schmerzmittel angezeigt. Entzündungshemmende und entspannungsfördernde Medika-

mente können verschrieben werden, möglicherweise wird auch eine kurzfristige Kortisonbehandlung durchgeführt.

Nach der Genesung wird man eventuell an einen Physiotherapeuten überwiesen, der nicht nur den Rücken behandelt, sondern auch Ratschläge zu geeigneten Übungen gibt. Regelmäßige sportliche Betätigung ist die beste Vorbeugung gegen Rückenbeschwerden. Man lernt Übungen, die die Haltung korrigieren, die Rückenmuskeln kräftigen und langfristig die Beweglichkeit steigern.

## SYMPTOME

*leichte bis schwere Schmerzen im unteren Rücken • Muskelkrämpfe • Steifheit und Unbeweglichkeit*

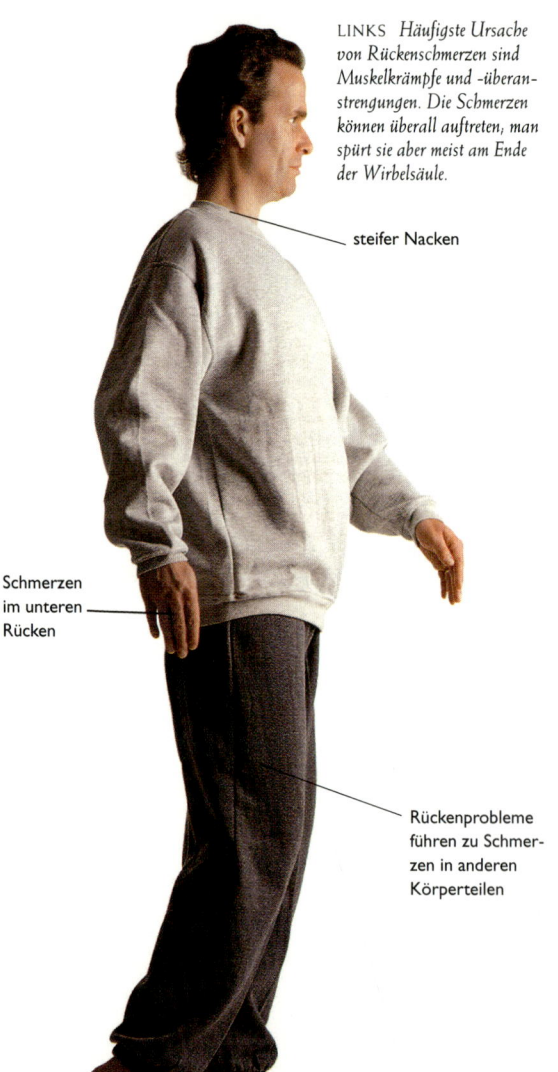

LINKS *Häufigste Ursache von Rückenschmerzen sind Muskelkrämpfe und -überanstrengungen. Die Schmerzen können überall auftreten; man spürt sie aber meist am Ende der Wirbelsäule.*

steifer Nacken

Schmerzen im unteren Rücken

Rückenprobleme führen zu Schmerzen in anderen Körperteilen

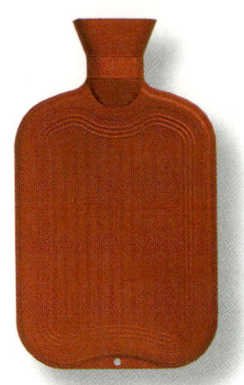

OBEN *Symptome lassen sich häufig durch Wärme oder Kälte in dem betroffenen Bereich lindern.*

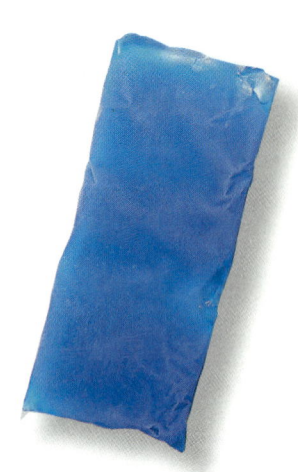

OBEN *Ein Eisbeutel sollte nicht länger als 20 Minuten pro Tag aufgelegt werden. Warme und kalte Kompressen sind ebenfalls sehr wirksam.*

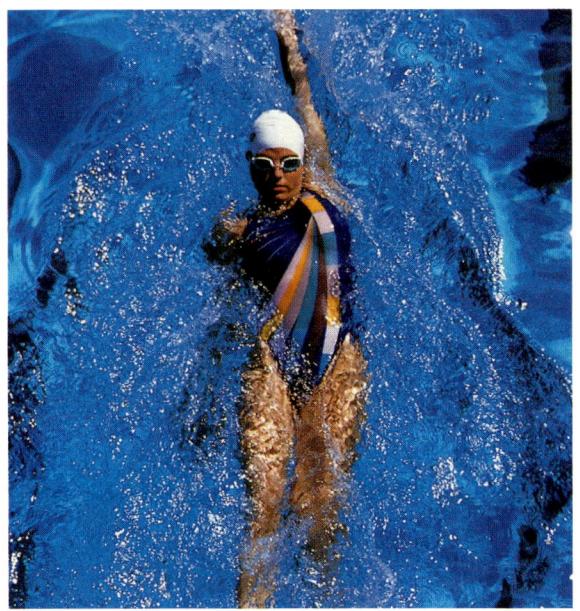

LINKS *Schwimmen wird häufig zur Kräftigung der Rückenmuskulatur empfohlen, wichtig ist dabei, daß man den Rücken nicht überanstrengt. Man sollte das Trainingsprogramm langsam steigern und nicht plötzlich zuviel von sich verlangen.*

## SCHULMEDIZINISCHE BEHANDLUNG

Bei langanhaltenden, starken Schmerzen kann man an einen Physiotherapeuten überwiesen werden. Es können Medikamente verschrieben werden, die Entzündungen lindern und die Muskulatur entspannen; außerdem können Traktion, Rückenmarkspritzen, Antidepressiva und bei einem Bandscheibenvorfall auch eine Operation angezeigt sein.

## KURZINFORMATION

• Etwa 80 % aller Erwachsenen leiden irgendwann in ihrem Leben an Rückenschmerzen.

• Durch die Reduktion von Übergewicht, die Verbesserung der Haltung beim Sitzen oder Stehen und das korrekte Anheben von Gegenständen aus den Knien heraus können Rückenschmerzen weitestgehend ausgeschlossen werden.

• Bevor man einer Rückenoperation zustimmt, sollte man eine zweite Meinung einholen, denn die Langzeitergebnisse sind häufig nicht besser als bei konservativer Behandlung.

• Schwimmen und andere Übungen im Wasser sind ungefährlich für den Rücken, da man schwerelos ist.

• Tennis, Squash, Basketball und Sportarten mit einem direkten Gegner bedeuten das größte Risiko für den Rücken, da es dabei zu schnellen Drehungen, Stopps und Sprints kommt und dies meist auf einem harten Untergrund.

• Das Tragen eines Korsetts kann kontraproduktiv sein, da dadurch die Rückenmuskulatur geschwächt wird, insbesondere wenn es über einen längeren Zeitraum benutzt wird.

• Bei einem Bandscheibenvorfall liegt eine Abnutzung oder eine starke Belastung der Wirbelsäule vor. Die Schmerzen rühren daher, daß eine Bandscheibe auf den angrenzenden Nerv drückt.

### BIOFEEDBACK
• Man lernt, unbewußte Muskelanspannungen bewußt wahrzunehmen und sich zu entspannen (S. 212/3).

### ROLFING
• Rolfing verknüpft die Massage des Körpers mit einer Verbesserung der Körperhaltung. Rolfing kann im Anfangsstadium einer Wirbelsäulenkrümmung helfen und Rückenschmerzen lindern (S. 134–137 und Hellerwork S. 138–141).

### FELDENKRAIS
• Zu Beginn führt der Therapeut den Patienten durch eine Folge von Bewegungen, die eine bessere Körperwahrnehmung, Beweglichkeit und Koordination schulen sollen. Dann folgen Einzelsitzungen, in denen die Bewegungen durch langsame, sanfte Berührungen gezeigt werden (S. 142–145).

### AROMATHERAPIE
• Schmerzen aufgrund von Ermüdung und Anspannung können mit einer Ingwer-, Wacholder-, Majoran- oder Rosmarinmassage behandelt werden. Eine Massage mit Ingwer oder schwarzem Pfeffer kann bei akuten Schmerzen helfen. Bergamotte und Myrrhe eignen sich aufgrund ihrer entzündungshemmenden Eigenschaften (S 104/5).

### MASSAGE
• Sanfte Massagen können die Muskelschmerzen lindern. Zwar kann die Therapie nicht bei Skelettschäden helfen, aber bei Hexenschuß und chronischen Verspannungen. Man verwendet dafür feste Griffe beidseitig der Wirbelsäule, die man über die Schultern ausstreicht (S. 96–103).

### CHIROPRAKTIK
• In den USA werden 94 % aller Rückenbehandlungen in Verbindung mit einer Korrektion der Wirbelsäule von Chiropraktikern durchgeführt. Ziel ist eine normale Beweglichkeit des Rückens und der Rückenwirbel und die Ausrichtung der Rücken- und Halswirbel (s. S 118–125).

### OSTEOPATHIE
• Die Behandlung umfaßt sanfte Massagen, um Muskelverspannungen zu lindern sowie Druck und Korrektionstechniken, um die Wirbelsäule zu strecken und die Beweglichkeit wiederherzustellen (S. 106–113).

### ALEXANDERTECHNIK
• Therapeuten versuchen, Haltungsschäden mittels korrigierender Übungen zu beheben. Indem man seinen Körper auf natürlichere Art und Weise bewegt, kann man Rückenschmerzen verhindern oder zumindest lindern (S. 146–153).

### AKUPUNKTUR
• Die Stimulation der Meridiane von Dünndarm, Blase und Nieren durch Nadeln, Moxibustion und Schröpfen kann die Schmerzen lindern. Akupunktur gilt als besonders hilfreich, wenn die Schmerzen für andere Behandlungsformen – schulmedizinische und alternative – zu stark sind (S. 20–28).

### AKUPRESSUR
• Übt man Druck auf die Akupressurpunkte der Meridiane von Blase und Gallenblase aus, kann dies Schmerzen im unteren Rücken lindern. Wie bei der Akupunktur soll der Druck den Fluß von Qi korrigieren und wiederherstellen (S. 29–31).

### QIGONG
• Durch eine Kombination aus sanften Übungen und Meditationstechniken entspannt die Therapie die Muskulatur und lindert Streß (S. 44/5 und Tai Chi Chuan s. S. 46–51).

### YOGA
• Eine flache Rückenlage lockert Verspannungen und lindert Schmerzen; durch leichtes Rollen des Rückens werden die Muskeln im oberen Rücken und in den Schultern entspannt, und Dehnungen der Wirbelsäule fördern ihre Beweglichkeit. Der Yogalehrer zeigt die passenden Übungen (S. 52–59).

### HYDROTHERAPIE
• Ein Hydrotherapeut rät eventuell, abwechselnd heiße und kalte Kompressen auf den betroffenen Bereich zu legen. Bei chronischen Rückenbeschwerden helfen auch Wickel. Dafür wird ein Tuch in Kaltwasser getaucht, ausgewrungen und um den Patienten gewickelt. Darum wird ein trockenes Tuch und eine Decke geschlungen. Wenn das unterste Tuch getrocknet ist, wird der Wickel abgenommen (S. 172–179).

### WEITERE THERAPIEN
• Weitere Therapien können helfen: Shiatsu/Do-In (S. 32–41), Polarity Therapie (S. 64/5), Therapeutic Touch (S. 90/1), Cranio-Sacral-Therapie (S. 116/7), Kinesiologie (S. 126–133), Tragering (S. 154/5), Zero Balancing (S. 156/7) und Klangtherapie (S. 236/7).

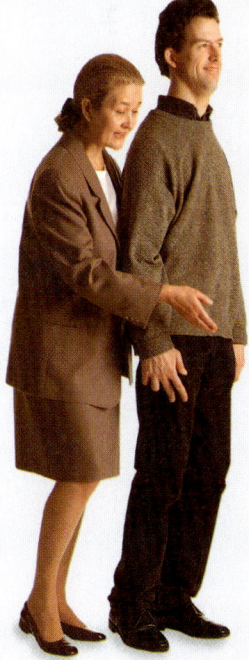

OBEN *Die Alexandertechnik lehrt, Fehlhaltungen zu korrigieren.*

UNTEN *Yogalehrer empfehlen, sich zur Schmerzlinderung flach auf den Rücken zu legen.*

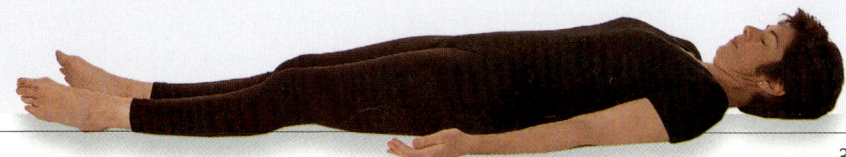

# Arthritis

Arthritis ist eine Entzündung der Gelenke, die durch Schwellungen, Schmerzen, Rötung und Bewegungseinschränkung gekennzeichnet ist. Über 200 Krankheiten werden unter dem Überbegriff Arthritis zusammengefaßt; die beiden häufigsten sind Osteoarthritis und rheumatoide Arthritis. Osteoarthritis ist eine degenerative Gelenkerkrankung, bei der die Knorpelschicht am Ende der Knochen abgenutzt wird. Meist geschieht dies aufgrund eines Verlustes der Gelenkschmiere. Folge sind Schmerzen und Bewegungseinschränkungen, weil die Knochen gegeneinander reiben. Die Beschwerden werden verschlimmert, da der Körper versucht, den Schaden zu beheben und es zu Auswüchsen der Knochen an den betroffenen Gelenken kommt.

Rheumatoide Arthritis ist eine Autoimmunerkrankung, die von einer Virusinfektion ausgelöst werden kann. Der Körper produziert Antikörper, welche im Normalfall vor einer Infektion schützen sollen, sich aber jetzt gegen die Gelenke richten. Diese chronische Entzündung befällt irgendwann das Knorpelgewebe. Die betroffenen Gelenke schwellen an, schmerzen und werden steif. Andere Symptome sind Ermüdung, leichte Anämie, schlechte Durchblutung und Beschwerden der Bänder, Augen und der Schilddrüse. Streß und Diäten sind ebenfalls mögliche Auslöser.

Osteoarthrose ist wesentlich verbreiteter als rheumatoide Arthritis. Knapp 10 Millionen Deutsche, zumeist über 45 Jahre, leiden darunter. Durch Abnutzung nimmt die Krankheit mit den Lebensjahren zu; eventuell gibt es auch genetische Komponenten. Meist sind die Knochen betroffen, die das Gewicht tragen wie die Hüfte oder die Knie, aber auch die Finger weisen häufig Symptome auf.

RECHTS *Rheumatoide Arthritis kann in jedem Alter auftreten, Osteoarthritis ist eine degenerative Gelenkerkrankung, die meist ab 50 Jahren auftritt. Alle Gelenke des Körpers können betroffen sein.*

Schulter

Wirbelsäule

Handgelenk

Finger

Knie

OBEN *Akupunktur des Rückens kann bei schmerzhaften Gelenken helfen.*

OBEN *Diese Röntgenaufnahme einer arthritischen Hüfte zeigt knöcherne Auswüchse. Die Knochen des Gelenks reiben aufeinander, wodurch jede Bewegung schmerzhaft wird.*

## THERAPIEN

**OSTEOPATHIE UND CHIROPRAKTIK**
• Bei Osteoarthritis empfehlen Therapeuten Korrekturen des umgebenden Gewebes, um die Durchblutung und die Beweglichkeit der betroffenen Gelenke zu verbessern. Bei rheumatoider Arthritis können Dehnübungen und die Stimulierung der Schmerzauslöser angebracht sein. Chiropraktiker und Osteopathen verwenden verschiedene Techniken für dieselben Ziele (S. 106–113, S. 114/5 und S. 118–125).

**AYURVEDA**
• Therapeuten empfehlen zur Linderung der Schmerzen eine Ganzkörpermassage mit Sesam- oder Senföl und anschließend eine Massage der betroffenen Gelenke. Massiert man Kalmusöl in die betroffenen Gelenke, fördert dies die Durchblutung und die Drainage (S. 78–85).

**YOGA**
• Regelmäßige Yogaübungen verhindern eine Verkrampfung der Muskulatur und halten die Gelenke beweglich. Es gibt unterschiedliche Übungen, abhängig von den betroffenen Gelenken (S. 52–59).

**AKUPUNKTUR**
• Eine Reihe von Studien belegt, daß Akupunktur bei der Behandlung von Osteoarthritis und rheumatoider Arthritis helfen kann. Die Nadeln können in den Nacken, Rücken, Bauch und in die Beine gestochen werden und in Verbindung mit Moxibustion in Punkte des Rückens, Bauchs, der Beine und Arme (S. 20–28).

**MASSAGE**
• Eine Massage spendet Wärme und wirkt beruhigend. Sie sollte von einem Masseur ausgeübt werden, der Erfahrung mit Arthritis-Patienten hat, sonst kann Massage schaden (S. 96–103).

**FUSSREFLEXZONEN-MASSAGE**
• Die Stimulierung der Reflexzonen der betroffenen Gelenke kann Schmerzen und Entzündung lindern. Eventuell werden auch die Reflexzonen der Hirnanhangsdrüse, der Nebennieren und der Nebenschilddrüse sowie der Nieren und des Solarplexus stimuliert (S. 66–71).

**ENTSPANNUNGS- UND ATEMTECHNIKEN**
• Schmerzen und Streß können zu Muskelverspannungen, einer schnellen, flachen Atmung, erhöhter Herzfrequenz und Bluthochdruck führen. Entspannungs- und Atemtechniken können dagegen helfen (S. 158–165 und S. 166–171).

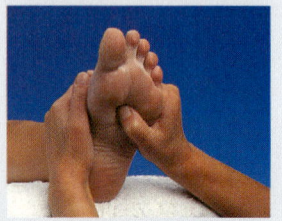

OBEN *Die Stimulierung der entsprechenden Reflexzonen kann die Schmerzen von Arthritis lindern.*

Rheumatoide Arthritis tritt gewöhnlich zwischen 20 und 45 Jahren auf; Frauen sind dreimal häufiger betroffen als Männer. In einigen Fällen ist sie relativ beschwerdefrei; in anderen Fällen kann sie Betroffene zu Krüppeln machen. Die Beschwerden beginnen meist in Fingern, Handgelenken und Zehen, doch Fußknöchel, Knie und Nacken können ebenfalls betroffen sein.

Es gibt viele Möglichkeiten, die Folgen von Arthritis zu reduzieren. Dafür ist allerdings eine frühzeitige Diagnose nötig. Die Diagnose von Arthritis erfordert eine körperliche Untersuchung, Röntgenaufnahmen und im Falle von rheumatoider Arthritis spezielle Blutuntersuchungen. Osteoarthritis läßt sich nicht heilen; die Symptome können allerdings durch eine Kombination aus Schmerzmitteln, entzündungshemmenden Medikamenten, Herzmedikamenten und Physiotherapie gelindert werden. Eine gesunde Ernährung mit reichlich Obst und Gemüse kann lindern und Übergewicht abbauen. Dadurch werden auch die betroffenen Gelenke entlastet. Leichte sportliche Betätigung wie Schwimmen kräftigt die Muskulatur. Die allopathische Behandlung bei rheumatoider Arthritis ist praktisch dieselbe, doch werden zusätzlich Rheumamittel und Immunsuppressiva verordnet.

## SYMPTOME

*Osteoarthritis: intermittierender Schmerz in Gelenken, der immer häufiger auftritt und zunehmend die Bewegungsfähigkeit einschränkt, Knacken der Gelenke, Schwellungen und Entzündungen • Rheumatoide Arthritis: Steifheit am Morgen; es dauert bis zu einer Stunde, bis die Gelenke beweglich werden; schwache, entzündete Bänder, Sehnen, Muskeln; Augen und Schleimbeutel; allgemeine Kränklichkeit, u. a. Lethargie und Appetitverlust; schmerzhafte, behindernde Gelenkverformungen*

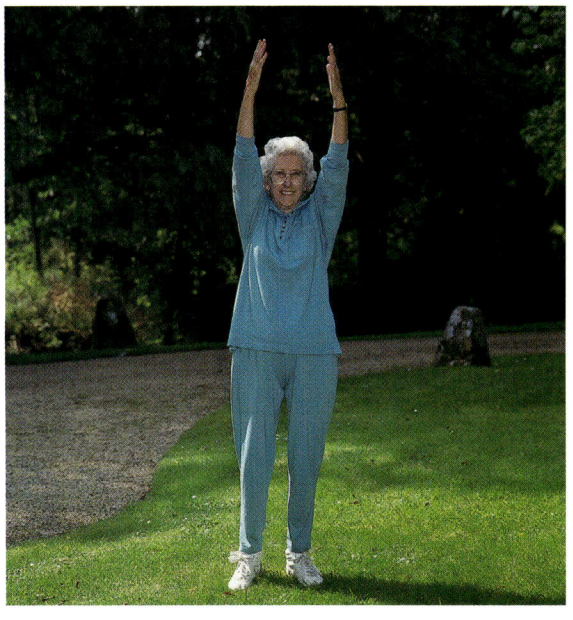

LINKS *Eine gesunde Lebensweise kann entscheidend dazu beitragen, den Krankheitsverlauf zu verlangsamen. Ein Physiotherapeut kann bestimmte Übungen empfehlen, aber man sollte auch selbst darauf achten, möglichst fit und beweglich zu bleiben.*

### SCHULMEDIZINISCHE BEHANDLUNG

Bei Osteoarthritis können Schmerzmittel, entzündungshemmende Medikamente, Herzmittel und Physiotherapie angezeigt sein. Im fortgeschrittenen Stadium kann der Arzt zu Steroidspritzen oder zu einem operativen Ersatz betroffener Gelenke raten. Die Behandlung bei rheumatoider Arthritis ist praktisch dieselbe, allerdings werden manchmal zusätzlich Immunsuppressiva verschrieben.

### VORSICHT

Da eine frühe Diagnose wichtig ist, um die Folgen von Arthritis zu minimieren, sollte man bei Arthritis-Verdacht immer einen Arzt aufsuchen. Sprechen Sie außerdem vorab mit Ihrem Arzt, bevor Sie sich für eine alterantive Therapie entscheiden, die Korrektionstechniken verwenden.

### KURZINFORMATION

• Knapp 10 Millionen Deutsche leiden unter Osteoarthritis.

• Menschen jeden Alters, auch Kinder, können an Arthritis erkranken.

• Zwei Drittel aller Patienten mit rheumatoider Arthritis sind Frauen.

• Wer einmal an rheumatoider Arthritis erkrankt ist, leidet sein ganzes Leben darunter, auch wenn es zwischendurch Phasen vorübergehender Besserung geben kann.

• Arthritis ist wahrscheinlich so alt wie die Menschheit. Schon die Knochen ägyptischer Mumien zeigen eindeutige Anzeichen von Arthritis.

• In schweren Fällen können Manschetten, Schienen und Krücken angezeigt sein, die Linderung bringen, da sie die schmerzenden Gelenke stützen und entlasten.

• Durch operative Eingriffe können Verwachsungen korrigiert, entzündetes Gewebe entfernt und Schäden an Bändern behoben werden, auch können befallene Gelenke ersetzt werden.

## THERAPIEN

**AROMATHERAPIE**
• Massagen mit einem Öl aus Wacholderbeere, schwarzem Pfeffer, Römischer Kamille und Lavendel in Oliven- oder Jojobaöl als Trägeröl können ebenso helfen wie warme Kompressen mit einer Mischung aus Lavendel-, Rosmarin-, Eukalyptus- und Wacholderbeerenöl. Bei Schwangerschaft sollte man Wacholder weglassen. Eine Mischung aus Rosmarin-, Ringelblumen- und Lavendelöl ist eine weitere Alternative ebenso einzeln Petitgrain, Zitrone und Zypresse (S. 104/5).

**AKUPRESSUR**
• Bei Osteoarthritis wird der Therapeut dem Patienten zeigen,

wie die Akupressurpunkte an Händen, Hüften und Knien stimuliert werden. Es empfiehlt sich, die Akupressurpunkte jeweils morgens und abends zu stimulieren und jeweils ungefähr eine Minute zu drücken bzw. im Uhrzeigersinn zu massieren (S. 29–31).

**SHIATSU**
• Die Stimulierung der geeigneten Tsubos des Körpers und der Extremitäten korrigiert den Fluß von Ki und hilft nach Aussage der Therapeuten bei der Behandlung von Osteoarthritis (S. 32–37 und Do-In S. 38–41).

**TAI CHI CHUAN**
Sanfte Tai-Chi-Übungen helfen gegen die Steifheit und halten die Gelenke beweglich. Die Verbesserungen der Atmung kann auch die Symptome beider Formen von Arthritis lindern (S. 46–51 und Qigong S. 44/5).

**HYDROTHERAPIE**
• Nach Aussage ihrer Verfechter entspannt und entlastet Wassergymnastik die Gelenke und fördert so die Beweglichkeit. Über Wassergymnastik kann auch Muskelkraft aufgebaut werden. Heiße und kalte Kompressen auf den betroffenen Gelenken helfen ebenfalls. Bäder mit Bittersalz

können die Beschwerden rheumatoider Arthritis lindern; sie sind allerdings bei älteren Patienten und bei Patienten mit Bluthochdruck ungeeignet. Meerwasser (Thalasso-Therapie) soll zur Behandlung von Arthritis besonders geeignet sein ebenso wie Algenbäder. Getrocknete Algen sind im Handel erhältlich (S. 172–179).

UNTEN *Algenbäder beruhigen und lindern Schmerzen und Entzündungen.*

**WEITERE THERAPIEN**
• Hilfreich können auch sein: Polarity Therapie (S. 64/5), Bowen-Methode (S. 76/7), Geistiges Heilen (S. 86/7), Therapeutic Touch (S. 90/1), Kinesiologie (S. 126–133), Feldenkrais (S. 142–145), Tanztherapie (S. 226–229), Klangtherapie (S. 236/7) und Farbtherapie (S. 248–251).

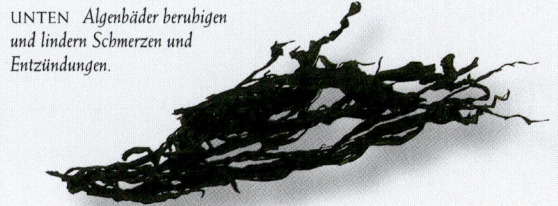

# Ischiassyndrom

Die Anzeichen für Ischiassyndrom sind stechende leichte bis schwere Schmerzen, die im Rücken auftreten und bis in die Oberschenkel, Beine und Füße strahlen können. Sie entstehen, weil der Ischiasnerv am Ende der Wirbelsäule eingeklemmt oder gereizt ist. Die Schmerzen können plötzlich entlang des gesamten Nervs auftreten und sich beim Vorwärtsbeugen, Husten oder Niesen verschlimmern. Häufige Ursachen sind ein Bandscheibenvorfall, Überanstrengung des unteren Rückens, eine Sportverletzung oder Überanstrengung der Bänder während der Schwangerschaft oder wenn das Baby gegen die Wirbelsäule drückt.

Die schulmedizinische Behandlung richtet sich nach der Ursache, häufig empfehlen Ärzte jedoch 24–48 Stunden Bettruhe auf einer harten Matratze. Dadurch sollen die Schmerzen gelindert werden, die von wenigen Tagen bis zu mehreren Wochen andauern können. Bei Bandscheibenvorfall kann eine Operation erforderlich sein. Zu den allgemein anerkannten komplementären Therapien zählen Osteopathie, Chiropraktik und Akupunktur.

## SYMPTOME

*Brennen • Muskelschwäche • Taubheit oder Prickeln in Beinen, Füßen und Zehen • Muskelkrämpfe im Po oder Bein • schwache Knie- und Sprunggelenksreflexe*

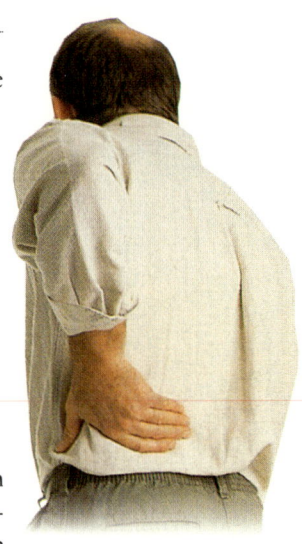

OBEN *Rückenschmerzen sind häufig dumpf, das Ischiasyndrom ist ein stechender Schmerz, den man nicht ignorieren kann.*

**VORSICHT**

Hält der Ischiasschmerz länger an, sollte man einen Arzt aufsuchen.

### THERAPIEN

**AKUPUNKTUR**
• Akupunkturpunkte auf den Meridianen von Blase, Gallenblase, Nieren, Milz sowie des Dick- und Dünndarms können stimuliert werden. Moxibustion wird ebenfalls eingesetzt (S. 20–28).

**AKUPRESSUR**
• Therapeuten raten, Druck auf die Außenseite des Beins eine Hand- plus eine Daumenbreite über dem Sprungbein auszuüben zwischen Schien- und Wadenbein (S. 29–31).

**OSTEOPATHIE**
• Osteopathen werden die Wirbelsäule im Lendenbereich zwischen den unteren Rippen strecken. Sie versuchen ferner, Punkte im Po zu stimulieren und können eine sanfte Therapie zur Verbesserung der Beweglichkeit der Gelenke im unteren Rücken empfehlen (S. 106–113 und Chiropraktik S. 118–125).

**HYDROTHERAPIE**
• Starke Schmerzen können durch Auflegen eines Eisbeutels auf den unteren Rücken gelindert werden. Bei schwächeren Beschwerden kann auch eine warme Kompresse angezeigt sein. Therapeuten können auch zu einer Unterwasserdüsenmassage raten und dem Patienten heilende Bewegungen im Wasser zeigen (S. 72–79).

**FUSSREFLEXZONEN-MASSAGE**
• Druck auf die Reflexzonen der Wirbelsäule, die auf dem Fußrücken sowie an den Seiten liegen, in Verbindung mit einer Fußmassage kann bei Ischiassyndrom helfen (S. 66–71).

**ALEXANDERTECHNIK**
• Der Therapeut kann einem helfen, eine schlechte Haltung durch Übungen zu verbessern, durch die man lernt, ohne Belastung und Druck auf die Wirbel zu stehen und zu sitzen (S. 146–153).

**AROMATHERAPIE**
• Lavendelöl, das krampflösende und entzündungshemmende Eigenschaften besitzt, wird für lokale Massagen verwendet, während Kompressen oder Massagen mit Kamillenöl Reizungen und Schmerzen lindern können (S. 104/5).

**WEITERE THERAPIEN**
• Weitere geeignete Therapien sind: Shiatsu/Do-In (S. 32–41), Geistiges Heilen (S. 86/7), Tragering (S. 154/5), Cranio-Sacral-Therapie (S. 116/7) und Klangtherapie (S. 236/7).

# Fibrositis-Syndrom

Dies sind intermittierende Muskelschmerzen und -steifheit ohne offensichtlichen Grund, die von charakteristischen Flecken auf den betroffenen Muskeln begleitet werden. Manchmal spricht man auch von Weichteilrheumatismus. Die Beschwerden sind am häufigsten bei Personen mittleren Alters und alten Menschen und betreffen oftmals Nacken und Rücken. Verspannung, Fehlhaltungen, kaltes Wetter, seelische Aufregung und Schlafmangel können dazu beitragen. Die Beschwerden tauchen häufig in Verbindung mit chronischer Müdigkeit, Reizdarm und Menstruationsbeschwerden auf.

Das Fibrositis-Syndrom ist nicht schädlich für den Körper; die Beschwerden kommen und gehen, verschwinden aber meist nicht ganz. Oft sind die Beschwerden morgens am schlimmsten. Auf Schmerzmittel und andere Medikamente spricht die Krankheit häufig nicht an; kleine Dosen Antidepressiva können aber manchmal helfen ebenso wie regelmäßige leichte Gymnastik.

## SYMPTOME

*Schmerzen in Muskeln und Bändern • Druckempfindlichkeit an neun speziellen Stellen an den betreffenden Muskeln auf dem Rücken und Rumpf • Steifheit*

### THERAPIEN

**MASSAGE**
• Durch Anregen der Durchblutung und Entspannung der Auslöserpunkte und anderer verkrampfter Bereiche kann Massage die Schmerzen lindern. Der Therapeut wird sich besonders auf die neun Punkte des Rückens und Rumpfes konzentrieren, die besonders von den Beschwerden betroffen sind (S. 96–103). Aromatherapie-Massagen können ebenfalls helfen (S. 104/5).

**AYURVEDA**
• Kalmusöl kann in die betroffenen Gelenke massiert werden, um Durchblutung und Drainage zu verbessern, während Kampfer die betroffenen Bereiche wärmt und so die Heilung fördert (S. 78–85).

**HYDROTHERAPIE**
• Eisbeutel oder abwechselnd heiße und kalte Kompressen und warme Bäder mit Bittersalz (ungeeignet für Ältere) werden empfohlen (S. 172–179).

**YOGA**
• Sanfte Dehnübungen sollen die Beschwerden lindern. Yoga entspannt die Muskeln und kann Fehlhaltungen korrigieren, die zu den Muskelschmerzen beigetragen haben (S. 52–59).

**WEITERE THERAPIEN**
• Weitere Therapien sind: Bowen-Methode (S. 76/7), Rolfing und Hellerwork (S. 134–141), Tragering (S. 154/5), Zero Balancing (S. 156/7) und Klangtherapie (S. 236/7).

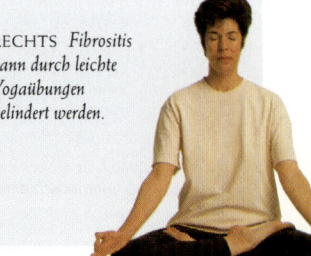

RECHTS *Fibrositis kann durch leichte Yogaübungen gelindert werden.*

# Krämpfe

Qualvolle Muskelkrämpfe, die Beine, Füße und wie beim Schreibkrampf die Hand betreffen können, sind häufige Beschwerden, insbesondere bei Kindern, älteren Menschen und Schwangeren. Sie können von verschiedenen Faktoren ausgelöst werden, u.a. Sport, Schwimmen in Kaltwasser, schlechte Durchblutung der Beine und Salzverlust durch Schwitzen. Reiben und Dehnen der betroffenen Muskeln hilft in der Regel. Ansonsten sollte man den überanstrengten Muskel ruhen lassen und bei einem langanhaltenden Krampf Mineralsalze zu sich nehmen. Auch sollte man sich vor dem Sport warm machen und hinterher Zeit zum Abkühlen lassen. Ist schlechte Durchblutung der Beine Ursache der Krämpfe können geringe Mengen Chinin angezeigt sein.

**VORSICHT**

Tritt ein Krampf in der Brust während oder unmittelbar nach dem Sport auf, sollte man einen Arzt aufsuchen, da dies ein Symptom von Angina pectoris ist.

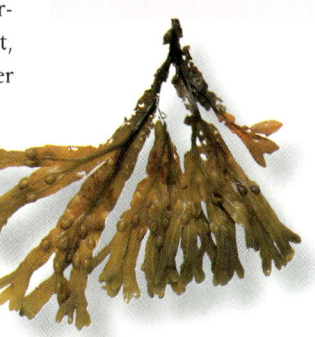

OBEN *Thalassotherapie kann helfen.*

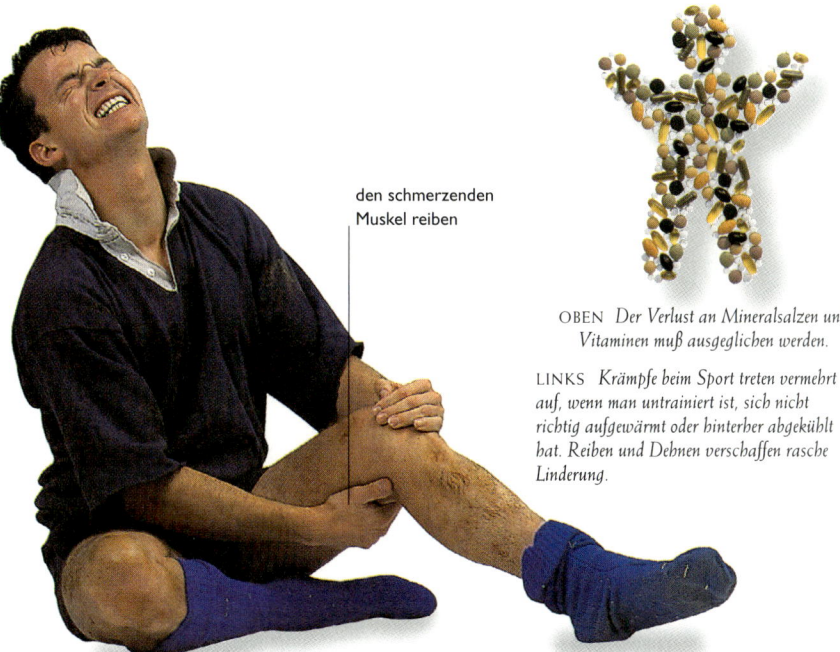

den schmerzenden Muskel reiben

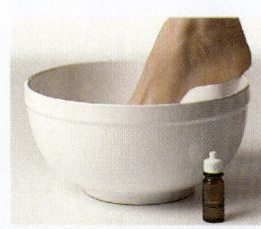

OBEN *Der Verlust an Mineralsalzen und Vitaminen muß ausgeglichen werden.*

LINKS *Krämpfe beim Sport treten vermehrt auf, wenn man untrainiert ist, sich nicht richtig aufgewärmt oder hinterher abgekühlt hat. Reiben und Dehnen verschaffen rasche Linderung.*

**THERAPIEN**

**MASSAGE**
• Der Therapeut wird die Muskeln dehnen und die Massage mit kurzen Streichungen und einer Effleurage beenden, um die Durchblutung anzuregen. Er kann dem Patienten zeigen, wie man die Muskeln im Falle eines erneuten Krampfes knetet, streicht und dehnt (S. 96–103).

**HYDROTHERAPIE**
• Bei Krämpfen in den Beinen können Senfbäder helfen. Auch empfehlen Therapeuten abwechselnd warme und kalte Kompressen (S. 172–179).

**AROMATHERAPIE**
• Regelmäßige Aromatherapie-Massagen sollen den Krämpfen vorbeugen bzw. sie lindern. Dafür mischt man 3 Tropfen Basilikum-, 3 Tropfen Majoran- und 1 Tropfen Zitronengrasöl mit einem geeigneten Trägeröl und massiert damit zweimal täglich die betroffenen Bereiche (S. 104/5).

# Schleimbeutelentzündung

Als Schleimbeutelentzündung oder Bursitis bezeichnet man sämtliche Entzündungen kleiner mit Flüssigkeit gefüllter Beutel, die als Kissen in den Gelenken fungieren und dadurch die Reibung reduzieren. Entzündet sich ein Schleimbeutel oder wird er verletzt, sammelt sich überschüssige Flüssigkeit darin, was Hitze, Schwellungen und Schmerzen zur Folge hat. Ursache für Schleimbeutelentzündung kann auch Arthritis, Gicht oder eine bakterielle Infektion sein.

Anfangs werden bei Bursitis Ruhe, Eisauflagen, Bandagen und Hochhalten empfohlen. Wenn die Schwellung zurückgeht, muß das betroffene Gelenk täglich trainiert werden. Häufig werden Schmerzmittel und entzündungshemmende Medikamente verschrieben und gegebenenfalls wird der Schleimbeutel auch punktiert. Besteht die Gefahr eines Rückfalls, werden Kortikosteriode gespritzt.

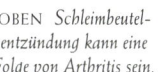

OBEN *Schleimbeutelentzündung kann eine Folge von Arthritis sein.*

**SYMPTOME**

*Aufgrund der Schwellung ist die Beweglichkeit der betroffenen Gelenke eingeschränkt. • Schmerzen und Druckempfindlichkeit der betroffenen Bereiche*

**THERAPIEN**

**AROMATHERAPIE**
• Eine Massage der Haut mit verdünntem Lavendelöl kann entzündetes Gewebe beruhigen. Dies gilt auch für Kamillen-, Rosmarin-, Wacholder-, Pfeffer-, Eukalyptus-, Majoran und Benzoe-Öl. Massieren Sie den betroffenen Bereich täglich, bis Besserung eintritt (S. 104/5).

**AKUPUNKTUR**
• Therapeuten raten zur Stimulierung der entsprechenden Akupunkturpunkte. Dies lindert die Schmerzen, verbessert die Beweglichkeit und fördert den Heilungsprozeß (S. 20–28).

**HYDROTHERAPIE**
• Kalte Kompressen auf dem betroffenen Bereich können lindern, wenn Schwellung und Schmerzen am schlimmsten sind. Sobald eine Besserung eintritt, kann man statt dessen warme Kompressen auflegen oder warme und kalte Kompressen abwechseln. Bei akuter Entzündung kann eine Plastiktüte mit gefrorenen Erbsen als Eisbeutel verwendet werden. Man muß die Haut allerdings vorher mit Olivenöl eincremen, um Erfrierungen zu verhindern (S. 172–179).

UNTEN *Bursitis oder Schleimbeutelentzündung führt zu schmerzhaft geschwollenen Gelenken, deren Symptome an Arthritis erinnern.*

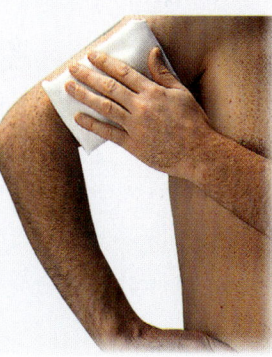

# KINDERKRANKHEITEN

## Koliken

Ungefähr ein Drittel aller Babys leidet unter starken Bauchschmerzen, den sogenannten Koliken. Sie beginnen meist, bevor das Baby einen Monat alt ist und enden im Alter von 3–4 Monaten. Charakteristisch für Koliken sind langanhaltendes Weinen mehrmals täglich, hauptsächlich am Nachmittag und Abend. Dabei zieht das Baby die Beine zum Bauch, der sich während einer Kolik hart anfühlen und grummeln kann.

Der unmittelbare Auslöser dieser Beschwerden sind Blähungen, aber die Krämpfe können auch auftreten, weil das Baby Luft geschluckt, zuviel getrunken oder eine Nahrungsmittelallergie hat. Vielleicht ist es auch einfach nur unruhig. Nehmen Sie das Baby bei einer Kolik in den Arm, drücken und wiegen Sie es und reiben Sie dabei gleichzeitig seinen Unterleib. Oder legen Sie es mit dem Bauch auf Ihren Arm, so daß es ein Bäuerchen machen kann. Eine warme, in Handtücher gewickelte Wärmflasche auf dem Bauch kann das Baby beruhigen.

Versuchen Sie nicht, das Baby jedesmal zu stillen, wenn es schreit, da es ungefähr zwei Stunden dauert, bis der Magen nach einer Mahlzeit wieder leer ist. Beim Füttern sollte das Baby eine möglichst aufrechte Haltung haben und häufig aufstoßen. Stillende Frauen müssen gegebenenfalls ihre eigene Ernährung umstellen und den Verzehr von Kuhmilch, Kohlarten wie Blumenkohl oder Brokkoli, Eiern, Schokolade und Speisen und Getränken mit Koffein einschränken.

### SYMPTOME

*Unruhe • Das Baby zieht die Beine zum Bauch. • ein plötzlicher Schrei, dann Entspannung • übermäßige Blähungen*

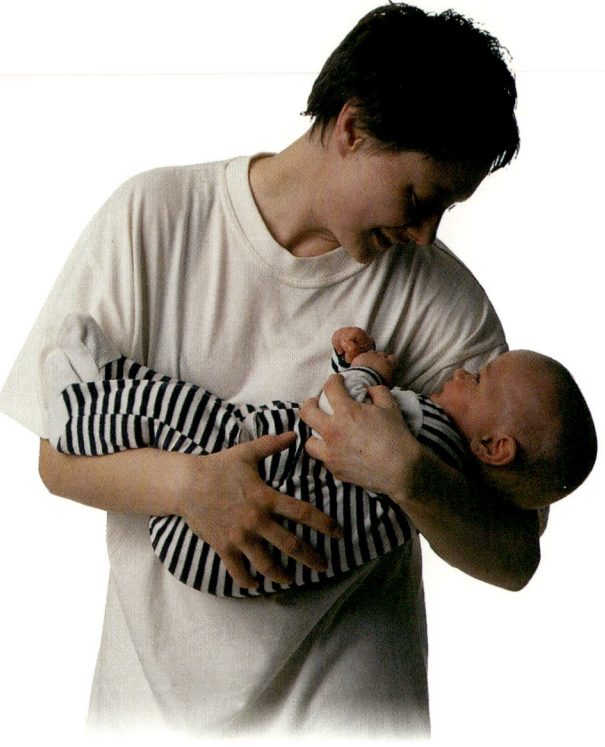

**SCHULMEDIZINISCHE BEHANDLUNG**

Der Arzt kann ein Relaxans für den Darm verschreiben, das häufig hilft und ungefährlich ist, oder in schweren Fällen ein sehr leichtes Beruhigungsmittel.

**VORSICHT**

Treten in Verbindung mit der Kolik andere Symptome auf wie Erbrechen, Durchfall oder Blut im Kot muß umgehend ein Arzt aufgesucht werden.

LINKS *Koliken können sowohl für das Baby als auch für die Eltern sehr schwierig sein. Zärtlichkeit und Wärme lindern einen Teil der Leiden.*

## THERAPIEN

**CRANIOSACRALE OSTEOPATHIE**
• Nach Aussage der Therapeuten können Koliken eine Folge des Traumas der Geburt sowie der Position des Babys in der Gebärmutter vor und während der Geburt sein. Die vorsichtige Manipulationen am Schädel soll die Beschwerden lindern (S. 114/5).

**MASSAGE**
• Eine sanfte Bauchmassage kann während einer Kolik helfen. Die Massage des Babys fördert außerdem die Liebe zwischen Mutter und Kind (S. 96–103).

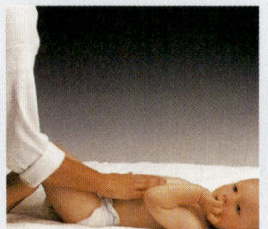

RECHTS *Bei einer Massage sollte man darauf achten, daß das Baby sich wohlfühlt.*

**AKUPRESSUR**
• Sanfter Druck auf die Akupressurpunkte entlang der entsprechenden Meridiane kann das Baby beruhigen (S. 29–31).

**AROMATHERAPIE**
• Eine sanfte Massage des Bauchs mit Kamillen-, Dill-, Lavendel- oder Rosenöl oder einer Mischung dieser Öle kann die Symptome einer Kolik lindern und das Baby beruhigen. Eine winzige Menge stark verdünntes Fenchelöl vor dem Füttern auf dem Bauch verrieben kann ebenfalls helfen (S. 104/5).

RECHTS *Selbst sehr kleine Babys reagieren auf beruhigende Musik.*

**MUSIKTHERAPIE**
• Beruhigende Hintergrundmusik kann die Entspannung fördern und ein verzweifeltes Kind beruhigen (S. 132–135).

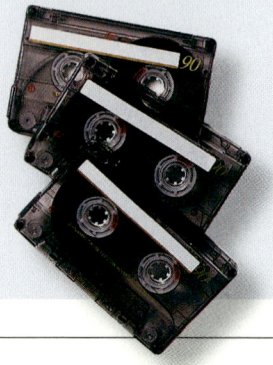

# Hyperaktivität

Hyperaktivität ist eine Verhaltensauffälligkeit, die Ärzte als Komponente des hyperkinetischen Syndrom des Kindesalters ansehen. Immer mehr Kinder im Schulalter leiden an diesem Syndrom, zu dessen Symptomen ein ungewöhnlich hohes Energieniveau, Ruhelosigkeit, Unaufmerksamkeit und regelmäßige Wutanfälle, Zerstörungswut und mangelnde Kontrolle gehören. Das Syndrom kann schon früh im Kindesalter auftreten; die Anzeichen werden häufig übersehen, bis das Kind regelmäßig in den Kindergarten oder in die Schule geht.

Noch ist unklar, was genau dieses Syndrom auslöst, doch eine Reihe von Faktoren scheinen beteiligt zu sein. Dazu gehören Funktionsstörungen des Gehirns und Probleme im Elternhaus, und es liegen Nahrungsmittelunverträglichkeiten vor. Die schulmedizinische Behandlung kann Medikamente, Ernährungsumstellungen und psychologische Beratung umfassen.

## SYMPTOME

*Ruhelosigkeit • Unaufmerksamkeit • mangelnde Kontrolle • Zerstörungsdrang • Überaktivität*

### KURZINFORMATION

• Einige Fachleute halten eine Hypersensitivität gegenüber Speisen, Pilzen, Pollen, Chemikalien und einigen Nahrungsmittelzusätzen für die eigentliche Ursache des Syndroms.

• Nach Aussage der Lehrer sind Kinder, die unter diesem Syndrom leiden, häufig unruhig, schlecht organisiert, sie beenden selten ihre Aufgaben, veranstalten ein heilloses Durcheinander und ärgern ihre Klassenkameraden.

• In den Industrieländern nehmen bis zu 6 % aller Kinder Medikamente gegen dieses Syndrom.

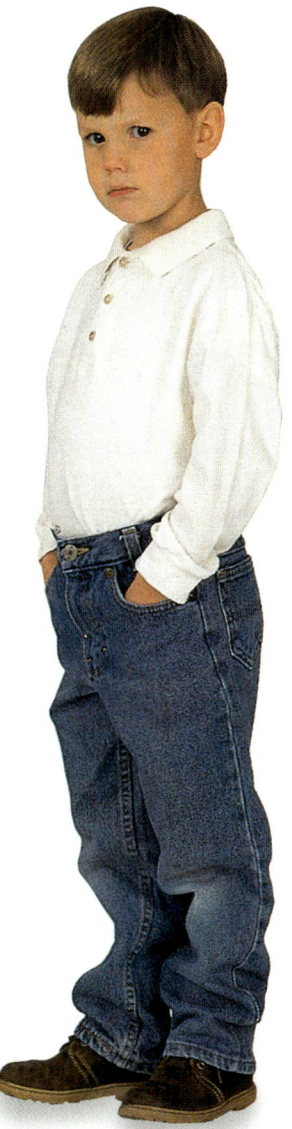

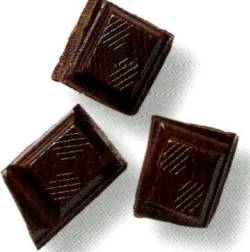

SCHOKOLADE

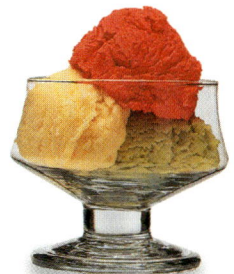

EISCREME

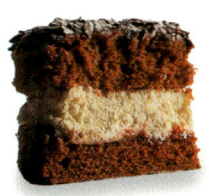

KUCHEN

LINKS *Stark denaturierte Nahrungsmittel mit reichlich Zucker, Nahrungsmittelzusätzen und Farbstoffen gelten als eine der Ursachen für Hyperaktivität.*

LINKS *Nahrungsmittelzusätze wie Farbstoffe und Konservierungsmittel gelten als eine der Hauptursachen für Hyperaktivität bei Kindern. Was auch immer die Ursache sein mag, aufgrund von Hyperaktivität sind die Kinder fordernd und manchmal schwer zu kontrollieren.*

### SCHULMEDIZINISCHE BEHANDLUNG

Ein Arzt kann gegen das Syndrom eine medikamentöse Therapie sowie eine Beratung empfehlen. Eine Ernährungsumstellung kann vorgeschlagen werden; es gibt allerdings wenig Belege, daß dies hilft.

## THERAPIEN

### CHIROPRAKTIK
• Chiropraktiker argumentieren, daß durch die Behandlung von Subluxationen der Fluß der Lebensenergie verbessert wird, wodurch sich die Aufmerksamkeitsspanne des Kindes verlängert (S. 118–125).

### OSTEOPATHIE
• Osteopathen sprechen sich für die Anwendung sanfter, craniosacraler Korrektionstechniken als Teillösung der Beschwerden aus (S. 106–113 und Craniosacrale Osteopathie S. 114/5).

### AKUPUNKTUR
• Therapeuten der japanischen Richtung Shoni-Shim glauben, daß es hilft, die Energie in langen Bewegungen über die Arme, Beine und den Rücken nach unten zu bürsten. Dafür verwenden sie spezielle Werkzeuge, die wie kleine Kämme aussehen. Zusätzlich klopfen sie sanft in die Mitte des Rückens (S. 20–28).

### KINESIOLOGIE
• Therapeuten zeigen einige einfache Übungen, durch die beide Gehirnhälften miteinander kommunizieren. Dies soll zu deutlichen Verbesserungen der Konzentration und der Schulleistung geführt haben (S. 126–133).

### AROMATHERAPIE
• Massagen mit etwas Lavendelöl oder Römischer Kamille können beruhigend wirken ebenso wie Neroli, Rose und Sandelholz (S. 104/5).

### PSYCHOTHERAPIE UND BERATUNG
• Verhaltens- und kognitive Therapien, Neurolinguistisches Programmieren, Kindertherapie und Familienberatung können Kind und Eltern helfen, die Krankheit zu akzeptieren und zumindest einige Faktoren beizulegen, die sie auslösen können (S. 196–199, S. 204/5 und S. 206/7).

### TANZTHERAPIE
• In der Therapie kann sich das Kind selbst ausdrücken und neue Formen der Bewegung entdecken. Dadurch lernt das Kind, sich besser zu organisieren und seine Energie produktiver einzusetzen (S. 226–229).

### MUSIKTHERAPIE
• Therapeuten versuchen, mit Hilfe von Musik Anspannungen zu lösen und Probleme und Emotionen non-verbal zu bearbeiten (S. 232–235).

### WEITERE THERAPIEN
• Weitere Therapien, die bei der Linderung dieses Syndroms von Nutzen sein können: Massage (S. 96–103), Cranio-Sacral-Therapie (S. 116/7) und Farbtherapie (S. 248–251).

# Bettnässen

Ärzte unterscheiden zwei Formen des Bettnässens: das primäre und das sekundäre nächtliche Einnässen. Den ersten Begriff verwendet man für Kinder, die noch nicht trocken waren, und den zweiten für Kinder, die schon trocken waren, dann aber wieder mit dem Bettnässen beginnen. Bei Kindern, die nachts noch nie trocken waren, können die Nerven und Muskeln, die die Blasenfunktion kontrollieren, unausgereift sein. Im zweiten Fall geht das Problem meist auf eine Form von Streß zurück, beispielsweise Schulprobleme, ein neues Geschwisterchen und Familienstreitigkeiten. Andere mögliche Ursachen sind Diabetes, eine Infektion der Harnwege oder eine angeborene Blasenanomalie.

Aus Sicht der Medizin gilt Bettnässen bis zu einem Alter von vier bis fünf Jahren nicht als Problem. Mit fünf Jahren sind nur noch 9 % aller Kinder Bettnässer und im Alter von 15 Jahren sind es nur noch 2 %. Sowohl Schul- als auch Komplementärmedizin sind sich einig, daß man unbedingt vermeiden sollte, dem Kind Schuld- oder Schamgefühle zu vermitteln. Jede Art von Bestrafung oder Druck auf das Kind sind ebenfalls unangebracht. Bis das Problem gelöst ist, sollte man allerdings eine wasserfeste Unterlage in das Bett legen. Außerdem kann man das Kind ermuntern, nicht direkt vor dem Schlafengehen zu trinken und zuvor noch einmal zur Toilette zu gehen. Geräte, die summen, sobald das Bett naß wird, können ebenfalls helfen. Laut Statistik werden drei von vier Bettnässern durch Summer trocken.

In extremen Fällen können Ärzte zur Einnahme von Antidepressiva raten. Sie wirken allerdings nicht immer; und wenn sie wirken, dann nur so lange, wie die Medikamente genommen werden.

UNTEN *Bettnässen kann Kindern ausgesprochen peinlich sein, und Ängste können das Problem noch verschlimmern. Geben Sie dem Kind Sicherheit und Geborgenheit, statt mit ihm zu schimpfen.*

## THERAPIEN

**AROMATHERAPIE**
• Eine Massage des unteren Rückens und des Bauchs mit Kamillenöl kurz vor dem Schlafen soll helfen (S. 104/5).

**PSYCHOTHERAPIE UND BERATUNG**
• Der Therapeut konzentriert sich auf die ursächlichen Streßfaktoren und kann außerdem versuchen, Ängste und mangelndes Selbstbewußtsein aufgrund des Bettnässens zu überwinden. Das Kind wird angeleitet, eine positive Rolle zu spielen. Vielleicht ermuntert man es, einen Kalender oder ein Tagebuch zu führen, in dem es Sterne für trockene Nächte gibt. Die Eltern werden aufgefordert, trockene Nächte positiv hervorzuheben und zu loben. Kognitive Verhaltenstherapien und Neurolinguistisches Programmieren gelten als besonders wirksame Therapien (S. 196–199 und S. 204/5).

**AKUPUNKTUR**
• Einige Therapeuten sind der Auffassung, daß die Stimulation der entsprechenden Akupunkturpunkte zur Problemlösung beitragen kann (S. 20–28).

**CRANIOSACRALE OSTEOPATHIE**
• Die Therapie, die insbesondere für Kleinkinder geeignet ist, versucht Streß durch Stimulation der Nervenenden in der Kopfhaut und zwischen den Schädelknochen zu lindern (S. 114/5).

**OSTEOPATHIE**
• Osteopathen halten Bettnässen für ein Anzeichen einer Funktionsstörung der Wirbelsäule. Die Nervenimpulse zwischen Gehirn und Blase sind dadurch unterbrochen. Die Behandlung wirkt diesem entgegen (S. 106–113 und Chiropraktik S. 118–125).

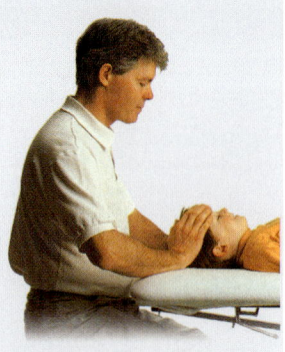

OBEN *In der craniosacralen Osteopathie werden vorsichtig die Schädelplatten des Kindes massiert, so daß die körperinterne Kommunikation wieder funktioniert.*

# Windpocken

Windpocken oder Varizellen sind eine äußerst ansteckende Virusinfektion, die durch direkten Kontakt oder Tröpfcheninfektion übertragen wird. Zwei Wochen nach dem Kontakt erscheint ein blasiger Ausschlag am Rumpf und im Gesicht, von wo er sich fast über den gesamten Körper verteilt. Der Ausschlag tritt schubweise in einem Abstand von zwei bis vier Tagen auf. Nach Aufbrechen der juckenden Bläschen bildet sich Schorf. Die Ansteckungszeit von Windpocken beginnt fünf Tage bevor der Ausschlag ausbricht und dauert, bis alle Windpocken verschorft sind.

50 % aller Krankheitsfälle treten bei Kindern im Alter zwischen fünf und neun Jahren auf. Normalerweise handelt es sich um eine ungefährliche Krankheit, die allerdings zu Komplikationen führen kann. Nach einem anfänglichen Befall kann das Virus schlafend in den Nervenzellen liegen und später als Gürtelrose reaktiviert werden. Den besten Schutz bietet hiergegen eine Impfung. Der Windpocken-Impfstoff, der seit 1995 auf dem Markt ist, kann 70–90 % aller Erkrankungen verhindern. Patienten, die trotz Impfung an Windpocken erkranken, haben leichtere Symptome und weniger Hautbläschen.

Durch häusliche Behandlung sollen hauptsächlich der quälende Juckreiz von Windpocken sowie das Fieber und die anderen Beschwerden gelindert werden. Kratzen kann zu Sekundärinfektionen und zur Narbenbildung führen. Der Juckreiz läßt sich durch Auflegen feuchter Kompressen oder durch ein kaltes oder lauwarmes Bad lindern. Galmeilotion kann ebenfalls den Juckreiz lindern. Hat der Ausschlag die Genitalien befallen, kann eine anästhetische Creme die Schmerzen betäuben. .

In den meisten Fällen bedürfen Windpocken keiner besonderen medizinischen Versorgung. Man sollte allerdings immer einen Arzt aufsuchen, wenn man unsicher bezüglich der Diagnose ist oder wenn Komplikationen auftreten. Suchen Sie ferner einen Arzt auf, wenn sich die Bläschen entzünden, wenn der umgebende Bereich anschwillt, rot und schmerzhaft wird oder wenn Eiter aus den Bläschen austritt.

## SYMPTOME

*leichtes Fieber • punktförmiger Ausschlag, der sich zu juckenden Blasen entwickelt • Blasen platzen auf und bilden Schorf.*

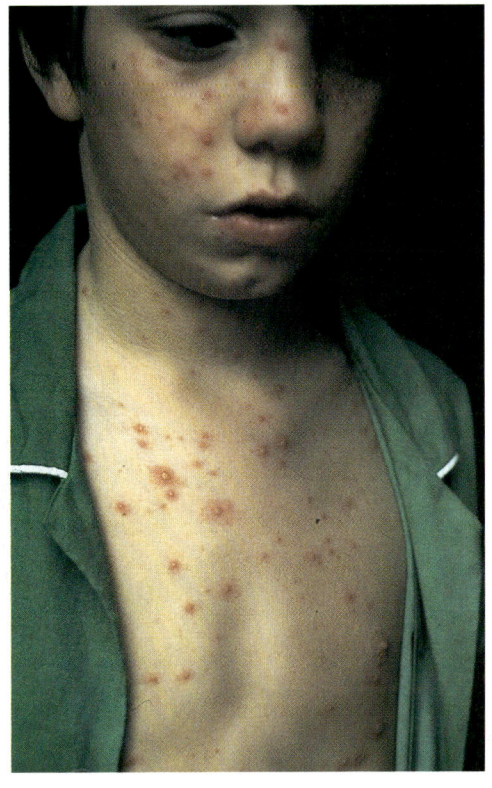

*LINKS Der Ausschlag ist unansehnlich und juckt. Man sollte versuchen, das Kind vom Aufkratzen abzuhalten. Kratzen verlangsamt den Heilungsprozeß und kann Narben hinterlassen.*

### SCHULMEDIZINISCHE BEHANDLUNG

Leichte Schmerzmittel können zur Schmerzlinderung und zur Fiebersenkung verschrieben werden. Tupft man beruhigende Lotionen auf den Ausschlag, kann dies das Unbehagen lindern.

### VORSICHT

Rufen Sie sofort einen Arzt, wenn das Fieber über 39 °C steigt; wenn das Kind schwer zu wecken oder verwirrt ist; wenn es Schwierigkeiten beim Gehen oder einen steifen Nacken hat; wenn es sich wiederholt erbricht, Atemschwierigkeiten hat oder stark hustet oder wenn das Kind sehr krank wirkt. Geben Sie Kindern kein Aspirin.

## THERAPIEN

**AROMATHERAPIE**
• Therapeuten raten, zur Linderung des Juckreizes Lavendelöl direkt auf die Pusteln zu tupfen. Dadurch wird auch die Heilung gefördert, da Lavendelöl antibakterielle Eigenschaften besitzt und sekundäre Infektionen verhindert. Teebaum- und Bergamotteöl sind mögliche Alternativen. Das Öl sollte stark mit Kamillentee verdünnt werden. Kalte Kompressen mit Pfefferminzöl können das Fieber senken (S. 104/5).

**HYDROTHERAPIE**
• Bei Verdacht auf Windpocken empfehlen Therapeuten heiße Bäder. Dadurch bricht der Ausschlag schneller aus und der Krankheitsverlauf wird beschleunigt. Nach Ausbruch der Krankheit können lauwarme Bäder mit natürlichen Substanzen wie Natriumbikarbonat lindernd wirken (S. 172–179).

**AKUPRESSUR**
• Druck auf die geeigneten Akupressurpunkte kann nach Aussage der Therapeuten Fieber senken (S. 20–28).

*UNTEN Tupft man verdünntes Lavendelöl auf den Ausschlag, kann dies den Juckreiz lindern und Infektionen bekämpfen. Einige Tropfen im Badewasser haben dieselbe Wirkung. Das Öl sollte stark mit Kamillentee verdünnt werden.*

*UNTEN Galmeilotion zieht ebenso wie Natriumbikarbonat im Badewasser die Hitze aus dem Ausschlag.*

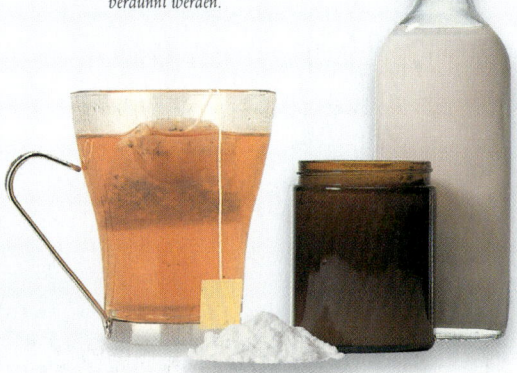

# Mumps

Mumps ist eine ansteckende Krankheit, die von einem Virus hervorgerufen wird, das die Ohrspeicheldrüsen befällt. Letztere sitzen hinter den Wangen in dem Bereich zwischen Ohr und Kiefer. Für ein bis drei Tage schwellen die Drüsen zunehmend an und schmerzen. Die Schmerzen sind beim Schlucken, Sprechen, Kauen und beim Trinken säurehaltiger Säfte wie Orangensaft am schlimmsten. Häufig sind die Schwellungen von Fieber, Kopfschmerzen und Appetitlosigkeit begleitet. In zwei von drei Fällen sind sowohl die linke als auch die rechte Ohrspeicheldrüse betroffen. Die zweite Drüse schwillt meist vier bis fünf Tage nach der ersten an.

Da die Inkubationszeit von Mumps durchschnittlich 18 Tage beträgt und die Krankheit während dieser Zeit symptomlos ist, läßt sich die Ausbreitung kaum verhindern. Aus diesem Grund empfehlen viele Ärzte eine Impfung von Babys mit MMR-Lebendvakzine. Die geschwollenen Drüsen lassen sich mit warmen oder kalten Wickeln beruhigen, je nachdem, was dem Kind besser tut. Außerdem sollte es reichlich trinken. Wasser und Tee sind am besten, da sie keine Säure enthalten und die Schmerzen nicht verschlimmern. Ein an Mumps erkranktes Kind sollte vom Auftreten der Symptome 14 Tage keinen Kontakt zu anderen Kindern haben bzw. 7 Tage nachdem die Schwellung abgeklungen ist.

Man sollte einen Arzt aufsuchen, wenn Ohren- oder Kopfschmerzen sehr stark werden, die Temperatur über 38,5 °C ansteigt oder der Nacken steif wird. Derartige Komplikationen sind jedoch relativ selten. Einer von vier jungen Männern, die an Mumps erkranken, leidet gleichzeitig an Hodenentzündung, die zur Unfruchtbarkeit führen kann. Konsultieren Sie umgehend einen Arzt.

## SYMPTOME

*Appetitlosigkeit • Müdigkeit • Kopfschmerzen • leichtes Fieber • geschwollene, schmerzhafte Drüsen unter dem Kiefer • Die Schwellung ist schmerzhaft.*

### KURZINFORMATION

• Durch eine Impfung sind 75–95 % der geimpften Personen geschützt.

• Mumps tritt häufiger bei älteren Kindern auf; am stärksten gefährdet sind Jugendliche.

• Wer einmal an Mumps erkrankt ist, ist meist für den Rest seines Lebens davor geschützt.

• Das Mumpsvirus wird durch Tröpfcheninfektion (Husten und Niesen) übertragen.

### SCHULMEDIZINISCHE BEHANDLUNG

Bettruhe, kalte Kompressen und leichte Schmerzmittel können angezeigt sein. Männliche Teenager können gegebenenfalls auch mit Kortison behandelt werden.

### VORSICHT

Rufen Sie einen Arzt bei starken Kopfschmerzen, steifem Nacken, ungewöhnlich hohem Fieber, Lichtempfindlichkeit, Schwindelgefühlen und Verwirrung. Bei jungen Männern sollte man einen Arzt konsultieren, wenn die Hoden anschwellen und schmerzen. Verabreichen Sie Kindern kein Aspirin.

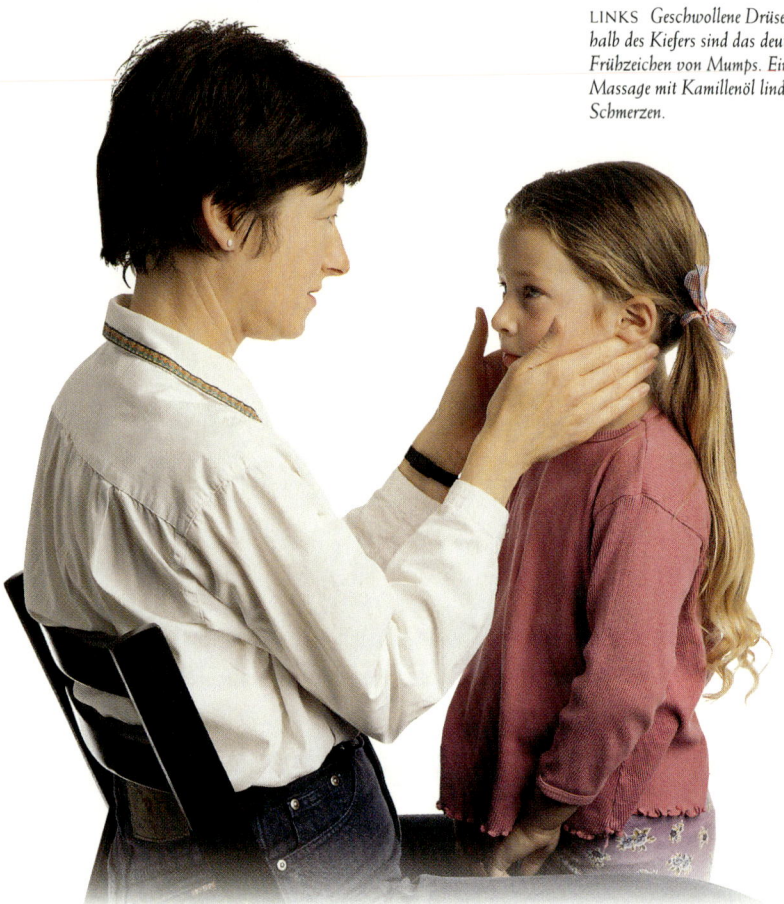

LINKS *Geschwollene Drüsen unterhalb des Kiefers sind das deutlichste Frühzeichen von Mumps. Eine Massage mit Kamillenöl lindert die Schmerzen.*

### THERAPIEN

**AROMATHERAPIE**
• Eine sanfte Nackenmassage mit Kamillen- oder Lavendelöl verdünnt in Traubenkernöl kann die Schmerzen lindern (S. 104/5).

**HYDROTHERAPIE**
• Kalte Kompressen lassen die Schwellungen abklingen und senken das Fieber (S. 172–179).

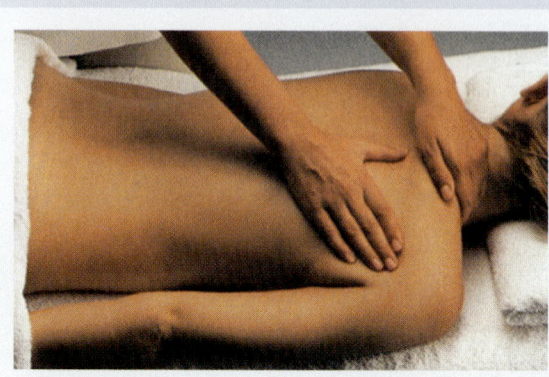

RECHTS *Die Massage des Nackens kann Schmerzen in Verbindung mit Mumps lindern.*

# Masern

Masern sind eine sehr ansteckende Infektion der Atemwege, an der Erwachsene sowie Kinder erkranken können. Die ersten Anzeichen, die 3–4 Tage vor dem Ausschlag auftreten, sind Reizbarkeit, Tropfnase, rote, lichtempfindliche Augen, abgehackter Husten und erhöhte Temperatur. Ein weiteres Symptom sind rote, kleine, ungleichmäßige Flecken, die in der Mitte bläulichweiß sind und normalerweise einen Tag vor Ausbruch des Ausschlags im Mund auftreten. Der Ausschlag beginnt im typischen Fall auf der Stirn und breitet sich dann über Nacken, Gesicht und Körper aus, bis nach drei bis vier Tagen die Füße erreicht sind. Masern dauern 10–14 Tage, während dieser Zeit sollte das Kind keinen Kontakt zu anderen Kindern haben.

Babys sind während der ersten sechs bis acht Monate meist durch die mütterliche Leihimmunität geschützt. Ansonsten kann man sich durch Impfung vor Masern schützen. Bei Verdacht auf Masern, sollte man einen Arzt rufen und das Kind ermuntern, möglichst viel Wasser, Fruchtsaft, Tee oder Limonade zu trinken, um den Flüssigkeitsverlust durch Schwitzen auszugleichen und Lungenentzündungen vorzubeugen. Ein Luftbefeuchter kann den Husten lindern und die Atmung erleichtern. Schmerzmittel wirken fiebersenkend und lindern die Beschwerden. Wenn die Augen lichtempfindlich sind, sollten Fernsehen und Computer tabu sein.

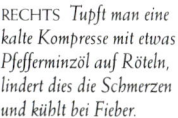

LINKS *Man sollte reichlich Flüssigkeit aufnehmen, um den Flüssigkeitsverlust durch Schwitzen aufgrund des Fiebers auszugleichen.*

## SYMPTOME

*Tropfnase • rote, lichtempfindliche Augen • Husten • Fieber • Flecken im Mund • Ausschlag, der an der Stirn beginnt und aus großen, flachen, roten bis rotbraunen Flecken besteht, die häufig ineinander übergehen*

### VORSICHT

Rufen Sie einen Arzt, wenn erneut Fieber auftritt, nachdem der Ausschlag schon abheilt, wenn das Kind über starke Kopfschmerzen, steifen Nacken oder Schwindel klagt, nur schwer wach wird oder wenn es Anzeichen für eine Infektion der Lunge gibt.

### SCHULMEDIZINISCHE BEHANDLUNG

Bettruhe, reichlich Flüssigkeit und leichte Schmerzmittel können angezeigt sein. Bei Lungen- und Ohreninfektionen können auch Antibiotika verschrieben werden. Geben Sie Kindern kein Aspirin.

## THERAPIEN

**AROMATHERAPIE**
• Treten Schleim und andere Erkältungssymptome auf, kann eine sanfte Massage mit Teebaumöl in einem leichten Trägeröl helfen. Zur Linderung des Juckreizes kann man die Haut mit einem kalten Lavendelaufguß mit einem Schwamm abwaschen oder man gibt einen Teelöffel destillierte Zaubernuß auf 0,3 l Wasser (S. 104/5).

**HYDROTHERAPIE**
• Lauwarme Bäder mit etwas aufgelöstem Natriumbikarbonat beruhigen den Ausschlag (S. 172–179).

**AKUPRESSUR**
• Druck auf die geeigneten Akupressurpunkte kann nach Aussage der Therapeuten das Fieber lindern (S. 29–31).

# Röteln

Diese sehr ansteckende Infektion beginnt meist mit leichtem Fieber und geschwollenen Drüsen im Nacken und hinter den Ohren. Nach ein bis zwei Tagen folgt ein Ausschlag, der sich vom Haaransatz über den ganzen Körper ausbreitet. Der nicht juckende Ausschlag dauert etwa drei Tage. Andere Symptome dieser relativ leichten Krankheit sind Bindehautentzündung, verstopfte oder tropfende Nase, geschwollene Lymphdrüsen, Schmerzen und Schwellungen der Gelenke, v. a. bei jungen Frauen, und Schmerzen in den Hoden bei Männern.

Man kann sich gegen Röteln impfen lassen. Die Impfung ist allerdings ungeeignet für schwangere Frauen oder Frauen, die beabsichtigen innerhalb der nächsten 3 Monate schwanger zu werden. Erkranken schwangere Frauen an Röteln, kann es zu schweren Mißbildungen des Fötus kommen.

## SYMPTOME

*Fieber • geschwollene Drüsen im Nacken und hinter den Ohren • rosa Ausschlag*

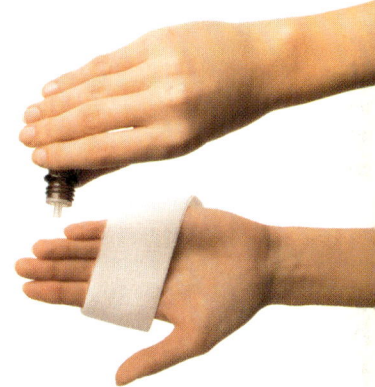

RECHTS *Tupft man eine kalte Kompresse mit etwas Pfefferminzöl auf Röteln, lindert dies die Schmerzen und kühlt bei Fieber.*

### VORSICHT

Frauen, die beabsichtigen, schwanger zu werden, sollten durch einen Bluttest bestätigen lassen, daß sie immun gegen Röteln sind, falls sie nicht mehr wissen, ob sie gegen die Krankheit geimpft wurden. Wer schwanger ist und ohne Impfschutz Kontakt mit Röteln hatte, sollte umgehend einen Arzt aufsuchen.

### SCHULMEDIZINISCHE BEHANDLUNG

Bettruhe, viel Flüssigkeit und gegebenenfalls leichte Schmerzmittel.

## THERAPIEN

**AKUPRESSUR**
• Druck auf die geeigneten Akupressurpunkte kann nach Aussage der Therapeuten das Fieber senken (s. S 29–31).

**AROMATHERAPIE**
• Kalte Kompressen mit einigen Tropfen Pfefferminzöl können das Fieber senken (S. 104/5).

**HYDROTHERAPIE**
• Häufige, kalte Bäder können das Fieber senken (S. 172–179).

# ALTERSBESCHWERDEN

## Alzheimer

Gedächtnisverlust, Stimmungsschwankungen, Verwirrung und geistiger Abbau sind Anzeichen von Alzheimer. Es gibt viele Theorien über die Ursachen. Einige Forscher glauben, daß ein Virus oder eine Infektion verantwortlich sind, während andere auf chemische Substanzen des Gehirns, Veranlagung und Umweltgifte wie Aluminium und Quecksilber tippen. Unabhängig von der Ursache besteht die Folge im zunehmenden Verfall der Gehirnzellen, die den Intellekt kontrollieren, die Art und Weise, wie das Gehirn Informationen aufnimmt und verarbeitet. Alzheimer ist irreversibel.

Die Krankheit bricht allmählich aus, wobei sich Anzeichen und Symptome schubweise verschlechtern. Die ersten Anzeichen sind Vergeßlichkeit, Orientierungslosigkeit, zunehmende Unfähigkeit, alltägliche Aufgaben zu erledigen, eingeschränktes Urteilsvermögen, fehlender Antrieb, Depressionen und Ängste. Mit zunehmender Verschlechterung geistern die Betroffenen orientierungslos umher, sind ruhelos und leicht reizbar; besonders in der Nacht kommt es zu Zwangshandlungen und Muskelzuckungen. In der Endphase erkennen die Betroffenen häufig weder ihre Familie noch sich selbst und können nicht sprechen. Sie mergeln aus und verlieren die Kontrolle über die Körperfunktionen.

Eine korrekte Diagnose ist wichtig, denn die Symptome von Alzheimer ähneln denen anderer Erkrankungen, die behandelt und geheilt werden können. Wird Alzheimer diagnostiziert, konzentriert sich die Behandlung darauf, die Lebensqualität möglichst lange zu erhalten.

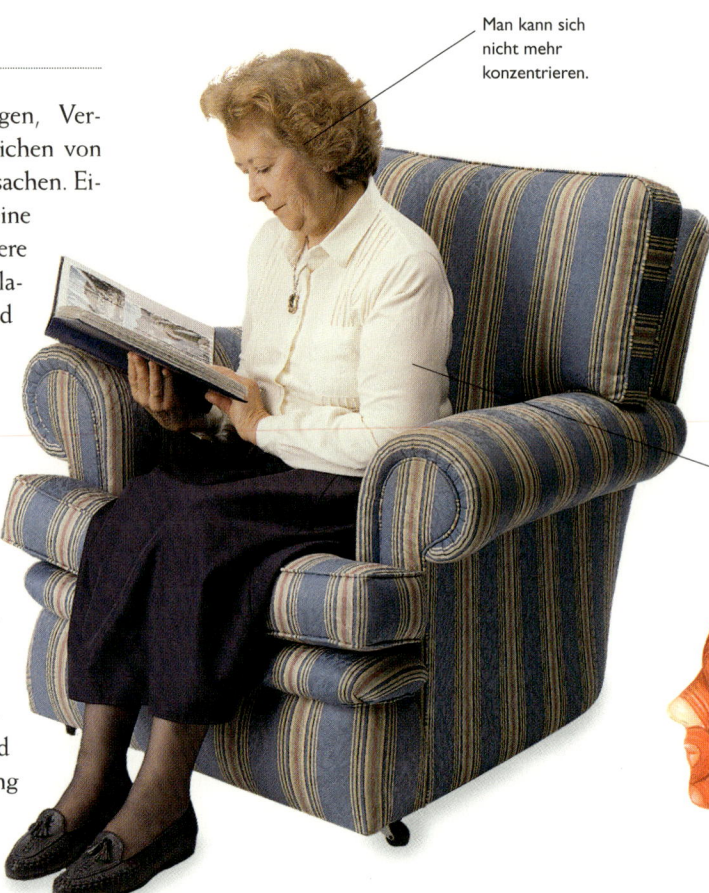

Man kann sich nicht mehr konzentrieren.

Die Behandlung konzentriert sich augenblicklich auf den Erhalt der Lebensqualität.

OBEN *Alzheimer-Patienten oder Patienten mit seniler Demenz sind zunehmend weniger in der Lage, die Anforderungen des Alltags zu bewältigen. Das familiäre Umfeld und liebevolle Unterstützung können die Orientierungslosigkeit und die Verzweiflung lindern.*

OBEN *Mit zunehmendem Alter scheint das Gehirn zu schrumpfen oder zu verkümmern, wodurch Denkprozesse und Bewegungen langsamer werden, was irgendwann zu Vergeßlichkeit und seniler Demenz führt.*

### SYMPTOME

*Gedächtnisverlust • Stimmungsschwankungen • Verwirrung • geistiger Abbau • Konzentrationsschwierigkeiten • Verhaltensveränderungen*

### THERAPIEN

**QIGONG**
- In dieser chinesischen Therapie werden Atemtechniken und körperliche Übungen verbunden. Qigong stimuliert das Gehirn und fördert die Konzentration (S. 44/5).

**ENTSPANNUNGS- UND ATEMTECHNIKEN**
- Therapeuten zeigen Übungen, die das Gedächtnis verbessern können und Körper und Geist entspannen (S. 158–165 und S. 166–171).

**YOGA**
- Therapeuten sind der Auffassung, daß ein entspannter Körper eine gleichmäßige Atmung und einen klaren, ruhigen Geist fördert. Es gibt mehrere Übungen, mit denen man dies erreichen kann (S. 52–59).

**TAI CHI CHUAN**
- Die sanften Übungen von Tai Chi Chuan sind meditativ und entspannend und fördern die geistige Agilität (S. 46–51).

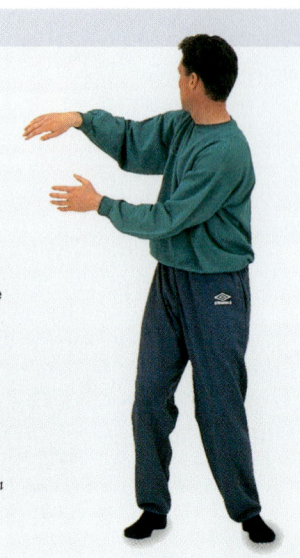

RECHTS *Tai Chi Chuan fördert den Energiefluß in Körper und Geist.*

# Altersdepressionen

Zwar leiden die meisten Menschen auch in jungen Jahren gelegentlich unter unterschiedlich stark ausgeprägten Depressionen, am häufigsten treten diese jedoch im Alter auf. Mit zunehmendem Alter haben viele Menschen das Gefühl, daß sich andere nicht mehr für sie interessieren, daß ihre Abhängigkeit problematisch ist und daß sie keine Aufgabe mehr haben. Häufig wird dieses Problem verstärkt durch die Abnahme an sozialen Kontakten, was Isolierung und Einsamkeit verstärkt. Ferner fehlt oft geistige Stimulation. Viele alte Menschen ziehen sich immer stärker zurück und werden depressiv.

Zur Überwindung leichter, schwer erklärlicher Depressionen kann man selbst eine Menge tun. Ersetzen Sie jeden negativen Gedanken, der Ihnen durch den Kopf geht, durch einen positiven. Betätigen Sie sich jeden Tag sportlich, fordern Sie sich mit einem neuen Projekt oder einer neuen Aufgabe, helfen Sie anderen, denen es nicht so gut geht wie Ihnen, machen Sie etwas zur Entspannung und sprechen Sie mit anderen über Ihre Anspannungen und Frustrationen. Man sollte Medikamente und Alkohol möglichst meiden. Zuviel Alkohol und die Einnahme von Medikamenten zur Entspannung können Depressionen auslösen oder verschlimmern. Bei starken Depressionen verschreibt der Arzt eventuell Antidepressiva manchmal in Verbindung mit Psychotherapie. Es kann jedoch einige Zeit dauern, bis Besserung eintritt.

## SYMPTOME

*Reizbarkeit und Aggression • Verwirrung und Orientierungslosigkeit • Kotinkontinenz kann ein Zeichen von Altersdepressionen sein.*

### VORSICHT

Man sollte einen Arzt aufsuchen, wenn Depressionen länger als 3 Wochen anhalten und den täglichen Ablauf beeinträchtigen; wenn man sich zurückgezogen hat; wenn die Depressionen nach Einnahme von Medikamenten auftreten oder in Verbindung mit dunklem, grauen Wetter oder den Wintermonaten. Wer Selbstmordgedanken hat, sollte umgehend einen Arzt aufsuchen.

### SCHULMEDIZINISCHE BEHANDLUNG

Bei schweren Depressionen können Antidepressiva und Beratung angezeigt sein. Leichte Depressionen lassen sich kurzfristig mit Tranquilizern und Schlaftabletten behandeln.

UNTEN *Sportliche Betätigung ist ein ausgezeichnetes Mittel gegen Depressionen. Wer sich körperlich gut fühlt, fühlt sich auch seelisch besser.*

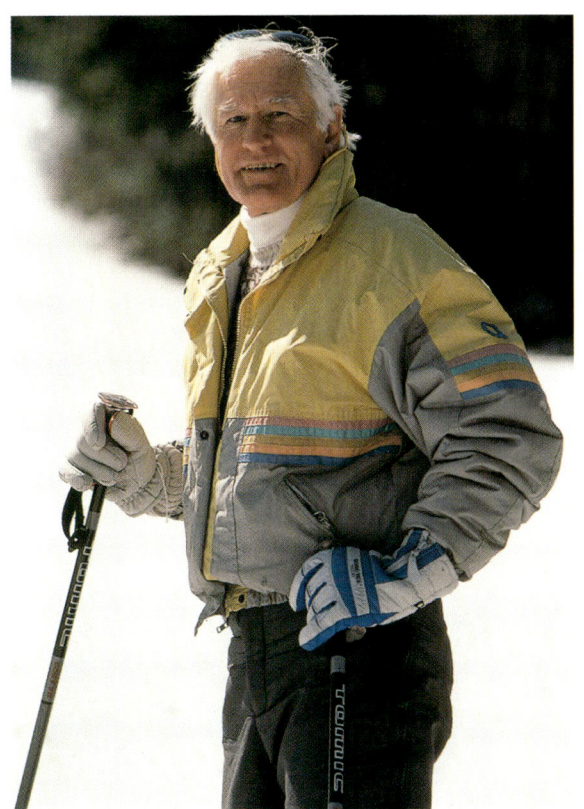

### THERAPIEN

**AROMATHERAPIE**
• Eine therapeutische Massage mit stimmungsaufhellenden Ölen kann helfen. Geeignete Öle sind Bergamotte, Kamille, Muskatellersalbei, Jasmin, Geranium, Lavendel, Zitronenmelisse, Orange, Rose, Sandelholz und Ylang Ylang entweder als Mischung und einzeln (S. 104/5).

**HYDROTHERAPIE**
• Saunabäder und gründliches Abrubbeln des Körpers helfen in einigen Fällen (S. 172–179).

**AKUPUNKTUR**
• Depressionen gelten hier als Leberbeschwerden. Daher konzentriert sich die Behandlung auf die Meridiane von Leber, Gallenblase, Herzbeutel, Milz und Magen (S. 20–28).

**HYPNOTHERAPIE**
• Laut Aussage der Therapeuten hilft Hypnose bei Altersdepressionen. Dies gilt auch für Autosuggestion (S. 218–223).

**MASSAGE**
• Eine angenehme, entspannende Massage vertreibt die Symptome von Depressionen und fördert das Wohlbefinden (S. 96–103).

**ENTSPANNUNGS- UND ATEMTECHNIKEN**
• Depressive Anspannungen und Ängste können durch Atemübungen und Übungen zur Lockerung der Muskeln gelindert werden (S. 158–165 und S. 166–171).

**KUNSTTHERAPIE**
• Indem die Patienten ihre Gefühle ausdrücken, so die Therapeuten, gewinnen sie Vertrauen und Selbstachtung. Das künstlerische Produkt kann Symbole enthalten, die – ähnlich wie Träume in der Psychoanalyse – interpretiert werden können (S. 238–241).

**PSYCHOTHERAPIE UND BERATUNG**
• Therapeuten vertreten die Auffassung, daß durch Beratung Depressionen überwunden werden können (S. 188–191).

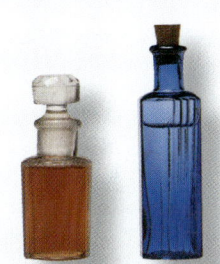

OBEN *Aromatherapeuten empfehlen Massagen mit stimmungsaufhellenden und harmonisierenden Ölen (s. oben).*

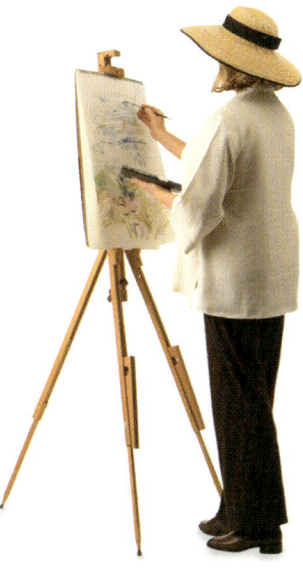

OBEN *Depressionen führen häufig zur Unterdrückung von Gefühlen (oder sind eine Folge davon) und zu einem Verlust des Selbstbewußtseins. Kunsttherapie kann negative Gedanken und Gefühle verdrängen, indem man sich kreativ auf Papier ausdrückt.*

# Osteoporose

Osteoporose ist eine schwächende Krankheit, bei der die Knochen spröde und porös werden und dadurch leichter brechen. Sämtliche Knochen können betroffen sein, doch besonders gefährdet sind Hüfte, Wirbelsäule und Handgelenk. Frauen, insbesondere nach der Menopause, erkranken viermal häufiger an Osteoporose als Männer. Dies liegt daran, daß die Eierstöcke die Produktion des weiblichen Hormons Östrogen einstellen, das für die Knochendichte wichtig ist.

Je älter man wird, desto höher ist das Osteoporoserisiko. Kalziummangel spielt dabei eine Schlüsselrolle, doch auch verschiedene andere Faktoren sind beteiligt, u.a. Rauchen, übermäßiger Alkoholkonsum, Ernährung und mangelnde Bewegung. Die Anfälligkeit für Knochenbrüche kann eine Veranlagung sein, doch auch medizinische Beschwerden und die Einnahme von Medikamenten, insbesondere Steroiden, über eine lange Zeit kann eine Prädisposition für die spätere Erkrankung darstellen. Zwar sind ständige Rückenschmerzen verbreitet, doch ansonsten ist die Krankheit zu Beginn schwer erkennbar. Häufig ist ein Bruch nach einem kleinen Sturz ein erstes Anzeichen. Mit zunehmender Verschlimmerung wird die Wirbelsäule immer kürzer und krümmt sich. Körperliche Anzeichen sind eine Größenabnahme und die charakteristischen hochgezogenen Schultern (»Witwenbuckel«).

Man kann selbst viel tun, um Osteoporose vorzubeugen oder die Auswirkungen zu lindern. Man sollte das Rauchen aufgeben und den Alkoholkonsum einschränken. Außerdem sollte man seine Ernährung überprüfen. Es ist wichtig, auf eine ausreichende Aufnahme von Kalzium und Vitamin D zu achten, da der Körper Kalzium nur

in Verbindung mit Vitamin D aufnehmen kann. Ärzte empfehlen eine tägliche Kalziumaufnahme von 1000 mg, bei Frauen nach der Menopause von 1500 mg. Milch, Käse, Joghurt, Brot, Sardinen, Brokkoli und Eier sind reich an Kalzium ebenso wie Lachs, Spinat, Sojabohnen und Erdnüsse. Regelmäßige sportliche Betätigung, insbesondere in der Jugend (wenn sich die Knochenmasse bildet), beugt Knochenschwund vor. Fordern Sie sich allerdings anfangs nicht zu sehr, insbesondere wenn Sie etwas aus dem Training sind.

Wer zuwenig Kalzium über die Nahrung aufnimmt, sollte zusätzlich ein geeignetes Kalziumpräparat nehmen. Bei Frauen nach der Menopause kann der Arzt zu einer Hormonersatztherapie raten. Da dies nicht ganz ungefährlich ist, sollte man die Vor- und Nachteile im Vorwege abwägen.

## SYMPTOME

*ständige Rückenschmerzen • Handgelenk-, Unterarm-, Hüft- und Schulterbrüche nach leichten Stürzen • abnehmende Körpergröße durch Verkürzung der Wirbelsäule • hochgezogene Schultern*

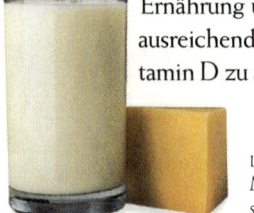

LINKS *Essen Sie viel kalziumreiche Nahrungsmittel wie Milch und Käse, dies stärkt die Knochen.*

### KURZINFORMATION

• Mehr als 12 Millionen Deutsche, hauptsächlich Frauen, sind gefährdet, an Osteoporose zu erkranken.

• Osteoporose ist in Deutschland alljährlich für über 500 000 Knochenbrüche verantwortlich, von denen etwa 20 % die Hüfte betreffen.

• Wer an Osteoporose erkrankt ist, hat ein sehr hohes Risiko, sich bei einem Sturz die Hüfte zu brechen.

• Besonders gefährdet sind kleine, zierliche Frauen sowie Frauen, deren Monatsblutungen aufgrund von Eßstörungen wie Bulimie und Magersucht oder aufgrund übermäßiger sportlicher Betätigung bereits vor der Menopause ausbleiben.

### THERAPIEN

**YOGA**
• Therapeuten vertreten die Auffassung, daß der Körper durch eine tiefere Atmung aus dem Zwerchfell besser mit der veränderten Knochenstruktur umgehen kann. Man lernt ferner besondere Entspannungstechniken und Übungen, die die Kräftigung und Beweglichkeit des Körpers fördern (S. 52–59).

**TAI CHI CHUAN**
• Diese langsamen, anmutigen Übungen sollen den Fluß der Lebensenergie Qi fördern, wodurch geistige, seelische und körperliche Energien bestmöglich genutzt werden können. Die Übungen können außerdem die Haltung verbessern und die Beweglichkeit der Gelenke fördern (S. 46–51, Qigong S. 44/5).

**FUSSREFLEXZONEN-MASSAGE**
• Die Massage der entsprechenden Reflexzonen entspannt nach Aussage der Therapeuten die Muskulatur und lindert Gelenkentzündungen (S. 66–71).

**CHIROPRAKTIK**
• Korrektionstechniken können die ständigen Rückenschmerzen bei dieser Krankheit lindern (S. 118–125).

**OSTEOPATHIE**
• Die Korrektionstechniken der Osteopathie erwiesen sich als ausgesprochen hilfreich bei der Linderung akuter Rückenschmerzen und anderer Beschwerden des Bewegungsapparates. Die Therapie eignet sich v. a. zur Verbesserung der Beweglichkeit (S. 106–113).

**AKUPUNKTUR**
• Akupunktur ist eine allgemein anerkannte Therapie zur Schmerzlinderung. Akupunkteure sind ferner überzeugt, daß der gleichmäßige Fluß von Qi entscheidend für eine gute Gesundheit ist (S. 20–28).

**LICHTTHERAPIE**
• Tageslicht fördert die Vitamin-D-Produktion des Körpers. Vitamin D wird zur Aufnahme von Kalzium benötigt, welches wiederum entscheidend für die Knochen ist (S. 242/3).

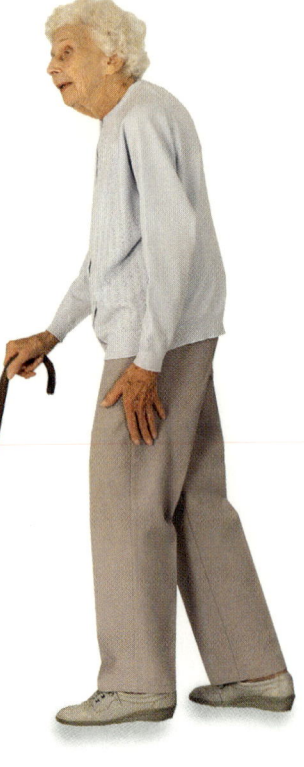

OBEN *Osteoporose tritt am häufigsten bei Frauen jenseits der Menopause auf und führt zu dem charakteristischen »Witwenbuckel«. Achtet man schon frühzeitig im Leben auf die Ernährung und die Gesundheit, kann dies Osteoporose vorbeugen.*

### SCHULMEDIZINISCHE BEHANDLUNG

Ärzte können röntgen, Bluttests machen und Schmerzmittel, Vitamin D und Kalziumtabletten verschreiben. Physikalische Therapien und Krankengymnastik können ebenfalls empfohlen werden. Durch neue, noch nicht ausgereifte Medikamente kann eventuell Knochenmasse wieder aufgebaut werden.

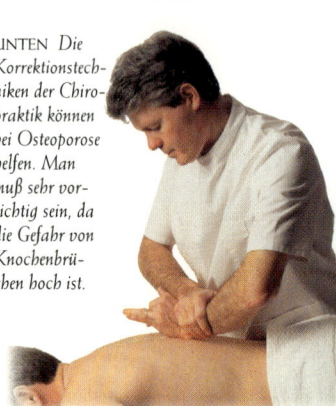

UNTEN *Die Korrektionstechniken der Chiropraktik können bei Osteoporose helfen. Man muß sehr vorsichtig sein, da die Gefahr von Knochenbrüchen hoch ist.*

# Schlaganfall

Ein Schlaganfall oder Hirnschlag ist die Folge der unterbrochenen Blutversorgung eines Teils des Gehirns. Die häufigsten Ursachen sind Blutgerinsel, die eine Arterie verstopfen können, oder Blutungen im oder um das Gehirn. Die Folgen eines Schlaganfalls hängen von der Ursache und den betroffenen Gehirnteilen ab.

Bis zu einem Alter von 55 Jahren sind Schlaganfälle eher ungewöhnlich, danach wächst das Risiko mit zunehmendem Alter. Rauchen, Diabetes, Bluthochdruck und Atherosklerose begünstigen einen Schlaganfall. Man unterscheidet zwei Formen: einen persistierenden kompletten Hirninfarkt, der zu Lähmungen führen kann und der eine relativ lange Genesungszeit benötigt, wobei die Folgen nur zum Teil reversibel sind und die transitorisch ischämische Attacke (TIA). Diese ist schwächer und verschwindet meist binnen weniger Minuten. Sie stellt allerdings eine Warnung dar, daß es zu einem schweren Schlaganfall kommen kann. Um dies zu verhindern, sollte man mit dem Rauchen aufhören, auf den Blutdruck achten, sich fettarm und salzarm ernähren, überschüssiges Gewicht abbauen und regelmäßig Sport treiben.

Ein Schlaganfall kann plötzlich auftreten, häufig ohne Warnung. Es handelt sich um einen lebensgefährlichen Notfall. Die häufigsten Anzeichen sind plötzliche Taubheit, Schwäche oder einseitige Lähmung im Gesicht, Armen oder Beinen, Verlust der Sprache oder Schwierigkeiten beim Sprechen und Verstehen, verschwommene Wahrnehmung, Schwindel und plötzliche, starke Kopfschmerzen ohne ersichtlichen Grund. In der Schulmedizin versucht man, die Gefahr eines weiteren Schlaganfalls durch die Verabreichung eines Antikoagulans zu reduzieren, das die Bildung neuer Blutgerinsel verhindert. Die weitere Behandlung kann sich auf die Verbesserung von Atmung und Durchblutung konzentrieren. Physiotherapie kann während der Rekonvaleszenz angezeigt sein. Komplementäre Therapien können ebenfalls die Genesung unterstützen, man sollte jedoch vorab mit dem Arzt sprechen.

## SYMPTOME

*Eine Seite des Gesichtes/Körpers ist taub. • Ein Auge sieht verschwommen. • plötzliche Sprach- und Verständnisschwierigkeiten • Schwindel und Gleichgewichtsstörungen • Verlust des Sehvermögens, starke Kopfschmerzen • Bewußtlosigkeit*

RECHTS *Plötzliche starke Kopfschmerzen können Vorbote eines Schlaganfalls sein.*

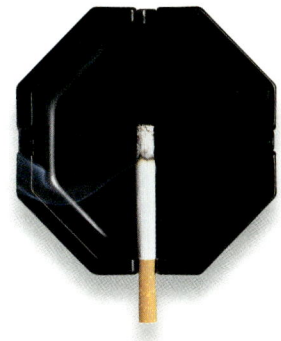

OBEN *Rauchen erhöht das Risiko eines Schlaganfalls. Alle Ärzte und Therapeuten raten vom Rauchen ab.*

### SCHULMEDIZINISCHE BEHANDLUNG

Nachdem die unmittelbaren Folgen und Gefahren eines Schlaganfalls beigelegt wurden (dies erfordert einen Krankenhausaufenthalt) werden physikalische Therapien verordnet, um den Normalzustand weitestgehend wieder herzustellen.

### VORSICHT

Ein Schlaganfall ist ein medizinischer Notfall. Schnelles Handeln kann Leben retten. Personen, die zur Risikogruppe gehören oder eventuell schon einen Schlaganfall erlitten haben, sollten mit ihrem Arzt sprechen, bevor sie sich für eine alternative Therapie entscheiden.

### KURZINFORMATION

• Schlaganfall ist in den Insutrieländern eine der häufigsten Todesursachen.

• Der Prozentsatz der tödlich endenden Schlaganfälle ist zum ersten Mal seit 40 Jahren wieder gestiegen.

• Bluthochdruck, Rauchen, Diabetes und Herzerkrankungen sind Hauptursachen für einen Schlaganfall.

• Männer sind häufiger betroffen als Frauen.

• Einige Antibabypillen erhöhen das Risiko eines Schlaganfalls.

### THERAPIEN

**HYDROTHERAPIE**
• Schwimmen in einem beheizten Schwimmbad fördert die Beweglichkeit, die Koordination und die Kraft; allerdings muß ein erfahrener Therapeut anwesend sein (S. 172–179).

**BIOFEEDBACK**
• Biofeedback-Techniken können nach Aussage der Therapeuten während der Reha helfen. Die Techniken verbessern die Beweglichkeit der Hände, das Gehen und andere Körperfunktionen (S. 212/3).

**MEDITATION**
• Durch Meditation lernen Schlaganfall-Patienten besser mit den Depressionen umzugehen, die häufig einem Schlaganfall folgen. Meditation fördert weiterhin den Streßabbau, senkt den Blutdruck und lindert Schmerzen (S. 60–63).

**MASSAGE**
• Massagen zur Förderung der Durchblutung sowie Massagen der betroffenen Gliedmaßen können helfen. Auch kann eine Massage Anspannung und Schmerzen lindern (S. 96–103).

**FUSSREFLEXZONEN-MASSAGE**
• Die Stimulation der Reflexzone an der Spitze des großen Zehs fördert die Genesung nach einer Lähmung. Therapeuten vermuten, daß diese Reflexzone mit dem Gehirn in Verbindung steht (S. 66–71).

**FELDENKRAIS**
• Die gelähmten Extremitäten sollen durch sanfte Bewegungen neu programmiert werden, um die Rekonvaleszenz und die normale Funktionsweise zu unterstützen (S. 142–145).

**AKUPUNKTUR**
• Akupunktur kann nach Aussage der Therapeuten bei der geistigen und körperlichen Genesung helfen (S. 20–28).

**TAI CHI CHUAN**
• Tai Chi Chuan hilft nach Aussage der Therapeuten, den Fluß von Qi wieder ins Gleichgewicht zu bringen und reguliert den Fluß der Körperflüssigkeiten (S. 46–51 und Qigong S. 44/5).

**PSYCHOTHERAPIE UND BERATUNG**
• Die Folgen eines Schlaganfalls können niederschmetternd sein. Therapeuten können dem Patienten, der Familie und Freunden helfen, die neue Situation zu akzeptieren (S. 188–191).

**TRAGERING**
• Der Therapeut erspürt Körperbereiche, die angespannt sind und drückt, dehnt und zupft die Haut, wodurch sich die Spannungen lösen (S. 154/5).

# GLOSSAR

## A

**Abszeß**
geschlossene Eitertasche, die auf eine bakterielle Infektion zurückgeht und zu einer örtlichen Entzündung führt

**Adenoide**
Lymphgewebe im hinteren Nasenbereich

**Adrenalin**
ein Hormon, das von Nebennieren produziert wird und dem Körper in Streßsituationen eine angemessene Reaktion ermöglicht

**Adstringens**
wirkt zusammenziehend auf Blutgefäße und Gewebe und lindert so Reizungen, Entzündungen und Schwellungen; besitzt bindende und zusammenziehende Wirkung, v. a. auf die Schleimhäute, wodurch diese eine schützende Schicht gegen Reizmittel und ansteckende Organismen erhalten; eine der sechs Geschmacksrichtungen im Ayurveda, die in Kartoffeln, Bohnen und Zaubernuß vorkommt

**Agni**
Agni bedeutet »Feuer« oder ist die Kraft, die aufgenommene Substanzen zerlegt; gilt in der indischen Medizin als Stoffwechsel.

**Akupunkturpunkt/Akupressurpunkt**
Punkt auf dem Meridian, an dem man einen besonderen Zugriff auf Qi (die »Lebensenergie«) hat; die Punkte werden durch Nadeln oder Akupressur stimuliert; auf japanisch nennt man sie Tsubos.

**akut**
plötzlicher Ausbruch und kurze Dauer

**Alarmreaktion**
eine unwillkürliche Reaktion auf Dinge, die der Körper als Bedrohung wahrnimmt und durch die das Lebewesen je nach Situation besser fliehen oder kämpfen kann

**-algie (Nachsilbe)**
bedeutet »Schmerzen in«, beispielsweise bedeutet »Arthralgie« Schmerzen in den Gelenken

**Allergen**
eine Substanz, die eine allergische Reaktion auslöst

**Allergie**
Überreaktion des Körpers auf eine Substanz, die bei den meisten Menschen keine Reaktion auslöst; verbreitete Allergien sind Heuschnupfen, Ekzem, Asthma und Kontaktdermatitis, eine Entzündung der Haut, die durch den Kontakt mit allergenen Substanzen ausgelöst wird, z. B. Giftsumach.

**Allheilmittel**
ein Mittel gegen alles

**Allopathie**
gleichzusetzen mit Schulmedizin

**alpha-Wellen**
Gehirnwellen, die mit einem ruhigen, aufnahmefähigen Zustand verbunden werden und in großer Intensität während der Meditation auftreten

**Ama**
Im Ayurveda eine toxische Substanz, die sich in den schwachen Bereichen des Körpers sammelt und zu Krankheiten führt; Ama tritt auf, wenn der Stoffwechsel durch Agni-Ungleichgewicht gestört ist.

**Amenorrhoe**
Ausbleiben der Menstruationsblutungen

**analgetisch**
schmerzstillend

**Anämie**
qualitativer oder quantitativer Mangel an roten Blutkörperchen im Blut

**Anaphylaxie**
Extreme allergische Reaktion auf eine unbekannte Substanz; ist man dieser Substanz ein zweites Mal ausgesetzt, kann dies zum lebensgefährlichen anaphylaktischen Schock führen.

**Angioplastik**
operative Wiederherstellung oder Ersatz versschlossener Gefäße

**Anorexia nervosa (Magersucht)**
Psychologische Probleme führen zu extremer Appetitlosigkeit, drastischem Gewichtsverlust, evtl. bis zum Tod.

**Antazidum**
ein Heilmittel oder eine Medizin, die die Magensäure reduziert

**antibakteriell**
bakterientötend

**Antibiotikum**
Mittel, das zur Behandlung von Bakterieninfektionen eingesetzt wird

**Antidepressivum**
Mittel, das Depressionen lindert

**Antidot**
Der Begriff wird für Mittel oder Substanzen verwendet, die die Wirkung eines verschriebenen Mittels aufheben oder neutralisieren.

**Antiemetikum**
Mittel, das das Auftreten und die Schwere von Übelkeit und Erbrechen lindert

**Antihistaminikum**
Mittel, das eine histaminische Ausschüttung verhindert (siehe Allergie, Seite 338–339) oder eine Reaktion des Körpers auf das Histamin vermindert oder verhindert

**Antihypertonikum**
Mittel, das blutdrucksenkend wirkt

**Antikonvulsivum**
Mittel, das Krämpfe löst oder verhindert

**Antikörper**
ein Protein, das von den weißen Blutzellen produziert wird und Fremdkörper im Körper neutralisiert

**Antimykotikum**
Mittel, das das Auftreten und die Ausbreitung von Pilzinfektionen verhindert

**Antiseptikum**
wirkt Infektionen entgegen, indem es Bakterien und andere Mikroorganismen in der Haut bekämpft

**antivirale Substanz**
Substanz, die die Ausbreitung von Viren hemmt

**Asana**
Stellung im Yoga

**Asthma**
Krampf der Bronchien in den Lungen, der zu Verengung der Luftwege führt

**Astigmatismus**
Sehstörung, die zu einer verzerrten Wahrnehmung von Gegenständen führt

**ätherisches Öl**
Leicht flüchtige und aromatische Flüssigkeit, die den Duft einer Pflanze ausmacht; ätherische Öle werden durch Pressung oder Destillation jeweils einer botanischen Art gewonnen; die reine, konzentrierte Essenz der Pflanze; man sagt, es sei ihre Lebenskraft.

**Atherosklerose**
Verdickung und Verhärtung der Arterien aufgrund von Fettansammlungen an der Arterienwand

**Atopie**
Veranlagung für Allergien

**Aufguß**
Kräuter werden mit kochendem Wasser übergossen; auch die Flüssigkeit, die man erhält, wenn man Kräuter in heißem oder kaltem Wasser ziehen läßt.

**Aura**
Man sagt, jeder Mensch, jedes Tier und jede Pflanze besäße eine u. U. sichtbare Aura oder ein magnetisches Feld; sie zeige den Zustand der Gesundheit, der Gefühle, des Geistes und der Seele an.

**Ausfluß**
ausgeschiedene Substanz oder ein Exkret

**Autoimmunerkrankung**
eine Reaktion, bei der der Körper Antikörper bildet, die gesunde Zellen angreifen

**autonomes/vegetatives Nervensystem**
Der Teil des Nervensystems, der für die Steuerung der unbewußt ablaufenden Körperfunktionen verantwortlich ist z. B. Atmung, Herzschlag und Verdauung; man unterscheidet das sympathische und

das parasympathische Nervensystem, deren Wirkungsweisen häufig entgegengesetzt sind.

### Aversionstherapie

eine Form der Verhaltenstherapie zur Abgewöhnung schädlicher Angewohnheiten, beispielsweise Rauchen oder übermäßiger Alkoholkonsum

### Bakterien

eine Gruppe von Mikroorganismen, von denen einige Krankheiten hervorrufen können

### Bakterizid

Mittel, das Bakterien tötet, z. B. Antibiotika, Antiseptika und Desinfektionsmittel

### benigne

ein gutartiger Tumor, der nicht karzinogen ist und sich nicht im Körper ausbreitet

### Betablocker

Medikamente, die den Herzrhythmus regulieren

### Biopsie

Entnahme von Flüssigkeiten oder Gewebe aus dem Körper zum Zwecke der Untersuchung

### Bitter (Magen-)

eine tonische Substanz, die den Appetit anregt und die Sekretion von Speichel und Magensäften fördert, indem sie die Geschmackspapillen anregt; eine der sechs Geschmacksrichtungen im Ayurveda, die man in Rinde, Gerbstoffen und Harzen findet

### Bronchodilator

eine Substanz, die die Bronchien in den Lungen erweitert

### Bulimia nervosa (Eß-Brech-Sucht)

Heißhungerattacken, denen selbsttätig herbeigeführtes Erbrechen folgt

### Bursa

Beutel, Tasche

### Bursa synovialis

mit Gelenkschmiere gefüllter Schleimbeutel

### Calculus

kleiner Stein, z. B. Nierenstein

### Candida

Candida albicans; ein Pilz, der die Schleimhäute und die Haut befällt, verursacht Soor

### Chakren

Begriff der östlichen Medizin; man geht davon aus, daß sich entlang der Mittellinie des Körpers Energiezentren befinden.

### Cholesterin

ein Lipid, das in der Leber produziert wird, aber in geringen Mengen auch über Nahrung wie Eier aufgenommen wird; verursacht Bluthochdruck, der zu Atherosklerose, Erkrankungen der Herzkranzgefäße und Schlaganfall führen kann

### chronisch

lange Zeit anhaltend; ein Zustand, bei dem keine Veränderungen oder nur sehr langsame Veränderungen erkennbar sind

### chronische Müdigkeit

ein Zustand, dessen Ursachen unbekannt sind und der durch extreme Müdigkeit über einen langen Zeitraum gekennzeichnet ist, die sich durch körperliche oder geistige Anstrengung verstärken kann

### Dan-Tian

Energiezentren im Körper; in der chinesischen Medizin geht man von drei Zentren aus: ein oberes (zwischen den Augenbrauen), ein mittleres (in der Mitte des Rumpfes) und ein unteres (im Unterleib); Qi wird hier gelagert.

### Darmspülung

Form der Hydrotherapie, bei der der Enddarm ausgespült wird, um Kot zu entfernen

### Degeneration

physische oder chemische Veränderung von Zellen, Geweben und Organen, welche die Funktion mindern, z. B. der Rückgang oder Verlust von Knorpelgewebe an den Gelenkoberflächen bei der degenerativen Gelenkerkrankung Osteoarthritis

### Depression

Geisteszustand, der durch Traurigkeit oder Melancholie und eingeschränktes seelisches Wohlbefinden gekennzeichnet ist; es kann sich um eine normale Reaktion auf ein bestimmtes Ereignis handeln; wenn Depressionen ohne ersichtlichen Grund auftreten, sich verstärken und nicht wieder verschwinden, können sie ein Symptom für eine psychische Erkrankung sein.

### Dermatitis

eine Entzündung der Haut häufig als Reaktion auf ein Allergen, kann aber auch ohne ersichtlichen Grund auftreten

### Desensibilisierung

Behandlung zur Reduzierung der Wirkung eines Allergens, bei der man über einen bestimmten Zeitraum langsam ansteigende Dosen des Allergens spritzt, um so Immunität aufzubauen; man verwendet diese Technik auch in der Verhaltenstherapie zur Behandlung von Phobien; der Patient wird langsam mit dem Objekt seiner Phobie in Kontakt gebracht, anfangs in der Vorstellung, später real.

### Detoxikation

Entgiftung, äußerliche und innerliche Reinigung des Körpers; die Ausscheidung von Toxinen aus dem Körper

### Dhatus

indische Medizin; sieben entscheidende Gewebe, aus denen der Körper besteht

### Dialog

Gespräch, wie vorherrschende Ideen und Gefühle Geist, Körper und Seele beeinflussen können

### Diuretikum

ein Mittel, das den Harnfluß fördert und so den Flüssigkeitsgehalt im Körper senkt

### Doshas

die drei grundlegenden Konstitutionstypen in der indischen Medizin – Vata, Pitta und Kapha –, die auch als Tridoshas bekannt sind

### Dysmenorrhoe

starke Schmerzen während der Menstruation

### Dyspepsie

Verdauungsschwierigkeiten in Verbindung mit Schmerzen, Blähungen, Sodbrennen und Übelkeit

### Edu-Kinästhetik

Eine Reihe von Übungen soll die Kommunikation zwischen der linken und der rechten Gehirnhälfte verbessern.

### Effleurage

langsame, rhythmische Massage

### Ego-Zustände

Begriff aus der Transaktionsanalyse, der das Kind, den Elternteil und den Erwachsenen beschreibt, den nach Lehre dieser Therapie jeder in sich trägt

### Einrenkung

eine abrupte Korrektionstechnik (Manipulation) in der Osteopathie, die zwar schmerzlos ist, die aber dazu führt, daß das Gelenk ein hörbares »klick« oder »pop«-Geräusch macht

### EKG

Elektrokardiogramm, eine Aufzeichnung der elektrischen Aktivität in Verbindung mit dem Herzschlag

### ektopisch

an atypischer Stelle liegend, z. B. eine Schwangerschaft, bei der sich das Ei nicht in der Gebärmutter eingenistet hat, sondern im Eileiter, bezeichnet man als ektopische Schwangerschaft

### Emetikum

Mittel, das einen Brechreiz auslöst

**endokrines System**
Gruppe von Drüsen, die sich in verschiedenen Bereichen des Körpers befinden; diese Drüsen synthetisieren chemische Substanzen, die sogenannten Hormone, die Informationen von einer Zellgruppe auf die nächste übertragen.

**Endometriose**
Bei Frauen im gebärfähigen Alter verbreitete Krankheit; während des Menstruationszyklus wird die Uterusschleimhaut normalerweise ausgeschieden, wenn es zu keiner Schwangerschaft gekommen ist; gelegentlich gelangen einige Zellen der Uterusschleimhaut aus der Gebärmutter in die Bauchhöhle oder andere Körperbereiche, wo sie sich einnisten und ihren durch Hormone gesteuerten Wachstumszyklus fortsetzen.

**Endorphine**
chemische Substanzen, die im Gehirn hergestellt werden und die körperliche Reaktion auf Schmerzen beeinflussen

**Entzündung**
schützende Gewebereaktion auf Verletzungen oder Zerstörung von Zellen, die durch Hitze, Anschwellung, Röte, Funktionseinschränkung und Schmerzen gekennzeichnet ist

**Enuresis**
Bettnässen

**Epiduralanästhesie**
Das Betäubungsmittel wird in den Epiduralraum der Wirbelsäule gespritzt.

**Episiotomie (Dammschnitt)**
ein Schnitt des Damms (zwischen Anus und Vagina), um ein Reißen bei der Geburt zu verhindern

**erlernter Reflex**
eine automatische Reaktion, die auftritt, wenn eine Handlung oder eine Folge von Ereignissen häufig genug wiederholt wird; wird auch als erworbener Reflex bezeichnet; nicht alle erlernten Reflexe sind nützlich oder gesund

**Erstverschlimmerung**
die Verschlimmerung von Symptomen, die bei der Einnahme einiger Naturheilmittel auftreten kann, insbesondere bei chronischen Erkrankungen

**Essenz**
die reine aus der Nahrung gewonnene Energie, die vom Körper in Qi umgewandelt wird; ebenfalls ein integraler Bestandteil von Pflanzen, ihre Lebenskraft, die man bei Blütenheilmitteln, in der Kräuterheilkunde und in der Aromatherapie nutzt

**Exfoliation**
»Abblätterung«, Abschuppung der äußeren Hautschichten

**Expektorans**
fördert den Auswurf von Schleim der Atemwege

**Fasten**
Verzicht auf alle oder die meisten Nahrungsmittel für einen bestimmten Zeitraum

**Faszie**
Bindegewebe, das Muskeln und Organe umschließt

**Fäzes**
Kot, Stuhl

**Fibrositis-Syndrom**
auch Weichteilrheumatismus genannt; schmerzhafte Zustände von Muskeln und Bindegewebe

**Fieber**
eine erhöhte Körpertemperatur (normal: 36,8 °C)

**freie Assoziation**
Technik der Psychoanalyse, bei der der Patient alles ausspricht, was ihm in den Kopf kommt

**Friktion**
kleine kreisförmige Bewegungen in der Massage

**Fünf Elemente**
Die chinesische Medizin basiert auf Beobachtungen der natürlichen Welt und wurde auf den Elementen Feuer, Wasser, Holz, Metall und Erde aufgebaut.

**Funktionelle Störung**
Funktionsstörung eines Systems, eines Organs oder eines Gelenkes; in der Osteopathie bezeichnet dieser Begriff Beschwerden, die keine offensichtliche Ursache haben.

**Ganglion**
Anhäufung von Nervenzellen; auch Schwellung in einer Sehne oder einem Gelenk

**Gehirn- und Rückenmarksflüssigkeit**
eine klare, wäßrige Flüssigkeit, die das Gehirn und das Rückenmark umgibt, schützt und ernährt

**Gelenk**
Verbindung zweier oder mehrer Knochen

**geopathischer Streß**
Auffassung, daß Umweltprobleme, insbesondere Elektrosmog, schädliche Energiefelder schaffen können, die negative Auswirkungen auf die Gesundheit haben

**Geschwür**
eine langsam verheilende Wunde, die innerlich und äußerlich auftreten kann

**Gunas**
aus der indischen Medizin; Eigenschaften, die sämtlichen Stoffen, organisch oder anorganisch, und Gedanken und Vorstellungen zugeschrieben werden können

**Halitosis**
Mundgeruch

**Halluzination**
eine lebendige und real wirkende Wahrnehmung von etwas, das nicht da ist; Halluzinationen können den Seh-, Hör-, Tast-, Geschmacks- und Geruchssinn betreffen

**Hämorrhagie**
Blutverlust aus einem verletzten Blutgefäß

**Hämorrhoiden**
anale Krampfadern

**Hara-Diagnose**
Abtasten des Bauchs; eine wichtige Form der Diagnose in der japanischen Medizin, die häufig im Shiatsu verwendet wird

**harmonisieren**
ausgleichend wirken oder im Körper ein Gleichgewicht fördern

**Heilkrise**
zeitweiliger Zusammenbruch der Gesundheit, wenn die Behandlung im Körper anschlägt

**hepatisch**
die Leber betreffend

**Hernie**
Vordringen von Eingeweiden, in Bereiche, in denen sie normalerweise nicht liegen, z. B. Leistenbruch

**Hirnanhangsdrüse/Hypophyse**
In der »Steuerungsdrüse« am Ansatz des Gehirns erfolgt die Sekretion verschiedener Hormone, u. a. von Wachstumshormonen und Hormonen, die andere endokrine Drüsen wiederum zur Sekretion ihrer Hormone stimulieren.

**Hirnrinde**
Diese äußere Schicht des Gehirns ist für die Informationsverarbeitung zuständig und in zwei Hemisphären unterteilt: Bei den meisten Menschen ist die linke Hälfte für Logik, Sprache und Mathematik zuständig und die rechte für Kreativität, Vorstellungskraft und Intuition.

**holistisch**
Bei einer ganzheitlichen Behandlung bemüht man sich, den Menschen als Einheit von Körper, Geist und Seele wahrzunehmen; von dem griechischen Wort holos (= ganz).

**Homöostase**
die Tendenz, die innere Umgebung des Körpers konstant zu halten, trotz unterschiedlicher äußerer Bedingungen

**Hormon**
ein chemischer Botenstoff, der eine bestimmte Wirkung auf die Aktivität spezifischer Zellen ausübt

**Hormon(ersatz)therapie**
Gabe von Hormonen während und nach der Menopause, um den natürlichen Rückgang der körpereigenen Hormonsekretion auszugleichen

**Humoralpäthologie**
griechische Krankheitslehre, beruhend auf der ausgewogenen Zusammensetzung der Körperflüssigkeiten; ähnlich der »Säftelehre« (»Jin Yeh«) der Traditionellen Chinesischen Medizin

**Hyperaktivität**
ein Übermaß an Aktivität; Begriff zur Beschreibung von Kindern mit scheinbar unkontrollierbarer Aktivität, oft verbunden mit Konzentrationsschwäche

**Hyperton-X**
eine Methode zum Lockern der Anspannung in extrem verspannten Muskeln, die in der Kinesiologie hauptsächlich zur Behandlung von Sportverletzungen eingesetzt wird

**Hypertonie**
erhöhter Blutdruck

**Hyperventilation**
vermehrte Atmung, durch die der Kohlendioxidspiegel im Blut abfällt, die Sauerstoffkonzentration hingegen deutlich ansteigt; führt zu Schwindel und Kribbeln in den Gliedmaßen

**Hypnotikum**
schlaferzeugendes Mittel

**Hypothalamus**
eine kleine Drüse am Ansatz des Gehirns, die das sympathische Nervensystem und die inneren Körpersysteme kontrolliert, insbesondere jene in Zusammenhang mit Durst, Appetit, Sexualverhalten, Regulierung der Körpertemperatur und Streß

**Hypotonie**
niedriger Blutdruck oder ein Abfall des Blutdrucks unter den normalen Bereich

**Immunosuppressivum**
eine Substanz, die das Immunsystem und dadurch eine Immunreaktion unterdrückt

**Immunschwäche**
das Immunsystem ist nicht in der Lage, angemessen zu reagieren, z. B. bei Infektion

**Immunstimulans**
eine Substanz, die die Aktivität des Immunsystems stimuliert

**Impfung**
Durch Einbringen einer speziellen Antigen-Suspension soll die Bildung von Antikörpern angeregt werden mit dem Ziel der Immunität gegenüber einer bestimmten Krankheit.

**Infektion**
Vermehrung pathogener (krankheitserzeugender) Mikroorganismen im Körper

**Inhalationsmittel**
ein Heilmittel oder ein Medikament, das durch Nase oder Mund eingeatmet wird

**Inkontinenz**
Unvermögen Harn und Stuhl im Körper zurückzuhalten

**Inkubationszeit**
Zeitspanne zwischen dem Kontakt mit einem infektiösen Agens und dem Auftreten der ersten Symptome

**Insomnia**
Schlaflosigkeit

**-itis (Nachsilbe)**
»Entzündung von«, beispielsweise Arthritis (Entzündung von Gelenken)

# K

**Kaiserschnitt**
eine Operation, bei der das Baby durch einen Mittelbauchschnitt entbunden wird

**Kapha**
die Mondkraft, eine grundlegende Lebenskraft oder ein Element in der ayurvedischen Medizin

**kardial**
das Herz betreffend

**Karzinogen**
Mittel, das Krebs verursacht; krebserregend

**Katecholamine**
Substanzen wie Adrenalin und Noradrenalin, die als Neurotransmitter im Nervensystem fungieren

**Katharsis**
ein Begriff aus der Psychologie; eine plötzliche Abreaktion von Ängsten oder Anspannungen meist in Verbindung mit der Aufarbeitung eines unterdrückten Traumas

**Ketone**
Substanz, die chemisch mit Azeton verwandt ist und beim Fettabbau im Körper entsteht, wenn keine Glukose zur Energiegewinnung zur Verfügung steht; dies kann beim Fasten, Hungern oder schlecht eingestellter Diabetes mellitus der Fall sein und zu Mundgeruch, Übelkeit und Erbrechen, Verwirrung, Bewußtlosigkeit und zum Tod führen.

**Ki**
japanische Aussprache von Qi

**Knorpelgewebe**
elastisches Bindegewebe, das Teile des Skeletts und der Gelenkoberflächen bildet

**Koagulans**
Mittel, das die Blutgerinnung fördert

**komplementär**
Mit diesem Begriff werden alternative Formen der Behandlung beschrieben – er betont die Tatsache, daß die allopathische Medizin dadurch unterstützt bzw. ergänzt und nicht ersetzt werden soll.

**Kompresse**
ein Stück Stoff oder Kissen, das in einer warmen oder kalten Flüssigkeit getränkt wird und zur Linderung von Schwellungen und Schmerzen auf den Körper gelegt wird

**Konditionierung**
Der Begriff beschreibt einen Lernprozeß, bei dem ein Auslöser eine erlernte Reaktion erzeugt.

**Kongestion**
eine starke Ansammlung von Blut, Gewebeflüssigkeit oder Lymphe

**Kontraindikation**
wenn eine Behandlung aufgrund des Zustandes des Patienten ein großes Risiko bedeuten würde und die Behandlung deshalb nicht empfohlen wird

**Körperarbeit**
Begriff zur Beschreibung manueller Therapien wie Massage und Osteopathie

**Kortikosteroide**
Kortikohormone der Nebennieren; Kortikosteroid-Medikamente werden bei der Behandlung von Entzündungen wie rheumatoider Arthritis und zur Unterdrückung des Immunsystems eingesetzt.

**Kortison**
Steroidhormon der Nebennieren, das den Körper bei seiner Reaktion auf Streß unterstützt

**Krampf**
starke, unbeabsichtigte Muskelkontraktion

**Kryotherapie**
eine Form der Hydrotherapie, die Eis und eiskaltes Wasser verwendet

**Kundalini**
eine Energie, von der man annimmt, daß sie aufwärts durch die Chakren wandert und das spirituelle Wissen fördert

# L

**Läsion**
strukturelle oder funktionelle Veränderung des Körpergewebes; Ursache sind zumeist Krankheiten oder Verletzungen

**Laxans**
Abführmittel; eine Substanz, die die Ausscheidung über den Darm fördert

**Leitbahnen (Kanäle)**
unsichtbare Wege, über die sich Qi (oder Chi) im Körper verteilt, auch als Meridiane bezeichnet

**Libido**
Der Sexualtrieb gilt in der Psychoanalyse als »Lebenskraft« und eine der grundlegenden Energiequellen für geistige Kraft.

**Lymphe**
Eine farblose Flüssigkeit, die hauptsächlich aus weißen Blutkörperchen besteht; sie sammelt sich im Gewebe um die Blutgefäße und wird vom Lymphsystem abtransportiert; sie hat eine wichtige Funktion bei der Immunabwehr.

**Lymphsystem**
Gefäße und Knoten im Körper, die Lymphe transportieren und filtern

**Mahabhutas**
ein Sanskrit-Wort für die Elemente

**Malas**
in der indischen Medizin; Abfallprodukte des Körpers, einschließlich Kot, Urin und Schweiß

**maligne**
bösartig und eventuell lebensbedrohlich

**Mantra**
Silbe, Wort oder Satz, der als Meditationshilfe laut gesprochen und wiederholt werden kann

**Marmapunktur**
eine Technik der indischen Medizin, bei der eine Nadel in Marmapunkte gestochen wird

**Marmas**
indische Medizin, Energiepunkte im Körper, an denen zwei oder mehrere wichtige Funktionen zusammenkommen

**Meditation**
Geistesübungen mit dem Ziel der Besinnung

**Melatonin**
Hormon der Zwirbeldrüse, das den Schlafrhythmus reguliert

**Meningen**
Häute, die Hirn und Rückenmark umschließen

**Menopause**
das normale Ausbleiben der Menstruation; ein Lebenseinschnitt für Frauen

**Menorrhagie**
übergroßer Blutverlust während der Menstruation

**Meridiane**
Kanäle unter der Hautoberfläche, in denen die Lebenskraft (Qi) fließt; es gibt 14 Hauptmeridiane.

**Metabolismus/Stoffwechsel**
komplexer Vorgang und grundlegender chemischer Ausdruck des Lebens, durch den Nahrung in Energie umgewandelt und der Körper am Leben gehalten wird

**Mikroben**
winzige lebende Organismen, insbesondere pathogene Bakterien, Viren etc.

**Milchschorf**
ein häufiges Phänomen bei Neugeborenen, bei dem sich weißer oder gelber Schorf auf der Kopfhaut bildet

**Minderwertigkeitskomplex**
unbewußte, stark überzogene Minderwertigkeitsgefühle, die sich durch Zurückhaltung oder Überkompensation (z. B. Aggression) ausdrücken

**Moxa**
getrockneter Beifuß, durch dessen Abbrennen Akupunkturpunkte erwärmt werden, um das Qi in seinem Fluß zu beschleunigen; entweder direkt auf der Haut, auf Ingwerscheiben, am Ende von Akupunturnadeln oder zum Stab gerollt (»Moxazigarre«).

**Myopie**
Kurzsichtigkeit

**Nadis**
Begriff aus dem Yoga, unsichtbare Energiekanäle, durch die Prana, die »Lebensenergie« fließt

**Narkosemittel**
Mittel, das Schlaf herbeiführt

**Nebenniere**
zwei endokrine Drüsen, die sich auf den Nieren befinden und Kortikosteroide, Adrenalin und Noradrenalin produzieren

**negative Ionen**
negativ geladene Teilchen, sogenannte Ionen, sollen gut für die Gesundheit sein

**Neuralgie**
Überbegriff für starke Nervenschmerzen

**Noradrenalin**
von den Nebennieren gebildetes Hormon

**Ödem**
eine Schwellung, die auf Flüssigkeitsretention unter der Hautoberfläche zurückgeht

**Orchitis**
Entzündung der Hoden

**orthodox**
Begriff, mit dem die konventionelle Medizin oder Schulmedizin beschrieben wird

**Östrogen**
von den Eierstöcken produziertes Hormon, das für die Entwicklung der sekundären weiblichen Geschlechtsmerkmale erforderlich ist

**Palpation**
Untersuchung mit den Händen

**Pancha Karma**
aus dem Ayurveda; innerliche Reinigung, die aus fünf verschiedenen Teilen besteht, einschließlich Erbrechen, Abführkur, zwei verschiedenen Einläufen und einer nasalen Inhalation; Pancha Karma soll vor Krankheiten schützen und verleiht neue Vitalität

**Parasit**
ein Lebewesen, das zum eigenen Vorteil in oder auf einem anderen Lebewesen lebt; einige Parasiten zerstören das Gewebe des Wirtes, setzen Giftstoffe frei und verursachen Krankheiten

**pathogen**
bezieht sich auf jede Art von Krankheitserregern

**peptisch**
die Verdauung betreffend

**Parodontose**
Entzündung des Zahnfleisches, kann zur Lockerung und zu Zahnausfall führen

**Perkussion**
kräftige, trommelnde Massage, die verschiedene kräftige, rhythmische Schläge umfaßt, welche mit beiden Händen abwechselnd durchgeführt werden; ebenfalls eine Diagnosemethode zur Untersuchung von Brust und Bauch; die Körperteile werden dabei mit den Fingern abgeklopft

**Persönlichkeit**
die Veranlagung einer Person in einer charakteristischen Weise zu fühlen und zu handeln; diese Verhaltensmuster können angeboren oder durch die Lebensumstände erworben sein; häufig werden grundlegende Persönlichkeitsstrukturen unterschieden, z. B. introvertiert (ruhig und zurückhaltend) oder extrovertiert (nach außen gerichtet, gesellig)

**Petrissage**
knetende Massagebewegungen

**Phobie**
anhaltende, starke Angst vor einem bestimmten Ereignis oder bestimmten Dingen, meist irrational

**Pitta**
Ayurveda; die Sonnenkraft oder eine der drei grundlegenden Lebenskräfte oder Elemente, die alle körperlichen und geistigen Prozesse kontrollieren

**Plasma**
der klare, gelbliche Flüssigkeitsanteil im Blut

**Plazebo**
ein Medikament, das keine Wirkstoffe enthält, aber zur Linderung der Symptome beitragen kann, weil der Patient daran glaubt

**Plazenta**
ein Organ, das während der Schwangerschaft in der Gebärmutter wächst und für den Blutaustausch zwischen Mutter und Fötus verantwortlich ist; dient so der Versorgung des Fötus mit Nährstoffen, dem Abtransport von Abfallprodukten und dem Austausch von Atemgasen; ebenfalls Sekretion von Hormonen, die die Schwangerschaft aufrecht erhalten

**postpartal**
nach der Geburt eines Kindes; nach der Schwangerschaft

**Prakruti**
Ayurveda; die persönliche Konstitution eines Menschen, die durch den Dosha-Typ bestimmt wird

**Prana**
Ayurveda; die Lebensenergie, die in unserem Körper zirkuliert

**Pranayama**
Atemübungen in Verbindung mit Yoga

**primäre Respirationsbewegung**
die angenommene Frequenz, mit der die Gehirn- und Rückenmarksflüssigkeit pulsiert (6–15mal pro Minute)

**Primärkontrolle**
eine Theorie der Alexandertechnik, nach der die Beziehung zwischen Kopf, Nacken und Rücken die Funktionsweise des restlichen Körpers bestimmt

**Progesteron/Gelbkörperhormon**
ein weibliches Sexualhormon, das die Gebärmutter auf das befruchtete Ei vorbereitet und die Einnistung ermöglicht

**Prolaps**
das Absinken oder Heraustreten eines Organs aus seiner normalen Lage, z. B. Gebärmutter oder Bandscheiben

**Proprio(re)zeption**
das Wissen, wo sich die einzelnen Teile des Körpers befinden, ohne hinsehen zu müssen

**Prostaglandine**
hormonähnliche Substanzen, die in den Geweben und Organen des Körpers vorkommen; sie beeinflussen verschiedene Körpersysteme und schützen u. a. den Magen vor Geschwürbildung und verursachen Schmerzen und Entzündungen in beschädigtem Gewebe

**Psyche**
die Seele; das Seelenleben eines Menschen im Gegensatz zur Körpersphäre

**Psychodrama**
eine Therapie, bei der Patienten schwierige Gefühle oder Situationen spielerisch darstellen und so Emotionen herauslassen können, die ansonsten schwer auszudrücken wären

**psychosomatische Krankheit**
eine Manifestation körperlicher Symptome, die auf seelische Ursachen zurückgeht

**Purgativum**
Abführmittel, stimuliert die Darmentleerung

**Purva Karma**
ayurvedische Reinigung mit Ölen und Dampfbädern

**Qi (Chi)**
die essentielle Kraft des Universums, die die Grundlage für alle Formen des Lebens bildet; Qi zirkuliert in Leitbahnen/Kanälen oder Meridianen durch den gesamten Körper

**RAST**
Radio-Allergen-Sorbent-Test: ein Bluttest, mit dem Nahrungsmittelallergien bestimmt werden

**Relaxans**
eine Substanz, die die Entspannung fördert (entweder muskulär oder psychologisch)

**Remission**
Zeitraum, in dem die Symptome einer Krankheit verschwinden oder nachlassen

**Rhinitis**
Entzündung (häufig chronisch) der Schleimhäute der Nasenwege

**Rishis**
weise und heilige Männer im alten Indien, die meditierten und das als Ayurveda kodifizierte Wissen erlangten

**Röntgenstrahlen**
elektromagnetische Strahlung, die Substanzen durchdringen kann; wird u. a. zur Diagnose von Knochenbrüchen und in der Behandlung von Krebs eingesetzt

**salzig**
eine der sechs Geschmacksrichtungen im Ayurveda; Vorkommen in Steinsalz, Meerestang, Meeressalz und Gemüse

**sauer**
eine der sechs Geschmacksrichtungen im Ayurveda; Vorkommen in Fetten, Aminosäuren, fermentierten Produkten, Früchten und Gemüse

**scharf**
eine von sechs Geschmacksrichtungen im Ayurveda; Vorkommen in Zwiebeln, Knoblauch und schwarzem Pfeffer

**Schleimhäute**
an der Körperoberfläche gelegene Häute, die Schleim produzieren

**Schock**
plötzlicher, beunruhigender geistiger oder körperlicher Eindruck oder Kollaps aufgrund eines starken Absinken des Blutdrucks, der durch Blässe, Frieren, schweißnasse Haut, schnellen, schwachen Puls, Ohnmacht und Schwindel gekennzeichnet ist

**Schröpfen**
Behandlungsform der Traditionellen Chinesischen Medizin, bei der erhitzte Schröpfköpfe auf die Haut gesetzt werden und dort abkühlen; dadurch entsteht ein Vakuum, das die Durchblutung der Hautpartien fördert.

**Schwingungstherapien**
Heilverfahren wie die Klangtherapie und Therapeutic Touch behandeln den Körper auf einer Schwingungs- oder Energieebene; diese Therapien basieren auf der Auffassung, daß wir dichte Energiekörper sind und daß durch eine Korrektur der Schwingungsfrequenz der Energiefelder des Körpers eine Heilung erzielt werden kann.

**Sebum/Talg**
eine ölige, schmierende und schützende Substanz, die von Hautdrüsen abgegeben wird

**Sedativum**
ein Mittel, das die körperlichen Funktionen herabsetzt, Beruhigungsmittel

**Segmenttherapie**
Bestandteil der Fußreflexzonenmassage; die Therapie geht von der Vorstellung aus, daß sich der Körper vom Kopf bis zu den Füßen in Segmente unterteilen läßt, die mit den Reflexzonen v. a. der Füße korrespondieren; durch Manipulation der Reflexzonen sollen Schmerzen in anderen Körperteilen, die in derselben Zone liegen, gelindert werden.

**selbst-begrenzend**
Zustand, der eine bestimmte Zeit andauert und normalerweise von selbst wieder verschwindet

**Selbstverwirklichung**
Begriff aus der Psychologie; die Person soll ihre Fähigkeiten entwickeln und das eigene Potential voll ausschöpfen können.

**septisch**
durch Krankheitserreger verunreinigt

**Serotonin**
eine Substanz, die in zahlreichen Körpergeweben vorkommt und unterschiedliche Wirkungen hat, u. a. begrenzt sie den Blutverlust und hat scheinbar Auswirkung auf die Stimmung

**Shad Rasa**
die sechs grundlegenden Geschmacksrichtungen im Ayurveda: süß, sauer, salzig, scharf, bitter und herb

**Sklerose**
Gewebeverhärtung, z. B. Atheriosklerose – Verhärtung der Arterien durch Verkalkung

**Skoliose**
seitliche Krümmung der Wirbelsäule

**Sodbrennen**
Unwohlsein oder brennende Schmerzen unterhalb des Brustbeins

**Spasmolytikum**
entspannt die glatte Muskulatur des Verdauungstraktes und der Blase und lindert dadurch Krämpfe

**Steroide**
fettlösliche organische Verbindungen, die überall im Pflanzen- und Tierreich natürlich vorkommen und viele wichtige Funktionen haben

**Stimulans**
erhöht die Aktivität in bestimmten Organen oder Körpersystemen, wärmt und erhöht die Energie

**Streptokokken**
Bakterien, die viele Infektionen hervorrufen

**Streß**
Die Folgen für einen Menschen, wenn er Situationen ausgesetzt ist, die er weder beenden noch vermeiden kann; ständiger Streß bewirkt Veränderungen des Hormongleichgewichts im Körper und kann negative Auswirkungen auf die Gesundheit und das Wohlbefinden haben; ein gesundes Maß an Streß ist jedoch eine wichtige Motivationsquelle.

**Subluxation**
Ausrenkung zweier Knochen am Gelenk; der Begriff wird auch in der Chiropraktik verwendet zur Beschreibung fehlerhafter Gelenkbewegungen aufgrund einer Fehlstellung der Wirbelsäule

**süß**
eine der sechs Geschmacksrichtungen im Ayurveda; Vorkommen in Zucker, Kohlenhydraten und Milchprodukten

**Swish-Technik**
Methode des Visualisierens, bei der ein negatives Bild durch ein positives ersetzt wird

**Symptome**
beobachtete Veränderungen oder beeinträchtigte Funktionen des Körpers und Geistes, die auf eine Erkrankung oder Verletzung hindeuten

**Synapse**
winziger Spalt zwischen den Enden von Nervenfasern, die die Impulse beim Übergang von einer Nervenfaser zur nächsten überwinden

**Syndrom**
mehrere Symptome oder Anzeichen, die auf ein bestimmtes Krankheitsbild hindeuten

**Synkope**
medizinischer Begriff für Ohnmacht

**Synovia**
Gelenkschmiere

**systemisch**
den ganzen Körper betreffend, nicht nur einzelne Körperteile

**Tachykardie**
ein unnormal hoher Herzschlag von über 100 Schlägen/Minute (Erwachsene)

**TCM**
Traditionelle Chinesische Medizin

**TENS**
transkutane elektrische Nervenstimulation des Körpergewebes durch leichte Elektrizitätsstöße zur Schmerzlinderung

**Thalassotherapie**
eine Form der Hydrotherapie, die Meerwasser und Seeluft einsetzt

**TIA**
transitorische ischämische Attacke: Vorstufe eines Schlaganfalls

**Toleranz**
Rückgang oder Verlust einer normalen Reaktion auf ein Medikament oder eine andere Substanz, die normalerweise eine Reaktion im Körper hervorruft; eine Toleranz gegenüber Medikamenten und Drogen entwickelt sich über einen längeren Zeitraum, so daß man immer größere Dosen benötigt, um dieselbe Wirkung zu erzielen.

**Tonikum**
verleiht den Systemen neue Spannkraft; wirkt ausgleichend und nährend, fördert das Wohlbefinden; stärkt und belebt den gesamten Körper oder bestimmte Körperbereiche

**topisch**
örtliche Anwendung einer Creme, Salbe, Tinktur oder eines anderen Medikaments

**Toxin**
giftige Substanz

**Traktion**
Behandlungsform, bei der Teile des Körpers unter Zugspannung gesetzt werden, um die Stellung zweier aneinandergrenzender Strukturen zu korrigieren oder zur Behandlung der Wirbelsäule

**Trance**
ein veränderter Bewußtseinszustand, der häufig im Zusammenhang mit Hypnose auftritt

**Trauma**
eine körperliche Verletzung oder Wunde oder unangenehme und beunruhigende Erfahrung, die zu psychischen Problemen führt

**Trias der Gesundheit**
das Gleichgewicht zwischen struktureller, biochemischer und psychischer Gesundheit, ein Begriff aus der Kinesiologie

**Trigeminus**
ein Nerv, der sich in drei Teile teilt und den Kiefer, die Wange, das Auge und den Bereich der Stirn versorgt

**Triggerpunkt**
druckempfindliche Bereiche in den Muskeln, die sich häufig wie harte Knoten anfühlen

**Trimester/Trimenon**
einer von drei aufeinanderfolgenden dreimonatigen Zeiträumen, in die eine Schwangerschaft unterteilt ist

**übertragener Schmerz**
Schmerzen, die in einem anderen Körperbereich als dem tatsächlich betroffenen Bereich gespürt werden

**Übertragung**
bezeichnet in der Psychoanalyse den Vorgang der Wiederholung infantiler Beziehungserfahrungen, die mit dem Therapeuten aktualisiert werden, so daß sie in der Gegenwart bearbeitet und gelöst werden können

**Ultraschall**
Extrem hohe Schallwellen, die für das menschliche Ohr nicht hörbar sind; Ultraschallwellen werden u. a. genutzt, um Nierensteine zu zerkleinern und um Bilder aus dem Körperinnern zu erhalten.

**Umschlag**
Auftragen einer weichen, feuchten Masse (beispielsweise frische Kräuter) auf die Haut für thera-

peutische Zwecke, um die örtliche Durchblutung zu fördern und Schmerzen zu lindern

**unbedingte Reaktion/unbedingter Reflex**
eine Reaktion oder ein Reflex, der auf einen bestimmten Auslöser unwillkürlich erfolgt und nicht erlernt werden muß

**Unterbewußtsein**
geistige Prozesse, die nicht bewußt ablaufen, an die man sich aber erinnern kann, u. a. Erinnerungen, Motive und Absichten

**ureteral**
den Harnleiter betreffend, die Röhre, die den Urin von den Nieren zur Blase leitet

**urethral**
die Harnröhre betreffend, die Röhre, die den Urin von der Blase nach außen befördert

# V

**Vaginitis**
Entzündung oder Infektion der Scheide

**Vasodilatator**
Mittel, das die Blutgefäße erweitert und so die Durchblutung verbessert

**Vasokonstriktor**
Mittel, das eine Verengung der Blutgefäße bewirkt

**vasovagale Synkope**
Überreaktion des Vagus-Nervs, was ein Absinken der Herzfrequenz und des Blutdrucks bewirkt und zur Ohnmacht führt

**Vata**
die Windkraft in der ayurvedischen Medizin – eine der drei grundlegenden Lebenskräfte oder Elemente, die im Gleichgewicht sein müssen, damit die körperlichen und geistigen Prozesse ausgeglichen sind

**vedisch**
Begriff, der sich auf die Veden bezieht, die antiken, heiligen Schriften im Hinduismus

**Vertigo/Schwindel**
Der Betroffene hat das Gefühl, daß er oder seine Umgebung ständig in Bewegung sind. Meist handelt es sich um eine Kreisbewegung.

**vier diagnostische Methoden**
Diagnosesystem in der Traditionellen Chinesischen Medizin, um den Zustand des Patienten zu bewerten; die Diagnoseformen sind Fragen, Beobachten, Zuhören (und Riechen) und Berühren

**virulent**
sehr infektiös oder mit einer kräftigen Wirkung

**Virus**
winzige infektiöse Teilchen, die in lebenden Zellen vervielfacht werden können

**Vitamin**
lebensnotwendige Nahrungsbestandteile, deren Fehlen zu Mangelerscheinungen führt

# W

**Wei Qi**
Energie, die den Körper vor dem Eindringen äußerer pathogener Faktoren schützt; Wei Qi fließt gleich unter der Hautoberfläche.

**Weichteile**
Gewebe des Körpers, u. a. Muskeln, Sehnen, Bänder und Organe

**Weiße Blutkörperchen/Leukozyten**
Sie schützen den Körper vor Mikroorganismen, die Krankheiten hervorrufen können, und sind an der Produktion von Antikörpern beteiligt.

**Wirbel**
Knochen, aus denen die Wirbelsäule aufgebaut ist. Es gibt 24 bewegliche Wirbel (sieben Halswirbel, zwölf Brustwirbel und fünf Lendenwirbel) sowie acht bis neun verwachsene Wirbel, die das Kreuz- und Steißbein bilden

# Y

**Yang**
ein Teil der sich ergänzenden Teile in der chinesischen Philosophie; symbolisiert Aktivität, Bewegung und Wärme

**Yin**
ein Teil der sich ergänzenden Teile in der chinesischen Philosophie; symbolisiert Passivität, Stille und Besinnung

**Yin/Yang**
Dualistisches Prinzip der chinesischen Philosophie, die die gegenseitige Abhängigkeit aller Elemente der Natur erklärt; die gegensätzlichen Aspekte des Körpers und des Geistes müssen im Gleichgewicht sein, bevor man Gesundheit und Wohlbefinden erreichen kann; Yin ist die weibliche Kraft und Yang die männliche.

# Z

**Zahnbelag**
ein weicher, klebriger Film, der sich auf den Zähnen bildet und aus Bakterien, Speichel und Speiseresten besteht

**Zentralnervensystem (ZNS)**
das Gehirn und das Rückenmark. Es erhält und analysiert Sinnesreize und entscheidet, ob es zu einer Reaktion kommt oder nicht

**Zwangsverhalten**
ein überwältigender Drang einer Obsession zu folgen

**Zwangsvorstellung**
ein immer wiederkehrender Gedanke beherrscht den Geist

**Zwerchfell**
dünner, kuppelförmiger Muskel, der eine Funktion bei der Atmung hat

# NÜTZLICHE ADRESSEN

## Akupunktur:

**Klinik »Der Westerhof«**

Olaf-Gulbransen-Straße 12

83684 Tegernsee

Tel.: 0 80 22/18 10

**Klinik am Steigerwald**

Dr. Christian Schmincke

97447 Gerolshofen Waldesruh

Tel.: 0 93 82/94 91 00

e-mail: TCMKlinik@gmx.de

www.TCMKlinik.CJBnet

**DECA**

Gesellschaft für die Dokumentation von Erfahrungsmaterial der chinesischen Arzneitherapie

Ärzteliste auf Anfrage

Bahnhofstraße 58

83513 Reitmehring

Fax: 0 80 71/4 07 62

www.tcmNET. de

**Deutsche Ärztegesellschaft für Akupunktur e.V.**

Raglovichstr. 14

80637 München

Tel.: 0 89/1 59 68 88

www.akupunkturwelt.de

## Alexandertechnik:

**GLAT**

Postfach 5312

79020 Freiburg

Tel.: 07 61/38 33 57

## Atemarbeit:

**Ilse-Middendorf-Institut**

Viktoria-Luise-Platz 9

10777 Berlin

## Aromatherapie:

Reine ätherische Öle und andere aromatherapeutische Produkte zur Aromatherapie zu bestellen bei:

**Primavera**

Industriestraße

87477 Sulzberg

Weitere Informationen über Ausbildung, Therapeuten etc. bei:

**Forum Essentia**

Panoramastr. 17

87477 Sulzberg-Moosbach

www.essence.de

**AURYN Natur & Duft**

Reine ätherische Öle und Beratung

Frauenhoferstraße 26

80469 München

Tel./Fax: 0 89/2 02 12 26

## Ayurveda:

**Deutsche Gesellschaft für Ayurveda e.V.**

Am Berg 11

49143 Bissendorf

Tel.: 0 54 02/7 50

http://www.ayurveda.de

**Bund Deutscher Heilpraktiker** (Adreßverzeichnis, Behandlungsmethoden):

http://www.bdh-online.de

## Chiropraktik:

**Dr. Karl-Sell-Seminar**

Am Moos 3

88316 Isny-Neutrauchburg

www.chiropraktik.de

## Do-In:

**Do-In-Zentrum Masao Hayashima**

Fax (englisch): 00 81/3 35 85 25 86

www.bekkoame.or.jp/i/nihondokan/english/.

## Feldenkrais:

**Ingo Herbst**

Feldenkraislehrer, Physiotherapeut, Seminare

Rumfordstraße 19

80469 München

Tel.: 0 89/29 15 78

Fax: 0 89/22 80 24 64

Weitere Informationen:

Feldenkrais-Gilde e.V., München, Tel.: 0 89/52 31 01 71

Feldenkrais Network International, Bremen, Tel.: 04 21/35 53 65

Feldenkrais Info-Telefon Heidelberg: 0 62 21/43 95 73

Seminare:

**Peter Schulz**

Kirchfeldstr. 39

40217 Düsseldorf

e-mail: PSchulz-Feldenkrais@t-online.de

www.feldenkrais.de

## Floating

**Open Mind**

Blumenstraße 37

80331 München

Tel.: 0 89/26 31 70

## Hellerwork

**Katrin Sievers**

Ausbildung und Therapie

Dieselstr. 29

38518 Gifhorn

Tel.: 0 53 71/5 76 75

**Hellerwork Practitioners Asscociation**

Aus- und Weiterbildung

Hellerwork Inc.,

406 Berry St., Mt. Shasta

CA 96067, USA

Tel.: 001 91 69 26 68 39

Fax: 001 91 69 26 25 00

## Humanistische Psychotherapie

**Body & Soul**

Jahrestraining und Einzelsitzungen

Autharistr. 52

81545 München

Tel.: 0 89/64 20 80 67

## Hydrotherapie:

**Kneippärztebund e.V.**

Postfach 1436

86825 Bad Wörishofen

## Kinesiologie:

**Vorträge, Seminare, Ausbildungen:**
**Institut für Angewandte Kinesiologie**
Zasiusstr. 67
79102 Freiburg
Tel.: 07 61/7 27 29
Fax: 07 61/70 63 84

**Lesch-Institut**
Hauptstr. 272
79575 Weil am Rhein
www.lesch-institut.de

**Institut Leben und Lernen – Franz-Josef Strasser**
**Stressmanagement-Beraterin – Claudia von Schönfeldt**
Beratung und Ausbildung nach Three In One Concepts
Postweg 40 a
81827 München
Tel.:0 89/67 90 82 12
Fax: 0 89/67 90 82 13
e-mail: mail@leben-lernen.de
www.leben-lernen.de

## Meditation und Entspannung:

**Seminare**
**ASK-Agentur**
Postfach 270549
50511 Köln
Tel.: 02 21/23 77 78,
Fax. 02 21/21 09 25

**Informationen über Licht- und Tonmeditationen bei:**
**Helga Kammerl**
Jägerberg
82335 Berg
Tel.: 0 81 51/5 18 91

**Arbeitskreis für Autogenes Training und Progressive Relaxation**
Am Ostpark 1
32105 Bad Salzuflen

## Musiktherapie:

**Christian Münzberg**
Karl-Marr-Straße. 5
81479 München
Tel./Fax 0 89/7 91 20 97
e-mail: muenzberg@vz.fh-muenchen.de

## Osteopathie:

**Verband der Osteopathen in Deutschland e.V.**
Untere Albrechtstr. 5
65185 Wiesbaden
Tel.: 06 11/9 10 36 61
Fax: 06 11/9 10 36 62
http.//www.osteopathie.de

## Reiki:

**Shanti Schnedler**
Reiki-Einweihungen und Einzelsitzungen
Laurentioplatz 24
96049 Bamberg
Tel.: 09 51/2 36 13

# Rolfing:

**Peter Amann**

Heilpraktiker – Osteopathie – Rolfing – Körpertherapie

Mariannenstraße 3

80538 München

Tel.: 0 89/21 94 95 96  und

Söckingerstraße 10

82319 Starnberg

Tel.: 0 81 51/9 57 91

**European Rolfing Association e.V.**

Ohmstr. 9

80802 München

Tel.: 0 89/39 68 02

Fax: 0 89/39 25 83

(Adressenliste ausgebildeter Rolfer und Ausbildungsrichtungen des Rolf-Instituts sind hier erhältlich.)

# Sehschulung:

**ISIS**

Schleißheimer Str. 88

80797 München

# Shiatsu:

**GSD Gesellschaft für Shiatsu in Deutschland**

Winterfeldstraße 97

10777 Berlin

Tel.: 0 30/2 18 27 03

Fax: 0 30/2 17 71 50

e-mail: GSDShiatsu@aol.com

www.shiatsu-GSD.de

**MUDRA – Berührung mit Lebensfreude**

Ausbildungen und Einzelsitzungen

Reiki – Shiatsu – Shiatsumobil®

München/Stuttgart/Freiburg

Mudra Wurm

Wörthseestraße 44

82237 Wörthsee-Walchstadt

Tel./Fax: 0 81 43/44 49 90

mobil: 01 79/5 11 98 84

Praxis München Tel.: 0 89/53 22 62

**Tamrasi van Osch**

Shiatsu – Shiatsu für Friseure – Ayurvedaberatung

Hebelstraße 1

79104 Freiburg

Tel.: 0 76 33/98 10 23

e-mail: tamrasi@t-online.de

**Europäisches Shiatsu-Institut**

Bergheimer Str. 147

69115 Heidelberg

Tel.: 0 62 21/18 40 65

**Kensho Shiatsu Schule**

Langemarckstr. 85

79100 Freiburg

Tel.: 07 61/4 09 84 70

# Tanztherapie:

**Tanzstudio Ammersee**

Chetan Karla Bosak

Pleitmannswangerstraße 1

82299 Türkenfeld

Tel.: 0 81 44/98 99 18

## Tai Chi Chuan:

Tai Chi Chuan Institut München

Tai Chi und Qigong

Andreas W. Friedrich

Goethestraße 34

80336 München

Tel.: 0 89/53 53 61 und 89 10 40

Fax: 0 89/89 89 10 50

www.taichi.online.de

Adressen von Tai-Chi-LehrerInnen und Ausbildung bei:

**IFBUB**

c/o Barbara u. Dr. Klaus Mögling

Am Ahlberg 10

34376 Immenhausen

e-mail: IFBUB@IFBUB.de

www.IFBUB.de

## Therapeutic Touch:

Kontaktadresse für Europa:

**Karin Wiedenmann-Rath**

Trottgasse 12

CH-5264 Gipf-Oberfrick

## Tragering:

Infostelle für Ausbildung und weiterführende Literatur:

**Margerita Miloni Frey**

Bahnhofstr. 1

CH-8942 Oberrieden

Tel.: 00 41/0 17 21 12 04 11

Fax: 00 41/01 72 12 20 40

www.gesund.ch/verb/trager.html

www.gesund.ch/meth/trager.htm

## Yoga:

Berufsverband Deutscher Yogalehrer e.V.

Riemenschneiderstr. 4

97250 Erlabrunn/Würzburg

# LITERATURTIPS

## Weitere Bücher von Könemann

Shealy, C. Norman: *Das große Buch der Naturheilmittel*, 1999

Lian, Yu-Lin; Chen, Chun-Yan; Hammes, Michael und Kloster, Bernard C.: *Seirin-Bildatlas der Akupunktur*, 2000

### aus der Serie »Alternative Heilkunde«:

Masterton, Alisa: *Alexander-Technik*, 1999

Brown, Elisabeth: *Alternative Medizin*, 1999

Lavery, Sheila: *Aromatherapie*, 1999

West, Peter: *Biorythmus*, 2000

Mortimore, Denise: *Ernährungstherapie*, 1999

Worth, Yvonne: *Massage*, 1999

Hall, Nicola: *Reflexzonentherapie*, 1999

Pooley, Nicola: *Shiatsu*, 1999

- Jones, Annie: *Yoga*, 1999

### Aus der Serie »Sanfte Wege zu Gesundheit«:

Crane, Beryl: *Reflexzonentherapie*, 1999

Walters, Clare: *Aromatherapie*, 1999

### Aus der Serie »Ratgeber Natürliche Gesundheit«:

Lawless, Julia: *Aromatherapie*, 1999

Mitchell, Stewart: *Massage*, 1999

## Allgemein:

Schneider-Wohlfahrt/Wack: *Entspannt sein, Energie haben, 18 Methoden der Körpererfahrung*, Verlag Beck'sche Reihe, München

Osho: *Das Buch der Heilung*, Heyne Verlag, München

Connelly, Dianne: *Alles Weh ist Heimweh*, Verlag Bruno Endrich, Heidelberg 1992

## Akupunktur:

Bischko, J.: *Einführung in die Akupunktur*, Haug-Verlag, Heidelberg 1989

Connelly, Dianne: *Traditionelle Akupunktur: Das Gesetz der fünf Elemente*, Verlag Bruno Endrich, Heidelberg 1995

Eckert, Achim: *Das heilende Tao. Die Lehre der Fünf Elemente*, Bauer Verlag, Freiburg 1999

Hempen, Carl-Hermann: *dtv-Atlas zur Akupunktur*, Deutscher Taschenbuch Verlag, München 1995

Maciocia, Giovanni: *Die Grundlagen der Chinesischen Medizin*, Verlag für Ganzheitliche Medizin, Kötzting 1994

## Aromatherapie:

S. Fischer-Rizzi: *Himmlische Düfte*, Hugendubel, München 1990

S. Fischer-Rizzi: *Aroma-Massage*, Irisana-Verlag, München

Dr. Dietrich Gümbel: *Wie neugeboren durch Heilkräuteressenzen*, Gräfe & Unzer, München 1990

## Ayurveda:

J. Douillard: *Fit mit Ayurveda*, Falken-TB, Niedernhausen

Sachs, Melanie: *Ayurveda – natürlich schön und gesund*, Windpferd-Verlag, Aitrang 1995

Hosbach, Ellen: *Ayurveda wirkt natürlich*, Windpferd-Verlag, Aitrang

## Chiropraktik:

Eder, M., Tilscher, H.: *Chirotherapie: Vom Befund zur Behandlung*, Hippokrates, Stuttgart

## Do-In:

Masao Hayashima: *Do-In – Der taoistische Weg zur Gesundheit*, O.W. Barth-Verlag, Bern-München-Wien 1998

Löffler, Ralf: *Lehrhefte Do-In (12 Bände)*, zu bestellen bei: Astro-Bücher: http://astro-news.com/b_doin.htm

## Feldenkrais:

Feldenkrais, Moshè: *Abenteuer im Dschungel des Gehirns. Der Fall Doris*. Suhrkamp, Frankfurt

Feldenkrais, Moshè: *Bewußtheit durch Bewegung. Der aufrechte Gang*. Suhrkamp, Frankfurt

Feldenkrais, Moshè: *Die Entdeckung des Selbstverständlichen*. Suhrkamp, Frankfurt

## Hellerwork:

Katrin Sievers-Weiss, *Klienten-Handbuch*. Zu bestellen bei: Katrin Sievers-Weiss, Dieselstr. 29, 38518 Gifhorn, Tel.: 05371/57675 (DM 15,– inkl. Porto)

## Kinesiologie:

M. Lesch, G. Förderer: *Kinesiologie – Aus dem Streß in die Balance*, Gräfe & Unzer, München 1999

Dr. John Diamond: *Der Körper lügt nicht*, Verlag für Angewandte Kinesiologie, Freiburg 1993

Thie, John F.: *Gesund durch Berühren - Touch for Health*. Sphinx-Verlag, Basel 1993

Topping, Wayne: *Stress Release*, Verlag für Angewandte Kinesiologie, Freiburg 1991

## Meditation:

Reiter, Udo (Hrsg.): *Meditation – Wege zum Selbst*, Goldmann-Verlag, München

von Rohr, Wulfing: *Meditation – Die Kraft aus der Mitte*, Goldmann-Verlag, München 1995

Yogananda, Paramahansa: *Meditation zur Selbstverwirklichung*, Barth/Scherz, Bern u. München

Tonkassetten zur Meditation: erhältlich beim Bauer-Verlag, Freiburg, Tel.: 0761/70820.

## Osteopathie:

Newiger, Christoph: *Osteopathie*, Thieme-Verlag, Stuttgart 1998

E. Cloet, G. Ranson, F. Schallier: *Praxis der Osteopathie*, Hippokrates-Verlag, Stuttgart

E. Cloet, B. Groß: *Osteopathie im kranialen Bereich*, Hippokrates-Verlag, Stuttgart

T. Liem: *Craniosacrale Osteopathie*, Hippokrates-Verlag, Stuttgart

## Qigong:

Pongratz, J.: *Qi-Gong im Alltag*, Knaur-Verlag, München 1998

Pongratz, J.: *Qi-Gong, Altchinesische Übungen für Gesundheit u. Vitalität*, Knaur-TB, München

## Reflexzonen-massage:

Marquardt, H.: *Reflexzonenarbeit am Fuß*, Haug-Verlag, Heidelberg

Marquardt, H.: *Lehrbuch für Reflexzonenarbeit am Fuß*, Hippokrates-Verlag, Stuttgart

Kevin und Barbara Kunz: *Das große Buch der Reflexzonenmassage*, Heyne-Verlag, München

## Reiki:

Horan, Paula: *Die Reikikraft*, Windpferd-Verlag, Aitrang

## Rolfing:

Rolf, Ida: *Rolfing im Überblick*, Jungfermann-Verlag, Paderborn 1997

## Sehschulung:

Dr. Goodrich, Janet: *Natürlich besser Sehen*, Verlag für Angewandte Kinesiologie, Freiburg

## Shaolin:

Czerni, R., Konrad, K.: *Shaolin-Kempo Kung-Fu*, Falken-Verlag, Niedernhausen 1998

## Shiatsu:

Liechti, Elaine: *Health Essentials: Shiatsu*, Element Books, Großbritannien 1992

Rappenecker, Wilfried: *Yu Sen – Sprudelnder Quell, Shiatsu für Anfänger*, Goldmann Taschenbuch, München

## Tai Chi Chuan:

Foen Tjoeng Lie: *10 Minuten Tai Chi*, Falken-TB, Niedernhausen 1997

K. Moegling, B. Moegling: *Tai Chi Chuan für Einsteiger*, Goldmann-Verlag, München 1996

## Therapeutic Touch:

Krieger, Dolores: *Therapeutic Touch: Die Heilkraft unserer Hände*, Bauer-Verlag, Freiburg 1995

## Yoga:

Harf, A.: *Yoga-Praxis*, Herder Verlag, Freiburg

Petersen, E.: *Das große Yoga-Übungsbuch*, Irisana Verlag, München

Wagner, C.: *Yoga für Frauen*, Humboldt-Ratgeber, München

# REGISTER